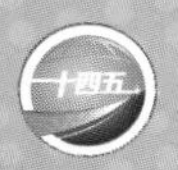

国家卫生健康委员会“十四五”规划教材
全国高等学校药学类专业第九轮规划教材
供药学类专业用

药 物 化 学

第9版

主　编　徐云根

副主编　甄宇红　丁　克　周海兵

编　者（以姓氏笔画为序）

丁　克（暨南大学药学院）　　江　程（中国药科大学）
王　磊（河北医科大学）　　李　飞（南京医科大学）
叶连宝（广东药科大学）　　周海兵（武汉大学药学院）
刘　洋（沈阳药科大学）　　徐云根（中国药科大学）
刘　滔（浙江大学药学院）　　韩维娜（哈尔滨医科大学）
刘新华（安徽医科大学）　　甄宇红（大连医科大学）

人民卫生出版社
·北　京·

图书在版编目（CIP）数据

药物化学 / 徐云根主编 . —9 版 . —北京：人民卫生出版社，2023.7（2024.11重印）

ISBN 978-7-117-34624-5

Ⅰ. ①药… Ⅱ. ①徐… Ⅲ. ①药物化学－高等学校－教材 Ⅳ. ①R914

中国国家版本馆 CIP 数据核字（2023）第 042219 号

药 物 化 学

Yaowu Huaxue

第 9 版

主　　编：徐云根
出版发行：人民卫生出版社（中继线 010-59780011）
地　　址：北京市朝阳区潘家园南里 19 号
邮　　编：100021
E - mail：pmph @ pmph.com
购书热线：010-59787592　010-59787584　010-65264830
印　　刷：人卫印务（北京）有限公司
经　　销：新华书店
开　　本：850 × 1168　1/16　　印张：33
字　　数：954 千字
版　　次：1980 年 6 月第 1 版　　2023 年 7 月第 9 版
印　　次：2024 年 11 月第 3 次印刷
标准书号：ISBN 978-7-117-34624-5
定　　价：98.00 元

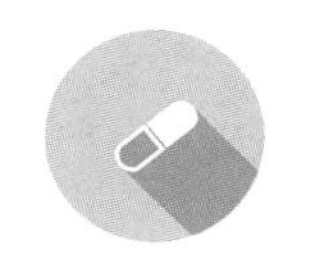

出版说明

全国高等学校药学类专业规划教材是我国历史最悠久、影响力最广、发行量最大的药学类专业高等教育教材。本套教材于1979年出版第1版，至今已有43年的历史，历经八轮修订，通过几代药学专家的辛勤劳动和智慧创新，得以不断传承和发展，为我国药学类专业的人才培养作出了重要贡献。

目前，高等药学教育正面临着新的要求和任务。一方面，随着我国高等教育改革的不断深入，课程思政建设工作的不断推进，药学类专业的办学形式、专业种类、教学方式呈多样化发展，我国高等药学教育进入了一个新的时期。另一方面，在全面实施健康中国战略的背景下，药学领域正由仿制药为主向原创新药为主转变，药学服务模式正由"以药品为中心"向"以患者为中心"转变。这对新形势下的高等药学教育提出了新的挑战。

为助力高等药学教育高质量发展，推动"新医科"背景下"新药科"建设，适应新形势下高等学校药学类专业教育教学、学科建设和人才培养的需要，进一步做好药学类专业本科教材的组织规划和质量保障工作，人民卫生出版社经广泛、深入的调研和论证，全面启动了全国高等学校药学类专业第九轮规划教材的修订编写工作。

本次修订出版的全国高等学校药学类专业第九轮规划教材共35种，其中在第八轮规划教材的基础上修订33种，为满足生物制药专业的教学需求新编教材2种，分别为《生物药物分析》和《生物技术药物学》。全套教材均为国家卫生健康委员会"十四五"规划教材。

本轮教材具有如下特点：

1. 坚持传承创新，体现时代特色　本轮教材继承和巩固了前八轮教材建设的工作成果，根据近几年新出台的国家政策法规、《中华人民共和国药典》(2020年版)等进行更新，同时删减老旧内容，以保证教材内容的先进性。继续坚持"三基""五性""三特定"的原则，做到前后知识衔接有序，避免不同课程之间内容的交叉重复。

2. 深化思政教育，坚定理想信念　本轮教材以习近平新时代中国特色社会主义思想为指导，将"立德树人"放在突出地位，使教材体现的教育思想和理念、人才培养的目标和内容，服务于中国特色社会主义事业。各门教材根据自身特点，融入思想政治教育，激发学生的爱国主义情怀以及敢于创新、勇攀高峰的科学精神。

3. 完善教材体系，优化编写模式　根据高等药学教育改革与发展趋势，本轮教材以主干教材为主体，辅以配套教材与数字化资源。同时，强化"案例教学"的编写方式，并多配图表，让知识更加形象直观，便于教师讲授与学生理解。

4. 注重技能培养，对接岗位需求　本轮教材紧密联系药物研发、生产、质控、应用及药学服务等方面的工作实际，在做到理论知识深入浅出、难度适宜的基础上，注重理论与实践的结合。部分实操性强的课程配有实验指导类配套教材，强化实践技能的培养，提升学生的实践能力。

5. 顺应"互联网+教育"，推进纸数融合　本次修订在完善纸质教材内容的同时，同步建设了以纸质教材内容为核心的多样化的数字化教学资源，通过在纸质教材中添加二维码的方式，"无缝隙"地链接视频、动画、图片、PPT、音频、文档等富媒体资源，将"线上""线下"教学有机融合，以满足学生个性化、自主性的学习要求。

众多学术水平一流和教学经验丰富的专家教授以高度负责、严谨认真的态度参与了本套教材的编写工作，付出了诸多心血，各参编院校对编写工作的顺利开展给予了大力支持，在此对相关单位和各位专家表示诚挚的感谢！教材出版后，各位教师、学生在使用过程中，如发现问题请反馈给我们(renweiyaoxue@163.com)，以便及时更正和修订完善。

人民卫生出版社
2022年3月

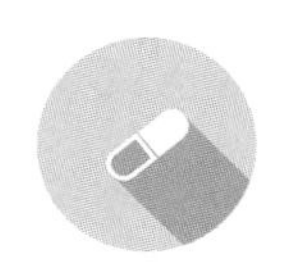

主编简介

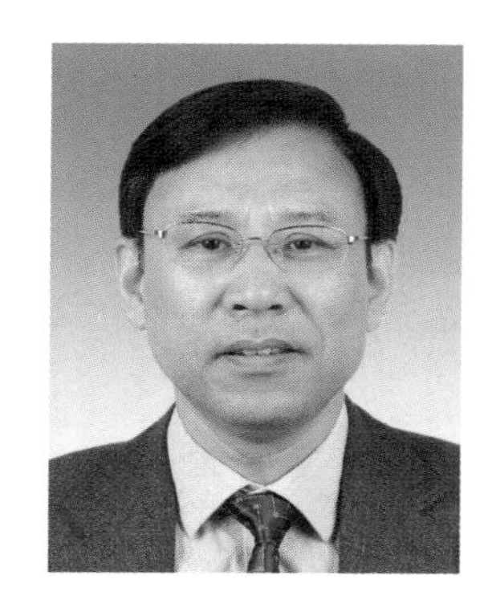

徐云根

二级教授，博士生导师。1987 年、1990 年和 2000 年先后于中国药科大学药物化学系获得理学学士、硕士和博士学位。1990 年至今在中国药科大学工作，于 2004—2006 年任美国 ChemPacific Corp 研究员；2007—2022 年任中国药科大学药物化学系主任。现任江苏省药物分子设计与成药性优化重点实验室副主任，江苏省高校“青蓝工程”中青年学术带头人，国家级一流本科专业（药物化学）负责人，江苏高校品牌专业（药物化学）负责人。兼任中国药学会药物化学专业委员会委员，国家执业药师资格考试命审题专家，江苏省药学会药物化学专业委员会副主任委员；曾任中国药学会药物化学专业委员会副主任委员。担任《中国药物化学杂志》等多本核心期刊编委。主要从事药物化学的教学和研究工作。曾获国家级教学成果二等奖；作为副主编或编委编写出版《药物化学》、《药物化学实验与指导》（双语）、《药物设计学》等教材，是本教材第 7、8 版编委。主持完成国家和省部级科研项目 20 余项，主持重大成果转化项目 3 项。发表 SCI 论文 130 余篇。获得国内外授权发明专利 70 余件，多项专利产品或技术实现转化，荣获江苏省第六届十大杰出专利发明人。

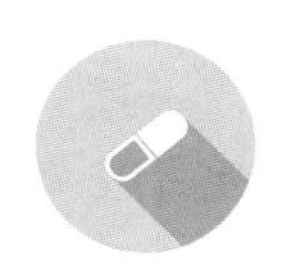

副主编简介

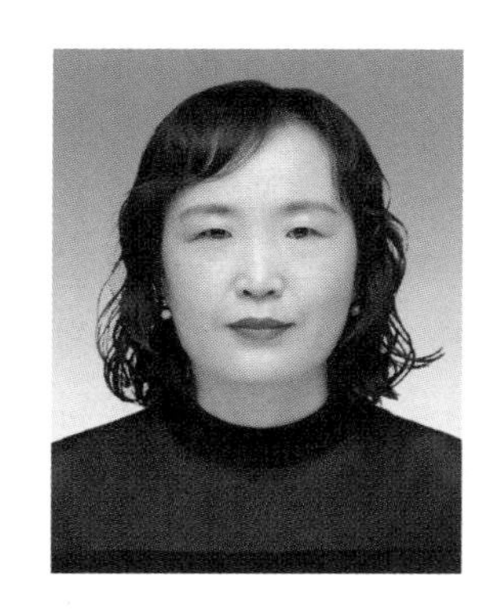

甄宇红

教授，硕士研究生导师。1992 年获华东理工大学化学制药专业学士学位，1997 年和 2008 年分别获大连理工大学精细化工专业硕士学位和生物化工专业博士学位。1997 年至今在大连医科大学工作，现任大连医科大学药学院药物化学教研室主任。2009 年、2019 年分别在日本金泽大学、美国加州大学圣芭芭拉分校做访问学者。

从事教学工作 25 年，曾获得中国卫生计生思想政治工作促进会医学教育分会“师德师风先进个人”、辽宁省优秀青年骨干教师等称号。主要承担药物化学课程的教学工作，药物化学省级一流课程负责人。获得省级优秀教学成果奖三项，主持教改课题多项。参加编写教材 20 余部，为本教材第 7、8 版编委。指导本科生多次在“挑战杯”全国大学生课外学术科技作品竞赛、全国大学生基础医学创新论坛暨实验设计大赛、全国大学生药苑论坛等大赛中获奖。主要研究方向为纳米靶向药物及基因载体。承担多项国家级及省级科研课题，发表论文 70 余篇，获辽宁省科技进步奖 2 项，获授权发明专利 2 项。

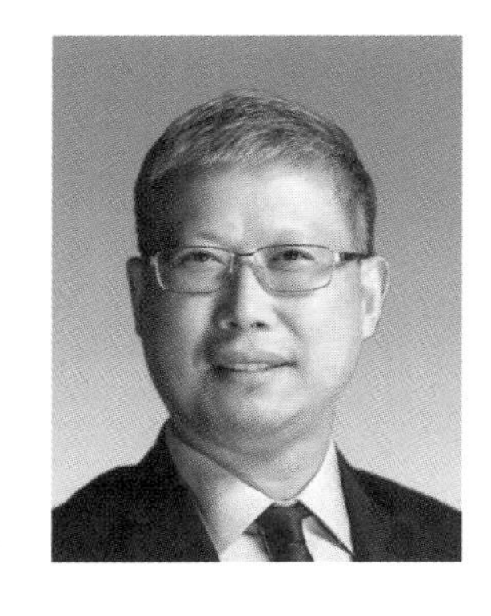

丁　克

长江学者特聘教授，国家杰出青年基金获得者，国家万人计划领军人才。现任暨南大学药学院教授和中国科学院上海有机化学研究所研究员。兼任中国药学会药物化学专业委员会副主任委员；美国化学会 *J Med Chem* 副主编等。1995 年和 1998 年分别获中国药科大学学士和硕士学位；2001 年获复旦大学博士学位。2001—2005 年于美国密歇根大学从事博士后研究；2005—2006 年任密歇根大学医学院研究员；2006—2016 年任中国科学院广州生物医药与健康研究院研究员；2016 年任暨南大学药学院教授（2016—2021 年任药学院院长）；2021 年任中国科学院上海有机化学研究所研究员。研究方向为药物化学。成功研发了我国首个第三代 Bcr-Abl 抑制剂奥雷巴替尼（已获批上市）、高选择性 $EGFR^{T790M}$ 突变抑制剂 ASK120067、Axl 抑制剂 JND30134 以及国际首个选择性 ZAK 抑制剂、选择性 DDR1 抑制剂、选择性 Akt3 降解剂等。

发表 SCI 论文 200 余篇，获国内外授权专利 60 余项。先后获国家教学成果奖二等奖、第 22 届吴阶平 - 保罗・杨森医学药学奖、药明康德生命化学研究奖、国务院政府特殊津贴等，入选英国皇家化学会（RSC）会士等。

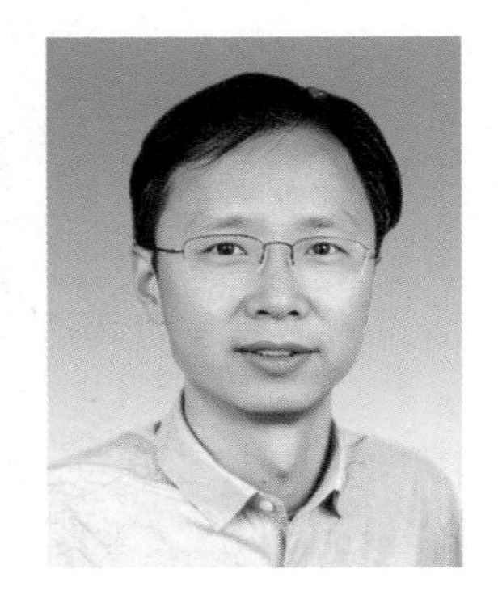

周海兵

武汉大学珞珈特聘教授，博士生导师。教育部新世纪优秀人才，湖北省医学领军人才，病毒学国家重点实验室学术带头人，湖北省有机氟类药物工程技术研究中心主任。2000 年毕业于四川大学化学系，获理学博士学位。2000 年至 2007 年期间先后在香港大学、加拿大渥太华大学和美国伊利诺伊大学香槟分校从事博士后研究，2007 年 11 月至今任武汉大学药学院教授。兼任全国药学专业学位研究生教育指导委员会委员，中国药学会药物化学专业委员会委员，全国卫生产业企业管理协会精准医疗分会理事，湖北省药学会常务理事、药物化学专业委员会主任委员；担任 *Pharmaceutics*、*Frontiers in Drug Discovery*、《药学学报》、《中国药物化学杂志》、《高等药学教育研究》等杂志编委，以及普通高等教育本科规划教材《药物化学》和《药物设计学》副主编；主要从事抗肿瘤、抗病毒药物的设计、合成与开发。发表 SCI 论文 90 余篇，授权中国发明专利 27 项。承担国家自然科学基金及省部级研究项目 20 余项；获湖北省自然科学奖、药明康德生命化学研究奖、湖北省自然科学优秀学术论文奖，以及武汉大学本科优秀教学业绩奖等。

前　言

《药物化学》第 9 版教材的编写和修订，以全国教育大会精神为指引，紧扣教育部药学类专业本科教育培养目标和人才培养的基本要求，以培养高素质药学复合型人才为出发点，着力于满足医药行业对人才知识结构的需求，重点针对医药院校开设的药物化学课程设置，并兼顾了其他院校的需要。

第 9 版《药物化学》教材基本传承了第 8 版教材的章节安排，删除了第 8 版中相对比较陈旧的内容，补充了一些新的治疗药物，增加了一些药物化学的新理论和新方法。在“第二章　新药研究的基本原理与方法”中简要介绍了“类药五规则”和“人工智能与药物发现”等内容；在“第六章　循环系统药物”中，将“第五节　NO 供体药物”改为“第五节　抗心绞痛药物”，“第六节　强心药”下增加了“磷酸二酯酶抑制剂、β 受体激动剂、钙敏化药”等内容；在“第九章　抗肿瘤药”中增加了“组蛋白去乙酰化酶抑制剂”内容；在“第十一章　合成抗菌药及其他抗感染药”中增加了“抗丙型肝炎药物”内容；在“第十二章　降血糖药、骨质疏松症治疗药物及利尿药”中增加了“钠 - 葡萄糖协同转运蛋白 -2 抑制剂”内容。增加的内容中，有的是相关疾病治疗药物知识的重要补充，有的是近年来发展比较成熟且在临床上取得重大进展的药物介绍。

在教材的内容安排上尽量考虑与药理学、生物学及临床应用等紧密结合。注重介绍各类药物的发现和发展过程，药物的结构类型、理化性质、构效关系及主要药物的合成路线，兼顾介绍典型药物的设计、结构优化、发现和发展过程，以及新药研究过程中所使用的方法和原理。

第 9 版首次增加了与纸质版配套的数字化资源。将一些因版面限制或纸质版难以展示的内容，包括与药物化学相关的典型案例、重大事件、药物与靶标蛋白的晶体结构及相互作用分析、重要药物的合成路线、著名药物学家介绍、自测题等，通过数字化形式供读者进行拓展学习。

第 9 版教材共有十四章，中国药科大学徐云根教授参加编写第一章和第十二章，安徽医科大学刘新华教授编写第二章，中国药科大学江程教授编写第三章和第十四章，河北医科大学王磊教授编写第四章，大连医科大学甄宇红教授编写第五章，广东药科大学叶连宝教授编写第六章，沈阳药科大学刘洋教授编写第七章，南京医科大学李飞教授编写第八章，暨南大学药学院丁克教授编写第九章，浙江大学药学院刘滔副教授编写第十章，哈尔滨医科大学韩维娜教授编写第十一章，武汉大学药学院周海兵教授编写第十三章。中国药科大学徐云根教授对全稿做了统稿以及修改统一的工作。

第 9 版教材的编写工作得到了广大编委及其所在高校中长期从事药物化学教学和研究的教师的大力支持和鼎力相助。在数字化资源编写过程中，得到了中国药科大学郭小可副教授和邹毅副教授、大连医科大学亢小辉副教授、暨南大学药学院陆小云教授和武汉大学药学院王巍副教授的大力支持和帮助。在此一并表示感谢。但限于业务水平和教学经验有限，难免有不足甚至疏漏之处，恳请广大读者和各院校在使用过程中提出宝贵意见。

编者

2023 年 1 月

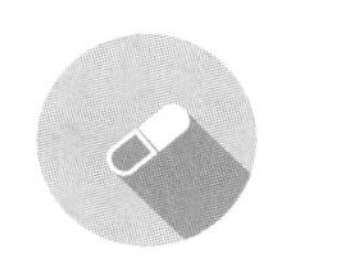

目　录

第一章

绪论　Introduction

第一章
教学课件

药物是用以预防、治疗及诊断疾病的物质，包括中药、化学药和生物药物等。其中，化学药是目前临床上应用的主要药物，也是药物化学（medicinal chemistry）研究的主要对象。

药物化学涉及药物的发现、设计、开发以及药理学和分析表征。它是建立在化学学科基础上，涉及生物学、医学、药学和计算科学等各个学科的内容，是连接化学与生命科学并使其融为一体的交叉学科，是药学领域中重要的带头学科。药物化学研究内容既包含化学科学，需要研究化学药的化学结构特征，以及与此相联系的理化性质、稳定性等；同时又必须涉及生命科学的内容，需要了解药物进入体内后的生物效应、不良反应及生物转化等化学 - 生物学内容。为了发现、设计及发明新药，必须研究和了解药物的构效关系（structure-activity relationship）、药物分子在生物体中作用的靶点（target）以及药物与靶点结合的方式，这些内容建立在细胞及分子生物学的基础之上。为了让人们能够使用疗效确切、质量优良、价格便宜的药物，药物合成也是药物化学的重要内容。

IUPAC 对药物化学的定义（拓展阅读）

药物化学是一门历史悠久的经典学科，具有坚实的发展基础，积累了丰富的内容，为人类健康作出了重要的贡献。人类寿命的不断延长、生活质量的不断提高、社会医学发展的广泛需求，都对药物提出了更高的要求。随着细菌和病原体产生耐药性的比例增加，获得性免疫缺陷综合征（AIDS）、禽流感等传染性疾病对人类健康的严重威胁，老年病和退行性疾病发病率的升高以及威胁患者生命的罕见病的存在，人们迫切地希望不断研究出治疗相应疾病的新药，以满足临床治疗需求。现代科学技术的快速发展，特别是信息学、计算机科学及分子生物学等学科的发展成果不断充实着药物化学的内容，使得它成为一门充满活力并与时俱进的交叉学科。

构效关系、构性关系、构代关系和构毒关系简介（拓展阅读）

第一节　药物化学的起源与发展　Historical Development of Medicinal Chemistry

人类使用药物已有几千年，并在使用药物过程中逐渐形成和发展出治疗学（therapeutics）及药理学（pharmacology）。几千年前，人们品尝存在于生活环境中的植物（如中国古代的神农尝百草），其中令人有舒适感的植物或者有明确治疗效果的植物，就被作为药物使用；而产生毒性作用的植物则被用于打猎、战争或其他特别用途。随着化学学科的发展，人们可以探索有效植物中存在的活性物质。19 世纪初，从有效植物中发现了具有药用价值的小分子有机化合物，如从阿片中提纯得到了吗啡（morphine），从古柯叶中得到了可卡因（cocaine），为药物化学的形成提供了基础；到 19 世纪中期，有机化学已经有较好的发展，人们开始从有机化合物中寻找活性物质用于药物的研究工作，并取得了一些成果，如发现了水合氯醛的镇静作用及乙醚的麻醉用途。1899 年，阿司匹林（aspirin）作为解热镇痛药上市，开创了用化学方法改变天然化合物的化学结构的新纪元，使之成为更理想药物。此法具有重要的历史意义，药物化学学科也开始形成。从 20 世纪初至 60 年代，是药物化学飞

速发展的时代，在此期间，发现及发明了现在所使用的一些最重要的药物。药物化学将化学、物理学、医学、生命科学、信息学及其他一些科学技术有机地结合起来，成功地创制出战胜疾病的各种药物。

在20世纪20—30年代，神经系统药物如麻醉药、镇静药、镇痛药、解热镇痛药等重要药物已广泛使用，它们大部分为小分子有机化合物，这类药物实际上都与人们的主观感觉有关，以人类本身的体验作为药效的依据。在实验药理学尚未发展的前提下，药物研究采用这种方式是可以理解的。在此期间，构效关系研究开始兴起，其特点是从天然药物化学成分中寻找起作用的“药效基团”，并对复杂的天然化合物进行结构修饰以寻找其药用类似物。通过寻找和确定可卡因的药效基团，发展出一系列局部麻醉药，如普鲁卡因等。以这种模式进行新药研究至少盛行了50年，至今仍是新药研究的一种重要手段（图1-1）。

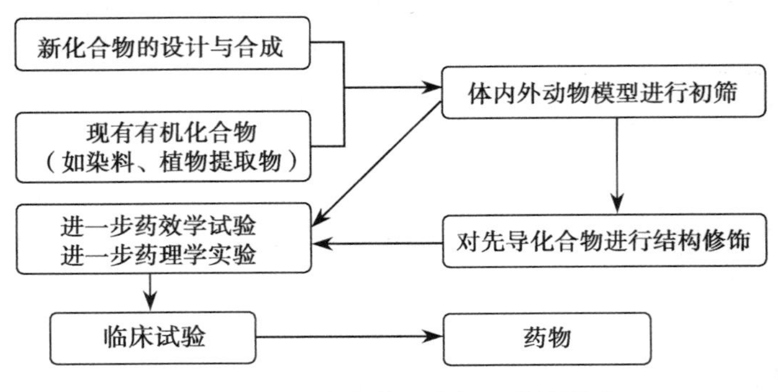

图1-1 传统的新药研究与开发的模式

磺胺（sulfonamide）类药物的发现有力地推动了药物化学理论研究，特别是药物结构修饰方法的发展。磺胺（对氨基苯磺酰胺）作为药效基团，结构非常稳定，分子中的苯环及氨磺酰基有很大的修饰余地，从几千种磺胺类化合物中，可以总结及归纳出许多有价值的规律性的药物化学原理，如电子等排原理、立体选择原理等，为构效关系研究打下了良好基础。

青霉素是第一个被发现的抗生素，虽然它是偶然发现的，但其重要的医用价值至今仍然不可估量。青霉素的发现及其随后的工业化生产，是人类抗菌史上一项划时代的成就。四环素、链霉素、氯霉素、红霉素等类型的抗生素的相继问世，特别是链霉素的发现，使得当时谈虎色变的结核病得以攻克，是药物化学对人类疾病治疗的重要贡献之一。

长期使用抗生素后细菌会产生耐药性，以及人们希望获得更广谱、更有效、使用更方便的新型抗生素，促使人们采用半合成方法研制新的抗生素，如利用6-氨基青霉烷酸（6-APA）或7-氨基头孢烷酸（7-ACA）等作为母核，发明了一系列目前正在临床使用的半合成青霉素及头孢菌素等β-内酰胺类抗生素。也发明了比原型化合物更有效、副作用更少的半合成红霉素、利福霉素、金霉素类等药物。

1879年人们已经使用硝酸甘油治疗心绞痛，1953年利血平作为抗高血压药上市应用。20世纪50年代后，随着世界人口的老龄化，心脑血管疾病成为人类第一死亡因素。世界各国科学家及制药公司加强了对心脑血管疾病治疗药物的研究，而细胞及分子生物学研究取得的重要成果，促进了以酶或受体为靶标发现新型药物的发展，使得心脑血管类药物的研究发生了突破性进展。1964年最早上市的β受体拮抗剂普萘洛尔（propranolol），1979年上市的钙通道阻滞剂硝苯地平（nifedipine），1981年上市的血管紧张素转换酶（ACE）抑制剂卡托普利（captopril），加上溶栓药物及小剂量阿司匹林（一种环氧合酶抑制剂，作为抗血小板药物用于血栓栓塞性疾病），这些重磅炸弹式的药物及其衍生物为心脑血管疾病的防治作出了巨大贡献。统计数据显示，20世纪90年代末心脑血管疾病新药的研究占全世界新药研制的30%以上。

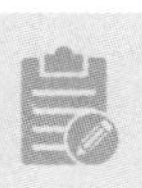

早在19世纪，人们就开始研究内源性活性物质，但真正取得进展是在20世纪30年代，这有赖于分离手段及结构确证方法的发展。维生素以辅酶的形式参与生物催化酶系活动，由于化学结构的保守性，至今仍主要使用它们的原型物质，很少有它们的结构类似物及衍生物。甾体激素在体内含量极微，早期是从动物腺体或尿中提取制得，价格昂贵。20世纪50年代，随着皮质激素的抗炎、免疫抑制等用途的发现，60年代，甾体口服避孕药的研究丰富了甾体激素的构效关系，进而促进了高效皮质激素类药物的发现，并逐步代替了天然来源的甾体激素，使甾体激素成为一类重要的药物。用薯蓣皂苷半合成甾体激素的成功，在甾体激素类药物的发展史上具有里程碑意义，同时也促进了药物合成方法学的发展。

从20世纪50年代至今，全世界科学家一直致力于抗肿瘤药的研究。20世纪初主要用外科手术，X射线或γ射线放射治疗肿瘤，直到20世纪40年代，第一个抗肿瘤药盐酸氮芥（chlormethine hydrochloride）作为生物烷化剂用于临床，开始了肿瘤化学治疗历程。之后抗代谢类药物如甲氨蝶呤问世，主要用于治疗白血病，20世纪50年代中期又将它用于治疗绒毛膜上皮癌，对未转移癌的疗效可达到治愈水平。抗肿瘤抗生素、含金属的抗肿瘤药、天然有效成分紫杉醇以及其他抗肿瘤药的问世，丰富了药物化学的内容。20世纪90年代，随着分子生物学的发展，人们认识到体内的蛋白激酶可催化磷酸基团从三磷酸腺苷（ATP）转移到底物蛋白的受体氨基酸上，在调节代谢、基因表达、细胞生长、细胞分裂和细胞分化等方面起关键性作用。通过抑制蛋白激酶可以干扰肿瘤细胞信号转导通路，选择性抑制肿瘤细胞的生长，达到抗肿瘤的目的。首个蛋白酪氨酸激酶（protein tyrosine kinase，PTK）选择性抑制剂伊马替尼（imatinib）于2001年批准上市，用于治疗慢性髓细胞性白血病。伊马替尼的成功上市，带动了一批激酶抑制剂类靶向抗肿瘤药的研发，在抗肿瘤药开发历史上具有重要的意义。

抗肿瘤药是迄今为止规模最大、投资最多的药物研发领域。人们冥思苦想，用尽了可以涉及的药物化学理论、方法、技术，但目前尚未最终达到目的。肿瘤免疫治疗虽然取得了一些突破性成果，前景诱人，但如何提高响应率以及管控炎症风暴仍然是有待深入研究的课题。现在人们把希望寄托在人类基因组学及人类疾病基因组学上，希望这种真正的“分子病”通过对基因组的研究寻找出治疗的药物。

在药物化学及新药研究获得成就的过程中，人们也遇到过严重的挫折，其中沙利度胺（thalidomide）事件给人们留下特别深刻的记忆。20世纪60年代，一种镇静药沙利度胺问世，它不但是良好的镇静药物，而且孕妇服用之后可以减轻妊娠期呕吐反应，因而被广泛使用。但很快发现（特别是在欧洲），服用过沙利度胺的孕妇产下的婴儿中，有相当一部分出现上肢短缺、手掌直接连在肩上的短肢畸形（亦称为“海豹肢畸形”），这一现象震动了医学界。后来发现引起畸胎是由于当时使用的沙利度胺为消旋体，其*S*-（－）-沙利度胺的二酰亚胺在体内经酶促水解生成邻苯二甲酰谷氨酸，后者可渗入胎盘，干扰胎儿的谷氨酸类物质转变为叶酸的生化反应，从而干扰胎儿的发育，造成畸胎；而*R*-（＋）-异构体不易与代谢水解酶结合，不会产生相同的代谢产物，因而并不致畸。两个光学异构体都有镇静作用，若当初研发该药物时将两个光学异构体分开，仅用*R*-（＋）-异构体治疗妊娠期呕吐，就可以避免产生畸胎。

虽然这一事件为人类带来了灾难，但科学家们也从中吸取了深刻的教训，促使各国政府在制定药事管理条例时规定，在上市前必须进行特殊药理（致癌、致畸、致突变）实验，同时也促进了手性药物及手性药理学的发展。研制的新药在上市前，只要发现分子有手性时，必须将它们对应的化学及生物活性研究得十分清楚，并尽可能以单个对映体上市。据报道，在现存的1 700种左右的化学药物中，有三分之一是具有手性的药物，虽然目前只有不到100种药物是以单一光学异构体供药用，相信不久的将来会有更多

沙利度胺的前世今生(拓展阅读）

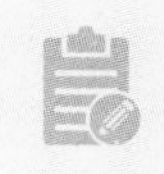

的单一光学异构体作为上市药物使用。

近代药物化学的进展十分迅速。药物化学家们一直在研究如何能够通过合理药物设计（rational drug design）而发现新药，尤其在结构生物学、分子生物学、计算机科学等学科及生物技术、合成及分离技术高度发展的今天，人们更希望能够通过对生物靶分子结构的了解，用计算机模拟设计、人工智能、高效合成等技术加快新药发现的速度，降低新药开发的成本。据统计，一个新药从研发到上市，平均需要筛选 1 万个合成或天然化合物，花费 10 年时间和 10 亿美元。现代新药设计大致可分为基于结构的药物设计（structure based drug design，SBDD）和基于机制的药物设计（mechanism-based drug design，MBDD）两大类，其中基于结构的药物设计又可分为直接药物设计（direct drug design）和间接药物设计（indirect drug design）。2017 年，Rita Santos 等统计出已知的小分子药物作用靶标有 549 个，其中 GPCR 受体占 33%，离子通道占 18%，激酶占 30%，核受体占 16%。但这些靶点中有相当一部分的三维结构不清楚，从而使新药的合理设计受到限制。

1. 以受体作为药物的作用靶点　有很多药物是通过与特定的受体结合而发挥疗效的。与受体有关的药物可分为激动剂（agonist）和拮抗剂（antagonist），见表 1-1。

表 1-1　常见与受体有关的药物

受体（分型）	药物	激动或拮抗	适应证或药理作用
乙酰胆碱受体（M）	氯贝胆碱	激动	手术后腹胀气、尿潴留
	异丙阿托品	拮抗	支气管哮喘
肾上腺素能受体（β_1）	阿替洛尔	拮抗	心律失常
肾上腺素能受体（α_2）	可乐定	激动	高血压
	盐酸右美托咪定	激动	镇静
肾上腺素能受体（β_1/β_2）	普萘洛尔	拮抗	高血压、心律失常、心绞痛
肾上腺素能受体（α_1）	特拉唑嗪	拮抗	高血压
肾上腺素能受体（β_2）	沙丁胺醇	激动	支气管哮喘
肾上腺素能受体（α_1/β）	卡维地洛	拮抗	高血压
血管紧张素Ⅱ受体（AT_1）	氯沙坦	拮抗	高血压
降钙素受体	降钙素	激动	骨质疏松
多巴胺受体（D_2）	氟哌啶醇	拮抗	精神分裂症、躁狂症
组胺受体（H_1）	茶苯海明	拮抗	晕动病
组胺受体（H_2）	雷尼替丁	拮抗	胃肠道溃疡
5- 羟色胺受体（5-HT_4）	莫沙必利	激动	胃肠运动障碍
5- 羟色胺受体（5-HT_{2A}）	曲唑酮	拮抗	抑郁症
白三烯受体	普仑司特	拮抗	过敏、哮喘
阿片受体（μ）	丁丙诺啡	拮抗 - 激动	癌性疼痛、手术后疼痛
	吗啡	激动	急性剧痛、重度癌痛
阿片受体（κ）	布托啡诺	激动	癌性疼痛、手术后疼痛
催产素受体	催产素	激动	分娩

续表

受体（分型）	药物	激动或拮抗	适应证或药理作用
生长抑素受体	奥曲肽	激动	肢端肥大症、胃肠胰内分泌瘤
胰岛素受体	胰岛素	激动	糖尿病
雌激素受体	雌二醇	激动	雌激素缺乏综合征
	他莫昔芬	拮抗	肿瘤
	雷洛昔芬	激动（骨骼 ER）	骨质疏松
孕激素受体	米非司酮	拮抗	终止妊娠

2. 以酶作为药物的作用靶点　酶是一种维持“生命正常运转”的重要催化剂，酶的功能异常与许多疾病有关。随着分子生物学、X 射线衍射技术的进步，以及冷冻电镜发展，至今已分离出许多酶并能够测定出它们的三维结构，为基于靶点的药物设计提供了方便。高亲和力和特异性的酶抑制作用赋予药物更专一的治疗价值。常见的与酶有关的药物见表 1-2。

表 1-2　常见的与酶有关的药物

酶	药物	适应证
血管紧张素转换酶（ACE）	卡托普利	高血压
羟甲基戊二酰辅酶 A（HMG-CoA）还原酶	洛伐他汀	高血脂
环氧合酶 -2（COX-2）	阿司匹林	发热、轻至中度疼痛
芳香化酶（aromatase）	氨鲁米特	乳腺癌
二氢叶酸还原酶（DHFR）	甲氧苄啶	细菌感染
二氢叶酸合成酶（DHFS）	磺胺甲噁唑	细菌感染
β- 内酰胺酶	舒巴坦	细菌感染
碳酸酐酶	乙酰唑胺	水肿、高血压
Na^+/K^+-ATP 酶	强心苷	充血性心力衰竭
H^+/K^+-ATP 酶	奥美拉唑	胃肠道溃疡
甾醇 -14α- 脱甲基酶	咪康唑	真菌感染
单胺氧化酶（MAO）	托洛沙酮	抑郁症
黄嘌呤氧化酶（XOD）	别嘌醇	高尿酸血症、痛风
胸苷激酶、胸苷酸激酶	阿糖胞苷	肿瘤
胸苷酸合成酶（TS）	氟尿嘧啶	肿瘤
延胡索酸还原酶（FR）	阿苯达唑	寄生虫感染
RNA 聚合酶	利福霉素	结核病
醛糖还原酶（AR）	依帕司他	糖尿病
乙酰胆碱酯酶（AChE）	溴新斯的明	重症肌无力
	加兰他敏	阿尔茨海默病
磷酸二酯酶 3（PDE3）	米力农	充血性心力衰竭

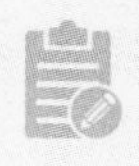

续表

酶	药物	适应证
磷酸二酯酶 5（PDE5）	西地那非	勃起功能障碍
γ- 氨基丁酸（GABA）转氨酶	丙戊酸钠	原发性癫痫大发作
神经氨酸酶（NA）	扎那米韦	流行性感冒
人类免疫缺陷病毒 1 型（HIV-1）蛋白酶	利托那韦	艾滋病
蛋白酪氨酸激酶	伊马替尼	肿瘤

3. 以离子通道作为药物的作用靶点　自从发现二氢吡啶类化合物硝苯地平可用于治疗高血压后，钙通道阻滞剂作为一类新作用靶点药物迅速地发展起来，至今上市的“地平”类药物已有几十种，同时也促进了离子通道的生物学、细胞学的深入研究。除钙通道外，钾通道、钠通道及氯离子通道的调控剂研究也取得了丰硕成果，并广泛用于治疗心律失常、心绞痛等相关疾病。

4. 以核酸作为药物的作用靶点　核酸（RNA 和 DNA）是人类基因的基本组成单位，是生命过程中重要的化学物质，提供产生蛋白质的信息、模板和工具。肿瘤主要是由于基因突变导致基因表达失调而引起细胞无序增殖。以核酸为靶点主要开发新的抗肿瘤及抗病毒药。反义技术（antisense technology）是以核酸 DNA 或 RNA 为模板寻找能反向互补结合的核苷酸片段，是以核苷酸为靶点的新药设计的体现。

合理药物设计概念（拓展阅读）

药物化学的进展，还包括合理药物设计、化学合成技术、基于人工智能和大数据的药物设计等。药物设计与新药开发的主要内容见图 1-2。

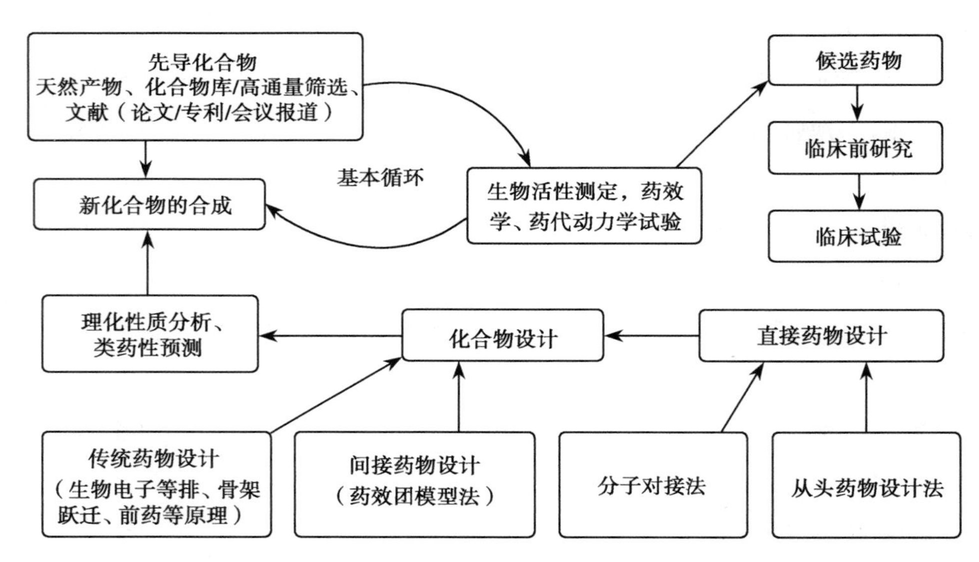

图 1-2　药物设计与新药开发的主要内容

第二节　药物的质量与纯度
The Quality and Purity of Drugs

新药研究和开发过程中，药物的质量是衡量药物品质的一个重要标准。由于药物是对疾病有预防、治疗、诊断等用途的物质，其质量的优劣与人们的身体健康有着密切的关系。

评定药物质量主要须考虑以下两个方面。

1. 药物的疗效和不良反应 药物的疗效和不良反应反映的是药物的内在质量，主要考虑药物对人体产生的作用。

药物的质量首先取决于药物自身的疗效和不良反应，即药物的有效性和安全性。一个药物如果疗效差，达不到防病治病的目的，固然没有临床应用价值；而一个药物即使疗效很好，但若毒性或副作用很大，也不可用于临床。因此要求药物在治疗剂量范围内，不产生严重的毒性反应，不产生或较少产生副作用。

2. 药物的纯度 药物的纯度反映药物的外在质量，主要考虑药物有效成分的含量和杂质。

药物有效成分的含量是反映药物纯度的重要标志，而药物中存在的杂质直接影响药物的疗效并可能导致不良反应的产生。药物的杂质是指在生产、贮存过程中引进或产生的药物以外的其他化学物质，包括由于分子手性的存在而产生的非治疗活性的光学异构体。杂质的存在不仅影响药物的纯度，还会带来非治疗活性的不良反应，必须加以控制。

为了安全有效地使用药物，对药物的纯度和可能存在的杂质都有较为严格的规定，这些规定就构成了药物的质量标准。药物质量标准中，有两个重要的指征，一是药物的纯度，即有效成分的含量；二是药物的杂质限度。药物的质量标准即在不影响药物的疗效，不产生严重不良反应的原则下制定，便于药物的制造、贮存和生产，确定有效成分的含量和杂质的限度指标。

药物的纯度概念有别于其他化学品和试剂纯度概念。在一般化学品中，只考虑由于杂质的存在可能引起的会影响其使用目的和范围的化学变化，而不考虑这些杂质所引起的生理作用。从这个角度来讲，化学品和试剂不能作为药物直接使用。

为确保药品的质量，各国对药品都制定了强制执行的质量标准，即国家药品标准。在国家药品标准中，不仅有药品的质量规格（包括检验的项目和限度要求），还规定了检验的方法，符合标准的药品才是合格的药品。

我国的国家药品标准主要包括国务院药品监督管理部门颁布的《中华人民共和国药典》和药品标准，国家药品标准由国家药典委员会负责制定和修订、国家药品监督管理部门颁布执行。

药典就是国家控制药品质量的标准，是管理药物生产、检验、供应和销售及使用的依据，具有法律的约束力。不符合药典的规定或质量达不到药典要求的药品便不能生产、供应和使用。因此，药典在保障人民用药安全和有效，保证和提高药品质量，促进药物研究等方面，都起着重要作用。《中华人民共和国药典》，简称《中国药典》，是由国家药典委员会（第一届中国药典编纂委员会，成立于1950年），根据《中华人民共和国药品管理法》的规定，编制和修订，国家药品监督管理局（National Medical Products Administration，NMPA）颁布执行，是法定的国家药品标准。《中国药典》每5年出版1版，每年出版1本增补本。《中国药典》的版次以出版的年份表示，2020年版的药典记为《中国药典》（2020年版），英文表示为ChP（2020）。《中国药典》一经颁布实施，其同品种的上版标准或其原国家标准即同时停止使用，但现行版《中国药典》未收载的品种仍使用上版标准或国家标准。

“药品标准”全称为《中华人民共和国卫生部药品标准》或《国家药品监督管理局国家药品标准》；药品注册标准是指国家药品监督管理部门批准给申请人特定药品的标准，生产或销售该药品的企业必须执行该注册标准。

第三节 药物的命名 Nomenclature of Drug Substances

每一种药物通常有三种类型的名称，第一种类型是国际非专有药名（International Nonproprietary Names，INN），又称为“通用名”，这种名称通常是由国家或国际命名委员会（National or International

Nomenclature Commission）命名的；第二种类型是化学名，由国际纯粹和应用化学联合会（International Union for Pure and Applied Chemistry，IUPAC）和国际生物化学联合会（International Union of Biochemistry，IUB）等国际机构整理出来的系统化学名；第三种类型是商品名（trade name），它是由新药开发者在申报时选定的。新药开发者在向政府主管部门提出新药申报时，就要提供该药三种类型的名称。通用名和化学名主要针对原料药，也是上市药品主要成分的名称，商品名是指批准上市后的药品名称。

1. 国际非专有药名 即通用名，是世界卫生组织（WHO）推荐使用的名称。INN 通常是指有活性的药物物质，而不是最终的药品，是药学研究人员和医务人员使用的共同名称，一个药物只有一个药品通用名。

INN 是新药开发者在新药申请过程中向世界卫生组织提出的名称，世界卫生组织组织专家委员会进行审定，并定期在 *WHO Drug Information* 杂志上公布。药品通用名不受专利和行政保护，是所有文献、资料、教材以及药品说明书中标明有效成分的名称。自 1953 年 WHO 的国际非专有药名方案实施以来已公布了 10 000 多个 INN。目前 INN 名称已被世界各国接受。任何该药品的生产者都可使用 INN，INN 也是药品说明书中标明的有效成分的名称，在复方制剂中只能用它作为复方组分的名称。在 WHO 的国际非专有药名的基础上，国家药典委员会先后于 1997 年和 2014 年编写出版了《中国药品通用名称》（CADN），成为中国药品命名的依据。该书收载的药品共有 11 600 多个，每个药物包括 INN 英文名和中文译名，化学中文名称和英文名称、化学结构及临床用途。其中药物的 INN 中文译名是根据 INN 英文名称、药品性质和化学结构及药理作用等特点，采用以音译为主，意译、音意合译或其他译名，尽量与英文名称对应。长音节可简缩，中文名一般不多于 6 个字，易于发音。

INN 原则上只指活性碱基或活性酸性部分，同一活性物质的不同盐或酯的名称，只是非活性部分的名称不同。

在 INN 中，具有相似药效的药物都有共同的词干、词头或词尾，表明它们是同类药物。这种命名方法给医生或药学工作者记忆及使用药物带来了方便。表 1-3 列举了一些常用的词干。自 1950 年 INN 命名使用至今，证明用它来识别药物已得到全球公认，有利于全球医药领域的学者进行信息交流，是全球的共同财产。

表 1-3 INN 使用的部分词干的中文译名表

词干		药物举例		药物类型
英文	中文	INN	通用名	
-azepam	西泮	diazepam	地西泮	镇静催眠药
-caine	卡因	procaine	普鲁卡因	局部麻醉药
cef-	头孢	cefalexin	头孢氨苄	抗生素
-cillin	西林	amoxicillin	阿莫西林	抗生素
-conazole	康唑	fluconazole	氟康唑	抗真菌药
-dipine	地平	nifedipine	硝苯地平	钙通道阻滞剂
gli-	格列	gliquidone	格列喹酮	磺酰胺类降血糖药
-mycin	霉素	telithromycin	替利霉素	抗生素
-nidazole	硝唑	metronidazole	甲硝唑	抗菌药
-olol	洛尔	propranolol	普萘洛尔	β 肾上腺素受体拮抗剂

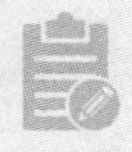

续表

词干		药物举例		药物类型
英文	中文	INN	通用名	
-oxacin	沙星	norfloxacin	诺氟沙星	合成抗菌药
-oxetine	西汀	fluoxetine	氟西汀	抗抑郁药
-profen	洛芬	ibuprofen	布洛芬	非甾体抗炎药
-relin	瑞林	gonadorelin	戈那瑞林	多肽激素类
-prost	前列素	carboprost	卡前列素	前列素类
-sartan	沙坦	losartan	氯沙坦	血管紧张素Ⅱ受体阻滞药
-tidine	替丁	cimetidine	西咪替丁	组胺 H_2 受体拮抗剂
-vastatin	伐他汀	lovastatin	洛伐他汀	调血脂药

2. 化学名　英文化学名是国际通用的名称，它是以药物的化学结构为基础，对应特定的化学物质，反映了药物的本质，具有规律性、系统性、准确性，不会发生误解和混淆。一个化学名只对应一种化学物质，在新药报批和药品说明中都要注明其化学名。但药物的化学名通常非常冗长和复杂，如果不是相关专业人员，对其意义很难理解，医生和药师一般不易掌握和记忆，患者更难看懂。并且化学名与药理作用之间毫无联系，只有本专业人员才能理解。

化合物的化学名称有多种命名体系，药品的英文化学名通常采用的命名系统大多是以美国化学文摘（Chemical Abstracts，CA）或 IUPAC 的命名系统为依据。中文化学名通常是在其英文化学名的基础上翻译转换而来的，形成《中华人民共和国药典》收载药品中文化学名。新化合物的命名也可参考《有机化合物命名原则 2017》（中国化学会有机化合物命名审定委员会编著），具体命名方法是以母核名称作为主体名，再连上取代基或官能团的名称，并按规定顺序注明取代基或官能团的序号，如有立体化学结构的化合物须注明。现以盐酸硫胺（维生素 B_1）为例，简要说明。

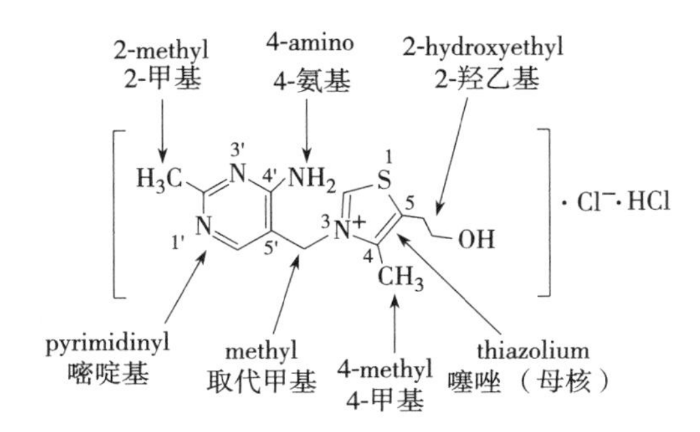

英文名：3-[（4-amino-2-methylpyrimidin-5-yl）methyl]-5-（2-hydroxyethyl）-4-methylthiazol-3-ium chloride hydrochloride。英文基团排列次序按字母顺序排列，噻唑环为母核。中文名：氯化 4- 甲基 -3-[（2- 甲基 -4- 氨基嘧啶 -5- 基）甲基]-5-（2- 羟乙基）噻唑鎓盐酸盐。中文命名时，以噻唑为母核，嘧啶甲基为取代基，甲基在前，氨基在后，在噻唑环上羟乙基次序大于嘧啶甲基，故在后。表 1-4 列举了一些药物的化学名。

其中有关取代基排列先后次序问题，常常不被人们注意，这里作一简单介绍。在母核前的基团次序应按立体化学中的次序规则（sequence rule）进行命名，小的原子或基团在前，大的在后，见表 1-5。

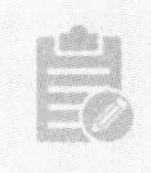

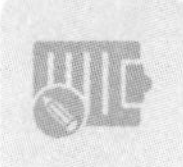

表 1-4 药物化学名举例

药物通用名	结构式	母核	中英文化学名	备注
肾上腺素 adrenaline			(*R*)-4-[2-(甲氨基)-1-羟基乙基]-1,2-苯二酚； (*R*)-4-[1-hydroxy-2-(methylamino)ethyl]benzene-1,2-diol	—
地西泮 diazepam			1-甲基-5-苯基-7-氯-1,3-二氢-2*H*-1,4-苯并二氮杂䓬-2-酮； 7-chloro-1,3-dihydro-1-methyl-5-phenyl-2*H*-benzo[e][1,4]diazepin-2-one	在 N[1] 上引入甲基，需先在 1,3 位加氢
阿莫西林 amoxicillin	$\cdot 3H_2O$		(2*S*,5*R*,6*R*)-3,3-二甲基-6-[(*R*)-(-)-2-氨基-2-(4-羟基苯基)乙酰氨基]-7-氧代-4-硫杂-1-氮杂双环[3.2.0]庚烷-2-甲酸三水合物； (2*S*,5*R*,6*R*)-6-[(*R*)-2-amino-2-(4-hydroxyphenyl)acetamido]-3,3-dimethyl-7-oxo-4-thia-1-azabicyclo[3.2.0]heptane-2-carboxylic acid trihydrate	英文基团排列按字母顺序，中文基团排列按大小次序，小基团在前

表 1-5　取代基次序规则表

编号	基团名	化学结构	编号	基团名	化学结构
1	氢	$-H$	23	羧基	$-\overset{O}{\overset{\|}{C}}-OH$
2	甲基	$-CH_3$	24	苄氧羰基	$-\overset{O}{\overset{\|}{C}}-O-H_2C-C_6H_5$
3	乙基	$-CH_2CH_3$	25	叔丁氧羰基	$-\overset{O}{\overset{\|}{C}}-OC(CH_3)_3$
4	异丁基	$-CH_2CH(CH_3)_2$	26	氨基	$-NH_2$
5	烯丙基	$-CH_2CH=CH_2$	27	甲氨基	$-NHCH_3$
6	苄基（苯甲基）	$-H_2C-C_6H_5$	28	苄氧羰基氨基	$-\overset{H}{N}-\overset{O}{\overset{\|}{C}}-O-H_2C-C_6H_5$
7	异丙基	$-CH(CH_3)_2$	29	二甲氨基	$-N(CH_3)_2$
8	乙烯基	$-CH=CH_2$	30	硝基	$-NO_2$
9	仲丁基	$-CH(CH_3)CH_2CH_3$	31	羟基	$-OH$
10	环已基	$-C_6H_{11}$	32	甲氧基	$-OCH_3$
11	1-丙烯基	$-CH=CH-CH_3$	33	苄氧基	$-O-H_2C-C_6H_5$
12	叔丁基	$-C(CH_3)_3$	34	苯氧基	$-O-C_6H_5$
13	异丙烯基	$-C(CH_3)=CH_2$	35	甲酰氧基（甲酸基）	$-O-\overset{O}{\overset{\|}{C}}-H$
14	乙炔基	$-C\equiv CH$	36	乙酰氧基	$-O-\overset{O}{\overset{\|}{C}}-CH_3$
15	苯基	$-C_6H_5$	37	苯甲酰氧基	$-O-\overset{O}{\overset{\|}{C}}-C_6H_5$
16	对甲苯基	$-C_6H_4-CH_3$（对位）	38	氟	$-F$
17	间甲基苯基	$-C_6H_4-CH_3$（间位）	39	巯基	$-SH$
18	邻甲苯基	$-C_6H_4-CH_3$（邻位，H_3C）	40	甲基磺酰基	$-SO_2CH_3$
19	邻硝基苯基	$-C_6H_4-NO_2$（邻位，O_2N）	41	磺酸基	$-SO_3H$
20	甲酰基	$-\overset{O}{\overset{\|}{C}}-H$	42	氯	$-Cl$
21	乙酰基	$-\overset{O}{\overset{\|}{C}}-CH_3$	43	溴	$-Br$
22	苯甲酰基	$-\overset{O}{\overset{\|}{C}}-C_6H_5$	44	碘	$-I$

3. 商品名　商品名（trade name）是全世界各国都认可的上市药物名称。一般针对药物的上市产品而言，通常由药品制造企业所选定，并在国家商标或专利局注册，是受行政和法律保护的名称。商品名也须经国家药品监督管理部门批准后方可标注和启用。商品名不只包含某种药物的主要活性成分，还包括其他成分、辅料等内容。同一种活性成分只有一个通用名和化学名，但由于辅料、剂量和剂型的不同，可以有多个不同商品名的药品在市场上销售。即使是由同一成分、相同辅料制成的仿制药品，不同厂家生产的药品不仅在不同的国家有不同的商品名，即使在同一个国家也有多个商品名，所以商品名的数目比通用名的数目要多得多。

由于通用名不能得到知识产权或其他行政性保护，企业为了保护自己在同品种的地位和优势，就以商品名进行保护，这种现象是正常及客观存在的。

第一章
目标测试

（徐云根）

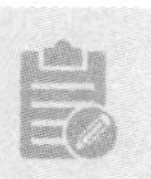

第二章

新药研究的基本原理与方法

Basic Principle and Methodology of New Drug Discovery and Development

新药研究是药物化学学科的重要任务之一。新药研究的关键是发现结构新颖、有自主知识产权的新化学实体（new chemical entity，NCE）。NCE 是指在以前的文献中没有报道过的新化合物，是在新药研发的早期阶段研究发明的，经临床试验可能会转化为治疗某种疾病的药物分子。

第二章
教学课件

新药研究是一个耗时且投资巨大的过程。经过动物实验评价的一万个化合物中，有十个能进入临床试验，而仅有一个能成为药物上市。新药发现（drug discovery）通常分为治疗靶分子的选择和确定、靶分子的优化、先导化合物的发现和先导化合物的优化四个阶段。药物化学研究的重点是后两个阶段。先导化合物的发现是指在确定了药物靶标后，获得与所选择的靶标能相互作用的具有确定生物活性的化合物；先导化合物的优化，即对先导化合物的结构进行修饰和改造，通过构效关系优化提高化合物的活性和选择性，降低毒性，理解分子的作用模式；评估化合物的药代动力学性质，确定候选药物。对候选药物进行开发，即按照规定要求进行较为系统的临床试验。临床前研究主要包括药学（原料药和制剂）研究、药效学研究、药代动力学研究和安全性（一般毒理、长期毒性、特殊毒性和生殖毒性）评价等；临床试验是在人体进行的药物系统性研究，以确证新药的疗效和安全性，大致分为Ⅰ~Ⅲ期。Ⅰ期临床试验（phase Ⅰ clinical trial）通常在健康志愿者身上进行。对于抗肿瘤的化学药物，由于对人体有一定的伤害，则要求在患者身上进行。Ⅰ期临床试验主要是评价：新药在人体中的安全性、耐受性（剂量和副作用），新药在人体中的药代动力学性质和药理学作用。Ⅱ期临床试验（phase Ⅱ clinical trial）在患者身上进行，主要是评价供试药物的有效性，通过与对照药的比较，了解其治疗价值和安全性；确定新药的适应证及最佳治疗方案，包括：剂量、给药途径、给药次数、疗程等；考察新药的不良反应及其危险性。Ⅲ期临床试验（phase Ⅲ clinical trial）是通过随机、双盲对照试验的方法，进行大规模、多中心的临床试验，确证药物的疗效，监测药物的不良反应。完成Ⅲ期临床试验，将研究资料整理后向国家药品管理部门提出新药注册申请，获得批准后即可上市。上市后还需Ⅳ期临床试验（phase Ⅳ clinical trial），主要监测药物的长期副作用等情况。如果新药上市后发现了新的严重不良反应，比如心脏毒性等，该药有可能会被撤市。新药从发现到上市的大致过程如图 2-1 所示。

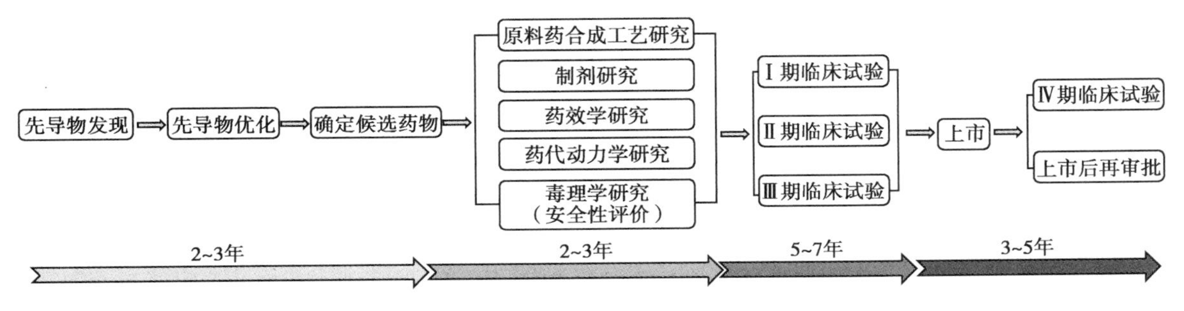

图 2-1　新药从发现到上市流程图

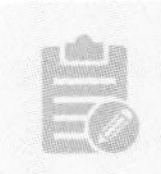

第一节 药物的化学结构与生物活性的关系 Structure-Activity Relationship of Drugs

药物化学研究的中心内容之一是药物的化学结构和生物活性之间的关系。药物的化学结构决定了它的理化性质（physicochemical property）并直接影响药物分子在体内的吸收（absorption）、分布（distribution）、代谢（metabolism）和排泄（excretion）。理化性质是指一个分子所包含的官能团对其酸碱性、水溶性、分配系数、晶体结构和立体化学等的影响。为了发现更好的药物分子，药物化学工作者需要知道每一个官能团对分子全部理化性质的相对贡献，即进行通常所指的构效关系研究。

药物在体内的基本过程是吸收、转运、分布并到达作用部位、产生药理作用（包括副作用）和排泄。分布到作用部位并且在作用部位达到有效的浓度是药物产生活性的重要因素之一，药物的转运过程与其理化性质有关；药物在作用部位与靶标的相互作用则是产生药效的另一个重要因素。因此，药物产生药效的两个主要决定因素是药物的理化性质以及药物和靶标的相互作用。

一、理化性质与生物活性（Physicochemical Properties and Biological Activities）

口服给药后，药物经胃肠道吸收进入血液，在转运过程中，必须通过各种生物膜，才能到达作用部位或靶标部位。药物分布到作用部位并且在作用部位达到有效浓度，是药物与靶标结合的基本条件。但是，能和靶标良好结合的药物并不一定具有适合转运过程的最适宜理化性质参数，如有些酶抑制剂在体外试验具有很强活性，但因它的脂水分配系数过高或过低，不能在体内脂相 - 水相 - 脂相间的生物膜组织内转运，无法到达酶所在的组织部位，造成体内试验几乎无效。因此，设计新药时必须考虑到化合物的理化性质。

（一）脂水分配系数与生物活性

脂水分配系数（lipo-hydro partition coefficient，P）是化合物在有机相和水相中分配达到平衡时的浓度之比值，即 $P=C_O/C_W$，常用 lg$P$ 表示，$\lg P=\lg(C_O/C_W)$。在构效关系研究中，常选用正辛醇（1-octanol）为有机相测定脂水分配系数，因为正辛醇有一个极性基团（伯醇）和一个长的碳链，与构成脂质膜的脂肪酸相似。药物转运扩散至血液或体液，需有一定的亲水性（hydrophilicity）；药物通过脂质的生物膜转运，需有一定的亲脂性（lipophilicity）或疏水性（hydrophobicity）。

lg$P$ 是构成整个分子的所有官能团的亲水性和疏水性的总和，分子中的每一个取代基对分子整体的亲水性和疏水性都有影响，即 lg$P$= 整个分子的所有官能团亲水性和疏水性的总和。当药物结构中增加氢键的给予体官能团或氢键的接受体官能团时，药物的整体水溶性增加。这种官能团越多，药物的亲水性越强，这种官能团主要有羟基、氨基和羧基。通过这些官能团的数目，可以判断药物的溶解度趋势。分子中如含有亲脂性的烷基、卤素和芳环等，一般会增加药物的脂溶性。P 值越大，则药物的亲脂性越高。一般来说，脂水分配系数应在一个适当的范围，才能显示最好的药效。例如，中枢神经系统的药物需要穿过血脑屏障，适当增加药物亲脂性可增强活性，降低亲脂性可使活性降低。易于穿过血脑屏障的适宜的分配系数 lg$P$ 值为 2 左右。

（二）酸碱性与生物活性

人体内水分含量占 70%~75%，人服用药物后可按照稀溶液理论解释和预测药物的酸碱性。多数药物为弱酸或弱碱，其解离度由化合物的解离常数 pK_a 和溶液介质的 pH 决定。药物解离后以部分离子型和部分分子型两种形式存在，以醋酸和甲胺为例，pK_a 的计算方法为：

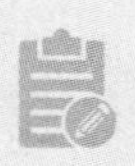

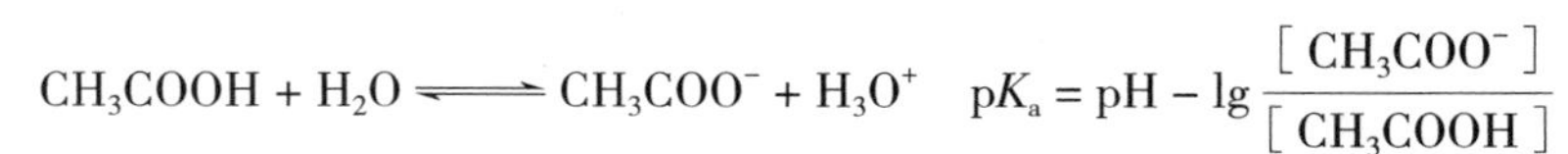

$$CH_3COOH + H_2O \rightleftharpoons CH_3COO^- + H_3O^+ \quad pK_a = pH - \lg\frac{[CH_3COO^-]}{[CH_3COOH]}$$

$$CH_3NH_2 + H_2O \rightleftharpoons CH_3NH_3^+ + OH^- \quad pK_a = pH - \lg\frac{[CH_3NH_2]}{[CH_3NH_3^+]}$$

弱酸或弱碱类药物在体液中解离后，离子型与非离子型（分子型）分子的比例由解离常数 pK_a 和介质的 pH 决定。

如果知道分子中的官能团是酸性还是碱性，便可预测该分子在给定 pH 下是否可以被离子化。如果知道该分子中官能团的 pK_a 和分子周围环境的 pH，可定量预测分子的离子化程度。例如，巴比妥酸（barbital acid）的 pK_a 为 4.12，在 pH 为 7.4 时，99% 以上解离，以离子状态存在，不能透过细胞膜和血脑屏障，故无镇静作用。异戊巴比妥（amobarbital）的 pK_a 为 8.0，在 pH 为 7.4 时未解离（酸形式）占 79.9%，离子化（共轭碱）占 20.1%。计算过程如图 2-2。

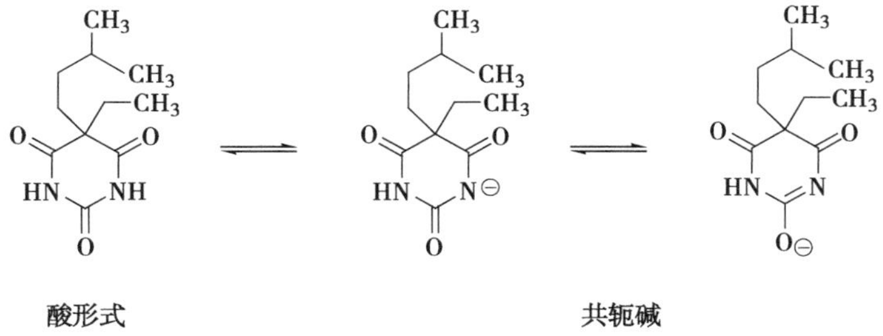

酸形式　　　　共轭碱

8.0 = 7.4 + lg［酸］/［碱］

0.6 = lg［酸］/［碱］

$10^{0.6}$ =［酸］/［碱］= 3.98/1

酸形式占比 =（3.98/4.98）× 100% = 79.9%

图 2-2　异戊巴比妥未解离（酸形式）百分数的计算

一个分子中可能含有多种官能团，而具有酸碱两性。例如，喹诺酮类抗菌药环丙沙星（ciprofloxacin）（图 2-3）含有一个烷基仲氨基和一个羧基，根据溶液的 pH，这个分子既可以接受一个质子，也可以给出一个质子，或同时发生，是一个两性化合物，其 pK_a（HA^-）、pK_a（HB^+）分别为 6.0 和 8.8。在胃肠不同阶段，有不同的酸碱性，因此环丙沙星有不同的解离形式，在 pH 为 4.0 时，烷氨基和羧基均被离子化；在 pH 为 1.0~3.5 时，只有烷氨基团离子化（图 2-4）。

药物常以分子型通过生物膜，在膜内的水介质中解离成离子型再起作用。因此药物需要有适宜的解离度。

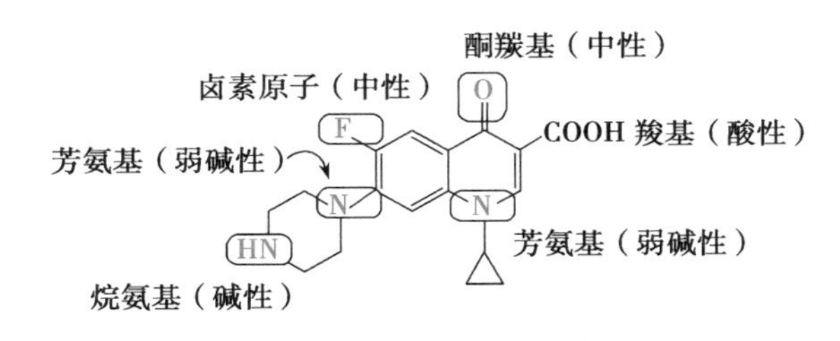

图 2-3　环丙沙星的化学结构

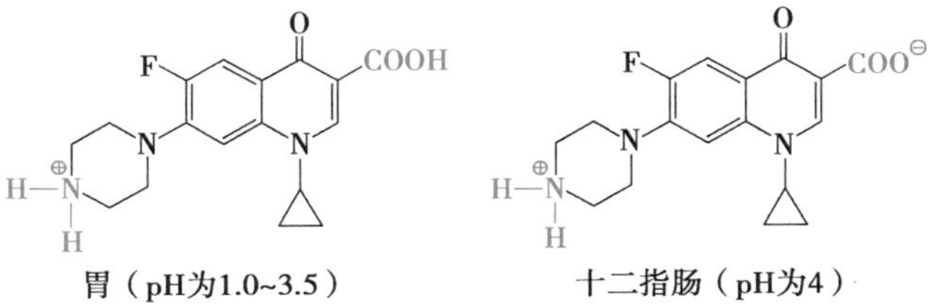

胃（pH为1.0~3.5）　　　　十二指肠（pH为4）

图 2-4　环丙沙星在胃肠道中不同部位的主要存在形式

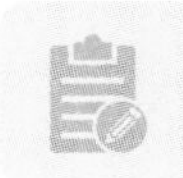

二、药物 - 靶标相互作用（Drug-target Interactions）

根据药物在体内的作用方式，把药物分为结构特异性药物（structurally specific drug）和结构非特异性药物（structurally nonspecific drug）。大多数药物通过与酶或受体的相互作用而发挥药理作用，药物结构上细微的改变将会影响药效，这种药物称为“结构特异性药物”。相反，结构上微小的改变不影响生物活性的药物称为“结构非特异性药物”，例如吸入型麻醉药，其药理活性主要与药物在周围空气中的局部蒸气压与药物本身的蒸气压之比率有关。典型的结构非特异性药物只有在高浓度时才有活性，而结构特异性药物即使在很低的浓度时也能产生生物效应，其原因之一是该类药物能利用某些效能扩增机制，例如它们能激活受体，产生第二信使，从而发挥作用。

通常，受体是指体内的激素和神经递质所作用的生物分子，通过作用在细胞间实行信号转导，这些生物分子通常都是药物作用的靶点。除了这些生物分子，还有其他一些蛋白质（酶）也有重要的生理功能，也是药物作用的靶点。因此，广义的药物靶点是指生物大分子，如激素和神经递质的受体、酶、离子通道和核酸等。

结构特异性药物的活性主要取决于药物与靶标的相互作用，许多因素都能影响药物和靶标的相互作用，如药物 - 受体的结合方式和结合强度、药物的各官能团、药物的电荷分布及立体因素等。

（一）分子识别

药物在体内到达作用部位，并与靶标产生特异性结合，这个过程的原动力是分子识别（molecular recognition）。细胞内许多生物化学或生物物理变化具有很高的特异性，构成了细胞生长、增殖、分化等各种功能。酶和底物的结合并导致的生化反应，抗原与抗体的特异性结合等，都是以分子间相互作用为基础。

构成蛋白质的小分子：氨基酸（拓展阅读）

药物与靶标之间的分子识别，是由双方的多个特定的原子或基团在形状和性质上的互补性和空间的适配性所驱动的，这些构成了分子识别的特异性。药物与受体的分子识别并发生相互作用，大都是非共价键作用。药物与靶标的非共价键作用与维持体内的生物大分子的空间结构的键合力在本质上是相同的，例如维持 DNA 的双螺旋结构。众多的非共价键作用的总和，构成特异性的结合。

药物 - 靶标结合的特异性，表现在这些非共价键的形成不需要越过较高的能垒，因而在动力学上是有利的。相互作用的解离常数 K_d 与热力学参数标准自由能（ΔG^0）之间的关系如式（2-1）：

$$\Delta G^0 = -RT\ln K_d \qquad 式（2-1）$$

式中，R 为气体常数，T 为热力学常数。在 T=310K 的生理条件下，自由能（kJ/mol）与平衡常数的关系如式（2-2）所示：

$$\Delta G = -5.708\ \lg K_d \qquad 式（2-2）$$

按照式（2-2）可由实验得到的 K_d 值计算药物与靶标结合的自由能 ΔG。表 2-1 列出了在室温下根据结合常数计算得到的结合自由能。

表 2-1　自由能与解离常数之间的关系

解离常数	解离自由能（计算值）/（$kJ \cdot mol^{-1}$）	解离常数	解离自由能（计算值）/（$kJ \cdot mol^{-1}$）
2	1.7	29	8.4
5	4.0	68	10.5
13	6.3	158	12.5

由测得的解离常数 K_d 按照式（2-2）可计算复合物的自由能 ΔG。自由能变化与焓变和熵变之间的关系如式（2-3）：

$$\Delta G^0 = \Delta H^0 - T\Delta S^0 \qquad \text{式（2-3）}$$

式中，ΔH^0 为系统的焓变，ΔS^0 为熵变，T 为热力学温度。所以，支配分子识别和结合的作用力可分为两个方面：焓作用和熵作用。焓因素包括静电作用和立体作用；熵因素包括疏水作用，转动熵和平动熵，以及构象熵等。

（二）化学键的作用

结构特异性药物与特定的靶点，通常是生物大分子（如受体或酶）发生相互作用形成药物 - 受体复合物，才能产生药理作用，各种各样的化学键能使这种药物 - 受体复合物稳定。这些化学键可分为可逆和不可逆两类。药物与受体以共价键结合是不可逆的，但在大多数情况下，药物与受体结合是可逆的。可逆的结合方式主要有氢键、范德华力等（表 2-2）。这些化学键的总强度决定药物与受体之间的亲和力大小。

表 2-2　药物 - 受体相互作用的化学键类型

键型	键能 /（$kcal \cdot mol^{-1}$）	实例	键型	键能 /（$kcal \cdot mol^{-1}$）	实例
共价键	40~140	R—C(=O)—N(H)—受体	偶极 - 偶极相互作用	1	N:----C(=O)—受体
离子键	5	$H_4\overset{+}{N}$---$\overset{-}{O}$—C(=O)—受体	疏水 - 疏水相互作用	1	C—H-----H—C—受体
氢键	1~10	—O—H-----O=C< 受体	范德华力	0.5~1	C-----C 受体

注：1kcal=4.18kJ。

1. 共价键（covalent bond）　共价键是药物与靶标相互作用最强的键，是由有关原子间共享电子而形成的，即成键的两个原子一个来自配体，一个来自受体，共享一对电子。共价键的结合通常能导致配体与受体不可逆的结合。如 β- 内酰胺类抗生素和烷化剂类抗肿瘤药都是通过与其作用的受体间形成共价键结合而发挥作用的。

2. 离子键（ionic bond）　离子键是指药物带电荷的正（负）离子与靶标的负（正）离子之间，因静电引力而产生的电性作用。在生理 pH 时，药物分子中的羧基、磺酰氨基和脂肪族氨基等基团，均呈电离状态，季铵盐在任何 pH 时都呈离子状态。另一方面，主要由蛋白质构成的受体，其分子表面也有许多可以电离的基团，如精氨酸和赖氨酸含有的胍基和游离氨基是碱性基团，在生理时全部质子化，生成带正电荷的阳离子。组氨酸的咪唑环，色氨酸的吲哚环也可以质子化，但程度较低，视环境的 pH 条件而异。天冬氨酸和谷氨酸均含有游离羧基，在生理 pH 时通常完全电离，生成阴离子基团。

3. 氢键（hydrogen bond）　与电负性较强的原子（如氧、氮、硫）共价结合的氢可与另一带有相对负电荷（或富电子）的原子形成氢键。氢键是药物与靶标结合时普遍存在的形式。另外，氢键对药物的理化性质也有较大影响。如药物与水形成氢键，可增加药物的水溶性。如果药物分子内形成氢键，则在水中的溶解度减小。

4. 疏水作用（hydrophobic interaction）　也称“疏水 - 疏水相互作用”。当药物分子中含有

烷基链等非极性结构时，水分子在非极性结构外周有序排列，体系的熵值很小。当药物亲脂部分与靶标亲脂部分相互接近时，在两个非极性区之间的水分子有序状态减少，导致体系的熵值增加，体系的自由能降低，稳定了两个非极性部分的结合，这种结合称为疏水键或疏水作用。

5. 范德华力（van der Waals force） 范德华力包括色散力、取向力、诱导力，是指当两个原子核之间的距离为 0.4~0.6nm 时，其中一个原子核对另一个原子核的外围电子产生吸引作用。其键能与两个原子之间距离的 6 次方成反比。是所有键合作用中最弱的一种，但非常普遍。

6. 离子 - 偶极键（ionic-dipole bond）及偶极 - 偶极作用（dipole-dipole interaction） 当药物分子中存在电负性的 N、O、S 等原子时，由于这些原子的诱导，分子中的电荷分布不均匀，形成偶极。该偶极与另一个带电离子形成相互吸引的作用，称为“离子 - 偶极键”；如果和另一个偶极产生相互静电作用，则称为“偶极 - 偶极作用”。偶极作用常常发生在具有酰胺、酯、酰卤及羰基等基团的化合物之间，本质是电性的相互作用。

7. 电荷转移复合物（charge-transfer complex） 又称“电荷迁移络合物”，是电子相对丰富的分子与电子相对缺乏的分子之间通过电荷转移而形成的复合物。形成复合物的键既不同于离子键，又不同于共价键，键能较低。一些含多个杂原子的药物分子的电子云密度分布不均匀，有些原子周围的电子云密度较高，有些较低，所以这些分子既是电子给予体，又是电子接受体。电荷转移复合物的形成可增加药物的稳定性及溶解度，并增加药物分子与靶标的结合。

8. 金属配合物（metal complex） 金属配合物又称“金属络合物”，是由缺电子的金属离子和电荷密度相对丰富的配位体组成。一个金属离子可以与两个或两个以上的配位体形成配合物，如果是二齿以上的配位体，在形成配合物时往往形成环状化合物，通常有四、五和六元环，一般五元环以上较稳定。卡托普利（captopril）与血管紧张素转换酶的作用方式是巯基与酶的锌离子形成金属配合物而起作用，而依那普利则是通过羧基与酶的锌离子形成四面体过渡态而起作用，是一种类似金属配合物的结合方式。

（三）立体化学的作用

蛋白质和其他生物大分子的结构是非对称的，药物与靶标分子的识别和结合过程是在三维空间中发生的，立体互补性是实现该过程的重要因素之一。药物分子要与靶标结合形成复合物，在立体结构上必须互相适应，即在立体结构上有互补性。药物与靶标的互补性愈大，其作用愈强。互补性是结构特异性药物分子与受体识别的一个决定因素。它不仅包括药物与靶标间电学特性的互补，表现为各种分子间力的形成，而且也包括空间结构的互补，也就是药物分子的构型与构象也应与靶标互补。药物分子中某些有效官能团大小的改变或由不对称中心转换引起的基团空间排列或分子内偶极方向的改变，均能强烈影响药物和靶标的结合，对药物活性也有明显影响。立体化学的作用体现在几何异构、光学异构和构象异构对药物活性的影响。

1. 几何异构（geometric isomer） 药物分子中含有双键，或有刚性或半刚性的环状结构时，可产生几何异构体。几何异构体的理化性质和生物活性都有较大的差异，如顺式已烯雌酚、反式已烯雌酚（图 2-5）。

在雌激素的构效关系研究中，发现两个含氧官能团及氧原子间的距离对生物活性是必需的，而甾体母核对雌激素并非必需结构。人工合成的反式已烯雌酚中，两个羟基的距离是 1.45nm，这与雌二醇两个羟基的距离近似，表现出较强的生物活性。顺式已烯雌酚两个羟基间距离为 0.72nm，生物活性大大减弱。

2. 光学异构（optical isomer） 光学异构分子中存在手性中心，两个对映体互为实物和镜像，又称为“对映异构体”。对映异构体有着相同的物理性质和化学性质，但它们能使偏振光等量地向相反的方向旋转。生物体内的生物大分子都有特定的立体结构，如蛋白质都是由 L- 构型的 α- 氨基酸

顺式己烯雌酚 *Z*-diethylstilbestrol　　反式己烯雌酚 *E*-diethylstilbestrol

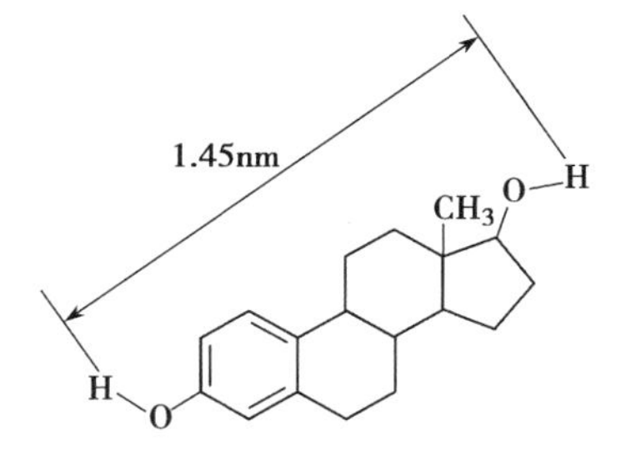

雌二醇 estradiol

图 2-5　己烯雌酚几何异构示意图

组成的，因此，蛋白质（受体）也是手性物质。受体与两个对映异构体形成的复合物为非对映异构体，而不是对映异构体，因而它们具有不同的能量和化学性质，这意味着对映异构体药物与靶标形成的药物 - 受体复合物的解离常数可能存在差异，也可能它们有不同的结合部位，在生物学效应方面，对映异构体可能会显示下列不同情况。

（1）一个对映异构体有活性，另一个对映异构体没有活性。例如，氨氯地平（amlodipine）为一种治疗高血压及冠状动脉疾病的药物，最初上市为消旋体，二氢吡啶环 3，5 位取代基不同，使得 C-4 位有手性，其中 *S* 体（左旋）的降血压作用是 *R* 体（右旋）的 1 000 倍，*R* 体几乎无活性，左旋氨氯地平已上市。

（*S*）- 氨氯地平 *S*-amlodipine　　（*R*）- 氨氯地平 *R*-amlodipine

氯霉素有两个手性碳，其四个异构体中只有（1*R*,2*R*）-（－）异构体有抗菌活性。

（1*R*,2*R*）-（－）- 氯霉素 1*R*,2*R*-（－）-chloramphenicol

（2）两个对映异构体具有同类型的活性，但活性强度可能相同或不同。例如，左旋和右旋氯喹具有相同的抗疟活性；而大多数情况下左旋体和右旋体的生物活性则不相同，例如，D-（－）- 异丙肾上腺素的支气管扩张作用为异构体 L-（＋）- 异丙肾上腺素的 800 倍；D-（－）- 去甲肾上腺素的支气管扩张作用为异构体 L-（＋）- 去甲肾上腺素的 70 倍；D-（－）- 肾上腺素的血管收缩作用为 L-（＋）- 肾上腺素的 12~20 倍，其生物活性的差异反映了光学异构体与受体结合时的立体选择性。一般认为，这类药物需要通过三点与受体结合，如图 2-6 中 D-（－）- 肾上腺素通过下列三个基团与受体在三点结合：氨基，苯环及其二个酚羟基，侧链上的醇羟基。而异构体 L-（＋）- 肾上腺素只能有两点结合，因而活性较弱。

奥美拉唑（omeprazole）是不可逆 H^+/K^+-ATP 酶抑制剂，口服用于治疗胃食管反流、胃及十二指肠溃疡，其亚砜结构存在手性，最初上市为消旋体，其 *S*- 构型奥美拉唑的抑酸作用明显强于 *R*- 构型，后开发单一左旋体，即艾司奥美拉唑（esomeprazole）上市，它对胃食管反流病的症状缓解、抑制胃酸、促进食管炎改善方面均优于奥美拉唑。

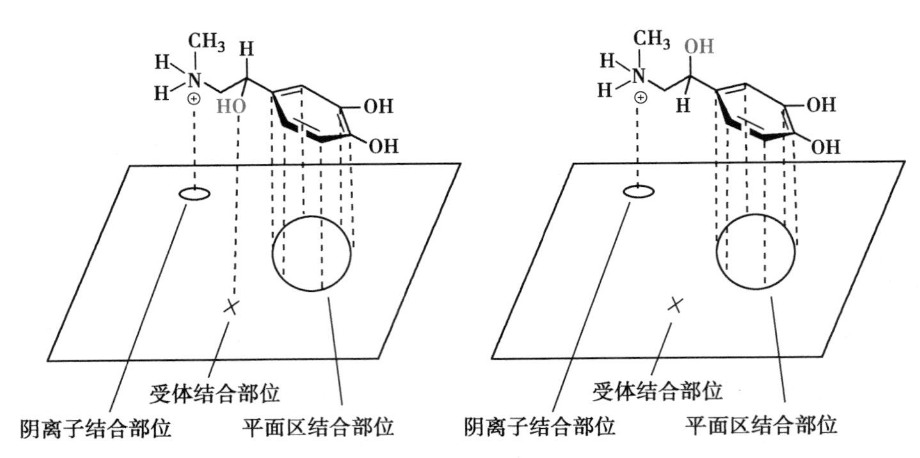

图 2-6 D-(-)-肾上腺素(左)和 L-(+)-肾上腺素(右)与受体结合示意图

奥美拉唑 omeprazole　　艾司奥美拉唑 esomeprazole

(3)两个对映异构体显示相反的生物活性。例如,多巴酚丁胺(dobutamine)的左旋体可以激动 α_1 受体,而其右旋体却拮抗 α_1 受体。扎考必利(zacopride)是通过拮抗 5-HT_3 受体而起作用,为一类新型的镇吐药,深入的研究证明:扎考必利的 *R*- 异构体为 5-HT_3 受体的拮抗剂,而 *S*- 异构体则为 5-HT_3 受体的激动剂。又如 *S*-(-)-依托唑啉(etozolin)具有利尿作用,*R*-(+)-依托唑啉则有抗利尿作用。这类药物中,一个对映体能抵消另一对映体的部分药效。

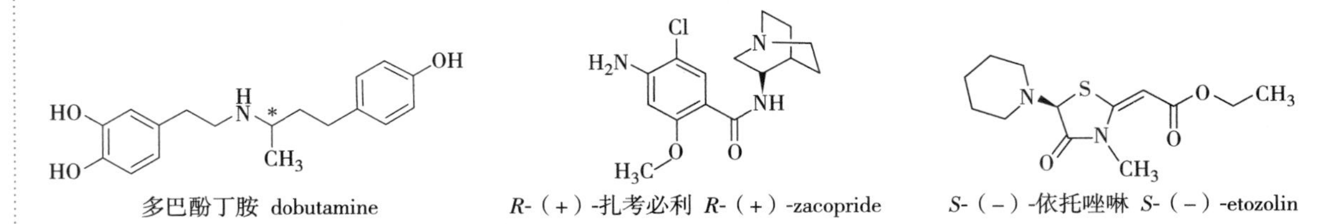

多巴酚丁胺 dobutamine　　*R*-(+)-扎考必利 *R*-(+)-zacopride　　*S*-(-)-依托唑啉 *S*-(-)-etozolin

(4)两个对映异构体显示不同类型的生物活性。例如,异构体奎宁(quinine)和奎尼丁(quinidine),奎宁主要用于解热和抗疟,而奎尼丁用于心房纤颤和心律不齐。右丙氧芬(dextropropoxyphene)是镇痛药,而左丙氧芬(levopropoxyphene)为镇咳药。又如氯胺酮(ketamine),其右旋体 *S*-(+)-氯胺酮是静脉麻醉药(具有催眠止痛作用),同时也可用于难治性重度抑郁症的治疗,而其左旋体 *R*-(-)-氯胺酮则能产生幻觉、噩梦等副作用。

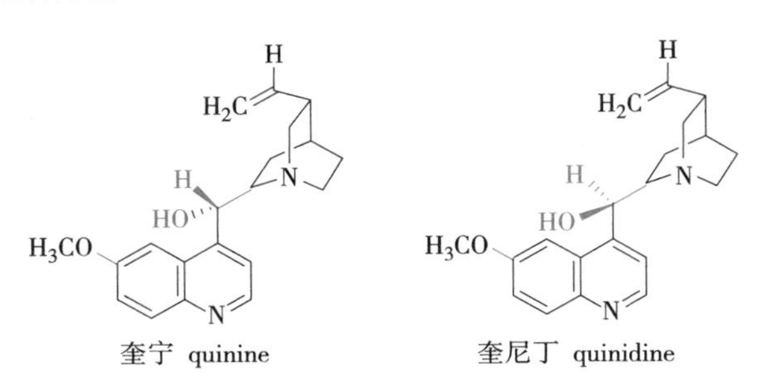

奎宁 quinine　　奎尼丁 quinidine

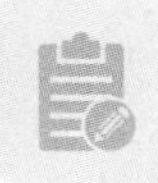

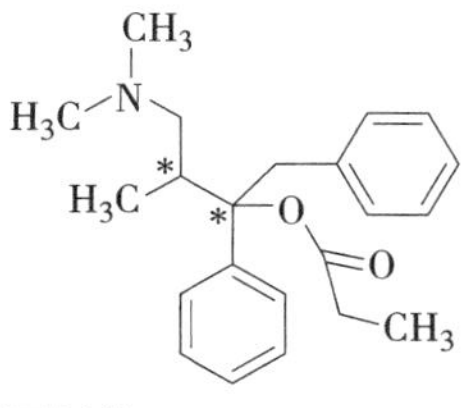

右丙氧芬 dextropropoxyphene 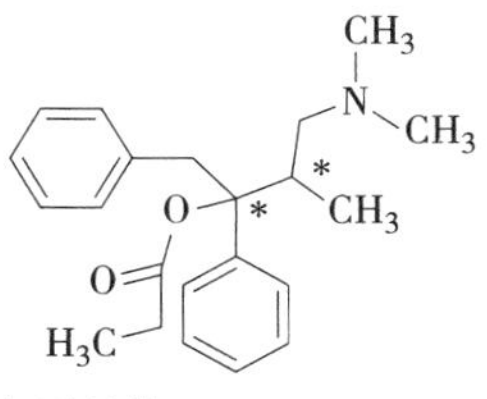　　左丙氧芬 levopropoxyphene

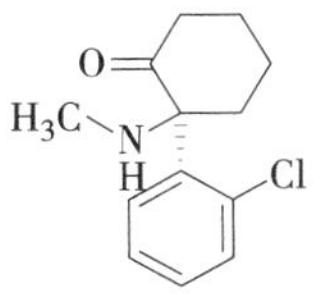

S-(+)-氯胺酮 *S*-(+)-ketamine 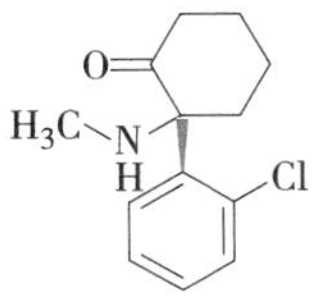　　*R*-(−)-氯胺酮 *R*-(−)-ketamine

立体互补性除了亲和力，还有其他因素影响药效，如果含有光学异构体的药物存在立体选择性，由于生物膜、血浆和组织上的受体蛋白和酶，对药物进入机体后的吸收、分布、代谢和排泄过程，均有立体选择性地优先通过与结合的情况，也可导致药效上的差别。如胃肠道对 D- 葡萄糖、L- 氨基酸、L- 甲氨蝶呤和 L-(+)- 维生素 C 等有立体选择性，可优先吸收，主动转运。在药物代谢过程中，代谢酶（多为光学活性的大分子）对药物的立体选择性可导致代谢差异，而出现代谢速率和药效、毒性的差异。因此，当考虑体内活性时，观察到的两个对映异构体的活性差异不完全取决于配体 - 受体匹配程度，有可能是体内药代动力学过程（吸收、分布、代谢和排泄）引起的。

3. 构象异构（conformational isomerism）　碳碳单键的旋转或扭曲（键不断开）引起的分子中原子或基团在空间的不同排列形式称为构象（conformation）。这种因单键的旋转或扭曲而产生的异构体称为构象异构体。由于旋转所需能量较小，一般低于 5kcal/mol，理论上一个分子可以同时有无数构象式存在，但由于分子中较大基团（或原子）的立体障碍，一些需要克服的立体能垒大的构象存在的可能性较小，以分子势能最低的构象存在的可能性最大。我们称分子势能最低的构象为优势构象（preferred conformation），一般由 X 射线衍射测定的构象为优势构象。

因为相互作用能量的影响，药物和受体结合时，药物本身不一定采取它的优势构象。这是由于药物分子与受体间作用力的影响，可使药物与靶标相互适应达到互补，即分子识别过程的构象重组，因此我们把药物与靶标作用时所采取的实际构象称为药效构象（pharmacophoric conformation），药效构象不一定是药物的优势构象，药物与靶标间作用力可以补偿由优势构象转为药效构象时分子内能的增加所需的能量，即维持药效构象所需的能量。

药物分子的基本结构不同，但可能会以相同的作用机制引起相同的药理或毒理效应，这是由于它们具有共同的药效构象，即等效构象（conformational equivalence），从而以相同的作用方式与受体部位相互作用。等效构象不仅存在于同系化合物和 / 或同型化合物，而且在结构差异很大或化学类型不同的化合物之间，也可能有相同的药效构象。

一些结构相似的药物，往往由于某个部位取代基的变化使化合物的构象发生了重大改变，进而使活性强弱发生改变，甚至显示出不同的生理活性。经典的抗精神病药是多巴胺受体拮抗剂，要求其构象和多巴胺（dopamine）有一定的构象相似性，才能和多巴胺受体更好地结合发挥效应。氯丙嗪（chlorpromazine）正是苯环 2 位的氯原子引起了分子的不对称性，使侧链倾斜于含氯原子的苯环方向（顺式构象），X 射线衍射测定表明氯丙嗪这一构象和多巴胺的构象能部分重叠。失去氯原子则不能保持这一构象，化合物也无抗精神病作用。再如，可乐定（clonidine）分子的卤素原子均处于邻位取代，由于空间位阻限制了键的自由旋转，从而使两个芳香环保持相互垂直位置，显示强的降血压作用；而可乐定的结构类似物则降血压作用微弱。

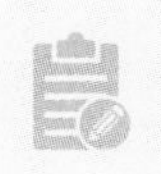

氯丙嗪顺式构象
cis-chlorpromazine

多巴胺
dopamine

氯丙嗪反式构象
trans-chlorpromazine

可乐定
clonidine

可乐定类似物
clonidine analogue

（四）官能团的作用

尽管药物的作用主要依赖于分子整体性，但分子中一些特定官能团可使整个分子结构和性质发生变化，从而影响药物与靶标的结合及药理活性。在药物研发中需要考虑这些官能团的影响。一个药物分子中常有多种官能团，每种官能团对药物性质的影响不同，如诺氟沙星分子结构中含有 6 种以上不同性质的官能团，对活性、毒性、药代动力学等产生不同影响及综合影响。

1. 烷基　烷基链的改变，例如增加或缩短烷基链、形成支链或改变环的大小，都能深刻影响分子的药理活性。烷基链上仅改变一个—CH_2—的长度，或增加一个支链，都能改变分子的亲脂性，从而改变其吸收、分布和排泄。如果烷基链直接参与受体的相互作用，那么碳链长度或支链的变化，能影响与靶标的结合。如果在一个烷基链的关键位置引入一个支链，将使较易改变构象的分子的构象不易改变。构象的变化能影响分子中官能团的空间位置，从而能影响与靶标的结合。

烷基的给电子效应会影响到化合物中电子的分布，因而影响其解离度，进而影响生物活性。例如磺胺嘧啶，由于嘧啶环的吸电子效应，使磺酰氨基有较大的解离度，磺胺甲嘧啶和磺胺二甲嘧啶，由于嘧啶环上一个甲基和两个甲基的给电子效应，同时甲基的存在阻碍了分子间氢键和偶极 - 偶极相互作用，减少了分子间的缔合，从而使解离度降低，见表 2-3。

表 2-3　磺胺嘧啶类药物的结构、pK_a 和解离度

药物	R	R^1	pK_a	解离度 /%（pH 5.2）
磺胺嘧啶	H	H	6.5	3.9
磺胺甲嘧啶	H	CH_3	7.1	1.4
磺胺二甲嘧啶	CH_3	CH_3	7.4	0.7

2. 卤素　卤素为电负性大于碳的疏水性原子（脂肪族化合物中氟原子为亲水性的），同时，除氟原子外，卤素的体积均大于氢原子，卤素的电负性随原子序数的增大而减小，而疏水性及体积均随原子序数的增大而增大（表 2-4）。卤素的引入多增大脂溶性，但氟原子有些例外，引入芳香族化合物中，增大脂溶性，引入脂肪族化合物中，却降低脂溶性。

卤素取代氢原子形成碳 - 卤键，由于卤素的电负性大于碳原子而显示出吸电子的诱导效应。又由于卤原子有三对未共享电子，可以与 π 体系产生共轭效应。因此，以卤素取代化合物碳原子上的氢时，分子中的电子分布将发生变化，如果化合物的生物活性与电子分布情况有关，则生物活性将发生

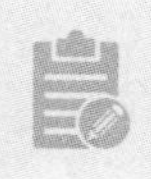

表 2-4　卤素的电负性、原子半径及疏水性参数

元素	原子序数	电负性	原子半径 / Å	疏水性参数*
F	9	4.0	0.64	0.14
Cl	17	3.0	0.99	0.71
Br	35	2.8	1.14	0.86
I	53	2.5	1.33	1.12

注：* 为芳香族取代基的疏水性参数。

变化。例如吩噻嗪类药物，2 位没有取代基时，几乎没有抗精神病作用；当 2 位引入氯原子或三氟甲基时，活性增强。

氟原子体积较小，范德华半径接近于氢原子，且 C—F 键（键能 114kcal/mol）强于 C—H 键（93kcal/mol），常连接于分子易受代谢攻击的部位，以阻止代谢作用。如胆固醇吸收酶抑制剂依泽替米贝（ezetimibe），依泽替米贝的先导化合物含有多个氧化和去甲基化代谢位点，代谢速率快、生物利用度低。后通过在先导化合物的苯环上引入氟原子，封闭氧化代谢位点，在提高活性的同时增强药物的代谢稳定性；又如将 COX-2 抑制剂塞来昔布（celecoxib）吡唑环上甲基替换为三氟甲基，封闭代谢位点，延长了药物在体内的作用时间。

依泽替米贝　ezetimibe　　　塞来昔布　celecoxib

3. 羟基与巯基　由于羟基中的氧原子电负性大于碳原子，且氧原子有两对未共享电子，在脂肪链上羟基表现为吸电子的诱导效应，在芳环上的羟基由于 p- 羟共轭效应而成为供电基团，使化合物的理化性质发生了较大变化。引入醇羟基或酚羟基会改变分子的分配系数，使分子的亲水性增加，从而提高其水溶性。用羟基替换氢原子会在很大程度上影响生物活性。例如，山莨菪碱（anisodamine）在 C-6 上比阿托品（atropine）多一个羟基，其脂溶性降低，对中枢的作用也随之降低。

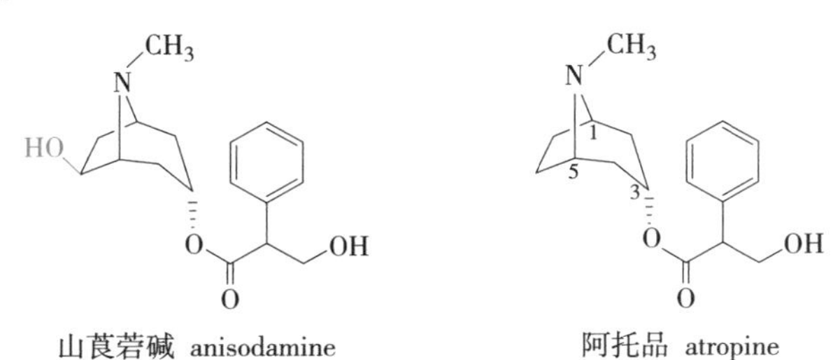

山莨菪碱　anisodamine　　　阿托品　atropine

另外，羟基的酯化影响其亲脂性，如吗啡（morphine）的 3，6 位羟基乙酰化后得到海洛因（heroin），亲脂性增强，静脉注射后更易通过血脑屏障进入中枢。

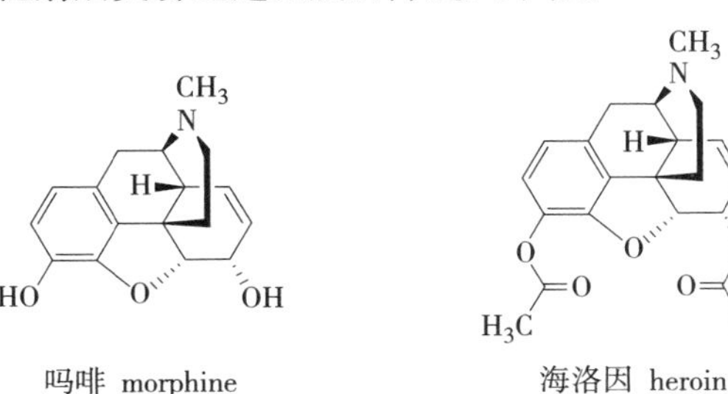

吗啡　morphine　　　海洛因　heroin

血脑屏障及药物透过血脑屏障的一般要求（拓展阅读）

巯基有较强的亲和力，可与金属离子形成络合物。如卡托普利（captopril）分子中的巯基与酶分子中的锌离子络合，抑制血管紧张素转换酶，而发挥抗高血压作用。

4. 磺酸基和羧基 仅有磺酸基的化合物一般没有生物活性，引入磺酸基对活性没有特别的影响，如羧苄西林分子中的羧基用磺酸基替换得到磺苄西林，其抗菌活性和羧苄西林相似。磺酸基在药物设计中常用于增加药物的亲水性和溶解度，如巯嘌呤极微溶于水，通过引入磺酸基制备成相应磺巯嘌呤钠，增加药物的水溶性。

羧酸的水溶性和解离度较磺酸基小，羧基成盐可增加药物的水溶性。由于羧基在体内的pH条件下可解离为阴离子，可与碱性氨基酸，特别是血清白蛋白、酶或受体蛋白中的赖氨酸的氨基产生很强的离子性相互作用。先导化合物中含有羧基，易解离，表现为极性较大，在进行结构改造时常采用成酯或成酰胺的方式以优化其药动学或药效学特性。羧酸成酯后化合物脂溶性增大，易被吸收。

5. 氨基和酰胺基 分子中含有氨基和酰胺基的化合物易与生物大分子形成氢键；氨基易与靶标蛋白的羧基形成离子键，与受体结合加强，常显示很好的活性并表现出多种特有的生物活性。芳香氨基与脂肪氨基的碱性不同。芳香氨基的氮原子中的未共享电子对，由于参与苯环的共轭，降低了碱性，在体内的解离倾向性较低，多以氢键与受体相互作用。芳胺的活性和毒性强于脂肪胺。氨基酰化可提高化合物的脂溶性，有利于药物在体内的吸收及转运，同时降低了原药的毒性，又由于酰胺在体内可被水解，释放出氨基，因此是做成前药的一种方法。

6. 醚键 氧和亚甲基为电子等排体，醚相当于将链烃中的一个CH_2用氧原子代替而成的化合物。醚类化合物C—O键长及C—O—C键角与烃键中的C—C键长及C—C—C键角相近，因此由链烃转变为醚后，化合物空间构象不会发生显著变化。醚类化合物分子中氧原子的孤对电子能与水形成氢键，有一定亲水性，烃基则有亲脂性，使化合物易于通过生物膜，有利于药物的转运，从而提升药物活性。

第二节 先导化合物的发现 Discovery of Lead Compounds

先导化合物（lead compound）简称“先导物”，又称“原型物（prototype compound）”，具有所期望的生物或药理活性，但会存在一些其他所不合适的性质，如较高毒性、其他生物活性、较差的溶解度或药物代谢的问题等。一般而言，先导化合物的发现是新药研究的起始点。先导化合物的发现有多种途径和方法。

一、从天然产物得到先导化合物（Discovery of Lead Compounds from Natural Products）

天然产物包括从植物、微生物、海洋动植物及爬行类和两栖类动物中得到的化合物。例如，青蒿素（artemisinin）是从药用植物黄花蒿中分离出的含有过氧桥的倍半萜内酯化合物，是一个有效的抗疟药。二氢青蒿素（dihydroartemisinin）是对青蒿素进行还原得到的化合物，也用于抗疟药。后来在二氢青蒿素结构基础上进行结构改造得到蒿甲醚（artemether）和青蒿琥酯（artesunate）的半合成衍生物，蒿甲醚对产生了多药耐药性的疟原虫仍然有效，青蒿琥酯是水溶性化合物，可注射给药。青蒿素及其半合成衍生物是目前最有效的抗疟药物，对氯喹有耐药性的疟原虫也有高的杀灭作用。由于青蒿素具有亲脂性可以透过血脑屏障，对致命的脑疟也非常有效。

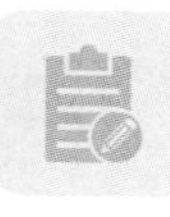

青蒿素 artemisinin　蒿甲醚 artemether　青蒿琥酯 artesunate　二氢青蒿素 dihydroartemisinin

从微生物资源的开发中，能获得新药和供研究用的先导化合物，人们应用超敏菌株与特异靶方法发现了许多新的抗生素，例如用对 β- 内酰胺类抗生素特别敏感的菌株，并用不同 β- 内酰胺酶作区别，发现了 β- 内酰胺酶抑制剂克拉维酸（clavulanic acid）。从桔青霉菌（penicillium citrinum）的代谢物中发现的羟甲戊二酰辅酶 A（Hmg-CoA）还原酶抑制剂美伐他汀（mevastatin）为新型降血脂药物的发现奠定了基础，洛伐他汀（lovastatin）、普伐他汀（pravastatin）相继问世。

克拉维酸 clavulanic acid　洛伐他汀 lovastatin　普伐他汀 pravastatin

星孢菌素（staurosporine）是从链霉菌（streptomyces）发酵液中分离得到的抗生素，最初发现其有抗真菌和降血压作用，后发现是蛋白激酶 C（PKC）的强效抑制剂，经结构修饰与优化得到米哚妥林（midostaurin），用于 FLT3 激酶突变呈阳性的急性髓性白血病和肥大细胞增多症的治疗。

星孢菌素 staurosporine　米哚妥林 midostaurin

从苹果树根皮中分离得到的天然产物根皮苷（phlorizin），是第一个报道的钠 - 葡萄糖共转运蛋白（SGLT-1 和 SGLT-2）双重抑制剂，具有一定的降血糖活性但不能被肠道吸收而无法口服。以根皮苷结构为基础，相继研发具有选择性的 SGLT-2 抑制剂，目前已上市药物包括恩格列净（empagliflozin），达格列净（dapagliflozin）和卡格列净（canagliflozin）等。

以天然产物为先导化合物：从根皮苷到列净类降血糖药（拓展阅读）

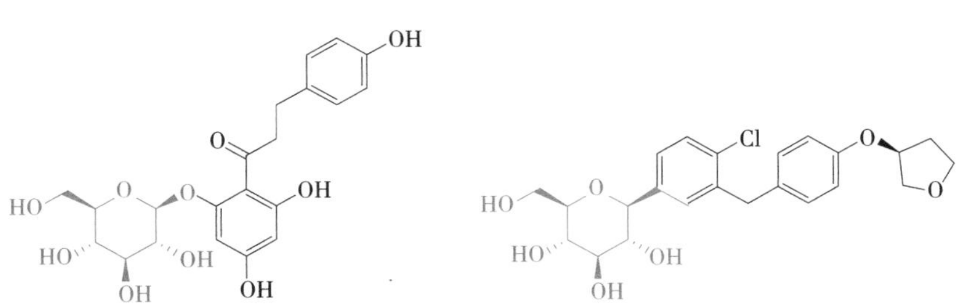

根皮苷 phlorizin　恩格列净 empagliflozin

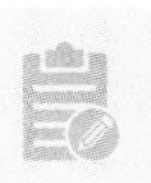

达格列净 dapagliflozin　　卡格列净 canagliflozin

二、以现有药物作为先导化合物（Discovery of Lead Compounds from Approved Drugs）

已有的药物中有些可被选作先导化合物，进一步优化得到新药。可有以下几种类型。

（一）由药物副作用发现先导化合物

药物对机体常有多种药理作用，用于治疗的称为“治疗作用”，其他的非治疗作用通常称为“副作用”。在药物研究中，常可以从已知药物的副作用出发找到新药，或将副作用与已有的治疗作用分开而获得新药。在某些情况下，一个药物的副作用可能对另一种疾病有治疗作用。这需要了解药物的药效学基础，如果副作用与治疗作用的药效学基础不同，就有可能将两者分开，否则就难以实现。例如吩噻嗪类抗精神失常药氯丙嗪（chlorpromazine）及其类似物，是由结构类似的抗组胺药异丙嗪（promethazine）的镇静副作用发展而来的。

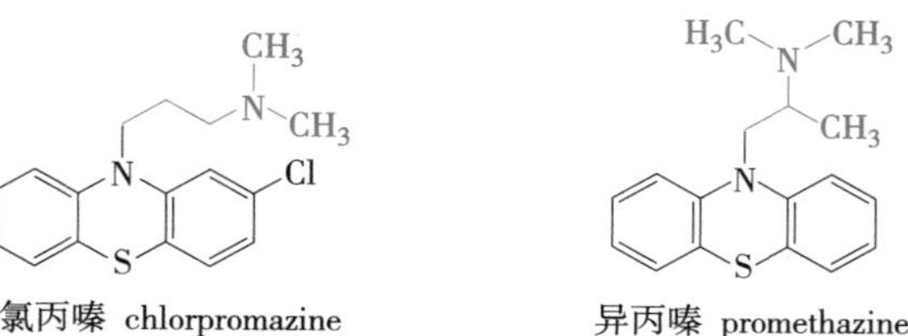

氯丙嗪 chlorpromazine　　异丙嗪 promethazine

阿片受体是 G 蛋白偶联受体，主要分为 δ、μ 和 κ 等三类亚型，参与镇痛、抑制肠胃蠕动等生理活动。内源性配体内啡肽或药物吗啡作用于不同的阿片受体亚型，激动中枢的阿片受体可产生镇痛作用，而对外周的胃肠道则抑制蠕动产生便秘。依卢多林（eluxadoline）以天然配体亮氨酸脑啡肽（Leu5-enkephalin）为起点，经多轮结构简化修饰与优化获得；它只作用于胃肠道的阿片受体，而不进入中枢神经，用于治疗腹泻型肠易激综合征。

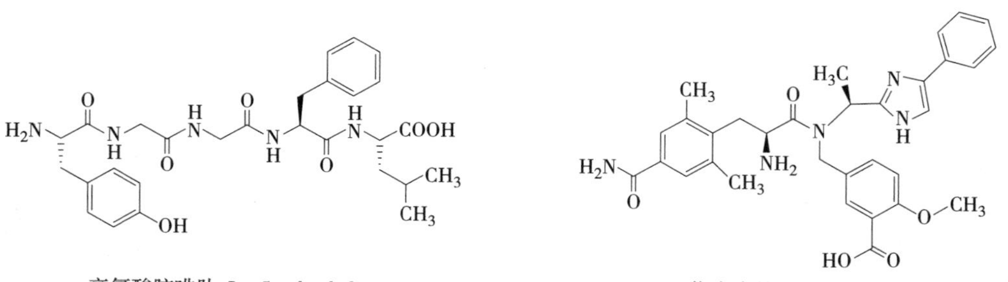

亮氨酸脑啡肽 Leu5-enkephalin　　依卢多林 eluxadoline

又如磺酰脲类降血糖药甲苯磺丁脲（tolbutamide）是根据磺胺类药物降血糖的副作用经结构改造而发现的。抗菌药氨磺丁脲（carbutamide）具有降低血糖的副作用，但不能用作降血糖药，因为其抗菌作用会导致细菌的耐药性增强。将氨磺丁脲的氨基用甲基取代，得到的甲苯磺丁脲消除了抗菌作用，成为第一代磺酰脲类降血糖药。

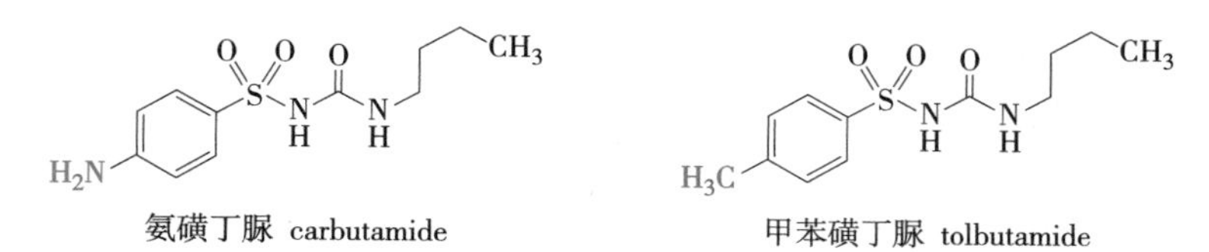

氨磺丁脲 carbutamide　　甲苯磺丁脲 tolbutamide

（二）通过药物的代谢研究发现先导化合物

药物通过体内代谢过程，可能被活化，也可能失活，甚至转化成有毒的化合物。在药物研究中，可以选择其活化形式或考虑可以避免代谢失活或毒化的结构来作为药物研究的先导化合物。采用这类先导化合物，得到优秀药物的可能性较大，甚至直接得到比原来药物更好的药物。例如，抗抑郁药丙米嗪（imipramine）和阿米替林（amitriptyline）的代谢物分别为地昔帕明（desipramine）和去甲替林（nortriptyline），抗抑郁作用比原药强，且有副作用小、起效快的优点。再如，羟布宗（oxyphenbutazone）是保泰松（phenylbutazone）的活性代谢物，奥沙西泮（oxazepam）是地西泮（diazepam）的活性代谢物等。

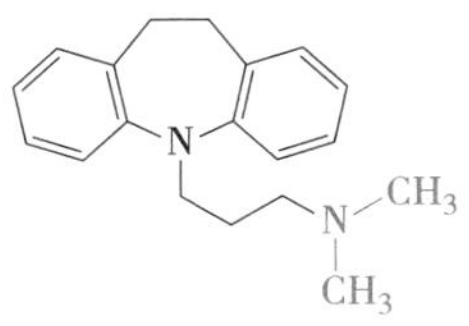

丙米嗪 imipramine 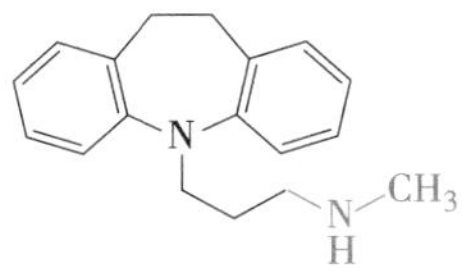　　地昔帕明 desipramine 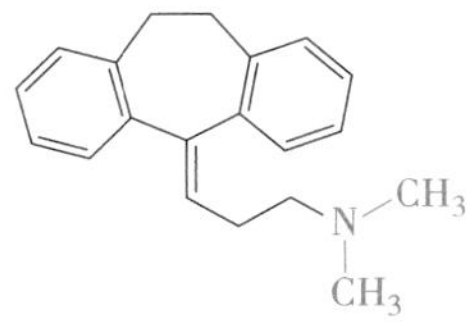　　阿米替林 amitriptyline 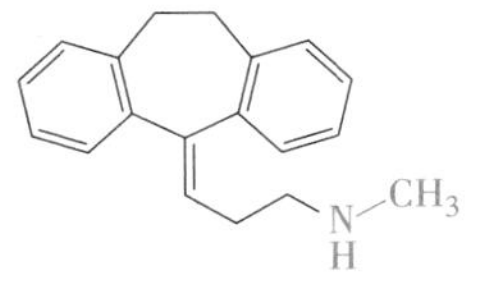　　去甲替林 nortriptyline

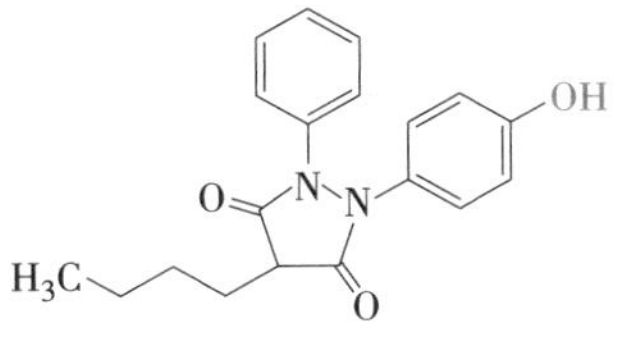

羟布宗 oxyphenbutazone 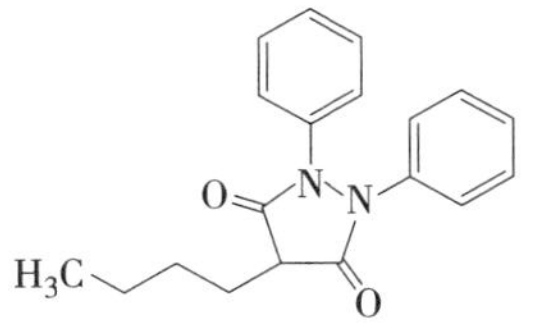　　保泰松 phenylbutazone 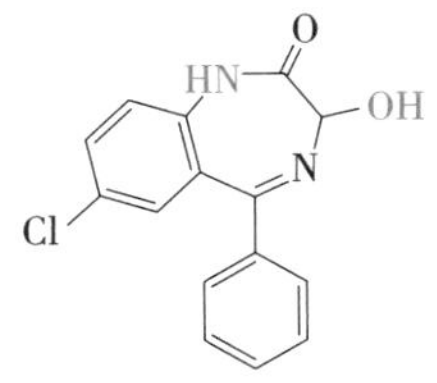　　奥沙西泮 oxazepam 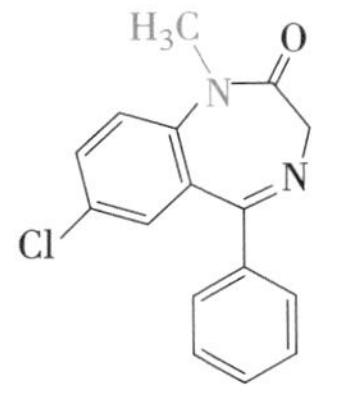　　地西泮 diazepam

来氟米特（leflunomide）用于成人类风湿关节炎和狼疮性肾炎的治疗，来氟米特口服后可快速吸收，几乎全部转化为活性代谢物特立氟胺（teriflunomide，A-771726），目前特立氟胺主要用于复发型多发性硬化（MS）的治疗。

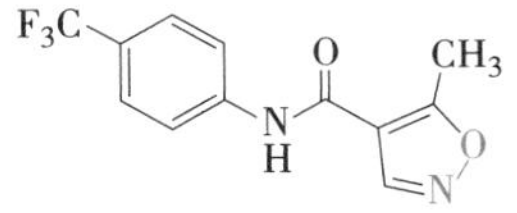

来氟米特 leflunomide 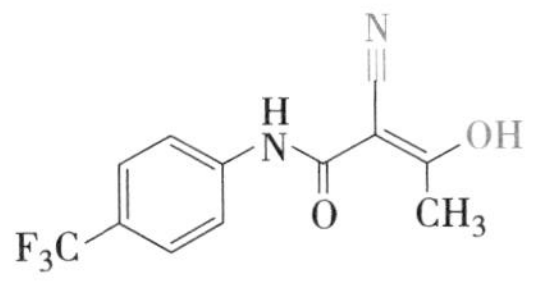　　特立氟胺 teriflunomide

氯雷他定（loratadine）是第二代抗组胺药，常用于治疗过敏症状，与第一代抗组胺药相比，特点是无明显嗜睡副作用。地氯雷他定（desloratadine）属于三环类长效型的抗组胺药，是氯雷他定的主要活性代谢产物，与氯雷他定相比，起效速度更快，抗过敏作用更强，不良反应也更小。结构差异是地氯雷他定缺少甲酸乙酯片段。

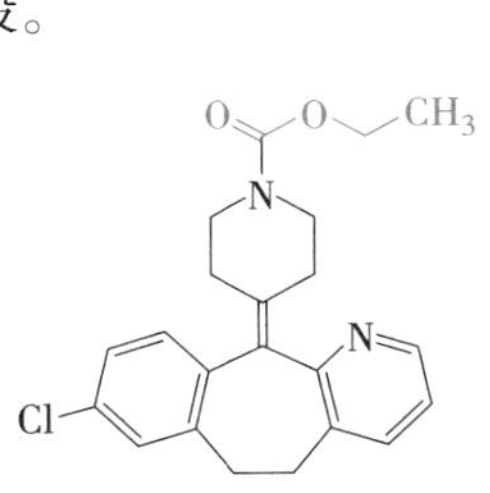

氯雷他定 loratadine 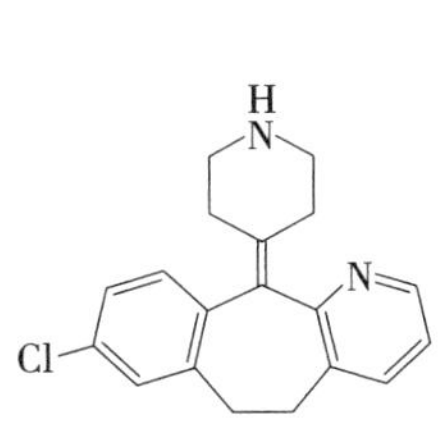　　地氯雷他定 desloratadine

在研究奎宁（quinine）代谢过程中，发现其 2′ 位易被氧化失活，用芳香基团封闭 2′ 位虽可增加活性，但有光毒化作用，当用吸电子基团—CF_3 取代时，光毒化作用大大降低。以此为先导，在 8′ 位上再引入一个—CF_3 基团，发现了代谢阻滞剂甲氟喹（mefloquine）。甲氟喹因不良反应大大减小，活性更强，现已被认为是安全、有效治疗有多重抗药性的恶性疟的药物。

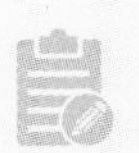

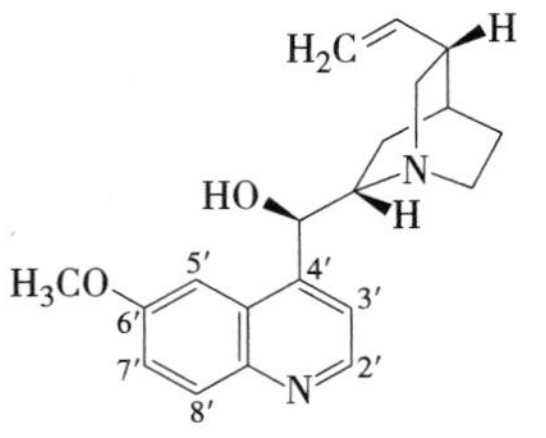

奎宁 quinine 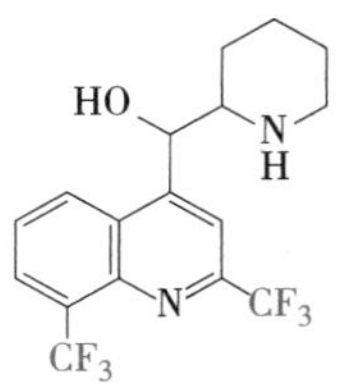　　甲氟喹 mefloquine

（三）以现有突破性药物作为先导化合物

近年来随着对生理生化机制的了解，得到了一些对疾病治疗有突破性作用的药物，这些药物由于在医疗效果方面的特色，在医药市场上也取得了较大的成功，这些药物通常被称为原型药物（prototype drug）。随之出现了大量的"me-too"药物。"me-too"药物（me-too drug）是指化学结构与已有药物非常相似，但生物活性稍有差别的药物。有时可能得到比原"突破性药物"活性更好或有药代动力学特色的药物。例如兰索拉唑（lansoprazole）就是以奥美拉唑（omeprazole）为先导化合物经结构改造得到的，其活性比奥美拉唑更强。

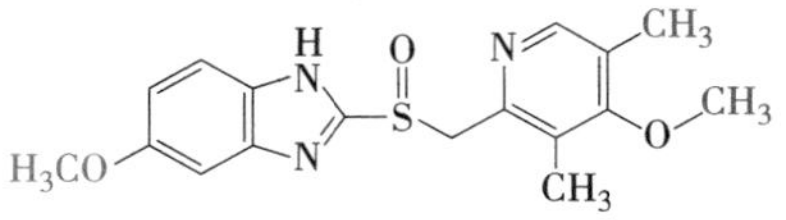

奥美拉唑 omeprazole 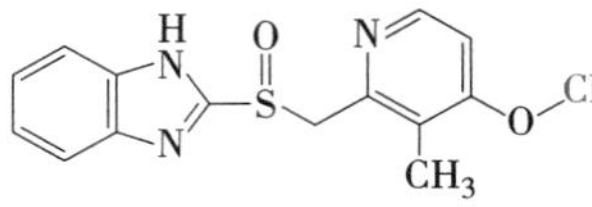　　兰索拉唑 lansoprazole

吉非替尼（gefitinib）、厄洛替尼（erlotinib）和埃克替尼（icotinib）均为第一代表皮生长因子受体（EGFR）抑制剂，三药均有相同的喹唑啉母环，吉非替尼为首个上市的 EGFR 抑制剂，厄洛替尼为结构修饰产物，埃克替尼是我国第一个具有自主知识产权的小分子靶向抗肿瘤新药，埃克替尼与厄洛替尼的差别仅在侧链的开环与闭环。

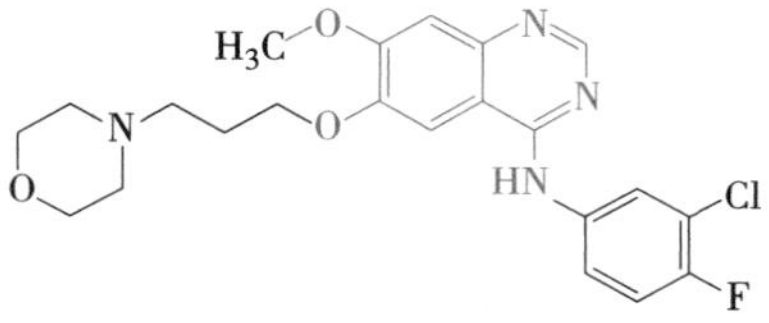

吉非替尼 gefitinib 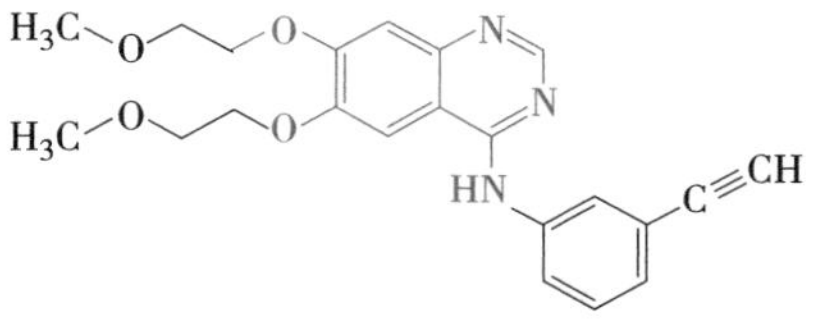　　厄洛替尼 erlotinib

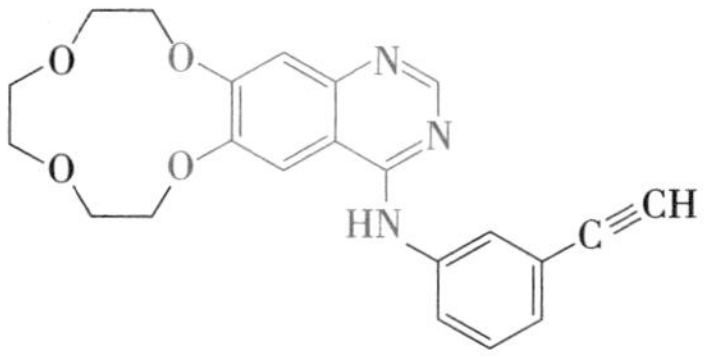

埃克替尼 icotinib

"me-too"药物是创新药，但对已有的药物结构改变较小，其作用机制，治疗效果都类似。相比"me-too"药物，"me-better"药物的结构改变大，甚至核心骨架结构都有改动，得到的化合物在活性、代谢、毒性等方面更有优势。me-too 是创新药物发现的重要途径之一，如第一个他汀类降血脂新药、第一个喹诺酮类和第一个半合成头孢菌素类抗菌新药诞生后，很快在世界范围内形成了这类新药的产品树。在"me-better"类新药研发的过程中，关键是如何运用一些公知、成熟的理论和技术，规避已有的专利保护，去发明更具治疗优势的新物质，从而形成专利新药。与"me-too"类新药相比，"me-better"药物由于具有新物质专利的保护，其创新程度大大提高。

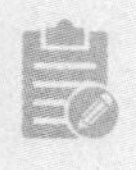

芬戈莫德（fingolimod）是作用于鞘氨醇 -1- 磷酸受体（S1PR）的调节剂，治疗多发性硬化病，属于首创性药物，但存在对 S1P 受体的泛激动作用以及半衰期过长和分布容积过大等问题。超越首创药

物的西尼莫德（siponimod）消除了对 S1P3 受体脱靶的激动作用，降低了不良反应，同时结构变化大，核心骨架结构也有变动。

芬戈莫德 fingolimod　　　西尼莫德 siponimod

三、用活性内源性物质作为先导化合物（Discovery of Lead Compounds from Endogenous Active Substances）

一些重要的内源性物质，如与疾病相关的酶的底物或受体的配体，是发现先导化合物的重要来源。现代分子药理学及生物化学的发展为系统寻找和研究生物活性物质提供了坚实的基础，成为药物分子设计的新靶标，例如激素、神经递质、生物合成的级联反应等。

针对与生理活性有关的酶或受体来设计药物，被称作“合理药物设计（rational drug design）”。内源性的神经递质、受体或酶的底物就是初始的先导化合物。例如，避孕药炔诺孕酮（norgesterone）和 17α- 炔雌醇（ethynyl estradiol）的先导化合物是甾体激素黄体酮（progesterone）和 17β- 雌二醇（estradiol）。以炎症介质 5- 羟色胺（serotonin，5-hydroxytryptamine）为先导化合物研发了抗炎药吲哚美辛（indomethacin）。

从活性内源性物质发现先导化合物（拓展阅读）

5-羟色胺 serotonin　　　吲哚美辛 indomethacin

胰高血糖素样肽 -1（glucagon-like peptide-1，GLP-1）是一种肽类激素，具有多种生理功能，如刺激胰岛素分泌，抑制胰高血糖素的释放等，和其他内源性激素一样，一旦分泌并履行生理功能后，就迅速代谢失活；由于半衰期太短，GLP-1 不能直接作为控制糖尿病的药物。利拉鲁肽（liraglutide）是一种以 GLP-1 为基础结构，将其 Lys34 变换成 Arg34，并通过谷氨酸连接的方式修饰了十六烷酰基脂肪酸，形成新的 GLP-1 修饰肽，半衰期（$t_{1/2}$）11~15 小时，患者每日皮下注射 1 次，可控制 2 型糖尿病患者的血糖，成为第一个通过改造人 GLP-1 的化学结构而得到的降血糖药物。

四、通过组合化学与高通量筛选得到先导化合物（Discovery of Lead Compounds by Combinational Chemistry and High-throughput Screening）

组合化学（combinational chemistry）是近十几年发展起来的新合成技术与方法。组合化学的化合物库的构建是将一些基本小分子，如氨基酸、核苷酸、单糖等通过化学或生物合成的手段装配成不同的组合，由此得到大量具有结构多样性的化合物分子。同时配合高通量筛选（high-throughput screening），寻找先导化合物。

高通量筛选是以随机筛选和广泛筛选为基础的。高通量筛选是利用近二三十年来，生物化学、分子生物学、分子药理学和结构生物学的研究成果，对已阐明影响生命过程的一些环节的酶、受体、离子通道等，作为药物作用的靶标进行分离、纯化和鉴定，由此建立起来的分子、蛋白、细胞水平的高特异性的体外筛选模型，具有灵敏度高、特异性强、用药量少、快速筛选的特点。在此基础上加上自动化操作系统，即可以实现高通量、快速、微量的初步筛选。一个成熟的高通量筛选体系包括微量的药理实验模型、样品库管理系统、自动化的实验操作系统、高灵敏度检测系统以及数据采集和处理系统，这些系统的运行保证了筛选体系能够并行操作大量候选化合物。相比于组合化学基础上的随即高通量筛选，虚拟筛选结合高通量筛选可以显著缩小供筛选的化合物数量，降低实体筛选成本，缩短研发周期，同时大幅提高先导化合物发现效率。

索拉菲尼的发现是组合化学结合高通量筛选的经典案例。1995 年，拜耳公司与 Onyx 公司合作开发 Raf-1 激酶抑制剂。通过 200 000 个化合物的高通量筛选发现了一个弱活性化合物 3- 噻吩基脲；随即利用组合化学的平行合成技术，构建了 1 000 含双芳基脲的化合物库；最终通过系统的构效关系分析与总结，设计优化出目标结构索拉菲尼。

五、通过靶向虚拟筛选得到先导化合物（Discovery of Lead Compounds by Target-based Virtual Screening）

虚拟筛选（virtual screening）也称“计算机筛选”，即在进行生物活性筛选之前，利用计算机分子对接运算模拟靶点与小分子之间的相互作用，计算小分子与靶标结合的能力，预测候选化合物的生理活性。虚拟筛选是基于化合物数据库开展的活性化合物筛选，可快速从几百至上百万分子中，筛选出具有成药性的先导化合物。在虚拟筛选的基础上，结合上述高通量筛选技术，对有可能成为先导化合物进行有针对性的实体筛选已成为目前最具潜力的药物开发工具之一。另外，基于结构生物学的研究成果，以药物靶点为基础，利用计算机软件对化合物进行靶向合理筛选和从头药物设计已成为发现先导化合物的一个重要手段，详见本章第五节。

六、利用人工智能快速发现先导化合物（Rapid Discovery of Lead Compounds by Artificial Intelligence）

人工智能（artificial intelligence，AI），指计算机系统从输入或过去的数据中学习的能力，通常用于机器在学习和解决问题过程中模仿人脑的认知行为。人工智能和机器学习技术加速了先导化合物的发现。人工智能先导化合物的发现，即从零开始生产具有所需药理特性的新分子。人工智能药物发现分为两大类：①基于规则的方法，设计一种类似于“积木”构建的规则进行分子组装；②无规则方法，直接生成具有所需性质的分子。后者通常基于生成性深度学习模型，通过对一组给定分子的潜在分布建模，然后采样生成新化合物。

人工智能与药物设计（拓展阅读）

第三节 先导化合物的优化 Optimization of Lead Compounds

在新药研究过程中，发现的先导化合物可能存在某些缺陷，如活性不够高，化学结构不稳定，毒性较大，选择性不高，药代动力学性质不合理等，需要对先导化合物进行结构修饰或改造，使之成为理想的药物，这一过程称为“先导化合物的优化”。

对先导化合物的优化有多种方法，大体可分为两大类：传统的药物化学方法和现代的方法。现代的方法指利用计算机辅助药物设计（CADD）的手段和利用定量构效关系的方法，这些新方法在药物设计中发挥的作用越来越重要，是发现和优化先导化合物的常用手段，这部分内容在第四节和第五节介绍。以下介绍对先导化合物进行优化的传统的药物化学方法。

一、生物电子等排替换（Bioisosteric Replacement）

生物电子等排体（bioisostere）是由化学电子等排体（chemical isostere）演化而来。Langmuir 首先提出化学电子等排体的概念，最初定义是电子等排体为具有相同电子数和电子分布的原子、基团或分子，例如元素周期表中同一族的原子是电子等排体，重氮甲烷和乙烯酮是电子等排体，N_2O 和 CO_2 是电子等排体。1925 年 Grimm 提出了氢化物置换规则，即将氢原子加到某一原子上形成的基团具有高一个原子序数的原子的性质。即元素周期表中 C、N、O 等原子每结合一个氢原子，即与下一列原子或基团互为电子等排体，如—O—、—NH— 和 —CH_2— 互为电子等排体，—F、—OH、—NH_2 和 —CH_3 互为电子等排体，它们价电子数相同而原子数不同。后来，Friedman 提出了生物电子等排体的概念，用来描述具有相同类型生物活性的电子等排体，而且，Friedman 将具有相反生物活性的电子等排体（如拮抗剂）也定义为生物电子等排体，因为它们通常作用于相同的结合位点上（如对氨基苯甲酸和对氨基苯磺酰胺）。因此，生物电子等排体定义为：具有相似的物理和化学性质，并能产生相似的或相反（拮抗）的生物活性的分子或基团。Burger 进一步扩大了这个定义：生物电子等排体是具有相似的分子形状和体积、相似的电荷分布，并由此表现出相似的物理性质（如疏水性），对同一靶标产生相似或拮抗的生物活性的分子或基团。

生物电子等排体应用示例（拓展阅读）

生物电子等排体可分为经典和非经典的生物电子等排体两类。经典的生物电子等排体包括外层价电子相同的原子或基团、元素周期表中同一主族的元素以及环等价体。非经典的生物电子等排体指具有相似的空间排列、电性或其他性质的分子或基团，相互替换会产生相似或相反的生物活性。

药物设计中常用的生物电子等排体见表 2-5。

表 2-5 常用的生物电子等排体

生物电子等排体的分类	相互替换的等排体
经典电子等排体	
一价电子等排体	—F，—OH，—NH_2，—CH_3，—SH，—*t*-C_4H_9，—*i*-C_3H_7
二价电子等排体	—O—，—S—，—CH_2—，—NH—
三价电子等排体	—N=，—P=，—CH=，—As=
环内等排体	—CH=CH—，=CH—，=N—，—O—，—S—，—CH_2—，—NH—
非经典电子等排体	
羟基	OH，CH_2OH，NHCOR，$NHSO_2R$，$NHCONH_2$，NHCN
羰基	CO，C=C（CN）$_2$
羧基	COOH，SO_2NHR，SO_3H，CONHOH
卤素	Cl，CF_3，CN，N（CN）$_2$，C（CN）$_3$
吡啶	
环 - 链交换	—（CH_2）$_3$—

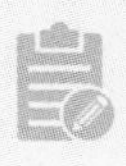

利用生物电子等排体对先导化合物中的某一个基团逐个进行替换得到一系列的新化合物，是药物化学研究者设计新药的经典方法，有许多成功例子。例如将 H_2 受体拮抗剂西咪替丁（cimetidine）结构中的咪唑环用呋喃环和噻唑环替换得到雷尼替丁（ranitidine）和法莫替丁（famotidine），它们的 H_2 受体拮抗作用均比西咪替丁强。

西咪替丁 cimetidine

雷尼替丁 ranitidine

法莫替丁 famotidine

针对 PDE5 靶标研发的治疗药物，如西地那非（sildenafil）、伐地那非（vardenafil）和乌地那非（udenafil），这些药物的骨架都是环磷酸鸟苷（cGMP）的鸟嘌呤环电子等排体。

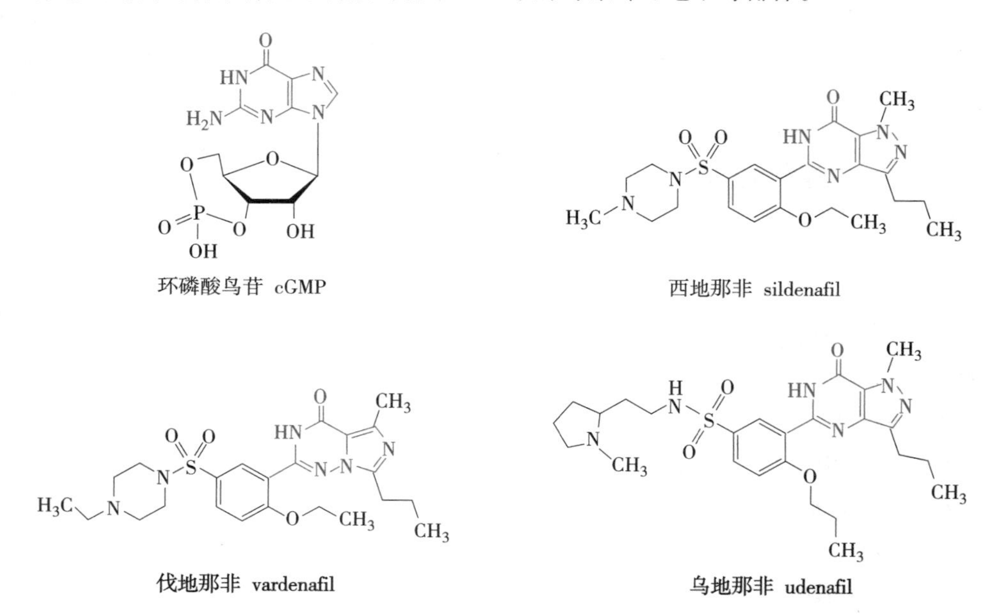

环磷酸鸟苷 cGMP

西地那非 sildenafil

伐地那非 vardenafil

乌地那非 udenafil

二、前药设计（Prodrug Design）

前药（prodrug）的概念最初由 Albert 提出，用来描述经过生物转化后才显示药理作用的化合物。这一广泛定义包括偶然发现的前药、活性代谢产物和为改善活性化合物的药代动力学性质而设计的化合物。基于这一观点，Harper 提出了药物潜伏化的概念来表达前药设计的意图。药物潜伏化（drug latentiation）是通过对生物活性化合物的化学修饰形成新的化合物，该新化合物在体内酶的作用下释放出母体药物（parent drug）而发挥作用。虽然这个概念广泛，但通过对大量专业文献调研，可将前药分为两大类：载体前药（carrier prodrug）和生物前体（bioprecursor）或生物前体前药（bioprecursor prodrug）。

载体前药（carrier prodrug）是活性药物与载体部分连接构成的在体外无活性或活性较小，在体内经酶或其他生物转化释放出活性药物而发挥药效的化合物。

生物前体（bioprecursor）是通过对有活性的化合物进行结构修饰得到的新化合物，该新化合

物是代谢酶的底物，经过酶的代谢产生的活性代谢物是预期的活性分子。如非甾体抗炎药舒林酸（sulindac）就是一个典型的生物前体前药。舒林酸本身没有活性，在体内经还原性生物活化转化为硫醚形式而发挥抗炎活性。

舒林酸 sulindac　　舒林酸硫醚 thioether of sulindac

卡培他滨（capecitabine）是一种抗肿瘤药，口服后迅速吸收，然后被羧基酯酶转化为无活性的5′- 脱氧 -5′ 氟胞苷，再经肝脏和肿瘤组织的胞苷脱氨酶的作用转化为 5′- 脱氧 -5′ 氟尿苷，最后在肿瘤组织内经胸苷磷酸化酶催化为氟尿嘧啶（5-FU）而起作用。

卡培他滨 capecitabine　　氟尿嘧啶 fluorouracil，5-FU

维生素 D_3（vitamin D_3）是人体骨骼和牙齿发育不可缺少的物质，其本身在体内并无活性，为了呈现生物作用，在肝脏微粒体作用下氧化成 25- 羟基维生素 D_3，在肾脏中，C-1 位进一步被氧化，生成生物活性的 12,25- 二羟基维生素 D_3（骨化三醇）（calcitriol），故维生素 D_3 可认为是生物前体。

维生素D_3 vitamin D_3　　25-羟基维生素D_3 25-OH-vitamin D_3　　骨化三醇 calcitriol

载体前药原理是通过共价键把活性药物与载体连接，从而改变药物的理化性质，然后在酶的作用下释放出活性药物（图 2-7）。

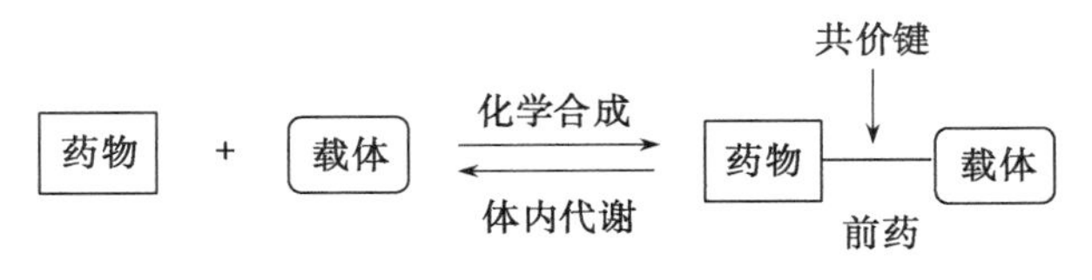

图 2-7　载体前药原理

一个设计优良的载体前药应符合以下标准：前药应无活性或活性低于母体药物；药物与载体一般以共价键连接；药物与载体间的连接在体内一定能断开；前药以及在体内释放出来的载体必须是无毒的；为保证在作用部位达到有效浓度以及尽量减少前药的直接代谢或逐渐失活，母体药物的释放要足够快。

载体前药的制备通常是利用活性化合物和药物分子中含有的极性官能团来合成前药。含有醇或羧酸基团的药物，最常见的前药形式是酯；胺类可采用形成酰胺、亚胺、偶氮、胺甲基化等形式来制备前药；含羰基的药物可通过席夫碱（Schiff base）、肟、缩醛或缩酮等的形成来制备前药。

前药设计的目的和应用可概括为以下四个方面。

1. 提高生物利用度和生物膜通透性　药物的生物膜通透性主要取决于其理化性质，特别是其脂水分配系数，因此，将药物与亲脂性载体连接可改善其生物利用度，使其更容易通过被动扩散跨过细胞膜。口服吸收、直肠给药、眼部给药和皮肤给药这几种给药方式的药物吸收都依赖于被动扩散。

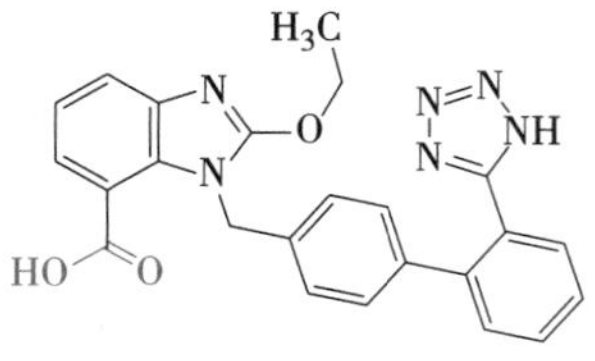

坎地沙坦 candesartan 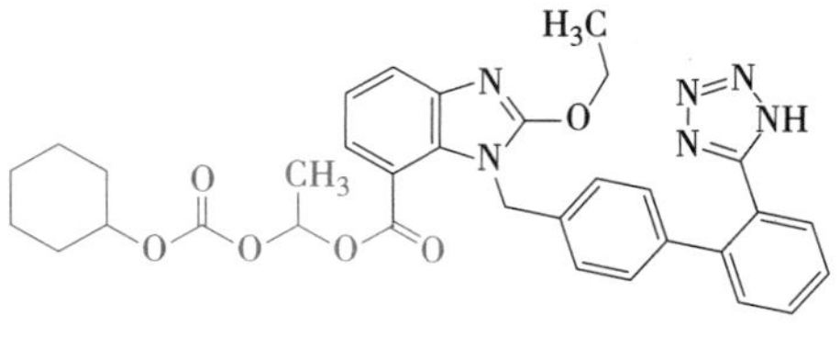　　坎地沙坦酯 candesartan cilexetil

坎地沙坦（candesartan）一款血管紧张素受体阻滞药，骨架结构是苯并咪唑甲酸连接四氮唑联苯甲基，结构中的羧基由于负电荷作用，不利于跨膜吸收，通过制备成环己基 1- 羟乙基碳酸酯的活泼酯形式，以掩蔽该性质，得到坎地沙坦酯（candesartan cilexetil），在胃肠道吸收后，被酯酶迅速水解，释放出坎地沙坦，增加了生物利用度。

氨苄西林（ampicillin）口服吸收较差（大约为 40%），将其羧基酯化形成易被酶裂解的酯——匹氨西林（pivampicillin）和巴氨西林（bacampicillin），口服时几乎定量吸收，这两种前药的给药剂量较氨苄西林低，安全有效。

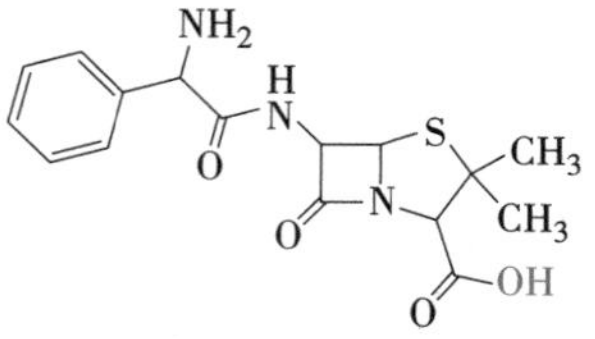

氨苄西林 ampicillin 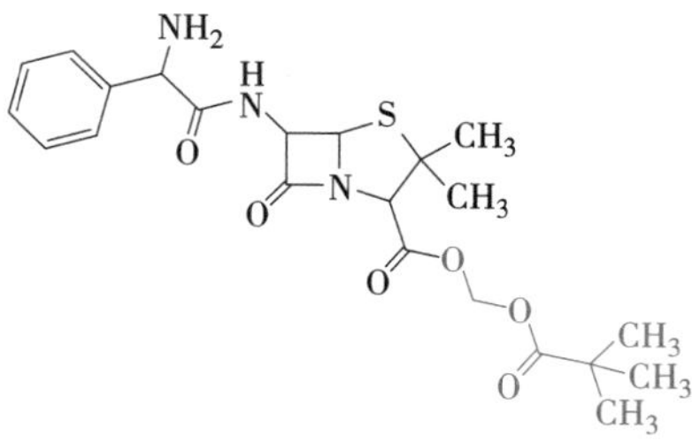　　匹氨西林 pivampicillin 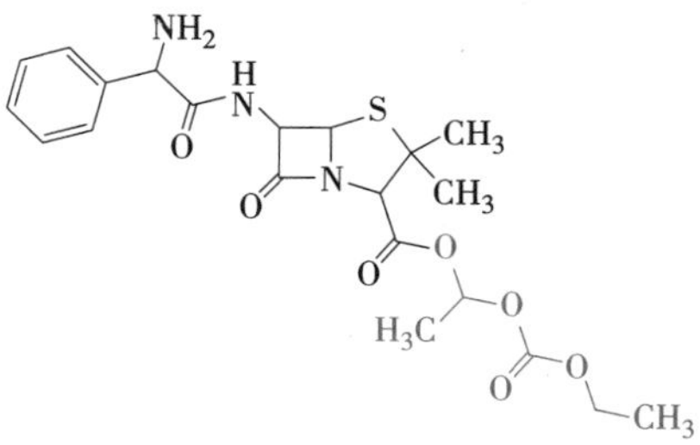　　巴氨西林 bacampicillin

地匹福林（dipivefrin）是肾上腺素（epinephrine）的前药，能比肾上腺素更好地透过眼角膜，用于治疗青光眼。

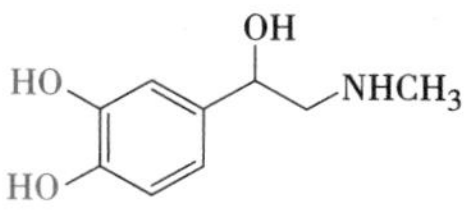

肾上腺素 epinephrine 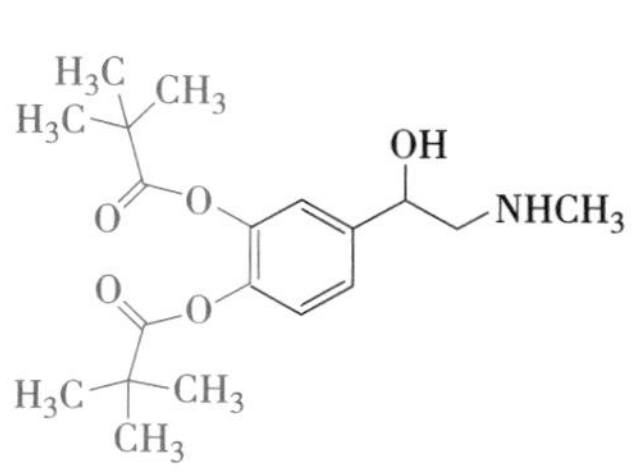　　地匹福林 dipivefrin

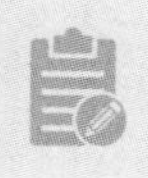

普卢利沙星（prulifloxacin）是氟喹诺酮类抗菌药，为脂溶性前药，口服后易自肠道吸收，在体内经酯酶水解为尤利沙星（ulifloxacin）后发挥广谱抗菌作用，对革兰氏阳性菌、革兰氏阴性菌、厌氧菌、军团菌和衣原体等均有活性。

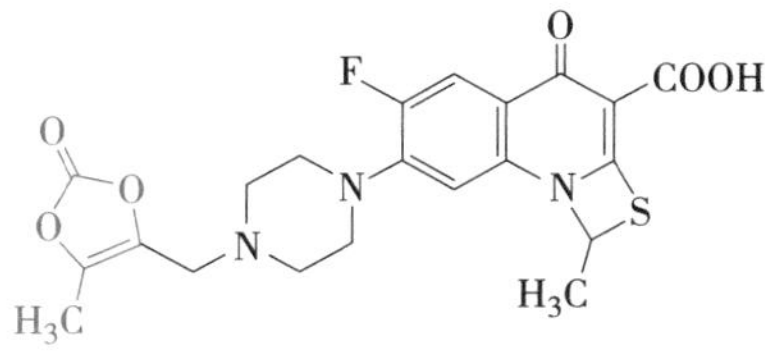

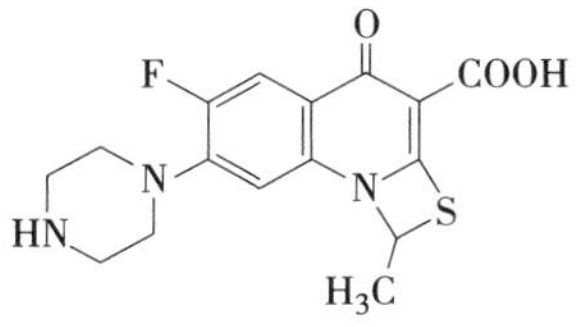

普卢利沙星 prulifloxacin　　尤利沙星 ulifloxacin

2. 提高药物的靶向性　利用前药的方法将药物靶向于人体的特定部位，原则上有两种方法，一是设计一个前药，使原药选择性运输到作用部位（部位指向性药物输送，site-directed drug delivery）；二是设计一种前药，使其能到达人体的各个部位，但是，只有在靶器官才能进行生物活化，显示生物活性（部位特异性药物释放，site-specific drug release）。

通过前药设计获得的部位指向性药物输送的大部分成功的例子是局部给药（眼睛、皮肤给药），通过设计亲脂性前药提高药物的通透性。实现全身性的部位指向性给药，即通过选择性的转运使药物到达体内特定的部位或器官，是非常困难的。尽管如此，使局部药物浓度增高或使药物优先进入指定器官或中枢神经系统的例子已有报道。例如，将苯丁酸氮芥结合到修饰后的胆汁酸上使其具有肝靶向性，其合理的解释是内源性的胆汁酸转运系统能够识别胆汁酸连接的药物。

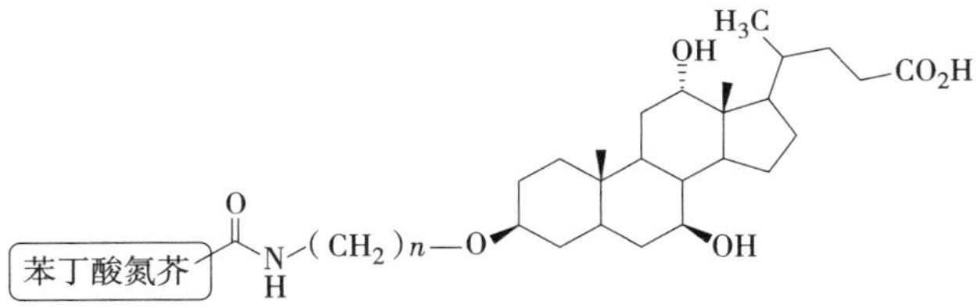

肝靶向胆汁酸链接药物

设计部位特异性药物释放的前药，总体的策略是发现一种在靶器官浓度高而在其他器官几乎没有的酶，根据酶对底物特有的选择性裂解性质来设计合适的前药。例如，塔利韦林（viramidine）是鸟嘌呤核苷类似物，可与聚乙二醇化干扰素联合使用以治疗慢性丙型肝炎。塔利韦林能被肝脏大量吸收，在肝脏的血药浓度要比利巴韦林（ribavirin）高 3 倍，而且能在肝中被腺苷脱氨酶代谢，转化为活性代谢物利巴韦林，从而达到肝靶向的作用，是一种口服、肝靶向的利巴韦林前体药物，可减少利巴韦林溶血性贫血的不良反应。

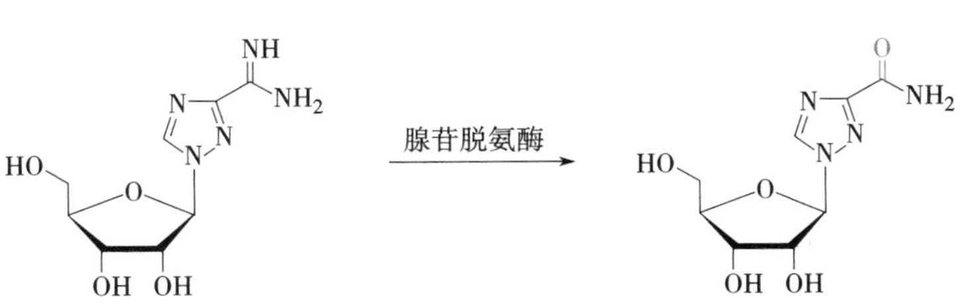

塔利韦林 viramidine　　利巴韦林 ribavirin

相似的，服用 *N*- 乙酰 -γ- 谷氨酰磺胺甲噁唑（*N*-acetyl-γ-glutamylsulfamethoxazole）可使磺胺甲噁唑（sulfamethoxazole）选择性地蓄积在肾脏。*N*- 酰基氨基酸脱酰酶（*N*-acylamino acid deacylase）在肾脏中的浓度也很高，在 γ- 谷氨酰转肽酶和 *N*- 酰基氨基酸脱酰酶作用下释放出磺胺甲噁唑，使其选择性地作用于肾脏和尿道。

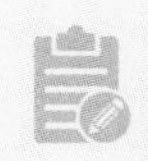

γ-谷氨酰转肽酶

N-酰基氨基酸脱酰酶

N-乙酰-γ-谷氨酰磺胺甲噁唑
N-acetyl-γ-glutamylsulfamethoxazole

磺胺甲噁唑
sulfamethoxazole

前药设计在索磷布韦发现过程中的应用（拓展阅读）

富马酸替诺福韦艾拉酚胺（tenofovir alafenamide fumarate，TAF）是一种新型核苷类逆转录酶抑制剂（NRTI），治疗成人慢性乙型肝炎（HBV），TAF主要经羧酸酯酶1降解成替诺福韦（tenofovir），经细胞激酶磷酸化变为活性代谢产物替诺福韦双磷酸（tenofovir diphosphate，DP），再通过HBV逆转录酶掺入HBV的DNA链中，抑制HBV复制，使DNA链终止，进而发挥抗乙肝病毒感染（HBV）的作用，具有较强靶向性。

富马酸替诺福韦艾拉酚胺　tenofovir alafenamide fumarate

替诺福韦　tenofovir

替诺福韦双磷酸　tenofovir diphosphate

结肠微生物群落所特有的葡萄糖苷酶活性已被用于选择性地裂解甾体类前药治疗肠道炎症。前药地塞米松21-β-D-葡萄糖苷（dexamethasone 21-β-D-glucoside）口服后约有60%的地塞米松到达盲肠，如果口服母体药物地塞米松，大部分将在小肠被吸收，只有不到1%到达盲肠。在各种肿瘤组织中，尿苷磷酸化酶（uridine phosphorylase）的活性显著高于周围正常组织，这一发现促进了5-氟尿嘧啶前药的研究。5′-脱氧-5-氟尿嘧啶（5′-deoxy-5-fluorouracil）显示出了很高的抗肿瘤活性和较小的毒性。之所以具有良好的治疗指数，是因为肿瘤细胞中尿苷磷酸化酶选择性地活化前药5′-脱氧-5-氟尿嘧啶。

3. 延长药物作用时间　除非药物能蓄积在脂肪中，否则口服给药的药物作用时间不会比它们在胃肠道的转运时间（12~48小时）长很多。对于那些被身体快速清除的药物，其作用时间更短，因此需要在24小时内多次给药以维持血药浓度在治疗水平。为延长药物的作用时间，可制备亲脂性前药，将其溶解或悬浮在油性介质中，深部肌内注射给药。例如，抗精神病药氟奋乃静（flufenazine）作用时间较短（6~8小时），利用其分子中的羟基，制成氟奋乃静庚酸酯（fluphenazine enanthate）和氟奋乃静癸酸酯（fluphenazine decanoate，通用名“癸氟奋乃静”），作用时间可达一个月左右，适用于需要长期用药及顺从性不好的精神分裂症患者。

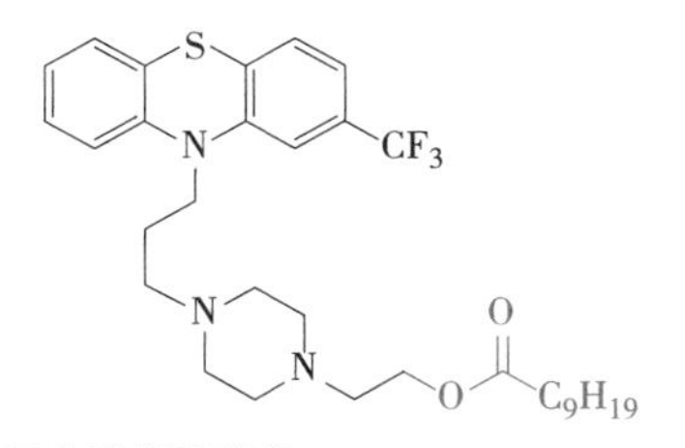

氟奋乃静 flufenazine　　氟奋乃静庚酸酯 fluphenazine enanthate　　氟奋乃静癸酸酯 fluphenazine decanoate

阿立哌唑（aripiprazole），用于治疗各类型的精神分裂症，半衰期为 48~68 小时；月桂酰阿立哌唑（aripiprazole lauroxil，aristada），是阿立哌唑的前药，在体内经酶介导催化水解形成 *N*- 羟甲基阿立哌唑，随后水解成阿立哌唑，进而发挥抗精神分裂症作用，作为一种新型长效注射剂，显著特点是持续作用时间长，剂量较少，本品 4~6 周注射一次，注射部位为上臂或臀部。

阿立哌唑 aripiprazole　　月桂酰阿立哌唑 aripiprazole lauroxil，aristada

雌二醇（estradiol）等天然雌激素在体内迅速代谢，作用时间短暂。与长链脂肪酸形成的酯类，因不溶于水而贮存于体内脂肪组织中成为延效制剂。如戊酸雌二醇（estradiol valerate）及苯甲酸雌二醇（estradiol benzoate）可在体内缓慢水解，释放出母体药物而延长疗效，作用时间可持续数周。

雌二醇 estradiol　　戊酸雌二醇 estradiol valerate　　苯甲酸雌二醇 estradiol benzoate

4. 改善药物的水溶性和稳定性　有的药物由于分子中缺少亲水基团而水溶性太小，解决的办法之一就是利用前药原理，在分子中引入一些亲水性基团，增加水溶性，以利于注射给药。如甾体类抗炎药倍他米松、地塞米松、氢化可的松等通过分子中的羟基与磷酸或有机二元酸成酯，制成有良好水溶性的盐类，可以制成注射剂。在体内通过酶解而重新释放出母体化合物发挥作用。抗肿瘤药依托泊苷（etoposide）因为水溶性小，制剂中需加入表面活性剂吐温 80、聚乙二醇和乙醇，这些物质都有一定毒性。将依托泊苷转变为依托泊苷磷酸酯（etoposide phosphate，通用名“磷酸依托泊苷”）后，就可在没有加入有害辅料的条件下，在较短时间内以更高的浓度在体内转运。

依托泊苷 etoposide　　依托泊苷磷酸酯 etoposide phosphate

阿瑞匹坦（aprepitant）是神经激肽1（NK1）受体拮抗剂，不溶于水，为口服胶囊，为增加水溶性，在三氮唑的氮原子上引入膦酰基后，再与两个二甲葡胺成盐，得到福沙匹坦（fosaprepitant），作为注射剂使用。福沙匹坦经静脉给药后迅速分解成阿瑞匹坦而发挥止吐作用。

阿瑞匹坦 aprepitant　　福沙匹坦 fosaprepitant

伐地考昔（valdecoxib）最初用于治疗关节炎引起的疼痛，由于存在心血管事件的隐患于2005年被撤市，后将伐地考昔衍生化，经氨基丙酰化并制成钠盐，成为可溶性注射用药帕瑞昔布（parecoxib），其是伐地考昔的前药，作为注射剂短期用药缓解手术中和术后的疼痛。

伐地考昔 valdecoxib　　帕瑞昔布 parecoxib

有些药物的稳定性不好，可能通过水解、氧化等途径降解。虽然通常情况下通过制剂过程中的防护和选择生产工艺可以克服降解问题，但是，有时候需要通过化学修饰来解决化学性质不稳定的问题。例如，前列腺素E_2（prostaglandin E_2，PGE_2，通用名“地诺前列酮 dinoprostone”），是结晶性固体，熔点63℃，室温下稳定期较短，几个月后迅速液化分解。其不稳定性是由于C-11位羟基发生消除形成前列腺素A_2（PGA_2）。将地诺前列酮C-9位的羰基制成缩酮类衍生物，其固态稳定性明显改善，在胃内酸性条件下易水解为母体药物，是一种口服有效的前药。地诺前列酮与对羟基苯乙酮形成酯，也是克服前者化学不稳定的一种方法，这种结晶性的酯类化合物室温储存22~30个月几乎无降解，仍为白色固体；而母体药物（游离的酸）在室温下放置12个月后有44%~59%降解。

PGE_2　　PGA_2

PGE_2缩酮衍生物　　PGE_2对羟基苯乙酮酯

硼酸（boronic acid）及硼酸酯（boronate ester）化合物具有多种生物学活性，是一个重要的药物结构片段，尤其是硼替佐米（bortezomib）成为第一个被美国食品药品管理局（FDA）批准上市的蛋白酶体抑制剂，但是硼酸类化合物不易纯化，同时存在稳定性差等问题，限制其应用。枸橼酸伊沙佐米（ixazomib citrate）为伊沙佐米结构中硼酸与枸橼酸成酯，形成封闭的二肽硼酸酯类化合物，提高结构的稳定性，药物接触水溶液或血浆时，会迅速水解转变为伊沙佐米活性分子。

枸橼酸伊沙佐米 ixazomib citrate

伊沙佐米 ixazomib

许多药物由于味觉不良而限制其应用，如苦味。克服苦味的方法，除制剂上采用糖衣法、胶囊之外，还可利用前体药物的方法来解决，即制成具有生物可逆性的结构衍生物。这些药物的水溶性很小，因此在唾液中几乎不能溶解，故无苦味的感觉。例如抗疟药奎宁（quinine）具有强烈的苦味，小儿用药受到限制，后利用奎宁分子中的羟基使其成为碳酸乙酯，由于水溶性下降而成为无味奎宁，又称优奎宁（equinine），适合于小儿应用。因此，利用羟基的酰化，就成为一种遮蔽苦味常用的方法。许多抗生素都有强烈的苦味，如氯霉素等，就是利用结构中的羟基酰化作用来遮蔽苦味的，其中棕榈氯霉素（chloramphenicol palmitate）是一种氯霉素的棕榈酸酯，又称无味氯霉素。

奎宁 quinine

优奎宁 euquinine

氯霉素 chloramphenicol

琥珀氯霉素 chloramphenicol succinate

三、软药设计（Soft Drug Design）

在历史上曾有人试图设计一类化合物，其含有某种药理活性的结构特征，在形式上不会经历药物的代谢或化学转化，这类药物称之为"硬药"（hard drug）。"硬药"设计的目的是要避免产生有害的代谢物，但实际上"硬药"并未取得应有的效果。

另一方面，设计出容易代谢失活的药物，使药物在完成治疗作用后，按预先规定的代谢途径和可以控制的速率分解、失活并迅速排出体外，从而避免药物的蓄积毒性，这类药物被称为"软药"（soft drug）。软药设计的方法可减少药物蓄积的副作用，得到广泛应用。如抗菌药西吡氯铵（cetylpyridinium chloride，氯化十六烷基吡啶鎓）的软药是其电子等排类似物氯化 1-[（十四碳酰氧基）甲基]吡啶-1-鎓{1-[（tetradecanoyloxy）methyl]pyridin-1-ium chloride}。用酯键代替长链上 β-碳原子和 γ-碳原子，水解后生成十四碳酸、甲醛和吡啶。

硬药（拓展阅读）

西吡氯铵 cetylpyridinium chloride

氯化 1-[（十四碳酰氧基）甲基]吡啶-1-鎓

根据对氯筒箭毒碱（tubocurarine chloride）类肌肉松弛药的构效关系研究，这类非去极化型肌松药物具有双季铵结构，两个季铵氮原子相隔 10~14 个原子。作为麻醉辅助使用的肌肉松弛药，希望在

手术开刀后即能尽快代谢，避免蓄积中毒。在此基础上设计了阿曲库铵（atracurium）。阿曲库铵的双季铵结构间由13个原子的链联结。链上具有双酯结构，而且在季铵氮原子的β位含有强吸电子的酯基。阿曲库铵（atracurium）在生理pH和体温下，由于季铵氮原子的β位上的强吸电子作用，可进行霍夫曼（Hofmann）消除，生成*N*-甲基四氢罂粟碱和其他代谢物，链上的双酯也可被血浆中的酯酶水解，这种性质避免了肌肉松弛药的蓄积中毒不良反应。

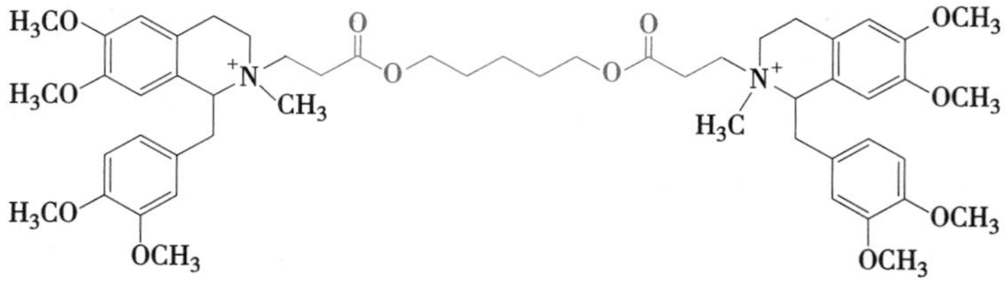

阿曲库铵 atracurium

四、骨架跃迁策略药物设计（Scaffold-Hopping Strategy in Drug Design）

药物的化学结构通常由环结构（ring system）、连接子（linker）和侧链（side chain）三个部分组成。药物的化学骨架（scaffold, framework）是指由环结构和连接子构成的连续性结构。以抗肿瘤药索拉菲尼（sorafenib）为例，分子结构中，苯环和吡啶环为环结构，三个环中间的脲结构和氧原子作为连接子，环结构上的氯原子、三氟甲基和*N*-甲基酰胺为侧链。环结构和连接子构成的1-苯基-3-［4-（吡啶-4-基氧基）苯基］脲即为分子骨架。

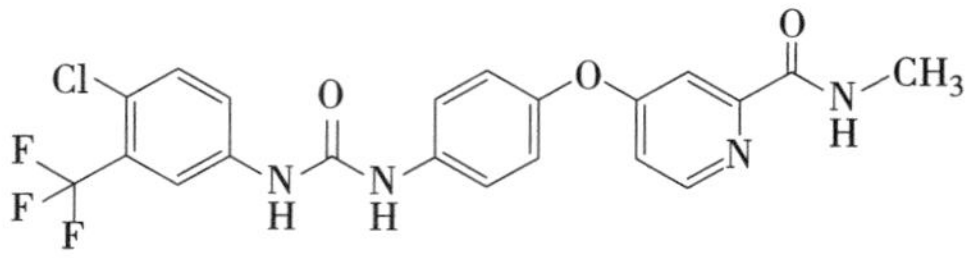

索拉菲尼 sorafenib

分子骨架可以分为结构性骨架和功能性骨架。负责锚定和支撑药效团，将药效团处于合适位置并和药物靶标形成相互作用的骨架属于结构性骨架，它属于药效团的一部分。结构性骨架中也可以和药物靶标形成相互作用的骨架，称为功能性骨架。大多数药物的分子骨架既是结构性骨架，也是功能性骨架。

分子骨架是药物或者化合物专利的核心部分，也是一个生物活性分子结构中最具有创新性的部分。在新药设计和开发的过程中，对药物骨架进行改变的设计方法称为“骨架跃迁”或者“骨架迁越”（scaffold hopping）。骨架跃迁在药物结构优化和设计，尤其是“me too”药物研究中，具有重要意义。

（一）目的

在进行骨架跃迁策略药物设计之前，应明确骨架跃迁后所需要达到的目标，这样才能选择和进行合适的骨架跃迁设计方案。一般来说，骨架跃迁的目的包括以下几个方面。

1. 增强与药物靶标的相互作用　分子骨架本身可以和药物靶标形成相互作用，通过改变骨架结构，能够增强骨架和药物靶标的亲和力，以此来提高分子的生物活性水平。

2. 调节理化性质和改善药物代谢动力学特征　改变分子骨架可以改变原骨架的理化性质和药代动力学特征。引入特定化学结构，能够使新分子骨架的理化性质和药代动力学特征达到预期目标。

3. 改变代谢稳定性　对代谢稳定性差的骨架，可以进行替换；对代谢敏感位点，可以通过不同的策略将该位点阻断。

4. 降低毒性和不良反应　对具有潜在毒性的骨架结构，应当进行替换。

5. 形成新的知识产权　对骨架进行合理改变往往能够形成新的结构类型，突破专利保护。

在明确了实施骨架跃迁策略的目的之后，可以应用X射线单晶衍射、分子对接和分子动力学模拟等多种手段研究原骨架和药物靶标之间的相互作用，这对骨架跃迁策略的顺利实施具有重要意义。在确定若干数目的新型骨架之后，首先要考虑化学合成上的可行性。初期的骨架筛选过程中，不应急于改变侧链类型。保持侧链取代基不变，并进行生物活性筛选评价，研究构效关系，根据骨架跃迁目的优选出最佳的骨架进行下一轮优化。新骨架必然会一定程度上改变侧链和药物靶标的结合状态，这导致原先骨架中的取代基侧链在新骨架中不一定是最优的。因此，最后需要对新骨架的侧链进行新一轮的最优组合研究，寻找最佳化合物。

（二）骨架跃迁设计策略方法

一般分为三类：杂环替换，开环和闭环，基于拓扑性状的骨架跃迁。将分子骨架环系上的杂原子或者碳原子替换成其他杂原子是一种最常见骨架跃迁设计方法。这种方法由于对骨架改变较小，所产生的骨架新颖性比较低。相比之下，基于拓扑性状的骨架跃迁则有更大概率产生全新骨架。

1. 杂环替换　在骨架环系维持不变的情况下，将原骨架结构中的C、N、O、S原子替换成其他原子，可以形成新的杂环。虽然这种骨架跃迁设计方法所产生的骨架新颖性比较低，但是研发新药的成功率较高。在磷酸二酯酶5（phosphodiesterase 5，PDE5）抑制剂西地那非（sildenafil）的基础上，通过骨架跃迁策略，进行杂环替换获得新型的PDE5抑制剂伐地那非（vardenafil）。

西地那非 sildenafil　　　　伐地那非 vardenafil

2. 开环和闭环　分子骨架环系的打开和形成新环系会强烈影响分子的柔性，改变分子的三维空间特征，改变分子的药效和药代动力学特征。组胺H_1受体抑制剂非尼拉敏（pheniramine，别名“苯吡丙胺”）由两个芳香环、一条柔性链和一个正电性中心组成。通过闭环策略，形成三环骨架，将非尼拉敏（pheniramine）的两个芳香环闭合成一个三环刚性体系；哌啶烯结构替代柔性链，在保留正电性中心的同时进一步降低分子柔性，最终获得新型组胺H_1受体抑制剂赛庚啶（cyproheptadine）。与柔性的非尼拉敏相比，刚性结构的赛庚啶对组胺H_1受体具有更强的亲和力，且具有更好的口服吸收特点。

非尼拉敏 pheniramine　　　　赛庚啶 cyproheptadine

3. 基于拓扑性状的骨架跃迁　基于拓扑性状的骨架跃迁难度较大，成功率低，通常借助计算方法来实现。尽管如此，越来越多的研究人员选择这类方法获取新型骨架结构。常用的方法包括：将某一已知的活性分子作为参考结构或原始骨架，在化合物数据库中搜索，将与原始骨架整体相似度高但环结构不同的分子作为新型骨架分子；将已知的药效团模型作为参考来进行相似性搜索，获取符合药效团模型的新型骨架分子；还可以基于原始骨架的三维构象匹配开展骨架跃迁方法。

骨架跃迁概念的提出（拓展阅读）

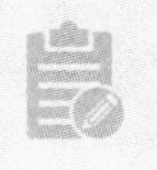

五、药物设计之类药五规则(Rule of Five for Drug Design)

为了从化合物库中筛选出高效的先导化合物,以提高先导化合物优化的精度和效率,药物化学家Christopher A. Lipinski在1997年提出筛选类药分子的基本法则。该五规则(rule of five)亦称为"Lipinski类药五规则"(Lipinski's rule of five),指化合物在结构、理化性质上具有药物的一些共性,使其具有合适的成药潜质。其具体内容如下:①化合物分子量小于500道尔顿;②化合物氢键给体数目小于5;③化合物氢键受体数目小于10;④化合物脂水分配系数小于5;⑤化合物可旋转键的数量不超过10个。

Lipinski类药五规则的结论是:除了天然产物(主要为抗生素),如果某个化合物违反了上述规则中的两个将可能有水溶性或透膜性差的问题。符合Lipinski规则的化合物会有更好的药代动力学性质,在体内代谢过程中会有更高的生物利用度,因而也更有可能成为口服药物。不过,Lipinski当年并没有用"类药性"这个字眼,而只是说符合五规则的化合物水溶性、透膜性可能比较好。

类药五规则(拓展阅读)

现在业界人士对类药性内涵的理解主要围绕透膜性、溶解度和代谢稳定性等。虽然也有人把这些理化学性质与选择性、脱靶毒性等联系在一起,如"黄金三角规则"和"3/75规则",但这些关联更加复杂。

第四节 定量构效关系研究方法 Research Methods for Quantitative Structure-Activity Relationships

定量构效关系(quantitative structure-activity relationships, QSAR)是研究药物活性与化学结构之间的定量关系。定量构效关系研究是对药物分子的化学结构与其生物活性之间的关系进行定量分析,找出药物的化学结构与生物活性之间的量变规律,或得到构效关系的数学方程,为进一步结构优化提供理论依据。

早在19世纪中叶有学者就曾提出化合物的生物活性A与化学结构C之间有某种函数关系:$A=f(C)$。直到20世纪60年代,随着学科的发展,三个研究组选择不同的数学模式,分别应用药物分子的物理化学参数、结构参数和拓扑学参数表示分子的结构特征,建立了三种不同的二维定量构效关系研究方法,即Hansch方法、Free-Wilson方法和分子连接性方法。

Hansch方法是1962年,由美国学者Hansch和日本学者藤田稔夫共同开创的,该方法假设同系列化合物的某种生物活性变化与它们的理化性质(疏水性、电性和立体性质)变化相联系,并假定这些因子是彼此孤立的,采用多重自由能相关法,借助多重线性回归等统计学方法得到定量构效关系模型。

Free-Wilson方法是1964年Free和Wilson提出,用数学模型表达药物的结构特征,分析其定量构效关系的一种方法。该方法认为一组有相同母核的同源化合物生物活性是其母核结构的活性贡献与取代基活性贡献之和。应用Free-Wilson方法不需要各种物化参数,直接把结构和各种生物活性相关起来。在农药杀虫剂、除草剂和植物生长刺激素的构效关系研究中,应用Free-Wilson方法有不少成功的例子。但Free-Wilson方法只能应用于符合加和性的生物活性,且只能预测系列化合物中已经出现的取代基在新化合物中的生物活性。因此该方法的应用没有Hansch方法广泛。

分子连接性(molecular connectivity)方法是1976年Kier和Hall提出的,该方法使用拓扑学(topology)参数表达分子的结构特征。该参数即分子连接性指数(molecular connectivity index, MCI),把有机化合物结构中的分支情况作为参数,用多元回归分析方法把化合物结构与生物活性关联起来。MCI可根据分子的结构式计算得到,能较强地反映分子的立体结构,但反映分子电子结构的能力较弱,缺乏

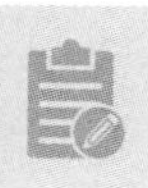

明确的物理意义，应用受到限制。

本节介绍广泛应用的 Hansch 方法。

Hansch 方法认为药物经过结构改造成为其衍生物时，其生物活性的改变主要与结构改变后引起的疏水性、电子效应和空间效应的变化有关。当每一因素对生物活性具有独立的、加和性的贡献时，可通过统计学方法导出这些理化参数与生物活性的关系式，即 Hansch 方程。

$$\lg(1/C) = K_1(\lg P)^2 + K_2 \lg P + K_3\sigma + K_4 Es + K_5 \quad 式(2\text{-}4)$$

对于系列化合物，如果只改变基本骨架的取代基时，可以用 π 代替 $\lg P$：

$$\lg(1/C) = K_1\pi^2 + K_2\pi + K_3\sigma + K_4 Es + K_5 \quad 式(2\text{-}5)$$

$$或\ \lg(1/C) = a\pi^2 + b\pi + c\sigma + dEs + K \quad 式(2\text{-}6)$$

式中，C 为化合物产生某种生物活性的浓度（如 ED_{50}、ID_{50} 或 MIC 等），P 为脂水分配系数，π 为疏水性参数，σ 为电性参数，Es 为立体参数。

1. 疏水性参数　疏水性参数（hydrophobicity parameter）包括分子疏水性参数和取代基疏水常数。

（1）分子疏水性参数：分子疏水性参数即分子的脂水分配系数 P（lipid-water partition coefficient）。从 Hansch 的数据手册或计算机辅助药物设计工作站数据库能查到有关数据。对于新的化合物，在计算机工作站上构建化合物的二维结构，通过分子动力学优化，得到三维优势构象，用 CLOGP 商业软件模块计算，可自动得到化合物 $\lg P$ 的数据。

（2）取代基疏水常数：取代基疏水常数 π_X（substituent hydrophobic constant）。脂水分配系数 $\lg P$ 反映的是整个分子的疏水性质，在比较母体结构相同的类似物时，分子中相同结构片段的疏水值可看作定值，只需比较各个取代基的相对疏水性即可。

化合物的脂水分配系数具有加和性，取代基疏水常数 π_X 可用式（2-7）表示：

$$\pi_X = \lg P_X - \lg P_H \quad 式(2\text{-}7)$$

式中，$\lg P_X$ 和 $\lg P_H$ 分别代表同源的取代化合物和未取代化合物的脂水分配系数。与 $\lg P$ 相似，当取代基 π 值大于 0，表示该基团的疏水性较大；π 值小于 0，表示该基团是亲水性的，氢原子的 π 值为 0。取代基疏水常数的优点是可直接查表得到，如表 2-6 所示是一些常用的芳香环取代基的疏水性、电性和立体结构参数。

由式（2-7）可知，取代化合物的 $\lg P_X$ 可由式（2-8）计算：

$$\lg P_X = \lg P_H + \pi_X \quad 式(2\text{-}8)$$

如果有多个取代基，则上述计算公式变为：

$$\lg P_X = \lg P_H + \sum\pi_X + \sum F_X \quad 式(2\text{-}9)$$

式中，$\sum\pi_X$ 是各取代基 π 值的总和，$\sum F_X$ 是各取代基加和时，需进行校正的因素之和，如一个分支的校正值是 −0.20，一个共轭双键是 −0.30 等。计算机辅助药物设计中的 CLOGP 软件可以自动计算化合物的 $\lg P$，其基本原理就是上述的热力学加和原理。

2. 电性参数　在药物与靶点相互作用时，电性作用的类型最为广泛。药物分子中不同电负性原子的存在使分子电荷分布不均匀，而且不同取代基也会影响分子中电荷的分布，形成离子键、离子 - 偶极、偶极 - 偶极等电性作用。电性参数（electronic parameter）是用来描述化合物的电性特征的参数。

电性参数是描述药物或取代基电荷分布特征、电量大小的描述符，可以通过这些描述分析药物结构中的电性作用与活性的关系，预测药物与受体的作用部位及作用模型。用来描述分子电性的参数有很多，其中可以用查表的方法直接得到的参数有 σ、F、R、σ^* 等。

表 2-6　一些常用的芳香环取代基的疏水性、电性和立体结构参数

取代基	π	MR	σ_m	σ_p	L/Å	B_1/Å	B_5/Å
—Br	0.86	8.88	−0.08	−0.16	3.83	1.95	1.95
—Cl	0.71	6.03	0.37	0.23	3.52	1.80	1.80
—F	0.14	0.92	0.34	0.06	2.65	1.35	1.35
—I	1.12	13.94	0.42	0.46	4.23	2.15	2.15
—NO_2	−0.28	7.36	0.71	0.78	3.44	1.70	2.44
—H	0.00	1.03	0.00	0.00	2.06	1.00	1.00
—OH	−0.67	2.85	0.12	−0.37	2.74	1.35	1.93
—SH	0.39	9.22	0.25	0.15	3.47	1.70	2.33
—NH_2	−1.23	5.42	−0.16	−0.66	2.78	1.35	1.97
—CF_3	0.88	5.02	0.43	0.54	3.30	1.98	2.61
—CN	0.57	6.33	0.56	0.66	4.23	1.60	1.60
—COOH	−0.32	6.93	0.37	0.45	3.91	1.60	2.66
—CH_2Br	0.79	13.39	0.21	−0.09	4.09	1.52	3.75
—CH_2Cl	0.17	10.49	0.11	0.12	3.89	1.52	3.46
—CH_3	0.56	5.65	−0.07	−0.17	2.87	1.52	2.04
—OCH_3	−0.02	7.87	0.12	−0.27	3.98	1.35	3.07
—CH_2OH	−1.03	7.19	0.00	0.00	3.97	1.52	2.70
—C_2H_5	1.02	10.30	−0.07	−0.15	4.11	1.52	3.17
—n-C_3H_7	1.55	14.96	−0.07	−0.13	4.92	1.52	3.49
—i-C_3H_7	1.53	14.96	−0.07	−0.15	4.11	1.90	3.17
—◁	1.14	13.5	−0.07	−0.21	4.14	1.55	3.24
—C_6H_5	1.96	25.36	0.01	0.04	6.28	1.71	3.11

（1）Hammett 常数（σ）：1935 年英国 Hammett 根据取代基对苯甲酸解离度的影响，提出了著名的 Hammett 方程及 σ 电性参数，他发现用一组取代苯甲酸的解离常数（$\lg K_a$）与苯甲酸的解离常数（$\lg K_H$）作图可得到一条直线，方程如式（2-10）：

$$\lg K_x = \rho\sigma + \lg K_H \quad \text{式（2-10）}$$

式中，K_x 为取代苯甲酸的解离常数；K_H 为苯甲酸的解离常数；σ 为取代基电性常数；ρ 为与实验条件有关的系数。

在标准条件（25℃，丙酮水溶液）下测定解离常数，ρ 值定义为 1，式（2-10）则为：

$$\sigma = \lg K_x - \lg K_H = pK_{a(H)} - pK_{a(X)} \quad \text{式（2-11）}$$

由式 2-11 可见，H 的 σ 值为 0；当取代基为吸电子基团时，σ 为正值；当取代基为给电子基团时，σ 为负值。Hammett 常数 σ 与取代基的环境有关，芳香族和脂肪族的数值不同，需要查不同系统数据表，表 2-6 是芳香族取代基的 Hammett 常数 σ。在芳香族化合物中，间位取代基对反应中心的影响只有诱导效应；对位取代基则包括共轭和诱导两种效应。考虑到两种取代方式的电性效应不同，一般芳香族化合物的取代基 σ 值有两种，即 σ_m 和 σ_p。σ_m 为间位取代基的 Hammett 常数，σ_p 为对位取代基的 Hammett 常数。邻位取代基除电性效应外，还存在与邻位基团的位阻或氢键效应，情况更为复杂，

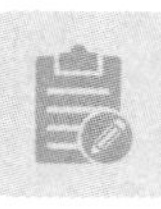

一般需单独处理。

（2）Taft 常数（σ^*）：Taft 以取代乙酸乙酯的水解速率常数计算诱导效应参数 σ^*。Taft 常数 σ^* 值与 Hammett 常数 σ 不同，只表示脂肪族取代基的诱导效应，也可以通过查相应的数据库得到。

（3）诱导效应（F）与共轭效应（R）的分离：由于 σ 电性参数包含两种不同的效应，20 世纪 60 年代，Swain 将 σ 参数中的诱导效应与共轭效应进行了分离，用 F 值表示取代基的诱导效应参数，用 R 值表示取代基的共轭效应参数。它们之间的关系是：

$$\sigma_p \approx F + R \qquad \text{式(2-12)}$$

（4）其他电性常数：除上述电性参数外，也可以将偶极矩（μ）、解离常数（pK_a）等作为电性参数。另外，各种红外线、紫外线、核磁共振和质谱等波谱数据都与分子的电荷分布有关，因此都可用作构效关系研究的电性参数。

3. 立体参数　当药物分子与靶点结合时，立体效应也是影响两者相互作用的重要因素。立体效应不仅涉及药物的立体结构与靶点三维结构的相互匹配，同时也涉及药物分子自身构象和特征变化。

（1）Taft 立体参数：20 世纪 50 年代，Taft 在研究取代的苯甲酸酯类水解反应时，发现取代基对酸性水解速率的影响主要是立体位阻的影响。他采用取代的乙酸甲酯与乙酸甲酯在酸条件下水解速率的比值代表取代基的立体参数 Taft 立体参数（Es）。

$$Es = \lg(K_x/K_H)_A \qquad \text{式(2-13)}$$

式中：K_x 和 K_H 分别是取代的乙酸甲酯和母体乙酸甲酯的水解速率常数，下标 A 表示在酸性条件下水解。从计算中可见，一般取代基的体积越大，水解速率越慢，则 Es 值越负，故大部分的 Es 值是负数。Es 是间接的立体参数，可以从一些数据库查到。

（2）摩尔折射率：摩尔折射率（molar refractivity，MR）是描述立体效应的一个物理量，MR 间接表示取代基的体积特征（表 2-6），其数值越大，可视为取代基的体积越大。MR 具有加和性，可计算得到。另外，在同系物之间，取代基的摩尔折射率（MR）与疏水参数 π 值之间往往会出现共线性，故在计算中应该特别注意。

（3）Sterimol 参数：Sterimol 参数是 Verloop 提出的多维立体参数，用五个参数，即一个长度参数（L）和四个宽度参数（B_1、B_2、B_3、B_4），描述一个取代基的立体性状（图 2-8）。

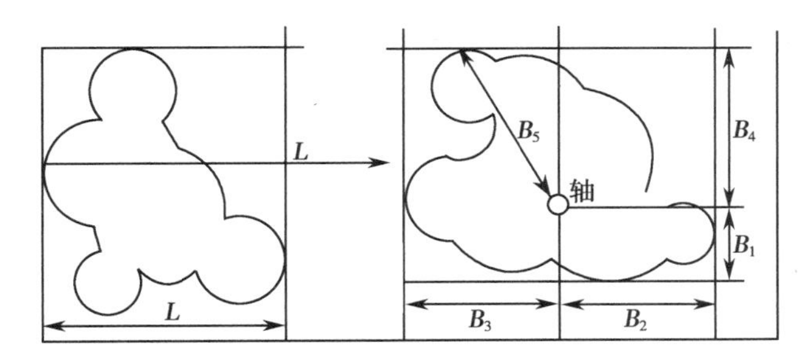

图 2-8　Sterimol 立体参数图解

图 2-8 中 L 是 Sterimol 长度，是母体与取代基连接的第一个原子在成键方向延长至取代基最边缘的位置，之间所形成的轴长，可视为取代基的量长度。B_1~B_4 是取代基在横切面上从轴到四面的垂直距离，B_1~B_4 依次表示最小到最大的宽度。后来 Verloop 又提出 B_5 宽度参数，B_5 是从轴到取代基边缘的最大距离。做定量构效关系计算时，由于 L、B_1 和 B_5 的差别较大，故使用价值较大，常见芳香环上取代基的 L、B_1 和 B_5 参数见表 2-6。

Hansch 方法在药物设计中的应用（拓展阅读）

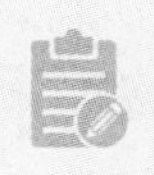

研究发现，Sterimol 立体参数与 Es 之间没有很好的相关性，但与 MR 之间相关

性较好。因此，在定量构效关系研究中若发现用 *E*s 得不到好的相关方程时，可换用 Sterimol 立体参数。

第五节 计算机辅助药物设计 Computer-aided Drug Design

计算机辅助药物设计（computer-aided drug design，CADD）是利用计算机的快速计算功能、全方位的逻辑判断功能、一目了然的图形显示功能，将量子化学、分子力学、药物化学、生命科学、计算机图形学和信息科学等学科交叉融合，从药物分子的作用机制入手进行药物设计。受体是生物体的细胞膜上或细胞内的特异性大分子，药物小分子称为"配体（ligand）"。在产生药理作用时，配体首先要分布到受体部位，并与受体结合（binding）。受体与配体结合部位（binding site）是计算机辅助药物设计的重点研究问题，一般只涉及受体中的几个氨基酸残基。计算机辅助药物设计就是利用计算机技术研究发现能够与靶标结合的新的配体，因此，也称为"计算机辅助配体设计（computer-aided ligand design）"。如果靶酶或受体的三维结构已知，可进行直接药物设计（direct drug design）；如果受体的三维结构未知，可采用间接药物设计（indirect drug design）。

一、直接药物设计（Direct Drug Design）

直接药物设计（direct drug design），又称"基于靶点结构的药物设计"，该法的最基本要求是必须了解清楚作用受体（靶点）的三维空间构型，根据结合位点的形状和性质要求，借助计算机自动构造出形状和性质互补的新的配基分子的三维结构。其理论基础是受体结合位点与配基之间的互补性。靶受体的三维结构可用 X 射线衍射法 / 核磁共振或蛋白质同源模建得到。已经被解析的三维结构可以从蛋白结构数据库上查到。

直接药物设计常用的方法有分子对接法和从头药物设计法。

（一）分子对接法

分子对接（molecular docking）是预测小分子配体与受体大分子相互匹配、相互识别而产生相互作用的一种方法。分子对接的理论基础是受体学说理论：其一是占领学说，认为药物产生药效首先需要与靶标分子充分接近，然后在必要的部位相互匹配，这种匹配表现为药物与受体的互补性（complementarity），包括立体互补、电性互补和疏水性互补。其二是诱导契合学说，认为大分子和小分子通过适当的构象调整，得到一个稳定的复合物构象。因此，分子对接的过程就是确定复合物中两个分子的相对位置、取向和特定的构象，作为设计新药的基础。

用于分子对接比较常用的软件有 Dock、Schrodinger Suites、Discovery Studio、MOE 等。Dock 是 1982 年 Kuntz 研究小组开发的程序，该程序考虑了配体与受体的柔性对接、配体与受体形状与性质互补以及配体在受体活性位点的精确定位，并引入了经验势能函数作为配体与受体结合强弱的评价函数。Schrodinger Suites 是由 Materials 公司推出一款分子模拟软件，包括从分子建模到药物设计一系列工具。该软件是一个软件合集包，拥有许多相关实用的软件，由 maestro、maesrto elements、materials science、bioluminate、knime、canvas、mmshare、aacg、Glide、Impact、Jaguar 等软件组合而成，同时也是药物设计、分子建模软件。Discovery studio 是基于 windows/Linux 系统开发的面向生命科学领域的新一代分子建模和模拟环境工具，服务于众多实验生物学学者、药物化学学者、结构生物学学者等。分子操作环境（Molecular Operating Environment，MOE），是由加拿大 Chemical Computing Group ULC 开发的针对制药和生命科学的综合软件系统。MOE 在统一的操作环境下，能通过分子模拟、蛋白质结构分析、小分子数据处理以及蛋白质与小分子对接研究等应用工具，全方位支持小分子药物及生物药设计。目前可用于分子对接的小分子数据库很多，常用的数据库：剑桥结构数据库（Cambridge Structure

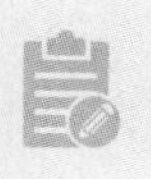

Database，CSD）、现有化合物库（Available Chemicals Directory，ACD）、美国国立癌症研究所数据库（National Cancer Institute database，NCI）、中国天然产物数据库（CNPD）等。

在数据库中，通过对接，搜寻与靶标生物大分子有较好亲和力的小分子。不同分子对接软件的操作有区别，一般过程是：①把库中的配体小分子放在受体活性位点的位置，逐一与靶标分子进行对接。②按照几何互补、能量互补以及化学环境互补的原则，寻找小分子与靶标大分子作用的最佳构象，计算其相互作用能。③找出两个分子之间的最佳的结合模式，评价药物和受体相互作用的好坏。

通过分子对接虚拟筛选出来的化合物大都为已知化合物，大部分可通过购买获得，为快速寻找先导化合物提供了方便。

（二）从头药物设计法

从头药物设计（*de novo* drug design）是基于受体结构的全新药物设计，根据受体活性位点的形状和性质要求，利用计算机在化合物的整个化学空间寻找与靶点形状和性质互补的活性分子。大多数情况下，这种设计基于靶受体的三维结构。与三维结构数据库搜寻相比，全新配体设计策略可以设计出适合靶蛋白活性位点的新结构。

从头药物设计方法一般包括五个过程：①获取靶标三维结构及其活性部位；②计算活性部位的结构性质；③在关键活性位点设置与之匹配的原子或基团；④在原始基团的基础上产生完整的分子，或用连接基团将上述原子或基团连接成完整的分子；⑤预测所设计的一系列化合物分别与靶点的亲和性等。

从头药物设计的核心是通过与靶点结构和性质的基本砌块获得新结构。根据砌块的不同，从头药物设计方法可分为原子生长法、分子碎片法等。

1. 原子生长法（atomic growth approach） 原子生长法是根据靶点性质，如静电、氢键和疏水性等，逐个增加原子最终完成与靶点结构和性质互补的分子的构建方法。原子生长法的基本构建单元是各种类型的原子，如 sp^3 杂化的碳、sp^2 杂化的碳以及各种类型的化学键。属于原子生长法的设计程序有 LEGEND 和 GenStar 等。

原子生长法的起始点是与靶活性位点易形成氢键的原子如 O、N 等，或是与活性位点对接的配体。从起始原子（种子原子）或起始结构出发逐个进行原子生长时，一般遵循如下规则：①新原子的类型、键型和空间取向根据新生成原子的势能来确定。如果新原子与已生成的原子之间的范德华半径不合理，或作用能过高，则重新产生新原子。如果反复多次仍失败，程序则返回到前一步，重新产生新原子。②原子生长时如果有两个或两个以上方向的均有利，则可产生分支。③如果新原子处于环合成环的位置上，则优先成环。当原子所有可能的生长都能量很高时，原子生长达到死角，或者当产生的骨架原子数目达到指定值时，设计程序停止原子生长而进入分子的完善阶段，即对获得的结构进行结构合理化，如在空余的价键上补上氢原子，补上形成芳环可能缺失的碳原子等。当结构完成后，设计程序将利用分子力学计算优化新结构与靶点的相互作用，并对各结构的优劣打分，进行评判。

2. 分子碎片法（molecular fragment approach） 分子碎片法的基本构建单元为碎片（fragment），碎片是指单一个官能团，如羟基、羰基或苯环等。依各碎片的连接增长方式不同，又分为碎片连接法和碎片生长法。

（1）碎片连接法：就是将与靶点活性位点有较好作用的功能团利用适当的方式连接构成新结构。连接两功能团的碎片称为“连接子”。因此，碎片连接法的前提条件是有一个碎片库或连接子库。在进行设计时，首先要利用探针原子对活性位点进行表面性质分析，然后再根据性质的不同，搜寻碎片库并在各位点置入结构或活性互补的碎片。如在氢键受体的表面置入带 NH 或 OH 的碎片，在疏水性的表面置入疏水性基团等。然后再搜寻连接子库，找到合适的连接子将各分子碎片连接起来构成

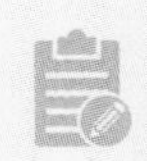

完整的分子。最后进行分子力学优化。

（2）碎片生长法：与原子生长法类似，只是这里的生长单元是分子碎片而不是原子，起始位点可以是从碎片库中搜寻的与活性位点的某部位结构与性质匹配的碎片，或者是在活性位点上指定的种子原子。生长碎片的取舍也是依据能量的高低，根据作用能量的大小，逐一生长碎片，并最终构建出新结构。最后同样利用分子力学计算新结构与靶点的亲和性，对设计的新结构进行评价。

由于分子碎片法是以碎片作为分子设计的基本模块，与原子生长法相比在化学结构上更具有合理性。分子碎片法是当前从头药物设计的主流，代表性的软件有 LUDI、GROW、LEAPFROG 等。

与三维结构数据库搜寻相比，这种以靶标结构为基础的从头药物设计法具有以下特点：首先，全新设计策略能产生新结构包括新骨架；其次，能够像三维结构数据库搜寻方法那样将整个小分子一次性对接到靶点活性部位。但从头药物设计法也有如下不足：所考察的化合物的构象数目有限；有些功能团在生理条件下（pH 7.4）呈离子形式，对接策略常只考虑中性形式。而在全新设计策略中，功能团的构象已不是一个重要问题，因为它是通过适当的形式和构象与蛋白质表面接触后而产生功能团。

如果靶标的三维结构已知，配体的结合位点和结合方式已知，利用计算机图形学和计算机化学即可直接研究生物大分子 - 配体复合物。将新配体对接到结合部位（binding site）即可知道该配体是否以理性的方式与受体结合。该过程称为“基于结构的药物设计（structure-based drug design）”。

由 X 射线衍射，特别是与配体的共结晶，靶酶或受体的三维结构已知，配体的结合部位和结合模式便可知，可以用计算机图形和计算化学等直接方式研究生物大分子与配体复合物，便可得到配体与受体 / 酶相互作用的详细信息。新的候选配体对接到结合部位以便去研究新结构能否以理想的方式对接到结合部位。此过程称为“基于配体的药物设计（ligand-based drug design）”。

目前基于片段的药物发现方法获得多个商品化药物，如基于 B-Raf^{V600E} 作用靶点的维莫非尼（vemurafenib）；作用于 Bcl-2 靶点的维奈克拉（venetoclax）；基于 FGFR1-4 靶向治疗转移性膀胱癌的厄达替尼（erdafitinib）。

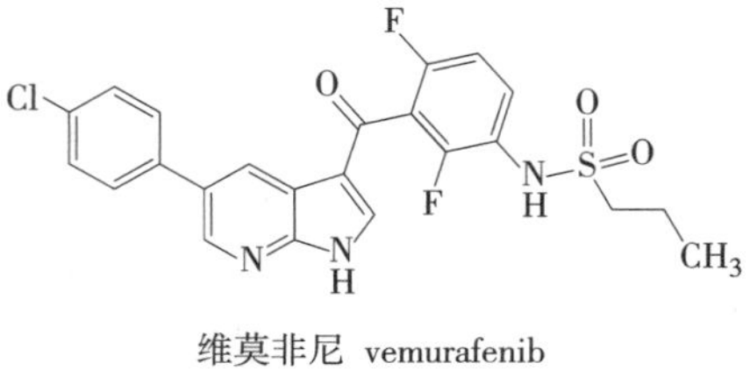

维莫非尼 vemurafenib

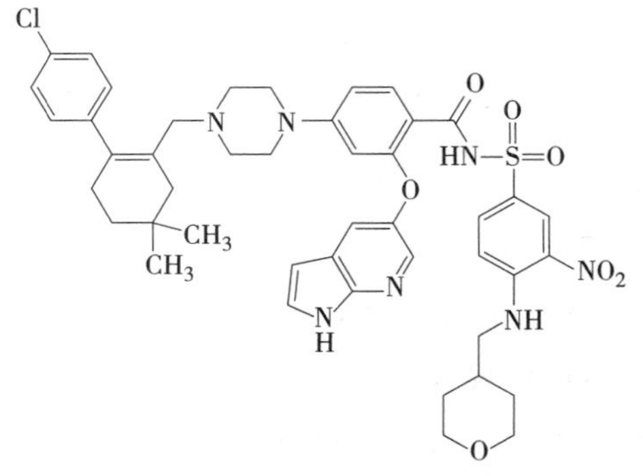

维奈克拉 venetoclax

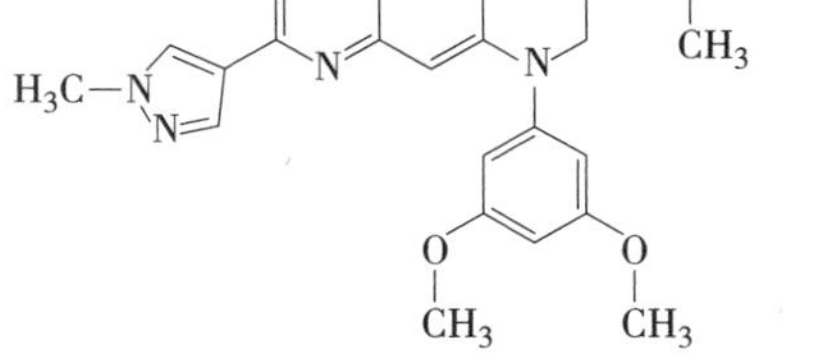

厄达替尼 erdafitinib

基于受体结构的药物设计方法存在的主要问题：模拟出的受体结构可能完全不同于在体内的实际结构；配体的活性构象未知，在对接操作中用的小分子构象可能是不适宜的；忽略了药代动力学。由于这种方法的不确定性，需要反复进行分子模拟、化学合成、活性测定、再模拟等过程。基于受体结

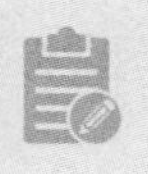

构的药物设计应该是药物化学研究者的一种手段，它不能解决药物发现的全部问题，而是药物发现过程中的一个重要部分。

二、间接药物设计（Indirect Drug Design）

间接药物设计（indirect drug design）是指在受体三维空间结构未知的情况下，利用计算机技术对同一靶点具有活性的各种类型生物活性分子进行计算分析，得到三维构效关系模型，通过计算机显示其构象来推测受体的空间构型，以此虚拟受体的三维空间结构，并进行药物设计，因此又称为“基于配体结构的药物设计”。在此主要介绍药效团模型法（pharmacophore model）。

在药物分子和靶点发生相互作用时，药物分子为了能和靶点产生良好的几何与能量的匹配，会采用特定构象与靶点结合，即活性构象。对于一个药物分子，分子中的不同基团对其活性影响不同，有些基团的改变对分子活性影响甚小，而有一些则对药物分子与靶点的结合至关重要。这些药物活性分子中对活性起重要作用的“药效特征元素”及其空间排列形式即为药效团（pharmacophore）。从不同类的先导化合物出发可以构建药效团模型，得到与生物活性有关的重要药效团特征，这些药效团特征是对配体小分子活性特征的抽象与简化，即小分子拥有药效团特征，就可能具备某种生物活性，而这些活性配体分子的结构未必相同。因此，药效团模型法可以用来寻找结构全新的先导化合物。

目前用于识别药效团的软件很多，常用的商业软件有两类，一类是 CATALYST 模块，在 Insight Ⅱ上使用；另一类是 DISCO 和 DISCOtech，是 Sybyl 操作系统的一个模块，DISCO 是距离比较（distance comparison）法，其最新版为 DISCOtech。

药效团识别的方法及基本步骤如下。

1. 选择两组已知活性的化合物，分别作为训练集和测试集。化合物的选择直接影响研究结果的可靠性。选择训练集的原则一般是活性好、结构多样性的化合物，其中一些化合物最好是刚性或部分刚性结构，使分子的构象相对减少，便于下一步操作。测试集中应包括活性由强到弱多个层次及无活性的化合物。

2. 分子构象分析及分子叠合。将训练集的每个分子进行构象分析，搜索最低能量构象及其他合理的构象，存入数据库。然后将所有分子的构象按一定规则进行叠合，由于叠合方式的不同，叠合结果是多样化的。

3. 计算三维药效团模型。在叠合的基础上，计算机可识别出属于同一活性级别化合物的共同结构模式，建立分子三维药效团模型。

4. 药效团是用一些分子描述符来表达，一般用球表达药效团的特征。描述符包括：氢键给体（hydrogen bond donor，HBD）；氢键受体（hydrogen bond acceptor，HBA），包括带孤对电子的 N、O、F、S 等；疏水中心或极性小的原子及原子团，如疏水烷基（hydrophobic aliphatic，HY-ALI）、芳环（ring aromatic，RA）等片段；亲水中心或极性大的片段；负电荷中心（negative ionizable，NI）；正电荷中心（positive ionizable，PI）；上述各元素的几何约束特征，包括特征元素间的距离、夹角、二面角等（图 2-9）。

5. 对药效团模型进行必要的、合理的修正。一般初步得到的药效团模型有一些误差，而且往往得到数个模型，所以要对药效团模型进行检验。应用测试集，根据打分情况及观察构象的实际叠合情况进行模型的评价，进行必要的和合理的修正，以确定最合理的药效团模型。

6. 应用药效团模型进行合理的新药设计和虚拟筛选。药效团模型的成功构建可以用来设计新的配体，该方法既可用于先导化合物的优化，也可用来设计新的先导化合物。不能定量预测药效团模型与受体的亲和力，而是在研发过程中，用药效团模型选出新的分子进行合成。

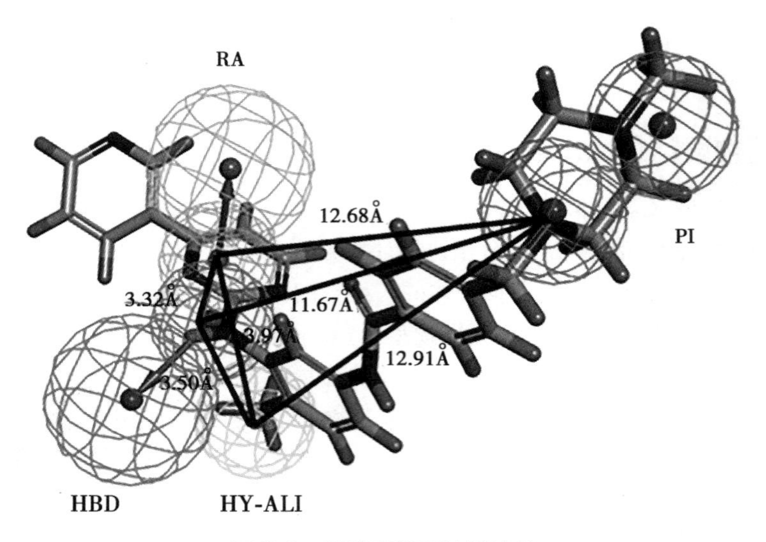

图 2-9 药效团模型的描述符

（刘新华）

第三章

药物代谢 Drug Metabolism

第一节 概述 Introduction

第三章
教学课件

绝大多数药物对人体而言是一类外源异生物质（xenobiotics）。当药物进入机体后，一方面药物会对机体产生作用，即药效和毒性；另一方面，机体也会对药物产生作用，包括吸收（absorption）、分布（distribution）、代谢（metabolism）和排泄（excretion）。其中，药物代谢既是药物在人体内发生的化学变化，也是人体对自身的一种保护机制。

药物代谢是指药物分子被机体吸收后，在机体酶的作用下发生的一系列化学反应，又称为“生物转化”。药物代谢可使有效药物转变为低效或无效的代谢物，或由无效结构经代谢活化转变成有效结构，也有可能将药物转变成毒副作用较高的产物。因此，研究药物在体内代谢过程中发生的化学变化，能更好地阐明药理作用的特点，作用时程，结构的转变以及产生毒性的原因，这也是药物化学研究的内容之一。

药物的代谢通常分为两相：第Ⅰ相（phase Ⅰ）生物转化和第Ⅱ相（phase Ⅱ）生物转化。第Ⅰ相生物转化主要是官能团化反应，在酶的催化下对药物分子进行氧化、还原和水解等反应，在药物分子中引入或使药物分子暴露出极性基团，如羟基、羧基、巯基和氨基等。第Ⅱ相生物转化又称为“结合反应”，是指药物中原有的或者经第Ⅰ相转化后产生的极性基团与体内的内源性成分，如葡糖醛酸、硫酸、甘氨酸或谷胱甘肽，经共价键结合，生成极性大、易溶于水和易排出体外的结合物。但是也有药物经第Ⅰ相反应后，无须进行第Ⅱ相的结合反应即可排出体外；也有一些药物不经第Ⅰ相反应，直接进行第Ⅱ相反应而排出体外。

大部分的药物代谢都发生在肝脏，也有在肾脏、肺和胃肠道中发生的，这主要与相关的酶的分布和血流量有关。当药物口服从胃肠道吸收进入血液后，首先要通过肝脏，才能分布到全身，这期间的代谢被称为“首过效应（first pass effect）”。首过效应及随后发生的药物代谢改变了药物的化学结构和药物分子的数量。

首过效应
（拓展阅读）

第二节 药物代谢的酶 Enzymes for Drug Metabolism

第Ⅰ相生物转化是官能团化反应，是在体内多种酶系的催化下，对药物分子引入新的官能团或改变原有的官能团的过程。参与药物体内第Ⅰ相生物转化的酶类，主要是氧化 - 还原酶和水解酶。

一、细胞色素 P450 酶系（Cytochrome P450 Enzymes）

细胞色素 P450 酶系（cytochrome P450 enzymes，CYP450）是主要的药物代谢酶系，在药物代谢、其他化学物质的代谢及去毒性等过程中起到非常重要的作用。CYP450 存在于肝脏及其他肝脏外组织的内质网中，是一组血红素耦联单加氧酶（heme-coupled monooxygenase），需还原型烟酰胺腺嘌呤二核苷酸磷酸（reduced nicotinamide adenine dinucleotide phosphate，NADPH）和分子氧共同参与，主要进

行药物生物转化中的氧化反应(包括失去电子、脱氢反应和氧化反应)。CYP450 主要是通过“活化”分子氧,使其中一个氧原子和有机物分子结合,同时将另一个氧原子还原成水,从而在有机药物的分子中引入氧。

$$RH + NADPH + H^{+} + O_2 \xrightarrow{CYP450} ROH + NADP^{+} + H_2O$$

CYP450 催化的反应类型有烷烃和芳香化合物的氧化反应;烯烃、多核芳烃及卤代苯的环氧化反应;仲胺、叔胺及醚的脱烷基化反应;胺类的脱氨反应;将胺转化为 *N*- 氧化物、羟胺及亚硝基化合物以及卤代烃的脱卤反应。CYP450 还参与催化有机硫代磷酸酯的氧化裂解,氧化硫醚成亚砜等反应。CYP450 催化化合物氧化反应类型见图 3-1。

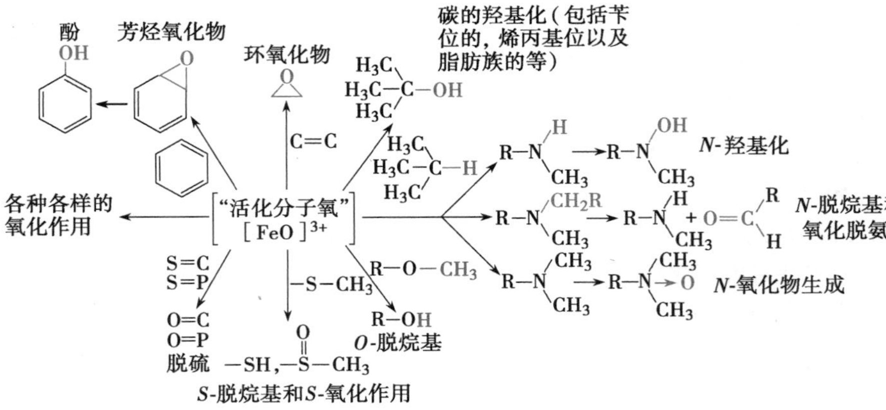

图 3-1　CYP450 催化化合物氧化反应的类型

CYP450 属于体内的氧化 - 还原酶系,除了催化上述氧化反应外还能将含偶氮和硝基的药物还原成芳香伯胺。

CYP450 是一组酶的总称,由许多同工酶和亚型酶组成。命名时用 CYP 代表,接着其后加一阿拉伯数字,以代表 CYP450 的家族成员(如 CYP1、CYP2、CYP3 等),在阿拉伯数字后再加一字母,则代表亚家族(如 CYP1A、CYP2C、CYP2D、CYP2E 等),若在此字母后,再加一个阿拉伯数字,则代表不同的基因,且基因名用斜体表示。人的不同亚型 CYP,在药物代谢中作用及催化的代表药物见表 3-1。

表 3-1　人的不同亚型 CYP 在药物代谢中的作用

CYP 的亚型	作　用	药物的代谢
CYP1A1	多核芳烃的羟基化	雌二醇 C-2 和 C-4 的羟基化
CYP1A2	芳胺、亚硝胺、芳烃、咖啡因的氧化	咖啡因的脱甲基化,安替比林的 *N*- 脱甲基化
CYP2A6	香豆素羟化酶	香豆素的 7- 羟基化,萘普生、他克林、氯氮平、美西律等的羟基化
CYP2B6	羟基化	环磷酰胺、异环磷酰胺、安非他酮、尼古丁等的羟基化
CYP2C	最复杂的一个家族,主要有 CYP2C8、CYP2C9 和 CYP2C19 等。与 25% 用于临床的重要药物的代谢有关	*S*- 华法林、甲苯磺丁脲等的羟基化
CYP2D6	多态性的氧化酶,与 21% 用于临床的重要药物的代谢有关	奎尼丁、氟卡尼、利多卡因、普萘洛尔等药物的氧化

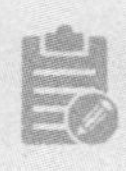

续表

CYP 的亚型	作　用	药物的代谢
CYP2E1	含卤代烃的药物、低分子量化合物乙酰氨基苯的氧化	挥发性全身麻醉药，乙腈、乙醇、丙酮的氧化
CYP3A4	体内最重要的氧化代谢酶，与临床 1/3 以上药物的代谢有关	红霉素、硝苯地平、环孢素、三唑仑、咪达唑仑等的氧化

尽管肝脏微粒体中，有多种亚型的 CYP450，但真正参与药物代谢的 CYP450 只有少数几个，特别在体内有不少药物由同一个酶代谢。如 CYP3A4，大约有 150 种药物是该酶的底物，约占全部被 P450 代谢药物的 50%。两个药物由同一个酶代谢，若这两个药物同时使用，则其中一个药物会降低 CYP450 对另一个药物的代谢，使另一个药物的体内浓度增加，可能会增加其药效和毒性，这就是药物与药物的相互作用。

人源 P450 3A4 酶与红霉素复合物的晶体结构（拓展阅读）

二、还原酶系（Reductases）

还原酶系主要是催化药物在体内进行还原反应（包括得到电子、加氢反应、脱氧反应）的酶系。

参加体内生物转化还原反应的酶系主要是一些氧化 - 还原酶系。这些酶具有催化氧化反应和催化还原反应的双重功能，如 CYP450 酶系除了催化药物分子在体内的氧化外，在肝脏微粒体中的一些 CYP450 酶还能催化偶氮化合物和硝基化合物的还原，生成伯胺。硝基化合物的还原也经历亚硝基、羟胺等中间体过程，因此 CYP450 酶系对这些基团也有还原作用。

另一个重要的酶系是醛 - 酮还原酶，这些酶需要 NADPH 或还原型烟酰胺腺嘌呤二核苷酸（reduced nicotinamide adenine dinucleotide，NADH）作为辅酶。醛 - 酮还原酶也是双功能酶，一方面催化醛、酮还原成醇，另一方面也会使醇脱氢生成醛或酮。

在药物代谢中起作用的其他还原酶还有谷胱甘肽氧化还原酶（glutathione oxidoreductase）和醌还原酶。

三、过氧化物酶和单加氧酶（Peroxidases and Other Monooxygenases）

过氧化物酶属于血红素蛋白，是和 CYP450 单加氧酶最为类似的一种酶。这类酶以过氧化物作为氧的来源，在酶的作用下进行电子转移，通常是对杂原子进行氧化（如 *N*- 脱烃基化反应）和 1,4- 二氢吡啶的芳构化。其他的过氧化物酶还有前列腺素 - 内过氧化物合成酶、过氧化氢酶及髓过氧化物酶（myeloperoxidase）。

单加氧酶中除了 CYP450 酶系外，还有黄素单加氧酶（flavin monooxygenase，FMO）和多巴胺 β- 羟化酶（dopamine β-hydroxylase）。

过氧化酶 DUOX1 的三维结构（拓展阅读）

FMO 和 CYP450 酶系一起共同催化药物分子在体内的氧化，但 FMO 通常催化含 N 和 S 杂原子的氧化，也可将硫醇氧化成二硫醚，二硫醚氧化生成 *S*- 氧化物，硫醚氧化成亚砜和砜，而不发生杂原子的脱烷基化反应，如将叔胺、肼类化合物氧化成 *N*- 氧化物，仲胺氧化成羟基胺，羟胺氧化成硝基化合物。

四、水解酶（Hydrolases）

水解酶主要参与羧酸酯和酰胺类药物的水解代谢，这些非特定的水解酶大多存在于血浆、肝、肾和肠中，因此大部分酯和酰胺类药物在这些部位发生水解。然而哺乳类动物的组织中也含有这些水解酶，使药物发生水解代谢。

酯水解酶包括酯酶、胆碱酯酶及许多丝氨酸内肽酯酶。其他如芳磺酸酯酶、芳基磷酸二酯酶、β-葡萄糖苷酸酶、环氧化物水解酶（epoxide hydrolase）等，它们和酯水解酶的作用相似。

通常酰胺类化合物比酯类化合物稳定而难水解，水解速度较慢，因此大部分酰胺类药物以原型从尿中排出。

第三节 第Ⅰ相的生物转化
Phase Ⅰ Biotransformation

第Ⅰ相生物转化，是指对药物分子进行官能团化的反应，包括引入新的官能团及改变原有的官能团。药物在体内发生的官能团化反应的主要反应类型有：氧化反应、还原反应、水解反应等，其中氧化反应是主要的代谢反应。

一、氧化反应（Oxidations）

药物代谢中的氧化反应包括失去电子、脱氢反应等，是在 CYP450 酶系、单加氧酶、过氧化物酶等酶的催化下进行的反应。

（一）芳环及碳 - 碳不饱和键的氧化

1\. 含芳环药物的代谢　含芳环药物的氧化代谢，主要是在 CYP450 酶系催化下进行的。芳香化合物在酶的催化下首先被氧化成环氧化合物。由于环氧化合物比较活泼，在质子的催化下会发生重排生成酚，或被环氧化物酶水解生成二羟基化合物（图 3-2）。

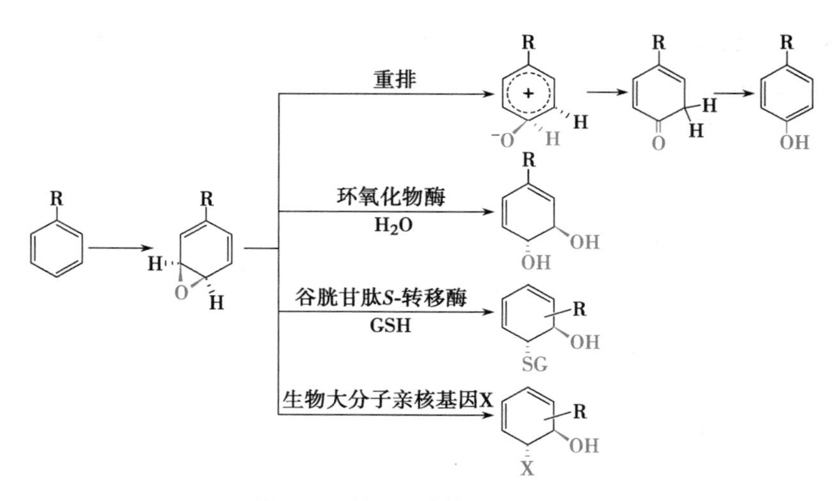

图 3-2 芳环化合物的代谢途径

生成的环氧化合物还会在谷胱甘肽 *S*- 转移酶的作用下和谷胱甘肽生成硫醚，促进代谢产物的排泄。环氧化合物若和体内生物大分子如 DNA、RNA 中的亲核基团反应，生成共价键结合物，则使生物大分子失去活性，产生毒性。

含芳环药物的氧化代谢以生成酚的代谢产物为主，一般遵照芳环亲电取代反应的原理，供电子取代基能促进反应进行，生成酚羟基的位置在取代基的对位或邻位；吸电子取代基则削弱反应的进行程度，生成酚羟基的位置在取代基的间位。和一般芳环的取代反应一样，芳环的氧化代谢部位也受到立体位阻的影响，通常发生在立体位阻较小的部位。

如果药物分子中含有两个同样的芳环，一般只有一个芳环发生氧化代谢，如苯妥英和保泰松。

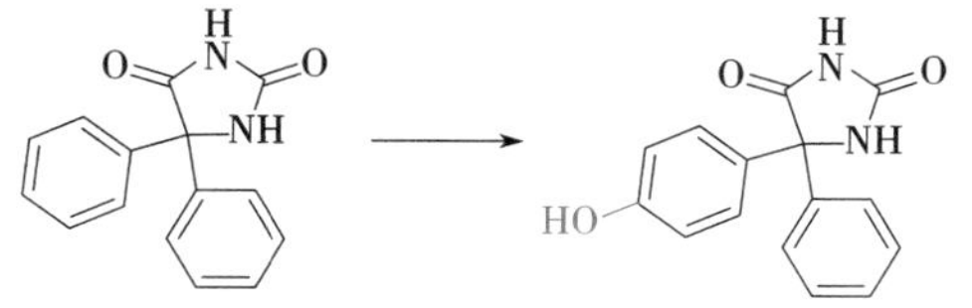

苯妥英 phenytoin

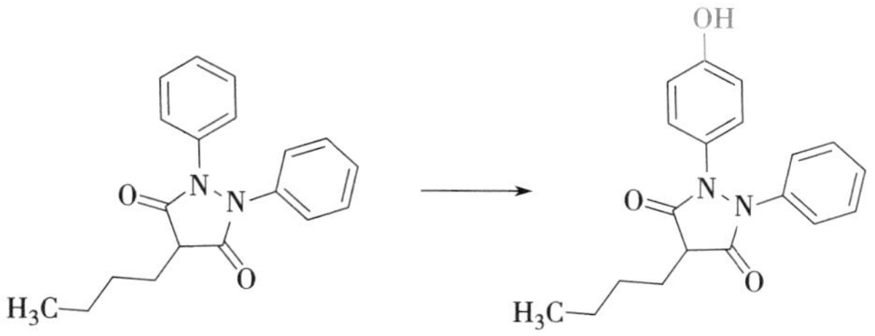

保泰松 phenylbutazone　　羟布宗 oxyphenbutazone

若两个芳环上取代基不同时，一般的是电子云较丰富的芳环易被氧化。如抗精神病药氯丙嗪（chlorpromazine）易氧化生成 7- 羟基化合物（3-1），而含氯原子的苯环则不易被氧化。

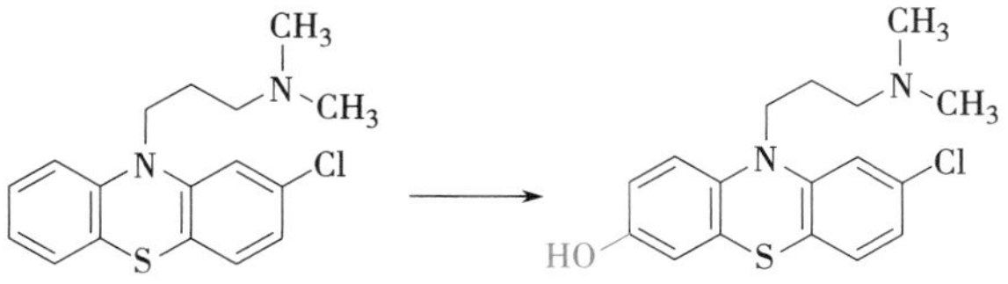

氯丙嗪 chlorpromazine　　（3-1）

芳环上含强吸电子取代基的药物，如可乐定（clonidine）和丙磺舒（probenecid），则不发生芳环的氧化代谢。

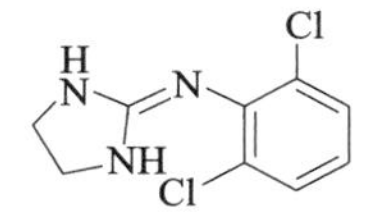

可乐定 clonidine 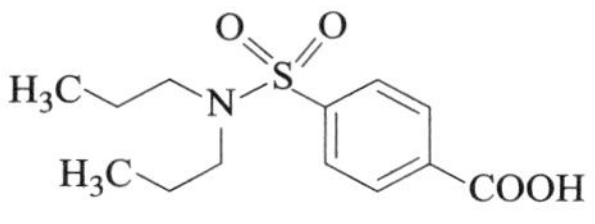　　丙磺舒 probenecid

2. 含烯烃和炔烃药物的代谢　烯烃的氧化代谢与芳环类似，也生成环氧化物中间体，这些环氧化合物比较稳定，常常可以被分离出，并确定其结构，进一步水解代谢生成反式二醇化合物。例如抗癫痫药卡马西平（carbamazepine），在体内代谢生成 10,11- 环氧化合物，这一环氧化合物是卡马西平产生抗癫痫作用的活性成分，是代谢活化产物。该环氧化合物会经进一步代谢，被环氧化物酶立体选择性地水解产生 10*S*,11*S*- 二羟基化合物，经由尿排出体外。

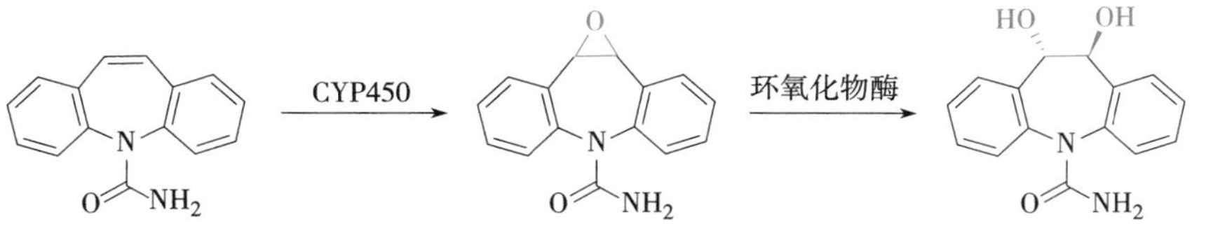

CYP450　　环氧化物酶

卡马西平 carbamazepine　　10,11- 环氧化合物　　10*S*,11*S*- 二羟基化合物

烯烃类药物经代谢生成环氧化合物后，可以被转化为二羟基化合物，或者将体内生物大分子如蛋白质、核酸等烷基化，从而产生毒性，导致组织坏死和致癌作用。例如黄曲霉素 B_1（aflatoxin B_1）经代谢后生成环氧化合物，该环氧化合物会进一步与 DNA 作用生成共价键化合物，是该化合物致癌的分子机制。

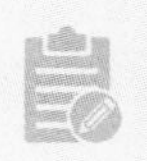

黄曲霉素B_1 aflatoxin B_1 环氧化合物 共价键化合物

苯并芘致癌机制（拓展阅读）

炔烃反应活性比烯烃高，被酶催化氧化速度也比烯烃快。根据酶进攻炔键碳原子的不同，生成的产物也不同。若酶和氧连接在炔键的碳原子是端基碳原子，则随后发生氢原子的迁移，形成烯酮中间体，该烯酮可能被水解成羧酸，也可能和蛋白质进行亲核性烷基化反应；若酶和氧连接在非端基炔键碳原子上，则炔烃化合物和酶中卟啉上的吡咯 N 原子发生 *N*- 烷基化反应。这种反应使酶被不可逆的抑制（图 3-3），如甾体药物炔雌醇（ethinylestradiol）会发生这类酶去活化作用。

图 3-3 炔烃化合物的代谢途径

（二）饱和碳原子的氧化

1. 含脂环和非脂环结构药物的氧化　烷烃类药物经 CYP450 酶系氧化后先生成含自由基的中间体（3-2），再经转化生成羟基化合物（3-3），酶在催化时具有的区域选择性，取决于被氧化碳原子附近的取代情况。含自由基的中间体也会在 CYP450 酶系作用下，发生电子转移，最后脱氢生成烯烃化合物（3-4）。

目前对 CYP450 在什么情况下将烷烃类药物转化成羟基化合物还是脱氢生成双键尚不清楚，但生成羟基化合物的情况较为优先。实际上，许多饱和链烃药物在体内难于被氧化代谢。药物如含有芳环或脂环结构，作为侧链的烃基可发生氧化。

长碳链的烷烃常在碳链末端甲基上氧化生成羟基，羟基化合物可被脱氢酶进一步氧化生成羧基，称为 ω 氧化；氧化还会发生在碳链末端倒数第二位碳原子上，称 ω-1 氧化。例如抗癫痫药丙戊酸钠（sodium valproate），经 ω 氧化生成 ω- 羟基丙戊酸钠和丙基戊二酸钠；经 ω-1 氧化生成 2- 丙基 -4- 羟基戊酸钠。

丙戊酸钠 sodium valproate

烷烃化合物除了ω和ω-1氧化外，还会在有支链的碳原子上发生氧化，主要生成羟基化合物，如异戊巴比妥（amobarbital）的氧化，其氧化是在有支链的碳原子上。

异戊巴比妥 amobarbital

取代的环己基药物在氧化代谢时，一般是环己基的 C_3 及 C_4 上氧化生成羟基化合物，并有顺、反式立体异构体。如降血糖药醋酸己脲（acetohexamide）代谢生成反式4-羟基醋酸己脲。

醋酸己脲 acetohexamide

2. 和 sp^2 碳原子相邻碳原子的氧化　当烷基碳原子和 sp^2 碳原子相邻时，如羰基的α碳原子、苄位碳原子及烯丙位碳原子，由于受到 sp^2 碳原子的作用，活化反应性增强，在CYP450酶系的催化下，易发生氧化生成羟基化合物。

处于羰基α位的碳原子易被氧化，如镇静催眠药地西泮（diazepam），经代谢后生成替马西泮（temazepam）。

地西泮 diazepam　　替马西泮 temazepam

镇痛药喷他佐辛（pentazocine）的氧化代谢，处于烯丙位的碳原子被氧化，生成（3-5）和（3-6）。

喷他佐辛 pentazocine　　（3-5）　　（3-6）

氧化羟基化反应是在酶的催化下进行的，因而有立体选择性。如属于β受体拮抗剂的抗高血压药美托洛尔（metoprolol），在氧化代谢时生成两个对映异构体（3-7a，1′*R*）和（3-7b，1′*S*），其中（1′*R*）异构体比（1′*S*）异构体多。此外，这种立体选择性还会受到结构中另一个手性中心影响。美托洛尔代谢物1′*R*和1′*S*异构体的比例取决于2位另一取代基的立体化学。2*R*-美托洛尔代谢产物的比为（1′*R*,2*R*）/（1′*S*,2*R*）=9.4，而2*S*-美托洛尔得到代谢产物比为（1′*R*,2*S*）/（1′*S*,2*S*）=26。

美托洛尔 metoprolol　　（3-7a）R^1=OH，R^2=H；（3-7b）R^1=H，R^2=OH

（三）含氮化合物的氧化

含氮药物的氧化代谢主要发生在两个部位：一是在和氮原子相连接的碳原子上，发生 *N*- 脱烷基化和脱氨反应；另一是在氮原子上，发生 *N*- 氧化反应（图 3-4）。

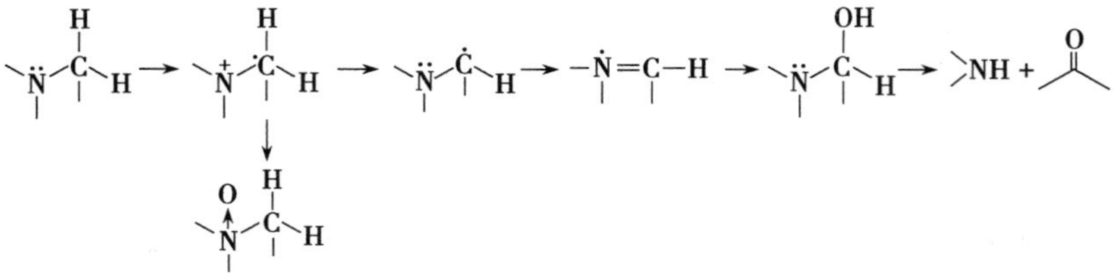

$$>\ddot{N}-\overset{H}{C}-H \rightarrow >\overset{+}{\dot{N}}-\dot{\overset{H}{C}}-H \rightarrow >\ddot{N}-\dot{C}-H \rightarrow -\overset{+}{N}=C-H \rightarrow >\ddot{N}-\overset{OH}{C}-H \rightarrow >NH + O=C<$$

$$\downarrow$$

$$>\overset{O}{\underset{\uparrow}{N}}-\overset{H}{C}-H$$

图 3-4　胺类化合物的氧化代谢过程

1. *N*- 脱烷基化（*N*-dealkylation）和脱氨反应（deamination）　*N*- 脱烷基和氧化脱氨是胺类化合物氧化代谢过程的两个不同方面，本质上都是碳 - 氮键的断裂，条件是与氮原子相连的烷基碳原子上应有氢原子（即 α- 氢原子），该 α- 氢原子被氧化成羟基，生成的 α- 羟基胺是不稳定的中间体，会发生自动裂解。其过程中，在 CYP450 酶的作用下，氮原子和 α- 碳原子上发生电子转移。胺类药物的 *N*- 脱烷基代谢是这类药物的主要和重要代谢途径之一。叔胺和仲胺氧化代谢后产生两种以上产物，而伯胺代谢后，只有一种产物。无 α- 氢的药物，如特丁基胺不发生氧化脱烃反应和脱氨基反应。

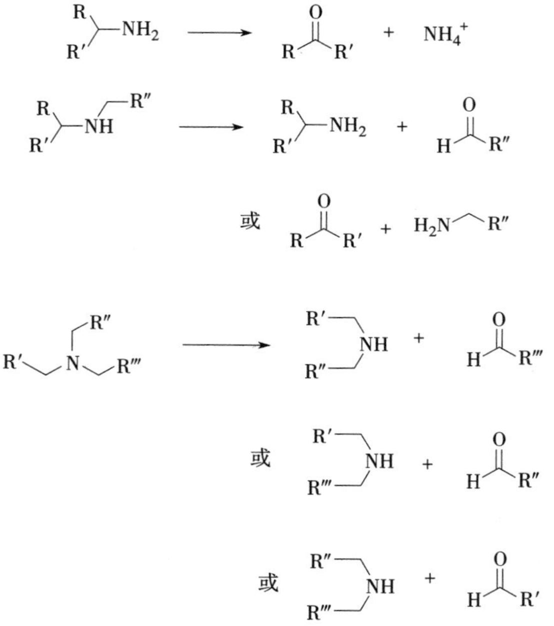

$$RR'CH-NH_2 \longrightarrow RC(=O)R' + NH_4^+$$

$$RR'CH-NH-CH_2R'' \longrightarrow RR'CH-NH_2 + HC(=O)R''$$

或 $RC(=O)R' + H_2N-CH_2R''$

$$R'CH_2-N(CH_2R'')-CH_2R''' \longrightarrow (R'CH_2)(R''CH_2)NH + HC(=O)R'''$$

或 $(R'CH_2)(R'''CH_2)NH + HC(=O)R''$

或 $(R''CH_2)(R'''CH_2)NH + HC(=O)R'$

苯丙胺（amphetamine）由于是伯胺，故代谢后只有一个脱氨产物。氯胺酮（ketamine）为甲基仲胺，代谢后先生成脱甲基产物。后者由于氨基的 α- 碳原子为季碳原子，不能进行氧化羟基化，得不到进一步氧化脱氨基产物。

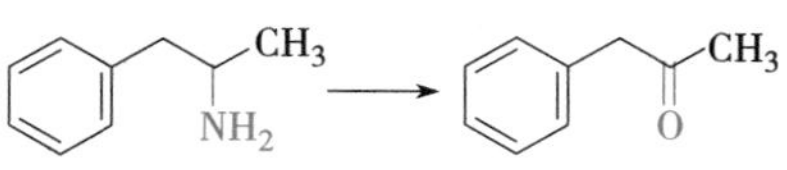

CH_3　NH_2　→　CH_3　O　　Cl　O　NH　CH_3　→　Cl　O　NH_2

苯丙胺 amphetamine 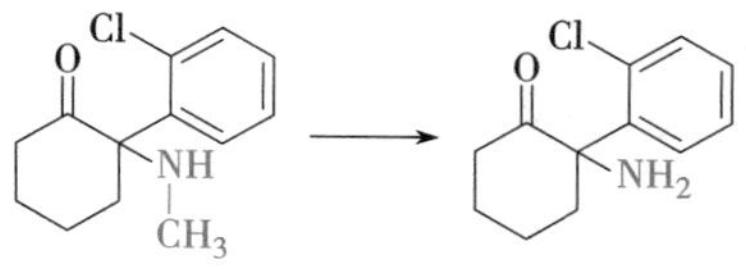　　氯胺酮 ketamine　　脱甲基产物

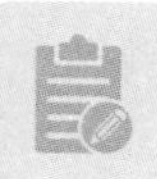

胺类化合物氧化 *N*- 脱烷基化的基团通常是甲基、乙基、丙基、异丙基、丁基、烯丙基和苄基，以及其他含 α- 氢原子的基团。取代基的体积越小，越容易脱去。对于叔胺和仲胺化合物，叔胺的脱烷基

化反应速度比仲胺快。例如利多卡因（lidocaine）的代谢，脱第一个乙基比脱第二个乙基容易。*N*-脱烷基后代谢产物极性加大，亲水性增加，因此扩散通过细胞膜的速度降低，和受体的作用减少，药物的生物活性下降。利多卡因进入中枢神经系统后产生的代谢产物由于难以扩散通过血脑屏障，而产生中枢神经系统的毒副作用。

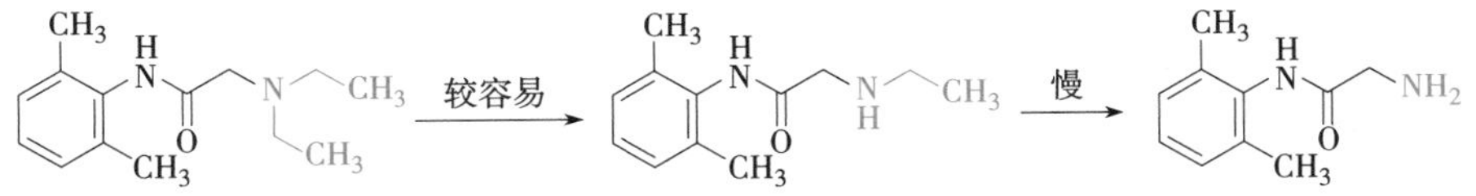

较容易　慢

利多卡因 lidocaine

胺类药物代谢脱*N*-烷基化后，有时仍然保留活性，例如三环类抗抑郁药丙米嗪（imipramine）经脱*N*-甲基代谢生成地昔帕明（desipramine）也具有抗抑郁活性；或产生毒副作用，例如上述的利多卡因的代谢以及*N*-异丙甲氧明（*N*-isopropylmethoxamine）经脱*N*-烷基后生成甲氧明（methoxamine），会引起血压升高，临床上用于升高血压。

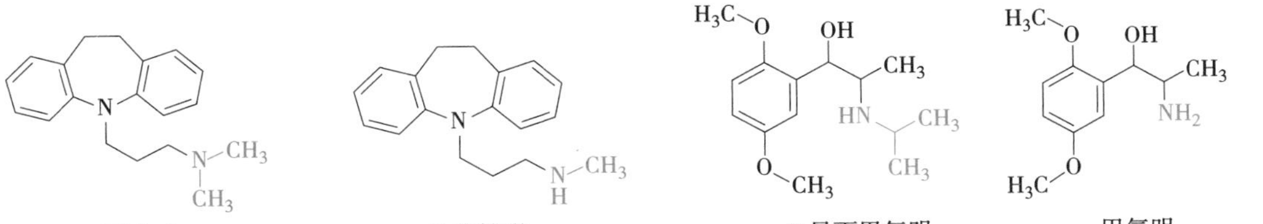

丙米嗪 imipramine　地昔帕明 desipramine　*N*-异丙甲氧明 *N*-isopropylmethoxamine　甲氧明 methoxamine

取代的酰胺和芳香胺也会发生类似的脱*N*-烷基化反应。

2. *N*-氧化反应（*N*-oxidation）　一般来说，胺类药物在体内经氧化代谢生成稳定的*N*-氧化物，主要是叔胺和含氮芳杂环，而伯胺和仲胺类药物的这种代谢通常比较少。伯胺和仲胺结构中如果无α-氢原子，则氧化代谢生成羟基胺、亚硝基或硝基化合物。酰胺类化合物的氧化代谢也与之相似，见图3-5。

参与*N*-氧化的酶类有黄素单加氧酶、CYP450酶系及单胺氧化酶（MAO）。胺类的*N*-氧化反应是可逆反应，在CYP450酶系和其他还原酶的作用下，氧化生成的*N*-氧化物又能脱氧还原成胺。

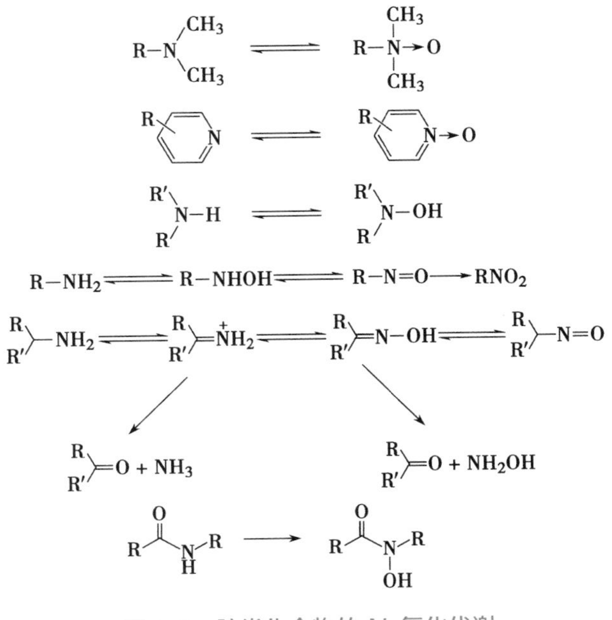

$$R-N(CH_3)_2 \rightleftharpoons R-N(CH_3)_2\rightarrow O$$

$$R'R''N-H \rightleftharpoons R'R''N-OH$$

$$R-NH_2 \rightleftharpoons R-NHOH \rightleftharpoons R-N=O \longrightarrow RNO_2$$

图3-5　胺类化合物的*N*-氧化代谢

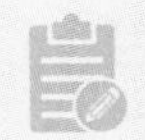

叔胺经 *N*- 氧化后生成化学性质较稳定的 *N*- 氧化物，而不再进一步发生氧化反应，如抗高血压药胍乙啶（guanethidine），在环上的叔胺氮原子氧化生成 *N*- 氧化物。

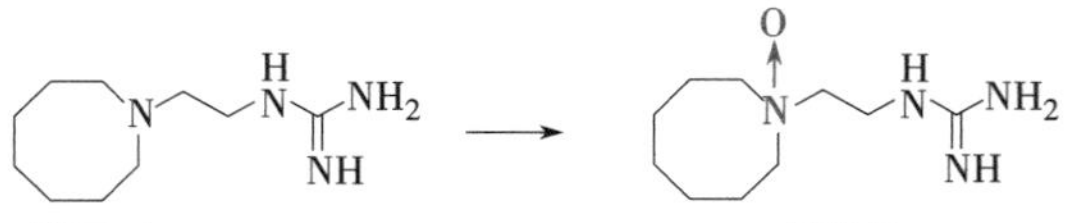

O
H N NH$_2$ → H N NH$_2$
N NH N NH

胍乙啶 guanethidine　　*N*-氧化物

芳香伯胺由于无 α- 氢原子的存在，可以氧化生成 *N*- 羟基胺。如抗麻风病药氨苯砜（dapsone）的氧化。

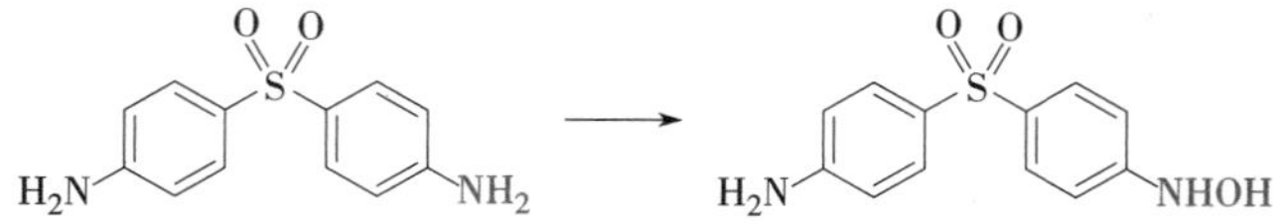

O O　O O
S → S
H_2N NH$_2$　H_2N NHOH

氨苯砜 dapsone

芳香伯胺和仲胺在 *N*- 氧化后，形成的 *N*- 羟基胺会在体内第Ⅱ相生物转化反应中结合生成乙酸酯或硫酸酯。由于乙酸酯基和硫酸酯基（如图中 OX^-）是比较好的离去基团，因此，形成的酯易和生物大分子如蛋白质、DNA 及 RNA（如图中 YH）反应生成烷基化的共价键，产生毒副作用。

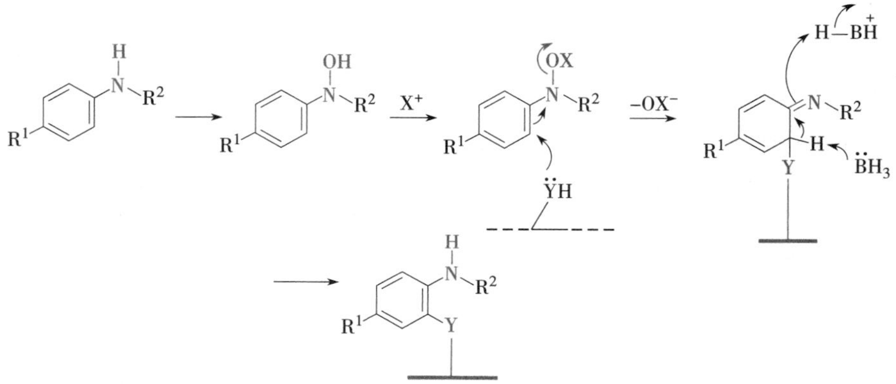

H　OH　OX　H—BH$^+$
N R^2 → N R^2 $\xrightarrow{X^+}$ N R^2 $\xrightarrow{-OX^-}$ N R^2
R^1　R^1　R^1　R^1 Y H $\ddot{B}H_3$
$\ddot{Y}H$

→ H N R^2
R^1 Y

酰胺类药物也会经历 *N*- 氧化代谢。但只有伯酰胺和仲酰胺才有这样的反应，得到的是 *N*- 羟基化合物；而叔酰胺则不能发生 *N*- 氧化反应。芳香胺形成的酰胺也能生成羟胺中间体并被活化，然后和生物大分子反应，产生细胞毒性和致癌毒性。

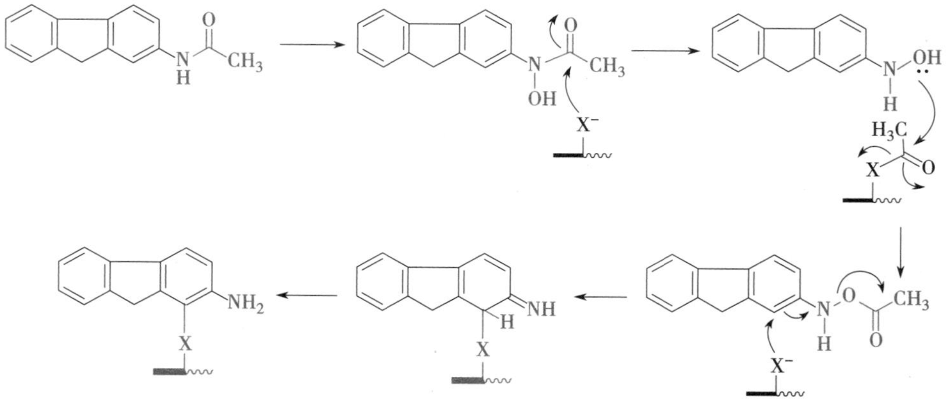

O　O
N CH$_3$ → N CH$_3$ → N OH
H　OH X$^-$　H
H_3C
X O

NH$_2$ ← NH ← N O CH$_3$
X　H X　X$^-$ H O

（四）含氧化合物的氧化

含氧化合物的氧化代谢以醚类药物为主，醚类药物最常见的代谢反应是 *O*- 脱烷基化反应。其 *O*- 脱烷基化反应的机制和 *N*- 脱烷基化的机制一样，首先在氧原子的 α- 碳原子上进行氧化羟基化反

应，然后 C—O 键断裂，脱烃基生成羟基化合物（醇或酚），以及羰基化合物。

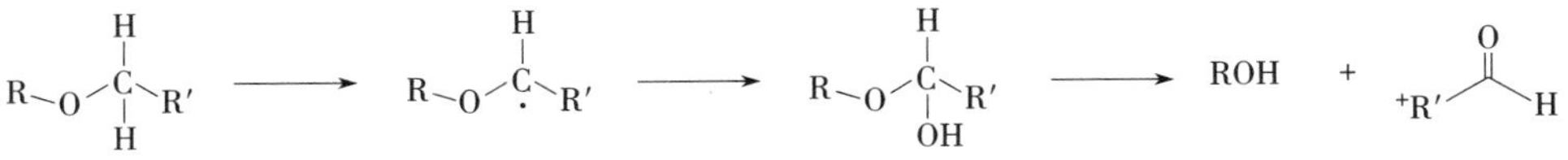

药物分子中醚的基团大部分是芳香醚，如可待因、维拉帕米、非那西汀等。例如镇咳药可待因（codeine）经氧化代谢 *O*- 脱甲基后生成吗啡，非甾体抗炎药吲哚美辛（indomethacin）经氧化代谢后生成 *O*- 脱甲基化合物。

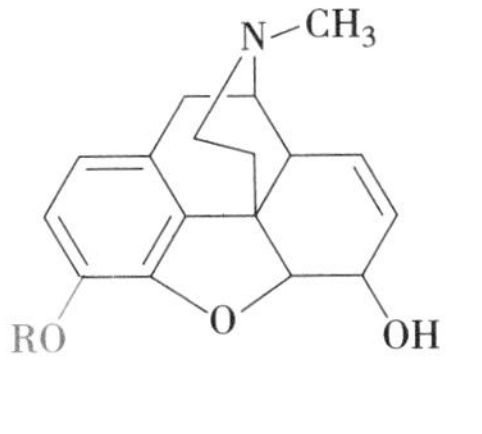

可待因 codeine R=CH_3
吗 啡 morphine R=H

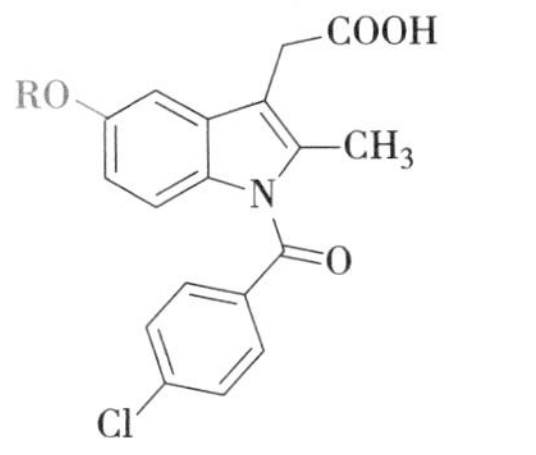

吲哚美辛 indomethacin R=CH_3
O-脱甲基化合物 R=H

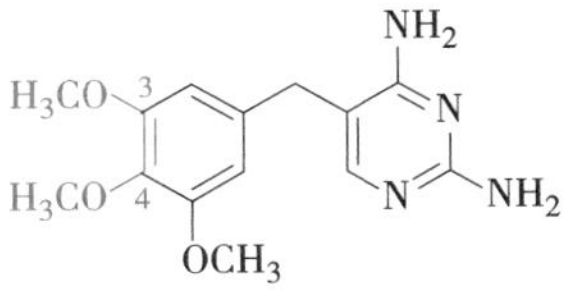

甲氧苄啶 trimethoprim

有些药物分子中含有一个以上醚基，在这种情况下，通常只有一个醚基发生 *O*- 脱烷基化反应，有时是选择性的脱一个甲氧基，或优先脱除某一个甲氧基。代谢的结果和立体效应、电子效应及环上的取代基有关。如甲氧苄啶（trimethoprim）结构中有三个甲氧基，在体内代谢时较多地生成 3-*O*- 脱甲基化代谢产物，也会产生少量的 4-*O*- 脱甲基化代谢产物。

次甲二氧苯醚类化合物（3-8）经代谢后 *O*- 脱烷基化得二酚化合物（3-9）。

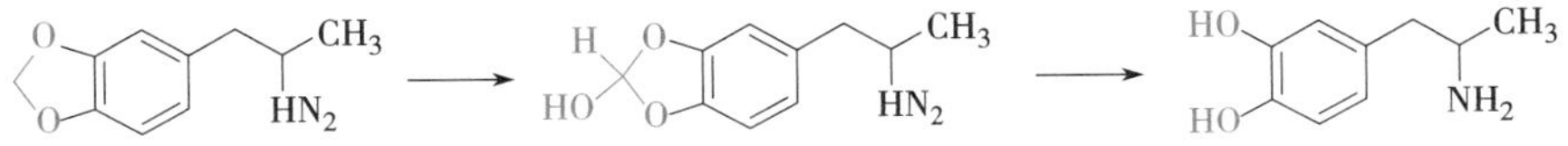

（3-8）　（3-9）

（五）含硫化合物的氧化

含硫原子的药物，主要经历三种氧化代谢反应：*S*- 脱烷基、氧化脱硫和 *S*- 的氧化。

1. *S*- 脱烷基（*S*-dealkylation） 芳香或脂肪族的硫醚通常在 CYP450 酶系的作用下，经氧化 *S*- 脱烷基生成巯基。如抗肿瘤活性的药物 6- 甲巯嘌呤（6-methylmercaptopurine）经氧化代谢脱 6- 甲基得巯嘌呤（mercaptopurine）。

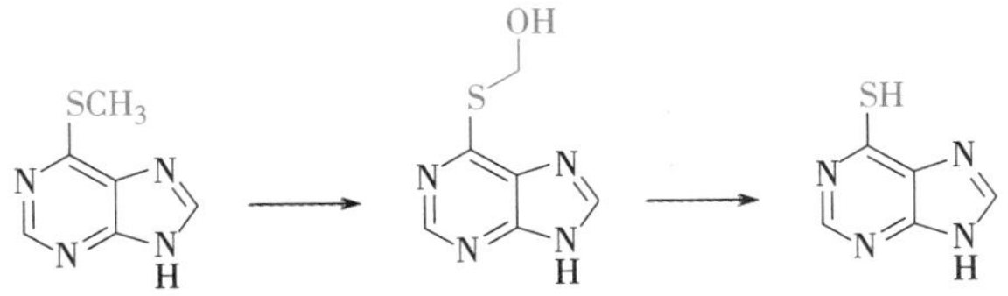

6-甲巯嘌呤 6-methylmercaptopurine　巯嘌呤 mercaptopurine

2. 氧化脱硫（Oxidative desulfurization） 氧化脱硫反应主要是指对碳 - 硫双键（C=S）和磷 - 硫双键（P=S）的化合物经氧化代谢后生成碳 - 氧双键（C=O）和磷 - 氧双键（P=O）。

硫羰基化合物是单加氧酶的作用底物，经单加氧酶氧化后生成 *S*- 单氧化物，进而转化为 *S*- 双氧化物。这些 *S*- 氧化物不稳定，较活泼，很容易脱硫生成羰基化合物，通常见于硫代酰胺和硫脲的代谢。如硫喷妥（thiopental）经氧化脱硫生成戊巴比妥（pentobarbital）。含磷 - 硫双键的药物的氧化脱硫原理和含碳 - 硫双键的药物一样。

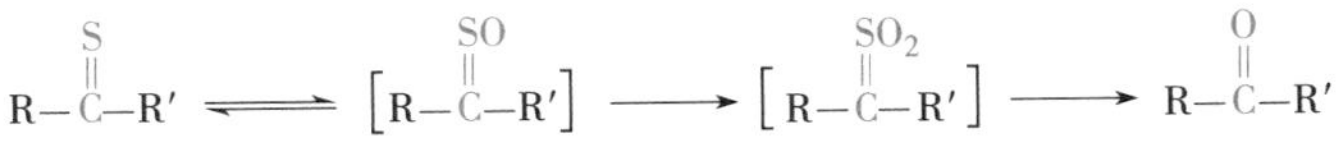

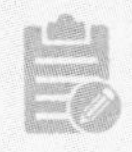

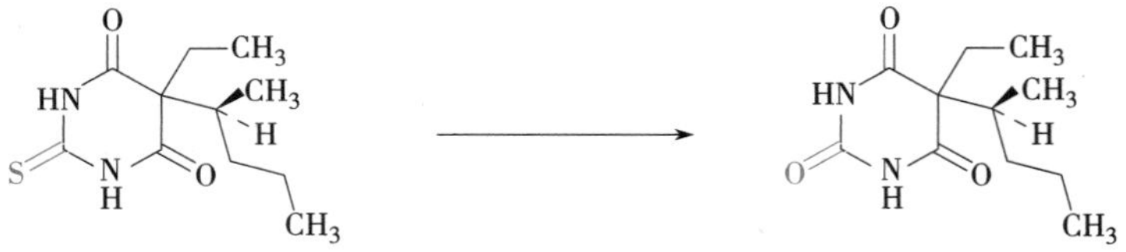

硫喷妥 thiopental　　戊巴比妥 pentobarbital

3. *S*-氧化反应（*S*-oxidation）　硫醚类药物除发生氧化 *S*-脱烷基代谢外，还会在黄素单加氧酶或 CYP450 酶的作用下，氧化生成亚砜，亚砜还会被进一步氧化生成砜。

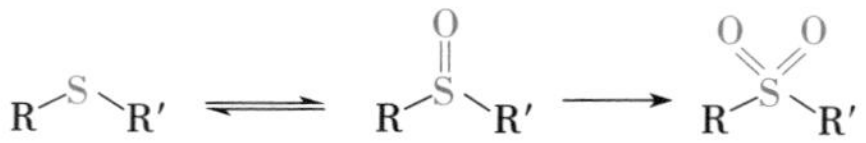

如抗精神失常药硫利达嗪（thioridazine），经氧化代谢后生成亚砜化合物美索达嗪（mesoridazine），其抗精神失常活性比硫利达嗪高一倍。

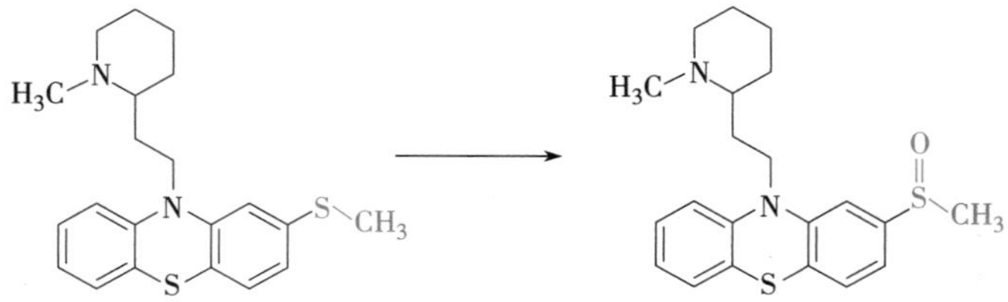

硫利达嗪 thioridazine　　美索达嗪 mesoridazine

其他如驱虫药阿苯达唑（albendazole）经氧化代谢，生成亚砜化合物，其生物活性均比氧化代谢前提高。

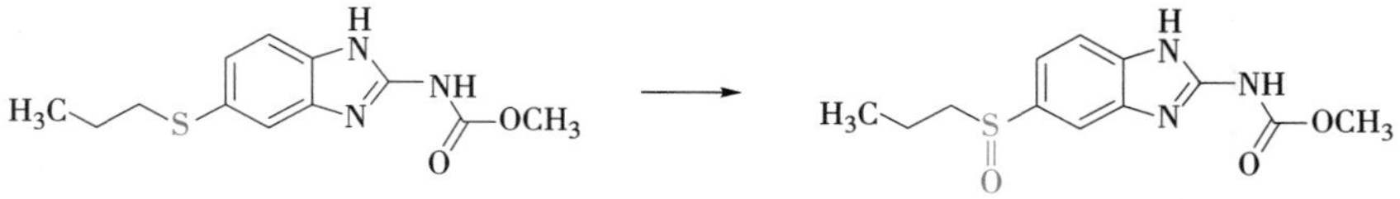

阿苯达唑 albendazole　　亚砜化合物

亚砜药物免疫抑制剂奥昔舒仑（oxisuran）经代谢生成相应的砜化合物。

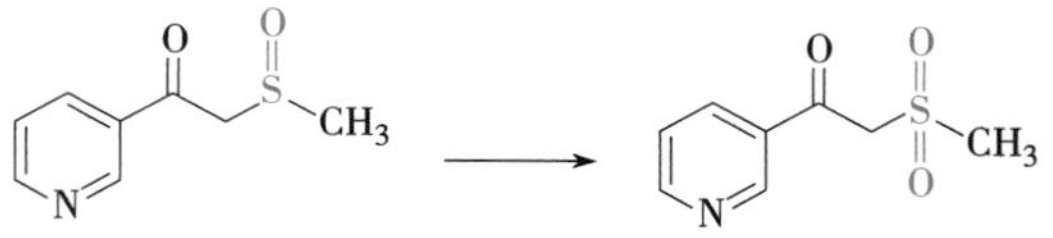

奥昔舒仑 oxisuran　　砜化合物

（六）醇和醛的氧化

含醇羟基的药物在体内醇脱氢酶的催化下，脱氢氧化得到相应的羰基化合物。大部分伯醇在体内很容易被氧化生成醛，但醛不稳定，在体内醛脱氢酶等酶的催化下进一步氧化生成羧酸；仲醇中的一部分可被氧化生成酮，也有不少仲醇不经氧化而和叔醇一样经结合反应直接排出体外。

乙醇的氧化是其体内代谢的主要途径。乙醇在体内经氧化生成乙醛和乙酸，乙酸是乙醇体内代谢的最终产物，并以此形式排出体外。但体内代谢生成的乙醛大量积聚时，会和体内蛋白质等生物大分子反应生成加成物，而减弱酶及蛋白质的功能，引起细胞毒性；此外，还会引起肝脏毒性及细胞膜的脂质过氧化。

大量接触甲醇，其会通过皮肤及呼吸道进入体内。甲醇的代谢速度比乙醇慢，使其在体内滞留时间较长。甲醇进入体内后，被代谢生成甲酸，几乎检测不到血中甲醛的存在。甲酸大量聚集，因肝脏内的酶系统难以使其很快分解成二氧化碳，而导致酸中毒及视神经损伤，使眼睛失明。

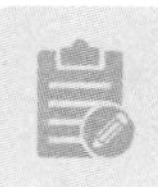

催化伯醇氧化生成醛的醇脱氢酶（alcohol dehydrogenase，ADH）是双功能酶，既能催化伯醇氧

化生成醛，也会催化醛还原生成醇。该反应的平衡和 pH 有关，较高 pH（约 pH 10）有利于醇的氧化；较低 pH（pH 约为 7）有利于醛的还原。生理 pH 应有利于醛的还原。但是，由醛氧化生成羧酸是一个降低能量的过程，因此，在体内的醛几乎全部氧化生成羧酸，仅有很少一部分醛被还原生成醇。

$$R\text{-}CH_2OH + NAD^+ \xrightleftharpoons{ADH} R\text{-}CHO + NADH + H^+$$

二、还原反应（Reductions）

氧化反应是药物代谢的主要途径，但还原反应在药物代谢中也起着非常重要的作用。尤其是含羰基、硝基、偶氮基的药物，经代谢生成相应的羟基和氨基化合物。由于这些代谢物的极性增加，有助于第Ⅱ相的结合反应进行，而排出体外。

（一）羰基的还原

在“醇的氧化”中提及，在体内很少观察到氧化产物醛。酮羰基是药物结构中常见的基团，通常在体内经酮还原酶的作用，生成仲醇。脂肪族和芳香族不对称酮羰基在酶的催化下，立体专一性还原生成一个手性羟基，主要是 *S*- 构型，即使有其他手性中心存在亦是如此，如降血糖药醋酸己脲（acetohexamide）经代谢后以生成 *S*-（－）- 代谢物为主；镇痛药美沙酮（methadone）的 6 位为 *S* 构型，3 位酮羰基经代谢后生成 3*S*,6*S*- α -（－）- 美沙醇。

醋酸己脲 acetohexamide　→　*S*-（－）-代谢物

美沙酮 methadone　→　3*S*,6*S*- α -（－）- 美沙醇

α，β- 不饱和酮在体内代谢还原后得到饱和醇，即发生碳 - 碳双键的还原和羰基还原。如避孕药炔诺酮（norethindrone）和炔诺孕酮（norgestrel），在妇女体内经代谢还原后分别生成 5β-*H*-3β,17β- 二醇（3-10a）和 5β-*H*-3α,17β- 二醇（3-10b）。Δ^4- 双键还原得到 5β- 构型，而 3- 酮羰基分别得到 3β 和 3α 羟基的异构体。

炔诺酮　norethindrone　R=CH_3，
炔诺孕酮　norgestrel　R=C_2H_5，

（3-10a）R_1=CH_3，R_2=OH，R_3=H
（3-10b）R_1=C_2H_5，R_2=H，R_3=OH

（二）硝基的还原

芳香族硝基在代谢还原过程中，在 CYP450 酶系消化道细菌硝基还原酶等酶的催化下，还原生成芳香氨基。还原是一个多步骤过程，其间经历亚硝基、羟基胺等中间步骤。其硝基还原成亚硝基是厌氧过程，氧气的存在会抑制还原反应。

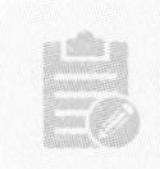

$$R{-}NO_2 \underset{O_2^{\cdot-} \leftarrow O_2}{\overset{e^-}{\rightleftharpoons}} R{-}NO_2^{\cdot-} \xrightarrow[2H^+]{2e^-} R{-}NO \longrightarrow \left[R{-}\overset{H}{\underset{}{N}}{-}\dot{O} \right] \xrightarrow[H^+]{e} R{-}NHOH \longrightarrow RNH_2$$

硝基还原得到的羟基胺毒性大，可致癌和产生细胞毒性。如硝基苯长期使用会引起正铁血红蛋白症，就是由还原得到的 *N*- 羟基苯胺所致。

NO_2 → NHOH

N-羟基苯胺

抗惊厥药氯硝西泮（clonazepam）经还原后生成相应的胺（3-11）。在某些情况中，硝基的还原代谢无法被观察到，因为生成的还原产物不稳定极易被氧化为原来的硝基化合物。如抗血吸虫病药尼立达唑（niridazole）经还原生成羟胺化合物（3-12），但（3-12）在空气中极易氧化成为尼立达唑。

氯硝西泮 clonazepam $R=NO_2$
（3-11） $R=NH_2$

尼立达唑 niridazole $R=NO_2$
（3-12） $R=NHOH$

（三）偶氮基的还原

偶氮基的还原在很多方面和硝基还原相似，该反应也是在 CYP450 酶系、NADPH-CYP450 还原酶及消化道某些细菌的还原酶的催化下进行的。氧的存在通常也会抑制还原反应的进行。还原过程中，偶氮键先还原生成氢化偶氮键，最后断裂形成两个氨基。

$$Ar{-}N{=}N{-}Ar' \underset{O_2^{\cdot-} \leftarrow O_2}{\overset{e^-}{\rightleftharpoons}} Ar{-}\dot{N}{-}\bar{N}{-}Ar'\cdot \xrightarrow[2H^+]{e^-} ArNH{-}NHAr' \xrightarrow[2H^+]{2e^-} ArNH_2 + Ar'NH_2$$

例如，抗溃疡性结肠炎药物柳氮磺吡啶（sulfasalazine）在肠中被肠道细菌还原生成磺胺吡啶（sulfapyridine）和 5- 氨基水杨酸（5-aminosalicylic）。后两者均有抗菌作用。

柳氮磺吡啶 sulfasalazine → 磺胺吡啶 sulfapyridine + 5-氨基水杨酸 5-aminosalicylic

三、脱卤素反应（Dehalogenation）

在日常生活中，许多药物和化学工业品是含卤素的烃类，如全身麻醉药、增塑剂、杀虫剂、除害剂、阻燃剂及化学溶剂等，这些卤代烃在体内经历了各种不同的生物代谢过程。在体内一部分卤代烃和谷胱甘肽或硫醚氨酸形成结合物排出体外，其余的在体内经氧化脱卤素反应和还原脱卤素反应进行代谢。在代谢过程中，卤代烃生成一些活性的中间体，会和一些组织蛋白质分子反应，产生毒性。

氧化脱卤素反应是许多卤代烃常见的代谢途径。CYP450 酶系催化氧化卤代烃生成过渡态的偕卤醇，然后，再消除卤氢酸得到羰基化合物（醛、酮、酰卤和羰酰卤化物）。这一反应需被代谢的分子中至少有一个卤素和一个 α- 氢原子。偕三卤代烃，如氯仿，比相应的偕二卤代烃及单卤代烃更容易被氧化代谢，生成活性更强的酰氯或羰酰氯中间体，或水解生成无毒的碳酸和氯离子；或和组织中蛋白质分子反应，产生毒性。抗生素氯霉素（chloramphenicol）中的二氯乙酰基侧链代谢氧化后生成酰氯（3-13），能对 CYP450 酶等中的脱辅基蛋白发生酰化。这是氯霉素产生毒性的原因之一。

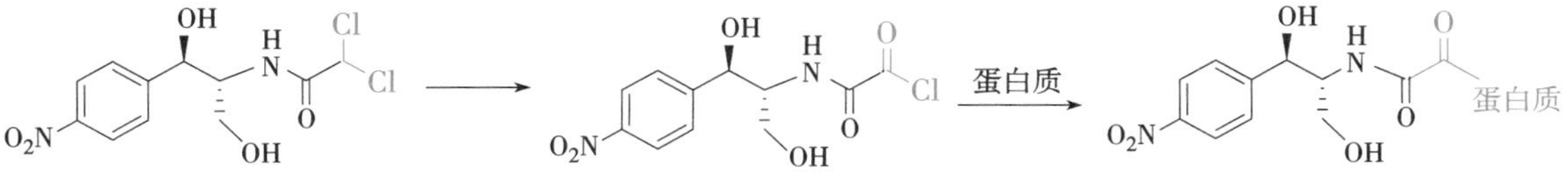

OH H N Cl Cl O O_2N OH → OH H N O Cl O O_2N OH —蛋白质→ OH H N O 蛋白质 O O_2N OH

氯霉素 chloramphenicol　　（3-13）

四、水解反应（Hydrolysis）

水解反应是具有酯和酰胺类药物在体内代谢的主要途径，如羧酸酯、硝酸酯、磺酸酯、酰胺等药物在体内代谢生成相应的酸及醇或胺，见图 3-6。

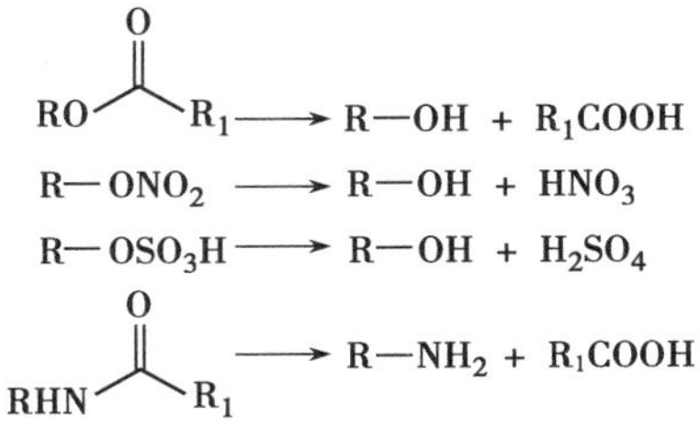

酯和酰胺的水解反应可以在酯酶和酰胺酶的催化下进行，这些酶主要分布在血液中，其次在肝脏微粒体、肾脏及其他组织中。水解反应也可以在体内酸或碱的催化下进行非酶的水解。

氯化琥珀胆碱（suxamethonium chloride）在体内被胆碱酯酶水解生成琥珀酸和氯化胆碱；阿司匹林（aspirin）可在体内所有的组织中水解生成水杨酸和乙酸。

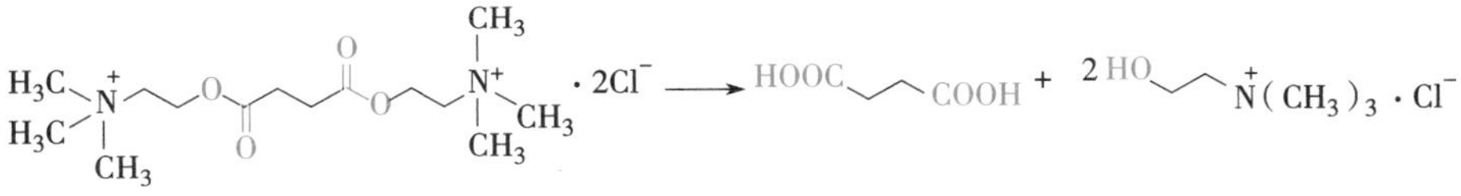

$RO-C(=O)-R_1 \longrightarrow R-OH + R_1COOH$

$R-ONO_2 \longrightarrow R-OH + HNO_3$

$R-OSO_3H \longrightarrow R-OH + H_2SO_4$

$RHN-C(=O)-R_1 \longrightarrow R-NH_2 + R_1COOH$

图 3-6　酯类和酰胺的水解反应

$(H_3C)_3N^+CH_2CH_2OOCCH_2CH_2COOCH_2CH_2N^+(CH_3)_3 \cdot 2Cl^- \longrightarrow HOOCCH_2CH_2COOH + 2\,HOCH_2CH_2N^+(CH_3)_3 \cdot Cl^-$

氯化琥珀胆碱 suxamethonium chloride

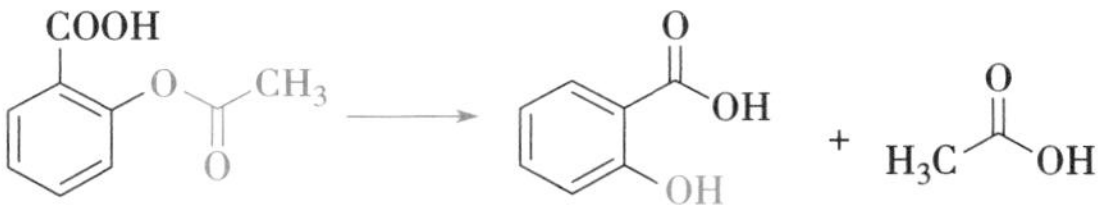

COOH O CH_3 O → O OH OH + $H_3C-C(=O)-OH$

阿司匹林 aspirin

体内酯酶水解有时具有一定选择性，有些水解脂肪羧酸酯，有些只水解芳香羧酸酯。如可卡因（cocaine）在体外用人肝脏酶催化水解时，只水解芳香羧酸酯基，不水解脂环羧酸酯基；而在体内则相反，主要水解脂环羧酸酯基。

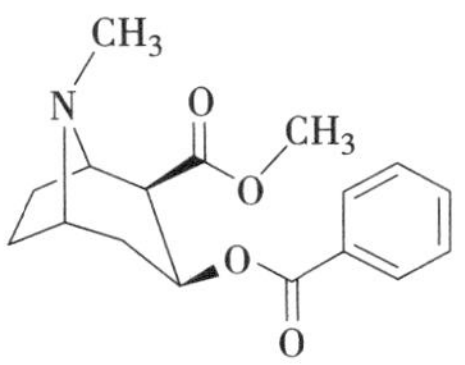

CH_3 N O CH_3 O O O　　O X N CH_3 CH_3 H_2N

可卡因 cocaine

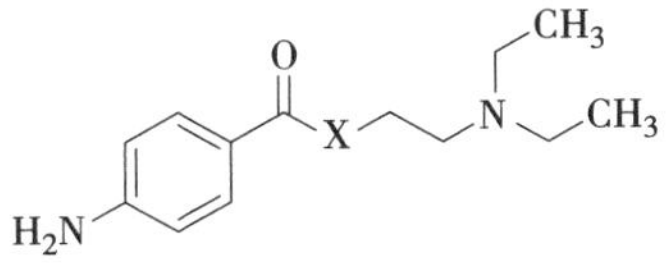

普鲁卡因胺 procainamide　X=NH
普鲁卡因 procaine　X=O

酯基的水解代谢也受到立体位阻的影响，立体位阻的存在使水解速度降低，有时，还不能发生水解。如阿托品（atropine），用于人体后，发现有 50% 的药物以未水解的原型从尿中排出。酰胺和酯相比，酰胺比酯更稳定而难以水解。抗心律失常药普鲁卡因胺（procainamide）和局部麻醉药普鲁卡因（procaine）相比较，普鲁卡因在体内很快被水解，而普鲁卡因胺水解速度较慢，约有 60% 的药物以原型从尿中排出。

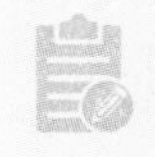

体内酯酶和酰胺酶催化的水解具有立体专一性。如局部麻醉药丙胺卡因（prilocaine），在体内只有 *R*-（-）-异构体被水解，生成邻甲苯胺，而邻甲苯胺在体内会转变成 *N*-氧化物，引起高铁血红蛋白症的毒副作用，这是所有含苯胺类药物共有的毒副作用。丙胺卡因的 *S*-（+）-异构体在体内不发生水解，而不产生这样的副作用。这种酶的立体专一性，还会因器官不同而具有选择性。如镇静药奥沙西泮（oxazepam）的前药（3-14），在肝脏主要水解 *R*-（-）-异构体，而在脑中正好相反，水解 *S*-（+）-异构体。

丙胺卡因 prilocaine

（3-14）

第四节 第Ⅱ相的生物转化 Phase Ⅱ Biotransformation

第Ⅱ相生物转化又称“结合反应（conjugation）”，是在酶的催化下将内源性的极性小分子如葡糖醛酸、硫酸、氨基酸、谷胱甘肽等结合到药物分子中或第Ⅰ相的药物代谢产物中。通过结合，药物去活化以及产生水溶性的代谢物，有利于从尿和胆汁中排泄。

结合反应分两步进行，首先是内源性的小分子物质被活化，变成活性形式，然后经转移酶的催化与药物或药物在第Ⅰ相的代谢产物结合，形成代谢结合物。药物或其代谢物中被结合的基团通常是羟基、氨基、羧基、杂环氮原子及巯基。对于有多个可结合基团的化合物，可进行多种不同的结合反应，如对氨基水杨酸（*p*-aminosalicylic acid）。

NH_2：乙酰化反应；*N*-葡糖醛酸苷化反应

HO：*O*-葡糖醛酸苷化反应；*O*-硫酸化反应

COOH：葡糖醛酸酯化反应；甘氨酸酰胺化反应

一、葡糖醛酸结合（Glucuronic Acid Conjugation）

和葡糖醛酸的结合反应是药物代谢中最普遍的结合反应，生成的结合产物含有可解离的羧基（pK_a 3.2）和多个羟基，无生物活性，易溶于水和排出体外。

葡糖醛酸通常是以活化型的尿苷-5-二磷酸-α-D-葡糖醛酸（uridine diphosphate glucuronic acid，UDPGA）作为辅酶存在，在转移酶的催化下，使葡糖醛酸和药物或代谢物结合。在 UDPGA 中葡糖醛酸以 α-糖苷键与尿苷二磷酸相连，而形成葡糖醛酸结合物后，则以 β-糖苷键结合。结合反应是亲核取代反应。

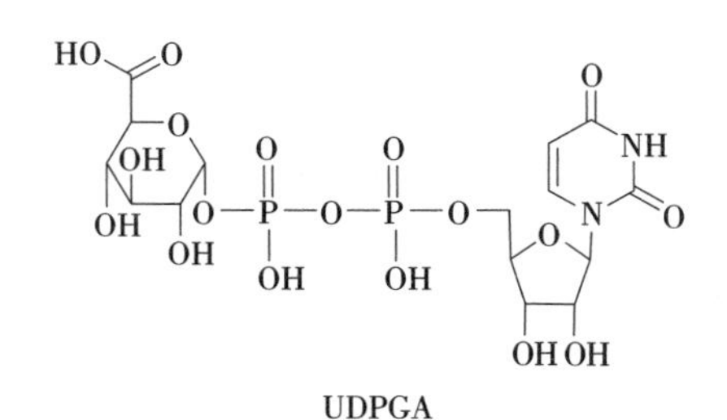

UDPGA

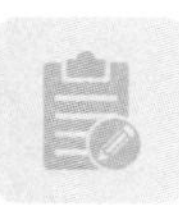

葡糖醛酸的结合反应共有四种类型：*O*—，*N*—，*S*—和 *C*—的葡糖醛酸苷化。例如：

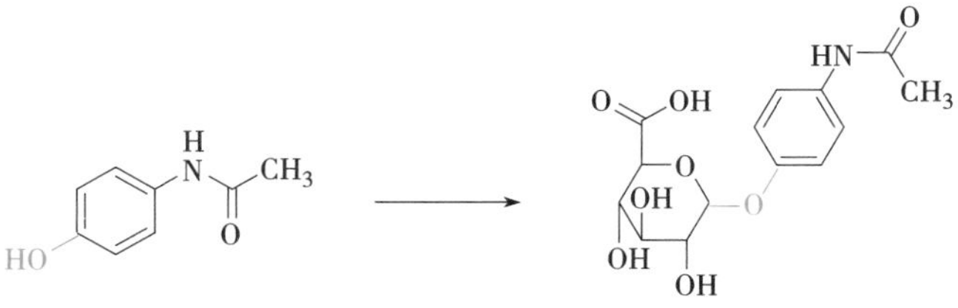

对乙酰氨基酚 paracetamol

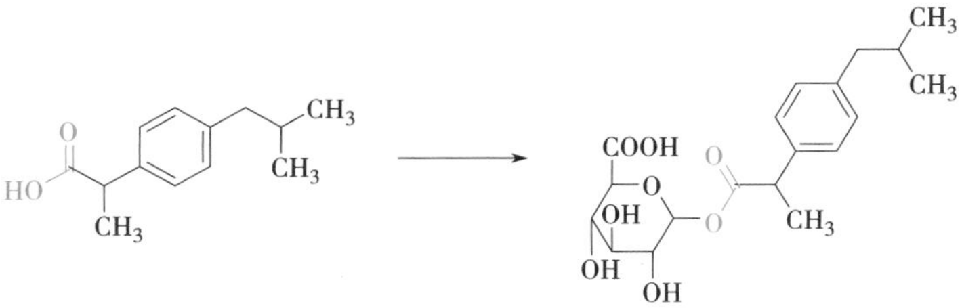

布洛芬 ibuprofen

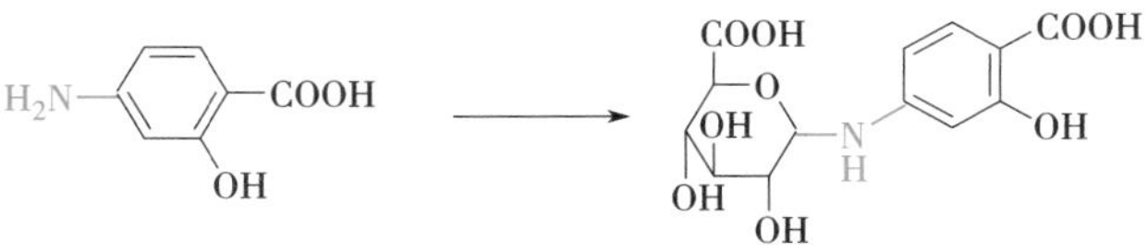

对氨基水杨酸 4-amino salicylic acid

O- 葡糖醛酸苷化反应和 *O*- 硫酸酯反应通常是竞争性反应，前者在高剂量下发生，后者在较低剂量下发生，其原因是糖苷化反应具有低亲和力和高反应容量，而硫酸酯化是高亲和力和低反应容量。

药物中存在多个可结合羟基时，可得到不同的结合物，其活性亦不一样。如吗啡（morphine）有 3- 酚羟基和 6- 仲醇羟基，分别和葡糖醛酸反应，生成的 3-*O*- 糖苷物是弱的阿片样拮抗剂；生成 6-*O*- 糖苷物则是较强的阿片样激动剂。

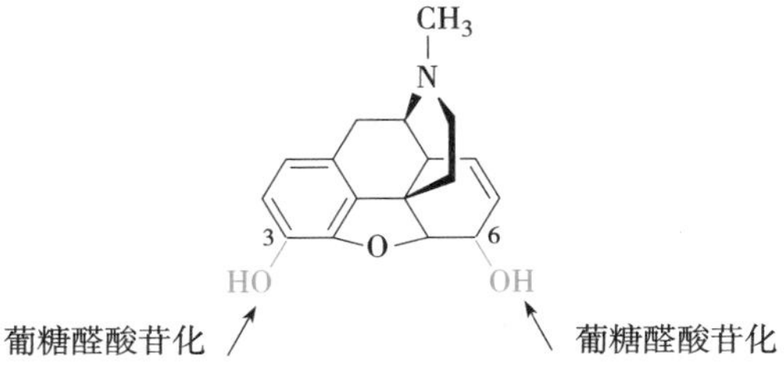

葡糖醛酸苷化 葡糖醛酸苷化

吗啡 morphine

新生儿体内肝脏 UDPG 转移酶活性尚未健全，因此，会引起代谢上的问题，导致药物在体内聚集产生毒性。如新生儿在使用氯霉素时，由于不能使氯霉素和葡糖醛酸形成结合物而排出体外，药物在体内聚集，引起灰婴综合征。

参与 *N*- 葡糖醛酸苷化反应的胺，有芳香胺、脂肪胺、酰胺和磺酰胺。芳香胺的反应性小，结合反应也比较少。脂肪胺中碱性较强的伯胺和仲胺结合能力强，较易进行。此外，对于吡啶氮及具有 1~2 个甲基的叔胺也能和葡糖醛酸进行糖苷化反应，生成极性较强的季铵化合物。磺酰胺类抗菌药物磺胺地索辛（sulfadimethoxine）经结合反应后生成水溶性较高的代谢物，不会出现在肾脏中结晶的危险。

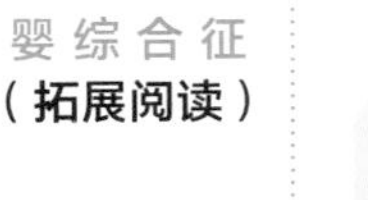
氯霉素与灰婴综合征（拓展阅读）

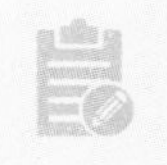

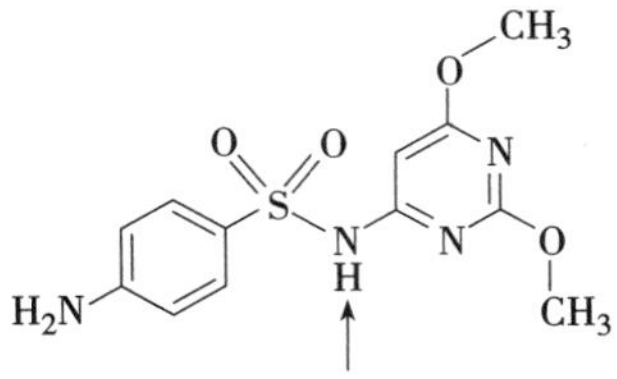

磺胺地索辛 sulfadimethoxine 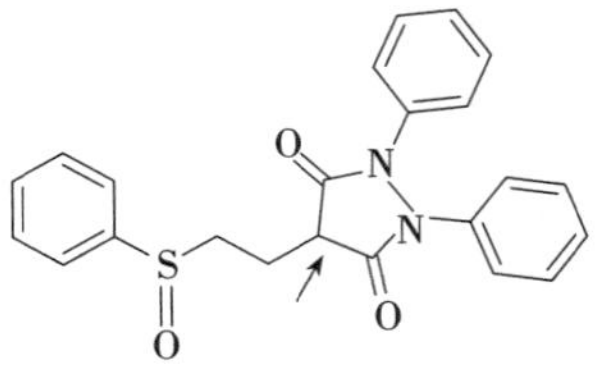　　磺吡酮 sulfinpyrazone

C- 葡糖醛酸苷化反应通常是在含有 1,3- 二羰基结构的活性碳原子上，如保泰松及抗痛风药磺吡酮（sulfinpyrazone）。

二、硫酸酯化结合（Sulfate Conjugation）

药物及代谢物可通过硫酸酯结合反应而代谢，但不如葡糖醛酸苷化结合那样普遍。硫酸酯化后产物水溶性增加，毒性降低，易排出体外。

硫酸酯化结合过程是在磺基转移酶（sulfotransferase）的催化下，由体内活化型的硫酸化剂 3′- 磷酸腺苷 -5′- 磷酰硫酸（PAPS）提供活性硫酸基，使底物形成硫酸酯。

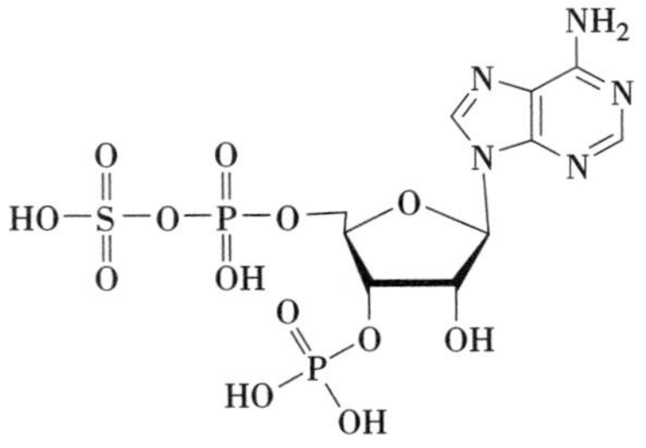

PAPS

参与硫酸酯化结合过程的基团主要有羟基、氨基和羟氨基。

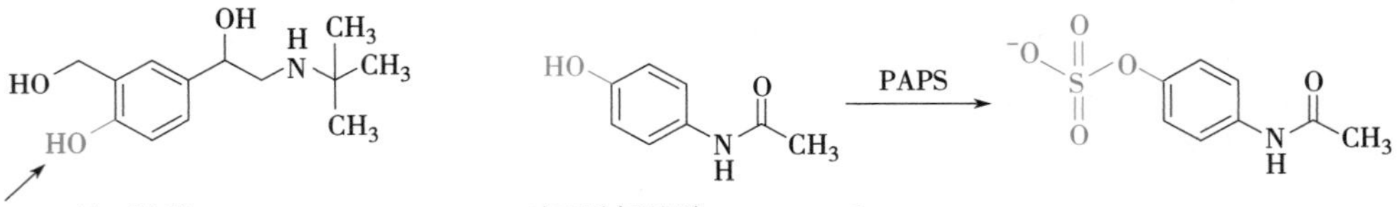

沙丁胺醇 salbutamol　　对乙酰氨基酚 paracetamol

在硫酸酯化结合反应中，只有酚羟基化合物和胺类化合物能生成稳定的硫酸化结合产物。醇和羟胺化合物形成硫酸酯后，硫酸酯是一个很好的离去基团，会使结合物生成正电中心具有亲电能力，而显著增加药物的毒性。

酚羟基在形成硫酸酯化结合反应时，具有较高的亲和力，反应较为迅速。如支气管扩张药沙丁胺醇（salbutamol），结构中有三个羟基，其中只有酚羟基形成硫酸酯化结合物，而脂肪醇羟基硫酸酯化结合反应较低，且形成的硫酸酯易水解成为起始物。

酚羟基的硫酸酯化结合反应和葡糖醛酸苷化反应是竞争性反应。但新生儿和 3~9 岁的儿童，由于体内葡糖醛酸苷化机制尚未健全，对酚羟基药物代谢多以通过硫酸酯结合代谢途径，而对成人则主要进行酚羟基的葡糖醛酸苷化结合代谢。如解热镇痛药对乙酰氨基酚（paracetamol）即是如此。

羟基胺及羟基酰胺是磺基转移酶的良好底物，在形成磺酸酯后，由于 N—O 键非均一性，极易分解断裂生成氮正离子，具有较高的亲电性，因此在体内引起肝脏毒性和致癌性。如解热镇痛药非那西汀（phenacetin），在体内会引起肝、肾毒性，现已很少使用。

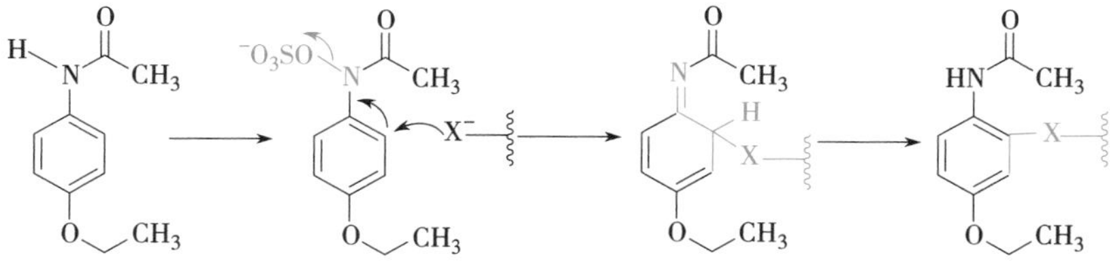

非那西汀 phenacetin

三、氨基酸结合（Amino Acid Conjugation）

与氨基酸的结合反应是许多本身或代谢物含羧酸类药物在体内的主要结合反应。参与结合反应的羧酸有芳香羧酸、芳乙酸、杂环羧酸。参加反应的氨基酸，主要是生物体内的内源性氨基酸或是从食物中可以得到的氨基酸，其中以甘氨酸的结合反应最为常见。

结合反应是在辅酶 A 的作用下进行的，首先羧酸和辅酶 A 上的巯基（CoASH）形成酰化物（3-15），该酰化物再在氨基酸 *N*- 酰化转移酶的催化下，将酰基转移到氨基酸的氨基上，形成 *N*- 酰化氨基酸结合物（3-16）。

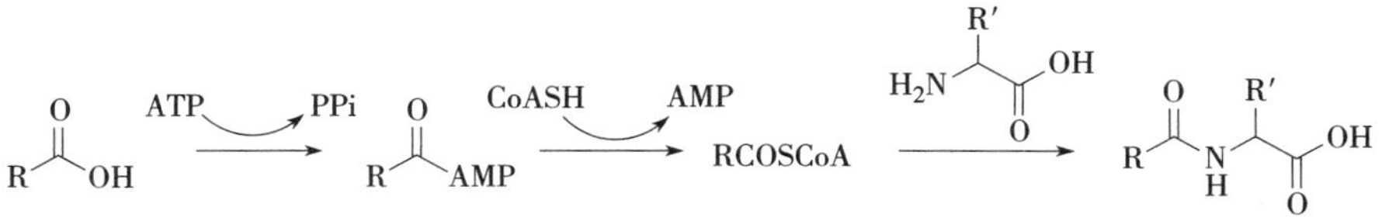

（3-15）　（3-16）

例如抗组胺药溴苯那敏（brompheniramine）经生物转化的第Ⅰ相反应代谢后形成羧酸化合物（3-17），然后和甘氨酸反应，形成甘氨酸的结合物（3-18）。

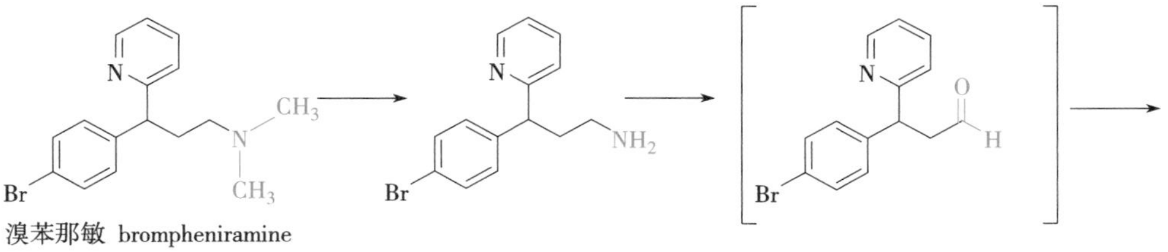

溴苯那敏 brompheniramine

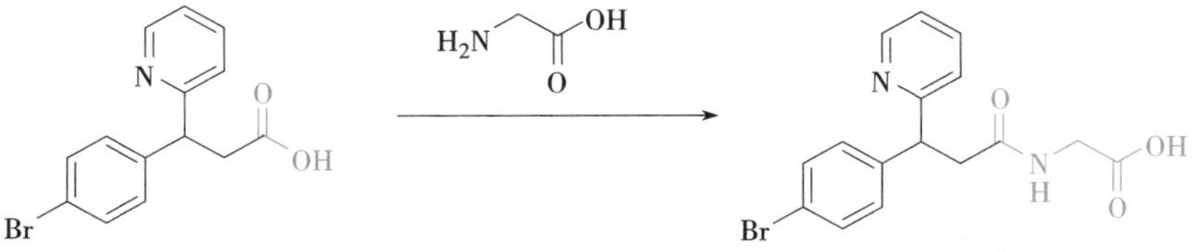

（3-17）　（3-18）

苯甲酸类药物在体内主要发生与氨基酸的结合反应。如苯甲酸和水杨酸在体内参与结合反应后生成马尿酸（3-19）和水杨酰甘氨酸（3-20）。其他羧酸反应性较差一些。

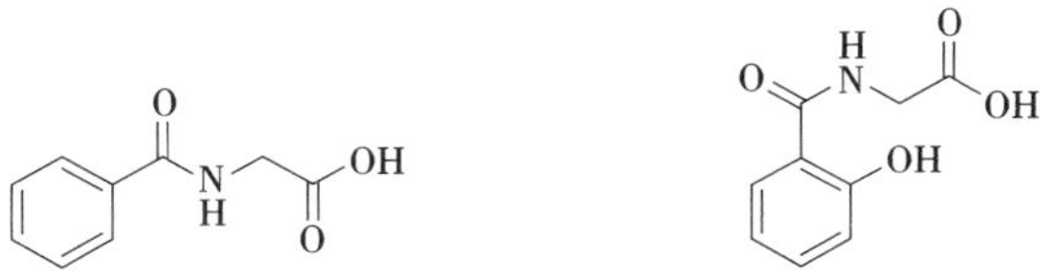

（3-19）　（3-20）

在有些情况下，羧酸和辅酶 A 形成酰化物后，才具有药理活性或成为药物发挥活性的形式。也有的直接参与体内的某些转化反应。如芳基丙酸类非甾体抗炎药布洛芬（ibuprofen），其 *S*-（+）- 异构体有效，*R*-（−）- 异构体无活性。在体内，辅酶 A 立体选择性地和 *R*-（−）- 异构体结合形成酰化辅

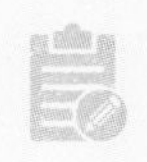

酶 A，不和 *S*-（+）- 异构体结合。形成的酰化辅酶 A 在体内酶的催化下发生差向异构化，生成 *R*- 酰化物和 *S*- 酰化物。*S*- 酰化物很快水解得到 *S*-（+）- 布洛芬。通过这种方式手性药物实现了在体内异构体的转化。故在临床上布洛芬可以使用消旋体。

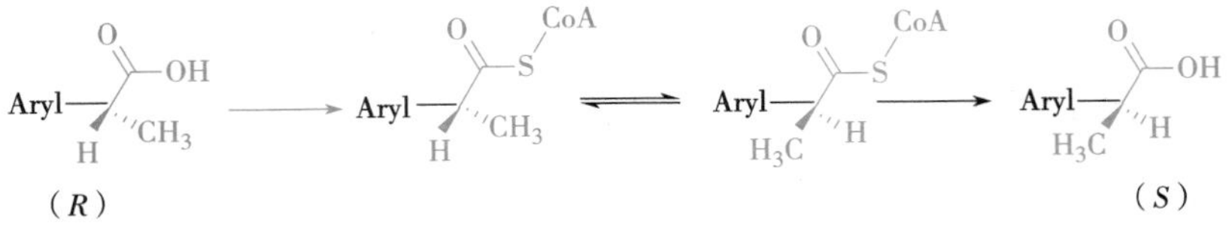

（*R*）　　（*S*）

布洛芬 ibuprofen

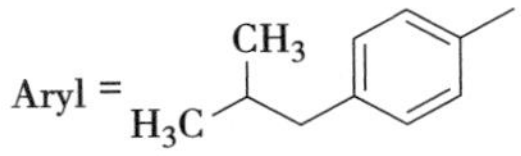

四、谷胱甘肽结合（Glutathione Conjugation）

谷胱甘肽（glutathione，GSH）是含有硫醇基团的三肽化合物。谷胱甘肽的结合反应，可用于含硝基、卤素的芳烃代谢结合，环氧化合物、甾烃、卤烯烃等的结合。硫醇基（SH）具有较好亲核作用，在体内起到清除代谢产生的有害亲电性物质的作用。体内有较丰富的谷胱甘肽（GSH），一般认为这种结合代谢具有重要的解毒作用。此外，谷胱甘肽还有氧化还原性质，对药物及代谢物的转变起到重要的作用。

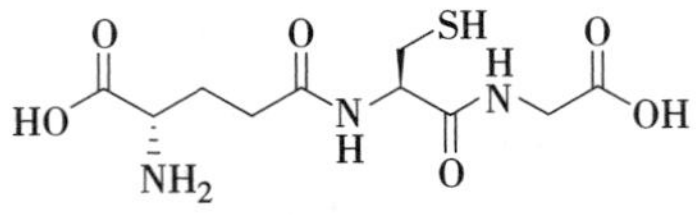

谷胱甘肽 glutathione

谷胱甘肽的结合反应主要有亲核取代反应（S_N2）、Michael 加成反应及还原反应。

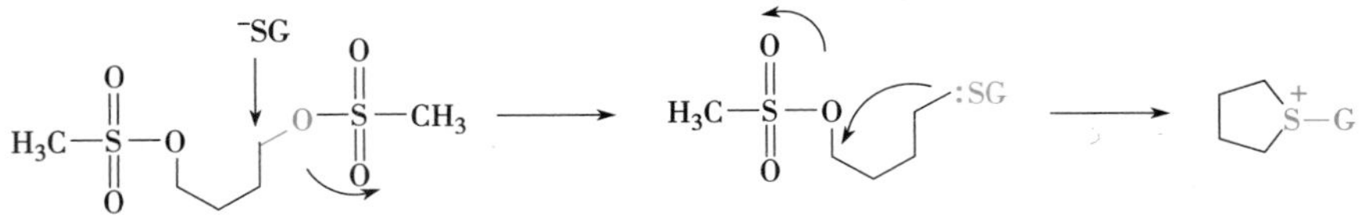

白消安 busulfan

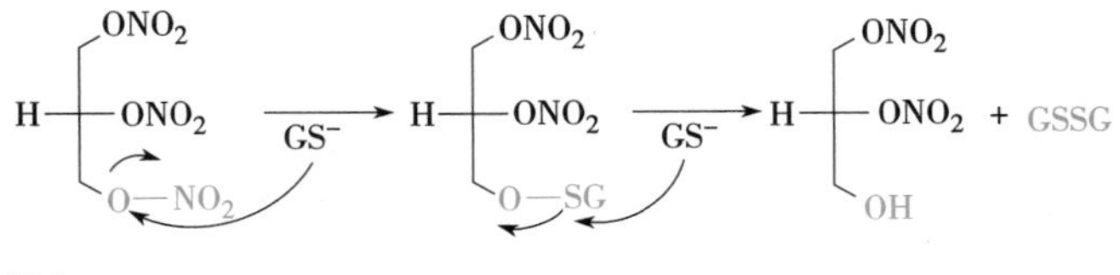

硝酸甘油 glyceryl trinitrate

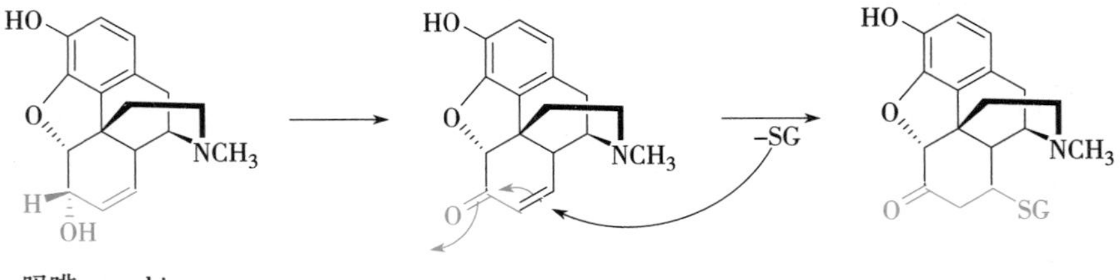

吗啡 morphine

谷胱甘肽结合物的形成不是以此作为代谢的最终形式，而通常是进行进一步的生物转化，最后谷胱甘肽结合物经降解生成巯基尿酸（mercapturic acid）衍生物（3-21）的形式被排出体外。

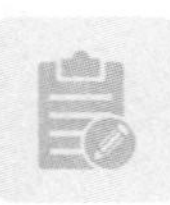

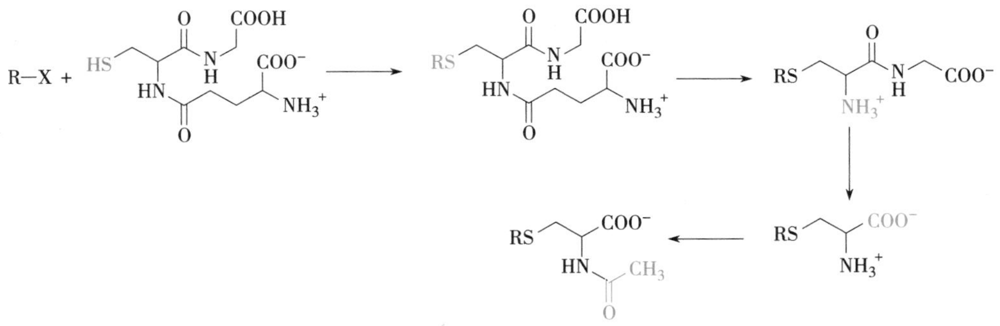

R—X + HS … O COOH N H … COO⁻ HN … NH₃⁺ O → RS … O COOH N H … COO⁻ HN … NH₃⁺ O → RS … O N H COO⁻ NH₃⁺

↓

RS … COO⁻ HN … CH₃ O ← RS … COO⁻ NH₃⁺

（3-21）

五、乙酰化结合（Acetylation）

乙酰化反应是含伯氨基（包括脂肪胺和芳香胺）、氨基酸、磺酰胺、肼、酰肼等基团药物或代谢物的一条重要的代谢途径。前面讨论的几类结合反应，都是使亲水性增加，极性增加，而乙酰化反应是将体内亲水性的氨基结合形成水溶性小的酰胺。乙酰化反应一般是体内外来物的去活化反应。

乙酰化反应是以乙酰辅酶A（acetyl CoA）作为辅酶，在酰基转移酶（acyltransferase）的催化下进行的。

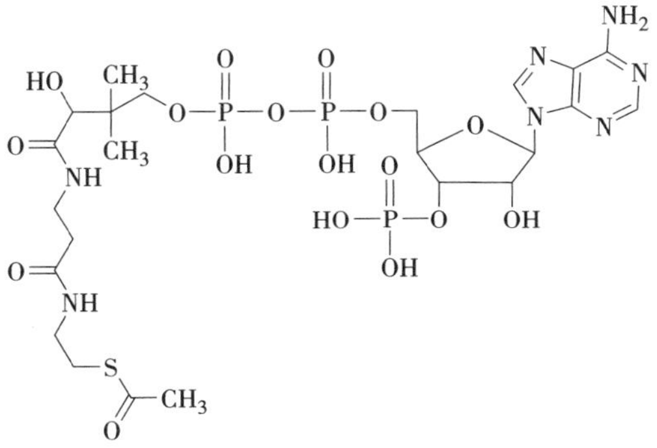

HO CH₃ O O NH₂ N N
O—P—O—P—O N N
O CH₃ OH OH O
NH O
HO—P—O OH
O OH
NH
S
CH₃
O

乙酰辅酶A　acetyl CoA

首先乙酰辅酶A对*N*-乙酰转移酶上的氨基酸残基进行乙酰化，然后再将乙酰基转移到被酰化代谢物的氨基上，形成乙酰化物。

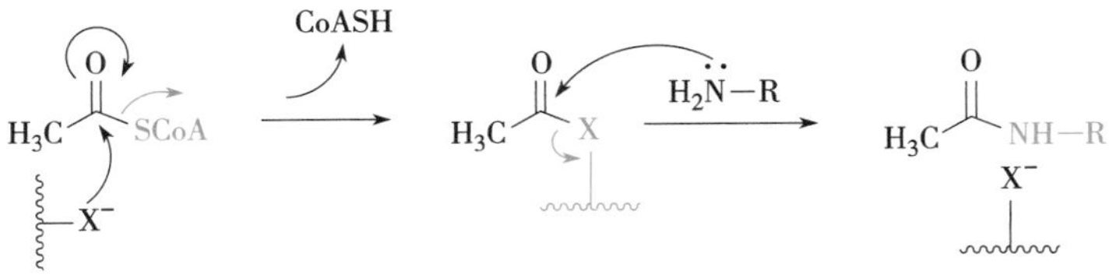

CoASH

H_3C—C(=O)—SCoA + X⁻ → H_3C—C(=O)—X + $H_2\ddot{N}$—R → H_3C—C(=O)—NH—R + X⁻

碱性较强的脂肪族伯胺和仲胺，乙酰化反应通常进行得较少，即使进行结合率也比较低。但大多数芳香伯胺由于其碱性中等极易进行乙酰化反应。

羟基化合物，也能进行乙酰化反应。*N*-羟基芳胺化合物乙酰化时主要得到*O*-乙酰化物，当然也有部分会产生*N*-乙酰化物，但由于在分子内会发生*N*,*O*-乙酰基转移反应，因此羟基芳胺的*N*-乙酰化物也会在体内转变为*O*-乙酰化物。

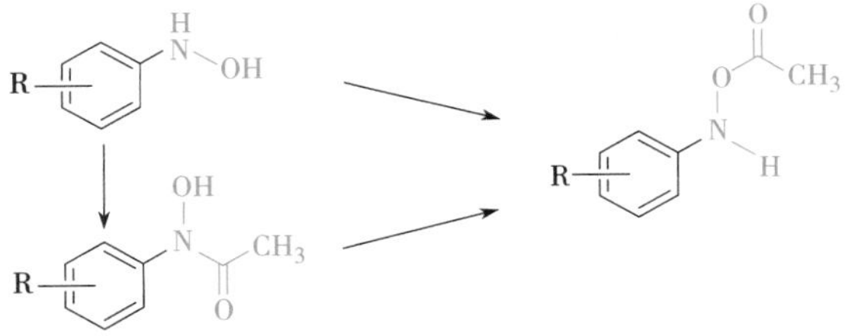

R—Ar—N(H)—OH → R—Ar—N(H)—O—C(=O)—CH₃

↓

R—Ar—N(OH)—C(=O)—CH₃ → R—Ar—N(H)—O—C(=O)—CH₃

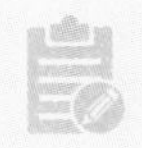

六、甲基化结合(Methylation)

甲基化反应是药物代谢中较为少见的代谢途径,但是对一些内源性物质如肾上腺素、褪黑激素等的代谢非常重要,对分解某些生物活性胺以及调节活化蛋白质、核酸等生物大分子的活性也起到非常重要的作用。

甲基转移酶简介(拓展阅读)

和乙酰化反应一样,甲基化反应也降低被结合物的极性和亲水性。只有叔胺化合物甲基化后生成季铵盐,有利于提高水溶性而排泄。甲基化反应一般不是用于体内外来物的结合排泄,而是降低这些物质的生物活性。

甲基化反应是在甲基转移酶(methyl transferase)的作用下以 *S*- 腺苷 -L- 甲硫氨酸(SAM)为辅酶进行的反应。

SAM

酚羟基的甲基化反应主要是儿茶酚结构活性物质如肾上腺素(epinephrine)、去甲肾上腺素(norepinephrine)及多巴胺(dopamine)等的代谢反应。催化儿茶酚类物质 *O*- 甲基化的酶是儿茶酚 -*O*- 甲基转移酶(catechol-*O*-methyltransferase, COMT),甲基化时具有区域选择性(仅仅发生在 3- 位的酚羟基)和化学选择性(仅对邻二酚羟基)。非邻二酚羟基结构,如单酚羟基、其他二酚羟基,一般不发生酚羟基甲基化,例如支气管扩张药特布他林(terbutaline)含有两个间位酚羟基,不发生甲基化代谢。

去甲肾上腺素 norepinephrine　　特布他林 terbutaline

胺类的 *N*- 甲基化反应在体内一般很少发生,因为生成的甲基胺很容易被氧化脱甲基。但杂环氮原子,如咪唑和组胺的吡咯氮原子,则容易发生 *N*- 甲基化反应。吡啶氮原子发生甲基化后形成季铵离子比较稳定,不易发生 *N*- 脱甲基,且极性和亲水性增加,易于代谢。

巯基化合物经甲基化后形成硫醚,进一步被氧化生成亚砜和砜而被代谢。

第五节 药物代谢在药物研究中的作用 Role of Drug Metabolism in Drug Research

人们通过对药物代谢研究的深入,揭示和认识了许多规律性的内容,能从定性、定量及动力学方面来了解药物在体内的活化、去活化、解毒及产生毒性的过程。对于药物化学家来讲,对药物代谢原理和规律的认识,可以指导新药的研究和开发。

一、设计和发现新药(Design and Discovery of New Drugs)

(一)寻找和发现新的先导化合物

通过对药物代谢产物的研究来寻找新药的例子,在药物化学的新药研究中已举不胜举。例如,磺

胺就是百浪多息的代谢产物，通过对磺胺的研究，发现了一大批磺胺类药物。研究代谢产物来设计新药至今仍是药物化学研究中的一个重要方法，从代谢产物中发现新的先导物仍是先导物的一个重要来源。

（二）先导化合物的结构修饰

在得到新的先导化合物后，利用药物代谢的知识还可以进行先导化合物的结构修饰。由于先导化合物只提供一种新作用的结构类型，往往因作用强度弱、药代性质不合理以及药物不良作用等，不能直接用于临床，需要对该先导化合物进行化学结构的改造和修饰，以得到具有良好的药效学特性、合理的药动学特性和最低的毒副作用的新药。

某些药物在体内易于代谢，并生成结合产物排出体外，导致药物的作用时间就比较短。如研究口服避孕药（3-22）时发现其6位极易被氧化生成羟基。极性基团羟基的引入通常更易生成结合物，从而被迅速消除。根据这一研究结果，在该药物（3-22）的6位引入甲基后，得到醋酸甲地孕酮（megestrol acetate），可以减少代谢，延长药物的作用时间。

（3-22）

醋酸甲地孕酮 megestrol acetate

（三）对新药研究的指导作用

在新药研究和开发的早期阶段，要尽早研究活性化合物的代谢。探索可能发生代谢的部位，推测可能发生的反应，估计可能出现的代谢物。分离和鉴别代谢过程中出现的中间体，并研究其自身的药理和毒理性质，在临床前和早期临床研究期间，通过其代谢的研究，了解和得到许多药代动力学的数据，为大规模临床研究做好准备。

手性药物不同构型的代谢差异与药物开发：从奥美拉唑到埃索美拉唑（**拓展阅读**）

通过对手性药物对映异构体在体内代谢转化的研究，了解药物的异构体立体选择性和立体专一性的代谢。

在新药研究的过程中，可以通过对活性化合物代谢产物的研究，进行先导化合物的结构优化，来设计活性更好的化合物。

二、优化药物的药动学性质（Optimization of the Pharmacokinetic Properties of Drugs）

（一）通过修饰缩短药物的作用时间

在某些药物的结构中引入一些在体内代谢过程中容易被代谢的基团，从而使原有药物在体内的作用时间缩短。这种修饰后得到的药物和原有药物相比，在治疗作用、吸收、分布等方面没有多大差异，但由于作用时间的改变，可以避免一些可能的副作用。

软药（soft drug）设计是化合物结构修饰常用的方法。软药是指一类本身有治疗效用或生物活性的化学实体，在体内起作用后，经预料的和可控制的代谢作用，转变为无活性和无毒性化合物。

如肌肉松弛药十烃溴铵（decamethonium bromide）是长效神经肌肉阻滞剂，在外科手术中作为麻醉的辅助用药。但在手术后，十烃溴铵不易被代谢，在体内滞留会引起肌肉疼痛。若将该药物结构中的两个氮正离子之间引入两个易水解的酯基，得到氯化琥珀胆碱（suxamethonium chloride）。氯化琥珀胆碱中两个氮正离子之间的距离和十烃溴铵相同，产生的肌肉松弛作用相同，但氯化琥珀胆碱在体内易被血浆中酯酶水解生成琥珀酸和胆碱，从而缩短了其作用时间，减少了副作用。这是软药设计的典型例子。

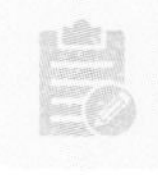

十烃溴铵　decamethonium bromide　　　　氯化琥珀胆碱　suxamethonium chloride

（二）通过修饰延长药物的作用时间

为了延长药物的作用时间，减少药物在体内被代谢后失去活性，通常通过对其结构进行化学修饰，引入立体位阻较大的基团，或引入难以被代谢的基团，来降低药物在体内代谢的速度。例如利多卡因（lidocaine）用于治疗心律失常时，只能通过注射给药，因为口服给药时，利多卡因首先在肝脏经代谢生成（3-23），后者会被微粒体酰胺酶迅速水解生成无活性的二甲苯胺。利多卡因的衍生物妥卡尼（tocainide）因为结构中存在 α- 甲基甘氨酸，在肝脏仅仅被缓慢代谢，是一个有效的口服抗心律失常药物。

利多卡因　lidocaine　　　　（3-23）　　　　妥卡尼　tocainide

（三）通过修饰提高药物的生物利用度

利用“前药设计”原理，将有活性的药物转变成非活性的化合物，后者在体内经酶或化学作用，生成原药，发挥药理作用。

例如一些抗生素如青霉素、头孢菌素、四环素、林可霉素、红霉素等，由于结构中有许多极性基团，在使用过程中口服生物利用度较低，不能很好地发挥其抗菌活性。若将其结构酯化后制成前药，增加了其脂溶性，提高其口服生物利用度和抗菌活性。这些前药在体内吸收后，经水解产生活性。如氨苄西林（ampicillin）亲脂性较差，口服用药只吸收 30%~40%，将极性基团羧基酯化后生成其前药匹氨西林（pivampicillin），口服吸收好，在体内经水解后产生氨苄西林而发挥作用。

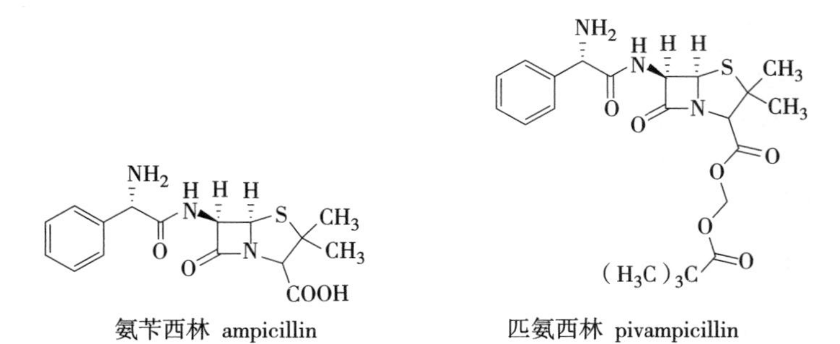

氨苄西林　ampicillin　　　　匹氨西林　pivampicillin

（四）指导设计适当的剂型

口服给药的药物在其到达作用部位前，首先在胃肠道中，要经过胃肠道的消化酶、胃肠道壁和肝脏中存在的药物代谢酶等代谢去活化，也就是通常所称的“首过效应”。药物经过这些酶的作用，活性会大大下降。例如：镇痛药美普他酚（meptazinol）口服给药时，有非常高的“首过效应”，生成葡糖醛酸结合物，而排出体外，减少其活性。如果将口服给药改成直肠给药，可以避免“首过效应”的发生，增加药物的生物利用度。

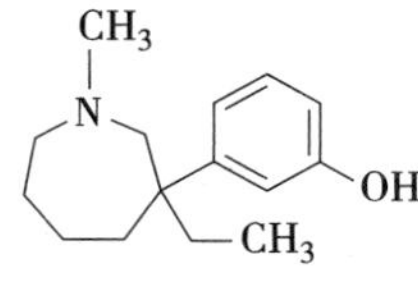

美普他酚　meptazinol

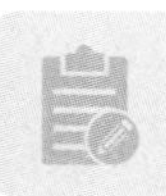

三、解释药物的作用机制（Explanation of the Mechanism of Action of Drugs）

绝大多数药物对人体来讲都是外源性异生物质，生物体对其进行的代谢作用，使其生成活化的代谢物或去活化的代谢物，也可能产生有毒性作用的代谢物。研究药物的代谢，可以解释药物产生作用的过程、作用方式和作用机制，也可以解释药物产生毒副作用的原因，为更好地合理用药提供依据。这些例子在本章及本书其他各章节中都有详细介绍，不再重复介绍。

第三章
目标测试

（江　程）

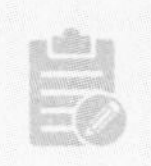

第四章

中枢神经系统药物
Central Nervous System Drugs

第四章
教学课件

中枢神经系统（central nervous system，CNS）是人体神经系统的主体部分，在机体的生理活动中起到主导和协调作用，结构和功能复杂。中枢神经系统药物能够透过血脑屏障，通过影响中枢突触传递的不同环节，对中枢神经活动起到抑制或兴奋的作用，达到治疗相关疾病的目的。按药物的作用或治疗的疾病进行分类，中枢神经系统药物主要有镇静催眠药、抗癫痫药、抗精神病药、抗抑郁药、镇痛药和神经退行性疾病治疗药物等。

第一节　镇静催眠药
Sedative-Hypnotics

镇静催眠药对中枢神经系统有广泛的抑制作用，使人的紧张、焦虑和失眠等精神过度兴奋状态受到抑制。一般而言镇静和催眠并无严格的区别，常因剂量不同产生不同效果，小剂量产生镇静作用，中等剂量引起近似生理性睡眠，大剂量时则产生麻醉、抗惊厥作用。还有一些可用于癫痫、焦虑等疾病的治疗。镇静催眠药长期使用，几乎都可产生耐受性和依赖性，突然停药时会产生戒断症状。

按药物化学结构和作用靶点，可将镇静催眠药分为：苯二氮䓬类、非苯二氮䓬类 $GABA_A$ 受体激动剂、巴比妥类药物以及其他类药物等。

一、苯二氮䓬类（Benzodiazepines）

苯二氮䓬类镇静催眠药是 20 世纪 60 年代发展起来的第二代镇静催眠药，结构特征为具有苯环和七元亚胺内酰胺环并合的苯二氮䓬类母核，其中 1,4- 苯二氮䓬类的镇静催眠作用最强。由于其副作用比巴比妥类药物小，目前在临床上已几乎取代了第一代镇静催眠药巴比妥类，成为镇静、催眠、抗焦虑的首选药物。苯二氮䓬类药物均具有抗惊厥作用，在临床上也可作抗癫痫药。

1. 苯二氮䓬类药物的发展　20 世纪 50 年代，Hoffmann-La Roche 制药公司的研究人员开始非巴比妥类药物的研究，经过 5 年的研究，意外发现了 1,4- 苯二氮䓬类药物氯氮䓬（chlordiazepoxide）。20 世纪 60 年代初，氯氮䓬首先应用于临床，用于治疗失眠。由于氯氮䓬的不良反应比巴比妥类药物低，安全范围大，受到人们的重视。但该化合物味道相当苦，为克服这一缺点，人们在此基础上进行了结构修饰。一系列的研究发现，氯氮䓬分子中二氮䓬环上的氮氧化和脒基的结构不是活性的必需部分，经结构简化后得到地西泮（diazepam）。地西泮的活性是氯氮䓬的 3~10 倍，活性更强、毒性更低，而且合成方法更简单。由此，发展了一类 1,4- 苯二氮䓬 -2- 酮类的化合物，成为临床上主要使用的药物结构类型之一。常见的苯二氮䓬类镇静催眠药的结构如下所示。

氯氮䓬 chlordiazepoxide　地西泮 diazepam　奥沙西泮 oxazepam　替马西泮 temazepam　氟西泮 flurazepam

劳拉西泮 lorazepam　硝西泮 nitrazepam　氟硝西泮 flunitrazepam　溴替唑仑 brotizolam　三唑仑 triazolam

2. 苯二氮䓬类药物的理化性质　苯二氮䓬类镇静催眠药结构中具有 1,2 位的酰胺键和 4,5 位的亚胺键，在酸性条件下两者都容易发生水解开环反应（图 4-1），生成二苯酮及相应的甘氨酸化合物。唑仑类因 1,2 位并合有杂环，对水解的稳定性增加。

苯二氮䓬类药物的发现（拓展阅读）

4,5 位开环是可逆性反应，在酸性情况下水解开环，中性和碱性情况下脱水闭环，尤其是当 7 位和 1,2 位有强吸电子基团（如硝基、三唑环等）存在时，4,5 位重新环合特别容易进行。所以硝西泮（nitrazepam）、氟硝西泮（flunitrazepam）等口服后，在胃酸作用下，4,5 位水解开环，开环化合物进入弱碱性的肠道，又闭环形成原药。因此，4,5 位间开环，不影响药物的生物利用度，也可以利用这一性质进行前体药物的设计。

图 4-1　苯二氮䓬类药物的水解开环反应

地西泮与 $GABA_A$ 受体蛋白复合物的冷冻电镜结构（拓展阅读）

3. 苯二氮䓬类药物的作用机制　研究发现，苯二氮䓬类的作用机制与 GABA 神经能递质有关，当 GABA 与受体作用时，氯通道打开，氯离子内流，神经细胞超极化而产生中枢抑制作用。$GABA_A$ 受体的 α 亚基上有特异的苯二氮䓬类的结合位点，常被称为“苯二氮䓬类受体”，苯二氮䓬类药物占据苯二氮䓬受体时，形成苯二氮䓬 - 氯通道大分子复合物，增加氯通道的开放频率，增加受体与 GABA 的亲和力，增强了 GABA 的作用，从而产生镇静、催眠、抗焦虑、抗惊厥和中枢性肌肉松弛等药理作用。因此，苯二氮䓬类

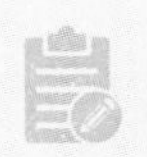

被称为 $GABA_A$ 受体激动剂（$GABA_A$ agonists）。

4. 苯二氮䓬类药物的构效关系　在地西泮的基础上，进行了苯二氮䓬类药物的构效关系研究。研究表明：苯二氮䓬分子中七元亚胺内酰胺环为活性必需结构，在分子的 C-7 位和 C-2′ 位（C-5 苯基取代的 2′ 位）引入吸电子取代基，能显著增强活性。在 1,2 位或 4,5 位并入杂环可增强活性。其构效关系见图 4-2。通过对苯二氮䓬类构效关系的研究，开发出一系列药物。如 7 位用强吸电子基硝基取代得到硝西泮，催眠作用用量小，无成瘾性，并具有较好的抗癫痫作用。

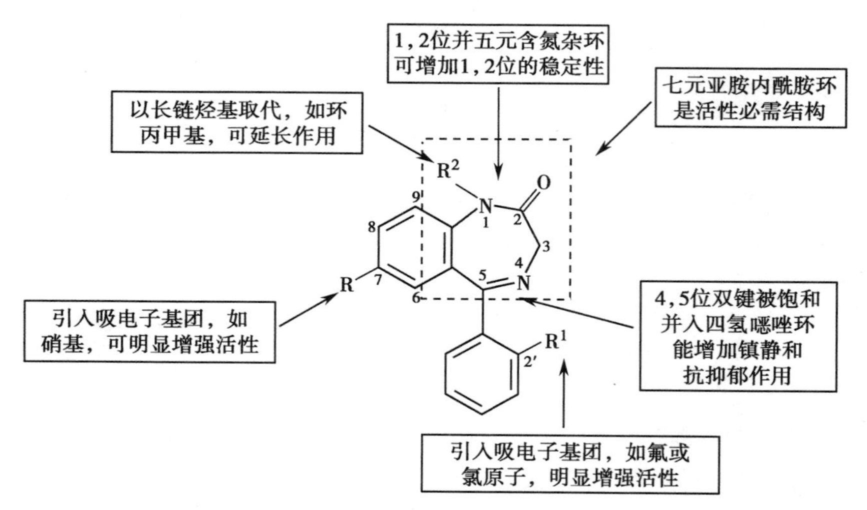

图 4-2　苯二氮䓬类药物的构效关系

当 N 上引入—CH_2CF_3，2 位 O 被 S 替代而得到的夸西泮（quazepam），经肝脏代谢生成的 2- 氧夸西泮，进而代谢成 *N*- 脱烷基 -2- 氧夸西泮，后者仍具有催眠活性，半衰期比夸西泮长。它可选择性地与苯二氮䓬Ⅰ型受体作用，是长效的抗焦虑和镇静催眠药，但有时会造成宿醉（hangover）现象。

夸西泮　quazepam

在苯二氮䓬类的 1,2 位，并上五元含氮杂环如咪唑和三唑环，得到后缀为唑仑（-azolam）的一系列作用较强的苯并氮䓬类药物，如艾司唑仑（estazolam）是在苯二氮䓬环的 1,2 位并合三氮唑环而成，是在地西泮的结构改造中得到的，该药代谢稳定性、与受体的亲和力及药理活性比一般的苯二氮䓬类药物强。

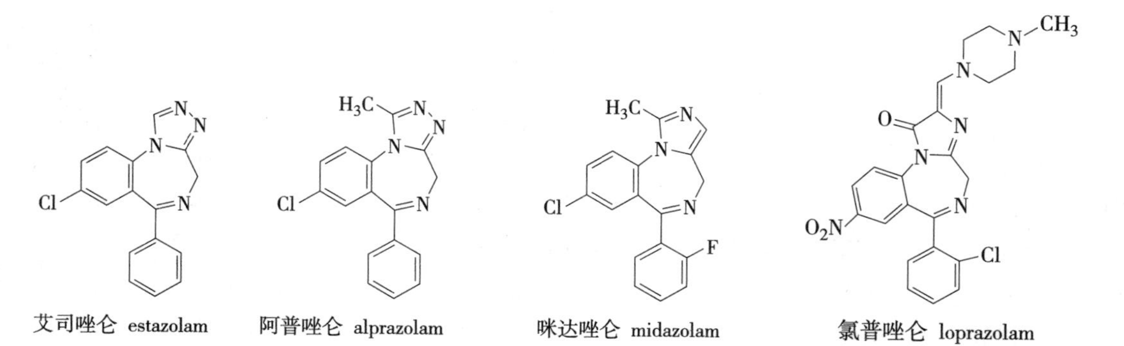

艾司唑仑　estazolam　　阿普唑仑　alprazolam　　咪达唑仑　midazolam　　氯普唑仑　loprazolam

在 4,5 位并入四氢嗯唑环（表 4-1），得到的药物命名仍以唑仑为后缀。唑仑类药物在容易开环的 1,2 位和 4,5 位并入了环状结构，这种并环结构可以使药物的代谢稳定增加，也提高了药物与受体的亲和力，它们的镇静催眠和抗焦虑作用明显增强。

表 4-1　苯二氮䓬 4,5 位并合的唑仑类药物

化学结构	药物名称	-R	$-R^1$	$-R^2$	$-R^3$
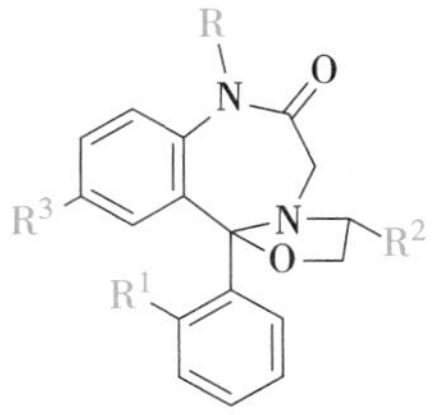 (结构式)	卤噁唑仑 haloxazolam	—H	—F	—H	—Br
	氯沙唑仑 cloxazolam	—H	—Cl	—H	—Cl
	美沙唑仑 mexazolam	—H	—Cl	$—CH_3$	—Cl
	氟他唑仑 flutazolam	$—CH_2CH_2OH$	—F	—H	—Cl

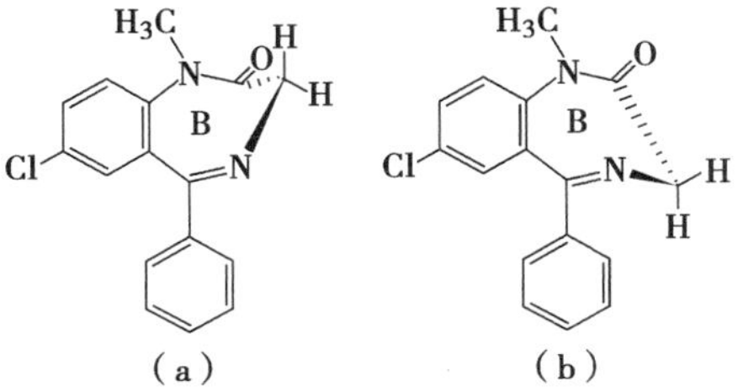

大多数用于临床的苯二氮䓬类药物无手性中心。核磁共振研究证实，七元亚胺 - 内酰胺环有两种可能的船式构象（a）和（b）（图 4-3），室温下两种构象很容易相互转换，因此不可能预言哪一种能优先更好地与受体结合。若 3 位引入取代基则产生手性中心，例如在 3 位引入甲基，对映体中的（*S*）- 对映体的七元环构象相当于（a），（*R*）- 对映体的七元环构象相当于（b），当甲基处于假平伏键位置，形成的（*S*）- 对映体（a）比（*R*）- 对映体（b）稳定，对受体的亲和力强。临床上使用的苯二氮䓬类药物，右旋体的作用比左旋体强。因此可以说 B 环的构象决定了药物与苯二氮䓬受体的亲和力。

（a）　（b）

图 4-3　地西泮的两种构象

5. 苯二氮䓬类药物的体内代谢　该类药物的代谢主要在肝脏进行，代谢途径相似，主要有去 *N*- 甲基、C-3 位上羟基化、苯环酚羟基化、氮氧化合物还原、1,2 位开环等。图 4-4 为地西泮的代谢过程。

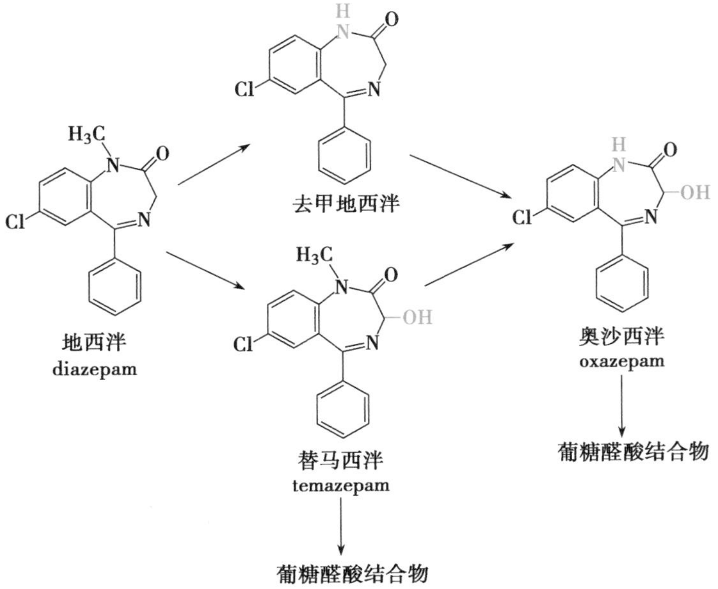

地西泮 diazepam

去甲地西泮

替马西泮 temazepam

奥沙西泮 oxazepam

葡糖醛酸结合物

葡糖醛酸结合物

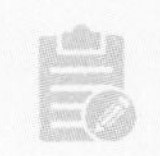

图 4-4　地西泮的代谢途径

地西泮 C-3 位上羟基化生成的替马西泮（temazepam）；以及去甲基生成去甲地西泮，继而 C-3 位上羟基化生成的奥沙西泮（oxazepam）。替马西泮和奥沙西泮均为活性代谢物，且已广泛用于临床。这两个药物的催眠作用较弱，副作用小，半衰期较短，适宜老年人和肝肾功能不良者使用。

半衰期长的药物，如地西泮和氟西泮（flurazepam）等，长时期多次用药，常有母体药物及其代谢产物在体内蓄积，有的活性代谢产物可以在血液内持续存在数天甚至数周，停药后药效消失很慢。

地西泮 diazepam

化学名为 1- 甲基 -5- 苯基 -7- 氯 -1,3- 二氢 -2*H*-1,4- 苯并二氮杂䓬 -2- 酮（7-chloro-1,3-dihydro-1-methyl-5-phenyl-2*H*-1,4-benzodiazepin-2-one），又名"安定，苯甲二氮䓬"。

本品为白色或类白色的结晶性粉末，无臭，味微苦。易溶于丙酮、三氯甲烷，在乙醇中溶解，在水中几乎不溶。熔点（m.p.）130~134℃，$pK_a = 3.4$。

本品的二氮䓬环上具有内酰胺及亚胺的结构，遇酸或碱放置或受热易水解开环，水解开环发生在七元环的 1、2 位或 4、5 位，生成黄色的 2- 甲氨基 -5- 氯 - 二苯甲酮和甘氨酸。口服本品后，在胃酸作用下，4、5 位间开环，当开环化合物进入碱性的肠道后，又闭环成原药。因此，4、5 位开环为可逆性水解，不影响药物的生物利用度。地西泮的水解过程参见图 4-1。

本品与中枢苯二氮䓬受体结合而发挥安定、镇静、催眠、肌肉松弛和抗惊厥作用。临床上主要用于治疗神经官能症。

本品主要在肝脏代谢，代谢途径为 *N*-1 位去甲基，C-3 位的氧化，代谢产物仍有活性。形成的 3-羟基化的代谢产物以与葡糖醛酸结合的形式排出体外，见图 4-4。

本品的合成系从 3- 苯 -5- 氯苯并［c］异噁唑在甲苯中用硫酸二甲酯在氮上甲基化，再用铁粉在酸性条件下还原，得 2- 甲氨基 -5- 氯 - 二苯甲酮。与氯乙酰氯酰化后，生成 2-（*N*- 甲基 - 氯乙酰氨基）-5- 氯二苯甲酮，与盐酸乌洛托品作用，得本品。

$\xrightarrow[C_6H_5CH_3]{(CH_3)_2SO_4}$ $\cdot CH_3SO_4^-$ $\xrightarrow[C_2H_5OH]{Fe, HCl}$

$\xrightarrow[C_6H_{12}]{ClCH_2COCl}$ $\xrightarrow[CH_3OH]{(CH_2)_6N_4 \cdot HCl}$

二、非苯二氮䓬类（Nonbenzodiazepines）

1. 非苯二氮䓬类 $GABA_A$ 受体激动剂（nonbenzodiazepines $GABA_A$ agonists） 20 世纪 90 年代，一些新型的镇静催眠药相继问世。咪唑并吡啶类结构药物唑吡坦（zolpidem）为新一代非苯

二氮䓬类镇静剂，主要用于失眠症的短期治疗，自上市以来，已有逐步取代苯二氮䓬类药物的趋势。唑吡坦的催眠作用是通过选择性地作用于苯二氮䓬受体——$GABA_A$ 受体的一部分，以增加 GABA 的传递，调节氯通道，表现镇静催眠作用。它虽然不像苯二氮䓬类药物那样对 GABA 受体有高度的亲和力，但仍具有高度的选择性，可选择性地与苯二氮䓬 ω_1 受体亚型结合，而对 ω_2、ω_3 受体亚型的亲和力很低，对外周苯二氮䓬受体亚型无亲和力，因而具有高度选择性，而苯二氮䓬类药物无此选择性，所以唑吡坦的药理作用特点与苯二氮䓬类药物不同。

唑吡坦 zolpidem　　阿吡坦 alpidem

类似唑吡坦结构的药物还有阿吡坦（alpidem）。阿吡坦在结构上与唑吡坦极为相似，仅以二丙氨基置换二甲氨基，以氯原子取代芳杂环上的甲基，然而这微小的差别，在对受体的选择性、药物作用和用途等方面表现出很大的差异。二者代谢途径不同；唑吡坦为 ω_1 受体亚型的完全激动剂，具有高内在活性，临床用于镇静、催眠，而阿吡坦则为 ω_1 受体亚型的部分激动剂，内在活性低，临床用作抗焦虑药，几乎不具有镇静及肌肉松弛作用。这些差异发生的原因在于：结构上甲基变成了丙基，使理化性质发生较大变化，从而改变了药物进入靶器官的速度和分布量，导致药物到达受体部位的浓度低，因而在不同时期内产生不同影响。

与唑吡坦作用类似的另一个药物佐匹克隆（zopiclone），为吡咯烷酮类结构，于 1987 年上市，也是一个 ω_1 受体亚型的选择性激动剂，有"第三代催眠药"之称。在提高睡眠质量等方面较苯二氮䓬类药物更理想，且无成瘾性和耐受性，滥用的可能性也比较小。

镇静催眠药扎来普隆（zaleplon），结构为吡唑并嘧啶类，药理作用特点与唑吡坦非常相似，1999 年首次上市，为苯二氮䓬型 ω_1 受体的完全激动剂，副作用较小，没有精神依赖性，具有与苯二氮䓬类药物类似的镇静、抗焦虑、抗惊厥和抗癫痫作用，还可用作肌肉松弛剂、骨骼肌松弛剂等。

佐匹克隆 zopiclone　　扎来普隆 zaleplon

酒石酸唑吡坦　zolpidem tartrate

化学名为 *N,N*-二甲基-2-（6-甲基-2-（4-甲基苯基）咪唑并［1,2-a］吡啶-3-基）乙酰胺 L-（+）酒石酸盐（*N,N*-dimethyl-2-（6-methyl-2-（4-methylphenyl）imidazo［1,2-a］pyridin-3-yl）acetamide L-（+）-tartrate）。

本品为白色结晶，溶于水，m.p. 193~197℃，脂水分配系数（lg*P*）（正辛醇 / 水）为 2.43。饱和水

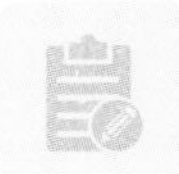

溶液的 pH 为 4.2，游离唑吡坦的 $pK_a(HB^+)$ 为 6.2。

本品的固体对光和热均稳定，水溶液在 pH 为 1.5~7.4 时稳定。

本品是第一个上市的咪唑并吡啶类镇静催眠药，可选择性地与苯二氮䓬 ω_1 受体亚型结合，具有较强的镇静、催眠作用，但抗焦虑、肌肉松弛和抗惊厥作用较小，对呼吸系统无抑制作用。本品的剂量小，作用时间短，其代谢产物无药理活性。在正常治疗周期内，极少产生耐受性和依赖性。现已成为主要的镇静催眠药。

本品口服吸收快，在肝脏进行首关代谢，生物利用度为 70%，半衰期为 2 小时。代谢以氧化为主，代谢途径如图 4-5。

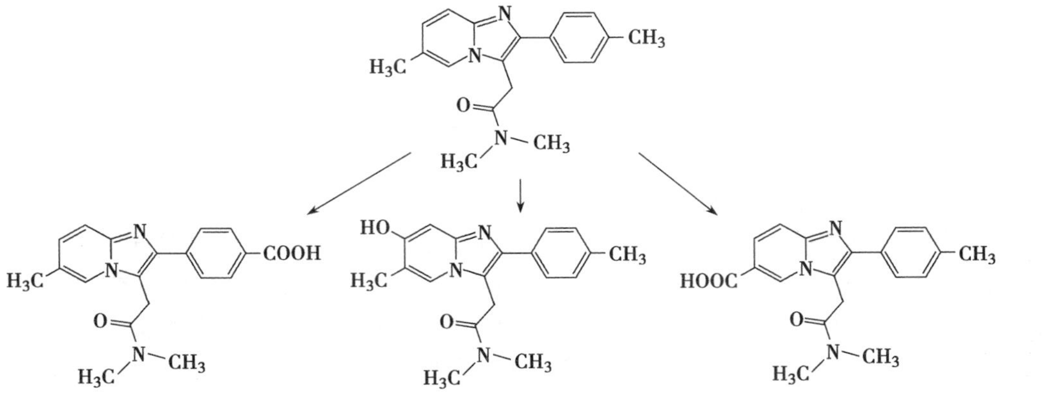

图 4-5 唑吡坦的代谢途径

本品的合成系由 2- 氨基 -5- 甲基吡啶（1）与 4- 甲基 -2′- 溴苯乙酮（2）关环缩合得化合物（3），再与甲醛、二甲胺反应得化合物（4），与 CH_3I 生成季铵盐（5），再经 NaCN 取代、水解、酰胺化成盐制得本品。

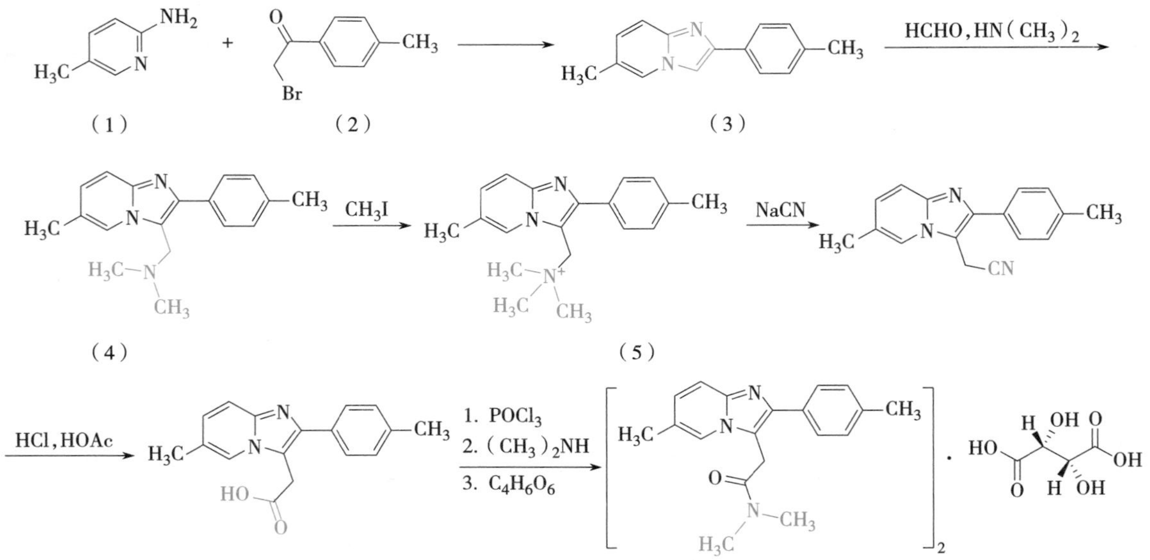

2. 其他非苯二氮䓬类药物 20 世纪 60 年代以前，临床上主要应用巴比妥类药物和水合氯醛（chloral hydrate）治疗失眠症。由于巴比妥类药物的治疗指数较低，容易产生耐受性和依赖性，药物之间相互影响比较大，毒副作用也较多，目前这类药物已不作为镇静催眠药，仅少数用于抗癫痫，故将巴比妥类药物放在抗癫痫药中介绍。此外，一些具有酰胺结构的杂环化合物及氨基甲酸酯类化合物也作为镇静催眠药，但现在的应用比较少。一些内源性促睡眠物质，如松果体分泌的主要激素褪

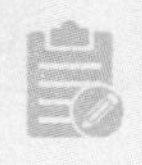

黑素（melatonin，MT），可用于睡眠节律障碍，改善失眠症。研究表明，MT 分泌减少与睡眠障碍有关，近年来，一些褪黑素受体激动剂作为新型镇静催眠药相继问世，如雷美替胺（ramelteon），2005 年在美国上市，是首个不作为特殊管制的镇静催眠药，其主要机制为高选择性的 MT_1、MT_2 受体激动剂，起效快，半衰期短，GABA 受体无亲和力，长期用药没有依赖性，不产生戒断症状。他司美琼（tasimelteon），2014 年在美国上市，作用于 MT_1 和 MT_2 受体，通过减少睡眠潜伏期、提高睡眠效率和促进睡眠维持状态，来改善睡眠紊乱。

褪黑素 melatonin　　雷美替胺 ramelteon　　他司美琼 tasimelteon

随着医药科技的不断进步，越来越多的新型镇静催眠药不断被研发并应用于临床。理想的镇静催眠药应具备不影响睡眠结构，快速诱导睡眠，无次日残留作用，不影响记忆功能，无呼吸抑制作用，长期使用无依赖或戒断症状等特点。因此，开发作用于新靶点、选择性强、作用专一的新型镇静催眠药成为研究的新方向。

第二节　抗癫痫药　Antiepileptic Drugs

癫痫是一种呈阵发性、暂时的大脑功能失调综合征，发病机制复杂，一般认为是大脑局部神经元兴奋性过高，反复发生阵发性放电而引起的脑功能异常，表现为不同程度的运动、感觉、意识、行为和自主神经障碍等症状。按癫痫发作时的表现可分为全身性发作、部分发作和非典型发作三种类型，每一类又有不同的类型，即通常称作的大发作、小发作、精神运动性发作、局限性发作和癫痫持续状态。

抗癫痫药可抑制大脑神经的兴奋性，用于防止和控制癫痫的发作，这类药物的作用是通过防止或减轻中枢病灶神经元的过度放电，或提高正常脑组织的兴奋阈从而减弱来自病灶的兴奋扩散，或者通过调节 γ- 氨基丁酸（gama aminobutyric acid，GABA）系统，预防和控制癫痫发作。

抗癫痫药的使用已有很长的历史。最早曾使用溴化物（如溴化钠或溴化钾）治疗癫痫，由于效果不明显，毒性大，很快被镇静催眠药苯巴比妥取代，主要用于特殊型大发作（晨间癫痫）等。1938 年发现苯妥英钠（phenytoin sodium）具有很好的抗惊厥作用，从而推动了抗癫痫药的一系列研究，发现分子中具有类似酰脲结构的化合物，多有抗癫痫作用。随后的研究又从苯二氮䓬类、二苯并氮杂䓬类、脂肪羧酸类等结构中发现了很好的抗癫痫药。近年来，随着现代神经科学的发展，抗癫痫药的发现经历了由盲目筛选到定向研制的过程，通过强化 GABA 对神经的抑制作用；或者阻断由 *N*- 甲基 -D- 天冬氨酸型谷氨酸受体介导的突触兴奋性；以及调节 Na^+、K^+、Ca^{2+} 通道等都发现了新的具有抗癫痫作用的化合物。

目前临床上常用的抗癫痫药，按化学结构类型可分为酰脲类、苯二氮䓬类、二苯并氮杂䓬类、γ- 氨基丁酸类似物、脂肪羧酸类及其他类等。苯二氮䓬类中的一些药物在临床中广泛地用于抗癫痫，这类药物已在镇静催眠药中介绍。

一、酰脲类（Ureides）

酰脲类抗癫痫药主要有巴比妥类（barbiturates）和乙内酰脲类（hydantoins）。乙内酰脲类的化学结构比巴比妥类少一个羰基，但它们同属环内酰脲类的化合物。将乙内酰脲化学结构中的—NH—

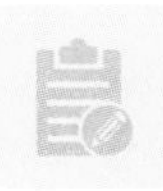

以其电子等排体—O—或—CH_2—替换，则分别得到噁唑烷酮类（oxazolidinediones）和丁二酰亚胺类（succinimides）。表 4-2 为环内酰脲类抗癫痫药的结构类型。

表 4-2　环内酰脲类抗癫痫药的结构类型

	药物类型	X
	巴比妥类	—CONH—
	2,6- 哌啶二酮类	—CH_2CH_2—
	乙内酰脲类	—NH—
	噁唑烷酮类	—O—
	丁二酰亚胺类	—CH_2—

1. 巴比妥类（barbiturates）　巴比妥类药物是环丙二酰脲（巴比妥酸，barbituric acid）的衍生物，巴比妥酸本身无活性，只有当 5 位亚甲基上的两个氢原子被烃基取代后才呈现活性。这类药物的结构特征为 5,5- 二取代基的环丙二酰脲。取代基的类型不同，起效快慢和作用时间也不相同，常见的巴比妥类药物结构见表 4-3。

表 4-3　常见巴比妥类药物的结构及作用时间

作用时间	药物及化学结构	
长时效（4~12h）	巴比妥　barbital	苯巴比妥　phenobarbital
中时效（2~8h）	异戊巴比妥　amobarbital	环己烯巴比妥　cyclobarbital
短时效（1~4h）	司可巴比妥　secobarbital	戊巴比妥　pentobarbital
超短时效（0.5~1h）	海索比妥　hexobarbital	硫喷妥钠　thiopental sodium

巴比妥类药物的作用机制基本相同，可与 GABA 受体 - 氯通道大分子表面的特定位点作用形成复合物，通过影响与 GABA 偶联的氯通道的传导而发挥作用。巴比妥类也是最早用于镇静催眠的药物，因其治疗指数较低，易产生耐受性和依赖性，目前主要用于抗惊厥、抗癫痫和麻醉及麻醉前给药。

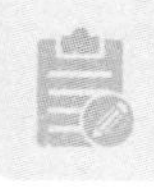

X 射线分析显示巴比妥酸在结晶状态时以三酮式互变异构体存在。紫外光谱分析得知，巴比妥酸在水溶液中存在三酮式、单内酰亚胺、双内酰亚胺和三内酰亚胺之间的平衡。

巴比妥酸　　单内酰亚胺　　双内酰亚胺　　三内酰亚胺

5,5- 二取代基的巴比妥类药物具有内酰胺 - 内酰亚胺互变异构，形成烯醇型呈现弱酸性，可溶于氢氧化钠和碳酸钠溶液中，生成钠盐，在碳酸氢钠中不溶。巴比妥酸的酸性（pK_a = 4.12）弱于碳酸，其钠盐不稳定，容易吸收空气中的二氧化碳而析出巴比妥类沉淀。

巴比妥类药物还具有水解性，互变异构分子双内酰亚胺结构，比酰胺更易水解，因而巴比妥类药物易发生水解开环反应。水解反应速度及生成产物与溶液的 pH、环境温度有关。在中性和室温条件下不易发生水解反应，如苯巴比妥于 20℃放置 1 年，水解率仅 2%，随 pH 和温度升高，水解反应加速。巴比妥类药物钠盐的水溶液室温放置时，可水解生成酰脲类化合物，随温度升高可进一步水解、脱羧生成双取代乙酸钠和氨。

$R^1R^2CHCONHCONH_2$ + $NaHCO_3$ →(△) $R^1R^2CHCOONa$ + NH_3

巴比妥类药物属于非结构特异性药物，药物的作用强弱和起效快慢与其理化性质有关，主要是药物的解离常数 pK_a 和脂水分配系数。

一般来说，未解离的药物分子较其离子型更易透过血脑屏障发挥作用，在 pH = 7.4 的生理条件下，巴比妥类药物在体内的解离程度不同，透过细胞膜和通过血脑屏障进入脑内的药物的量也有差异，表现出的药物作用强弱和快慢也就不同了。常用的巴比妥类药物的 pK_a 和未解离百分率如表 4-4 所示。

表 4-4　常用的巴比妥类药物的 pK_a 和未解离百分率

药物名称	巴比妥酸	5- 苯基巴比妥酸	苯巴比妥	异戊巴比妥	戊巴比妥	海索比妥
pK_a	4.12	3.75	7.40	7.9	8.0	8.4
未解离百分率 /%	0.05	0.02	50	75.97	79.92	90.91

由此可见，巴比妥酸和 5- 苯基巴比妥酸在 pH = 7.4 的生理条件下 99% 以上是离子状态，几乎不能透过细胞膜和血脑屏障，因此无疗效，而苯巴比妥、海索比妥未解离的百分率分别为 50%、90.91%，易于吸收进入大脑中枢发挥作用，而且海索比妥的作用比苯巴比妥快。

药物必须具有适当的脂水分配系数才有利于其在体内转运和分布。巴比妥类药物需要透过血脑屏障进入中枢神经系统发挥作用，因此脂溶性对其活性的产生影响较大。当 5 位取代基的碳原子数之和为 4 时出现镇静催眠作用，碳原子数之和为 7~8 时，作用最强，但碳原子数之和超过 10 时，亲脂性过强，会产生惊厥作用。

巴比妥结构上取代基不同，作用时间不同，作用时间的长短与 5,5- 位的双取代基在体内代谢过程有关。该类药物的代谢主要在肝脏进行，代谢产物亲脂性降低，从而减少药物进入中枢神经，影响药效的发挥。代谢速率随取代基而异。一般来说，5,5- 位的双取代基若为烷基，则氧化为醇类；若为苯基或者不饱和烃基，则氧化成酚或者二醇；饱和烷烃或苯基在体内代谢不易，多数以原药排出，所以作用时间长。如苯巴比妥代谢后生成对羟基苯基乙基巴比妥而排出体外，占原药的 11%~25%。

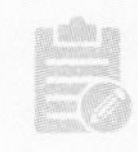

巴比妥类药物还可水解开环代谢，生成酰脲类和酰胺类化合物，从而失去活性。

巴比妥类药物的构效关系如图 4-6 所示。

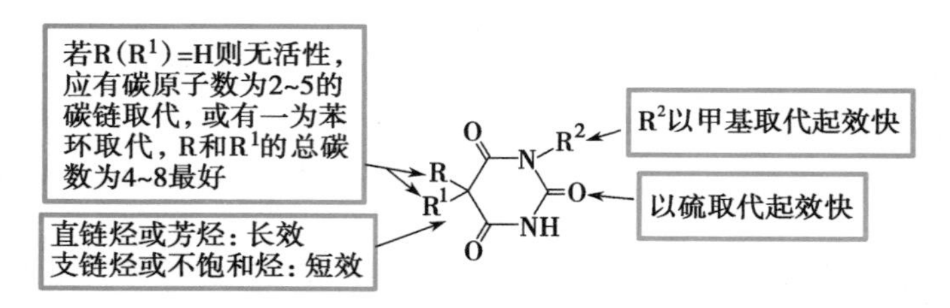

图 4-6 巴比妥类药物的构效关系

苯巴比妥是最早用于治疗癫痫的巴比妥类药物，目前仍广泛用于临床，为癫痫大发作及局限性发作的重要药物。将苯巴比妥进行结构改造，可得到一系列具有抗癫痫作用的药物，如在苯巴比妥的 1 位 *N* 引入甲基则得到甲苯比妥（mephobarbital），由于亲脂性增加，作用时间比苯巴比妥长。将苯巴比妥 2 位酮基改为亚甲基得到 C-2 去氧衍生物扑米酮（primidone），对癫痫大发作和精神运动性癫痫都有较好作用，对局部性或皮质性癫痫发作和控制肌肉阵挛也有一定疗效。对巴比妥类成瘾的患者，可用扑米酮进行替代。扑米酮是一种前药，在体内经肝脏代谢生成苯巴比妥而发挥药效；扑米酮的另一代谢产物苯基乙基丙二酰胺为活性代谢物，仍有很强的抗惊厥作用，而且半衰期是 24~48 小时，所以扑米酮的作用时间比苯巴比妥长。

苯巴比妥 phenobarbital　　甲苯比妥 mephobarbital　　扑米酮 primidone

2. 乙内酰脲类（hydantoins）及其类似物　乙内酰脲类的典型药物是苯妥英（phenytoin），另外还有如乙苯妥英（ethotoin）和磷苯妥英（fosphenytoin）。

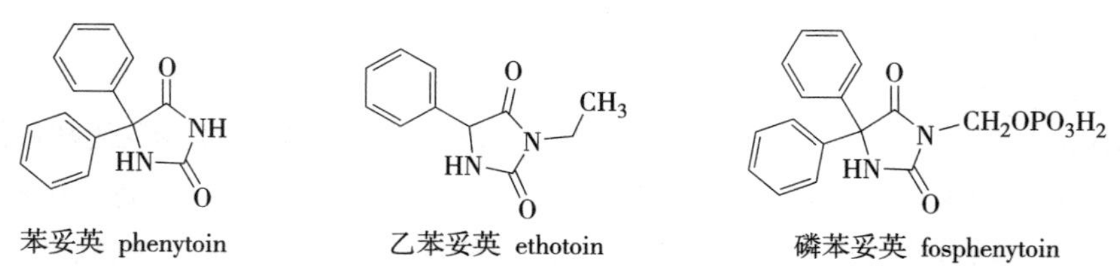

苯妥英是从巴比妥类药物结构改造而来的药物，与巴比妥类相比，环上少一个羰基，为五元环的乙内酰脲类药物。同类药物乙苯妥英的抗癫痫作用仅为苯妥英的 1/5，但毒性很小，口服易吸收；磷

苯妥英是一个水溶性的苯妥英磷酸酯前药，已发展成为苯妥英的替代品。

将乙内酰脲化学结构中的—NH—以其电子等排体—O—替换，得到噁唑烷酮类（oxazolidinediones），如三甲双酮（trimethadione），该药对癫痫失神性小发作有显著疗效，其主要代谢产物二甲双酮（dimethadione）仍具抗惊厥活性。噁唑烷酮类药物由于对造血系统毒性较大，故现已少用。

三甲双酮 trimethadione　　二甲双酮 dimethadione

将乙内酰脲化学结构中的—NH—以其电子等排体—CH_2—替换，则得到丁二酰亚胺类（succinimides）。丁二酰亚胺类的苯琥胺（phensuximide）、甲琥胺（methsuximide）和乙琥胺（ethosuximide）对癫痫大发作效果均不佳，常用于小发作和其他类型的发作。乙琥胺与其他酰脲类药物不同，具有独特的作用机制，是失神性发作的首选药物，应用普遍，效果也好。

苯琥胺 phensuximide　　甲琥胺 methsuximide　　乙琥胺 ethosuximide

苯妥英钠 phenytoin sodium

化学名为 5,5- 二苯基乙内酰脲钠盐；5,5-diphenylhydantoin sodium。又名"大伦丁钠（dilantin sodium）"，具环内酰脲结构。

本品为白色粉末；无臭、味苦；微有引湿性。苯妥英几乎不溶于水，具有弱酸性，pK_a 约 8.3，可溶于氢氧化钠溶液中生成苯妥英钠。苯妥英钠水溶液显碱性，在空气中渐渐吸收二氧化碳，析出白色苯妥英，所以苯妥英钠及其水溶液都应密闭保存或新鲜配制。

本品分子中具有环内酰脲结构（乙内酰脲），与碱加热可以分解产生二苯基脲基乙酸，最后生成二苯基氨基乙酸，并释放出氨。

本品的水溶液中加入二氯化汞试液，可生成白色沉淀，在氨试液中不溶。巴比妥类药物，虽也有汞盐反应，但所得沉淀溶于氨试液中，可以区别。

本品口服吸收较慢，片剂的生物利用度为 79%。本品的治疗指数较低，有效血药浓度为 10~20μg/ml，血药浓度超过 20μg/ml 易产生毒性反应。$t_{1/2}$ 平均为 22 小时，个体差异较大（7~42 小时）。需进行血药浓度的监测，以决定患者每日的给药次数和用量。

本品在肝脏代谢，代谢物主要为无活性的 5-（4- 羟基苯基）-5- 苯乙内酰脲，它与葡糖醛酸结合排出体外。约 20% 以原形由尿排出，在碱性尿中排泄较快。本品是肝药酶的强诱导剂，可使合并应用的一些药物的代谢加快，血药浓度降低。

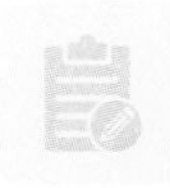

本品抗惊厥作用强，虽然毒性较大，并有致畸形的副作用，但仍是治疗癫痫大发作和局限性发作的首选药，对小发作无效。其作用机制尚未完全阐明，多数学者认为它可阻断电压依赖性的钠通道，降低 Na^+ 电流。并可抑制突触前膜和后膜的磷酸化作用，减少兴奋性神经递质的释放。上述作用稳定了细胞膜，抑制神经元反复放电活动而达到抑制癫痫发作的疗效。近年来研究证明，本品能增加大脑中抑制性神经递质 GABA 的含量，可能与其抗癫痫作用有关。

二、二苯并氮杂䓬类（Dibenzoazepines）

二苯并氮杂䓬类又称“亚芪胺类（iminostibenes）”。1974 年美国 FDA 批准的第一个该类药物是卡马西平（carbamazepine），主要用于治疗其他药物（如苯妥英钠等）难以控制的成年人的精神运动性癫痫和癫痫大发作、复杂部分性发作或其他全身性或部分性发作。与卡马西平同属于二苯并氮杂䓬的药物还有 10 位引入羰基的奥卡西平（oxcarbazepine），是一种前体药，药理作用和临床疗效与卡马西平相似，具有很强的抗癫痫活性，且耐受性较好。

卡马西平 carbamazepine　　奥卡西平 oxcarbazepine

卡马西平　carbamazepine

化学名为 5*H*- 二苯并［*b*,*f*］氮杂䓬 -5- 甲酰胺；5*H*-dibenzo［*b*,*f*］azepine-5-carboxamide。又称“酰胺咪嗪、卡巴咪嗪”等，简称“CBZ”。

本品为白色或类白色的结晶性粉末，具多晶型，m.p. 189~193℃。几乎不溶于水，在乙醇中略溶，易溶于二氯甲烷。

本品为二个苯环与氮杂䓬环并合而成，通过烯键连成一个大的共轭体系。其乙醇溶液在 235nm 与 285nm 波长处有最大吸收，可用于定性和定量的鉴别。

本品在干燥和室温下较稳定。片剂在潮湿环境中保存时，药效降至原来的 1/3。原因可能是生成本品的二水合物，使片剂表面硬化，导致本品的溶解和吸收困难。本品长时间光照，固体表面由白色变橙色，部分生成二聚体和 10,11- 环氧化物，故需避光保存。

本品的水溶性差，口服吸收较慢且不规则。代谢在肝脏进行，代谢物主要经尿排出，主要代谢产物为 10,11- 环氧化卡马西平，仍具有活性。代谢途径如图 4-7。

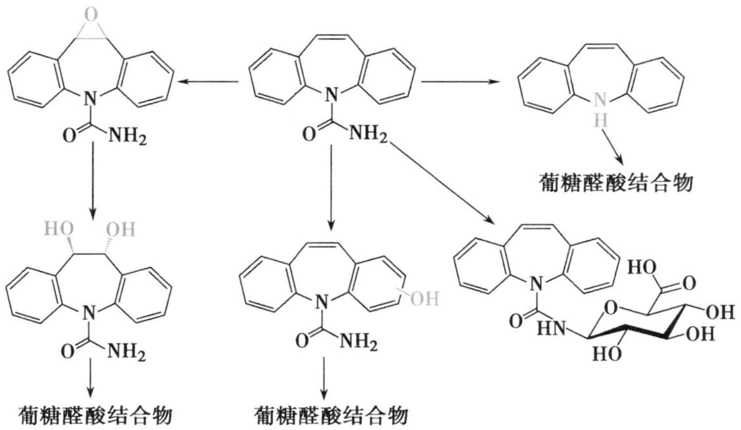

葡糖醛酸结合物

葡糖醛酸结合物　　葡糖醛酸结合物

图 4-7　卡马西平的代谢途径

本品临床用于治疗癫痫大发作和综合性局灶性发作，对失神发作无效。其作用机制与苯妥英钠类似。毒性比苯妥英钠小，常见的副作用有嗜睡、复视、胃肠道反应及精神紊乱，少数患者出现骨髓抑制。因为其化学结构与三环类的抗抑郁药相似，最初用于治疗缓解某些神经病如三叉神经痛，也用于舌咽神经痛等。

同类药物奥卡西平为前体药物，在胃肠道内几乎完全吸收，吸收后在体内迅速还原成活性代谢物 10,11- 二氢 -10- 羟基卡马西平，然后大部分经肝微粒体酶催化与体内葡糖醛酸结合后排出，另有少量氧化成无活性的反式 10,11- 二羟基代谢物。口服剂量的奥卡西平 96% 通过肾脏排泄，仅 1% 以原型药物从尿中排出。由于奥卡西平缺少氧化代谢，不会产生引起卡马西平不良反应的 10,11 环氧化物，所以奥卡西平耐受性比卡马西平好，具有不良反应低，毒性小的优点。

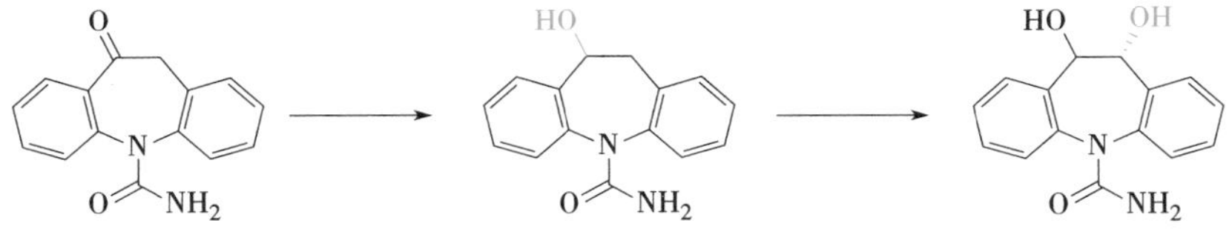

奥卡西平　　10,11- 二氢 -10- 羟基卡马西平　　反式 10,11- 二羟基代谢物

三、γ- 氨基丁酸类似物（Analogues of GABA）

γ- 氨基丁酸（GABA）是哺乳动物中枢神经系统的抑制性递质，通过和 GABA 受体作用降低脑部的兴奋性。GABA 衍生物类药物是从 GABA 的结构出发设计而成的与 GABA 神经能有关的药物。

普洛加胺（progabide）是一种拟 GABA 药，可直接激动 GABA 受体，其结构中二苯甲亚基增加了 γ- 氨基丁酰胺的亲脂性。

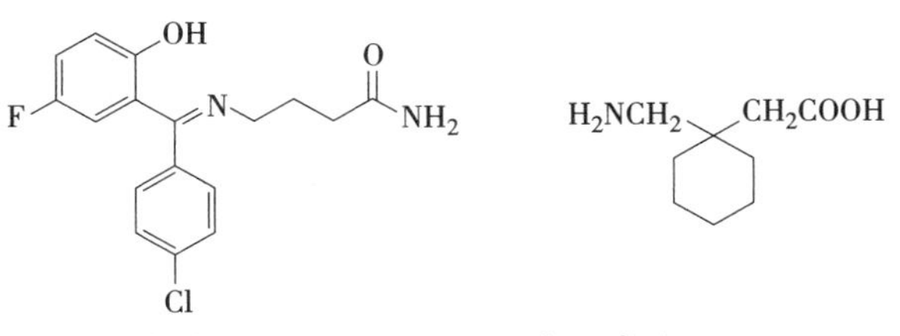

普洛加胺 progabide　　加巴喷丁 gabapentin　　氨己烯酸 vigabatrin

加巴喷丁（gabapentin）是人工合成的环状氨基酸，结构与 GABA 相近，能透过血脑屏障，体内不易代谢，不与血浆蛋白结合。该药具有明显的抗癫痫作用，对部分性癫痫发作和继发全身性强直阵挛性癫痫发作有效，小剂量时有镇静作用，毒性小，不良反应少。其精确的抗癫痫机制尚不十分清楚，一

般认为随钠通道经过肠黏膜和血脑屏障，结合于大脑皮质、海马和小脑，影响神经细胞膜的氨基酸转运而起到抑制作用。但未发现它对经由 GABA 介导的神经抑制过程有何影响。

氨己烯酸（vigabatrin）为 GABA 的结构类似物，通过共价键形式与酶结合，不可逆抑制 GABA 氨基转移酶，增加抑制性神经递质 GABA 在脑中的浓度而发挥作用，是一种治疗指数高、耐受性良好、比较安全的抗癫痫药。适用于治疗部分性癫痫发作，也可与其他抗癫痫药合用治疗顽固性癫痫发作，治疗严重癫痫患儿有效且安全。氨己烯酸分子中具有不对称碳原子，(*S*)- 异构体的 GABA 转氨酶抑制作用比较强。

普洛加胺　progabide

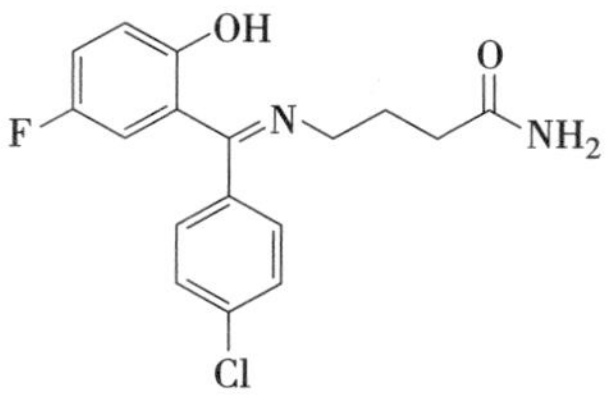

化学名为 4-[[(4- 氯苯基)-(5- 氟 -2- 羟基苯基)甲亚基]氨基]丁酰胺；4-[[(4-chlorophenyl)-(5-fluoro-2-hydroxyphenyl)methylidene]amino]butanamide。又名"卤加比（halogabide，gabrene）"。

本品易水解，在酸或碱性条件下可室温水解成取代的二苯甲酮和 γ- 氨基丁酰胺。溶液在 pH = 6~7 时最稳定，m.p. 133~135℃。

本品是一种拟 GABA 药，是 γ- 氨基丁酰胺的前药，二苯甲亚基为载体部分与 γ- 氨基丁酰胺相连。制成前药可使药物的亲脂性增加，便于药物透过血脑屏障在中枢神经发挥作用。

本品作为 GABA 受体的激动剂，对癫痫、痉挛状态和运动失调均有良好的治疗效果，副作用较轻。本品口服吸收良好，在肝脏有首过效应，在体内代谢成有活性的相应酸（PGA），最后分解形成二苯甲酮衍生物（SL-79-182），γ- 氨基丁酰胺及 GABA。主要代谢过程如图 4-8。本品及活性代谢产物都可直接作用于 GABA 受体，呈抗癫痫活性，与受体结合能力的顺序是：GABA>PGA>γ- 氨基丁酰胺 > 普洛加胺。

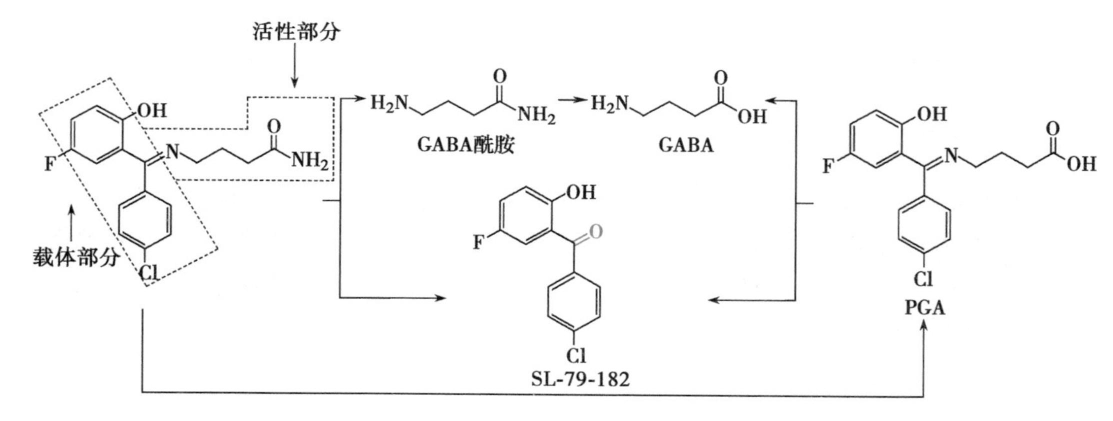

图 4-8　普洛加胺的代谢途径

普瑞巴林　pregabalin

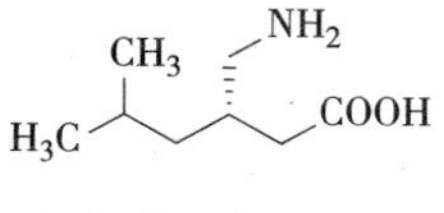

化学名为(3*S*)-3-(氨甲基)-5- 甲基己酸；(3*S*)-3-aminomethyl-5-methylhexanoic acid。

本品为白色或近乎白色结晶粉末，m.p. 186~188℃。易溶于水，可溶于酸性水溶液，也可溶于碱性

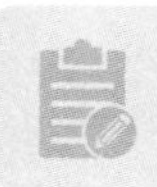

水溶液。

本品临床用途广泛，不仅用于癫痫的辅助治疗，还用于焦虑症、糖尿病周围神经病变的神经痛、带状疱疹后遗神经痛以及纤维肌痛等。

普瑞巴林是抑制性神经递质 GABA 的结构类似物，但抗癫痫作用与 $GABA_A$ 或 $GABA_B$ 受体无关，也与其他 GABA 受体相关的药物靶点无关。普瑞巴林通过转运亮氨酸、异亮氨酸和缬氨酸的特异性转运通道，透过血脑屏障的细胞膜，特异性和 P/Q 型电压门控钙通道 α_2-δ 亚单位结合，减少 Ca^{2+}内流，减少去甲肾上腺素释放，使过度兴奋的神经元恢复正常状态。

普瑞巴林口服吸收迅速，不与血浆蛋白结合，生物利用度≥ 90%，约 98% 以原型药物经尿液排泄，主要代谢物为 *N*- 甲基化产物，仅占 0.9%。

普瑞巴林使用过程中需注意其不良反应，如周围水肿、头晕、嗜睡和体重增加等。

0403

普瑞巴林的合成（**拓展阅读**）

四、脂肪羧酸类及其他类（Carboxylic Acids and Others）

1963 年，Meunierz 在筛选抗癫痫药进行动物实验时，意外发现作为溶剂的丙戊酸（valproic acid，VAP）本身有很强的抗癫痫作用，后来的实验结果显示，它的钠盐对电休克或化学方法诱导的惊厥有对抗作用，并且安全，进而研究和发展了一类具有脂肪羧酸结构的抗癫痫药。1964 年丙戊酸钠（sodium valproate）作为抗惊厥药物首先在临床使用。丙戊酸和丙戊酸钠为不含氮的广谱抗癫痫药，其结构简单，分子中不含酰胺键，打破了传统的抗癫痫药的结构特征。构效关系研究发现，如果把分支碳链延长到 9 个碳原子，则产生镇静作用，而直链脂肪酸的抗惊厥作用很弱。

丙戊酸钠主要适用于单纯或复杂失神发作、全身强直 - 阵挛发作（GTCS）、肌阵挛发作的治疗，对各型小发作的效果更好，为镇静作用小的代表药物，其在肝内代谢出 β 和 ω 氧化反应产物，这些代谢产物均能明显提高发作阈值，但抗癫痫作用均低于其母体，而代谢产物 2- 烯丙戊酸的作用是母体的 1.3 倍。丙戊酸盐的作用机制尚未阐明，可能是直接增加了脑内抑制性递质 GABA 的浓度，减少线粒体的氧化磷酸化，间接增加脑内 GABA 的浓度。

H_3C / H_3C —CHCOR

R=OH 丙戊酸 valproic acid

R=ONa 丙戊酸钠 sodium valproate

$R=NH_2$ 丙戊酰胺 valpromide

丙戊酰胺（valpromide）是丙戊酸的酰胺衍生物，它抗癫痫谱广、作用强、见效快而毒性较低，临床用于多种类型癫痫均有较好的疗效。构效关系研究认为伯酰胺的作用比其他酰胺强，丙戊酰胺比丙戊酸的作用强 2 倍。一些实验推断其作用机制可能是该类药物可以阻断电压依赖性的钠通道、钙通道，另外还增加 GABA 能神经系统的抑制功能。通过抑制 GABA-T 酶的活性，抑制 GABA 的降解代谢过程，可增加脑内 GABA 的含量。

一些具有磺酰胺类结构的化合物也具有抗癫痫的作用，如舒噻美（sultiame），它是苯磺酰胺的衍生物，1960 年开始用于精神运动性发作，也与其他药物合用于癫痫大发作。本品是一种碳酸酐酶抑制剂。其作用机制可能是抑制脑内碳酸酐酶，使脑中钠离子增加，从而使细胞膜的稳定性增加。

唑尼沙胺（zonisamide）是另一种磺酰胺类的药物，其作用机制是抑制脑内的异常放电，主要用于控制大发作，它对碳酸酐酶有抑制作用。本品毒性较低且反复用药无蓄积性。

舒噻美 sultiame 唑尼沙胺 zonisamide 托吡酯 topiramate

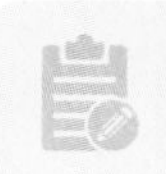

另一磺酰胺类抗癫痫药是托吡酯(topiramate),它是吡喃果糖的衍生物,1995年英国上市。作用机制可能与GABA受体-氯通道、阻断电压依赖性钠通道以及拮抗谷氨酸AMPA受体有关。临床证明该药对抗癫痫药难以控制的、经常发作的部分癫痫特别有效。

近年来,发现了一些具有抗癫痫作用的新结构类型,如非尔氨酯(felbamate)为氨基甲酸酯类,对各种癫痫模型均有效,且毒性极低。在体内被代谢成2-羟基、4-羟基、单氨基甲酸酯等代谢物,代谢产物无药理活性。

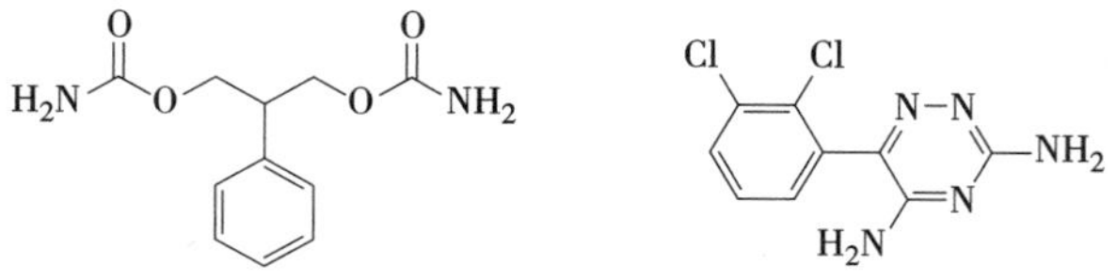

非尔氨酯 felbamate　　拉莫三嗪 lamotrigine

苯基三嗪类化合物拉莫三嗪(lamotrigine)是6-苯基-1,2,4-三嗪衍生物,为一种新型的抗癫痫药,对局部和全身发作都有效。其作用机制可能是通过抑制脑内兴奋性递质特别是谷氨酸和天冬氨酸的过量释放,产生抗癫痫作用。在用其他抗癫痫药治疗时,本品可作为补充治疗药使用。

第三节 抗精神病药
Antipsychotic Drugs

对精神疾病的治疗,早期采用溴化钾,或者用电休克等方法治疗,自20世纪50年代初期,开始用氯丙嗪治疗精神病,药物治疗逐渐成为精神疾病治疗的主要手段。抗精神失常药是用以治疗精神疾病的一类药物,根据药物的主要适应证,抗精神失常药可分为抗精神病药、抗抑郁药、抗躁狂症药和抗焦虑药四类。

抗精神病药可在不影响意识清醒的条件下,对重症精神病的症状控制有明显效果,如控制兴奋、躁动、幻觉及妄想等症状。抗精神病药主要用于精神分裂症,故也称抗精神分裂症药(antischizophrenic drugs)、强安定药(major tranquilizer),适用于治疗精神分裂症、器质性精神病及躁狂-抑郁症的躁狂期。

引起精神疾病的病因非常复杂,对药物的作用机制也有多种假说。一般认为精神分裂症可能与患者脑内多巴胺(dopamine,DA)过多有关。经典的抗精神病药是DA受体拮抗剂,能阻断中脑-边缘系统及中脑-皮质通路的DA受体,减低DA功能,发挥抗精神病作用。但同时也可导致运动功能障碍锥体外系的一系列副作用,如不自主地僵硬性收缩躯体的肌肉、坐立不安等。近年来,出现了许多新的抗精神病药,作用机制与经典的抗精神病药不同,较少发生锥体外系的副作用,被称为非经典的抗精神病药。

抗精神病药可根据化学结构,按母核不同分成如下几类:吩噻嗪类、噻吨类(硫杂蒽类)、丁酰苯类、二苯并二氮䓬类和苯甲酰胺衍生物类等。其中吩噻嗪类、噻吨类和二苯并二氮䓬类通称为三环类,都是由吩噻嗪的结构改造而来。

一、吩噻嗪类(Phenothiazines)

1. 吩噻嗪类药物的发展及构效关系　20世纪40年代发现某些抗组胺药具有镇静作用,20世纪50年代初,临床观察到抗组胺药异丙嗪(promethazine)有较强的抑制中枢神经的作用,由此促进了将异丙嗪衍生物作为抗精神病药的研究。构效关系研究发现,异丙嗪吩噻嗪环与侧链氨基间的碳原子数增至3时,抗组胺作用减弱而安定作用增强,在环上再引入氯原子,可能由于脂溶性增加,更易于透

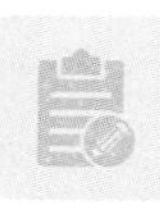

过血脑屏障，抗精神病作用增强，得到抗精神病药氯丙嗪（chlorpromazine）。该药的成功，促使人们对吩噻嗪类药物进行了深入研究，发展了一类典型的抗精神病药，开辟了精神病化学治疗的新领域。

异丙嗪 promethazine　　氯丙嗪 chlorpromazine

氯丙嗪有较强的安定作用，临床上用于治疗以兴奋症为主的精神病，副作用较大。以氯丙嗪为先导化合物，对吩噻嗪类药物进行结构改造，改造的部位主要集中在吩噻嗪环上的取代基，10 位 N 上的取代基及三环的生物电子等排体等三方面，由此得到了一系列的三环类抗精神病药（表 4-5），并在结构改造中总结出吩噻嗪类药物的构效关系（图 4-9）。

表 4-5　氯丙嗪结构改造后的药物

药物名称	取代基	
	R	R′
氯丙嗪　chlorpromazine	$—Cl$	$—CH_2CH_2CH_2N(CH_3)_2$
乙酰丙嗪　acetylpromazine	$—COCH_3$	$—CH_2CH_2CH_2N(CH_3)_2$
三氟丙嗪　triflupromazine	$—CF_3$	$—CH_2CH_2CH_2N(CH_3)_2$
奋乃静　perphenazine	$—Cl$	$—CH_2CH_2CH_2N\quad NCH_2CH_2OH$
氟奋乃静　fluphenazine	$—CF_3$	$—CH_2CH_2CH_2N\quad NCH_2CH_2OH$
醋奋乃静　acetophenazine	$—COCH_3$	$—CH_2CH_2CH_2N\quad NCH_2CH_2OH$
三氟拉嗪　trifluoperazine	$—CF_3$	$—CH_2CH_2CH_2N\quad NCH_3$
哌泊塞嗪　pipotiazine	$—SO_2N(CH_3)_2$	$—CH_2CH_2CH_2N\quad NCH_2CH_2OH$
美索达嗪　mesoridazine	$—S(=O)CH_3$	$—CH_2CH_2—$ N CH_3
硫利达嗪　thioridazine	$—SCH_3$	$—CH_2CH_2—$ N CH_3
硫乙拉嗪　thiethylperazine	$—SCH_2CH_3$	$—CH_2CH_2CH_2N\quad NCH_3$

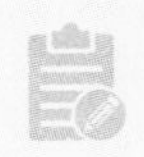

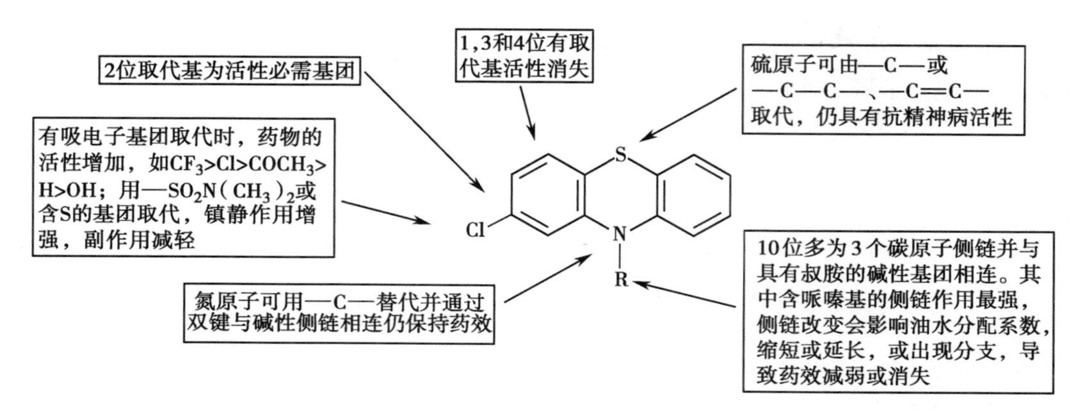

图 4-9　吩噻嗪类药物的构效关系

利用吩噻嗪环10位N上取代基侧链的醇羟基与长链脂肪酸成酯，肌内注射后在体内吸收减慢，水解成原药的速度也较慢，可得到延长作用时间的前药，特别适用于需长时期治疗且服药不合作的患者，见表4-6。

表 4-6　吩噻嗪类药物的长效前药

药名名称	R′	R	作用时间/周
氟奋乃静庚酸酯 fluphenazine enanthate	$—CH_2CH_2CH_2N$(哌嗪)$NCH_2CH_2OCOC_6H_{13}$	$—CF_3$	1~2
氟奋乃静癸酸酯 fluphenazine decanoate	$—CH_2CH_2CH_2N$(哌嗪)$NCH_2CH_2OCOC_9H_{19}$	$—CF_3$	2~3
哌泊塞嗪棕榈酸酯 pipotiazine palmitate	$—CH_2CH_2CH_2N$(哌嗪)$NCH_2CH_2OCOC_{15}H_{31}$	$—SO_2N(CH_3)_2$	4
奋乃静庚酸酯 perphenazine enanthate	$—CH_2CH_2CH_2N$(哌嗪)$NCH_2CH_2OCOC_6H_{13}$	—Cl	1~2

吩噻嗪三环母核中的5位硫原子和10位氮原子都可以用各种生物电子等排体替代，形成的杂环结构化合物也具有治疗精神病的作用，由此发展了噻吨类的抗精神病药及三环类抗抑郁药（见噻吨类）。

2. 吩噻嗪类药物与受体的作用方式及体内代谢　吩噻嗪类药物作用于多巴胺受体，1964年，Gordon等用药物与受体间的三点相互适应学说来加以说明。他们认为，吩噻嗪类药物与受体之间的相互作用有A、B、C三个部分，如图4-10所示。其中B区（*N*-10上三个碳的侧链部分）的立体专属性最高，C区（吩噻嗪三环部分）次之，A区立体专属性最小。吩噻嗪环部分是和受体表面作用的重要部分，吩噻嗪环沿*N*–*S*轴折叠，两个平坦的苯环几乎互相垂直。

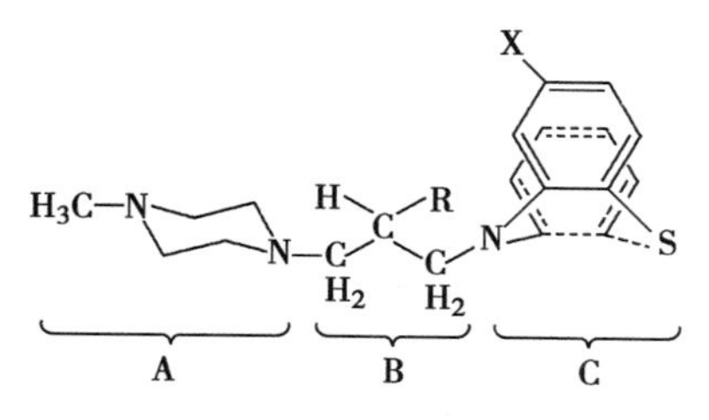

图 4-10　吩噻嗪类药物与多巴胺受体的作用模型

氯丙嗪和多巴胺的X射线衍射结构的测定，为氯丙嗪的作用部位和分子作用机制研究提供了线索。研究表明，在氯丙嗪的优势构象顺式构象中，侧链倾斜于有氯取代的苯环方向，这种优势构象可与多巴胺的优势构象部分重叠，有利于药物与多巴胺受体的作

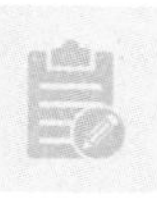

氯丙嗪和多巴胺的3D构象（拓展阅读）

用。氯丙嗪环上2位的氯原子引起分子的不对称，优势构象中侧链倾斜于含氯原子的苯环是该类药物分子抗精神病作用的重要结构特征，失去氯原子则无抗精神病的作用。这也是吩噻嗪类药物2位有取代基时活性强的原因。

吩噻嗪类药物可口服吸收，但吸收的规律性不强，个体差异较大，肌内注射生物利用度较口服增加4~10倍。本类药物主要在肝脏代谢，经微粒体药物代谢酶氧化，在体内的代谢过程非常复杂，代谢产物有几十种或更多，吩噻嗪类药物及其各种代谢降解产物主要分布于脑，其次为肺与其他组织，并可通过胎盘屏障进入胎血循环。该类药物具有高度的亲脂性和蛋白结合率，其 $t_{1/2}$ 一般为10~20小时。

盐酸氯丙嗪　chlorpromazine hydrochloride

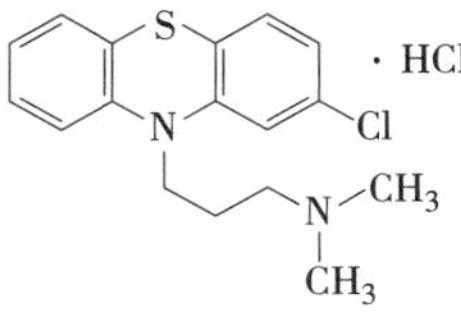

化学名为 *N*,*N*- 二甲基 -2- 氯 -10*H*- 吩噻嗪 -10- 丙胺盐酸盐；2-chloro-*N*,*N*-dimethyl-10*H*-phenothiazine-10-propanamine hydrochloride）。又名“冬眠灵、氯普马嗪”。

本品为白色或乳白色结晶性粉末，m.p. 194~198℃，微臭，味极苦，有引湿性，极易溶于水，水溶液显酸性，溶于乙醇或三氯甲烷，在乙醚或苯中不溶，游离碱的 pK_a 为9.3。

本品为吩噻嗪类药物，其吩噻嗪母核易被氧化，且氧化产物复杂，有十几种，最初的氧化产物是醌式化合物。

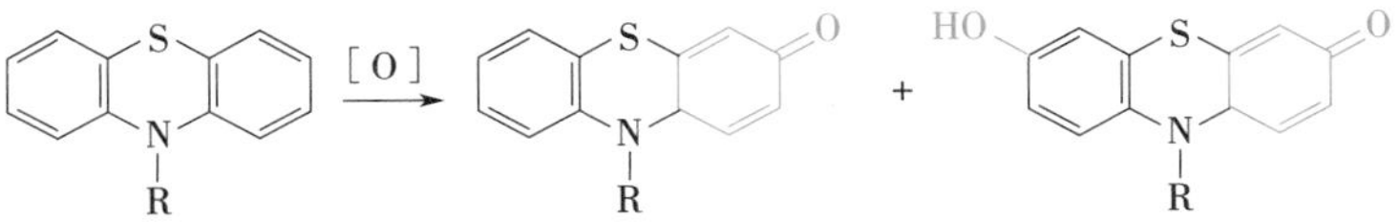

（深红色）

该类药物在空气中放置，渐变为红棕色，日光及重金属离子对氧化有催化作用，遇氧化剂则被迅速氧化破坏；遇光分解生成自由基，自由基与体内一些蛋白质作用时，发生过敏反应。吩噻嗪类药物口服或注射给药后，有部分患者在日光强烈照射下会发生严重的光化毒过敏反应（图4-11），皮肤出现红疹，这是吩噻嗪类药物的毒副作用之一。

本品注射液在日光作用下引起的氧化变质反应可使注射液pH降低，为防止变色，在生产中可加入对氢醌、连二亚硫酸钠、亚硫酸氢钠或维生素C等抗氧剂。

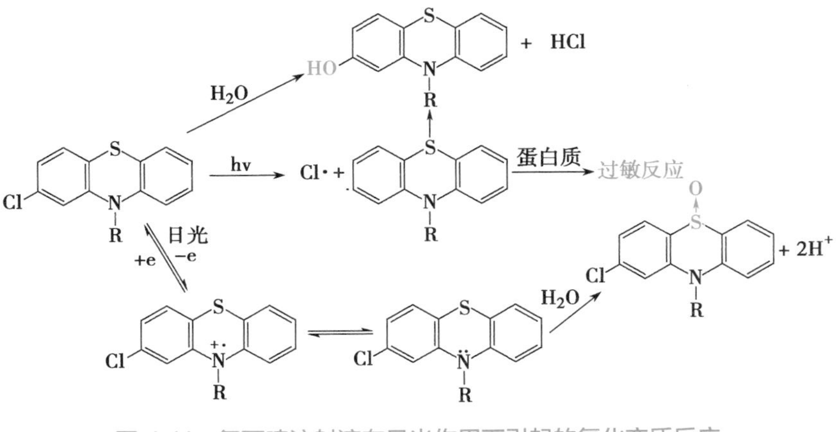

图4-11　氯丙嗪注射液在日光作用下引起的氧化变质反应

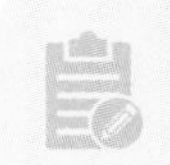

本品水溶液加硝酸后可形成自由基或醌式结构而显红色，这是吩噻嗪类化合物的共有反应，现用于鉴别；本品与三氯化铁试液作用，显稳定的红色。

本品可口服吸收，但吸收个体差异较大。代谢主要在肝脏进行，经微粒体药物代谢酶氧化。代谢途径及产物如图 4-12，体内代谢复杂，可检测的代谢物有 100 多种，仅尿液中就存在 20 多种代谢物。代谢途径主要是氧化，其中有 *N*- 氧化、硫原子氧化，苯环的羟基化，侧链脱 *N*- 甲基和侧链的氧化等，氧化产物和葡糖醛酸结合通过肾脏排出。

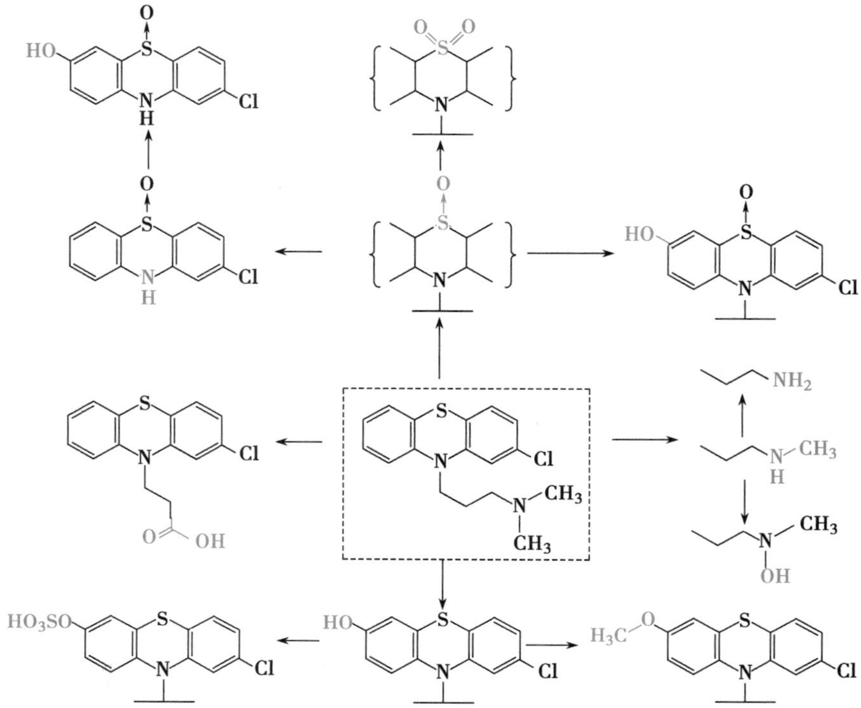

图 4-12 氯丙嗪的代谢途径

氯丙嗪 5 位 *S* 经氧化后生成亚砜，进一步氧化成砜，两者均为无活性的代谢产物。苯环的氧化以 7- 羟氯丙嗪活性代谢物为主，羟基氧化物可进一步在体内烷基化，生成相应的甲氧基氯丙嗪。侧链脱 *N*- 甲基可生成单脱甲基氯丙嗪及双脱甲基氯丙嗪，这两种代谢产物在体内均可与多巴胺 D_2 受体作用，均为活性代谢物。

本品可采用吩噻嗪类药物的合成通法来制备，以邻氯苯甲酸和间氯苯胺为原料，经 Ullmann 反应，在铁粉加热高温脱羧后，在碘的催化下与硫熔融，环合成 2- 氯 - 吩噻嗪母环，再与 *N*,*N*- 二甲基 -3- 氯丙胺缩合，生成氯丙嗪，最后成盐酸盐，反应式如下。合成中未反应完的 2- 氯 - 吩噻嗪与间氯二苯胺是药物的主要杂质。

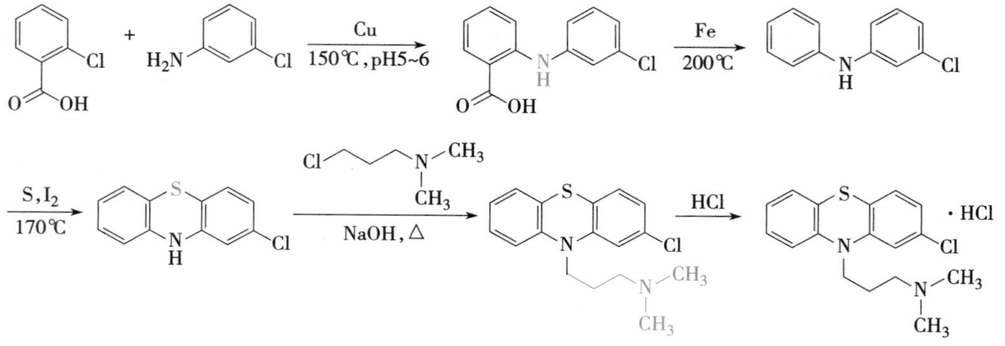

本品与多巴胺受体结合，阻断神经递质多巴胺与受体的结合从而发挥作用。本品还可与中枢胆碱受体、肾上腺素受体、组胺受体和 5- 羟色胺受体结合；对上述受体有一定的抑制作用，故具有多种药理作用。临床上常用于治疗精神分裂症和躁狂症，大剂量时可应用于镇吐、强化麻醉及人工冬眠等。

本品的主要副作用有口干，上腹部不适，乏力、嗜睡、便秘等。对产生光化毒反应的患者，在服药期间应尽量减少户外活动，避免日光照射。

二、噻吨类（Thioxanthenes）

噻吨类的基本结构与吩噻嗪类相似，根据生物电子等排原理，用碳原子替换吩噻嗪母核中的 10 位氮原子，并通过双键与碱性侧链相连，则形成噻吨类抗精神病药，亦称“硫杂蒽类抗精神病药”，其中许多化合物的侧链结构都与吩噻嗪类药物相同。硫杂蒽衍生物的母核与侧链以双键相连，故有顺式（*Z*）和反式（*E*）两种异构体，通常顺式异构体的活性大于反式异构体，如顺式氯普噻吨（chlorprothixene）的活性为反式体的 5~7 倍，可能是顺式异构体与多巴胺受体的构象能部分重叠而利于与受体的相互作用，这与吩噻嗪类药物的作用机制相似。噻吨类抗精神病药的结构见表 4-7。

表 4-7　噻吨类抗精神病药

药物名称	X	R
氯普噻吨 chlorprothixene	—Cl	$—N(CH_3)—CH_3$
珠氯噻醇 zuclopenthixol	—Cl	—N(哌嗪)NCH_2CH_2OH
氟哌噻吨 flupenthixol	$—CF_3$	—N(哌嗪)NCH_2CH_2OH
替奥噻吨 tiotixene	$—SO_2N(CH_3)_2$	—N(哌嗪)NCH_3

三、丁酰苯类（Butyrophenones）

丁酰苯类药物是在研究镇痛药的基础上发现的，将镇痛药哌替啶的 *N*- 甲基用丙酰苯基取代时，不仅具有一定的镇痛作用，而且有很强的抗精神失常作用。经构效关系研究发现，将丙基的碳链延长为丁基，可使吗啡样的成瘾性消失，由此发展了有较强抗精神失常作用的丁酰苯类，较吩噻嗪类药物抗精神病作用强，同时还可作为抗焦虑药。

丁酰苯类抗精神病药的发现（拓展阅读）

氟哌啶醇（haloperidol）是最早应用于临床的代表药物，广泛用于治疗急、慢性等各型精神分裂症、躁狂症。在氟哌啶醇上哌啶环的 4 位上用不同的取代基取代，得到一系列氟哌啶醇结构改造的药物，见表 4-8。

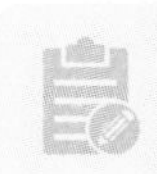

表 4-8　氟哌啶醇及结构改造后得到的药物

结构通式	药物名称	取代基 R	取代基 R′
F, N, R′, R, O	氟哌啶醇 haloperidol	—OH	Cl
	三氟哌多 trifluperidol	—OH	CF_3
	苯哌利多 benperidol	—H	N, O, NH
	匹泮哌隆 pipamperone	O, NH_2	—N
	螺哌隆 spiperone	F, N, O, NH, N	
	氟阿尼酮 fluanisone	F, N, O, N, H_3C, O	

丁酰苯类与吩噻嗪类的基本结构差别很大，但两者侧链部分有相似之处，如丁酰苯类中的Ar—C—C—C—C—N<结构与吩噻嗪类的Ar—N—C—C—C—N<结构十分相似。与羰基相连的3个碳原子的末端再连一个叔胺，是丁酰苯类具有抗精神病作用的基本结构。其他结构的改变，如酮基被硫酮基、烯基、苯氧基取代或被还原，延长或缩短三个碳原子的侧链，或引入支链，都使其抗精神分裂的作用减弱。

对丁酰苯类抗精神病药的结构改造过程中，用4-氟苯甲基取代丁酰苯部分的羰基，发现了二苯丁基哌啶类（diphenylbutylpiperidines）抗精神病药，这一类药物既是多巴胺受体拮抗剂，又是钙通道阻滞剂。共同特点是作用时间长，为长效抗精神病药，对急性、慢性、阳性和阴性症状的精神分裂症均有效。代表药物见表4-9。

表 4-9　二苯丁基哌啶类抗精神病药

结构通式	药物名称	R
F, H, R, F	匹莫齐特　pimozide	H, N, O, N, —N
	氟司必林　fluspirilene	O, H, N, N, —N
	五氟利多　penfluridol	OH, CF_3, Cl, —N

氟哌啶醇　haloperidol

化学名为 1-（4- 氟苯基）-4-［4-（4- 氯苯基）-4- 羟基 -1- 哌啶基］-1- 丁酮；4-［4-（4- chlorophenyl）-4-hydroxy-1-piperidinyl］-1-（4-fluorophenyl）-1-butanone。

本品为白色或类白色的结晶性粉末，无臭无味，m.p. 149~153℃，pK_a = 8.3。溶于三氯甲烷，略溶于乙醇，微溶于乙醚，几乎不溶水。

本品在室温，避光条件下稳定，受光照射颜色加深。在 105℃干燥时，发生部分降解，降解产物可能是哌啶环上的脱水产物。本品片剂的稳定性与所采用的处方有关，如处方中有乳糖，氟哌啶醇会与乳糖中的杂质 5- 羟甲基 -2- 糠醛发生加成反应，影响片剂的稳定性，片剂处方应避免使用乳糖。

氟哌啶醇脱水产物　　　　氟哌啶醇与 5- 羟甲基 2- 糠醛加成产物

本品的药理作用类似吩噻嗪类抗精神病药，特点是作用持久而强。对外周自主神经系统无显著作用，无抗组胺作用，抗肾上腺素作用也弱。临床用于治疗各种急慢性精神分裂症和躁狂症，对镇吐也有效。本品的锥体外系副作用高达 80%，而且有致畸作用。

氟哌啶醇与多巴胺 D_2 受体复合物晶体结构及相互作用分析（拓展阅读）

本品口服后，在胃肠道吸收较好，在肝脏代谢，肾脏消除，有首过效应。代谢以氧化性 *N*- 脱烷基反应和酮基的还原反应为主，见图 4-13。

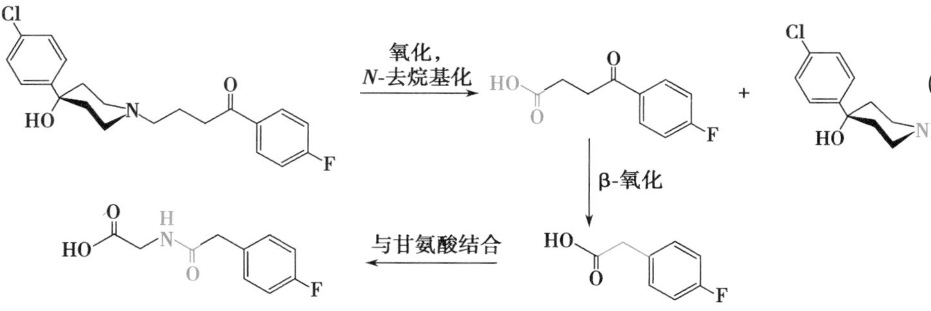

图 4-13　氟哌啶醇的代谢途径

氟哌啶醇的构效关系研究如图 4-14。

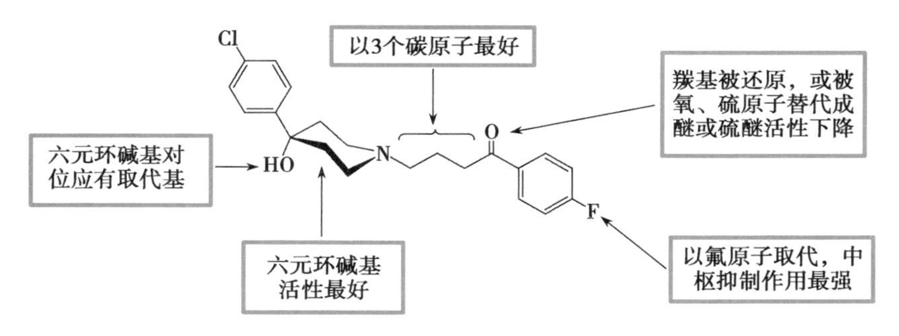

图 4-14　氟哌啶醇的构效关系

四、二苯并二氮䓬类及其衍生物（Dibenzodiazepines and Their Derivatives）

在抗精神病药的研究中，人们一直致力于减少或消除药物的锥体外系反应和迟发性运动障碍等毒副作用的研究。对吩噻嗪类的噻嗪环进行结构改造，将六元环扩为二苯并二氮䓬环得到非典型的广谱抗精神病药氯氮平（clozapine），它特异性地作用于中脑皮质的多巴胺神经元，具有较好的抗精神病作用，且锥体外系反应及迟发性运动障碍等毒副作用较轻，说明抗精神病作用与锥体外系副作用是可以分开的。近年来，随着精神药理学的发展，受氯氮平研究思路的启发，发展了一类非典型抗精神病药（atypical antipsychotic drugs），揭开了抗精神病药的新篇章。

对氯氮平的结构改造研究主要集中在结构的 2，5，8 位的取代，由此得到一系列二苯并氮䓬类抗精神病药（表 4-10）。

表 4-10 氯氮平结构改造后的药物

药物名称	取代基 X	R	R^1	R^2
氯氮平 clozapine	—NH—	—H	—Cl	$-CH_3$
洛沙平 loxapine	—O—	—Cl	—H	$-CH_3$
阿莫沙平 amoxapine	—O—	—Cl	—H	—H
氯噻平 clothiapine	—S—	—Cl	—H	$-CH_3$
喹硫平 quetiapine	—S—	—H	—H	$-CH_2CH_2OCH_2CH_2OH$

利培酮与多巴胺 D_2 受体复合物晶体结构及相互作用分析（拓展阅读）

构效关系研究发现，将氯氮平 5 位 N 以电子等排体 O 或 S 取代时，可保留相同的抗精神病作用。5 位 N 以 O 取代时，形成二苯并氧氮杂䓬类（dibenzoxazepines），将氯氮平 5 位 N 以 S 取代时，形成二苯并硫氮杂䓬类（dibenzsufazepines）。阿莫沙平（amoxapine）是洛沙平（loxapine）的 *N*- 脱甲基代谢物，通过抑制脑内突触前膜对去甲肾上腺素的再摄取，产生较强的抗抑郁作用，类似丙米嗪（imipramine），临床上用作抗抑郁药（见本章第四节）。

其他非典型抗精神病药还有利培酮（risperidone）、阿立哌唑（aripiprazole）、奥氮平（olanzapine）以及佐替平（zotepine）等，它们的特点是对 5-HT_2 及多巴胺 DA_2 受体有拮抗活性，疗效高，没有或较少有锥体外系和迟发性的运动障碍等副作用。

利培酮 risperidone

奥氮平 olanzapine

阿立哌唑 aripiprazole

佐替平 zotepine

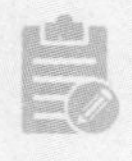

氯氮平　clozapine

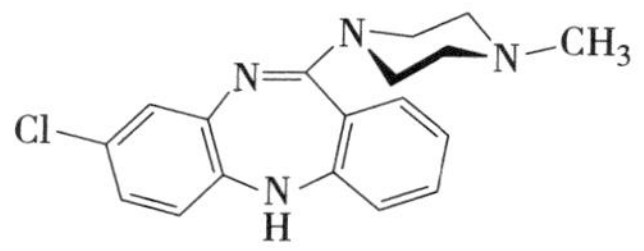

N　N　N—CH_3　Cl　N　H

化学名为 8- 氯 -11-（4- 甲基 -1- 哌嗪基）-5*H*- 二苯并［*b*,*e*］［1,4］二氮杂䓬；8-chloro-11-（4-methyl-1-piperazinyl）-5*H*-dibenzo［*b*,*e*］［1,4］diazepine。又名“氯扎平”。

本品为淡黄色结晶性粉末；无臭无味。m.p. 181~185℃，$pK_a(HB^+) = 8.0$。在水中几乎不溶，在乙醇中溶解，在三氯甲烷中易溶。

本品口服吸收较好，肝脏首过效应显著，生物利用度约 50%，代谢包括 *N*- 去甲基和 *N*- 氧化等途径，见图 4-15。

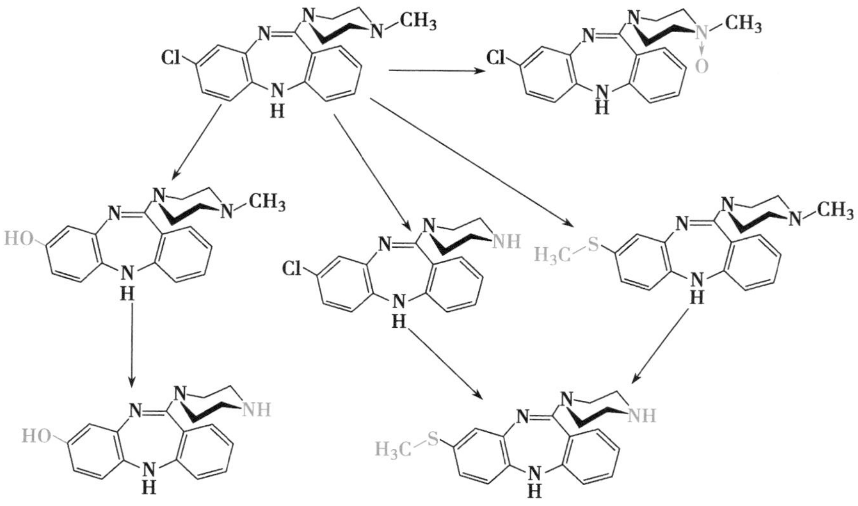

N　N　N—CH_3　Cl　N　H　O　HO　NH　H_3C—S

图 4-15　氯氮平的代谢途径

本品被认为是非典型抗精神病药的代表，因而受到人们的重视。本品能阻断多巴胺受体的作用，抑制多巴胺与 D_1、D_2 受体结合，并具有拮抗 5-HT_2 受体的作用，还能与许多非多巴胺能部位的受体相结合。本品对精神分裂症的阳性或阴性症状有较好的疗效，与经典的抗精神病药比较，锥体外系反应及迟发性运动障碍等副作用较轻，适用于难治性精神分裂症。本品的典型副作用是粒细胞缺乏症，因此通常不作为此类症状的首选药物。

本品的毒副作用主要由代谢产物引起。在人的肝微粒体、中性粒细胞或骨髓细胞中能产生硫醚的代谢物，导致毒性。故本品在使用时要监测白细胞的数量。

五、苯甲酰胺衍生物类（Benzamide Derivatives）

苯甲酰胺衍生物类抗精神病药是在对局部麻醉药普鲁卡因结构改造中发现的。20 世纪 60 年代，根据氯丙嗪和氟哌啶醇能增加多巴胺的研究，提出抗精神病药的受体阻滞假说。研究发现甲氧氯普胺（metoclopramide），又称“灭吐灵”，具有中枢多巴胺拮抗作用，从而推测可能是一种新的抗精神病药，这一推测后来得到了证实。

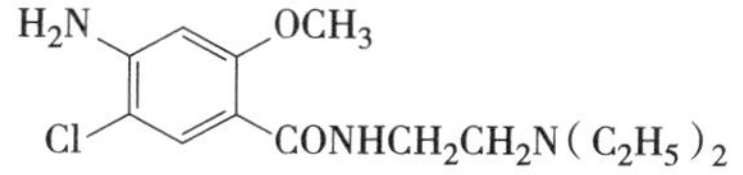

H_2N　OCH_3　Cl　$CONHCH_2CH_2N(C_2H_5)_2$

甲氧氯普胺　metoclopramide

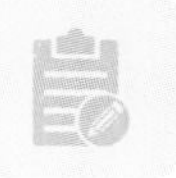

奈莫必利与多巴胺D_4受体复合物晶体结构及相互作用分析（拓展阅读）

在此基础上，相继合成了各种含有吡咯烷基的苯甲酰胺衍生物，得到了以舒必利（sulpride）为代表的苯甲酰胺类抗精神病药（表 4-11）。该类药物可选择性地阻断多巴胺受体，具有作用强且副作用小的优点，可用于精神分裂症和顽固性呕吐的对症治疗。

表 4-11 苯甲酰胺衍生物类抗精神病药

	药物名称	取代基			
		R^1	R^2	R^3	R^4
R^3, R^2, R^1 取代苯甲酰胺（$C(=O)NH-R^4$）	舒必利 sulpride	$-OCH_3$	$-H$	$-SO_2NH_2$	$-CH_2-$(N-C_2H_5 吡咯烷-2-基)
	硫必利 tiapride	$-OCH_3$	$-H$	$-SO_2CH_3$	$-CH_2CH_2N(C_2H_5)_2$
	奈莫必利 nemonapride	$-OCH_3$	$-NHCH_3$	$-Cl$	(2-H_3C-1-苄基吡咯烷-3-基)

第四节 抗抑郁药 Antidepressant Drugs

氯胺酮快速抗抑郁新机制（拓展阅读）

抑郁症是情感活动发生障碍的精神失常症，是一种常见的病症，表现为情绪异常低落，常有强烈的自杀倾向，并有自主神经或躯体性伴随症状。近年来，由于抑郁症患者逐年增多，抗抑郁药已成为中枢神经系统药物研究比较活跃的领域，许多新型的抗抑郁药不断出现。

情感性精神障碍的病因复杂，中枢特定的神经递质去甲肾上腺素（NE）和 / 或 5-羟色胺（5-HT）的含量降低及其受体功能低下，被认为是引起抑郁的原因。通过调节脑内 NE 及 5-HT 的含量，可达到治疗效果。

根据药物的作用机制，抗抑郁药可分为单胺氧化酶抑制剂（MAOI）、去甲肾上腺素重摄取抑制剂（新三环类抗抑郁药）、5- 羟色胺重摄取抑制剂（SSRI）和其他类。

抗抑郁药的发展始于 20 世纪 50 年代的异烟肼，随后发展了三环类及四环类抗抑郁药。作用于 5-HT 受体的一系列新药物的发现，揭开了抗抑郁药研究的新篇章，其代表药物氟西汀（fluoxetine）成为全球最为畅销的药物之一。目前正在研发的药物主要是针对 5-HT 受体，尤其是 $5\text{-}HT_{1A}$、$5\text{-}HT_{1B/1D}$ 及 $5\text{-}HT_7$、$5\text{-}HT_{2C}$ 等受体。另外，一些针对作用于神经肽系统的药物、三重再摄取抑制剂、褪黑素（MT）受体激动剂、谷氨酸受体拮抗剂等的研究也在进行中。如阿戈美拉汀（agomelatine），新型 MT 受体激动剂抗抑郁药，于 2009 年 2 月获欧盟批准上市，既是 MT_1 和 MT_2 受体激动剂，又为 5-HT 受体拮抗剂，具有抗抑郁和催眠双重作用，有望成为新型抑郁性失眠的首选药物之一。

一、单胺氧化酶抑制剂（Monoamine Oxidase Inhibitors）

单胺氧化酶（MAO）是一种催化体内单胺类递质代谢失活的酶，单胺氧化酶抑制剂可以通过抑制 NE、肾上腺素、5-HT 等的代谢失活，减少脑内 5-HT 和 NE 的氧化脱胺代谢，使脑内受体部位神经递质 5-HT 或 NE 的浓度增加，利于突触的神经传递而达到抗抑郁的效果。

单胺氧化酶抑制剂是从治疗结核病药物异烟肼（isoniazid）的副作用发现的。20 世纪 50 年代，异烟肼临床用于抗抑郁，受其启发又合成了苯乙肼（phenelzine）、异卡波肼（isocarboxazid）、反苯环丙胺（tranylcypromine）等。这些药物对 MAO 具有不可逆的抑制作用，副作用与毒性较大，特别是肝脏

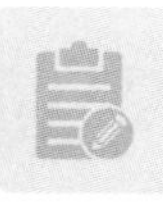

毒性和心脏毒性，限制了这些药物在临床上的应用，多用于恐怖症的治疗。

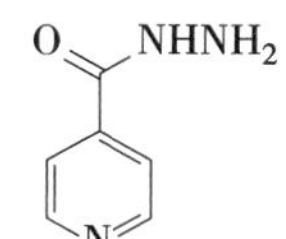

异烟肼 isoniazid

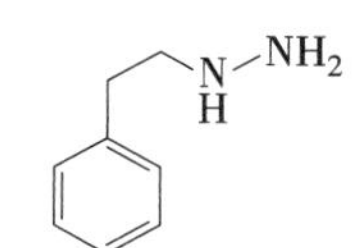

苯乙肼 phenelzine

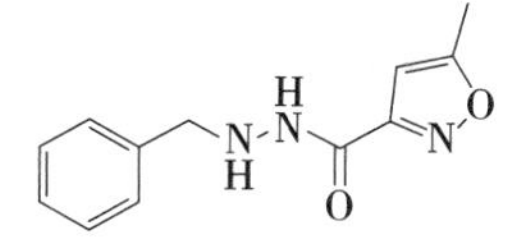

异卡波肼 isocarboxazid

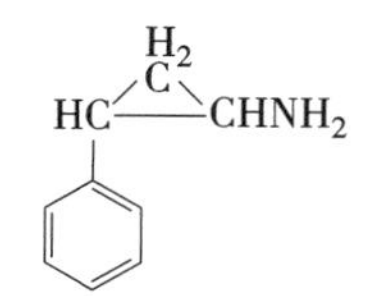

反苯环丙胺 tranylcypromine

20 世纪 80 年代研究发现，脑内 MAO 有 MAO-A 和 MAO-B 两种亚型。MAO-A 与 NE 和 5-HT 的代谢脱胺有关，被认为是抗抑郁药的主要靶酶，由此发展了一类新型选择性 MAO-A 抑制剂。吗氯贝胺（moclobemide）和托洛沙酮（toloxatone）是该类抗抑郁药的代表药物。

吗氯贝胺 moclobemide

托洛沙酮 toloxatone

吗氯贝胺通过可逆性地抑制 MAO-A，提高脑内 NE、多巴胺和 5-HT 的水平，产生抗抑郁作用。体外试验表明，吗氯贝胺对大鼠脑内 MAO-A 活性产生较弱的抑制作用，但在体内可呈现较明显的抑制作用。因此，推测药物在体内经生物转化后可产生有活性的代谢产物。吗氯贝胺在停药后，单胺氧化酶的活性恢复快，不良反应轻。由于其在体内代谢速度快，常需在开始治疗时对剂量进行调整。

二、去甲肾上腺素重摄取抑制剂（Norepinephrine Reuptake Inhibitors）

神经突触对 NE 的重摄取，可降低脑内 NE 的含量，表现为抑郁。去甲肾上腺素重摄取抑制剂通过抑制神经突触前端 NE 的重摄取，从而起到抗抑郁的作用。该类药物多为三环类化合物，或称三环类抗抑郁药（tricyclic antidepressant drugs，TCAs）。

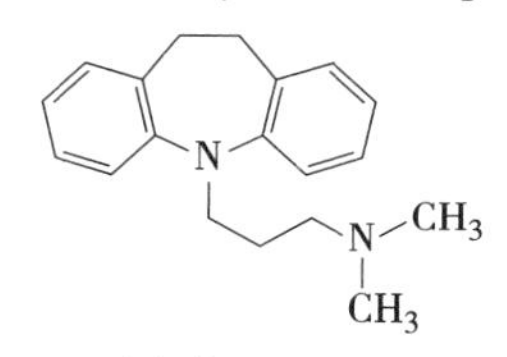

丙米嗪 imipramine

地昔帕明 desipramine

奥匹哌醇 opipranol

曲米帕明 trimipramine

普罗替林 protriptyline

氯米帕明 clomipramine

马普替林 maprotiline

阿莫沙平 amoxapine

阿米替林 amitriptyline

去甲替林 nortriptyline

多塞平 doxepin

度硫平 dosulepin

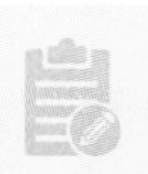

这类药物的结构特点是均有三环，并具有一叔胺或仲胺侧链，从化学结构上可分为二苯并氮杂䓬类、二苯并氧氮杂䓬类及二苯并环庚二烯类。

二苯并氮杂䓬类：利用生物电子等排原理，将吩噻嗪类分子中的硫原子以生物电子等排体 1,2-亚乙基（$—CH_2—CH_2—$）或电子等排体 1,2- 亚乙烯基（—CH═CH—）取代时，形成二苯并氮杂䓬类抗抑郁药，如丙米嗪（imipramine）等。

二苯并氧氮杂䓬类：将抗精神病药氯氮平 5 位的 N 用 O 取代，形成二苯并氧氮杂䓬类。阿莫沙平（amoxapine）又称"氯氧平"，是 1980 年以后发展的"第二代"抗抑郁药，作用与丙米嗪类似，但副作用小，为选择性去甲肾上腺素重摄取抑制剂，具有混合的抗抑郁和神经安定作用，可用于治疗各种抑郁症，其代谢产物 7- 羟基或 8- 羟基阿莫沙平均有抗抑郁活性。

二苯并环庚二烯类：受硫杂蒽类发现过程的启发，采用生物电子等排体原理，将二苯并氮杂䓬母核中的氮原子以碳原子取代，并通过双键与侧链相连，便形成二苯并环庚二烯类抗抑郁药。例如，阿米替林（amitriptyline），可选择性地抑制中枢突触部位对 NE 的再摄取，在三环类抗抑郁药中镇静效应最强，对抑郁患者可使情绪明显改善。普罗替林（protriptyline）为二苯并环庚三烯类，对去甲肾上腺素重摄取的抑制作用强于阿米替林。

马普替林（maprotiline）为三环类的结构类似物，属于 9,10- 二氢蒽的 9,10- 亚乙基桥环衍生物，也称"四环类抗抑郁药"，为选择性去甲肾上腺素重摄取抑制剂，对 5-HT 几乎没有作用，是广谱的抗抑郁药，作用与丙米嗪类似，但副作用小。

研究表明：三环类药物结构中的两个苯环处于非共平面，这在吩噻嗪类抗精神病药也曾提到，三环类母核的非共平面性与药物的生理活性有关，而中间环为七元环的三环类化合物分子扭曲程度更大，抑制去甲肾上腺素重摄取作用较强，因而精神松弛作用较强，适用于治疗抑郁症。

侧链末端氨基的结构也影响药物的抗抑郁作用，以丙米嗪为例，它是以氨基的质子化形式发生作用的，其甲基的立体效应是极其重要的因素，若换成乙基、丙基等则失去作用。丙米嗪在体内代谢脱去一个甲基形成属于仲胺类的去甲丙米嗪，其抑制去甲肾上腺素的重摄取作用强于丙米嗪，可见药物分子中具有与 NE 侧链部分相同的仲胺，对抑制 NE 的重摄取的作用更强。

该类药物的构效关系如图 4-16 所示。

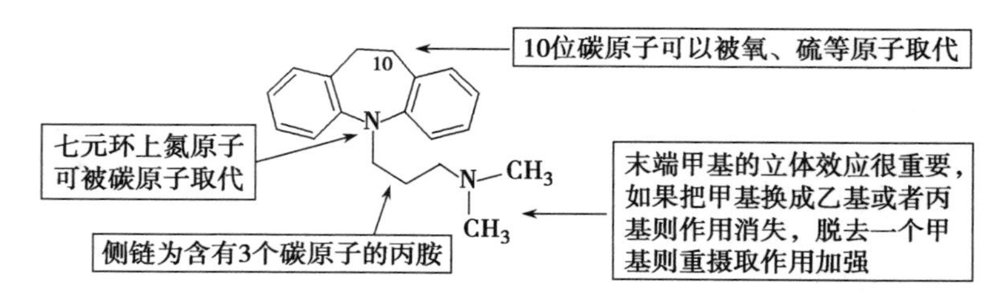

图 4-16　三环类去甲肾上腺素重摄取抑制剂的构效关系

盐酸丙米嗪　imipramine hydrochloride

· HCl

化学名为 *N*,*N*- 二甲基 -10,11- 二氢 -5*H*- 二苯并［*b*,*f*］氮杂䓬 -5- 丙胺盐酸盐；3-（10,11-dihydro-5*H*-dibenzo［*b*,*f*］azepin-5-yl）-*N*,*N*-dimethylpropan-1-amine hydrochloride。

本品为白色或类白色的结晶性粉末，无臭或几乎无臭，遇光渐变色，m.p. 170~175℃，游离碱的

pK_a（HB^+）为 9.5。本品在水、乙醇或三氯甲烷中易溶，乙醚中几乎不溶。

本品固体及水溶液在通常情况下是稳定的，在稳定性的加速试验中发生降解。降解的方式与其他二苯氮杂䓬类化合物相似，见图 4-17。

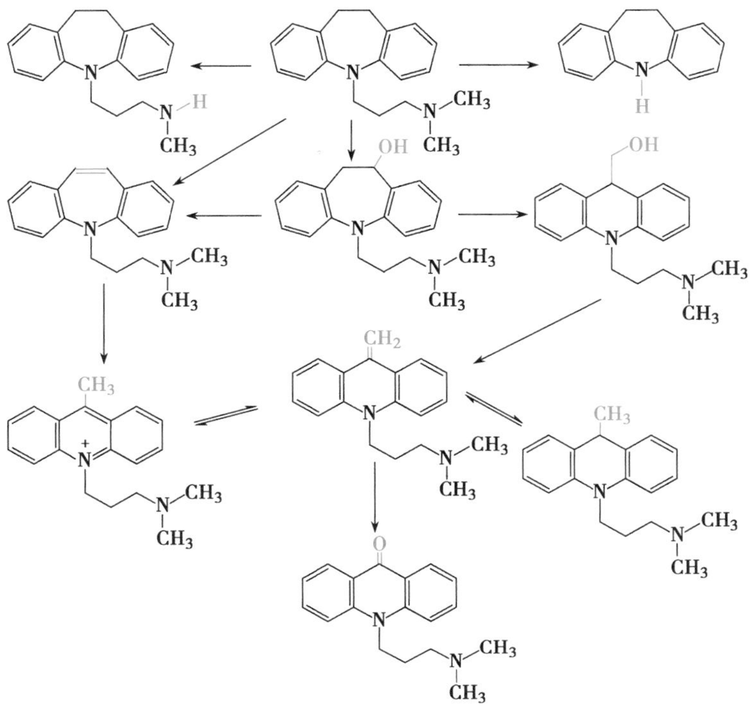

图 4-17 丙米嗪的降解过程

本品具有较强的抗抑郁作用，其作用机制是通过抑制神经末梢对 NE 和 5-HT 的再摄取，减少 NE 和 5-HT 的氧化脱胺代谢，增加突触间隙的 NE 和 5-HT 浓度，促进神经传递。适用于治疗内源性抑郁症，反应性抑郁症及更年期抑郁症，也可用于小儿遗尿症。

本品在肝脏代谢，大部分生成活性代谢物地昔帕明（去甲丙米嗪，desipramine），丙米嗪和地昔帕明可进一步氧化代谢生成 2- 羟基代谢物而失活，并与葡糖醛酸结合，经尿排出体外，代谢途径如图 4-18。

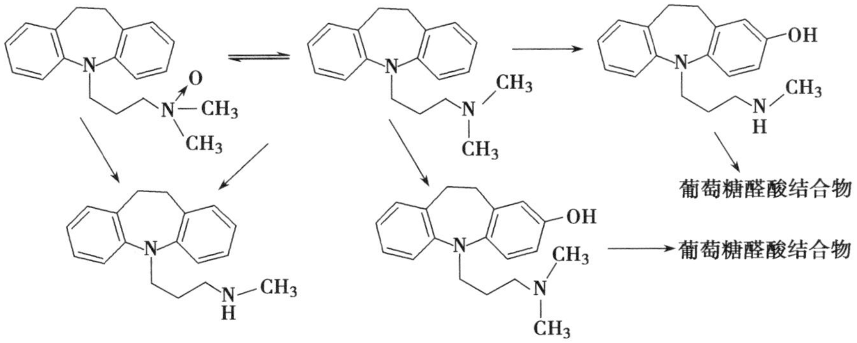

葡萄糖醛酸结合物

葡萄糖醛酸结合物

图 4-18 丙米嗪的代谢途径

三、5- 羟色胺重摄取抑制剂（Serotonin Reuptake Inhibitors）

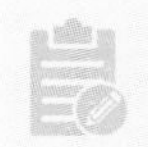

5- 羟色胺重摄取抑制剂的作用是抑制神经细胞对 5-HT 的重摄取，提高其在突触间隙中的浓

度，从而起到抗抑郁的作用。该类药物结构差异较大，似无共同的结构，但作用机制相似。与三环类抗抑郁药相比，疗效相当，选择性强，对胆碱、组胺和肾上腺素受体作用小或几乎没有作用，副作用轻，患者易于耐受。自 20 世纪 90 年代问世以来，临床应用广泛，为第二代的抗抑郁药，结构如下所示。

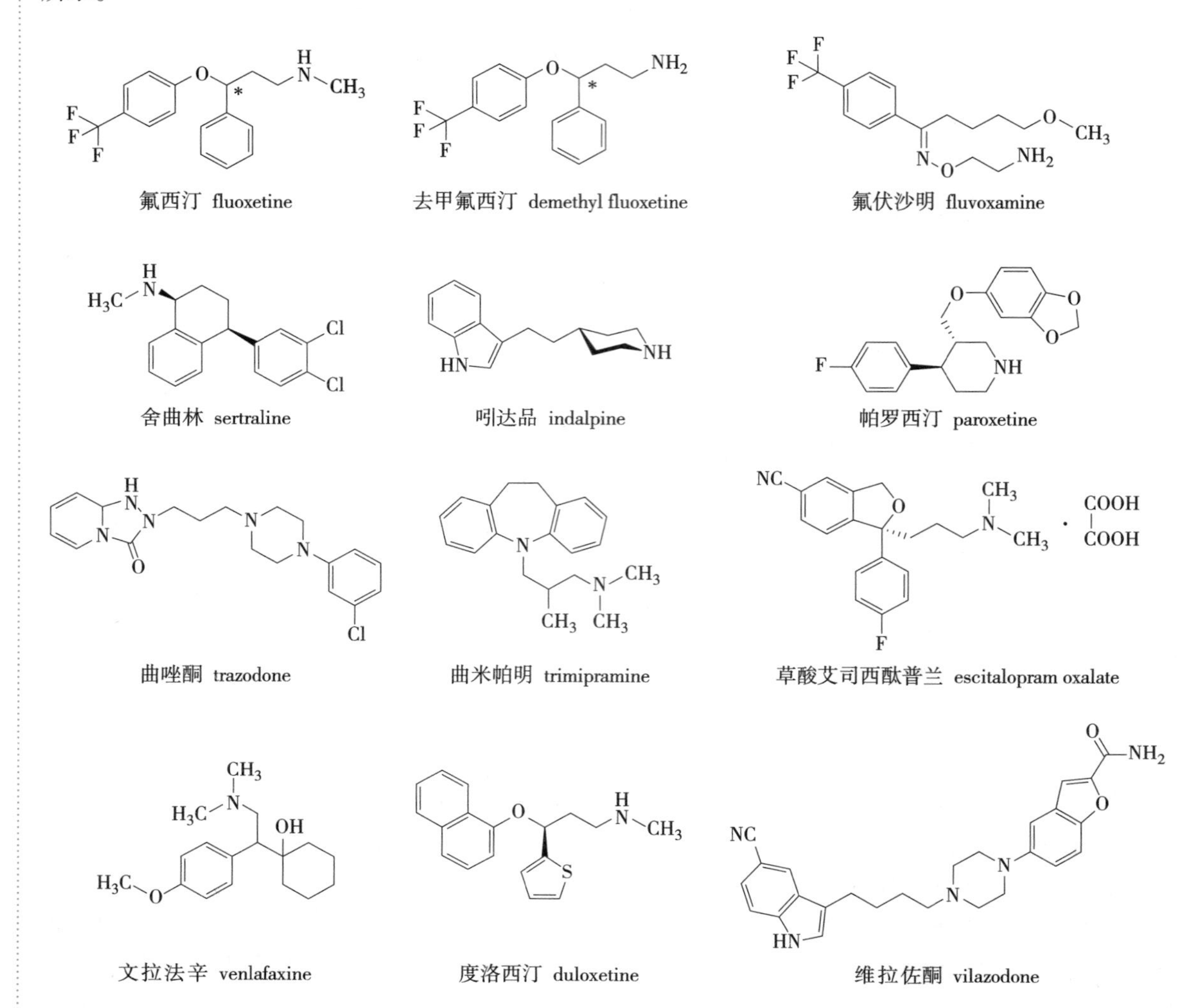

舍曲林（sertraline）是近年发现的新型抗抑郁药。其（1*S*）-*cis*-（+）- 异构体的抗抑郁活性比（–）- 异构体强数倍，与其他抗抑郁药相比，舍曲林对 5-HT 重摄取的抑制活性强，治疗抑郁症的效果显著，如果持续服用，可以预防抑郁症早期发作的复发，不会改变心脏的传导作用，适合老年人使用。舍曲林的半衰期为 22~36 小时，其 *N*- 去甲基代谢产物的活性低，仅为舍曲林的 1/20，但半衰期可长达 62~104 小时。

帕罗西汀（paroxetine）属于四环类抗抑郁药，它能竞争性地干扰神经递质进入神经元膜的主动转运过程，从而选择性地抑制突触对 5-HT 的重吸收，对用三环类抗抑郁药难以奏效的患者有较好的作用。帕罗西汀有两个手性碳，其 *trans*-（–）- 异构体具有抗抑郁作用，*S,R*- 型异构体的活性最高，是其对映体的 130 倍左右，临床上用其马来酸盐。

文拉法辛（venlafaxine）是首个 5- 羟色胺和去甲肾上腺素重摄取抑制剂（SNRI），小剂量时主要抑制 5-HT 的重摄取，而大剂量时双重抑制 5-HT 和 NE 的重摄取。其结构中含有 2 个手性中心，右旋体主要抑制 5-HT 的重摄取，左旋体双重抑制 5-HT 和 NE 的重摄取。文拉法辛的主要代谢产物是 *O*- 去甲基文拉法辛，又称“地文拉法辛（desvenlafaxine）”，与文拉法辛的药理活性相当，也已获得批准上市用于抑郁症的治疗。

度洛西汀（duloxetine）是一种强效的 SNRI，对 5-HT 和 NE 都具有高度亲和力，用于治疗重度抑郁障碍（MDD）。在体内代谢生成 *N*- 去甲基活性代谢物，另外，萘环的 4、5 或 6 位可以氧化代谢为羟基化产物，其中 4- 羟基度洛西汀与原药有相似的药理活性。

维拉佐酮（vilazodone）是首个吲哚烷胺类抗抑郁药，用于治疗 MDD，具有选择性 5-HT 重摄取抑制和 $5\text{-}HT_{1A}$ 部分激动双重作用。体内的主要代谢物为吲哚环 6 位羟基化产物，活性仅为原药的 1/10。维拉佐酮不能与 MAOI 同时使用，使用前 14 天应停用 MAOI，停药至少 14 天之后才能使用 MAOI。

盐酸氟西汀 fluoxetine

氟西汀的发现（拓展阅读）

化学名为 *N*- 甲基 -3- 苯基 -3-（4- 三氟甲基苯氧基）丙胺盐酸盐；*N*-methyl-3-phenyl-3-［4-（trifluoromethyl）phenoxy］propan-1-amine hydrochloride。本品为白色或类白色结晶性粉末，微溶于水，易溶于甲醇，m.p. 158~159℃。

本品为非三环类的抗抑郁药，临床上常用其盐酸盐，*S* 异构体的活性较强，临床使用外消旋体。通过拆分可降低毒性和副作用，安全性更高。

本品口服吸收好，生物利用度可达 100%，半衰期长达 70 小时，是长效的口服抗抑郁药。胃肠道吸收，在肝脏代谢成活性的 *N*- 去甲基代谢物去甲氟西汀（demethyl fluoxetine），通过肾脏消除。去甲氟西汀与原药活性相同，且半衰期长，有产生药物积蓄及排泄缓慢的现象，肝病和肾病患者需要考虑用药安全问题。在体内 *S* 异构体的代谢消除较慢。

本品为选择性的 5- 羟色胺重摄取抑制剂（SSRI），可强烈抑制 5-HT 的再吸收，提高 5-HT 在突触间隙中的浓度，能明显改善抑郁症状，以及焦虑和睡眠障碍。本品对中枢的 NE 和多巴胺的摄取无影响，选择性强，安全性大，较少发生抗 M 胆碱受体的副作用且较少产生心脏毒性。

本品的合成以苯乙酮与甲胺进行 Mannich 反应得 β- 甲氨基苯丙酮，经还原得 *N*- 甲基 -3- 羟基 - 苯丙胺，再与 4- 三氟甲基 - 氯苯醚化缩合，最后同 HCl 成盐而得。

第五节 镇痛药 Analgesics

疼痛被定义为对于组织损伤或者潜在组织损伤而产生的不愉快的主观感觉和体验。疼痛是直接作用于身体的伤害性刺激在脑内的反映，是一种保护性警觉功能。疼痛是多种疾病的常见症状之一，剧烈疼痛会引起血压下降、呼吸衰竭，甚至导致休克。现常用于镇痛的药物有两大类：一类是抑制前

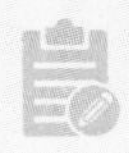

列腺素生物合成的解热镇痛药（非甾体抗炎药），主要作用于外周神经系统；另一类是与阿片受体作用的镇痛药，习惯上称作“麻醉性镇痛药”，简称“镇痛药”。两类药物的作用机制不同，适应证和副作用也不同。

镇痛药是指作用于中枢神经系统，选择性地抑制痛觉但并不影响意识，也不干扰神经冲动传导的药物。大多数镇痛药属于阿片类生物碱及其同类人工合成代用品，总称为“阿片类药物（opioids）”，包括阿片生物碱中的主要成分吗啡，对吗啡进行结构修饰或结构简化获得的合成镇痛药，体内存在的具有吗啡样镇痛作用的肽类物质。本类药物多通过激动体内存在的阿片受体（opioid receptors，μ、κ和 δ 等）而产生镇痛作用和呼吸抑制效应。

本类药物的镇痛作用强，副作用较为严重，长期使用后会产生成瘾性、耐受性以及呼吸抑制等，停药会出现戒断症状，危害极大，因此本类药物又称“麻醉性（或成瘾性）镇痛药（narcotic analgesices）”，应用受到限制，受国家颁布的《麻醉药品和精神药品管理条例》管理。

镇痛药根据其与阿片受体相互作用的关系，可分为阿片受体激动剂、阿片受体部分激动剂。按结构和来源，又可分作吗啡生物碱、半合成和全合成的镇痛药三大类。

一、吗啡及其衍生物（Morphine and Its Derivatives）

吗啡的发现
（拓展阅读）

1. 吗啡　最早应用的镇痛药是阿片生物碱，系从罂粟（*papaver somniferum* L.）或白花罂粟（*papaver somniferum* L. var *album* D. C.）未成熟果实的乳汁（阿片，opium）中提取而得。吗啡（morphine）为其中的主要成分，另还有可待因、蒂巴因、罂粟碱等 20 余种生物碱以及三萜类和甾类等多种复杂成分。1805 年德国药师 Sertuerner 从阿片中分离出吗啡，1847 年确定分子式，1923 年 Gulland 和 Robinson 确定了吗啡的化学结构，1952 年 Gazte 和 Tschudi 完成了化学全合成工作，开创了吗啡类镇痛药研究的先河，为合成镇痛药的开发打下了基础。1968 年完成其绝对构型的研究，20 世纪 70 年代后，逐渐揭示出其作用机制。

吗啡是由五个环（A、B、C、D、E）稠合而成的复杂结构，含有部分氢化的菲环，每个环上有固定的编号。环上有五个手性碳原子（5*R*、6*S*、9*R*、13*S* 和 14*R*）。天然存在的吗啡为左旋吗啡，为 μ 受体激动剂，B/C 环呈顺式，C/D 环呈反式，C/E 环呈顺式。C-5、C-6、C-14 上的氢均与胺链呈顺式，C-4、C-5 的氧桥与 C-9、C-13 的乙胺链为反式。左旋吗啡在质子化状态时的构象呈三维的“T”形，环 A、B 和 E 构成“T”形的垂直部分，环 C、D 为其水平部分，环 D 为椅式构象，由于 7,8 位为双键相连，环 C 呈半船式构象，6α- 羟基处于平伏键。吗啡及本类药物的镇痛活性与其立体结构严格相关，右旋体（+）- 吗啡已被合成，但无镇痛及其他生理活性。

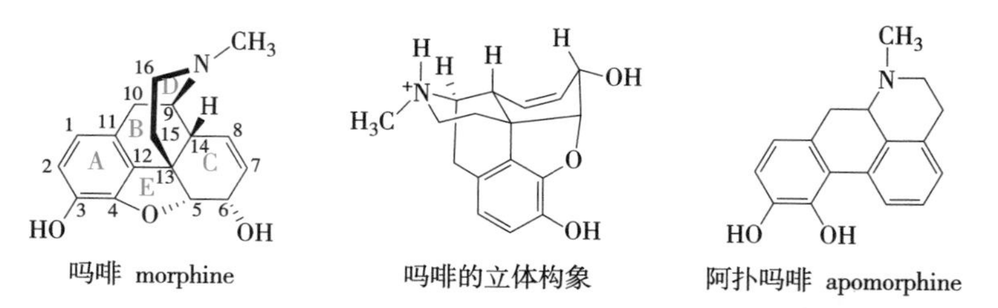

吗啡 morphine　　吗啡的立体构象　　阿扑吗啡 apomorphine

吗啡失去一分子水后，会发生重排生成阿扑吗啡（apomorphine），镇痛作用大大降低，催吐作用显著增强，可用作误食毒物不能洗胃患者的催吐剂。

吗啡虽有优良的镇痛功效，但副作用较为严重，容易成瘾和抑制呼吸中枢，加之结构复杂，全合成困难，自 1833 年吗啡用于临床后，寻找成瘾性小、不良反应少的药物一直是研究开发新镇痛药的目标。这方面的工作包括早期开展的对吗啡化学结构的修饰，简化吗啡结构发展的合成镇痛药以及吗啡的拮抗剂等。

2. 吗啡的半合成衍生物　早期吗啡的结构改造多从其官能团或局部结构改造着手，合成了一系列半合成衍生物。吗啡分子中有一些可被修饰的中心，如 3 位或 6 位羟基醚化、酰化，6 位羟基氧化成酮，17 位环状叔氨基的改变，7 位、8 位的双键氢化以及新基团的引入，使吗啡的药理作用发生明显的改变，为构效关系研究提供了有价值的资料，也发现不少更优良的新药。表 4-12 为吗啡结构改造后的各种药物。

表 4-12　吗啡结构改造后的药物

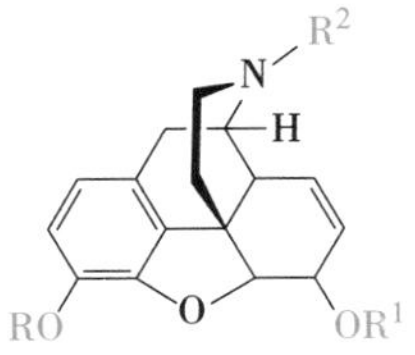

3 位、6 位和 17 位结构改造

药物名称	R	R¹	R²
可待因　codeine	$-CH_3$	$-H$	$-CH_3$
乙基吗啡　ethylmorphine	$-CH_2CH_3$	$-H$	$-CH_3$
海洛因　heroin	$-COCH_3$	$-COCH_3$	$-CH_3$
苯乙基吗啡 *N*-phenethylmorphine	$-H$	$-H$	$-CH_2CH_2C_6H_5$
烯丙吗啡　nalorphine	$-H$	$-H$	$-CH_2CH{=}CH_2$

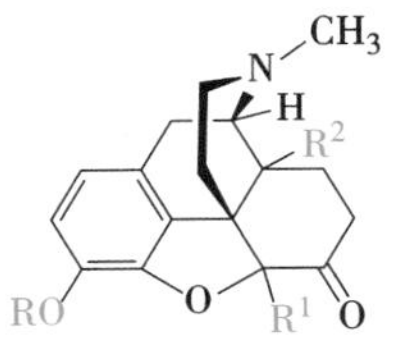

6 位氧化，7 位、8 位还原，5 位、14 位取代

药物名称	R	R¹	R²
氢可酮　hydrocodone	$-CH_3$	$-H$	$-H$
羟考酮　oxycodone	$-CH_3$	$-H$	$-OH$
氢吗啡酮　hydromorphone	$-H$	$-H$	$-H$
羟吗啡酮　oxymorphone	$-H$	$-H$	$-OH$
美托酮　metopon	$-H$	$-CH_3$	$-H$

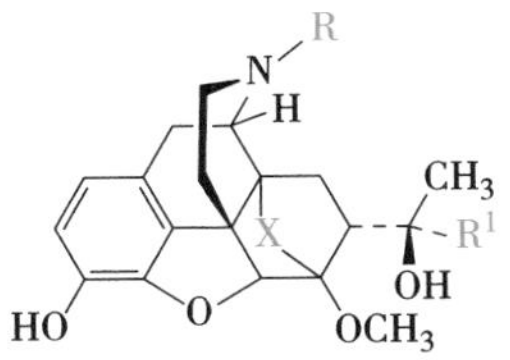

6、14 桥，7 位取代

药物名称	R	R¹	X
埃托啡　etorphine	$-CH_3$	$-CH_2CH_2CH_3$	$--CH{=}CH--$
二氢埃托啡 dihydroetorphine	$-CH_3$	$-CH_2CH_2CH_3$	$--CH_2-CH_2--$
烯丙托啡　alletorphine	$-CH_2CH{=}CH_2$	$-CH_2CH_2CH_3$	$--CH{=}CH--$
二丙诺啡　diprenorphine	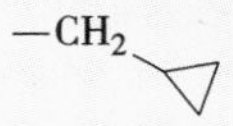 $-CH_2$-环丙基	$-CH_3$	$--CH_2-CH_2--$
丁丙诺啡　buprenorphine	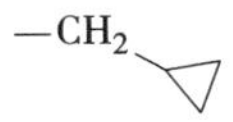 $-CH_2$-环丙基	$-C(CH_3)_3$	$--CH_2-CH_2--$

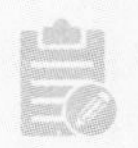

续表

6位、17位结构改造	药物名称	R	R′
	纳布啡 nalbuphine	—OH	$—CH_2—$◇（环丁基）
	纳洛酮 naloxone	=O	$—CH_2CH=CH_2$
	纳曲酮 naltrexone	=O	$—CH_2—$◁（环丙基）

海洛因：从药品到毒品（拓展阅读）

（1）3位、6位结构改造：吗啡3位酚羟基烷基化，通常导致镇痛活性降低，成瘾性也降低。可待因（codeine）是吗啡的一个重要的衍生物，体内镇痛活性为吗啡的20%，体外活性仅0.1%。可待因为镇痛药和镇咳药，适用于中度疼痛，作为中枢麻醉性镇咳药，是临床上最有效的镇咳药之一，有轻度成瘾性。口服或肌内注射均吸收良好，主要在肝脏代谢。在体内，约有8%的可待因可代谢转化为吗啡而产生镇痛作用。研究表明，吗啡3位酚羟基是重要的活性结构。

吗啡分子中3，6位两个羟基乙酰化后得到的二乙酸酯称为海洛因（heroin），镇痛及麻醉作用均强于吗啡，毒性也大5~10倍，成瘾性更大。这是由于吗啡酰化后亲脂性增强，静脉注射后更易透过血脑屏障到达中枢，经代谢转变为6-乙酰吗啡，对μ受体激动作用强于吗啡，欣快感更强。海洛因在1874年首次合成，由于更易成瘾，产生耐受性和依赖性而被定为禁用的毒品。

（2）6位氧化，7位、8位还原结构改造：将吗啡结构中7位、8位间双键氢化还原，6位醇羟基氧化成酮，得氢吗啡酮（hydromorphone），镇痛作用为吗啡的8~10倍、在氢吗啡酮分子中14位引入羟基，得羟吗啡酮（oxymorphone），二者均用于临床，镇痛作用强于吗啡，但副作用也增大。将氢吗啡酮、羟吗啡酮的3位羟基甲基化，分别得到氢可酮（hydrocodone）、羟考酮（oxycodone），二者均用作镇痛药，镇痛作用弱于吗啡。

（3）6、14桥，7位取代结构改造：在C环的C-6与C-14之间引入一桥链乙烯基，形成一个新的稠环，可得到镇痛活性成百倍增高的高效镇痛药埃托啡（etorphine），其镇痛效力为吗啡的2 000~10 000倍，但治疗指数低，副作用大。将埃托啡的桥乙烯基氢化，得二氢埃托啡（dihydroetorphine），其镇痛作用更强，副作用也小，可用于缓解癌症疼痛。进一步将二氢埃托啡中的*N*-甲基换为烯丙基或环丙甲基，得到既有镇痛作用又有拮抗作用的双重作用的药物，如烯丙托啡（alletorphine），其镇痛效力为吗啡的10~15倍，成瘾性低，用于癌症解痛。将桥链乙烯基氢化饱和，可增强其镇痛和拮抗作用并降低副作用。二丙诺啡（diprenorphine）为专一性拮抗剂，作用为纳洛酮的1.5倍。1976年上市的丁丙诺啡（叔丁啡，buprenorphine）为长效拮抗性镇痛药，镇痛效力和作用时间分别是吗啡的30倍和2倍，未见成瘾性和明显副作用，是缓解癌症或术后疼痛的理想药物。

（4）17位结构改造：*N*-甲基的改变对活性有较特别的影响。*N*-去甲基吗啡，镇痛作用及成瘾性均降低，*N*-氧化物或*N*-季铵盐均无镇痛作用。将吗啡的*N*-甲基用其他烷基，链烯烃或芳烃基取代，可获得镇痛活性增强的药物，其中活性最强的为苯乙基吗啡（*N*-phenethylmorphine），镇痛作用约为吗啡的14倍。

一般说来，吗啡17位*N*-甲基换成烯丙基或小环烷基甲基，可成为μ受体拮抗剂。如将羟吗啡酮结构中的17位*N*-甲基替换成烯丙基或环丙甲基，分别得纳洛酮（naloxone）、纳曲酮（naltrexone），结构的变化导致化合物对受体的活性作用发生逆转，由激动剂转为拮抗剂。纳洛酮是研究阿片受体

功能的重要工具药，也可作为吗啡类药物中毒的解毒剂。纳曲酮拮抗作用是纳洛酮的 2~3 倍，作用时间也长，是专一性的 μ 受体拮抗剂。

盐酸吗啡　morphine hydrochloride

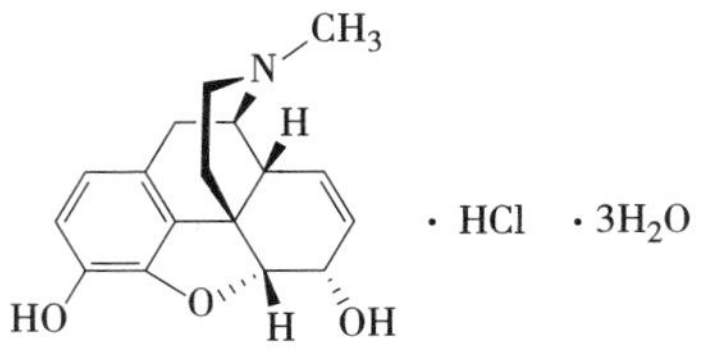

化学名为 17- 甲基 -4,5α- 环氧 -7,8- 二脱氢吗啡喃 -3,6α- 二醇盐酸盐三水合物；7,8-didehydro-4,5α-epoxy-17-methylmorphinan-3,6α-diol hydrochloride trihydrate。

本品从植物罂粟（*Papaver somniferum* L.）的浆果浓缩物即阿片中提取，得到粗品吗啡，后经精制成盐酸盐。

本品为白色、有丝光的针状结晶或结晶性粉末，无臭，遇光易变质，在水中溶解，在乙醇中略溶，在三氯甲烷或乙醚中几乎不溶。

吗啡自我国古代就被用于镇痛，天然存在的吗啡为左旋体，$[\alpha]_D^{20}$ 为 −115°~−110°，右旋体无镇痛及其他生理活性。

吗啡为两性分子，其 pK_a（HA）、pK_a（HB^+）分别为 9.9、8.0。吗啡与酸可生成稳定的盐，如盐酸盐，硫酸盐，氢溴酸盐，我国法定用吗啡的盐酸盐。

吗啡及其盐类具还原性，在光照下能被空气氧化，可生成伪吗啡（pseudomorphine），又称“双吗啡”（dimorphine）和 *N*- 氧化吗啡，伪吗啡的毒性较大。故本品应避光，密闭保存。

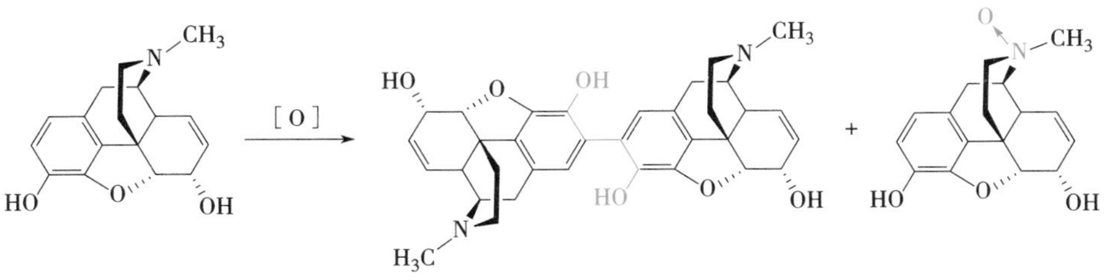

吗啡　伪吗啡　*N*-氧化吗啡

吗啡盐类的水溶液在酸性条件下稳定，在中性或碱性下易被氧化。配制吗啡注射液时，应调整 pH 为 3~5，还可充入氮气，或者加焦亚硫酸钠、亚硫酸氢钠等抗氧剂。

吗啡在酸性溶液中加热，可脱水并进行分子重排，生成具有邻苯二酚结构的阿扑吗啡，极易被氧化，可用稀硝酸氧化成邻苯二醌而显红色，用作鉴别。阿扑吗啡为多巴胺受体的激动剂，可兴奋中枢的呕吐中心，临床上用作催吐剂。

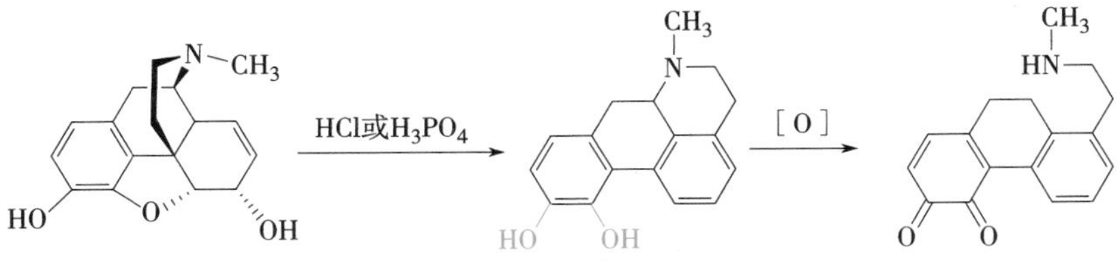

阿扑吗啡　邻醌化合物（红色）

本品在提取的过程中可能带入可待因、蒂巴因（thebaine）和罂粟酸（meconic acid），以及在储藏中可能产生的伪吗啡、*N*- 氧化吗啡。这些相关物质应做限量检查。

可待因 蒂巴因 罂粟酸

本品口服后，在胃肠道易吸收，但肝脏的首过效应显著，生物利用度低，故常用皮下注射。主要在肝脏代谢，60%~70% 的吗啡通过 3 位或 6 位羟基与葡糖醛酸结合，生成两种代谢产物，吗啡 -3- 葡糖苷酸（90%）和吗啡 -6- 葡糖苷酸（10%）。微量代谢物吗啡 -6- 葡糖苷酸是活性代谢产物，镇痛作用明显强于吗啡和吗啡 -3- 葡糖苷酸。10% 脱 *N*- 甲基为去甲基吗啡，去甲基吗啡的活性低、毒性大。20% 以游离的形式自肾脏排出。吗啡的代谢途径如图 4-19 所示。

吗啡的全合成（拓展阅读）

吗啡作用于阿片受体，产生镇痛、镇咳、镇静作用。临床上主要用于抑制剧烈疼痛，亦用于麻醉前给药。已发现在肠道中存在有阿片受体，故吗啡能产生便秘的不良反应。

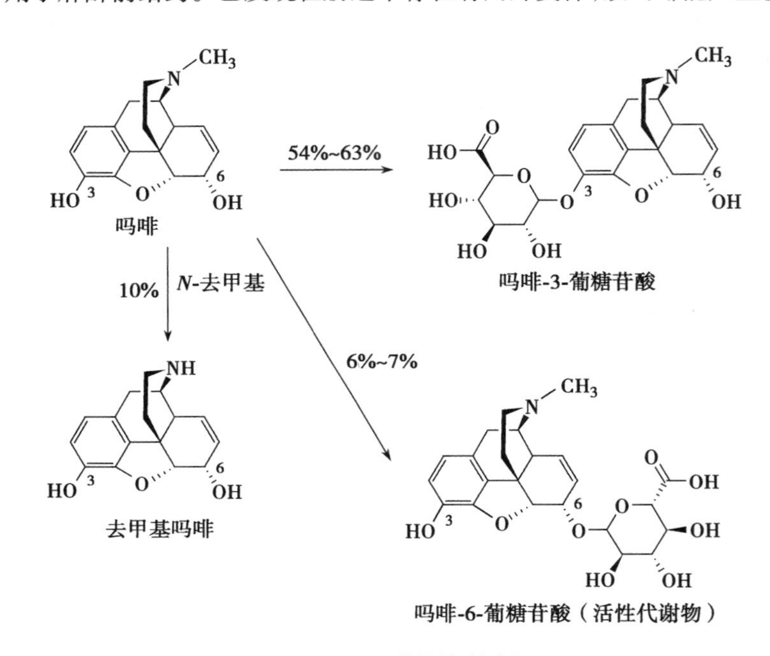

图 4-19 吗啡的代谢途径

二、合成镇痛药（Synthetic Analgesics）

吗啡的半合成衍生物在不同程度上仍具有吗啡样副作用，另外因需要以吗啡为原料进行合成，应用上受到限制。研究表明：去除吗啡骨架的含氮 D 环，化合物的活性完全消失，说明碱性氮原子对镇痛活性至关重要。进一步对吗啡结构母体简化，发展了合成镇痛药，按化学结构类型可分为吗啡喃类、苯并吗喃类、哌啶类、氨基酮类等几大类。

1. 吗啡喃类（morphinans） 吗啡喃类化合物是吗啡分子去除 E 环（呋喃环）后的衍生物。结构中 B/C 环呈顺式，C/D 环呈反式，与吗啡立体结构相同。*N*- 甲基吗啡喃（*N*-methylmorphinan）镇痛作用弱，在其结构中引入 3- 羟基，左旋体称左啡诺（levorphanol），镇痛作用约为吗啡的 4 倍，其对 μ 受体的亲和性增加和较大的亲脂性可能是其作用增强的主要原因。布托啡诺（butophanol）是 κ 受体激动剂，μ 受体拮抗剂，成瘾性小，对减轻中度至重度疼痛作用安全而有效，并有较低依赖性和滥用倾向。这种具有激动 - 拮抗作用的药物也称为拮抗性镇痛药（antagonist analgesics）。

R＝H，*N*- 甲基吗啡喃
R＝OH，左啡诺 levorphanol

左啡诺的构型

布托啡诺 butophanol

2. 苯并吗喃类（benzomorphans） 进一步简化吗啡喃的结构，打开 C 环，仅保留 A、B、D 环，形成苯并吗喃类，C 环裂开后在原处保留小的烃基作为 C 环残基，立体构型与吗啡更相似，镇痛作用增强。1959 年首先研制出非那佐辛（phenazocine），其后又研制出喷他佐辛（pentazocine）、氟痛新（ID-1229）等优良镇痛药。非那佐辛为 μ 受体激动剂，镇痛作用是吗啡的 10 倍。喷他佐辛对 μ 受体有微弱拮抗作用，是阿片受体部分激动剂，作用于 κ 型受体，大剂量时有轻度拮抗吗啡的作用，镇痛效力为吗啡的三分之一，但副作用少，成瘾性很小，是第一个用于临床的非成瘾性阿片类合成镇痛药。氟痛新镇痛作用比喷他佐辛强，并具有安定和肌肉松弛作用。

R＝—$CH_2CH_2C_6H_5$　非那佐辛 phenazocine
R＝—$CH_2CH{=}C(CH_3)_2$　喷他佐辛 pentazocine
R＝—$(CH_2)_3$—CO—C_6H_4—F　氟痛新 ID-1229

3. 哌啶类（piperidines） 第一个合成镇痛药哌替啶（pethidine）是于 1939 年在研究阿托品的类似物时意外发现的，为典型的 μ 受体激动剂，这一发现对吗啡合成代用品的研究起了极大的推进作用。其结构比吗啡大大简化，只保留吗啡结构的 A 环和 D 环，可以看作吗啡碱 A、D 环类似物，存在两种构象：一种为苯环处于平伏键，另一种则处于直立键，后者是哌替啶镇痛的活性构象。

哌替啶　　苯环平伏　　苯环直立　　吗啡4-芳基哌啶部分

进一步的结构修饰，得到了一系列的哌啶类药物，按化学结构又可分为 4- 苯基哌啶类和 4- 苯氨基哌啶两类。表 4-13 为哌替啶结构改造后的各种药物。

表 4-13　哌替啶结构改造得到的药物

化学结构	药物名称	R
	阿尼利定　anileridine	
	吗哌利定　morpheridine	
	匹米诺定　piminodine	

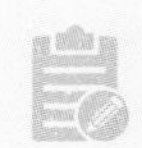

续表

化学结构	药物名称	R
(结构式：R = 3位取代基)	阿法罗定 alphaprodine	···CH_3
	倍他罗定 betaprodine	◀CH_3

化学结构	药物名称	R	R′
4- 丙酰苯氨取代	芬太尼 fentanyl	苯基	—H
	舒芬太尼 sufentanil	2-噻吩基	$—CH_2OCH_3$
	阿芬太尼 alfentanil	4-乙基-5-氧代-四唑-1-基	$—CH_2OCH_3$
	卡芬太尼 carfentanil	苯基	$—COOCH_3$
	瑞芬太尼 remifentanil	$—COOCH_3$	$—COOCH_3$

哌啶环上*N*-甲基以较大的基团取代得到的*N*-苯基衍生物镇痛作用增强。例如阿尼利定（anileridine）、吗哌利定（morpheridine）及匹米诺定（piminodine）均已应用于临床。

利用生物电子等排原理进行基团反转，将哌替啶的4-甲酸乙酯部分转变为4-哌啶醇丙酸酯，同时在哌啶环3位引入甲基，得到阿法罗定（alphaprodine）和倍他罗定（betaprodine）。动物实验表明阿法罗定作用与吗啡相当，而倍他罗定作用则是吗啡的5倍。但由于两者在人体内均能发生消除反应，生成类似神经毒剂的有害物质，在临床上已经停止使用。

对4-苯基哌啶类进行进一步的结构修饰，在苯基和哌啶之间插入N原子发现了4-苯氨基哌啶类的芬太尼（fentanyl），芬太尼是μ受体激动剂，镇痛作用约为哌替啶的500倍，吗啡的80倍。芬太尼的构象为哌啶环呈椅式，4-丙酰苯氨基处于平伏键。

芬太尼的构象　　羟甲芬太尼 ohmefentanyl

以芬太尼为基础，开发了一系列芬太尼类药物。如阿芬太尼（alfentanil）、舒芬太尼（sufentanil）和瑞芬太尼（remifentanil）等，其中舒芬太尼的治疗指数最高，安全性好，镇痛作用强度是吗啡的600~800倍。当在芬太尼结构中哌啶环3位引入甲基后，其镇痛作用显著提高。羟甲芬太尼（ohmefentanyl）是我国发现的一个强效镇痛剂，其镇痛作用约为芬太尼的58倍，为吗啡的6 300倍，本品是研究镇痛机制和药物-受体相互作用的工具药物。

盐酸哌替啶 pethidine hydrochloride

化学名为 1- 甲基 -4- 苯基 -4- 哌啶甲酸乙酯盐酸盐；1-methyl-4-phenyl-4-piperidine carboxylic acid ethyl ester hydrochloride。又名“杜冷丁（dolantin）”。

本品为白色结晶性粉末，无臭或几乎无臭，在水或乙醇中易溶，三氯甲烷中溶解，在乙醚中几乎不溶，pK_a（HB^+）8.7。易吸潮，遇光易变质，故应密闭保存。m.p. 186~190℃。其苦味酸盐 m.p. 188~191℃。

本品分子中具有酯的结构，在酸催化下易水解，pH = 4 时最稳定。

本品为典型的阿片 μ 受体激动剂，镇痛作用是吗啡的 1/8~1/6，但成瘾性亦弱，不良反应较少。由于起效快，作用时间较短，常用于分娩时镇痛，对新生儿的呼吸抑制作用较小。本品的口服效果较吗啡好。

本品在肝脏代谢，主要代谢物为水解的哌替啶酸、去甲哌替啶和去甲哌替啶酸，并与葡糖醛酸结合经肾脏排出。其中去甲哌替啶的镇痛活性仅为哌替啶的一半，而惊厥作用较大。

哌替啶酸　　去甲哌替啶　　去甲哌替啶酸

4. 氨基酮类（phenylpropylamines） 早期发现的具有碱性侧链的芴 -9- 羧酸酯类化合物具有一定的镇痛作用。在此类化合物的构效关系研究基础上获得了镇痛药美沙酮（methadone），1946 年进入临床，其左旋体镇痛作用强，右旋体作用极弱，供药用的为其外消旋体。美沙酮为 μ 受体激动剂，其作用与吗啡相当，但耐受性、成瘾性发生较慢，戒断症状轻，可用作戒毒药。

美沙酮 methadone　　美沙酮构象

右吗拉胺 dextromoramide　　右丙氧芬 dextropropoxyphene

美沙酮为阿片受体非环状配体，是一个高度柔性分子，由于羰基极化，碳原子上带有部分正电荷，与氨基氮原子上孤对电子相互吸引，通过非共价键的相互作用可使之与哌替啶构象相似，可以看作是开环的哌啶类化合物。对其结构进行改造，可得到右吗拉胺（dextromoramide）和右丙氧芬（dextropropoxyphene）。右吗拉胺的镇痛作用较吗啡强，且口服效果良好，成瘾性等副作用也较小。

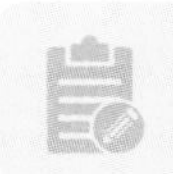

右丙氧芬于 1957 年用于临床，其右旋体具有镇痛作用，是成瘾性很小的镇痛药，镇痛作用为吗啡的 1/15，适用于由慢性病引起的疼痛。

盐酸美沙酮 methadone hydrochloride

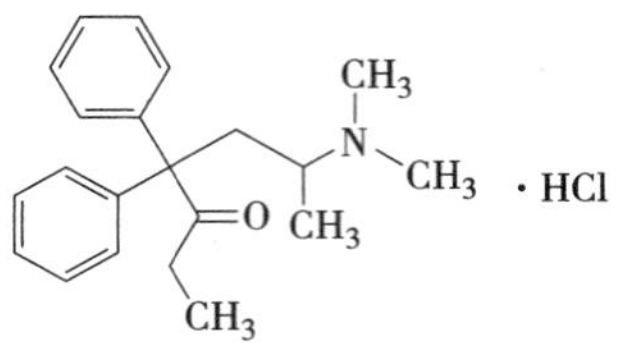

化学名为 4,4- 二苯基 -6-（二甲氨基）-3- 庚酮盐酸盐；6-dimethylamino-4,4-diphenyl-3-heptanone hydrochloride。

本品为无色结晶或白色结晶性粉末；无臭，味苦。m.p. 230~234℃。易溶于醇和三氯甲烷，在水中溶解，不溶于醚和甘油，水溶液在 20℃时 pK_a 为 8.25。1% 水溶液 pH 为 4.5~6.5。

本品具有旋光性，其左旋体（$[\alpha]_D^{25}=-145°$）镇痛活性大于右旋体。临床上常用其外消旋体。

本品羰基位阻较大，因而化学反应活性显著降低，不能生成缩氨脲或腙，也不能被钠汞齐或异丙醇铝还原。

本品游离碱的有机溶液在 30℃贮存时，形成美沙酮的 *N*- 氧化物。

本品水溶液光照射部分分解，溶液变成棕色，pH 发生改变，旋光率降低。

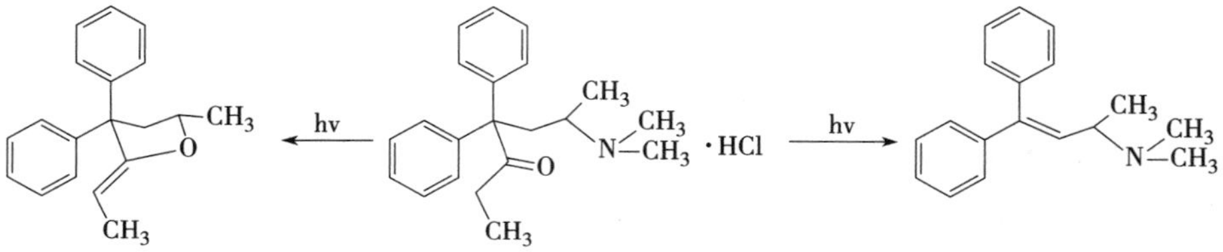

本品在体内主要代谢途径是 *N*- 氧化、*N*- 去甲基化、苯环羟化及羰基氧化、还原反应等，见图 4-20。

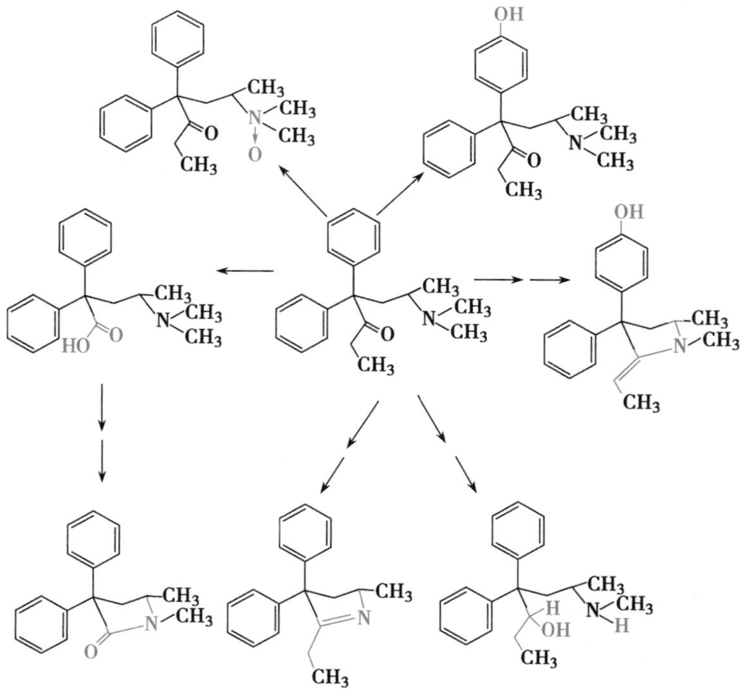

图 4-20 美沙酮的代谢途径

本品为阿片受体激动剂，镇痛效果比吗啡、哌替啶强，其左旋体镇痛作用比右旋体强 20 倍。适用于各种剧烈疼痛，并有显著镇咳作用，毒性较大，有效剂量与中毒剂量比较接近，安全度小，但成瘾性较小，临床上主要用于海洛因成瘾的脱瘾疗法。

美沙酮的制备系由环氧丙烷与二甲胺进行胺化反应，经氯化，缩合，制得 4- 二甲氨基 -2,2- 二苯基戊腈（可将不溶于正己烷的异构体分离），再与溴化乙基镁反应和水解，成盐即得本品。

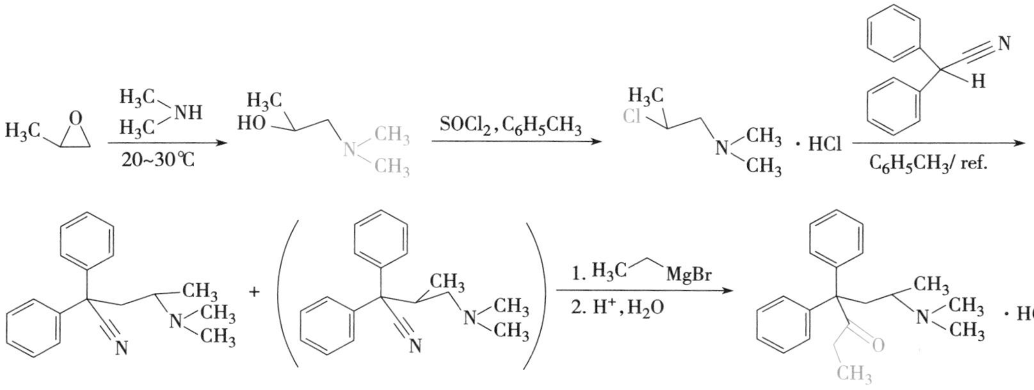

5. 其他类（others） 氨基四氢萘衍生物（aminotetralins）地佐辛（dezocine）临床用作镇痛药，具有激动 - 拮抗双重作用，成瘾性小，化学结构为吗啡 A,B 环类似物，它的 β- 取向的氨基相当于阿片受体配体的叔胺碱性基团。曲马多（tramadol）为具有吗啡样作用的环己烷衍生物，也可看作是 4- 苯基哌啶类似物。化学结构中 1-（3- 甲氧基）苯基与 2- 二甲氨甲基呈反式，临床用其外消旋混合物。曲马多为 μ 阿片受体激动剂，它还能通过对单胺重摄取的抑制作用，阻断疼痛脉冲的传导，为中枢性镇痛药。本品对呼吸抑制作用低，短时间应用时成瘾性小，可以替代吗啡或哌替啶，用于中重度急、慢性疼痛的止痛。他喷他多（tapentadol）是一个作用于同一分子并结合 μ 阿片受体激动作用和去甲肾上腺素再摄取抑制作用的新型中枢型镇痛药物，奥塞利定（oliceridine）是选择性阿片 μ 受体激动剂，只激活 G 蛋白通路而不影响 β- 制动蛋白（β-arrestin）通路。以下为其他合成镇痛药物。

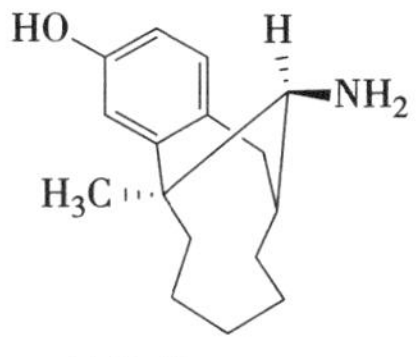

地佐辛 dezocine

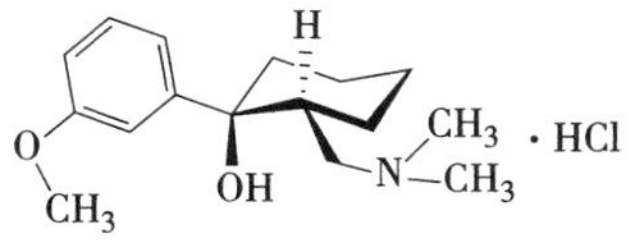

曲马多 tramadol

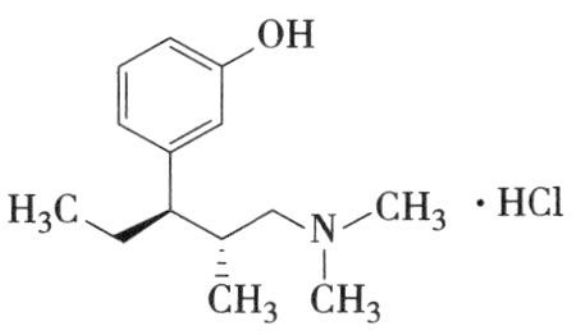

盐酸他喷他多 tapentadol hydrochloride

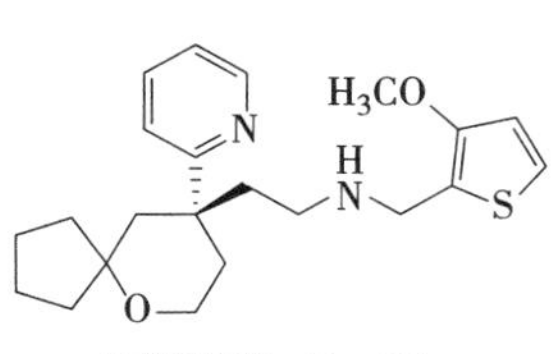

奥塞利定 oliceridine

三、阿片受体和内源性阿片样镇痛物质（Opioid Receptors and Endogenic Opiate-Like Analgesics）

阿片类药物的镇痛作用具有高效性、选择性及立体专属性。如吗啡的左旋体具有镇痛等生理活性，而右旋体则没有活性。这使得人们考虑吗啡类药物可能是通过受体起作用，受体模型的研究推动了镇痛药的发展。1973 年发现在鼠脑内存在立体特异性的阿片样镇痛药的结合位点，

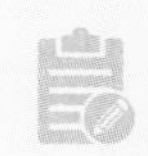

这些位点存在于包括人和所有脊椎动物的中枢神经系统及一些外周平滑肌系统的神经组织中，证实了体内阿片受体的存在，发现了内源性的阿片样镇痛物质，逐渐揭示出吗啡类药物的作用机制。

1. 阿片受体（opioid receptors）　现已证实脑中存在阿片受体，各种镇痛药与受体的亲和力和镇痛强弱相关。阿片受体现分为 μ、κ、δ 和 σ 四种，每种受体都有不同的亚型，可以进一步细分为 μ_1、μ_2，δ_1、δ_2，κ_1、κ_2、κ_3 亚型等，μ 受体广泛分布于中枢神经系统，尤其是边缘系统、纹状体、下丘脑、中脑导水管周围灰质区等，κ 受体主要存在于脊髓和大脑皮质。不同受体可兴奋产生各自的生物效应，见表 4-14。

表 4-14　阿片受体兴奋效应

受体分型	效应						
	镇痛	呼吸抑制	瞳孔	胃肠运动	平滑肌痉挛	镇静	欣快感
μ	脊髓以上水平	++	缩小	减少	++	++	++
δ	脊髓水平	++	缩小	减少	++	++	++
κ	脊髓水平	+	–	–	–	+	+（烦躁不安）
σ	–	–	散大	–	–	+（致幻）	++（烦躁不安）

μ 受体兴奋镇痛活性最强，成瘾性也最强，是产生副作用的主要原因；κ 受体镇痛活性介于 μ、δ 两者之间，但在镇痛的同时有明显的致焦虑作用，有证据表明 κ 受体对 μ 受体介导的反应有调节作用。μ 受体中的亚型 μ_1 受体为调节痛觉神经传导的高度亲和结合位点，而 μ_2 受体控制呼吸抑制作用。寻找专属性的 μ_1、κ 型受体激动剂，有望得到高效非成瘾的镇痛药。

μ 受体的典型激动剂为吗啡、舒芬太尼等，κ 受体激动剂有喷他佐辛等，而 δ 受体的激动剂多半为肽类化合物。吗啡是 μ、κ、δ 三种受体的激动剂，对三个受体亚型的作用强度依次减弱。

镇痛药的镇痛、呼吸抑制、欣快和成瘾主要与 μ 受体有关。目前已提出了一些 μ 激动剂与阿片受体互补结合的受体模型。从镇痛药的“活性构象”，描绘出与之互补的镇痛药受体作用的模型，即吗啡类药物的三点结合的受体模型，见图 4-21。

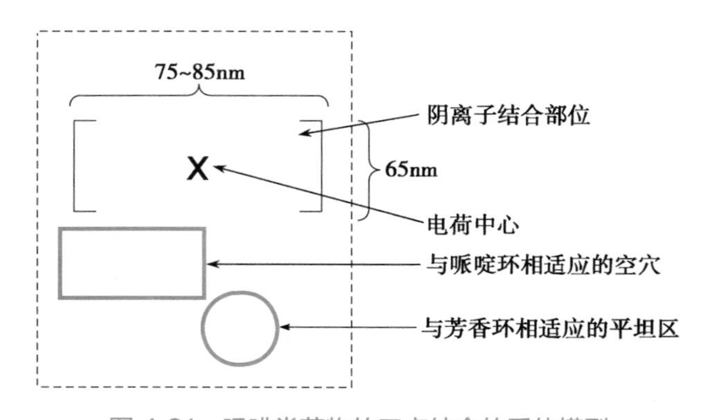

图 4-21　吗啡类药物的三点结合的受体模型

设想的受体包括三个部分：①一个平坦的结构，可以和药物的苯环通过范德华力相互结合；②一个阴离子结合部位能和药物的正电中心以静电结合；③一个方向合适的空穴与哌啶环相适应。这一受体模型应用若干年后，发现很多事实不能得到解释。如埃托啡与吗啡的结构形象相似，但埃托啡的镇痛活性却比吗啡高上万倍，为解释这些事实，又相继出现了镇痛药受体的四点（图 4-22）和五点模型。

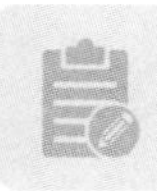

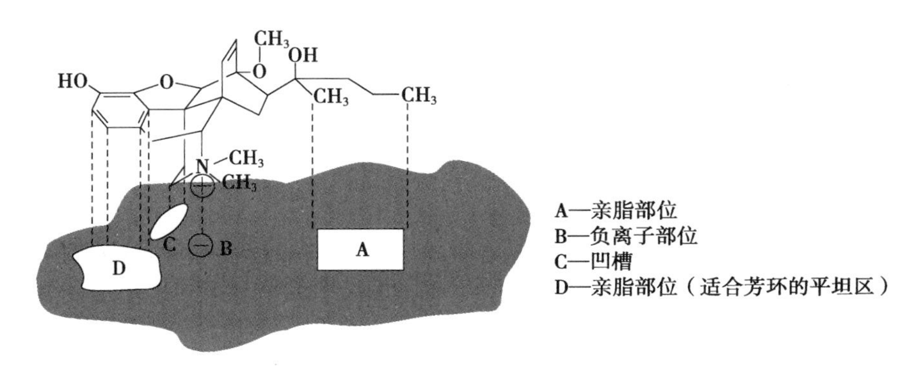

图 4-22　埃托啡及其衍生物与 μ 阿片受体结合图像

由于结构上较小的一些变化，如 17 位氮上取代基的变化，阿片受体的激动剂可成为拮抗剂。为了解释这一现象，Snuder 等认为，在镇痛受体的三个结合部位外，还有两个辅助的连接区域，其中一个区域为激动剂结合位置，另一个则是拮抗剂结合位置。药物作为激动剂还是拮抗剂，主要取决于药物与哪一个辅助的疏水区域相结合。同时也影响药物发挥作用的强弱。

部分激动剂纳洛啡（nalorphine）分子的烯丙基处在氮上的 e 键位置上，可与拮抗剂结合位置结合，成为拮抗剂。如处在 a 键位置，则情况刚好相反。药物处于激动与拮抗之间的比率取决于纳洛啡的烯丙基处于 a 键取代与 e 键取代构象平衡时的比率，见图 4-23。

拮抗剂结合位置
作用强
激动剂结合位置
作用弱

图 4-23　纳洛啡的拮抗作用强和激动作用弱的图示

研究认为 14 位羟基的存在产生空间位阻，阻止取代基处于 a 键位置，使完全处于 e 键位置。故纳洛酮是一种完全的拮抗剂，见图 4-24。

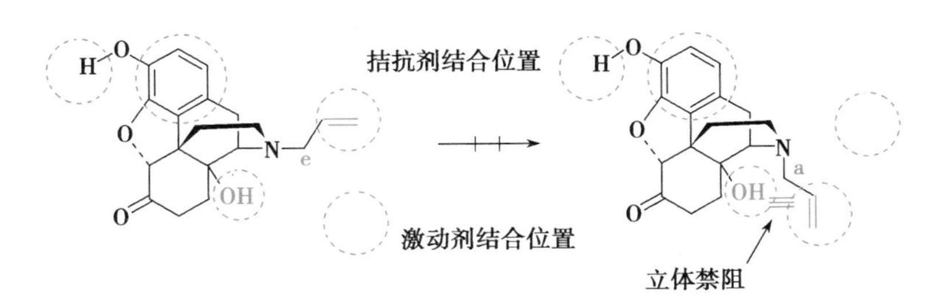

图 4-24　纳洛酮与受体的作用模型

研究吗啡受体的成果推动了镇痛药的发展，对阿片受体的研究已有多年，因阿片受体纯化困难，故对其分子水平的结构和功能知之甚少，因此研究的主要方法是受体的克隆，并以现代分子生物学技术对受体详加研究。阿片受体基因编码的发现和确认，阿片受体功能的研究，阿片镇痛药作用机制的进一步阐明，将有助于研制和开发新的阿片类镇痛药物。此外，随着对疼痛生理研究的深入，人们发现其他一些机制也与疼痛有关。除阿片受体外，以谷氨酸受体、乙酰胆碱受体、神经肽受体等作为新的镇痛靶点，正进行新的镇痛药的研究。现有的镇痛药研究已突破传统的非甾体抗炎药和阿片类镇痛药的局限，可望获得新型的无成瘾性的镇痛药。这些药物的成功，将会避免和减少阿片类镇痛药的

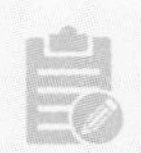

用量和副作用，大大地提高镇痛治疗的效果。

2. 内源性阿片样镇痛物质（endogenic opiate-like analgesics） 阿片受体的发现提示脑内可能存在内源性镇痛物质。1975 年 Hughes 等首先从哺乳动物脑内发现了两个脑啡肽（enkephalin）：亮氨酸脑啡肽（leucine enkephalin）和甲硫氨酸脑啡肽（methionine enkephalin），这是两个结构相似的五肽，仅 C- 端残基不同。它们在脑内的分布与阿片受体的分布相似，与阿片受体结合后产生吗啡样作用。甲硫氨酸脑啡肽的镇痛作用为亮氨酸脑啡肽的五倍，对离体脏器吗啡受体的作用，合成的甲硫氨酸脑啡肽也较吗啡强。

H-Tyr-Gly-Gly-Phe-Leu-OH 亮氨酸脑啡肽（L-enkephalin）

H-Tyr-Gly-Gly-Phe-Met-OH 甲硫氨酸脑啡肽（M-enkephalin）

Tyr= 酪氨酸，Gly= 甘氨酸，Phe= 苯丙氨酸，Met= 甲硫氨酸，Leu= 亮氨酸

H-Tyr-Gly-Gly-Phe-Leu-OH 亮氨酸脑啡肽（leucine enkephalin）

H-Tyr-Gly-Gly-Phe-Met-OH 甲硫氨酸脑啡肽（methionine enkephalin）

Tyr= 酪氨酸，Gly= 甘氨酸，Phe= 苯丙氨酸，Met= 甲硫氨酸，Leu= 亮氨酸

脑啡肽为多肽，而吗啡为具有菲环结构的生物碱，从化学结构上比较，两者结构差别较大，但 X 射线衍射分析证实，脑啡肽分子中 Gly2-Gly3 之间的 β- 折叠可形成一个发夹型的 U 型构象，在空间构象上脑啡肽与吗啡的部分结构有类似之处，其中酪氨酸是活性所必需的。

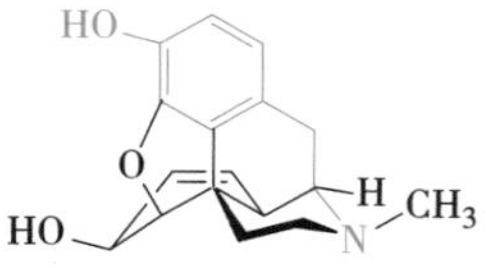

吗啡 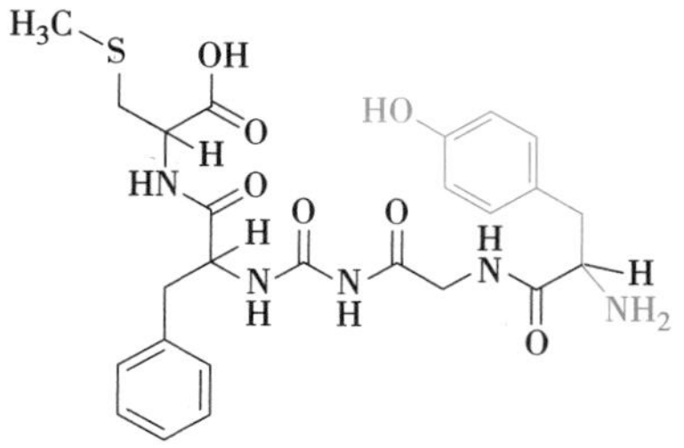　　　　甲硫氨酸脑啡肽

脑啡肽发现以后，现已发现与吗啡作用相似的肽类物质有 20 余种，氨基酸含量从 5 个到 33 个不等。这些内源性阿片肽的 *N* 端都连接着甲硫氨酸脑啡肽或者亮氨酸脑啡肽，表明两者是内源性阿片肽与受体结合的重要部分。从垂体中分离得到的与镇痛及精神活动相关的多肽，统称为内啡肽（endorphin），结构中 *N* 端 1~5 个肽片段具有甲硫氨酸脑啡肽序列，其中 β- 内啡肽（β-endorphin）的作用最强，为 31 肽化合物，镇痛活性 10 倍于吗啡，同时，它还具有内分泌调节功能。

Tyr-Gly-Gly-Phe-Met-Thr-Ser-Glu-Lys-Ser-Gln-Thr-Pro-Leu-Val-Thr-Leu-Phe-Lys-Asn-
1 5 10 15 20
Ala-Ile-Ile-Lys-Asn-Ala-Tyr-Lys-Lys-Gly-Gly
21 25 30 31

β-内啡肽 β-endorphin

强啡肽（dynorphin）含 17 个氨基酸，从猪脑及垂体中分离提纯得到。结构中 *N* 端 1~5 个肽片段具有亮氨酸脑啡肽序列。由于酶解作用它有多种生物活性片段存在。强啡肽是已知的内源性阿片肽中活性最强的一个，对豚鼠回肠的作用较亮氨酸脑啡肽强 700 倍以上，并具有独特的调节作用，有可能用来治疗阿片成瘾的患者。从非哺乳动物例如南美洲几种蛙皮中分离出蛙皮啡肽（dermorphin）为一种 μ 选择性肽，体外试验其作用约为吗啡的 100 倍。

Tyr-Gly-Gly-Phe-Leu-Arg-Arg-Ile-Arg-Pro-Lys-Leu-Lys-Trp-Asp-Asn-Gln

强啡肽 dynorphin

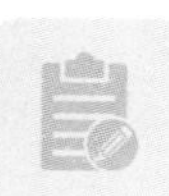

Tyr-D-Ala-Phe-Gly-Tyr-Pro-Ser

蛙皮啡肽 dermorphin

脑啡肽在体内很不稳定，容易被肽酶水解。因此，通过对内源性阿片肽分子进行结构修饰，以达到阻断或延长其酶解作用时间的目的，有可能增强其药理效应，这为寻找高效非成瘾性镇痛药的研究提供了新方向，近年来，人们已经合成了数以千计的多肽类似物，在改造阿片样肽类结构和发展脑啡肽酶抑制剂两个方面均取得了一些进展，如 Gly2 用 D-Ala2 取代，Gly3-Phe4 分别进行甲基化，Met5 或 Leu5 分别进行酰胺化等，都可阻断或延缓肽酶的作用。如一些稳定的衍生物，美克法胺（metkefamide）及 FK-33824 都具有较高镇痛活性。

Tyr-D-Ala-Gly-Phe-Me-Met-NH_2　　美克法胺 metkefamide

Thr-D-Ala-Gly-Me-Phe-Met（o）ol　　FK-33824

内啡肽降解酶抑制剂的研究也取得了很大进展，如脑啡肽酶抑制剂凯拉托芬（kelatorphan）几乎能完全阻断脑啡肽的代谢，本身也具有微弱镇痛作用，如与脑啡肽合并使用，镇痛作用很强，其小鼠脑室内给药可使甲硫氨酸脑啡肽的镇痛作用增大上万倍。塞奥芬（thiorphan）是二肽羧肽酶的抑制剂，可显著地加强电针和吗啡的镇痛效应，而这种加强可被纳洛酮逆转。

凯拉托芬 kelatorphan　　　塞奥芬 thiorphan

内源性镇痛物质的发现和对其进行的研究为镇痛药的受体学说找到了物质基础，也开辟了一条寻找新药的途径。同时对内啡肽的深入研究，发现其不仅与镇痛有关，而且还与高级神经活动及内分泌调节等有关。

四、阿片样镇痛药的构效关系（Structure-Activity Relationship of Opioid Analgesics）

在大量吗啡类药物的基础上，进行了构效关系的研究，如图 4-25。

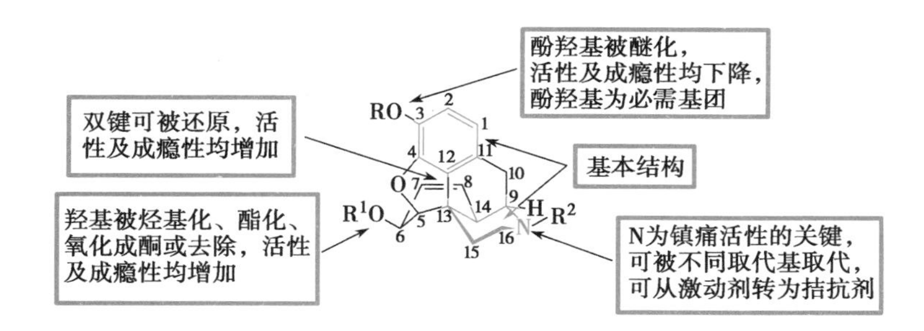

图 4-25　吗啡类药物的构效关系

20 世纪 50 年代，根据吗啡和大量半合成和全合成镇痛药的结构分析，归纳出镇痛药具有以下共同的结构特征：①分子中具有一个平坦的芳环结构；②有一个叔氮原子碱性中心，能在生理 pH 条件下大部分电离为阳离子，碱性中心和平坦结构在同一平面；③含有哌啶或类似哌啶的空间结构，而哌啶或类似哌啶的烃基部分，应突出于由芳环构成的平面上方。

同期，吗啡类药物立体构象的研究表明，吗啡以及合成镇痛药具有相似的立体构象：当吗啡中的哌啶环为椅式构象时，苯基以直立键取代在哌啶环的 4 位上。合成镇痛药哌替啶、喷他佐辛等通过键的旋转，可转变为相似的构象；美沙酮为开链化合物，通过羰基碳的部分正电荷与氮原子上的未共用电子对配位，可形成类似的哌啶环，也具有相似的构象。

吗啡　　喷他佐辛　　哌替啶

芬太尼　　美沙酮

第六节 神经退行性疾病治疗药物
Drugs Used to Treat Neurodegenerative Disorders

一、抗帕金森病药（Antiparkinsonian Drugs）

帕金森病（parkinson disease，PD）又称“震颤麻痹（paralysis agitans）”，是一种中枢神经系统锥体外系功能障碍的慢性进行性神经退行性疾病，主要症状是受累肢体自主运动时肌肉震颤不止，并表现肌肉强直或僵硬以及运动障碍，并伴有知觉、识别和记忆障碍，是中老年人的常见病。帕金森病在60岁以上的老年人中发病率约为1%，且随年龄的增长发病率呈上升趋势。在老年帕金森病患者中，痴呆的发生率是正常人的6倍，死亡率高出正常人2~5倍。

帕金森病的病变主要位于脑部的黑质、纹状体及黑质-纹状体多巴胺能神经通路上。黑质负责制造并贮存神经递质多巴胺（dopamine，DA），黑质-纹状体通路向纹状体输送DA。DA为纹状体的抑制性神经递质，乙酰胆碱（acetylcholine）为纹状体的兴奋性神经递质。在正常情况下，这两种神经递质处于一种动态平衡，在维持锥体外系功能上起着重要的作用。而帕金森病患者由于黑质病变，DA合成减少，使纹状体内的DA减少，而乙酰胆碱含量不变，破坏了DA和乙酰胆碱之间的平衡，最终表现为DA的功能减弱，乙酰胆碱的功能相对亢进，从而引起一系列的震颤麻痹的症状。

目前对于帕金森病的有效治疗药物，主要在于减轻症状或补偿黑质中DA的减少，通常直接刺激DA受体，增加它的合成或减少其分解代谢等。

抗帕金森病药可以分为拟多巴胺药（dopamine analogues）、外周脱羧酶抑制剂（peripheral decarboxylase inhibitors）、多巴胺受体激动剂（dopamine receptor agonists）、多巴胺加强剂（dopamine-potentiating drugs）和其他药物。其中多巴胺加强剂包括单胺氧化酶抑制剂（MAOI）和儿茶酚-*O*-甲基转移酶抑制剂（COMTI）；其他药物包括抗胆碱药（anticholinergics）、抗组胺药（antihistamines）、抗抑郁药（antidepressents）、谷氨酸受体拮抗剂、腺苷受体拮抗剂、5-羟色胺激动剂等。

1. 拟多巴胺药（dopamine analogues） 由于DA碱性较强［pK_a 8.9（OH），10.6（NH_2）］，在体内pH条件下以质子化形式存在，不能透过血脑屏障进入中枢，因此不能直接供药用。研究显示：大剂量口服消旋多巴可有效改善帕金森病患者的状况，其中左旋多巴（levodopa）更为有效。左旋多巴为DA的生物前体，本身没有药理活性，由于其碱性较弱，在体内不能完全质子化，因此能够以分子

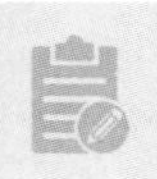

形式透过血脑屏障，在脑内芳香 L- 氨基酸脱羧酶的作用下，转化为 DA 而发挥作用，改善帕金森病患者的症状。为减少左旋多巴外周代谢所引起的副作用，有报道将 DA 与 *N*- 甲基二氢烟酸结合成脂溶性较大的酰胺前药（图 4-26），易于透过血脑屏障，在脑内代谢释放出 DA，产生持续作用，降低外周 DA 水平，减少外周副作用，这是探索治疗帕金森病的有前途的方法之一。

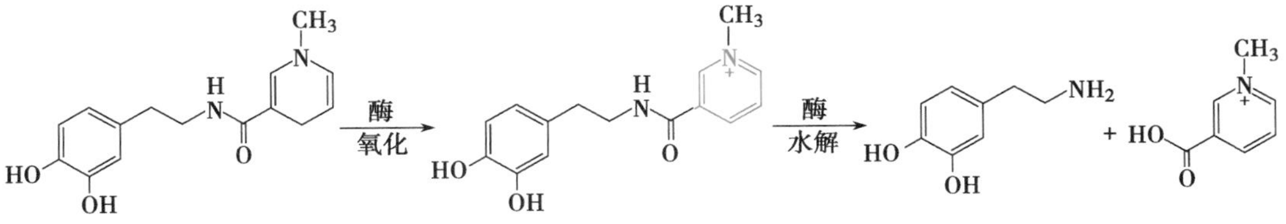

图 4-26　多巴胺 - 二氢吡啶、吡啶鎓氧化转释系统

左旋多巴　levodopa

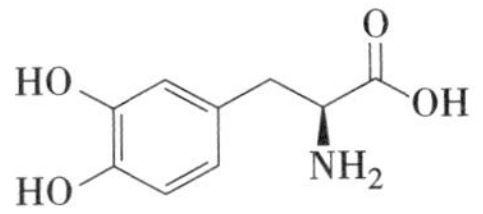

化学名为（–）-3-（3,4- 二羟基苯基）-L- 丙氨酸；（–）-3-（3,4-dihydroxyphenyl）-L-alanine。又名“左多巴、L-dopa”。

本品为白色或类白色结晶粉末，无臭无味，在水中微溶，在乙醇、三氯甲烷或乙醚中不溶，在稀酸中微溶。本品有一个手性中心，临床用 L- 左旋体。m.p. 284~286℃。

本品具有邻苯二酚（儿茶酚）结构，极易被空气中的氧氧化变色。本品水溶液久置后，可变黄、红紫，直至黑色，高温、光、碱和重金属离子可加速其变化。因此本品注射液常加 L- 半胱氨酸盐酸盐作抗氧化剂，变黄则不能供临床使用。

本品口服后 95% 以上被外周组织的脱羧酶转化为 DA，不能透过血脑屏障发挥作用，这是用其治疗帕金森病产生许多不良反应的重要原因。临床上常与外周脱羧酶抑制剂合用，可减少左旋多巴在外周的代谢，使进入脑内的药量显著增加，外周不良反应减少。为避免本品吸收不稳定的缺点，也可将其制成前体药物左旋多巴乙酯（LDEE），经十二指肠迅速水解为左旋多巴加以应用。

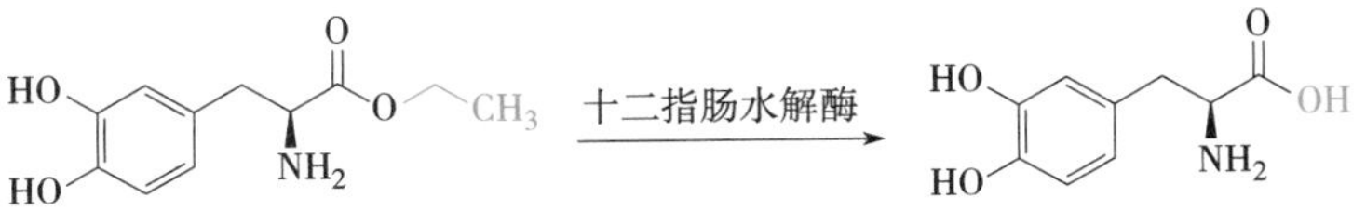

左旋多巴乙酯 LDEE　—十二指肠水解酶→　左旋多巴 levodopa

本品在肝脏内代谢，可通过单胺氧化酶、多巴胺 β- 羟化酶和儿茶酚 -*O*- 甲基转移酶三个途径进行。大部分代谢为 DA，主要代谢产物有 3,4- 二羟基苯乙酸和 3- 甲氧基 -4- 羟基苯乙酸，还有小部分经 β- 羟化酶转化为 NE 或肾上腺素，代谢产物由肾脏排出，代谢途径如图 4-27 所示。

本品广泛用于治疗各类型帕金森病患者，无论年龄、性别差异和病程长短均适用。但安全范围小，口服经小肠迅速吸收广泛分布于体内各组织，仅有 1%~3% 的原型药物能通过血脑屏障进入中枢转化为 DA 而发挥作用，外周不良反应多，主要有恶心、呕吐、食欲减退等胃肠道反应，激动、焦虑、躁狂等精神行为异常，直立性低血压，不自主运动（involuntary movement），“开 - 关” 现象等。

2. 外周脱羧酶抑制剂（peripheral decarboxylase inhibitors）　外周脱羧酶抑制剂不易进入中枢，可抑制外周多巴胺脱羧酶，阻止左旋多巴在外周降解，使循环中的左旋多巴的量增加 5~10 倍，促使 DA 进入中枢神经系统而发挥作用。与左旋多巴合用，既可减少左旋多巴的用量，又可降低左旋多巴对心血管系统的不良反应。

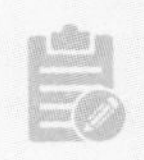

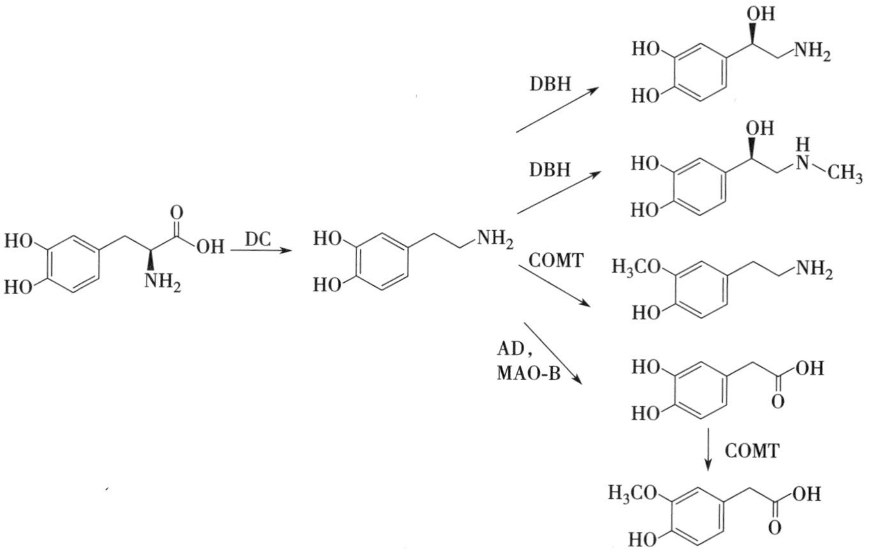

图 4-27　左旋多巴在体内代谢的主要途径

临床上常用的外周脱羧酶抑制剂有卡比多巴（carbidopa）和苄丝肼（benserazide），与左旋多巴制成复方制剂合用。

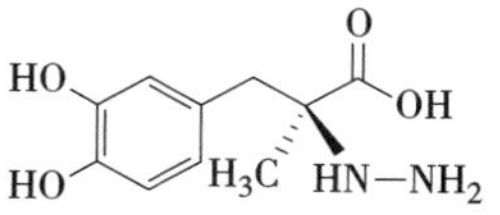

卡比多巴 carbidopa 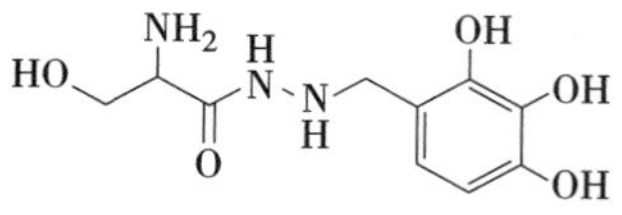　　苄丝肼 benserazide

3. 多巴胺受体激动剂（dopamine receptor agonists）　多巴胺受体可以与多巴胺神经元释放的 DA 或左旋多巴脱羧得到的 DA 结合，发挥各种生理作用。多巴胺受体可分为 DA_1 受体（包括 D_1 和 D_5 两个亚型）和 DA_2 受体（包括 D_2、D_3 和 D_4 三个亚型）两个家族，其中 D_1 受体位于突触后，D_2 受体位于突触前。

多巴胺受体激动剂能选择性地激动多巴胺受体，特别是选择性地激动 D_2 受体，从而发挥作用。常见的多巴胺受体激动剂如下所示。

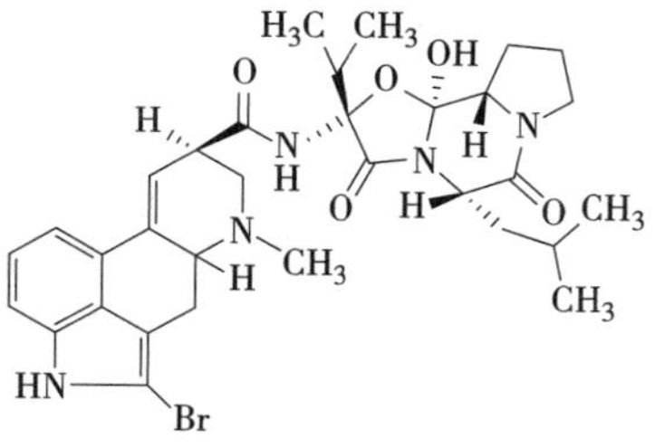

溴隐亭 bromocriptine 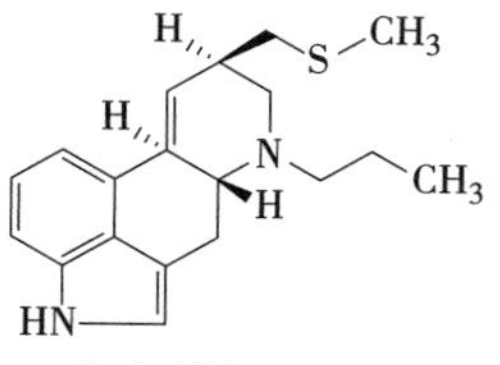　　培高利特 pergolide 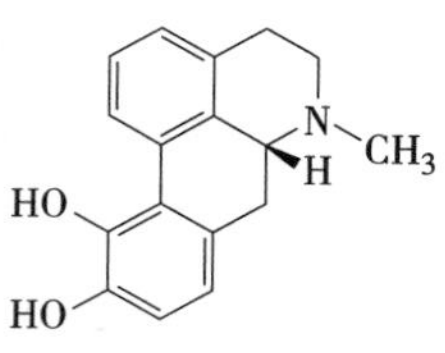　　阿扑吗啡 apomorphine

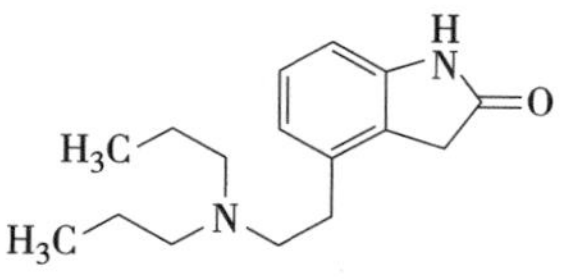

罗匹尼罗 ropinirole 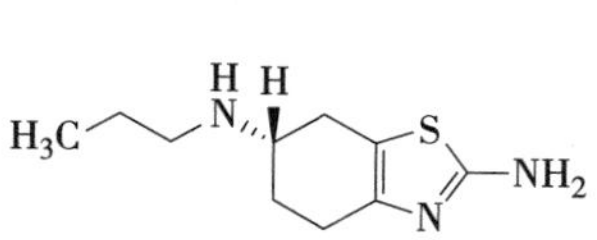　　普拉克索 pramipexole 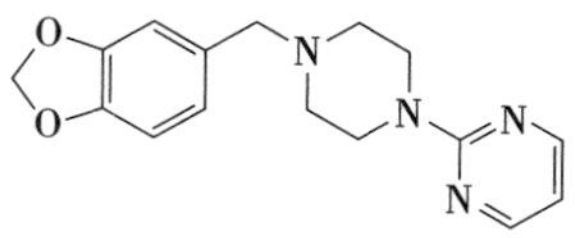　　吡贝地尔 piribedil

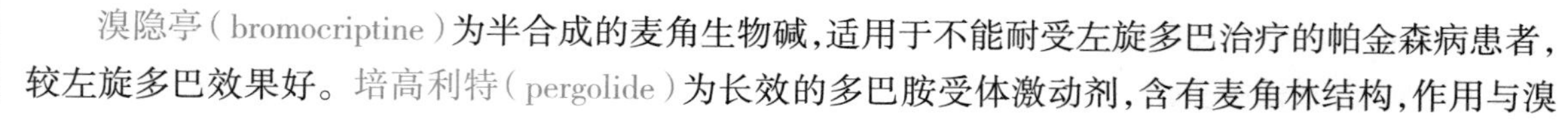

溴隐亭（bromocriptine）为半合成的麦角生物碱，适用于不能耐受左旋多巴治疗的帕金森病患者，较左旋多巴效果好。培高利特（pergolide）为长效的多巴胺受体激动剂，含有麦角林结构，作用与溴

隐亭相当，与左旋多巴合用可减少左旋多巴的用量。阿扑吗啡为吗啡的酸催化重排产物，为 D_1 和 D_5 受体激动剂，抗帕金森病作用与左旋多巴相当。罗匹尼罗（ropinirole）、普拉克索（pramipexole）和吡贝地尔（piribedil）均属非麦角衍生物的多巴胺 D_2 受体激动剂，罗匹尼罗于 1996 年上市，这些药物的副作用较小，没有麦角衍生物的致肺纤维化副作用，有望成为抗帕金森病的一线药物。

罗匹尼罗　ropinirole

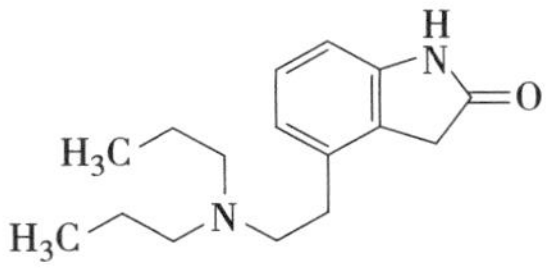

化学名为 4-［2-（二丙氨基）乙基］-1,3- 二氢 -2*H*- 吲哚 -2- 酮；4-［2-（dipropylamino）ethyl］-1,3-dihydro-2*H*-indol-2-one。

本品为白色或淡黄色粉末，可溶于水，m.p. 241~243℃，临床常用其盐酸盐。

本品口服吸收迅速而完全，首过效应非常显著，生物利用度约为 50%。吸收后可迅速分布到组织中，还可迅速通过血脑屏障。本品耐受性良好，大多数不良反应与它的外周 DA 活性有关。

本品在肝脏 CYP1A2 酶的作用下，主要通过 *N*- 脱丙基化和氧化代谢失活，代谢产物均可与葡糖醛酸结合经由肾脏排出体外。*N*- 脱丙基化代谢物仍然有多巴胺受体激动剂的活性，对 D_3 受体的亲和力要大于 D_2 受体。而羟化代谢物活性较小，羧酸代谢物无活性。代谢途径如图 4-28 所示。

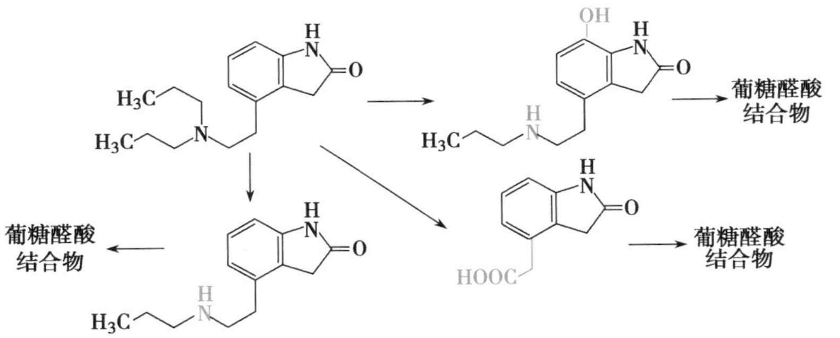

葡糖醛酸结合物　葡糖醛酸结合物　葡糖醛酸结合物

图 4-28　罗匹尼罗的代谢途径

本品的合成以异色满为原料，与苯甲酰氯和氯化锌反应，经 sommelet 反应，再和硝基甲烷反应得 2-（2- 苯甲酰氧基乙基）-β- 硝基苯乙烯，在三氯化铁和乙酰氯存在下环合得吲哚酮，加水合肼和钯碳脱氯并水解得 4-（2- 羟基乙基）-1,3- 二氢 -2*H*- 吲哚 -2- 酮，再和对甲苯磺酰氯、二正丙胺反应得罗匹尼罗。如下所示。

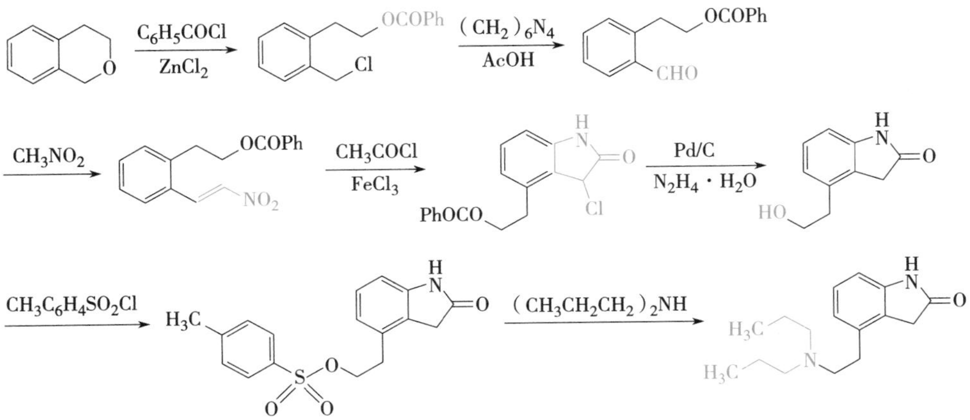

C_6H_5COCl / $ZnCl_2$；$(CH_2)_6N_4$ / AcOH；CH_3NO_2；CH_3COCl / $FeCl_3$；Pd/C / $N_2H_4 \cdot H_2O$；$CH_3C_6H_4SO_2Cl$；$(CH_3CH_2CH_2)_2NH$

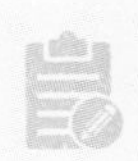

罗匹尼罗的构效关系如图 4-29 所示。

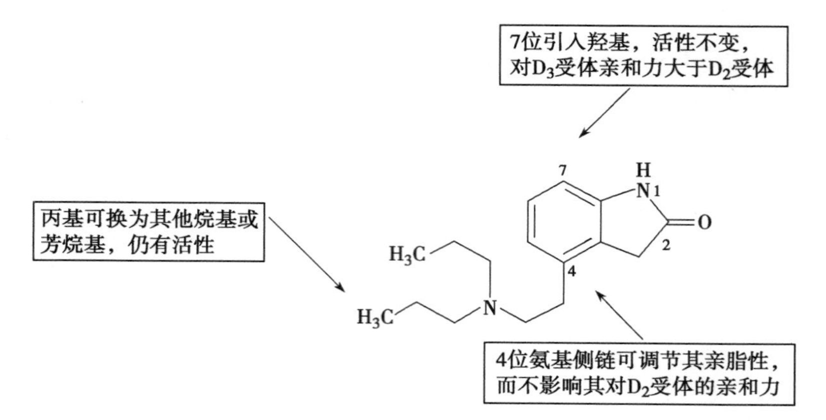

图 4-29　罗匹尼罗的构效关系

4. 多巴胺加强剂及其他药物（dopamine-potentiating drugs and others）　DA 的体内代谢主要通过单胺氧化酶（MAO），多巴胺 -β- 羟基化酶（DBH）和儿茶酚 -*O*- 甲基转移酶（COMT）进行。这三种酶的抑制剂都能够降低脑内 DA 的代谢，从而提高脑内 DA 水平，称为多巴胺加强剂或多巴胺保留剂，对帕金森病有治疗作用，目前临床使用的主要是单胺氧化酶抑制剂（MAOI）和儿茶酚 -*O*- 甲基转移酶抑制剂（COMTI），如下所示。

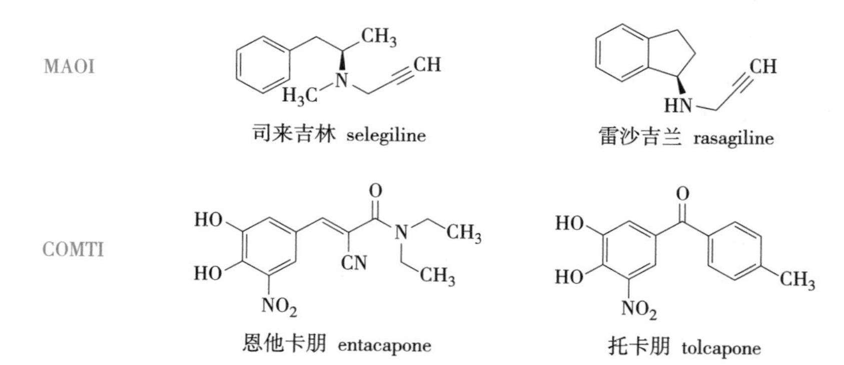

帕金森病是中枢的 DA 和乙酰胆碱平衡被打破所致，一些合成的中枢性抗胆碱药物、某些抗抑郁药也可作为抗帕金森病的辅助治疗药物，还有其他一些药物也在临床上应用。

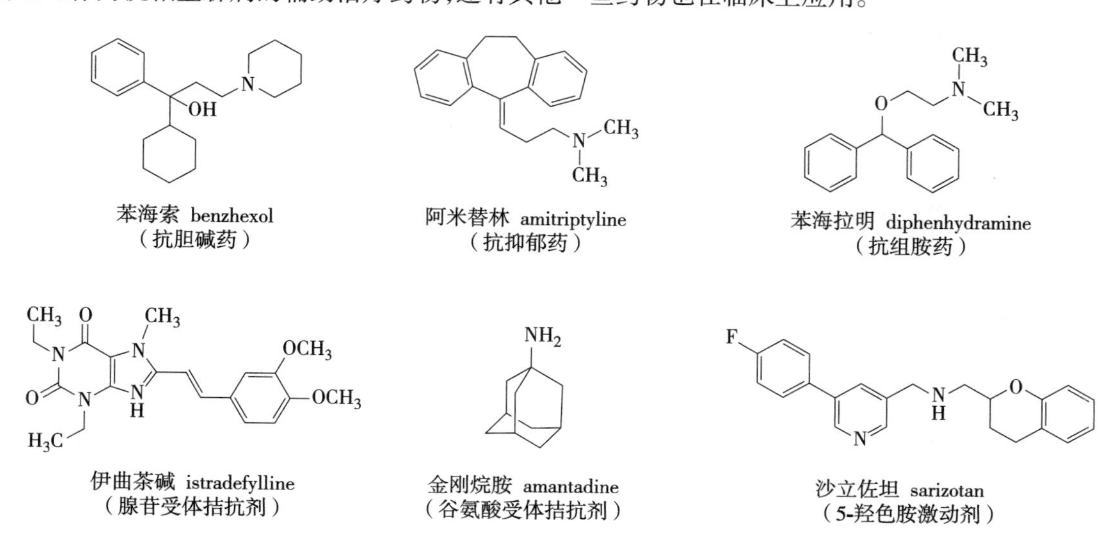

二、抗阿尔茨海默病药（Anti-Alzheimer's Disease Drugs）

阿尔茨海默病（Alzheimer disease，AD）是老年期最常见的痴呆类型，占老年期痴呆的50%~70%。AD是一种与年龄高度相关的、以进行性认知功能障碍和记忆力损害为主的中枢神经系统退行性疾病。表现为记忆力、判断力及抽象思维等一般智力的丧失，但视力、运动能力等则不受影响。

AD与老化有关，但与正常老化又有本质区别。其发病机制十分复杂，尚未完全明了，病变过程有多种因素参与。比较公认的假说为β-淀粉样蛋白级联假说和τ蛋白过度磷酸化假说。尽管有关AD的基础研究发展很快，但迄今尚无十分有效的治疗方法。现在的药物治疗基于以下理由：AD主要表现为认知和记忆障碍，而认知和记忆障碍的主要解剖基础为海马组织结构萎缩，功能基础主要为胆碱能神经兴奋传递障碍和中枢神经系统内乙酰胆碱受体变性，神经元数目减少。目前采用的比较有特异性的治疗策略是增加中枢胆碱能神经功能，其中胆碱酯酶（AChE）抑制剂效果相对肯定。其他如M受体激动剂、增强脑代谢药、*N*-甲基-D-天冬氨酸（NMDA）受体拮抗剂、β-淀粉样蛋白（Aβ）生成抑制剂、非甾体抗炎药、氧自由基清除剂、雌激素、神经生长因子及其增强剂也在研究开发中。

1. 乙酰胆碱酯酶抑制剂（acetylcholinesterase inhibitors，AChEI） 乙酰胆碱酯酶抑制剂是目前唯一一类明确用于AD治疗的药物，为胆碱能增强剂。AChEI通过抑制突触间隙内乙酰胆碱的降解，增加毒蕈碱受体及烟碱受体处乙酰胆碱的浓度，对毒蕈碱受体及烟碱受体的激动具有神经保护作用，从而提高认知功能。现有的AChEI按化学结构可分为吖啶类、哌啶类、氨基甲酸酯类及生物碱类等，也可根据作用特点分为选择性和非选择性两类。以下是常见的乙酰胆碱酯酶抑制剂抗AD药物。

他克林 tacrine　　多奈哌齐 donepezil　　卡巴拉汀 rivastigmine

加兰他敏 galantamine　　(－)石杉碱甲 huperzine A　　美曲膦酯 metrifonate

氨基吖啶类化合物他克林（tacrine），是第一代非选择性胆碱酯酶抑制剂，首个被美国FDA批准用于治疗轻、中度AD症，其作用时间相对较短，肝毒性大。多奈哌齐（donepezil）是第二个上市的用于治疗AD的可逆性AChEI，也是第一个同时被美国FDA和英国药品管理局（MCA）批准上市的用于轻、中度AD治疗的药物，与第一代非选择性胆碱酯酶抑制剂他克林相比，多奈哌齐对中枢的胆碱酯酶有更高的选择性和专属性，对外周神经系统产生的副作用较轻。氨基甲酸芳香酯类化合物卡巴拉汀（rivastigmine）是第三种被美国FDA批准用于治疗AD的AChEI，具有脑选择性，尤其是在皮质及海马区有活性（这两个大脑区域是AD的病理部位），能选择性抑制这两个部位的AChE活性，对轻、中度AD患者疗效明显。加兰他敏（galantamine）是石蒜科植物石蒜中提取的生物碱，其氢溴酸盐作为治疗小儿麻痹后遗症、进行性肌营养不良及重症肌无力药物已使用多年，易透过血脑屏障，能明显抑制大脑皮质AChE，已被美国FDA和英国MCA批准用于治疗阿尔茨海默病，疗效肯定、安全，不良反应较少，可改善学习能力、记忆和认知功能。(－)石杉碱甲（huperzine A）是我国科学家从石杉属植物千层塔中提取分离的生物碱，是一种高效、可逆和高选择性的AChEI，未出现严重不良反应，可用

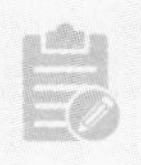

石杉碱甲的发现（拓展阅读）

于治疗阿尔茨海默病和重症肌无力，也可改善其他原因引起的记忆障碍，但资源有限，其合成品和类似物是研发治疗 AD 药物的新热点。美曲膦酯（metrifonate）是有机磷酸酯类 AChEI，为前体药物，通过体内的非酶反应转化为活性物质敌敌畏（dichlorvos，DDVP），可起到 AChE 抑制剂缓释系统作用，每周只需服药一次。

盐酸多奈哌齐 donepezil hydrochloride

化学名为（±）-2-［（1- 苄基 -4- 哌啶基）甲基］-5,6- 二甲氧基 -1- 茚酮盐酸盐；（±）-2-［（1-benzyl-4-piperidinyl）methyl］-5,6-dimethoxy-1-indanone hydrochloride。

本品为白色结晶性粉末，无臭，溶于水和冰醋酸，m.p. 211~212℃（分解）。

本品于 1997 年上市，临床上主要用于治疗阿尔茨海默病，对轻、中度 AD 患者的临床症状有较好的改善作用，对血管性痴呆患者也有显著疗效，具有改善患者的认知功能和精神状态、延缓病情发展、保持脑功能活性等作用。

多奈哌齐与乙酰胆碱酯酶复合物晶体结构及相互作用分析（拓展阅读）

本品为哌啶衍生物，属叔胺类乙酰胆碱酯酶抑制剂，易于透过血脑屏障进入脑内，能够选择性地抑制脑内 AChE，而对周边 AChE 抑制作用轻。临床应用外周不良反应少，毒性低，剂量小，患者耐受性较好，尚无肝毒性报告。不良反应包括恶心、呕吐、腹泻等，但在继续治疗中会消失。

本品口服吸收好，血浆蛋白结合率高于 90%，半衰期达 70~80 小时。本品主要由肝脏 CYP-450 酶系中的 CYP3A4 和 CYP2D6 代谢，其主要代谢产物为 6-*O*- 脱甲基衍生物和 5-*O*- 脱甲基衍生物及其葡糖醛酸结合物，以及 *N*- 脱苄基衍生物和 *N*- 氧化物。其中 6-*O*- 脱甲基衍生物在体外的抗胆碱酯酶活性与原药相同，其血浆浓度为原药的 20%。原型药及代谢产物经肾和消化道排除，见图 4-30。

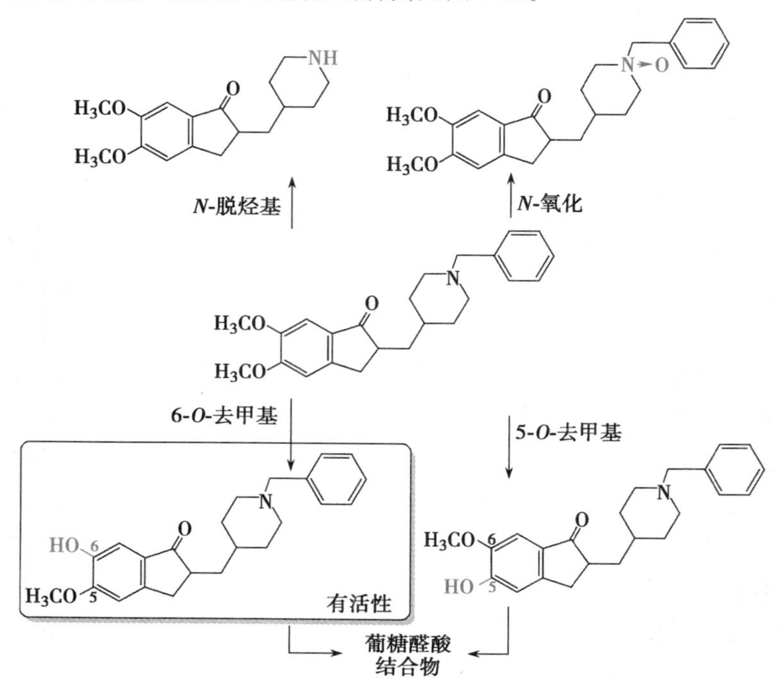

图 4-30 多奈哌齐的代谢途径

本品的制备系由3,4-二甲氧基苯甲醛与丙二酸在吡啶中缩合，催化氢化制得3-(3,4-二甲氧基苯基)-丙酸，再以多聚磷酸作为环合剂生成中间体5,6-二甲氧基-1-茚酮；另将苄基哌啶酮与碘化三甲基亚砜盐在氢氧化钠作用下反应得到环醚，经溴化镁催化重排生成中间体*N*-苄基-4-哌啶基甲醛。将上述两个中间体在氢氧化钠作用下进行Adol缩合，然后用5% Pd-C选择性催化氢化，最后经盐酸酸化得到本品。

多奈哌齐的构效关系如图4-31所示。

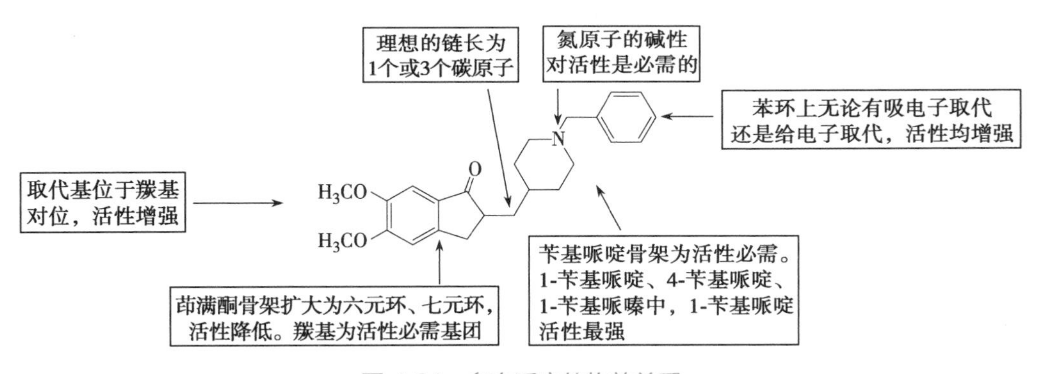

图4-31　多奈哌齐的构效关系

2. 其他药物　作用于AD的非AChEI类药物，种类多样、作用机制各有不同，目前多用于辅助治疗或仍处于研究之中，结构如下所示。

呫诺美林 xanomeline　　吡拉西坦 piracetam　　丙戊茶碱 propentofyline

美金刚 memantine　　司来吉兰 selegiline　　维生素E vitamin E

呫诺美林（xanomeline）是 M_1 受体选择性激动剂，易通过血脑屏障，大脑皮质和纹状体摄取率较高，本品高剂量可明显改善 AD 患者的认知功能和行为能力。吡拉西坦（piracetam）和丙戊茶碱（propentofyline）属于增强脑代谢的药物。吡拉西坦通过激活腺苷酸激酶增加脑内 ATP 含量，改善能量代谢和葡萄糖利用率，从而提高大脑的学习和认知功能，改善记忆障碍，有利于缓解痴呆症状。丙戊茶碱为腺苷酸 / 磷酸二酯酶抑制剂，拮抗内源性腺苷，导致 ACh 释放的增强，舒张血管，促进微循环，改善脑能量代谢，保持长期记忆。美金刚（memantine）为 NMDA 受体拮抗剂，通过延缓兴奋性神经递质谷氨酸盐的释放起作用，用于中至重度的晚期 AD 患者。

在 AD 的脑组织中，有大量的淀粉样蛋白沉积，可溶性 β- 淀粉样蛋白（Aβ）单体聚集成不溶性高聚物，因此阻止淀粉样蛋白生成和沉淀的药物在 AD 治疗中非常重要。抗氧化剂维生素 E（vitamin E）和单胺氧化酶抑制剂司来吉兰（selegiline）在体外试验中能抑制 Aβ 的聚合和神经毒性，成为研究的热点。此外，钙拮抗剂、非甾体抗炎药、降低胆固醇的药物（他汀类药物）、神经营养因子（DNF）与基因治疗、雌激素替代疗法用于 AD 的治疗，也在研究中。

第四章
目标测试

（王　磊）

第五章

外周神经系统药物　Peripheral Nervous System Drugs

外周神经系统由传入神经系统和传出神经系统组成。传出神经系统包括运动神经系统和自主神经系统，前者分布于骨骼肌，后者分布于平滑肌、内脏和腺体。自主神经系统又可分为交感神经系统和副交感神经系统。运动神经纤维、交感神经的节前纤维和小部分节后纤维、副交感神经的节前和节后纤维都以乙酰胆碱为神经递质，属于胆碱能神经。大多数交感神经的节后纤维以去甲肾上腺素为神经递质，属于肾上腺素能神经。影响传出神经系统功能的药物按药理作用可分为拟胆碱药、抗胆碱药、拟肾上腺素药和抗肾上腺素药。抗肾上腺素药多用于治疗心血管系统疾病，将在“循环系统药物”一章中介绍。本章第一节至第三节将分别介绍拟胆碱药、抗胆碱药和肾上腺素受体激动剂。

第五章
教学课件

组胺作为一种重要的内源性神经递质，广泛存在于哺乳动物体内，参与多种复杂的生理过程。目前至少发现四种组胺受体，其中 H_1 和 H_2 受体主要分布在外周神经系统和组织。组胺 H_1 受体拮抗剂是一类重要的抗变态反应药物，将在本章第四节介绍，组胺 H_2 受体拮抗剂作为抗溃疡药将在“消化系统药物”一章进行介绍。

局部麻醉药作用于传入神经系统，在用药局部可逆性地阻断感觉神经冲动的发生和传导，在意识清醒的条件下引起感觉消失或麻醉。将在本章第五节进行介绍。

第一节　拟胆碱药　Cholinergic Drugs

胆碱能神经系统的化学递质为乙酰胆碱（acetylcholine，ACh）。乙酰胆碱在突触前神经细胞内经胆碱乙酰化而生成（图 5-1），贮存于神经末梢的囊泡内，神经冲动使其释放并作用于突触后膜上的乙酰胆碱受体而产生生理效应。释放到突触间隙的乙酰胆碱分子也可被乙酰胆碱酯酶催化水解为胆碱和乙酸而失活。拟胆碱药（cholinergic drugs）是一类与乙酰胆碱作用相似的药物，按作用机制可分为乙酰胆碱受体激动剂和乙酰胆碱酯酶抑制剂。

乙酰胆碱——友谊的“递质”
（拓展阅读）

$$H_3C{-}C(=O){-}SCoA + HO{-}CH_2CH_2{-}N^+(CH_3)_3 \xrightarrow{\text{胆碱乙酰基转移酶}} H_3C{-}C(=O){-}O{-}CH_2CH_2{-}N^+(CH_3)_3$$

胆碱　　　　乙酰胆碱

图 5-1　乙酰胆碱的生物合成

一、乙酰胆碱受体激动剂（Acetylcholine Receptor Agonists）

乙酰胆碱受体分布于胆碱能神经系统及其效应器上，可分为 M 型胆碱受体（M 受体）和 N 型胆碱受体（N 受体）。M 受体对毒蕈碱（muscarine）比较敏感，N 受体对烟碱（nicotine）比较敏

感，二者在分子结构、生理功能、体内分布、信号转导等方面完全不同，但都可直接被乙酰胆碱所激动。

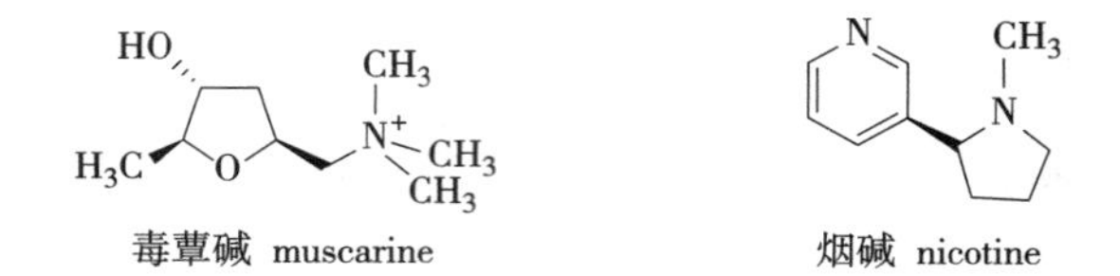

M 受体的结构及分型（拓展阅读）

M 受体属于 G 蛋白偶联受体，广泛存在于副交感神经节后纤维所支配的效应器细胞膜上，迄今已发现 M 受体有五种亚型。N 受体属于配体门控型离子通道受体，可分为 N_1 受体和 N_2 受体。各受体亚型在体内分布不同，具有不同生理效应，见表 5-1。

表 5-1　胆碱受体的体内分布、生理效应及激动剂、拮抗剂的用途

受体亚型		体内分布	生理效应	激动剂用途	拮抗剂用途
M 受体	M_1	大脑皮质、海马、纹状体、周围神经节和分泌腺体	调节大脑功能以及汗腺、消化腺的分泌	治疗青光眼和阿尔茨海默病	治疗消化道溃疡
	M_2	心肌和平滑肌、脑干和丘脑	减弱心肌收缩力，降低心率	治疗精神分裂症	治疗心动过缓型心律失常
	M_3	分泌腺体和平滑肌	舒张血管平滑肌和括约肌，收缩胃肠道和膀胱平滑肌，使腺体分泌增加，瞳孔缩小	治疗痉挛性血管病、手术后腹气胀和尿潴留	治疗慢性阻塞性呼吸道疾病和尿失禁
	M_4	分泌腺体和平滑肌，前脑基底和纹状体	收缩平滑肌，使腺体分泌增加，改善大脑功能		治疗帕金森病和痴呆症
	M_5	为孤儿受体，主要分布在脑内		治疗局部脑缺血	
N 受体	N_1	神经节	促进交感神经递质的释放		治疗高血压
	N_2	神经骨骼肌接头	使骨骼肌收缩		松弛骨骼肌

胆碱受体激动剂（cholinoceptor agonists）包括 M 受体激动剂和 N 受体激动剂，后者作用复杂无临床实用价值，只用作实验室工具药，故临床使用的主要是 M 受体激动剂。按受体选择性可将胆碱受体激动剂分为对 M 和 N 受体均有作用的非选择性激动剂即完全拟胆碱药、M 受体激动剂、M 受体亚型选择性激动剂。

按化学结构可将 M 受体激动剂分为胆碱酯类和非胆碱酯类。临床上胆碱受体激动剂主要用于治疗手术后腹气胀、尿潴留、青光眼、口腔黏膜干燥症、阿尔茨海默病及老年期其他类型的痴呆；大部分胆碱受体激动剂还具有吗啡样镇痛作用，可用于镇吐；具有 N 样作用的拟胆碱药还可缓解帕金森病。常用药物见表 5-2。

1. 胆碱酯类 M 受体激动剂　乙酰胆碱具有十分重要的生理作用，但在胃部极易被酸水解，在血液中也极易经化学水解或胆碱酯酶水解。并且，乙酰胆碱的作用选择性不高，无临床实用价值。为了寻找性质较稳定，同时具有较高选择性的拟胆碱药物，从乙酰胆碱结构出发进行改造，获得了胆碱酯

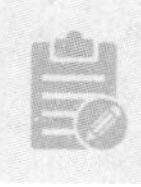

表 5-2　常用的胆碱受体激动剂

类别	药物名称	化学结构	作用特点
胆碱酯类	卡巴胆碱 carbachol		M、N受体激动剂。引起缩瞳，降低眼压。主要用于治疗青光眼及眼科手术中的缩瞳
	氯醋甲胆碱 methacholine chloride		M受体激动剂。对心血管系统选择性强，对胃肠及膀胱平滑肌作用较弱。用于治疗口腔黏膜干燥症，也可用于防治心动过速，还用于外周血管痉挛性疾病。*S*-异构体的活性大大高于*R*-异构体
	氯贝胆碱 bethanechol chloride		M受体激动剂。对胃肠道平滑肌选择性好，不影响心血管系统。主要用于手术后腹气胀、尿潴留。口服有效。*S*-异构体的活性大大高于*R*-异构体
非胆碱酯类	毛果芸香碱 pilocarpine		M_1受体部分激动剂，M_2受体拮抗剂。引起缩瞳，降低眼压；促进汗腺和唾液腺分泌。临床用于治疗原发性青光眼，也可用于唾液腺功能减退，解救阿托品中毒
	西维美林 cevimeline		M_1/M_3受体激动剂。主要用于治疗口腔黏膜干燥症
	咕诺美林 xanomeline		M_1/M_4受体激动剂。主要用于阿尔茨海默病

类M受体激动剂。代表药物有卡巴胆碱（carbachol）、氯醋甲胆碱（methacholine chloride）、氯贝胆碱（bethanechol chloride）等。

构效关系研究表明，胆碱酯类M受体激动剂的基本药效基团与乙酰胆碱相似，由季铵基、亚乙基桥和酯基三部分组成。带正电荷的氮原子能与受体上的羧基阴离子部位结合；酯基的氧原子可与受体形成氢键；酯基末端的烃基可与受体进行性疏水结合。构效关系见图 5-2。

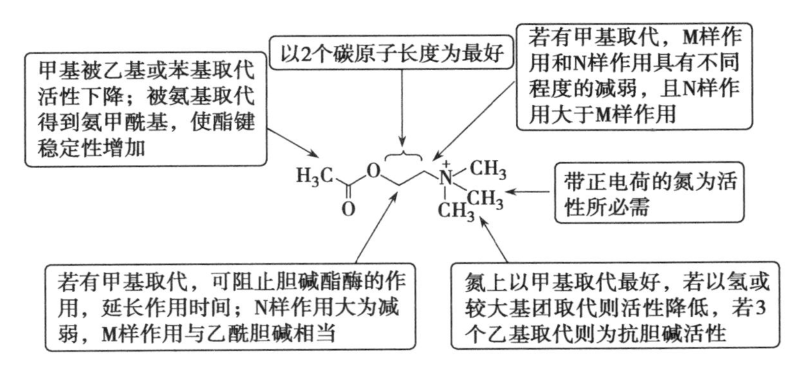

图 5-2　胆碱酯类M受体激动剂的构效关系

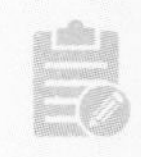

带有正电荷的季铵氮原子或者可以质子化的叔胺氮原子为活性所必需，以季铵最佳。季铵氮上取代基以甲基最好，当 3 个甲基逐次用氢取代得到的叔胺、仲胺、伯胺，活性逐次减小；用较大的烃基取代后均无激动活性；3 个甲基均被乙基取代时，转为抗胆碱活性。

亚乙基桥以两碳链的长度最佳，随着碳链长度增加，活性迅速下降。这是因为在季铵氮原子和乙酰基末端氢原子之间不超过五个原子的距离（H—C—C—O—C—C—N），才能获得最大拟胆碱活性，即“五原子规则”。亚乙基桥上的氢原子若被乙基或更大的烷基取代，活性下降；被甲基取代对活性及水解稳定性都有影响。若甲基取代在季铵氮原子连接的碳上，M 样作用和 N 样作用均降低，但 N 样作用大于 M 样作用。若甲基取代在酯基连接的碳上，M 样作用与乙酰胆碱相同，N 样作用大大减弱，成为选择性 M 受体激动剂；并且由于空间位阻，在体内不易被胆碱酯酶所破坏，作用时间延长，如氯醋甲胆碱（methacholine chloride）。氯醋甲胆碱由于甲基的引入而具有手性，其 *S*-（+）- 异构体对 M 受体的亲和力是 *R*-（–）- 异构体的 240 倍。

当乙酰胆碱结构中的乙酰基被丙酰基和丁酰基等取代时，拟胆碱活性下降。这也符合“五原子规则”。乙酰胆碱作用短暂和不稳定是由于其分子中酯基的快速水解。氨甲酰基由于氮上孤电子对的参与，其羰基碳的亲电性较乙酰基低，因此不易被化学和酶促反应水解。以氨甲酰基代替乙酰基得到的卡巴胆碱（carbachol），可以口服，作用强而较持久，但兼具 M 样作用和 N 样作用。在卡巴胆碱的亚乙基桥上的酯基一侧引入甲基得到了氯贝胆碱（bethanechol chloride），对 M 受体具有选择性，并且可以口服给药。同氯醋甲胆碱相似，氯贝胆碱 *S*-（+）- 异构体的活性远远高于 *R*-（–）- 异构体。

构象研究表明，乙酰胆碱分子的优势构象为顺错式，此时季铵氮原子上的正电荷可以和酯基氧原子的 δ^- 电荷发生静电作用，能量较低。但能量最稳定的优势构象不一定是配基与受体作用的药效构象。对 M 受体而言，药效构象是反错式构象。胆碱酯类 M 受体激动剂中亚乙基桥上的甲基可能会影响分子构象，因而导致两种异构体与受体的结合强度不同，活性相差很多。

2. 非胆碱酯类 M 受体激动剂 此类药物是天然生物碱或合成类似物，结构中都有含氮杂环，但没有季铵阳离子。因而极性比胆碱酯类 M 受体激动剂弱，更容易进入血脑屏障。主要用于青光眼和阿尔茨海默病的治疗。

毛果芸香碱（pilocarpine，匹鲁卡品）是芸香科植物毛果芸香（*Pilocarpus jaborandi*）叶子中分离出的一种生物碱，是临床最常用的天然生物碱类 M 受体激动剂。毛果芸香碱的化学结构中没有季铵，但有可质子化的叔胺。其结构中含有内酯基团，在碱性条件下可被水解开环，生成无药理活性的毛果芸香酸钠盐而溶解。在碱性条件下，毛果芸香碱的 C-3 位还可发生差向异构化，生成无活性的异毛果芸香碱。

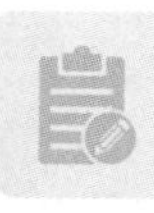

NaOH, H_2O

差向异构化

毛果芸香碱

毛果芸香酸钠盐

异毛果芸香碱

毛果芸香碱对 M_1 受体具有激动作用，对 M_2 受体具有拮抗作用。临床用其硝酸盐或盐酸盐制成滴眼液，用于治疗原发性青光眼，但眼部生物利用度较低限制了其应用。将其内酯环水解开环，并将生成的羧基和羟基分别酯化，制得脂溶性增强的双酯型前药（A）。后者在眼组织酯酶的作用下，可定量转化回原药毛果芸香碱。毛果芸香碱的氨甲酸酯类似物（B）与毛果芸香碱作用强度相当，但因在体内水解失活较慢，故作用时间较长。

A　　B

西维美林（cevimeline）为新型的 M 受体激动剂，能激动 M_1/M_3 受体。起初临床用于治疗阿尔茨海默病，后被中止，转向用于口腔黏膜干燥症的临床治疗。目前，选择性 M 受体激动剂的研究集中在开发治疗 AD 和其他认知障碍疾病的药物。例如，呫诺美林（xanomeline）是 M_1/M_4 受体激动剂，对 M_2、M_3、M_5 受体作用很弱，对阿尔茨海默病患者的认知功能和行为改善明显，但胃肠道及心血管的不良反应较为严重。

二、乙酰胆碱酯酶抑制剂（Acetylcholinesterase Inhibitors）

胆碱能神经突触间隙内未结合于受体上的游离乙酰胆碱会被乙酰胆碱酯酶（acetylcholinesterase，AChE）迅速催化水解，失去活性，终结神经冲动的传递。在 AChE 中，由 Glu-His-Ser 构成的催化三联体负责水解底物乙酰胆碱（图 5-3）。首先三联体之间的氢键作用使 Ser 的羟基氧的亲核性增强，进攻乙酰胆碱的羰基碳，形成过渡态。此过渡态不稳定，分解形成胆碱和乙酰化酶。处于酰化状态的 AChE 不能再与其他乙酰胆碱分子结合，是非活性的。但乙酰化酶可迅速经水解重新产生活性的 AChE 和乙酸，此过程为酶的复活。

乙酰胆碱酯酶抑制剂（AChE inhibitors，AChEI）通过抑制 AChE 的活性，导致乙酰胆碱的积聚，从而延长并增强乙酰胆碱的作用，又称为"抗胆碱酯酶药（anticholinesterases）"。因不直接与胆碱受体相互作用，AChEI 属于间接拟胆碱药。AChEI 与 AChE 的结合作用强于乙酰胆碱，可使 AChE 较长时间地处于非活化的酰化状态。如果酰化的 AChE 经一段时间后仍可水解复活，则为可逆性 AChEI。目前临床使用的抗胆碱酯酶药多为此类型，主要用于治疗重症肌无力和青光眼。如果酰化酶水解过程非常缓慢，在相当长一段时间内造成 AChE 的全部抑制，则为不可逆性 AChEI。有机磷毒剂属于不可逆性 AChEI，可使体内乙酰胆碱浓度长时间异常增高，引起支气管收缩，继之产生惊厥，最终导致死亡。此类药物除个别作为眼科用药局部使用外，多用作杀虫剂和战争毒剂。

有机磷中毒的解救（拓展阅读）

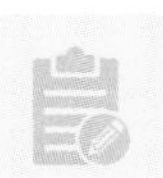

A—ACh-AChE可逆复合物；B—过渡态；C—乙酰化酶；D—广义碱催化乙酰化酶的水解；E—复活的酶。

图 5-3 乙酰胆碱酯酶催化乙酰胆碱水解机制

胆碱酯酶抑制剂毒扁豆碱的发现（拓展阅读）

AChEI 的来源包括植物提取的生物碱和合成药物，均为叔胺类或季铵类化合物。其中叔胺类以中枢作用为主，季铵类则主要表现为外周拟胆碱作用。

毒扁豆碱（physostigmine）是西非洲出产的毒扁豆中提取的一种生物碱，是临床上第一个抗胆碱酯酶药，为可逆性胆碱酯酶抑制剂，主要用于治疗青光眼。毒扁豆碱分子中不具有季铵离子，脂溶性较大，易于穿过血脑屏障，发挥中枢拟胆碱作用。其拟胆碱作用比乙酰胆碱强 300 倍，但因选择性低，毒性较大，现已少用。急诊时可用作中枢抗胆碱药、三环类抗抑郁药等中毒的解毒剂。

毒扁豆碱 physostigmine

溴新斯的明 neostigmine bromide

溴吡斯的明
pyridostigmine bromide

苄吡溴铵
benzpyrinium bromide

卡巴拉汀
rivastigmine

对毒扁豆碱进行结构改造发现，用芳香胺或含氮芳杂环代替三环结构时，氨基氮原子与酯基氧原子间的距离与乙酰胆碱接近。将叔胺氮原子改造为带正电荷的季铵，既可增强与胆碱酯酶的结合，又可降低中枢作用。氨基甲酸酯是对 AChE 进行酰化所必需的基团。但 *N*- 甲基氨基甲酸酯稳定性较差，易水解而失去活性，变成 *N*,*N*- 二甲基氨基甲酸酯后则不易水解。因此找到了疗效更好的溴新斯的明（neostigmine bromide），并获得了其类似物溴吡斯的明（pyridostigmine bromide）和苄吡溴铵

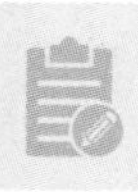

（benzpyrinium bromide）。这些药物都属于可逆性胆碱酯酶抑制剂，主要用于治疗重症肌无力和术后腹气胀及尿潴留。

卡巴拉汀（rivastigmine，利斯的明）与溴新斯的明的不同在于将苯铵换成了甲基－苄基胺，为叔胺结构，更容易进入中枢。并且氨甲酰基氮原子上一个甲基替换成了乙基，与 AChE 形成的酰化酶水解速率更慢，酶的复活需要更长的时间。卡巴拉汀能显著提高阿尔茨海默病患者的认知功能。

溴新斯的明　neostigmine bromide

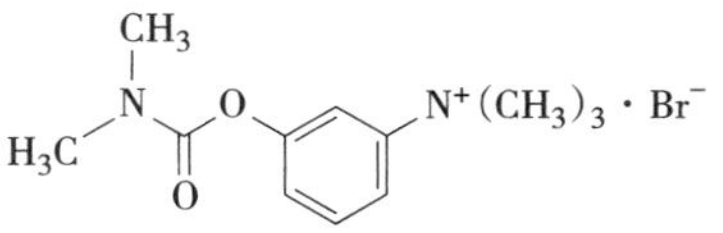

化学名为溴化 *N,N,N*- 三甲基 -3-［（二甲氨基）甲酰氧基］苯铵；3-［［（dimethylamino）carbonyl］oxy］-*N,N,N*-trimethylbenzenaminium bromide。

本品为白色结晶性粉末；无臭，味苦。m.p. 171~176℃，熔融时同时分解。极易溶于水（1：1），水溶液呈中性；易溶于乙醇和三氯甲烷（1：10）；几乎不溶于乙醚。

本品临床供口服给药，甲硫酸新斯的明（neostigmine methylsulfate）供注射用药，主要用于治疗重症肌无力和术后腹气胀及尿潴留，也可用于心动过速及解救阿托品过量中毒。

溴新斯的明口服后在肠内有一部分被破坏，故口服剂量远大于注射剂量。口服后尿液内无原型药物排出，但能检出酯水解产物溴化 3- 羟基苯基三甲铵。

溴新斯的明溶液中加入氢氧化钠，加热即水解生成 3- 二甲氨基酚钠盐，加入重氮苯磺酸试液后，偶合成偶氮化合物而显红色。

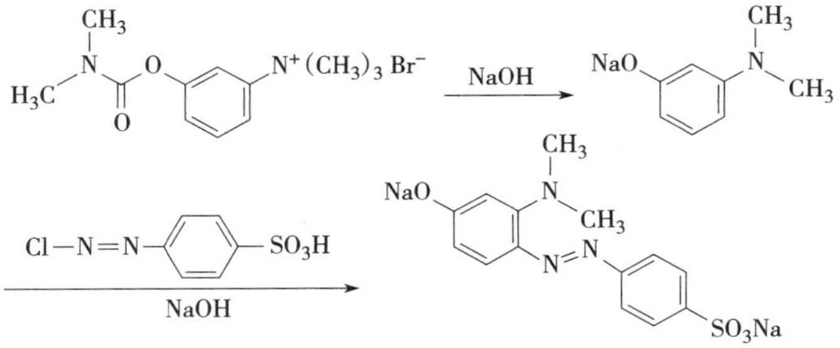

溴新斯的明属于可逆性胆碱酯酶抑制剂，其抑制 AChE 的过程与 AChE 水解乙酰胆碱的过程十分相似。其在体内与 AChE 结合后，形成二甲氨基甲酰化酶（图 5-4）。由于氮上孤电子对的参与，其水解释放出原酶和二甲氨基甲酸的速度很慢，需要几分钟，而乙酰化酶的水解只需要几十毫秒。因此，该药能导致乙酰胆碱的积聚，延长并增强乙酰胆碱的作用。

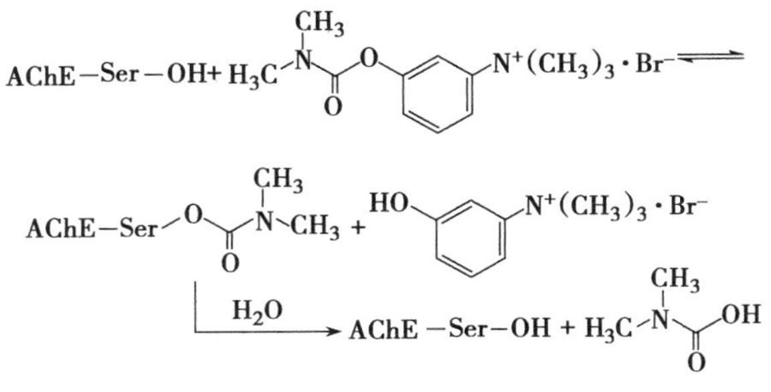

图 5-4　溴新斯的明与乙酰胆碱酯酶的相互作用过程

溴新斯的明为经典的抗胆碱酯酶药的代表。此类药物本身也是 AChE 催化反应的底物。近年来开发的一些新型乙酰胆碱酯酶抑制剂对 AChE 的亲和力比乙酰胆碱更高，但药物分子本身却不一定

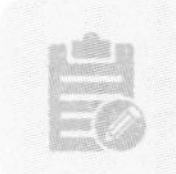

是 AChE 催化反应的底物，它们只是在一段时间内占据了酶的活性部位使之不能催化乙酰胆碱的水解。相对于新斯的明类，这些药物被称为非经典的抗胆碱酯酶药，仍属于可逆性 AChE 抑制剂。其中一些已经成为治疗阿尔茨海默病的主要药物，如他克林、多奈哌齐等（见第四章第六节的“抗阿尔茨海默病药”部分）。

第二节 抗胆碱药
Anticholinergic Drugs

因胆碱能神经系统过度兴奋造成的病理状态，可用抗胆碱药物治疗。目前临床使用的抗胆碱药（anticholinergic drugs）主要是阻断乙酰胆碱与胆碱受体的相互作用，即胆碱受体拮抗剂（cholinoceptor antagonists）。抗胆碱药按其对胆碱受体亚型选择性的不同，可分为 M 受体拮抗剂和 N 受体拮抗剂。M 受体拮抗剂具有抑制腺体分泌，散大瞳孔，加速心率，松弛支气管和胃肠道平滑肌等作用。N 受体拮抗剂可分为神经节 N_1 受体拮抗剂和神经肌肉接头处 N_2 受体拮抗剂，前者用作抗高血压药，后者为肌肉松弛药。

一、M 受体拮抗剂（M-Receptor Antagonists）

M 受体拮抗剂按来源可分为生物碱类 M 受体拮抗剂和合成 M 受体拮抗剂。按选择性可分为非选择性 M 受体拮抗剂和 M 受体亚型选择性拮抗剂。生物碱类和大多数合成的 M 受体拮抗剂对受体亚型的选择性比较低，近年开发的一些新型 M 受体拮抗剂具有较好的受体亚型选择性。

阿托品名称的由来（拓展阅读）

（一）生物碱类 M 受体拮抗剂

从颠茄、曼陀罗及莨菪等茄科植物中先后分离提取出的生物碱类 M 受体拮抗剂主要有阿托品（atropine）、东莨菪碱（scopolamine）、山莨菪碱（anisodamine）和樟柳碱（anisodine）等。

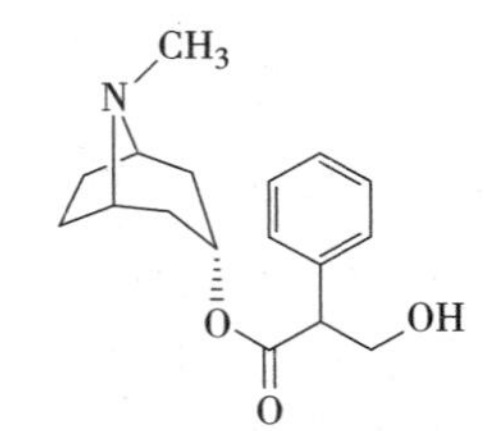

阿托品 atropine

东莨菪碱 scopolamine

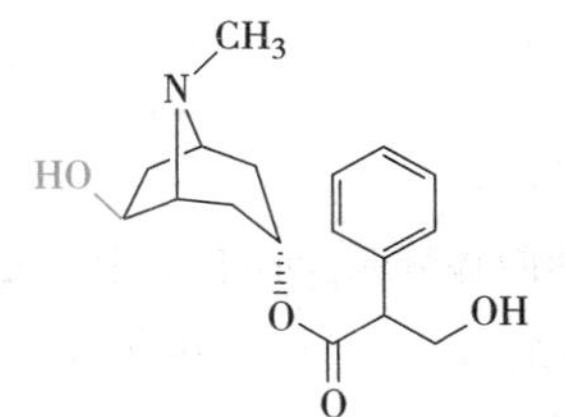

山莨菪碱 anisodamine

樟柳碱 anisodine

这些生物碱的化学结构非常相似，都属于氨基醇酯类。其中，阿托品结构最简单，是由托品（tropine，亦称“莨菪醇”）和托品酸（tropic acid，亦称“莨菪酸”）形成的酯。托品是在托烷的 3 位引入一个 α- 羟基，其结构中 C_1 和 C_5 为手性碳原子，但由于内消旋而无旋光性。托品有椅式和船式两种稳定构象，二者互为平衡。由于船式能量稍高于椅式，故通常写成椅式。托品酸即 α-（羟甲基）-苯乙酸，有一个手性碳原子，天然的（-）- 托品酸为 *S*- 构型。由（-）- 托品酸与托品形成的酯称为 *S*-（-）- 莨菪碱即 *S*-（-）阿托品。

托烷　　托品（椅式）　　托品（船式）　　托品酸

阿托品、东莨菪碱、山莨菪碱和樟柳碱的化学结构的区别只是在托品的6、7位氧桥，6位羟基以及托品酸α位羟基的有无。比较这些药物的药理作用发现，氧桥和羟基的存在与否对药物的中枢作用有很大影响。氧桥的亲脂性使中枢抑制作用增强，而羟基使分子极性增强，中枢作用减弱。东莨菪碱有氧桥，中枢作用最强，对大脑皮质明显抑制，临床作为镇静药，是中药麻醉的主要成分，并且对呼吸中枢有兴奋作用。阿托品无氧桥，无羟基，仅有兴奋呼吸中枢作用。樟柳碱虽有氧桥，但莨菪酸α位还有羟基，综合影响的结果是中枢作用弱于阿托品。山莨菪碱有6位羟基，中枢作用最弱。

硫酸阿托品 atropine sulphate

$$\left[\text{atropine}\right]_2 \cdot H_2SO_4 \cdot H_2O$$

化学名为(±)-α-羟甲基苯乙酸-8-甲基-8-氮杂双环[3.2.1]-3-辛酯硫酸盐一水合物;(±)-α-(hydroxymethyl)benzeneacetic acid-8-methyl-8-azabicyclo[3.2.1]oct-3-yl ester sulphate monohydrate。

本品为无色结晶或白色结晶性粉末，无臭，味苦。m.p. 190~194℃，熔融时同时分解。极易溶于水，水溶液呈中性，遇碱性药物(如硼砂)可引起分解。易溶于乙醇，不溶于乙醚或三氯甲烷。

阿托品碱性较强，在水溶液中能使酚酞呈红色。阿托品结构中酯键在弱酸性、近中性条件下较稳定，在pH 3.5~4.0时最稳定，碱性时易水解，生成莨菪醇和消旋莨菪酸。

阿托品用发烟硝酸加热处理时，发生硝基化反应，生成三硝基衍生物；再加入氢氧化钾醇液和一小粒固体氢氧化钾，初显深紫色，后转暗红色，最后颜色消失。此反应称为Vitali反应，是莨菪酸的特征反应。东莨菪碱和山莨菪碱也都可以用此反应进行鉴别，但樟柳碱因为在莨菪酸α-C上的氢被羟基取代而不能发生此反应。

$$\xrightarrow{HNO_3} \quad \xrightarrow[C_2H_5OH]{KOH} \quad \xrightarrow{KOH}$$

将阿托品与硫酸及重铬酸钾加热时，水解生成的莨菪酸被氧化生成苯甲醛，有苦杏仁特异臭味。

$$\xrightarrow{-H_2O} \quad \xrightarrow{2O_2} \quad C_6H_5CHO + 2CO_2 + H_2O$$

阿托品可经提取法或全合成法制备。全合成方法制备的阿托品是外消旋体。从茄科植物中分离提取阿托品时，莨菪酸极易发生消旋化，所以得到的阿托品也是莨菪碱的外消旋体。其抗胆碱活性主要来自*S*-(-)-莨菪碱。虽然*S*-(-)-莨菪碱抗M胆碱作用比外消旋体强2倍，但左旋体的中枢兴奋作用比右旋体强8~50倍，毒性更大，所以临床用其更安全也更易制备的外消旋体。

阿托品具有外周及中枢M受体拮抗作用，但对M_1和M_2受体无选择性。能解除平滑肌痉挛、抑制腺体分泌、抗心律失常、抗休克，临床用于治疗各种内脏绞痛、麻醉前给药、盗汗、心动过缓及多种感染中毒性休克。眼科用于治疗睫状肌炎症及散瞳，还用于有机磷酸酯类胆碱酯酶抑制剂中毒的解救。

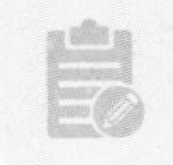

阿托品在肝脏代谢，主要代谢产物有水解生成的莨菪醇和莨菪酸，*N*-氧化阿托品、*N*-去甲基阿

托品和苯环羟基化得到的羟基阿托品。

阿托品具有中枢兴奋性，为了减少这一毒副作用，将其做成季铵盐，使其难以通过血脑屏障而不能进入中枢神经系统，不呈现中枢作用。甲溴阿托品（atropine methobromide）和异丙托溴铵（ipratropium bromide）均为阿托品的季铵盐，分别用于消化道和呼吸道解痉。后马托品（homatropine）是由托品与羟基苯乙酸形成的酯，属短时作用药，用于眼科散瞳。

甲溴阿托品 atropine methobromide　　异丙托溴铵 ipratropium bromide　　后马托品 homatropine

东莨菪碱作用与阿托品相似，因在托品的6位、7位间多一个氧桥基团，对中枢神经系统的抑制作用比阿托品更明显。同样，在氮原子上引入烷基，成为季铵离子，可以降低其中枢作用。因此得到了一些半合成的东莨菪碱类似物，如甲溴东莨菪碱（scopolamine methobromide）用于治疗溃疡和胃肠道痉挛；氧托溴铵（oxitropium bromide）用于治疗慢性支气管炎和支气管哮喘；丁溴东莨菪碱（scopolamine butylbromide）可解除内脏绞痛外，尚有神经肌肉接头和神经节阻断作用，适用于各种内镜检查的术前用药。

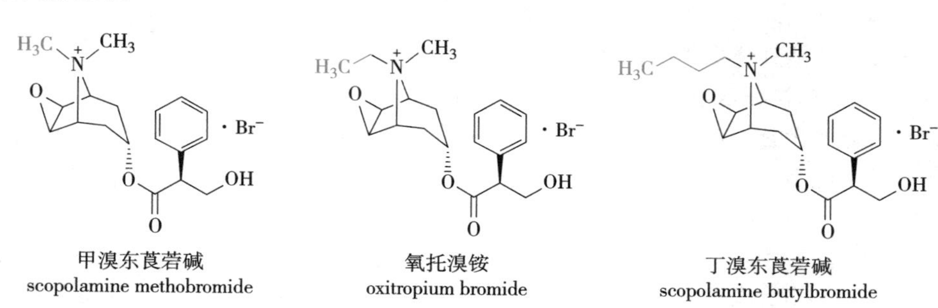

甲溴东莨菪碱 scopolamine methobromide　　氧托溴铵 oxitropium bromide　　丁溴东莨菪碱 scopolamine butylbromide

噻托溴铵（tiotropium bromide）也是东莨菪碱的季铵类半合成类似物，其结构中莨菪酸的苯环被两个噻吩环替换。噻托溴铵为选择性 M_1/M_3 受体拮抗剂，对支气管的扩张作用可持续24小时以上，是第一个长效吸入型支气管扩张药。将噻托溴铵的托烷环用苯氧丙基奎宁环替换得到阿地溴铵（aclidinium bromide）。乌美溴铵（umeclidinium bromide）保留了阿地溴铵的奎宁环部分，将酯基改为醇。这三者均为长效抗胆碱药，用于慢性阻塞性肺疾病的治疗，以粉剂吸入给药。这些长效药物的共同特点是结构中有两个芳环，与受体的疏水性结合增强；同时位阻增加，使酯基的水解稳定性增加。

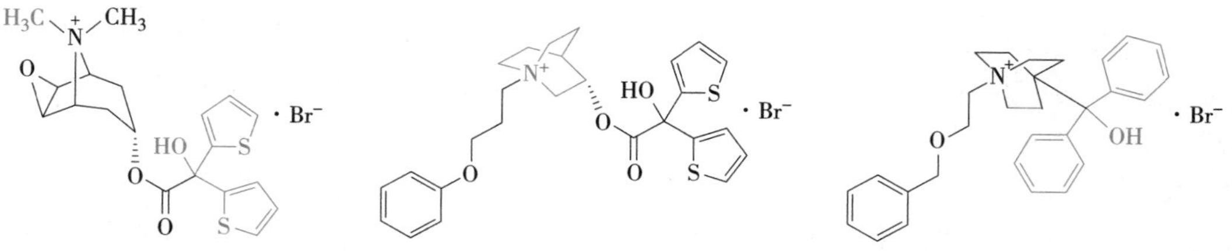

噻托溴铵 tiotropium bromide　　阿地溴铵 aclidinium bromide　　乌美溴铵 umeclidinium bromide

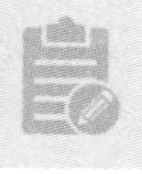

山莨菪碱是从中国特有茄科植物唐古特山莨菪根中提取的生物碱，其氢溴酸盐又称“654”，天然品（*S*）-6-羟基莨菪碱为左旋体，称“654-1”；人工合成品为消旋品，称“654-2”。山莨菪碱的化学结

构只比阿托品在6β位多了一个羟基，但其中枢作用比阿托品低，主要发挥外周抗胆碱作用。654-1与654-2的作用与用途基本相同，只是后者副作用略大。临床用于抢救感染中毒性休克，平滑肌解痉，治疗血管痉挛和血栓及各种神经痛等。

从唐古特山莨菪中还分离出了樟柳碱（anisodine），也为左旋体。樟柳碱与东莨菪碱的化学结构不同之处是以樟柳酸（即α-羟基托品酸）代替了托品酸。临床用其氢溴酸盐治疗血管性头痛、眼底疾病、帕金森病、支气管哮喘、晕动病、有机磷农药中毒等。

（二）合成M受体拮抗剂

阿托品等茄科生物碱药理作用广泛，但不良反应较多。对其进行结构改造，得到了很多选择性高、作用强、毒性低及具有新适应证的新型合成抗胆碱药。

1. M受体亚型非选择性拮抗剂　分析阿托品的结构发现，图5-5虚线框中的部分为氨基醇酯，与乙酰胆碱很相似。不同的是醇氧原子与氨基氮原子之间相隔三个碳原子，但其构象的空间距离与乙酰胆碱的两个碳的距离相当。因此，氨基醇酯被认为是其“药效基本结构”。乙酰胆碱和阿托品均可通过含氮的正离子部分与受体的负离子位点结合。与乙酰胆碱不同的是，阿托品的酰基部分为苯乙酰基，酰基上的大基团与M受体进行疏水结合后，产生受体拮抗作用。根据这一思路，设计合成了多种M受体拮抗剂，其基本结构见图5-5。这些合成的M受体拮抗剂根据氨基的不同可以分为叔胺类和季铵类；根据连接基团中X的不同可以分为氨基醇酯类、氨基酰胺类、氨基醚类、氨基醇类和氨基酚类。

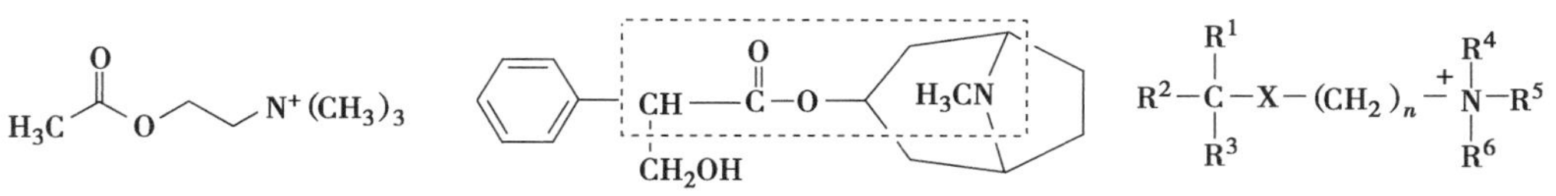

乙酰胆碱　　阿托品　　合成的M受体拮抗剂

图5-5　合成的M受体拮抗剂的基本结构

具有叔胺结构的M受体拮抗剂种类较多，大多数口服易吸收。氨基醚类的枸橼酸奥芬那君（orphenadrine citrate）、氨基醇类的盐酸苯海索（trihexyphenidyl hydrochloride）和比哌立登（biperiden）因疏水性较大，容易进入中枢，发挥中枢抗胆碱作用，临床用于治疗帕金森病。氨基醇酯类的盐酸贝那替嗪（benactyzine hydrochloride）具有外周抗胆碱作用，用于平滑肌解痉和抑制胃酸分泌。氨基酰胺类的托吡卡胺（tropicamide）用于散瞳。氨基酚类的托特罗定（tolterodine）和非索罗定（fesoterodine）用于治疗尿频、尿失禁，二者都在体内代谢为5-羟甲基托特罗定（5-HMT）后发挥主要的抗胆碱作用。

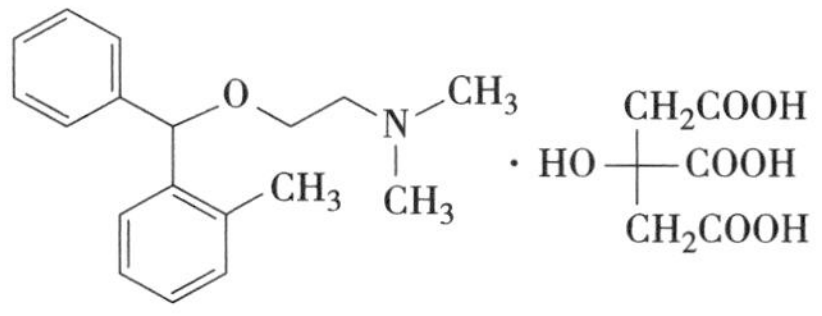

枸橼酸奥芬那君　orphenadrine citrate

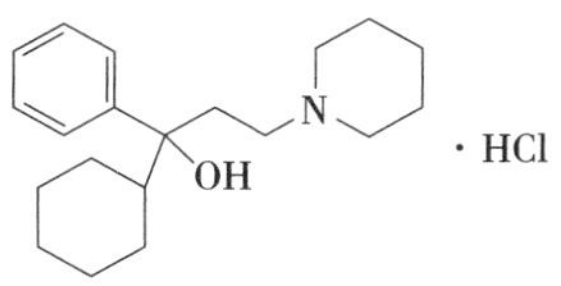

盐酸苯海索　trihexyphenidyl hydrochloride

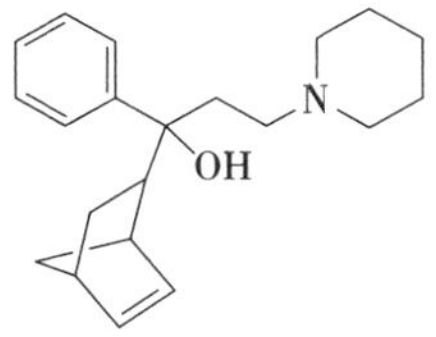

比哌立登　biperiden

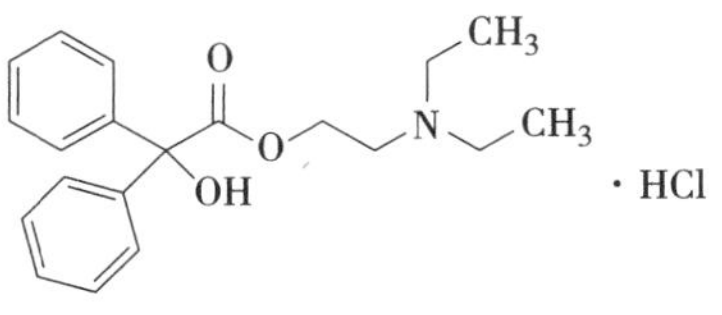

盐酸贝那替嗪　benactyzine hydrochloride

托吡卡胺 tropicamide

托特罗定 tolterodine

非索罗定 fesoterodine

5-羟甲基托特罗定 5-HMT

具有季铵结构的M受体拮抗剂极性较大，不易透过血脑屏障，主要发挥外周抗胆碱作用，用于胃肠平滑肌解痉和抑制胃酸分泌。这些药物大多数含有氨基醇酯结构，如格隆溴铵（glycopyrronium bromide）、奥芬溴铵（oxyphenonium bromide）和溴丙胺太林（propantheline bromide）等。溴丙胺太林与其他M受体拮抗剂的不同在于酰基上连接的是一个三元氧蒽环而不是一个二环甲基。

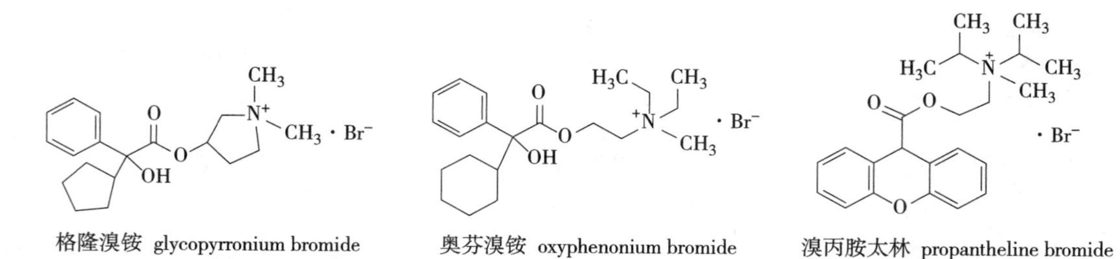

格隆溴铵 glycopyrronium bromide　　奥芬溴铵 oxyphenonium bromide　　溴丙胺太林 propantheline bromide

M受体拮抗剂分子的一端有含氮的正离子基团，另一端是连有两个较大环状基团的碳原子，构效关系见图5-6。

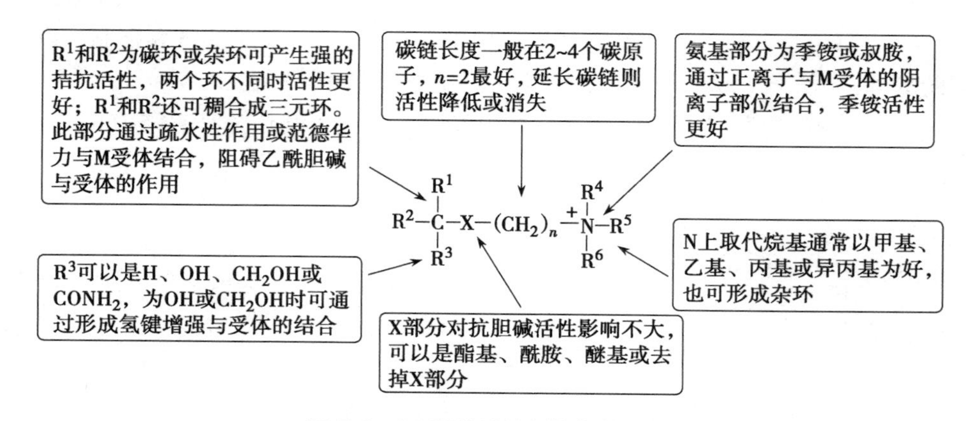

图5-6 M受体拮抗剂的构效关系

2. M受体亚型选择性拮抗剂　大多数生物碱类和合成抗胆碱药对M受体有高选择性，但对M受体的不同亚型无选择性，副作用较多。近年来开发的一些M受体亚型选择性拮抗剂在临床上的应用愈加广泛。M_1受体拮抗剂用于治疗消化道溃疡；M_2受体拮抗剂用于治疗心动过缓型心律失常；M_3受体拮抗剂用于治疗慢性阻塞性呼吸道疾病和尿失禁。

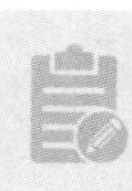

M_1 受体拮抗剂哌仑西平（pirenzepine）和替仑西平（telenzepine）选择性作用于胃肠道 M_1 受体，能减少胃酸分泌，用于治疗胃及十二指肠溃疡。

哌仑西平 pirenzepine　　替仑西平 telenzepine　　奥腾折帕 otenzepad

奥腾折帕（otenzepad）是哌仑西平的结构类似物，但其选择性作用于心脏 M_2 受体，用于窦性心动过缓及心脏传导阻滞的治疗。喜巴辛（himbacine）和美索曲明（methoctramine）也选择性作用于心脏 M_2 受体，用于窦性心动过缓及心传导阻滞的治疗。

喜巴辛 himbacine　　美索曲明 methoctramine

索利那新（solifenacin）、达非那新（darifenacin）和咪达那新（imidafenacin）为选择性 M_3 受体拮抗剂，主要用于治疗尿频和尿失禁。东莨菪碱的半合成类似物噻托溴铵为选择性 M_1/M_3 受体拮抗剂，用于慢性阻塞性呼吸道疾病的治疗。

索利那新 solifenacin　　达非那新 darifenacin　　咪达那新 imidafenacin

二、N 受体拮抗剂（N-Receptor Antagonists）

N 受体拮抗剂按照对受体亚型的选择性不同，可分为 N_1 受体拮抗剂和 N_2 受体拮抗剂。N_1 受体拮抗剂又称“神经节阻断剂”，能选择性地与交感神经和副交感神经节处的 N_1 受体结合，竞争性地阻碍乙酰胆碱与 N_1 受体的结合，阻断神经冲动的传递，导致血管舒张，血压降低。此类药物临床主要用于高血压危象的治疗，如美卡拉明（mecamylamine，美加明）和六甲溴铵（hexamethonium bromide）。由于毒副作用较大，此类药物现临床已很少使用。N_2 受体拮抗剂能选择性地与骨骼肌运动终板上的 N_2 受体结合，阻断神经冲动的传递，使骨骼肌松弛。此类药物称为肌肉松弛药（muscular relaxants），又称“神经肌肉阻断药”或“骨骼肌松弛药（skeletal muscular relaxants）”，临床作为全麻时的辅助用药。

中枢性肌松药（拓展阅读）

肌肉松弛药（简称“肌松药”）按作用机制可分为去极化型（depolarizing）肌松药、非去极化型（nondepolarizing）肌松药和双相型（bipolar）肌松药。

（一）去极化型肌松药

去极化型肌松药与 N_2 受体结合并激动受体，使终板膜及邻近肌细胞膜长时间去极化，阻断神经冲动的传递，导致骨骼肌松弛。由于多数去极化型肌松药不易被乙酰胆碱酯酶分解破坏，其作用类似过量的乙酰胆碱长时间作用于受体。因此本类药物过量时，不仅不能用抗胆碱酯酶药解救，反而会增强其作用，此缺点妨碍了去极化型肌松药在临床上的应用。

去极化型肌松药具有双季铵结构（图 5-7），两个氮原子间的距离影响其作用。当 n=5~6 时，两个季铵氮原子间的距离与乙酰胆碱相当，为 N_1 受体拮抗剂，如六甲基溴铵（hexamethonium bromide）；当 n=9~12 时，与 N_2 受体结合，呈现肌肉松弛作用，如十烃溴铵（decamethonium bromide）；当 n>12 时，肌肉松弛作用减弱。当碳链中的次甲基被氧原子或硫原子取代时，也具有肌肉松弛作用，如氯化琥珀胆碱（suxamethonium chloride）。

$$(H_3C)_3{}^+N-(CH_2)_n-N^+(CH_3)_3$$

图 5-7 去极化型肌松药的基本结构

氯化琥珀胆碱虽为去极化型肌松药，但易于控制，较为安全。这是因为其起效快（1 分钟），且易被胆碱酯酶水解失活，故作用持续时间短（2~5 分钟）。适用于气管插管术，也可缓解破伤风的肌肉痉挛。

$$(H_3C)_3{}^+N-(CH_2)_6-N^+(CH_3)_3 \cdot 2Br^-$$

六甲基溴铵 hexamethonium bromide

$$(H_3C)_3{}^+N-(CH_2)_{10}-N^+(CH_3)_3 \cdot 2Br^-$$

十烃溴铵 decamethonium bromide

氯化琥珀胆碱 suxamethonium chloride

（二）非去极化型肌松药

非去极化型肌松药与 N_2 受体结合，但不能激活受体，而是竞争性地阻断乙酰胆碱与 N_2 受体的结合及去极化作用，使骨骼肌松弛，因此又称为"竞争性肌松药"。当给予抗胆碱酯酶药后，随着终板膜处乙酰胆碱水平增高，可以使神经肌肉阻断作用逆转，在使用中容易控制，比较安全，临床用肌松药多为此类。目前临床使用的非去极化型肌松药多数为合成的 N_2 受体拮抗剂，按结构可分为苄基异喹啉类和氨基甾体类。

1. 苄基异喹啉类 N_2 受体拮抗剂 苄基异喹啉类 N_2 受体拮抗剂是从天然生物碱的结构和作用特点出发设计成功的。第一个用于临床的肌松药右旋氯筒箭毒碱（*d*-tubocurarine chloride）是从南美洲防己科植物南美防己（*Chondrodendron tomentosum*）中提取的具有苄基四氢异喹啉结构的生物碱。随后，从防己科植物海南轮环藤（*Cyclea heinanensis*）中分离得到了左旋氯筒箭毒碱，从锡生藤（*Cissampelos pareira* L. var. *hirsuta*（Buch. ex DC.）Forman 中分离的锡生碱（hayatine）经季铵化得到了傣肌松（hayatine methiodide），从粉防己（*Stephania tetrandra*）的根中分离的汗防己甲素（tetrandrine）经季铵化得到了汉肌松（tetrandrine dimethiodide）。这些药物的肌肉松弛作用与右旋氯筒箭毒碱相似。

苄基异喹啉类 N_2 受体拮抗剂的发现（拓展阅读）

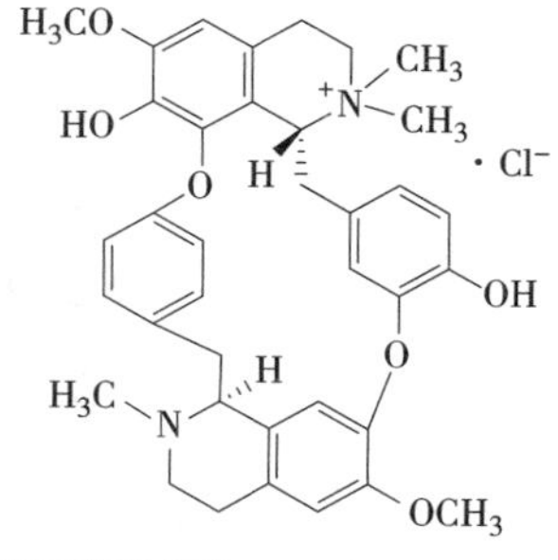

右旋氯筒箭毒碱 *d*-tubocurarine chloride

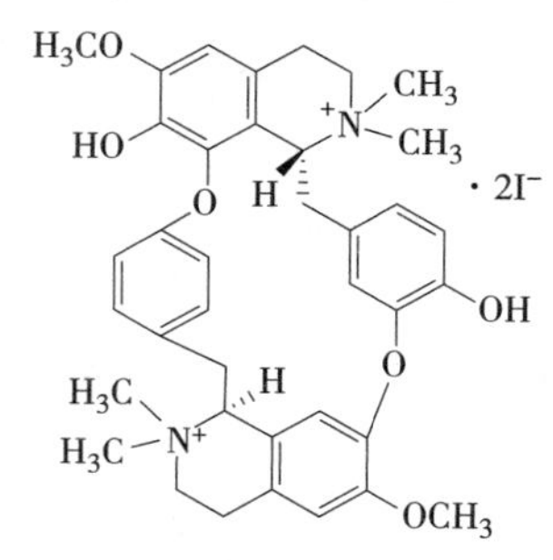

傣肌松 hayatine methiodide

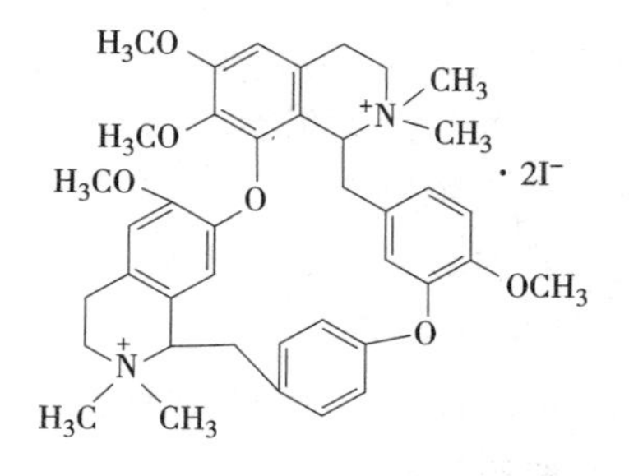

汉肌松 tetrandrine dimethiodide

分析发现，这些肌松药均为苄基异喹啉的结构；含有双季铵，两个季铵氮原子间相隔 10~12 个原子，季铵氮原子上有较大取代基团。以此为基础，结合季铵类化合物特征反应之一的 Hofmann 消除反应，从加速药物代谢的角度，设计合成了苯磺酸阿曲库铵（atracurium besylate）、多库氯铵（doxacurium chloride）和米库氯铵（mivacurium chloride）等苄基异喹啉类肌松药。

苯磺顺阿曲库铵 cisatracurium besilate

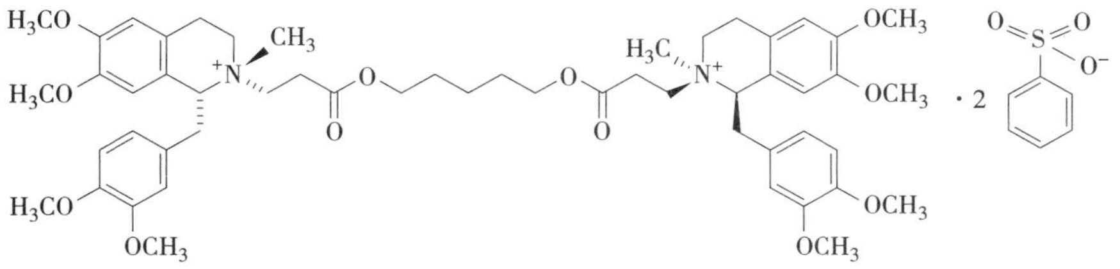

化学名为（1*R*,1′*R*,2*R*,2′*R*）-2,2′-（3,11-二氧代-4,10-二氧十三烷-1,13-二基）双［1,2,3,4-四氢-6,7-二甲氧基-2-甲基-1-（（3,4-二甲氧基苯基）甲基）异喹啉鎓］二苯磺酸盐；（1*R*,1′*R*,2*R*,2′*R*）-2,2′-（3,11-dioxo-4,10-dioxotridecane-1,13-diyl）bis［1,2,3,4-tetrahydro-6,7-dimethoxy-2-methyl-1-（（3,4-dimethoxyphenyl）methyl）isoquinolinium］dibenzenesulfonate。

苯磺顺阿曲库铵为白色或类白色粉末，无臭，有引湿性。m.p. 190~194℃。在三氯甲烷或乙醇中易溶，丙酮中溶解，水中略溶。

该药的设计是从天然肌松药的结构特点出发，以分子内对称的含四氢异喹啉的双季铵结构为母体，在季铵氮原子的 β 位上引入吸电子的酯基，合成了多个系列的化合物。从中发现了苗头化合物 A，活性虽只有筒箭毒碱的 60%，但不良反应小。进一步改变环上取代基，活性降低。改变中间碳链长度，当 *n*=5 时（化合物 B），作用强于筒箭毒碱，不良反应最小。但化合物 B 为碘化季铵盐，水溶性太低，不适于制备注射剂。经过改进制成苯磺酸盐，即苯磺阿曲库铵（atracurium besilate），水溶性增大。

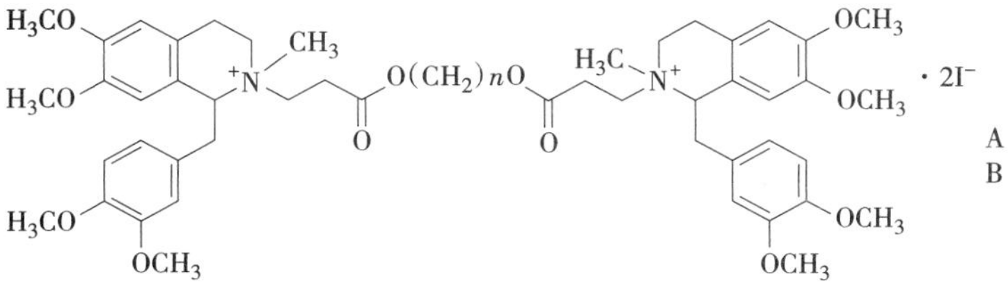

蓄积中毒是神经肌肉阻断剂在临床使用中的一大缺陷。软药可缩短药物代谢的过程，避免有毒代谢物的生成，提高治疗指数。阿曲库铵是运用软药原理设计新药的一个成功实例，其在体内主要经两条途径代谢（图 5-8）。首先，季铵氮原子的 β 位上有吸电子基团取代，在体内生理条件下可以发生非酶性 Hofmann 消除反应（A），生成 *N*-甲基四氢罂粟碱，再经 *N*-脱甲基化生成四氢罂粟碱后，与葡糖醛酸生成结合物由尿排出。其次，结构中的酯基可经非特异性血浆酯酶催化发生水解反应（B），生成极性大的羧酸。阿曲库铵经两条途径生成的代谢产物均无神经肌肉阻断作用，避免了对肝、肾代谢的依赖性，解决了药物蓄积问题。

阿曲库铵分子结构中有 4 个手性中心：C_1、N_2、C_1'、N_2'，由于分子的对称因素等原因，只有 10 个异构体。其中，以 1*R-cis*，1′*R-cis* 的苯磺顺阿曲库铵活性最强，为苯磺阿曲库铵的 3 倍。苯磺顺阿曲库铵起效快（1~2 分钟），维持时间短（约 0.5 小时），不影响心、肝、肾功能，无蓄积性，是比较安全的肌松药。静脉注射用于辅助全身麻醉。

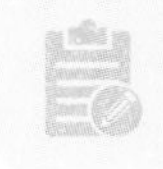

A为Hofmann 消除反应；B为酯水解反应。

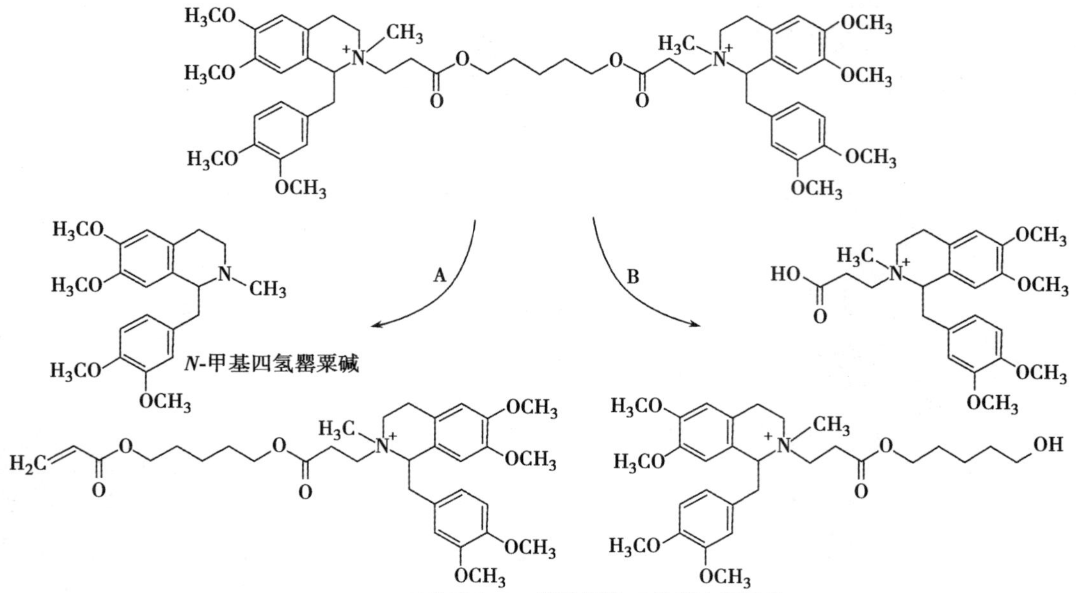

图 5-8　阿曲库铵的主要代谢方式

在制备和贮存苯磺顺阿曲库铵注射液时，应注意 pH 和温度对稳定性的影响。Hofmann 消除和酯水解均被碱催化，酯水解也被酸催化，pH 为 3.5 时最稳定。

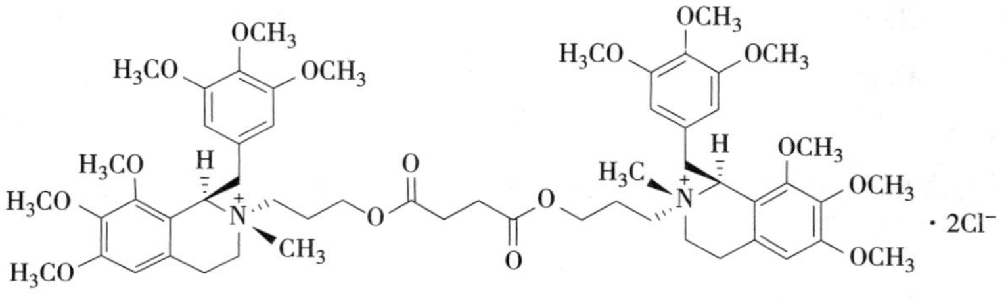

多库氯铵　doxacurium chloride

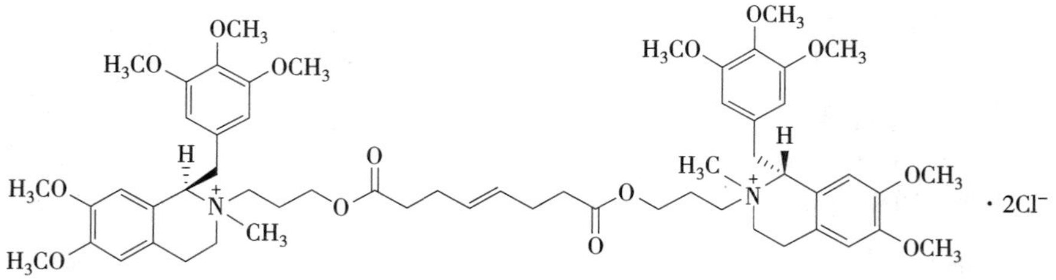

米库氯铵　mivacurium chloride

多库氯铵为长效非去极化型肌松药，起效稍慢（4~6 分钟），作用时间长（90~120 分钟），神经阻断肌肉作用与心血管作用的安全比值较高，重复用药无蓄积作用，肌松作用容易被逆转。米库氯铵为短效肌松药，起效快（2~4 分钟），作用时间短（12~18 分钟），是作用时效最短的非去极化型肌松药。两者均是较为安全的肌松药。

2. 氨基甾体类 N_2 受体拮抗剂　氨基甾体类非去极化型肌松药的研究始于 20 世纪 60 年代初。发现一些具有雄烷母核的季铵生物碱具有肌肉松弛作用，但是作用时间太短。经结构改造后泮库溴铵（pancuronium bromide）于 1968 年进入临床。此后维库溴铵（vecuronium bromide）、罗库溴铵（rocuronium bromide）、哌库溴铵（pipecuronium bromide）和瑞帕库溴铵（rapacuronium bromide）等陆

续进入临床。这些药物在起效时间、持续时间、作用强度、毒副作用等方面各有特点，可满足不同用途的需要。

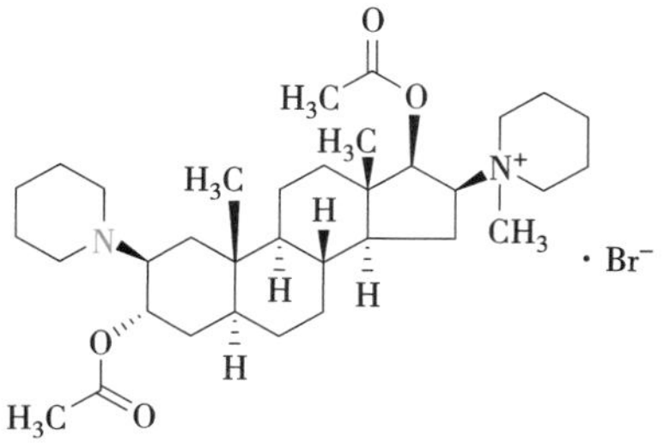

维库溴铵　vecuronium bromide

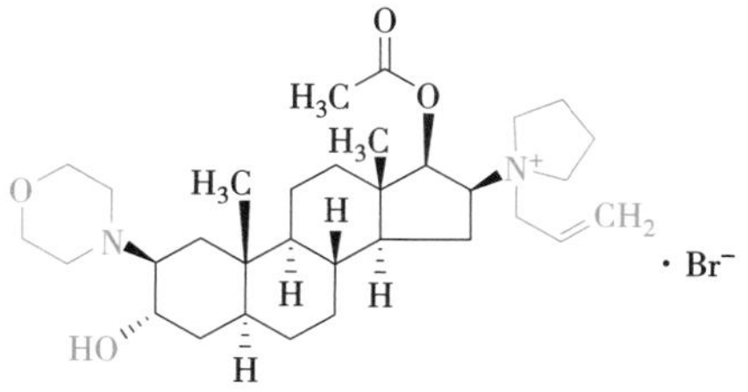

罗库溴铵　rocuronium bromide

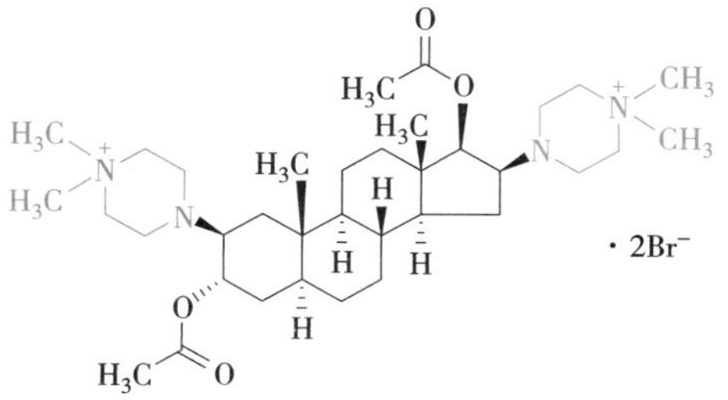

哌库溴铵　pipecuronium bromide

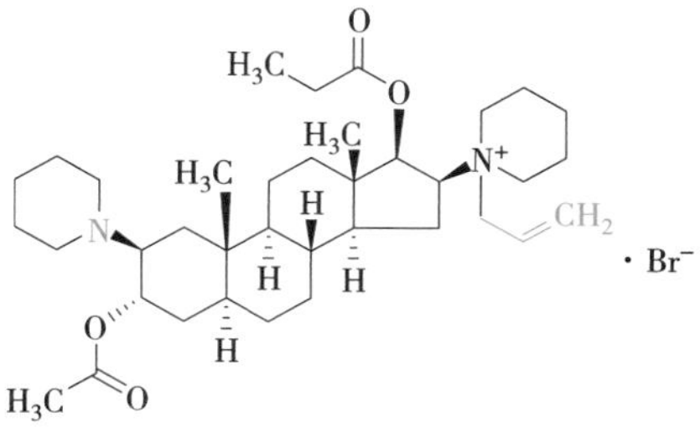

瑞帕库溴铵　rapacuronium bromide

泮库溴铵　pancuronium bromide

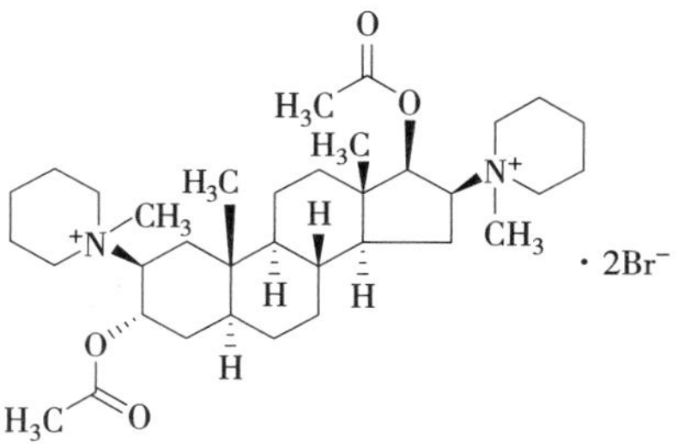

化学名为 1,1′-［3α,17β- 双 -（乙酰氧基）-5α- 雄甾烷 -2β,16β- 二基］双 -［1- 甲基哌啶鎓］二溴化物；1,1′-［3α,17β-bis（acetyloxy）-5α-androstan-2β,16β-diyl］bis-［1-methylpiperidinium］dibromide。

本品为白色或近白色结晶或结晶性粉末，无臭，味苦，有引湿性。易溶于水，溶于乙醇、三氯甲烷、二氯甲烷，几乎不溶于乙醚。m.p. 213~218℃。

泮库溴铵为 5α 雄甾烷衍生物，分子中手性中心构型为 2*S*，3*S*，5*S*，8*R*，9*S*，10*S*，13*S*，14*S*，16*S*，17*R*。泮库溴铵属于双季铵结构的肌松药。其结构中，甾环的 2 和 16 位各有一个季铵氮原子，3 和 17 位各有一个乙酰氧基，即在环 A 和环 D 部分各存在一个乙酰胆碱样的结构片断。该药虽为雄甾烷衍生物，却无雄性激素作用。

泮库溴铵的肌松作用约为氯筒箭毒碱的 5~6 倍，起效时间（4~6 分钟）和持续时间（120~180 分钟）与氯筒箭毒碱相近，无神经节阻滞作用，不促进组胺释放，治疗剂量时对心血管系统影响较小。现已取代氯筒箭毒碱作为大手术辅助麻醉的首选药物。

泮库溴铵在体内 20% 经肝代谢，40% 由肾排出，40% 由胆汁排泄。肝脏主要代谢产物为 3- 脱乙酰基物，还有少量 17- 脱乙酰基物和 3,17- 双脱乙酰基物。3- 脱乙酰基物可在体内积累引起麻痹作用延长。

（三）双相型肌松药

双相型肌松药具有去极化和非去极化双重作用。溴己氨胆碱（hexcarbacholine bromide）在给药初期发生短时间的去极化，持续几分钟，接着产生较长时间的非去极化作用，可维持 30~40 分钟，适用于大手术。

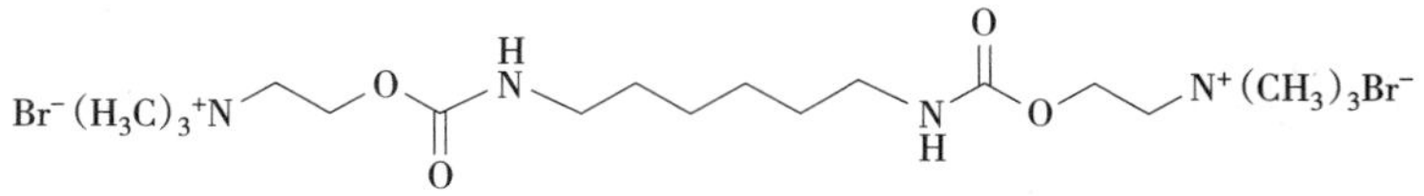

$$Br^-(H_3C)_3{}^+N-CH_2CH_2-O-C(=O)-NH-(CH_2)_6-NH-C(=O)-O-CH_2CH_2-N^+(CH_3)_3Br^-$$

溴己氨胆碱 hexcarbacholine bromide

第三节　肾上腺素受体激动剂 Adrenergic Receptor Agonists

肾上腺素能神经递质包括去甲肾上腺素（norepinephrine，NE）、肾上腺素（epinephrine）和多巴胺（dopamine）。去甲肾上腺素由交感神经节后神经元分泌，多巴胺和肾上腺素由锥体外系分泌。这些内源性的肾上腺素能神经递质均在突触前神经细胞内合成。L- 酪氨酸（L-tyrosine）为合成的起始原料，在胞质内经酪氨酸羟化酶的作用形成左旋多巴（L-dopa），再经 L- 氨基酸脱羧酶的作用形成多巴胺，然后经多巴胺 -β- 羟化酶催化形成去甲肾上腺素，去甲肾上腺素在苯乙醇胺 -*N*- 甲基转移酶的作用下形成肾上腺素。在此过程中，多巴胺是去甲肾上腺素和肾上腺素的生物前体。合成途径见图 5-9。

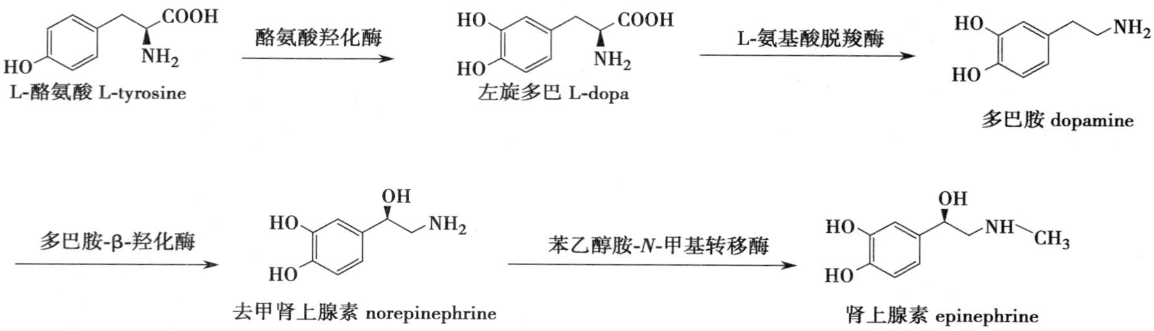

L-酪氨酸 L-tyrosine —酪氨酸羟化酶→ 左旋多巴 L-dopa —L-氨基酸脱羧酶→ 多巴胺 dopamine —多巴胺-β-羟化酶→ 去甲肾上腺素 norepinephrine —苯乙醇胺-*N*-甲基转移酶→ 肾上腺素 epinephrine

图 5-9　肾上腺素能神经递质的生物合成

体内生物合成的肾上腺素能神经递质储存在囊泡中，当神经冲动传导到神经末梢后，产生去极化，释放到突触间隙的神经递质与突触后膜的受体结合而产生生理效应。这种结合是可逆的，返回突触前膜的神经递质大部分被重摄取而储存于囊泡中，其余部分主要经儿茶酚 -*O*- 甲基转移酶（catechol-*O*-methyltransferase，COMT）和单胺氧化酶（monoamine oxidase，MAO）代谢失活（图 5-10）。突触间隙的递质还可激动突触前膜 α_2 受体，负反馈性抑制递质的释放。

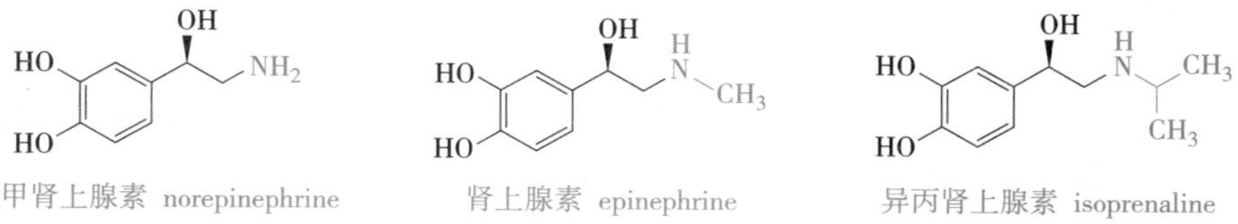

去甲肾上腺素 norepinephrine　　肾上腺素 epinephrine　　异丙肾上腺素 isoprenaline

肾上腺素能神经递质与肾上腺素受体结合后能产生多种生理效应。20 世纪 40 年代，人们将肾上腺素受体按其对肾上腺素、去甲肾上腺素和异丙肾上腺素（isoproterenol）的反应性不同分为 α 受体和 β 受体。α 受体对三种药物的反应性为：去甲肾上腺素 > 肾上腺素 > 异丙肾上腺素，β 受体则正好

相反。α 受体有 α_1、α_2 两种亚型，又可进一步细分为 α_{1A}、α_{1B}、α_{1D}、α_{2A}、α_{2B} 和 α_{2C} 等亚型；β 受体有 β_1、β_2、β_3 等亚型。肾上腺素受体的所有已知亚型都属于 G 蛋白偶联受体超家族，其分布及生理效应见表 5-3。

表 5-3 肾上腺素能受体的主要分布、生理效应及激动剂、拮抗剂的用途

受体亚型	主要分布	受体激动效应	激动剂用途	拮抗剂用途
α_1	血管平滑肌、扩瞳肌、心脏、毛发运动平滑肌、肝脏	皮肤、黏膜血管和内脏血管收缩，血压上升，散瞳，增强心肌收缩力，毛发竖立	升高血压、抗休克、治疗鼻黏膜充血	抗高血压、治疗前列腺增生
α_2	突触前膜和后膜、血管平滑肌、血小板	抑制去甲肾上腺素的释放，降低血压，血小板聚集	抗高血压、降低眼压、镇痛、镇静	升高血压
β_1	心脏、肾脏、脑干	增强心肌收缩力，升高血压	强心、抗休克	抗心绞痛、抗心律失常、抗高血压
β_2	肺、支气管、子宫和血管平滑肌、骨骼肌、肝脏	舒张支气管、子宫和血管平滑肌	平喘、改善微循环、防止早产	—
β_3	脂肪细胞、膀胱	促进脂肪分解，增加氧耗，松弛逼尿肌	肥胖症、糖尿病、膀胱过度活动症	—

拟肾上腺素药物（adrenergic agents）是一类能产生类似肾上腺素能神经递质生理效应的药物，由于此类药物的化学结构均为胺类，部分药物含有儿茶酚的结构，所以又称“拟交感胺（sympathomimetic amines）”或“儿茶酚胺（catecholamines）”。通常把直接与肾上腺素受体结合而产生兴奋作用的药物称为“直接作用药”，也就是“肾上腺素受体激动剂（adrenergic agonists）”。有些药物不与肾上腺素受体结合，但能促进肾上腺素能神经末梢释放递质，增加受体周围递质的浓度而发挥作用，这些药物称为“间接作用药物”。另一类兼有直接和间接作用的药物称为“混合作用药”。本节主要介绍肾上腺素受体激动剂。

临床应用的肾上腺素受体激动剂根据受体选择性不同可分为 α 和 β 受体激动剂、α 受体激动剂、β 受体激动剂。

一、α 和 β 受体激动剂（α, β-Adrenergic Receptor Agonists）

α 和 β 受体激动剂有肾上腺素（epinephrine）、多巴胺（dopamine）、麻黄碱（ephedrine）和美芬丁胺（mephentermine）等。其中肾上腺素和多巴胺为内源性的拟交感胺；麻黄碱是从植物中分离获得的生物碱；美芬丁胺为合成拟肾上腺素药物。本类药物能同时激动 α 和 β 受体，具有升高血压、抗休克、强心和平喘等多方面作用。

肾上腺素 epinephrine

化学名为（*R*）-4-［2-（甲氨基）-1- 羟基乙基］-1,2- 苯二酚；（*R*）-4-［（1-hydroxy-2-methylamino）ethyl］-1,2-benzenediol）。又名“副肾碱（adrenaline）”。

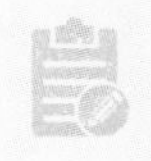

本品为白色或类白色结晶性粉末；无臭，味苦。m.p. 206~212℃，熔融同时分解。与空气和日光接触，易氧化变质。在水中极微溶解，在乙醇、三氯甲烷、乙醚、脂肪油和挥发油中不溶。本品为左旋体，比旋度$[\alpha]_D^{20}$为 −53.5°~−50.0°（4%，1mol/L 盐酸）。

本品是酸碱两性药物，在无机酸和氢氧化碱溶液中易溶，但在氨溶液或碳酸钠溶液中不溶。在中性或碱性水溶液中不稳定，饱和水溶液显弱碱性反应。

肾上腺素具有邻苯二酚结构，空气中的氧或其他弱氧化剂，日光、热及微量金属离子均能使其氧化变质，生成红色的肾上腺素红，继而聚合成棕色的多聚体。其水溶液露置空气及日光中也会氧化变色。加入焦亚硫酸钠等抗氧剂，可防止氧化。贮存时应避光并避免与空气接触。

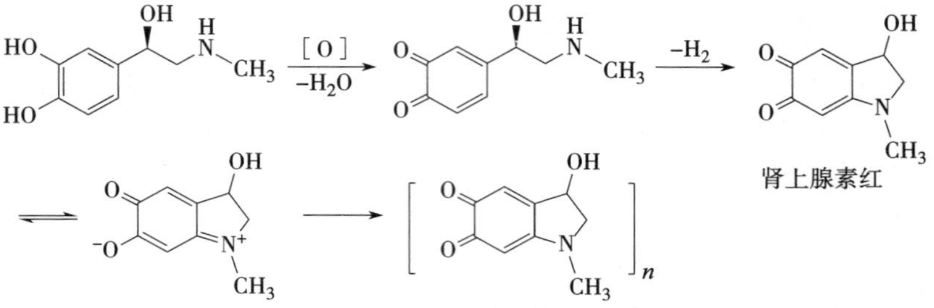

肾上腺素红

多聚体

以邻苯二酚为原料，在三氯氧磷存在下与氯乙酸缩合，再经甲胺胺化生成肾上腺素酮；经催化氢化得肾上腺素外消旋体，最后用酒石酸拆分即可制得 *R*-(−)-epinephrine。

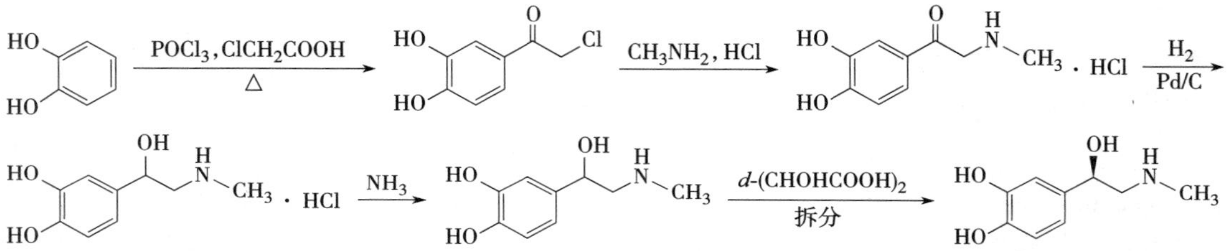

肾上腺素与去甲肾上腺素的代谢过程相似（图 5-10）。主要受到儿茶酚 -*O*- 甲基转移酶（COMT）和单胺氧化酶（MAO）的催化，分别发生苯环 3- 羟基的甲基化和侧链末端氨基的氧化脱除。产物可经醛还原酶（AR）和醛脱氢酶（AD）作用继续转化。结构与肾上腺素相似的药物也经此途径代谢，当这些药物口服给药时，在消化道内经 COMT 和 MAO 代谢失活，因而不适宜口服。

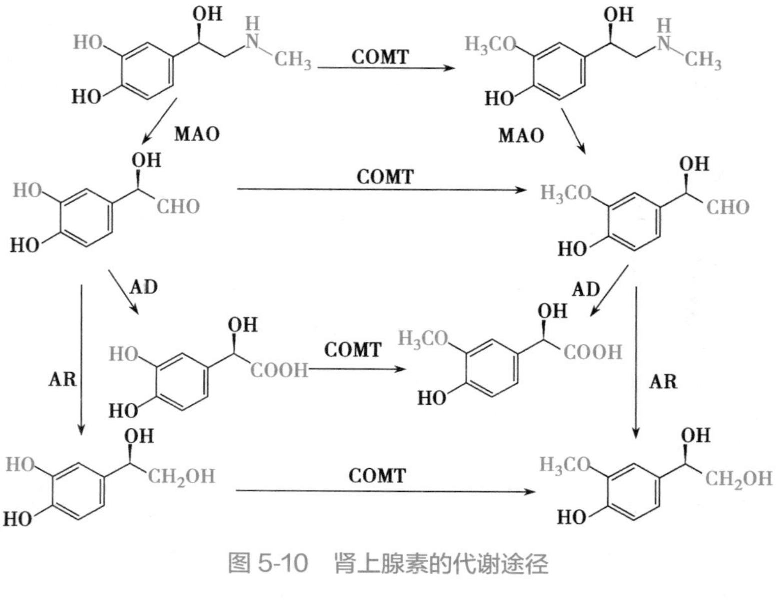

图 5-10 肾上腺素的代谢途径

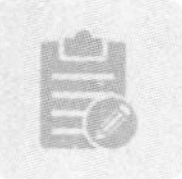

R-(−)-肾上腺素水溶液加热或室温放置后，可发生消旋化而致活性降低。消旋化速度与 pH 有关，当 pH<4 时消旋化速度较快，故肾上腺素水溶液应注意控制 pH。

R-(−)-肾上腺素

S-(+)-肾上腺素

肾上腺素具有苯乙醇胺结构，氨基 β 位的碳原子上有羟基取代，其 *R*-(−)-异构体活性比 *S*-(+)-异构体强 12 倍，消旋体的活性只有左旋体的一半。肾上腺素受体由 7 个跨膜结构域（TMD）组成。*R*-(−)-异构体与肾上腺素受体相互作用时，主要有 4 个结合位点（图 5-11）：苯环上对位和间位酚羟基与 TMD5 上两个丝氨酸（Ser）残基形成氢键；苯环与 TMD6 上苯丙氨酸（Phe）残基发生疏水相互作用；苯乙胺侧链上 β 位羟基与 TMD6 上的天冬酰胺（Asn）残基形成氢键；质子化的氮原子与 TMD3 上天冬氨酸（Asp）残基以离子键相结合。由于 *S*-(+)-异构体的 β 羟基方向不同，不能与 TMD6 上的 Asn 残基形成氢键，使得其与受体的结合力减弱，活性降低。

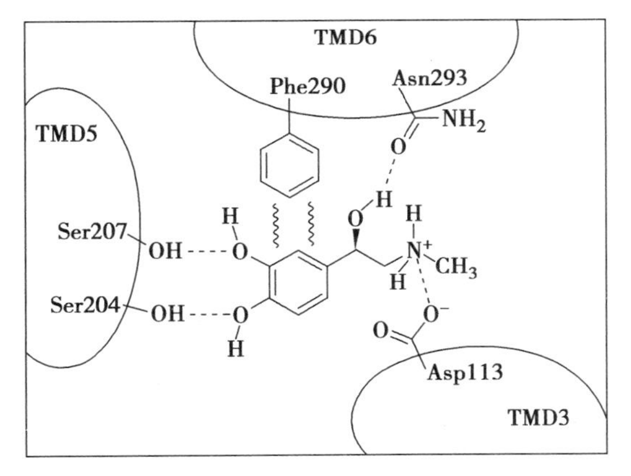

图 5-11　肾上腺素与受体的主要结合位点

0508
肾上腺素与 β_2 受体结合的晶体结构（拓展阅读）

肾上腺素同时具有较强的 α 受体和 β 受体兴奋作用。临床用于过敏性休克、心搏骤停和支气管哮喘的急救，还可制止鼻黏膜和牙龈出血。与局部麻醉药合用可减少其毒副作用，并减少手术部位的出血。因肾上腺素易被消化液分解，不宜口服。常用其盐酸盐或酒石酸盐的注射液。

将肾上腺素苯环上两个酚羟基与特戊酸成酯，得到地匹福林（dipivefrin），可改善透膜吸收，并延长作用时间。该药为前药，渗入前房后，在眼内角膜酯酶的作用下，迅速水解为肾上腺素，产生散瞳、降眼压作用。临床用于治疗开角型青光眼。

地匹福林　dipivefrin

盐酸麻黄碱 ephedrine hydrochloride

化学名为(1*R*,2*S*)-2-甲氨基-1-苯丙烷-1-醇盐酸盐;(1*R*,2*S*)-2-methylamino-1-phenylpropan-1-ol hydrochloride,又名"麻黄素"。

本品为白色针状结晶或结晶性粉末;无臭,味苦。m.p. 217~220℃。在水中易溶(1∶4),在乙醇中溶解(1∶17),在三氯甲烷和乙醚中不溶。水溶液呈左旋性,较稳定,遇光、空气、热不易被破坏。

麻黄碱有两个手性碳原子,四个光学异构体,均具有拟肾上腺素作用。赤藓糖型(*erythro-*)的两个对映体为(-)麻黄碱和(+)麻黄碱,苏阿糖型(*threo-*)的两个对映体为(-)伪麻黄碱和(+)伪麻黄碱。(-)(1*R*,2*S*)构型的麻黄碱是四个异构体中活性最强的,既能直接发挥拟肾上腺素作用,也能促进肾上腺素能神经末梢释放递质,间接地发挥拟肾上腺素作用,为临床主要药用异构体。(+)(1*S*,2*S*)构型的伪麻黄碱没有直接作用,只有间接作用,但中枢副作用也较小,有些复方感冒药中用其作鼻充血减轻剂。

(-)麻黄碱 (-)ephedrine (1*R*,2*S*)　(-)伪麻黄碱 (-)pseudoephedrine (1*R*,2*R*)　(+)麻黄碱 (+)ephedrine (1*S*,2*R*)　(+)伪麻黄碱 (+)pseudoephedrine (1*S*,2*S*)

麻黄碱的特殊结构使其呈现出α-氨基-β-羟基化合物的特征反应,如被高锰酸钾、铁氰化钾等氧化生成苯甲醛和甲胺,前者具特臭,后者可使红石蕊试纸变蓝。

[O] NaOH　+ CH_3NH_2

麻黄碱的结构与肾上腺素相比具有两点不同。一是苯环上不带有酚羟基。苯环上酚羟基的存在一般使作用增强,尤以3,4-二羟基化合物的活性最强。但具有此儿茶酚结构的化合物极易被COMT代谢失活,不宜口服。麻黄碱没有酚羟基,不受COMT的影响,虽作用强度较肾上腺素低,但作用时间比肾上腺素长,且可口服。苯环上没有酚羟基,还使化合物极性大为降低,易通过血脑屏障进入中枢神经系统,所以麻黄碱具有较强的中枢兴奋作用。二是氨基的α-碳上带有一个甲基。因甲基的空间位阻,使麻黄碱不易被MAO代谢脱胺,稳定性增加,作用时间延长。但α-碳上烷基亦使活性降低,中枢毒性增大。若甲基换以更大取代基,则活性更弱,毒性更大。

麻黄碱属于混合作用型药物,既能与肾上腺素受体结合,又能促进肾上腺素能神经末梢释放递质。其对α和β受体均有激动作用,呈现出松弛支气管平滑肌,收缩血管,兴奋心脏等作用;另外,麻黄碱还具有中枢兴奋作用。临床上用于支气管哮喘、过敏性反应、低血压及鼻黏膜出血肿胀引起的鼻塞等的治疗。用量过大或长期连续使用会产生震颤、焦虑、失眠、心悸等反应。该药既可以口服也可注射给药。

麻黄碱口服后在肠内易吸收,并可进入脑脊液。吸收后极少量脱胺氧化或*N*-去甲基化,大多数以原型经尿排泄。因代谢、排泄较慢,故作用较持久,$t_{1/2}$为3~4小时。

麻黄碱是存在于草麻黄和木贼麻黄等植物中的生物碱,于1887年被发现,1930年用于临床。目前我国的主要生产方法是从麻黄中分离提取。麻黄碱还可用发酵法制取,由苯甲醛和蔗糖在啤酒

酵母（*Saccharomyces cerevisiae*）存在下缩合，生成左旋中间体，再与甲胺缩合，经催化氢化即得（-）（1*R*,2*S*）麻黄碱。

麻黄碱及其类似物可作为中枢兴奋剂，有滥用危险，有些甚至沦为毒品。麻黄碱和伪麻黄碱还是制备冰毒和摇头丸等许多毒品的合成中间体。我国对其生产、销售和处方剂量均有特殊管理要求，被列为第一类易制毒化学品和第二类精神药品。

多巴胺（dopamine）为内源性的交感神经递质，是体内生物合成去甲肾上腺素及肾上腺素的前体。因不易透过血脑屏障，主要表现为外周性作用。本品可直接兴奋 α 和 β 受体，但对 β_2 受体激动作用较弱。临床上用作抗休克药物，用于急性心肌梗死、创伤、肾衰竭及心脏手术等引起的休克。本品口服无效，作用持续时间短暂。

与麻黄碱结构相似的精神类药品（拓展阅读）

美芬丁胺（mephentermine）为 α、β 受体激动剂，但主要作用于心脏 β 受体，增强心肌收缩力，加快心率，增加心排血量，升高血压。其升高血压的作用较去甲肾上腺素弱而持久，不易引起心律失常、血压突然过高和组织坏死等。

多巴胺 dopamine　　美芬丁胺 mephentermine

二、α 受体激动剂（α-Adrenergic Receptor Agonists）

α 受体激动剂根据选择性可分为非选择性 α 受体激动剂、α_1 受体激动剂、α_2 受体激动剂三类。

1. 非选择性 α 受体激动剂　非选择性 α 受体激动剂对两种亚型的 α 受体都有作用，主要药物有去甲肾上腺素（norepinephrine）、间羟胺（metaraminol）等。去甲肾上腺素为内源性活性拟交感胺，对 α_1 和 α_2 受体均有激动作用，对 β 受体激动作用较弱。其收缩血管和升高血压作用较肾上腺素强，而兴奋心脏、扩张支气管作用较弱。临床用其重酒石酸盐单水合物，治疗休克、药物中毒性低血压及上消化道出血等。去甲肾上腺素的理化性质与肾上腺素相似，*R*-（-）-异构体活性强，不宜口服给药。

间羟胺无儿茶酚结构，不被 COMT 所代谢；氨基的 α 碳上有甲基取代，使位阻增加，不易被 MAO 代谢。因此，其作用时间比儿茶酚胺类药物长，可口服。其还可被肾上腺素能神经末梢摄取，进入突触前膜附近囊泡，通过置换作用促使囊泡中储存的去甲肾上腺素释放，间接地发挥拟交感作用。本品激动 α_1 和 α_2 受体，升高血压的效果比去甲肾上腺素稍弱，但较持久；有中等强度加强心脏收缩的作用。适用于各种休克及手术时低血压。

间羟胺 metaraminol　　甲氧明 methoxamine　　去氧肾上腺素 phenylephrine

2. α_1 受体激动剂　α_1 受体激动剂主要有甲氧明（methoxamine）和去氧肾上腺素（phenylephrine）。这两个药物的作用时间均比儿茶酚胺类持久，并且可以口服。这是因为二者都不含儿茶酚结构，不被 COMT 所代谢，而且甲氧明在氨基的 α 碳上有甲基取代，位阻增加，不易被 MAO 代谢。甲氧明用于低血压患者升高血压。去氧肾上腺素又名“新福林（phenylephrine）”，对 α 受体激动作用的强度和作用持续时间介于肾上腺素和麻黄碱之间。可兴奋虹膜瞳孔扩大肌引起散瞳，用于散瞳检查眼底。

3. α_2 受体激动剂 α_2 受体激动剂主要作用于中枢神经系统突触后膜的 α_2 受体。早期的 α_2 受体激动剂主要用于降血压，也称为“中枢性抗高血压药物”。一些新型的 α_2 受体激动剂具有较好的镇痛、镇静和抗焦虑等作用。α_2 受体激动剂的结构类型较多，包括 2- 氨基咪唑啉类、胍类及甲基多巴等。

（1）2- 氨基咪唑啉类：2- 氨基咪唑啉类 α_2 受体激动剂有可乐定（clonidine）、安普乐定（apraclonidine）、溴莫尼定（brimonidine）、替扎尼定（tizanidine）和美托咪定（medetomidine）等。可乐定为中枢性抗高血压药。安普乐定和溴莫尼定可激动眼内的 α_2 受体而减少房水的产生，加强房水的外流，从而降低眼压，用于治疗青光眼。

安普乐定 apraclonidine　　溴莫尼定 brimonidine　　替扎尼定 tizanidine　　美托咪定 medetomidine

α_2 受体有 α_{2A}、α_{2B} 和 α_{2C} 三种亚型。α_{2A} 亚型受体广泛分布于大脑，起着麻醉和抗交感作用；α_{2B} 亚型受体主要分布于丘脑，有调节高血压作用；α_{2C} 亚型受体主要分布在纹状体、海马等处，有抗焦虑作用。替扎尼定具有镇静、镇痛和抗焦虑作用，临床主要用于疼痛性肌痉挛的治疗。可能与其选择性作用于 α_{2C} 受体亚型有关。美托咪定是将 2- 氨基咪唑啉结构中的氨基替换为亚甲基。该药为 α_{2A} 亚型的激动剂，用于人或动物镇静镇吐。其右旋体是主要的活性异构体，与消旋体相比，右旋美托咪定对中枢 α_2 肾上腺素受体的选择性更强，且半衰期短，用量很小，适用于重症监护治疗期间开始插管和使用呼吸机患者的镇静。

盐酸可乐定 clonidine hydrochloride

化学名为 2-［（2,6- 二氯苯基）亚氨基］咪唑烷盐酸盐；2-［（2,6-dichlorophenyl）imino］imidazoline hydrochloride，又名“氯压定”。

本品为白色结晶性粉末；无臭，略有甜味。在水或乙醇中溶解，在三氯甲烷中极微溶解，在乙醚中几乎不溶。m.p. 305~308℃，游离碱 m.p. 130~132℃。

本品的 pK_a 为 8.3，在生理 pH 条件下约 80% 解离成阳离子形式，还有一部分可乐定未被离子化，易于进入中枢神经系统。

本品具有亚胺型和氨基型两种互变异构体，主要以亚胺型存在。

亚胺型　　氨基型

本品口服吸收迅速，生物利用度达 95% 以上，服后 0.5 小时产生降血压的作用，可维持 4~6 小时。本品大部分在肝脏代谢，主要代谢物为无活性的 4- 羟基可乐定，后者进一步代谢，形成葡糖醛酸结合物及硫酸酯。

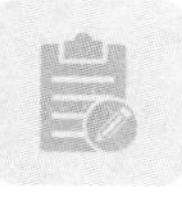

本品为良好的中枢性抗高血压药，可兴奋中枢 α_2 受体和咪唑啉 I_1 受体，减少交感神经递质的释放，产生降血压作用。临床上用于治疗中度高血压，对原发性高血压疗效较好。因其能降低眼压，也

用于治疗开角型青光眼。还用于阿片成瘾患者的戒毒治疗。

（2）胍类：胍类的胍法辛（guanfacine）和胍那苄（guanabenz）可看作可乐定的咪唑啉开环类似物，属中枢性 α_2 受体激动剂，作用与可乐定相似。前者用于中至重度高血压，后者用于轻至中度高血压的治疗。

胍法辛 guanfacine　　胍那苄 guanabenz

（3）甲基多巴：甲基多巴（methyldopa）是中枢性抗高血压药，经代谢活化而产生降血压作用。甲基多巴被转运透过血脑屏障进入中枢后，在芳香氨基酸脱羧酶的作用下，脱羧转化成 α- 甲基多巴胺，再经多巴胺 β- 羟化酶的氧化羟基化生成 1*R*,2*S*-α- 甲基去甲肾上腺素，后者是 α_2 受体激动剂，抑制交感神经冲动的传出，导致血压下降。代谢中间体 α- 甲基多巴胺和活性代谢物 α- 甲基去甲肾上腺素具较强的亲水性，不易透过血脑屏障而浓集于中枢，故降血压作用温和、持久。

甲基多巴 methyldopa —芳香氨基酸脱羧酶→ α-甲基多巴胺 —多巴胺β-羟化酶→ α-甲基去甲肾上腺素

三、β 受体激动剂（β-Adrenergic Receptor Agonists）

β 受体激动剂与 α 受体激动剂相比最显著的结构特征是氨基氮原子上取代基较大。构效关系研究表明，氮原子上取代基可以影响肾上腺素受体激动剂对不同亚型受体的亲和力，取代基增大，α 受体效应减弱，β 受体效应增强（表 5-4）。这是由于在 β 受体上与氨基结合的作用位点邻近部位有一亲脂性口袋，而 α 受体上无此口袋。取代基的增大有助于拟肾上腺素药和 β 受体的疏水键合，并可使 β 受体变构以便与药物的 β 羟基形成氢键。不同的取代基也会对不同的 β 受体亚型产生选择性作用，如 *N*- 异丙基取代只产生一般 β 受体激动作用，而 *N*- 叔丁基取代通常增强对 β_2 受体的选择性。

表 5-4　R 取代基对 α 和 β 受体选择性的影响

化学结构	R	典型药物	受体效应
	—H	去甲肾上腺素	α
	$—CH_3$	肾上腺素	α、β
	$—CH(CH_3)_2$	异丙肾上腺素	β_1、β_2
	$—C(CH_3)_3$	沙丁胺醇	β_2

β 受体激动剂可分为非选择性 β 受体激动剂、β_1 受体激动剂、β_2 受体激动剂和 β_3 受体激动剂。

1. 非选择性 β 受体激动剂　异丙肾上腺素（isoprenaline）为非选择性 β 受体激动剂，能兴奋 β_1 受体和 β_2 受体，有强心、扩张外周血管和松弛支气管平滑肌的作用，可兴奋心脏而加快心率。本品用于治疗支气管哮喘发作，也可用于心动过缓型心律失常的治疗。由于对受体选择性差，异丙肾上腺素用于治疗哮喘时，会产生心悸、心动过速等较强的心脏兴奋副作用。本品易被 COMT 和 MAO 代谢失活，不宜口服给药。

2. β_1 受体激动剂　β_1 受体激动剂有多巴酚丁胺（dobutamine）、普瑞特罗（prenalterol）和扎莫特罗（xamoterol）等。

多巴酚丁胺（dobutamine）是多巴胺的 *N*- 取代衍生物，其结构中含有一个手性碳原子，有两种光

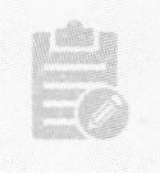

学异构体。其 *S*-(–)-异构体是 α_1、β_1 受体激动剂；*R*-(+)-异构体是 α_1 受体拮抗剂，对 β_1 受体激动活性仅是 *S*-(–)-异构体的 1/10。因此，当使用外消旋体时，其对映体间的 α 受体效应相互抵消，主要呈现 β_1 效应，以减少不良反应。多巴酚丁胺为选择性心脏 β_1 受体激动剂，其正性肌力作用比多巴胺强。临床用于治疗器质性心脏病所发生的心力衰竭、心肌梗死所致的心源性休克及术后低血压。本品的缺点是作用时间短，口服无效，易产生耐受性。

多巴酚丁胺 dobutamine　　普瑞特罗 prenalterol　　扎莫特罗 xamoterol

普瑞特罗（prenalterol）和扎莫特罗（xamoterol）均具有芳氧丙醇胺的结构，与 β 受体拮抗剂相似，但却是选择性的 β_1 受体激动剂。普瑞特罗对肺及血管 β_2 受体无明显作用，适用于急慢性心力衰竭患者的治疗。扎莫特罗能选择性作用于心脏 β_1 受体，使心脏兴奋；当交感神经功能低下时，可产生正性肌力作用，而当交感神经功能亢进时，则产生负性肌力作用，因此具有良好的双重作用，临床用于伴有心肌梗死的心力衰竭的治疗。

3. β_2 受体激动剂　β_2 受体激动剂与非选择性 β 受体激动剂相比结构上主要有两点不同。首先，氮原子上的取代基由异丙基变为叔丁基或更大的取代基，增加了对 β_2 受体的选择性，也增强了对 MAO 的代谢稳定性。其次，这些药物都不具有儿茶酚结构，增加了其对 COMT 的代谢稳定性。总体来说，β_2 受体激动剂选择性强，对心脏的不良反应轻微，不易被 COMT 和 MAO 代谢失活。此类药物品种众多，常用药物见表 5-5。

表 5-5　常用 β_2 受体激动剂的结构及作用特点

药物名称	结构	作用特点
氯丙那林 clorprenaline		本品结构中无酚羟基，对 β_2 受体的选择性低于沙丁胺醇。主要用于支气管哮喘、哮喘型支气管炎、慢性支气管炎合并肺气肿等
克仑特罗 clenbuterol		本品用氯和氨基替代酚羟基，稳定性增加，作用强而持久。主要用于治疗支气管哮喘、哮喘型慢性支气管炎及肺气肿等呼吸系统疾病所致的支气管痉挛。曾被用作动物饲料添加剂，俗名“瘦肉精”，现已禁止使用
妥洛特罗 tulobuterol		本品苯环上只有邻位氯取代，对 β_2 受体具有较高选择性，支气管扩张作用是氯丙那林的 2~10 倍。用于支气管哮喘、喘息性支气管炎
吡布特罗 pirbuterol		本品与沙丁胺醇结构相似，将苯环替换为吡啶。用于支气管哮喘、慢性支气管炎、肺气肿等引起的呼吸困难的治疗
丙卡特罗 procaterol		本品将吡啶酮环与苯环稠合，α 碳上引入乙基，对支气管的 β_2 受体具有较高选择性，作用强而持久。用途与氯丙那林相似，尚具有较强抗过敏作用

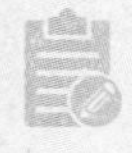

续表

药物名称	结构	作用特点
特布他林 terbutaline	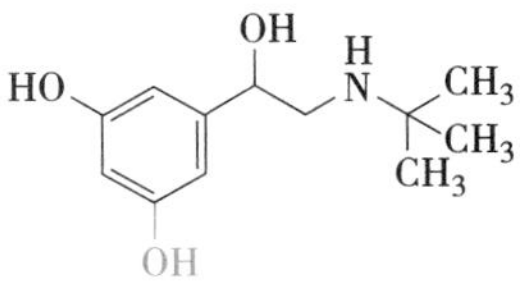	本品为间苯二酚衍生物，临床用于支气管哮喘、喘息性支气管炎和慢性阻塞性肺疾病的支气管痉挛；连续静脉滴注还可抑制子宫收缩，预防早产
班布特罗 bambuterol	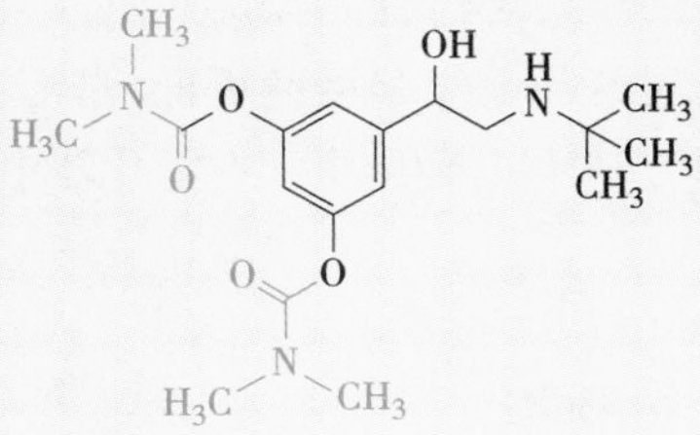	本品是将特布他林苯环上两个酚羟基酯化制成的双二甲氨基甲酸酯前药，吸收后在体内水解为特布他林而发挥作用，起效慢，作用持续时间长，半衰期 17h
福莫特罗 formoterol	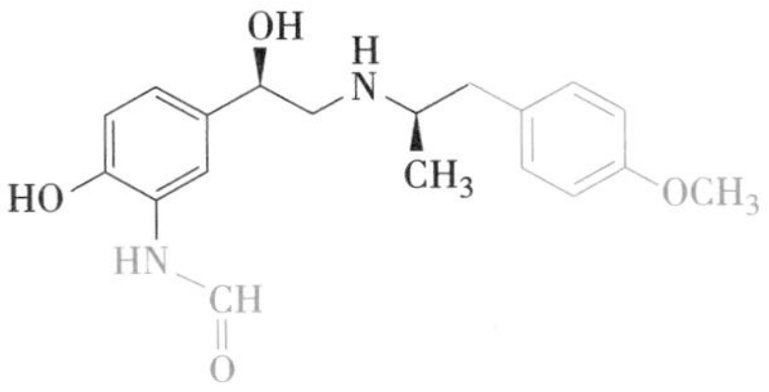	本品氨基上取代基为对甲氧基苯异丙基，作用强而持久。*R*,*R*-异构体对 β_2 受体的亲和力是 *S*,*S*-异构体的 1 000 倍，临床用外消旋体。主要用于哮喘与慢性阻塞性肺疾病的维持治疗与预防发作；因具有长效的特点，特别适用于哮喘夜间发作患者；还具有明显的抗炎活性，对治疗作用有利
奥达特罗 olodaterol	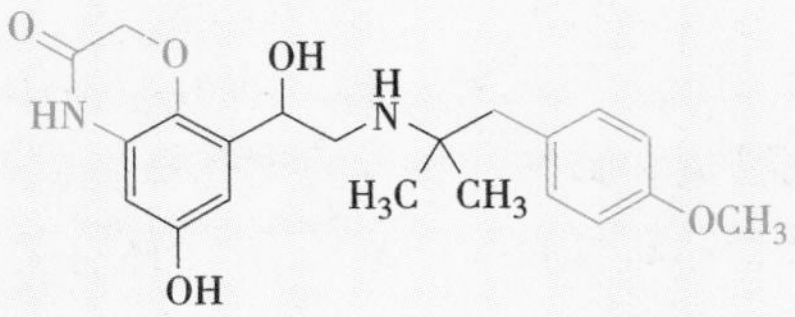	本品将噁嗪酮环与苯环稠合，氨基上取代基为对甲氧基苯异丁基，为长效 β_2 受体激动剂。用于慢性阻塞性肺疾病，包括慢性支气管炎及肺气肿的持续治疗
利托君 ritodrine	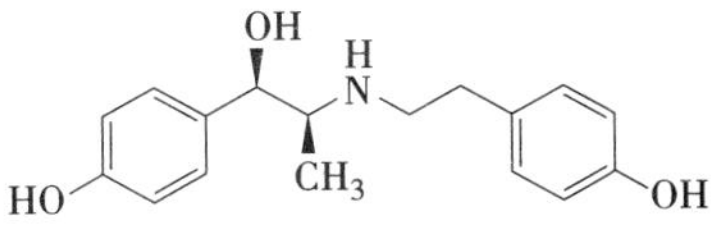	激动子宫平滑肌中的 β_2 受体，抑制子宫平滑肌的收缩，减少子宫的活动而延长妊娠期，用于防止早产

β_2 受体广泛分布在呼吸道的不同效应细胞上。绝大多数 β_2 受体激动剂临床主要用于平喘，一般采用吸入给药。沙丁胺醇（salbutamol）、氯丙那林（clorprenaline）、克仑特罗（clenbuterol）、特布他林（terbutaline）、吡布特罗（pirbuterol）、妥洛特罗（tulobuterol）、丙卡特罗（procaterol）等都是强效的 β_2 受体激动剂，作用持续时间为 4~8 小时。班布特罗（bambuterol）、福莫特罗（formoterol）、奥达特罗（olodaterol）、沙美特罗（salmeterol）和维兰特罗（vilanterol）等为长效的 β_2 受体激动剂，药效可持续十几小时或更长。

β_2 受体也分布于子宫和血管平滑肌，少数 β_2 受体激动剂对子宫平滑肌或周围血管平滑肌作用较强，临床用于抗早产及血管痉挛性疾病，如利托君（ritodrine）。

沙丁胺醇 salbutamol

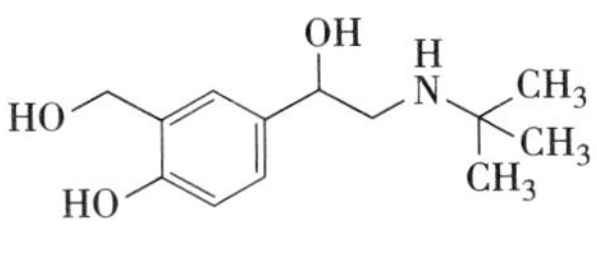

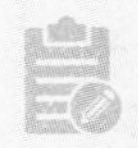

化学名为1-(4-羟基-3-羟甲基苯基)-2-(叔丁氨基)乙醇；1-(4-hydroxy-3-hydroxymethylphenyl)-2-(terbutylamino)ethanol。亦名“阿布叔醇(albuterol)”。

本品为白色结晶性粉末；无臭，几乎无味。m.p. 154~158℃，熔融时同时分解。在水中略溶，在乙醇中溶解，在三氯甲烷和乙醚中几乎不溶。

本品结构中含有酚羟基，加入三氯化铁试液可显紫色；加碳酸氢钠试液则产生橙黄色浑浊。

本品可口服，也可吸入给药。口服给药后，大部分在肠道和肝脏代谢，主要与硫酸和葡糖醛酸形成4-*O*-硫酸酯和4-*O*-葡糖醛酸结合物经肾脏排出体外；生物利用度为30%左右，15~30分钟生效，2~4小时作用达到峰值，可持续6小时以上。气雾剂吸入给药后，生物利用度为10%，吸入后1~5分钟起效，1小时作用达峰值，可持续4~6小时。吸入给药生物利用度更低，是因为吸入的药物只有10%~20%进入下呼吸道，进入体循环的原型药物少于5%，其他则沉积在雾化器中和口腔中并可吞咽进入消化道。

4-*O*-硫酸酯　　4-*O*-葡糖醛酸结合物

沙丁胺醇为选择性β_2受体激动药，扩张支气管作用明显，较异丙肾上腺素强十倍以上，且作用持久。对心脏β_1受体激动作用较弱，增强心率的作用仅为异丙肾上腺素的1/7。临床常用其外消旋体的硫酸盐，主要用于治疗支气管哮喘，哮喘型支气管炎和肺气肿患者的支气管痉挛等。主要不良反应是肌肉震颤等。研究表明这与右旋沙丁胺醇激动骨骼肌慢收缩纤维的β_2受体有关，而左旋体无此不良反应。1999年，美国FDA批准左旋沙丁胺醇盐酸盐用于治疗哮喘。

沙丁胺醇于20世纪60年代末开发成功后，又对其构效关系进行了深入的研究。结果表明，苯乙醇胺的基本结构为活性必需；苯环3′-位酚羟基换为羟甲基活性增强，换成羟丙基则使活性大大降低；若以氨甲基或其他基团取代羟甲基则降低活性；苯环4′-位羟基为活性必需；氨基上的取代基不可小于叔丁基，若换以对甲氧基苯异丙基不仅增强活性，且使作用时间延长，如沙甲胺醇(salmefamol)。沙美特罗(salmeterol)结构中氨基上连有较长但无极性的侧链也使作用强而持久，为目前治疗哮喘夜间发作和哮喘维持治疗的理想药物。其类似物维兰特罗(vilanterol)也是长效β_2受体激动剂，与长效M受体拮抗剂乌美溴铵(umeclidinium bromide)组成的复方口腔吸入粉剂，用于治疗慢性阻塞性肺疾病。

沙甲胺醇　salmefamol　　沙美特罗　salmeterol

维兰特罗　vilanterol

4. β_3 受体激动剂 β_3 受体激动剂可调节人体内热量平衡、葡萄糖代谢、能量消耗，有望用于治疗糖尿病和肥胖症，此方面目前尚无临床应用。β_3 受体激动剂还可用于膀胱过度活动导致的尿失禁、尿急及尿频。2012 年美国 FDA 批准上市的米拉贝隆（mirabegron）是第一个用于治疗膀胱过度活动症的 β_3 受体激动剂。在人类逼尿平滑肌细胞上三种 β 受体均有表达，但 β_3 占绝大多数。米拉贝隆主要通过作用于 β_3 受体使膀胱逼尿肌松弛并增加其稳定性。本品具有苯乙醇胺的结构，无酚羟基；氮原子上有较大取代基。因此，不易被 COMT 和 MAO 代谢，可口服给药。经肝脏代谢，主要发生 *N*-脱烷基化、氧化和酰胺水解反应。

米拉贝隆 mirabegron

四、肾上腺素受体激动剂的构效关系（Structure-Activity Relationship of Adrenergic Receptor Agonists）

目前临床应用的肾上腺素受体激动剂除 α_2 受体激动剂外，绝大多数都具有 β- 苯乙醇胺的结构，此类药物的构效关系见图 5-12。

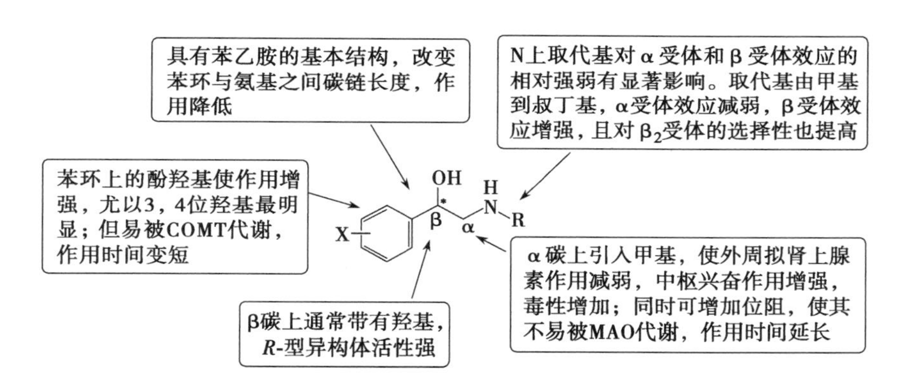

图 5-12 苯乙醇胺类肾上腺素受体激动剂的构效关系

第四节 组胺 H_1 受体拮抗剂 Histamine H_1-Receptor Antagonists

组胺（histamine）广泛存在于自然界多种植物、动物和微生物体内，也是人体内的自身活性物质，具有广泛的生理作用，并参与多种疾病的病理和生理过程。人体内的组胺由 L- 组氨酸在组氨酸脱羧酶（histidine decarboxylase）的催化下脱羧生成。通常组胺与肝素 - 蛋白质形成粒状复合物存在于肥大细胞中，不具有生物活性。当机体受到内源性或外源性的刺激引发抗原 - 抗体反应时，肥大细胞的细胞膜改变，使组胺释放进入细胞间液体中。组胺的释放依赖于 Ca^{2+} 和 GTP 的存在。

组氨酸脱羧酶 $-CO_2$

L-组氨酸 L-histidine　　组氨 histamine

组胺与组胺受体作用而产生效应。组胺受体均属于 G 蛋白偶联受体超家族,目前已知的有 4 种亚型:H_1、H_2、H_3 和 H_4,其体内分布和生理效应不尽相同,见表 5-6。

表 5-6 组胺受体的分布及生理效应

受体类型	体内分布	生理效应
H_1	分布于平滑肌、血管内皮细胞、脑、肝和肾上腺髓质等	可引起肠道、子宫、支气管等器官平滑肌收缩,毛细血管舒张,导致血管壁渗透性增加,同时参与变态反应发生;是变态反应性疾病的主要治疗靶点,拮抗剂为抗过敏药
H_2	主要分布于胃、十二指肠壁细胞膜	可引起胃酸和胃蛋白酶分泌增加;是抑酸药物的靶点,拮抗剂用于消化道溃疡的治疗
H_3	主要分布于脑	其功能与脑内多种神经递质的调控有关,调节中枢神经系统、消化道、呼吸道、血管和心脏等的活动;是睡眠、觉醒、记忆、认识、肥胖和心血管疾病等的治疗靶点,拮抗剂用于治疗发作性睡病
H_4	主要分布于免疫器官、血细胞和肠道	介导免疫和炎症反应,在免疫性疾病如过敏反应、哮喘和癌症治疗中发挥作用

抗组胺药物根据其作用环节的不同可分为组胺酸脱羧酶抑制剂、阻断组胺释放的抗组胺药、组胺 H_1 受体拮抗剂和组胺 H_2 受体拮抗剂。H_1 受体拮抗剂竞争性阻断组胺的 H_1 效应,临床主要用于治疗变态反应性疾病。H_2 受体拮抗剂能够抑制胃酸分泌,临床用于治疗消化性溃疡。本节介绍组胺 H_1 受体拮抗剂。

哌罗克生 piperoxan

1933 年在研究哌罗克生(piperoxan)抗疟作用的同时,发现其对由吸入组胺气雾剂引发的支气管痉挛有保护作用,从此开始了对 H_1 受体拮抗剂的研究。第一代 H_1 受体拮抗剂也称"经典的 H_1 受体拮抗剂",脂溶性高,易于通过血脑屏障进入中枢,可产生中枢抑制和镇静的副作用;且由于对 H_1 受体选择性不够强,常呈现出不同程度的抗肾上腺素、抗 5-HT、抗胆碱等副作用,还可导致心律失常等心脏毒性。20 世纪 80 年代后开发的第二代 H_1 受体拮抗剂也称"非镇静性 H_1 受体拮抗剂",亲脂性降低,对中枢影响小,无镇静作用;对心血管系统仍具有潜在毒性,如果过量使用或与 CYP3A4 酶抑制剂联合使用会导致心律失常。第三代 H_1 受体拮抗剂主要是第二代 H_1 受体拮抗剂的一些亲水性活性代谢物,对中枢影响更小,也属非镇静性 H_1 受体拮抗剂,且使用时未见心律失常的发生。

H_1 受体拮抗剂的心脏毒性与其代谢途径密切相关。第一、二代 H_1 受体拮抗剂主要经 CYP450 酶系代谢(第一代主要由 CYP2D6 酶代谢,第二代主要由 CYP3A4 酶代谢),与其他经该酶系代谢的药物合用时可发生药物相互作用,这是其引起心脏毒性的主要原因。第三代 H_1 受体拮抗剂主要经非酶途径进行体内代谢,较少发生药物相互作用,心脏毒性低。

临床应用的 H_1 受体拮抗剂品种较多,按化学结构可分为乙二胺类、氨基醚类、丙胺类、三环类、哌嗪类、哌啶类等(图 5-13)。其中,乙二胺类均为经典的 H_1 受体拮抗剂,哌啶类均为非镇静性 H_1 受体拮抗剂。其他类型的 H_1 受体拮抗剂都经历了从第一代到第二代或第三代的发展历程。

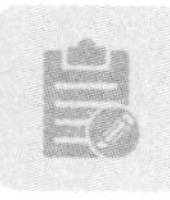

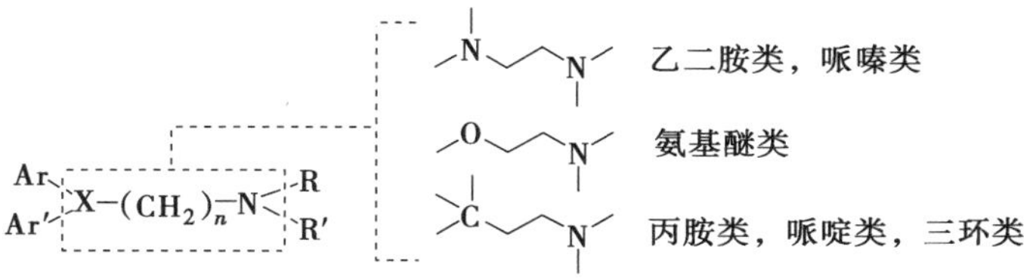

乙二胺类，哌嗪类

氨基醚类

丙胺类，哌啶类，三环类

图 5-13　H_1 受体拮抗剂的结构通式及结构类型

一、乙二胺类（Ethylenediamines）

乙二胺类药物结构中的 X 为氮原子（图 5-13）。1942 年发现了抗组胺活性高、毒性低的芬苯扎胺（phenbenzamine，又名"安体根"），是第一个有临床疗效的乙二胺类药物。在此基础上利用生物电子等排原理进行结构修饰，得到一系列疗效更强、副作用更小的抗过敏药。当吡啶取代苯环时得到曲吡那敏（tripelennamine），抗组胺作用强而持久，且副作用较少。苄基的 C-4 位引入甲氧基，得到活性与曲吡那敏相当的美吡拉敏（mepyramine，又名"新安体根"）。将乙二胺的氮原子放在环内，得到了克立咪唑（clemizole）和安他唑啉（antazoline），仍为有效抗组胺药。克立咪唑结构中两个氮原子分别环合在苯并咪唑环和四氢吡咯环内，安他唑啉只有侧链上的氮原子环合在二氢咪唑环内。

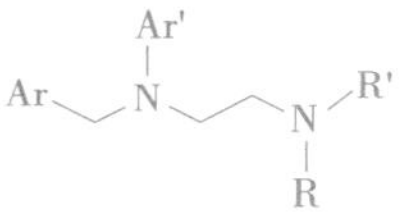

乙二胺类基本结构 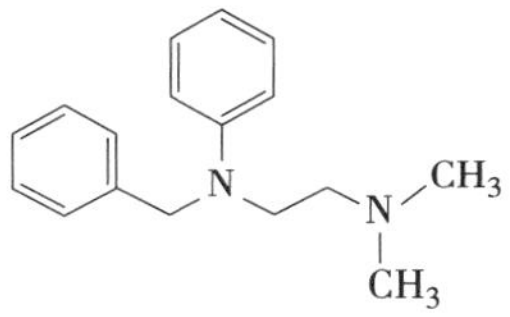　芬苯扎胺 phenbenzamine 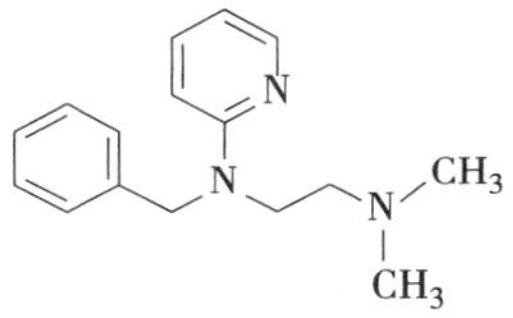　曲吡那敏 tripelennamine

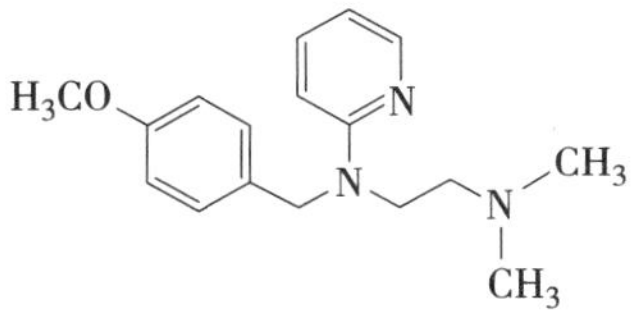

美吡拉敏 mepyramine 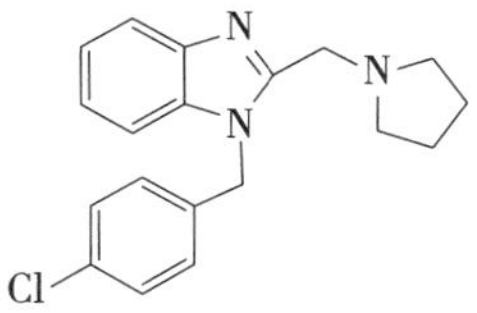　克立咪唑 clemizole 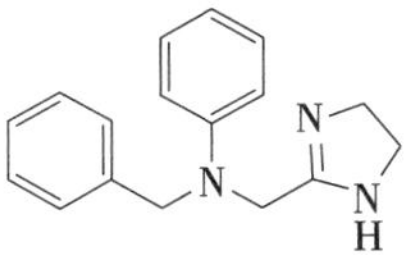　安他唑啉 antazoline

乙二胺类均属于经典的 H_1 受体拮抗剂，主要用于过敏性鼻炎、皮肤过敏等。此类药物的抗组胺作用弱于其他结构类型，具有中等程度的中枢镇静作用，可引起胃肠道功能紊乱。

二、氨基醚类（Aminoethers）

1. 经典的氨基醚类 H_1 受体拮抗剂　用 Ar（Ar′）CH—O—代替乙二胺类的 $ArCH_2$（Ar′）N—部分就成为氨基醚类。此类药物中应用较早的是苯海拉明（diphenhydramine），对其苯环进行替换或在苯环对位引入取代基，得到了氯苯海拉明（chlorodiphenhydramine）、卡比沙明（carbinoxamine）等。此类药物当两个芳环不同或环上取代基不同时，药物具有手性，通常 *S*- 异构体的活性强于 *R*- 异构体。这些药物都属于第一代 H_1 受体拮抗剂，具有明显的中枢镇静作用和抗胆碱作用，常见嗜睡、头晕、口干等不良反应。

苯海拉明适用于皮肤、黏膜的过敏性疾病，尚可用于乘船、车引起的恶心呕吐。其与中枢兴奋药 8- 氯茶碱结合成盐，即为茶苯海明（dimenhydrinate），又名"乘晕宁"，为常用抗晕动病药。

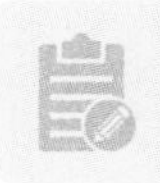

氨基醚类基本结构　　苯海拉明 diphenhydramine　　氯苯海拉明 chlorodiphenhydramine　　卡比沙明 carbinoxamine

2. 非镇静性氨基醚类 H_1 受体拮抗剂　氯马斯汀（clemastine）和司他斯汀（setastine）为第二代氨基醚类 H_1 受体拮抗剂，无中枢镇静作用。其结构特点是在氯苯海拉明的次甲基上引入甲基，二甲氨基被含氮杂环置换。氯马斯汀是第一个非镇静性氨基醚类 H_1 受体拮抗剂，结构中有两个手性中心，靠近芳环的手性原子的构型对活性影响较大，*R*- 构型时活性强，即 *RR* 体和 *RS* 体活性最强。氯马斯汀作用强，起效快，作用时间长，并具有显著的止痒作用；临床上用其富马酸盐治疗荨麻疹、过敏性鼻炎、湿疹及其他过敏性皮肤病，也可用于治疗支气管哮喘。将氯马斯汀结构中的四氢吡咯环换成七元含氮杂环得到司他斯汀。司他斯汀有较强的外周 H_1 受体拮抗作用，无抗胆碱、抗 5-HT 和中枢镇静作用；用于治疗荨麻疹、过敏性鼻炎及其他过敏症状。

氯马斯汀 clemastine　　司他斯汀 setastine

三、丙胺类（Propylamines）

1. 经典的丙胺类 H_1 受体拮抗剂　将乙二胺类的 $ArCH_2(Ar')N—$ 用 $Ar(Ar')CH—$ 置换，或将氨基醚类中的—O—去掉，就成为丙胺类 H_1 受体拮抗剂。非尼拉敏（pheniramine）、氯苯那敏（chlorphenamine）和溴苯那敏（brompheniramine）等结构中存在手性碳原子，其右旋异构体的活性比左旋体强，毒性也比消旋体低。丙胺不饱和类似物吡咯他敏（pyrrobutamine）和曲普利啶（triprolidine）也有抗组胺活性。这些类似物的顺、反异构体对 H_1 受体的拮抗活性明显不同，*E* 型（反式）异构体的活性普遍大大高于 *Z* 型（顺式）异构体，如曲普利啶的 *E* 型异构体抗 H_1 受体的活性比 *Z* 型异构体大 1 000 倍。与乙二胺类和氨基醚类相比，上述丙胺类药物的中枢镇静作用减弱，但仍有一定的中枢镇静作用，属于第一代 H_1 受体拮抗剂。

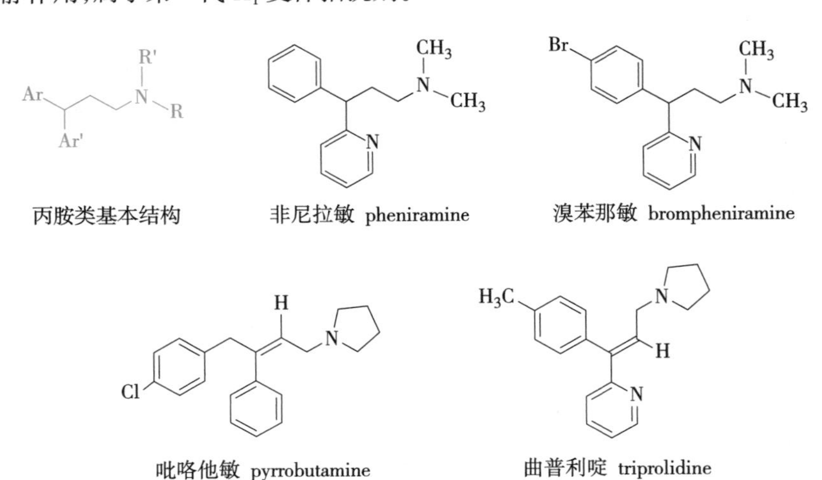

丙胺类基本结构　　非尼拉敏 pheniramine　　溴苯那敏 brompheniramine

吡咯他敏 pyrrobutamine　　曲普利啶 triprolidine

马来酸氯苯那敏 chlorphenamine maleate

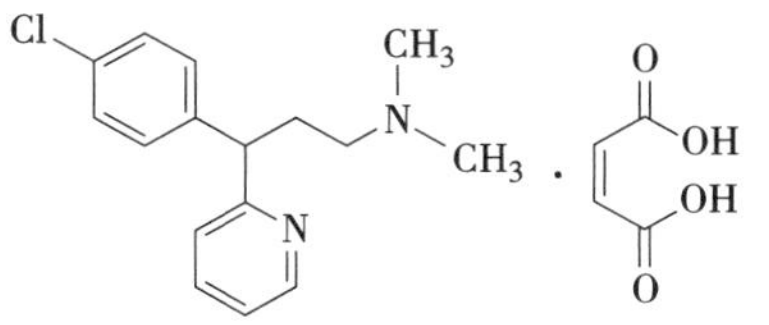

化学名为3-(4-氯苯基)-*N*,*N*-二甲基-3-(吡啶-2-基)丙-1-胺顺丁烯二酸盐；3-(4-chlorophenyl)-*N*,*N*-dimethyl-3-(pyridin-2-yl)propan-1-amine hydrogen maleate。又名"扑尔敏"。

本品为白色结晶性粉末，无臭，味苦。m.p. 131~135℃，有升华性。在水、乙醇和三氯甲烷中易溶，在乙醚中微溶。其1%水溶液的pH为4.0~5.0。

氯苯那敏含有一个手性中心，存在一对光学异构体。*S*-(+)-异构体活性比消旋体约强2倍，急性毒性也较小，已经上市。*R*-(−)-异构体活性仅为消旋体的1/90。本品为外消旋氯苯那敏的马来酸盐。

马来酸氯苯那敏与枸橼酸醋酐试液在水浴上加热，显红紫色，为叔胺类反应。脂肪族、脂环族和芳香族叔胺均有此反应。

马来酸氯苯那敏在稀硫酸中，与高锰酸钾反应，红色消失，生成二羟基丁二酸，是马来酸结构中不饱和双键的鉴别反应。

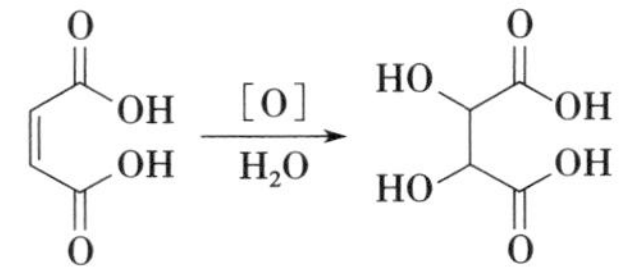

马来酸氯苯那敏的合成可用2-甲基吡啶为原料，经氯化、缩合、Sandmeyer反应生成2-对氯苄基吡啶；再与溴代乙醛缩二乙醇缩合生成β-对氯苯基-β-(2-吡啶基)丙醛缩二乙醇；此缩醛转变为氯苯那敏的过程中，缩醛和*N*,*N*-二甲基甲酰胺(DMF)先分别水解生成醛和二甲胺、甲酸，再经Leuckart反应而成；最后成盐。

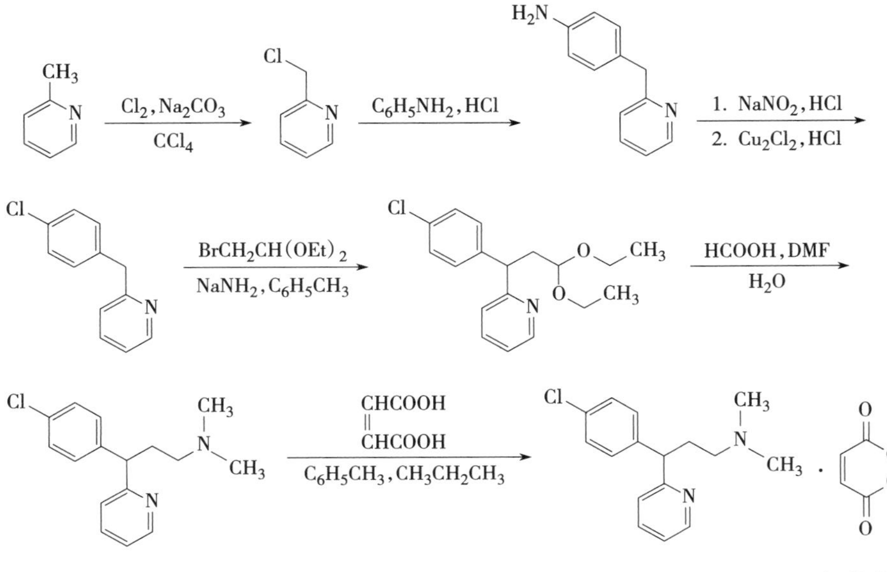

本品服用后吸收迅速而完全，排泄缓慢，作用持久。主要是以*N*-去甲基、*N*-氧化物及未知的极性代谢物随尿排出。而马来酸则被羟化为酒石酸。

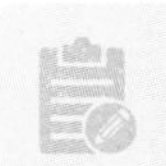

氯苯那敏抗组胺作用较强，用量少，副作用小，适用于小儿。临床主要用于过敏性鼻炎、皮肤黏膜

的过敏和药物或食物引起的过敏性疾病。本品常作为复方抗感冒药的组分。

2. 非镇静性丙胺类 H_1 受体拮抗剂　阿伐斯汀（acrivastine）也是丙胺不饱和类似物。其结构与曲普利啶的区别是在吡啶环上引入了丙烯酸。因此具有较强的亲水性，难以进入中枢神经系统，无中枢镇静作用。本品属于第二代 H_1 受体拮抗剂，临床用于治疗过敏性鼻炎及荨麻疹。

H_3C N H N COOH

阿伐斯汀 acrivastine

四、三环类（Tricyclics）

1. 经典的三环类 H_1 受体拮抗剂　将乙二胺类和丙胺类等 H_1 受体拮抗剂结构中的两个芳香环的邻位连接起来即构成三环类 H_1 受体拮抗剂。当三环类结构通式中的 X 为氮原子，Y 为硫原子时，即成为吩噻嗪类，是最早的三环类抗组胺药。异丙嗪（promethazine）有较强的抗组胺活性，但可引起镇静、安定等副作用。20 世纪 80 年代中期上市的美喹他嗪（mequitazine），因较少镇静作用而较优。

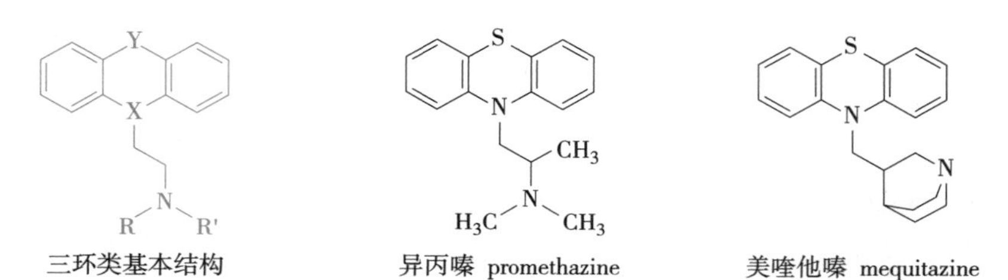

三环类基本结构　　异丙嗪 promethazine　　美喹他嗪 mequitazine

通式中的 X 变成 sp^2 杂化的碳原子，Y 为生物电子等排体—CH═CH—基置换，即成为赛庚啶（cyproheptadine），具有较强的 H_1 受体拮抗作用，并具有轻、中度的抗 5- 羟色胺及抗胆碱作用。将赛庚啶的—CH═CH—换成—CH_2CO—，并用噻吩环代替靠近羰基的苯环，得到的酮替芬（ketotifen），既具有强大的 H_1 受体拮抗作用，还可抑制过敏介质的释放，临床用其富马酸盐治疗和预防各类哮喘和支气管痉挛。将赛庚啶的—CH═CH—换成—CH_2CH_2—，并用吡啶环代替一个苯环，就成为阿扎他定（azatadine），作用类似赛庚啶。以上这些三环类药物仍具有中枢抑制作用，属于第一代 H_1 受体拮抗剂。

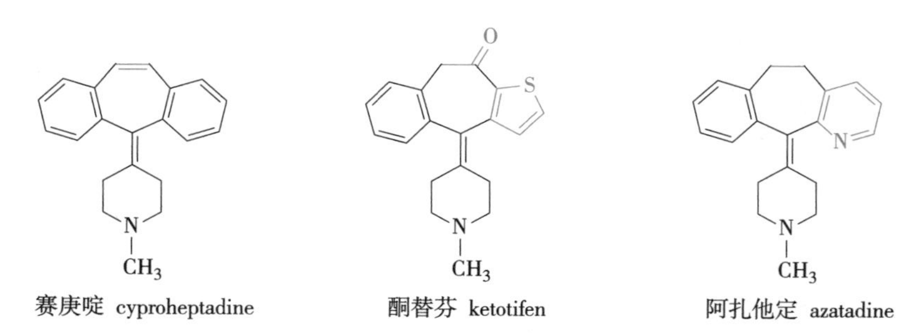

赛庚啶 cyproheptadine　　酮替芬 ketotifen　　阿扎他定 azatadine

2. 非镇静性三环类 H_1 受体拮抗剂　对阿扎他定的结构进行改造得到了一系列非镇静性 H_1 受体拮抗剂，这些药物的共同特点是苯环上引入氯原子，不同的是哌啶环氮原子上的取代基。卢帕他定（rupatadine）和氯雷他定（loratadine）为第二代 H_1 受体拮抗剂；地氯雷他定（desloratadine）是氯雷他定的活性代谢物，为第三代 H_1 受体拮抗剂。

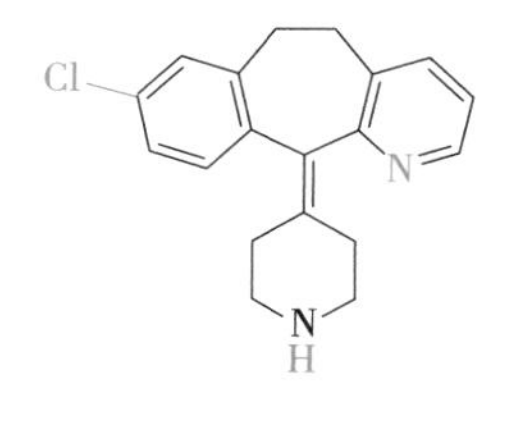

卢帕他定 rupatadine　　氯雷他定 loratadine　　地氯雷他定 desloratadine

氯雷他定　loratadine

化学名为 4-(8- 氯 -5,6- 二氢 -11*H*- 苯并[5,6]环庚并[1,2-*b*]吡啶 -11- 亚基)-1- 哌啶羧酸乙酯；4-(8-chloro-5,6-dihydro-11*H*-benzo[5,6] cyclohepta [1,2-*b*] pyridine-11-ylidene)-1-piperidine carboxylic acid ethyl ester。

本品为白色结晶性粉末；无臭，无味。m.p. 133~137℃。不溶于水，易溶于乙醇、丙酮和三氯甲烷，在乙醚中溶解，在 0.1mol/L 盐酸中微溶，在 0.1mol/L 氢氧化钠中不溶。

氯雷他定为三环类抗组胺药，其结构与其他三环类抗组胺药的主要区别是用中性的氨基甲酸酯代替了碱性叔胺结构，此变化被认为是直接导致其中枢镇静作用降低的原因。

本品口服吸收迅速，作用持续时间长。本品在肝脏迅速而广泛地代谢，大多数经 CYP3A4 代谢，少部分经 CYP2D6 代谢。当与 CYP3A4 抑制剂如酮康唑等药物同服时，则主要经 CYP2D6 代谢，主要代谢产物为具有活性的去乙氧羰基氯雷他定即地氯雷他定。氯雷他定半衰期为 8~14 小时，地氯雷他定的半衰期达 17~24 小时。地氯雷他定已于 2001 年上市。

CYP3A4/CYP2D6

氯雷他定 loratadine　　地氯雷他定 desloratadine

本品是一种选择性的非镇静性 H_1 受体拮抗剂，具有长效、强效等优点，且无抗肾上腺素和抗胆碱活性及中枢神经抑制作用。临床上用于治疗过敏性鼻炎，也可用于慢性荨麻疹、瘙痒性皮肤病以及其他过敏性皮肤病。但已有致心动过速的报道。

五、哌嗪类(Piperazines)

1. 经典的哌嗪类 H_1 受体拮抗剂　用 Ar(Ar′)CH—N—代替乙二胺类的 $ArCH_2$(Ar′)N—，并将两个氮原子组成一个哌嗪环，就构成了哌嗪类抗组胺药。其哌嗪环中一个氮原子上带有二苯基甲基，有时其中一个苯环对位有氯取代；另一个氮原子上取代基的变换则比较多。

此类中去氯羟嗪(decloxizine)、氯环力嗪(chlorcyclizine)、美克洛嗪(meclozine)等虽具有一定的

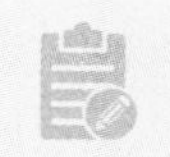

中枢抑制作用，但除了具有较强的 H_1 受体拮抗作用外，又各有特点。如去氯羟嗪有平喘效果，氯环力嗪和美克洛嗪还具有抗晕动作用。这些药物都属于第一代哌嗪类 H_1 受体拮抗剂。

哌嗪类基本结构　　去氯羟嗪 decloxizine　　氯环力嗪 chlorcyclizine　　美克洛嗪 meclozine

2. 非镇静性哌嗪类 H_1 受体拮抗剂　1987 年上市的西替利嗪（cetirizine），以高效、长效、低毒、非镇静性等特点成为第二代哌嗪类 H_1 受体拮抗剂的典型代表。

盐酸西替利嗪　cetirizine hydrochloride

·2HCl

化学名为（±）-2-［2-［4-［（4-氯苯基）苯甲基］-1-哌嗪基］乙氧基］乙酸二盐酸盐；（±）-2-［2-［4-［（4-chlorophenyl）phenylmethyl］-1-piperazinyl］ethoxy］acetic acid dihydrochloride。

本品为白色或几乎白色粉末，m.p. 225℃。水中溶解，丙酮和二氯甲烷中几乎不溶。应于密闭容器中避光保存。

本品结构中含有一个手性中心，具有旋光性，临床用其外消旋体。*R*-（－）-异构体对 H_1 受体的亲和力约为右旋体的 30 倍，左西替利嗪（levocetirizine）已于 2001 年在德国上市。克服了西替利嗪偶见的嗜睡、头晕等副作用。

西替利嗪是安定药羟嗪（hydroxyzine）的体内主要代谢产物。羟嗪的羟乙基氧化成了羧甲基，使得西替利嗪极性大大增加，不易透过血脑屏障，进入中枢神经系统的量极少，属于非镇静性抗组胺药。

羟嗪 hydroxyzine　　左西替利嗪 levocetirizine

本品口服吸收迅速，起效快，药效维持时间长，在体内极少代谢，70% 以上以原型药物从尿中排泄，少量由粪便排泄。

西替利嗪选择性作用于 H_1 受体，作用强而持久，对 M 受体和 5-HT 受体的作用极小。临床上主要用于治疗季节性或常年性过敏性鼻炎和荨麻疹，未见心脏毒副作用。

西替利嗪有多种合成路线。以氯苯为起始原料，经 Friedel-Crafts 酰基化、Leuckart 反应和盐酸水解得中间体 4-氯苯基苯甲胺，再经环化、去保护、*N*-烷基化、水解反应可制得本品。

$HCONH_2$ / HCOOH　　HCl　　$(ClCH_2CH_2)_2NTs$

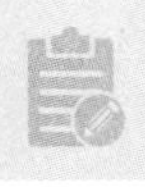

六、哌啶类（Piperidines）

哌啶类 H_1 受体拮抗剂均为非镇静性抗组胺药。此类药物对外周 H_1 受体具有高度选择性，无中枢抑制作用，没有明显的抗胆碱作用，是目前非镇静性抗组胺药的主要类型。

哌啶类 H_1 受体拮抗剂中第一个上市的是特非那定（terfenadine）。此药是在研究丁酰苯酮类抗精神病药物时合成出来的，发现其具有选择性外周 H_1 受体拮抗活性，无中枢神经抑制作用，也无抗胆碱、抗 5- 羟色胺和抗肾上腺素作用，耐受性好、安全性高，与受体结合、解离均缓慢，故药效持久。由于此药可导致各种心律失常，已由美国 FDA 批准于 1998 年撤销。但其体内氧化代谢生成的羧酸产物，仍具有较强的抗组胺活性，已被开发为抗组胺药物非索非那定（fexofenadine），无中枢镇静作用，也无特非那定的心脏毒性。

特非那定 terfenadine　　　　非索非那定 fexofenadine

1983 年上市的阿司咪唑（astemizole）是在研究安定药物时发现的，也曾是广泛使用的抗过敏药。此药为强效 H_1 受体拮抗剂，作用持续时间长，不具抗胆碱和局部麻醉作用。因其不易穿过血脑屏障而不具中枢抑制作用，不良反应较少，但也因心脏毒性于 1999 年由美国 FDA 决定撤出。阿司咪唑的 *N*- 去烃基化代谢产物诺阿司咪唑（norastemizole）亦有抗组胺作用，其作用强度为阿司咪唑的 40 倍，而且心脏毒性远低于阿司咪唑，也已开发成上市药物。

阿司咪唑 astemizole　　　　诺阿司咪唑 norastemizole

特非那定和阿司咪唑均为第二代 H_1 受体拮抗剂，心脏毒性限制了其临床应用。这两个药物的活性代谢物非索非那定和诺阿司咪唑，具有比原型药物更强的抗组胺活性和更低的心脏毒性，已作为第三代 H_1 受体拮抗剂用于临床。

阿司咪唑和特非那定的心脏毒性及原因（拓展阅读）

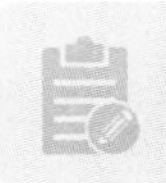

近年来有很多第二代哌啶类 H_1 受体拮抗剂用于临床，如咪唑斯汀（mizolastine）、依巴斯汀（ebastine）、左卡巴斯汀（levocabastine）、贝他斯汀（bepotastine）、比拉斯汀（bilastine）等。

依巴斯汀（ebastine）是由苯海拉明和特非那定的部分结构拼合而成的。该药于 1990 年上市，作用上综合了两者的优点，对 H_1 受体具有选择性阻断作用，持续时间比特非那定长，可治疗各种过敏性疾病。依巴斯汀与特非那定相似，可得到有活性的羧基化代谢物卡瑞斯汀（carebastine），抗组胺作用比依巴斯汀更强。

依巴斯汀 ebastine　　卡瑞斯汀 carebastine

左卡巴斯汀（levocabastine）为左旋体，具有很强的 H_1 受体拮抗作用，起效快，专一性高，作用持续时间长，局部用药治疗过敏性鼻炎和结膜炎。2000 年上市的贝他斯汀（bepotastine）对组胺 H_1 受体具有选择性的抑制作用，能够抑制过敏性炎症时嗜酸性粒细胞向炎症部位的浸润，抑制活化嗜酸性粒细胞 IL-5 的生成。苯磺贝他斯汀用于治疗过敏性鼻炎和荨麻疹。比拉斯汀（bilastine）是 2011 年上市的长效抗组胺药，能选择性拮抗外周 H_1 受体，用于治疗过敏性鼻炎、结膜炎和荨麻疹。

左卡巴斯汀 levocabastine　　贝他斯汀 bepotastine　　比拉斯汀 bilastine

将哌啶环用七元的氮䓬环替代衍生出的 H_1 受体拮抗剂还有氮䓬斯汀（azelastine）、依美斯汀（emedastine）和依匹斯汀（epinastine）。氮䓬斯汀是一种多途径作用的抗组胺药，除对组胺和白三烯等化学递质的产生和释放具有抑制作用以外，尚有直接拮抗作用，还能阻止嗜酸性粒细胞和中性粒细胞的活动，用于治疗支气管哮喘和鼻炎。依美斯汀选择性抑制 H_1 受体，临床用其富马酸盐。口服制剂用于治疗过敏性鼻炎和荨麻疹；滴眼液用于缓解过敏性结膜炎的体征和症状。依匹斯汀对 H_1 受体有高度亲和力，没有抗胆碱和中枢镇静作用，用于治疗支气管哮喘和荨麻疹。这些药物也都是非镇静性抗组胺药。

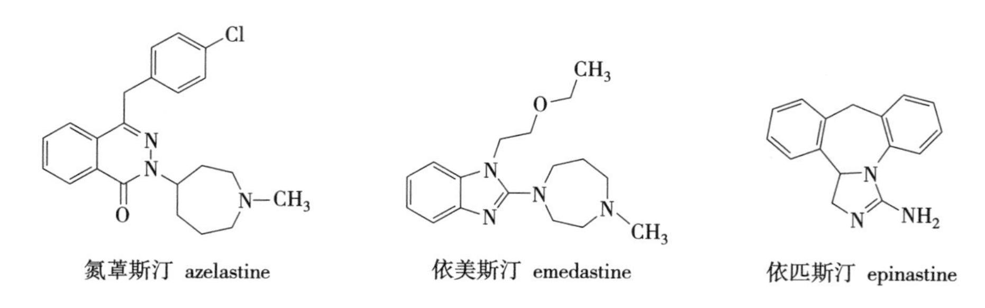
氮䓬斯汀 azelastine　　依美斯汀 emedastine　　依匹斯汀 epinastine

咪唑斯汀 mizolastine

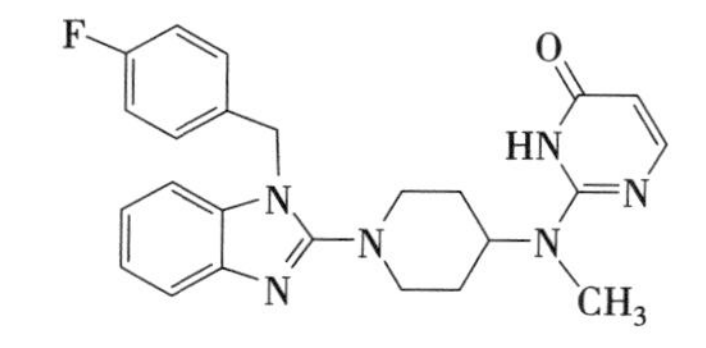

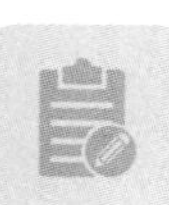

化学名为 2-[[1-[1-(4-氟苄基)-1*H*-苯并咪唑-2-基]哌啶-4-基]甲基氨基]嘧啶-4(3*H*)-酮；2-[[1-[1-(4-fluorobenzyl)-1*H*-benzimidazol-2-yl]piperidin-4-yl]methylamino]pyrimidin-4(3*H*)-one。

本品为白色结晶，m.p. 217℃。可溶于甲醇。

本品分子结构中有苯并咪唑、哌啶、嘧啶三个含氮杂环，有两个胍基掺入在杂环中。由于所有的氮原子均处于叔胺、酰胺及芳香环中，碱性较弱。

咪唑斯汀 1998 年在欧洲首次上市，属于第二代组胺 H_1 受体拮抗剂。其作用机制和代谢途径与大多数第二代组胺 H_1 受体拮抗剂相比，具有独特优势。

咪唑斯汀不但能特异性地抑制组胺 H_1 受体，还可抑制活化的肥大细胞释放过敏反应介质，对黏附分子的表达有抑制作用，对炎症细胞的活化、趋化和迁移都有抑制作用。因此被称为具有双重作用的抗组胺药。

咪唑斯汀口服给药吸收迅速，1.5 小时达到血浆药物峰浓度，半衰期约为 13 小时，生物利用度可高达 90%。本品主要代谢途径为在肝脏中的葡糖醛酸化，少量经 CYP3A4 和 CYP2D6 进行羟基化代谢，代谢产物无抗组胺活性。本品很少与经 CYP450 代谢的药物发生竞争性拮抗，因此与其他第二代 H_1 受体拮抗剂相比具有更高的安全性。特别是当剂量增加到推荐剂量的 4 倍也未发现明显的心脏副作用。

咪唑斯汀是一种高选择性的强效、速效和长效的 H_1 受体拮抗剂，无中枢镇静作用、无抗胆碱作用、不良反应极少。临床用于治疗过敏性鼻炎和慢性特发性荨麻疹。

七、组胺 H_1 受体拮抗剂的构效关系(Structure-Activity Relationship of Histamine H_1-Receptor Antagonists)

大多数 H_1 受体拮抗剂的结构具有相似性。药效基团为叔胺及两个芳环，叔胺与芳环中心的距离一般为 50~60nm。不同药物的 Ar 和 Ar′ 两个芳环的空间位置决定了药物与受体疏水区和静电吸引区相互作用时氮原子与受体形成氢键的方向，从而影响氢键键合能力，使不同药物表现出活性的差异。其构效关系见图 5-14。

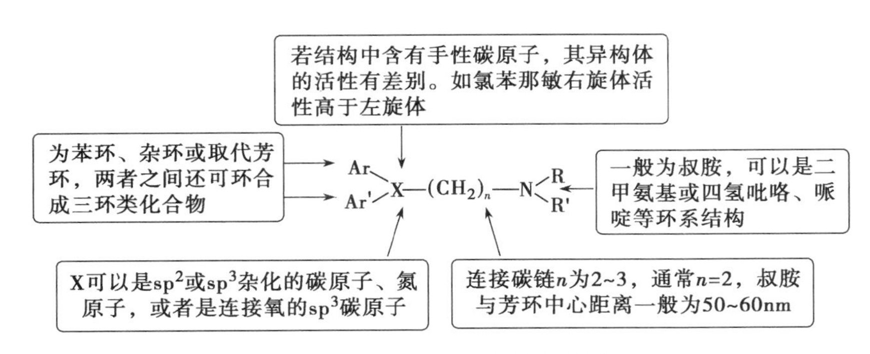

图 5-14 H_1 受体拮抗剂的构效关系

第五节 局部麻醉药 Local Anesthetics

局部麻醉药(local anesthetics)简称“局麻药”，是一类局部应用能暂时、完全和可逆性地阻断神经冲动的产生和传导的药物。按照化学结构，局部麻醉药可分为苯甲酸酯类、酰胺类、氨基酮类、氨基醚类、氨基甲酸酯类和脒类等。

全身麻醉药（拓展阅读）

麻醉药的应用起源——乙醚日（拓展阅读）

一、局部麻醉药的发展（Development of Local Anesthetics）

早在 1532 年秘鲁人就通过咀嚼南美洲古柯树叶来镇吐。1860 年 Niemann 从此树叶中提取到一种生物碱晶体，并命名为可卡因（cocaine）。1884 年可卡因作为局部麻醉药正式应用于临床。但因其具有成瘾性、致变态反应性、组织刺激性等毒副作用，且水溶液不稳定，现临床已少用。以其为先导化合物进行结构改造，得到了一系列优良的局麻药。

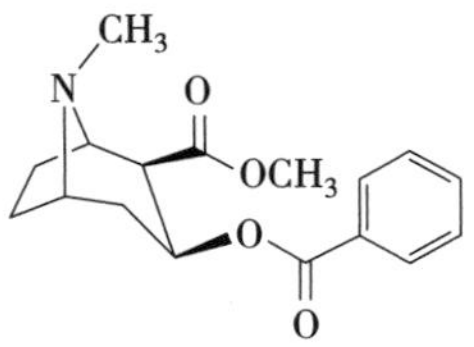

可卡因 cocaine 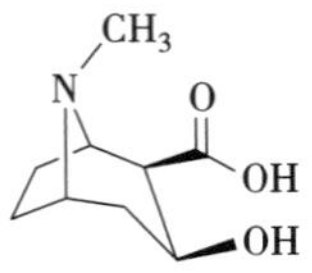　　爱康宁 ecgonine 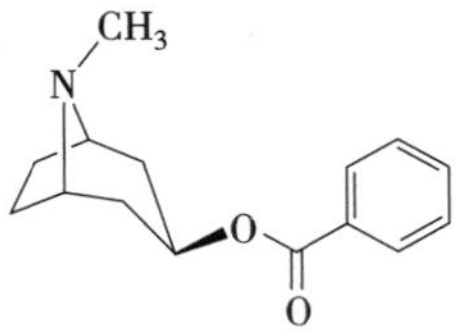　　托哌可卡因 tropacocaine

首先，对可卡因结构中的两个酯基进行水解，发现水解得到的爱康宁（ecgonine）、苯甲酸及甲醇都不具有局部麻醉作用。用其他羧酸代替苯甲酸与爱康宁成酯后，麻醉作用降低或完全消失，说明苯甲酸酯在可卡因的局部麻醉作用中占有重要地位。而由莨菪酮还原再酯化生成的托哌可卡因（tropacocaine）具有局麻活性，表明可卡因的甲氧羰基并非活性所必需的基团。

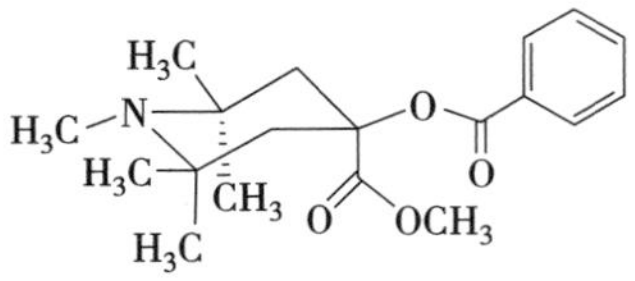

α-优卡因 α-eucaine 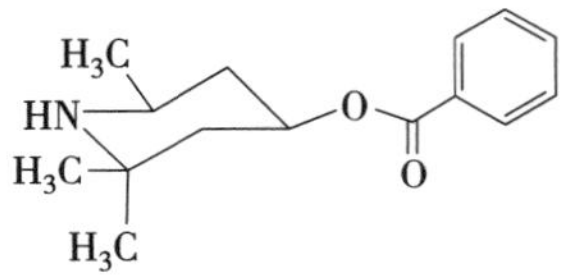　　β-优卡因 β-eucaine

其次，简化爱康宁结构，合成了具有局部麻醉作用的 α-优卡因（α-eucaine）和 β-优卡因（β-eucaine）。这两个药物是将爱康宁结构中的四氢吡咯环打开，保留了可卡因的苯甲酸酯结构，由此说明莨菪烷双环结构也不是必需的。

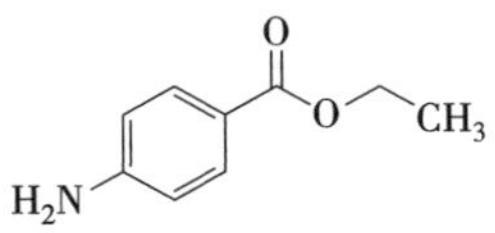

苯佐卡因 benzocaine 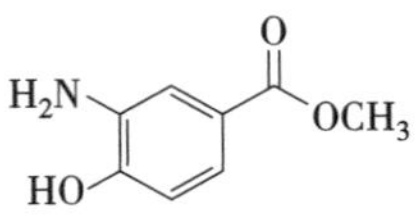　　奥索卡因 orthocaine 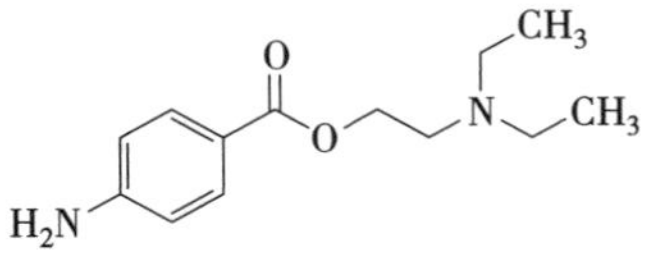　　普鲁卡因 procaine

认识到可卡因分子中苯甲酸酯的重要性后，便开始了苯甲酸酯类化合物的研究。1890 年证实对氨基苯甲酸乙酯（即苯佐卡因 benzocaine）具有局部麻醉作用。之后又发现氨基羟基苯甲酸酯类具有较强的局部麻醉作用，如奥索卡因（orthocaine），但此类化合物的溶解度较小，不能注射应用。为了克服这一缺点，考虑到可卡因分子中醇胺的存在，人们合成了一系列的氨代烷基酯，终于在 1904 年开发出了普鲁卡因（procaine）。此类药物的成功，使氨代烷基侧链的重要性得到进一步的认识，可卡因分子中复杂的爱康宁结构只不过相当于氨代烷基侧链的作用。至此，相当简单的局麻药基本结构得以确认。

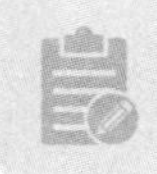

普鲁卡因的发现及其结构改造得到苯甲酸酯类局麻药的发展过程，提供了从剖析活性天然产物分子结构入手进行药物化学研究的一个经典例证。

二、苯甲酸酯类（Benzoates）

普鲁卡因是第一个用于临床的苯甲酸酯类局麻药，至今仍在广泛使用。但其含有酯基易水解失效，为了提高稳定性，对其苯环、酯键、侧链进行改变获得了一系列苯甲酸酯类局麻药。这些药物具有共同的基本结构，即构成酯的两部分分别是苯甲酸和氨基醇。

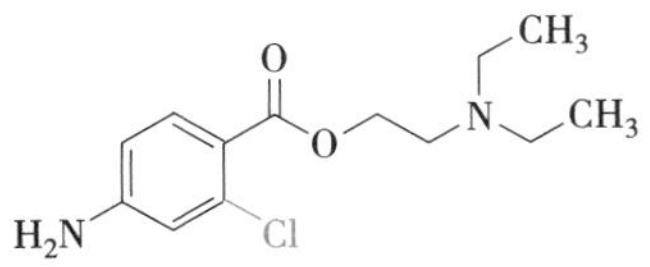

氯普鲁卡因 chloroprocaine 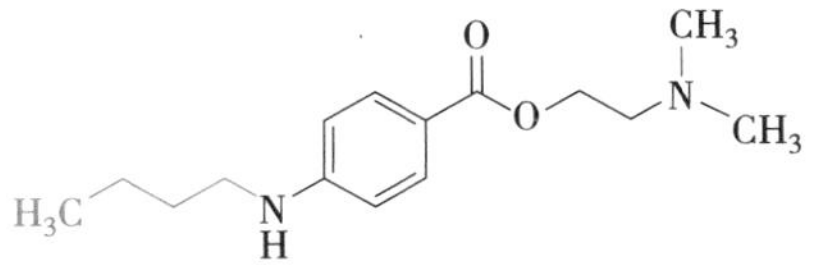　　丁卡因 tetracaine

在普鲁卡因苯环上以其他基团取代时，可因电性效应的综合影响而使酯基的水解减慢，因而使局麻作用增强。如氯普鲁卡因（chloroprocaine）的局麻作用比普鲁卡因强2倍，毒性小约1/3，穿透力强，作用迅速、持久，临床上用于浸润麻醉、硬膜外麻醉和阻滞麻醉。苯环上氨基引入取代烷基，可以增强局部麻醉作用。如丁卡因（tetracaine）比普鲁卡因强约十倍，毒性也较大，但因使用剂量比普鲁卡因小很多，故呈现出的毒副作用实际上比普鲁卡因低。丁卡因除可用于浸润麻醉、阻滞麻醉、脊椎麻醉和硬膜外麻醉外，因能透过黏膜，在五官科主要用于黏膜麻醉，弥补了普鲁卡因不能用于表面麻醉的不足，与普鲁卡因一起成为目前应用最为广泛的苯甲酸酯类局麻药。普鲁卡因的苯环上还可以引入羟基、氨基、卤素、烷氧基，并且基团的取代位置专属性也不高，甚至功能基互换后仍具有活性。

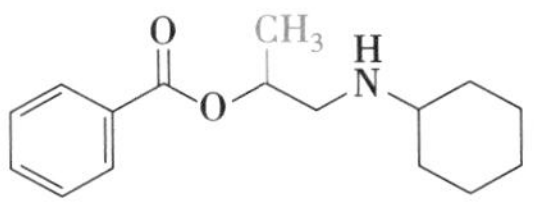

海克卡因 hexylcaine 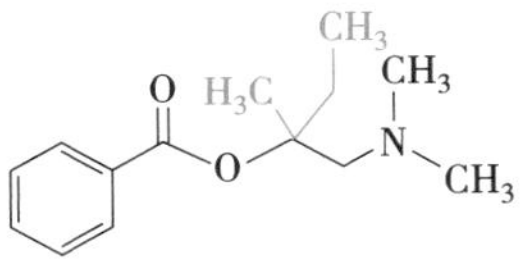　　阿米卡因 amylocaine

在普鲁卡因侧链的碳链上引入甲基或乙基得到海克卡因（hexylcaine）和阿米卡因（amylocaine），因立体障碍使酯键不易水解，故使麻醉作用延长。将乙醇胺侧链延长，并将侧链上的氮原子包含在杂环中也不会降低活性，如哌罗卡因（piperocaine）和环美卡因（cyclomethycaine）。

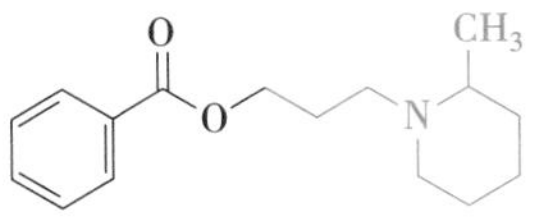

哌罗卡因 piperocaine 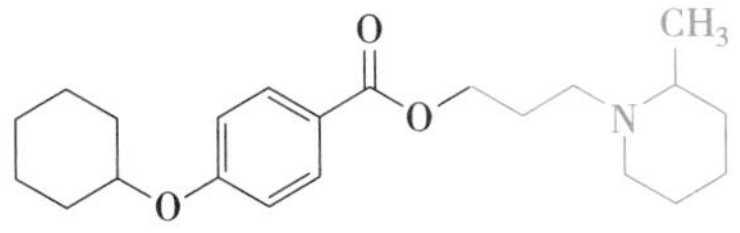　　环美卡因 cyclomethycaine

将普鲁卡因酯基的—O—用其电子等排体—S—替代得到硫卡因（thiocaine），其局部麻醉作用比普鲁卡因强2倍，因脂溶性增大，起效时间也缩短，但毒性也较大。用—NH—代替普鲁卡因酯基的—O—得到普鲁卡因胺（procainamide），其局部麻醉作用仅为普鲁卡因的1%，目前主要用于治疗心律失常。

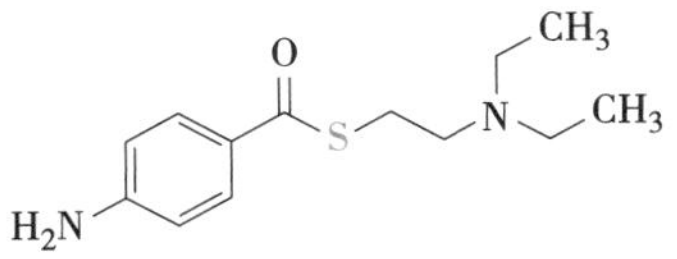

硫卡因 thiocaine 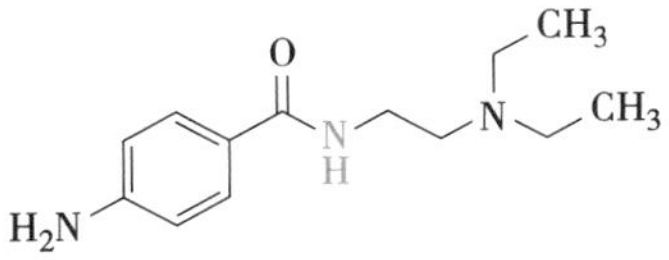　　普鲁卡因胺 procainamide

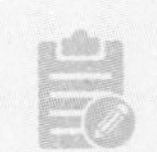

盐酸普鲁卡因 procaine hydrochloride

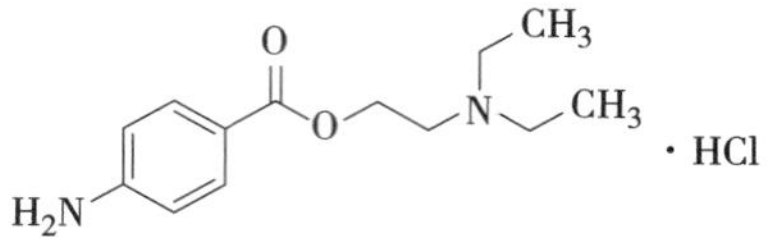

化学名为 4- 氨基苯甲酸 -2-（二乙氨基）乙酯盐酸盐；4-aminobenzoic acid 2-（diethylamino）ethyl ester hydrochloride。又称“盐酸奴佛卡因（novocaine hydrochloride）”。

本品为白色结晶或结晶性粉末，无臭，味微苦。m.p. 154~157℃。易溶于水（1：1），略溶于乙醇（1：30），微溶于三氯甲烷，几乎不溶于乙醚。其 0.1mol/L 水溶液 pH 为 6.0，呈中性反应。本品在空气中稳定，但对光线敏感，宜避光贮存。

普鲁卡因显芳香第一胺类反应。在稀盐酸中与亚硝酸钠生成重氮盐，加碱性 β- 萘酚试液，生成猩红色偶氮颜料。普鲁卡因的芳伯氨基易被氧化变色，pH 及温度升高、紫外线、氧、重金属离子等均可加速氧化。所以注射剂制备中要控制 pH 和温度，通入惰性气体，加入抗氧剂及金属离子掩蔽剂等稳定剂。

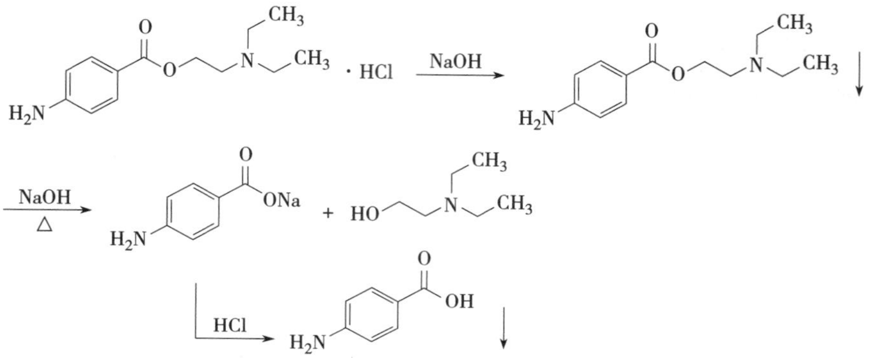

普鲁卡因化学结构中含有酯基，酸、碱和体内酯酶均能促使其水解。在 pH 3~3.5 最稳定，pH<2.5，水解速度增加；pH>4，随着 pH 的增高，水解速度加快。pH 相同时，温度升高，水解速度加快。盐酸普鲁卡因的水溶液中加入氢氧化钠溶液，析出油状的普鲁卡因，放置后形成结晶（m.p. 57~59℃）。若不经放置继续加热则水解释出二乙氨基乙醇，酸化后析出对氨基苯甲酸。

普鲁卡因易水解失效，这一结构上的不稳定性，不仅给贮存带来问题，也是造成局部麻醉作用持续时间短的原因之一。普鲁卡因在体内代谢主要水解生成对氨基苯甲酸和二乙氨基乙醇。前者是普鲁卡因引起过敏反应的主要原因，80% 可随尿排出或形成结合物后排出。后者有微弱的麻醉作用，30% 随尿排出，其余可在肝脏继续脱氨、脱羟和氧化后排出。

普鲁卡因至今仍在临床广泛使用，具有良好的局部麻醉作用，毒性低，无成瘾性，用于局部浸润麻醉、蛛网膜下腔阻滞、脊椎麻醉、表面麻醉和局部封闭疗法。

三、酰胺类（Amides）

在酯类局麻药中，一个芳香酸通过酯键连结一个含氮侧链。用酰胺键代替酯键，并将胺基和羰基的位置互换，使氮原子连接在芳环上，羰基为侧链一部分，就构成了酰胺类局部麻醉药的基本结构。利多卡因（lidocaine）是此类第一个药物。至今已有多种酰胺类局麻药在临床使用，并成为注射用局麻药的重要组成部分。

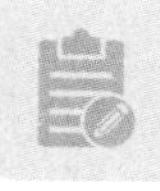

依替卡因（etidocaine）是在利多卡因的氨基侧链上引入了一个乙基，使其水解稳定性提高。阿替卡因（articaine）是将苯环用电子等排体噻吩环替代，且噻吩环上有甲基和羧酸甲酯基取代，空间位

阻增加，使酰胺的水解更加困难。此外，其酯基易被血浆中的酯酶代谢为羧酸，极性增加，使其难以透过血脑屏障和心脏的脂质膜。因而，阿替卡因的中枢和心脏副作用低于利多卡因，用于口腔局部麻醉。

依替卡因 etidocaine　　阿替卡因 articaine

用环叔胺结构代替利多卡因的链状叔胺，合成出甲哌卡因（mepivacaine）和布比卡因（bupivacaine）。甲哌卡因的作用与药效与利多卡因相似，穿透性能差，不宜作表面麻醉，起效快，作用时间长，可用于浸润麻醉、神经阻滞和硬膜外麻醉。

甲哌卡因 mepivacaine　　布比卡因 bupivacaine

布比卡因为长效局麻药。临床用其外消旋体，但其中枢神经系统和心脏毒性主要来源于右旋体。左布比卡因（levobupivacaine）是布比卡因的 *S*（−）异构体，于 2000 年在美国上市。布比卡因和左布比卡因的疗效无明显差异，但后者的中枢神经系统和心脏毒性明显低于前者。罗哌卡因（ropivacaine）为长效酰胺类局麻药，临床用的是 *S* 型异构体。该药的麻醉作用是普鲁卡因的 8 倍，代谢产物也有局麻作用。

左布比卡因 levobupivacaine　　罗哌卡因 ropivacaine

盐酸利多卡因 lidocaine hydrochloride

$\cdot HCl \cdot H_2O$

化学名为 *N*-（2,6- 二甲苯基）-2-（二乙氨基）乙酰胺盐酸盐一水合物；2-（diethylamino）-*N*-（2,6-dimethylphenyl）acetamide hydrochloride monohydrate。又称“赛罗卡因（xylocaine）”。

本品为白色结晶性粉末；无臭，味苦。m.p. 75~79℃，无水物 m.p. 127~129℃。本品易溶于水（1∶0.7）和乙醇（1∶1.5），在三氯甲烷中溶解（1∶40），在乙醚中不溶。4.42% 溶液为等渗溶液，其 0.5% 水溶液 pH 为 4.0~5.5。

利多卡因结构中的酰胺键较酯键稳定，另外利多卡因酰胺键的两个邻位均有甲基，有空间位阻，使利多卡因的酸或碱性溶液均不易水解，体内酶解的速度也比较慢。此为利多卡因较普鲁卡因作用强，维持时间长，毒性大的原因之一。

利多卡因在体内大部分由肝脏代谢（图 5-15），发生 *N*- 去烷基化、水解及氧化反应。*N*- 去乙基化生成单乙基甘氨酰二甲苯胺，再进一步去乙基化为甘氨酰二甲基苯胺；苯环氧化产生酚羟基；酰胺键

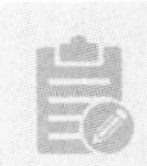

水解生成2,6-二甲苯胺，对位进一步羟化为4-羟基-2,6-二甲苯胺，少部分氧化为2-氨基-3-甲基苯甲酸。部分产物可生成甘氨酰结合物。

利多卡因于1943年首次合成，用作局部麻醉药。其局部麻醉作用比普鲁卡因强2~9倍，作用快，通透性强，维持时间延长一倍，毒性也相应较大。常用于表面麻醉、浸润麻醉、传导麻醉和硬膜外麻醉。后发现利多卡因具有抗心律失常作用，1960年以后静脉注射用于治疗室性心动过速和频发室性期前收缩。本品对室性心律失常疗效较好，还可用于强心苷中毒引起的心律失常。其作用时间短暂，无蓄积性，不抑制心肌收缩力，治疗剂量下血压不降低。

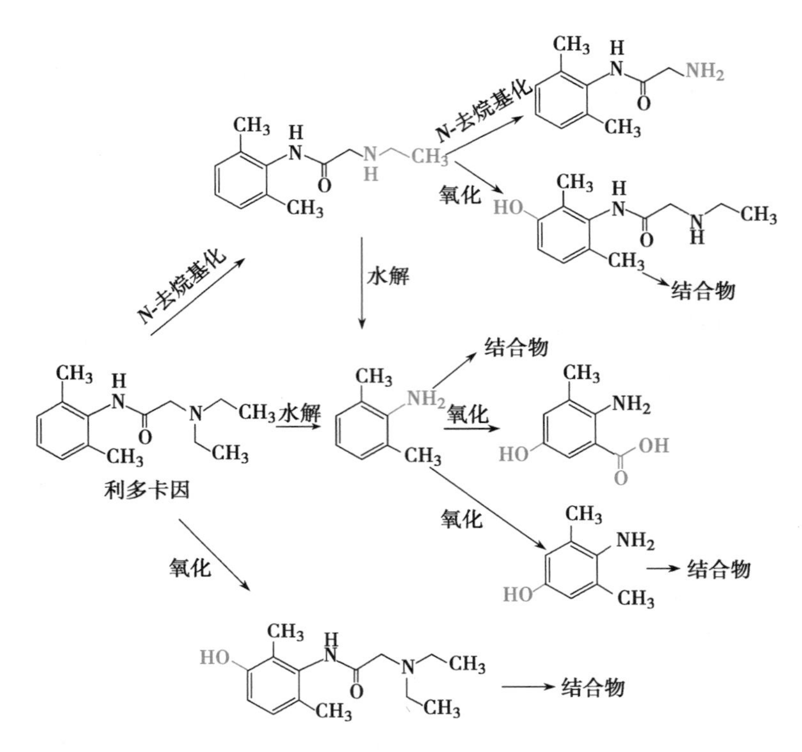

图5-15 利多卡因的代谢途径

四、氨基酮类及其他类（Amino Ketones and Others）

苯甲酸酯类和酰胺类局部麻醉药的芳环与具有碱性氮原子的碳链是通过酯或酰胺来连接，其中的羰基既可在芳环上，亦可在侧链上。将此连接方式进行变化，获得了氨基酮类、氨基醚类、氨基甲酸酯类和脒类局部麻醉药。

氨基酮类是用电子等排体—CH_2—代替酯基中的—O—形成的酮类化合物，结构中的羰基比普鲁卡因的酯基和利多卡因的酰胺基都稳定，所以麻醉作用更持久。此类代表药物达克罗宁（dyclonine）具有很强的表面麻醉作用，对黏膜穿透力强，见效快，作用较持久，毒性较普鲁卡因为低。但由于刺激性较大，不宜作静脉注射和肌内注射，只作为表面麻醉药。此类中有临床应用价值的还有法立卡因（falicaine），是达克罗宁的同系物。

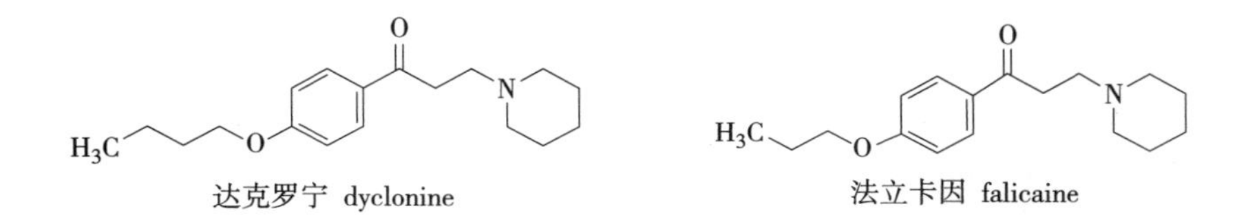

氨基醚类的普莫卡因（pramocaine）和奎尼卡因（quinisocaine）均用作表面麻醉药。其中奎尼卡因的表面麻醉作用比可卡因强约 1 000 倍，毒性仅为后者的 2 倍。

普莫卡因 pramocaine　　奎尼卡因 quinisocaine

氨基甲酸酯类的局麻药有地哌冬（diperodon）和卡比佐卡因（carbizocaine）。卡比佐卡因的表面麻醉作用比可卡因强 251 倍，浸润麻醉作用比普鲁卡因强 416 倍。与传统麻醉剂不同的是，当 pH 由 7.2 降至 6 时，其麻醉作用约可增强 5.8 倍，故可用于有炎症组织的麻醉。

脒类中的非那卡因（phenacaine）在眼科用于表面麻醉，5~10 分钟内即可生效，持续作用约 1 小时，渗透作用较强，不扩张瞳孔。

地哌冬 diperodon　　卡比佐卡因 carbizocaine　　非那卡因 phenacaine

五、局部麻醉药的作用机制和构效关系（Action Mechanism of Local Anesthetics and Their Structure-Activity Relationships）

（一）局部麻醉药的作用机制

目前大多数研究者认为局部麻醉药作用于神经细胞膜 Na^+ 通道内侧，抑制 Na^+ 内流，阻止动作电位的产生和传导。局麻药与 Na^+ 通道内侧受体结合后，引起 Na^+ 通道蛋白质构象变化，促使 Na^+ 通道失活，闸门关闭，阻滞 Na^+ 内流，从而产生局麻作用。

脂水分配系数和解离常数是影响局麻药作用的重要参数。局麻药的结构包括亲脂性芳香环、中间连接功能基和亲水性氨基三部分。亲脂性芳环部分保证药物分子具有相当的脂溶性。局麻药作用于神经末梢或神经干，不需要通过血脑屏障，因此对脂溶性的要求与全身麻醉药不同。局麻药作用于神经细胞膜上 Na^+ 通道内口，必须有一定的脂溶性才能穿透神经细胞膜到达作用部位；而为了保持较高的局部浓度，维持相当长的作用时间，药物的脂溶性又不能太大，否则将易于穿透血管壁，被血流带走，使局部浓度很快降低。亲水性氨基部分通常为叔胺结构，既保证药物分子具有一定水溶性以利转运，也提供了与 Na^+ 通道受体部位结合的结构基础。因此，局部麻醉药的亲脂性部分和亲水性部分必须保持适当的平衡。这种平衡在某种程度上可以用解离常数来描绘。

0513

电压门控 Na^+ 通道（拓展阅读）

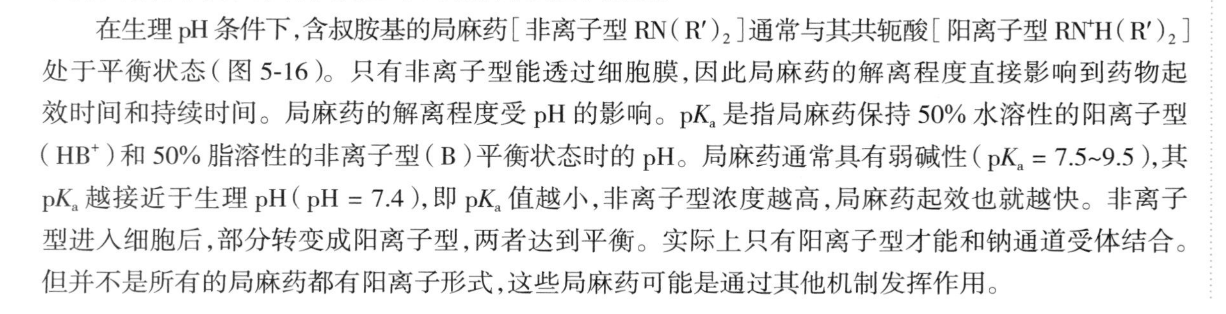

在生理 pH 条件下，含叔胺基的局麻药［非离子型 $RN(R')_2$］通常与其共轭酸［阳离子型 $RN^+H(R')_2$］处于平衡状态（图 5-16）。只有非离子型能透过细胞膜，因此局麻药的解离程度直接影响到药物起效时间和持续时间。局麻药的解离程度受 pH 的影响。pK_a 是指局麻药保持 50% 水溶性的阳离子型（HB^+）和 50% 脂溶性的非离子型（B）平衡状态时的 pH。局麻药通常具有弱碱性（pK_a = 7.5~9.5），其 pK_a 越接近于生理 pH（pH = 7.4），即 pK_a 值越小，非离子型浓度越高，局麻药起效也就越快。非离子型进入细胞后，部分转变成阳离子型，两者达到平衡。实际上只有阳离子型才能和钠通道受体结合。但并不是所有的局麻药都有阳离子形式，这些局麻药可能是通过其他机制发挥作用。

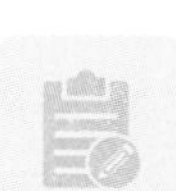

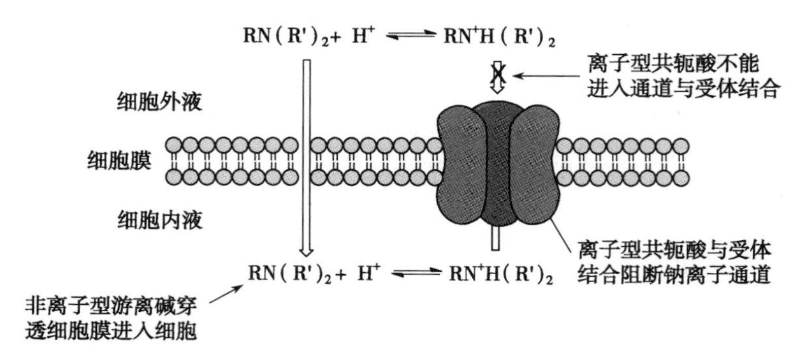

图 5-16　局麻药的解离与其作用

局麻药与 Na^+ 通道受体部位主要通过范德华力、偶极 - 偶极吸引和电性作用相结合（图 5-17）。亲脂性芳环上给电子取代基可增强活性，吸电子取代基则相反。这是由于吸电子取代基降低了羰基的极化程度，减弱了其与受体之间的偶极 - 偶极吸引。

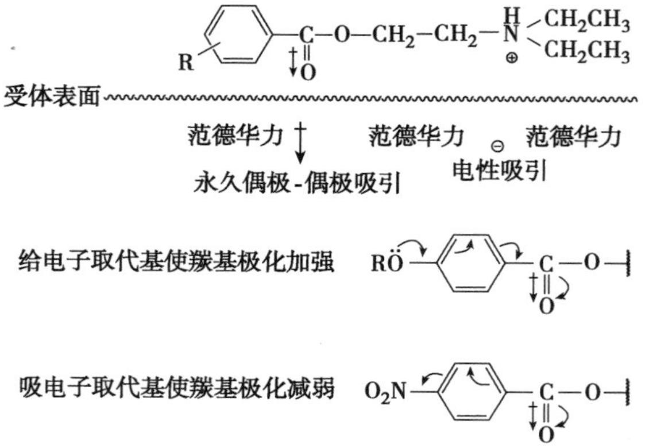

受体表面

范德华力　范德华力　范德华力

永久偶极-偶极吸引　电性吸引

给电子取代基使羰基极化加强

吸电子取代基使羰基极化减弱

图 5-17　局麻药与受体结合作用及芳环上取代基的影响

丁卡因和酰胺类局麻药作用较普鲁卡因强，部分原因就是丁卡因和酰胺类局麻药可形成两性离子，使其羰基的极化程度较普鲁卡因强（图 5-18）。

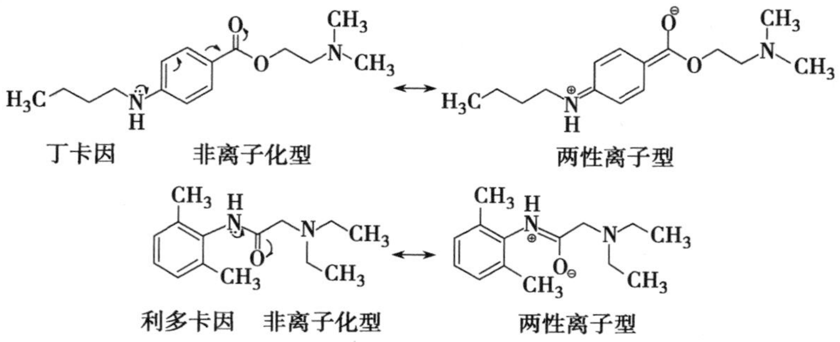

丁卡因　非离子化型　两性离子型

利多卡因　非离子化型　两性离子型

图 5-18　丁卡因和酰胺类局麻药可形成两性离子

（二）局部麻醉药的构效关系

局麻药的化学结构类型很多，大多数具有相似的结构骨架，其中亲水性部分和亲脂性部分应保持一定的平衡。局麻药的构效关系可归纳于图 5-19。

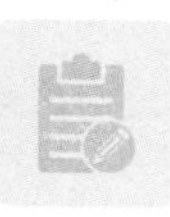

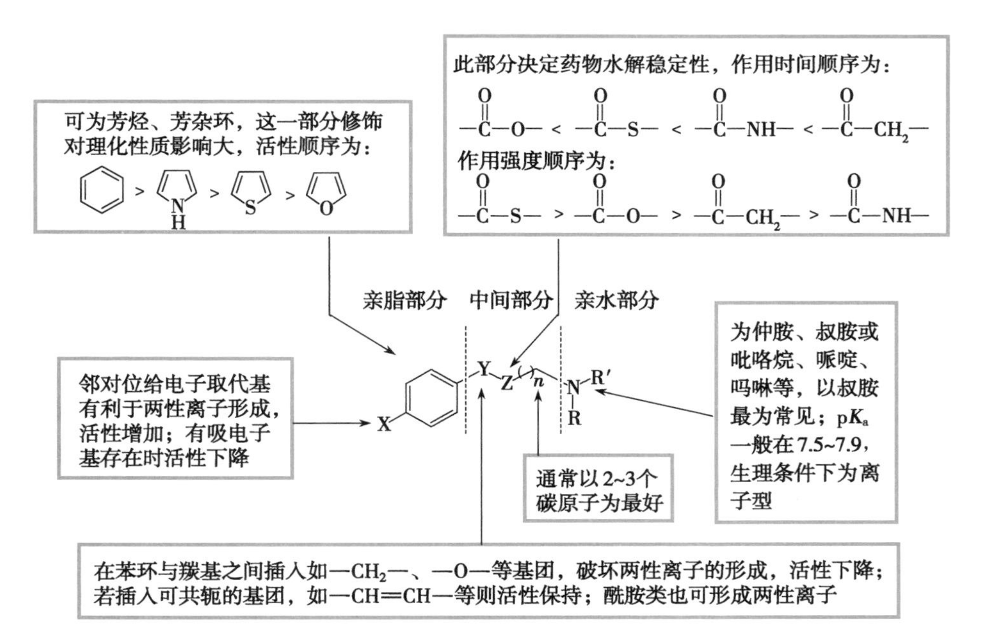

图 5-19　局部麻醉药的构效关系

（甄宇红）

第六章

循环系统药物 Circulatory System Drugs

第六章
教学课件

循环系统是生物体的细胞外液（包括血浆、淋巴和组织液）及其借以循环流动的管道组成的系统。循环系统疾病是一类严重危害人类生命和健康的常见病、多发病，其临床主要表现为高血压、高血脂、心绞痛、动脉粥样硬化、冠心病、低血压、心律失常、心力衰竭等方面。循环系统药物主要作用于心脏或血管系统，通过不同的作用机制来调节心脏血液的输出量，或改变循环系统各部分的血液分配，以改善和恢复心脏和血管的功能。该类药物是目前临床上使用数量最多的一类药物，包括β受体拮抗剂、钙通道阻滞剂、钠通道阻滞剂、钾通道阻滞剂、血管紧张素转换酶抑制剂、血管紧张素Ⅱ受体拮抗剂、NO供体药物、强心苷类、磷酸二酯酶抑制剂、β受体激动剂、钙敏化药、羟甲基戊二酰辅酶A还原酶抑制剂、抗血小板药及抗凝血药等。

第一节 β受体拮抗剂 β-Adrenergic Receptor Antagonists

β受体即β肾上腺素能受体。β受体拮抗剂能选择性地与β受体结合，拮抗神经递质和儿茶酚胺对β受体的激动作用，使心率减慢、心收缩力减弱、心输出量减少、心肌耗氧量下降，临床上主要用于治疗心律失常，缓解心绞痛和降低血压等。

自20世纪70年代开始，β受体拮抗剂的研究有了飞速的发展，发现了许多有临床应用价值的β受体拮抗剂，根据对β受体亚型亲和力的差异，将β受体拮抗剂分为非选择性β受体拮抗剂、选择性β_1受体拮抗剂和混合型α/β受体拮抗剂三种类型。

一、非选择性β受体拮抗剂（Non-selective β-Adrenergic Receptor Antagonists）

非选择性β受体拮抗剂，特点是同一剂量对β_1受体和β_2受体产生相似程度的拮抗作用。普萘洛尔（propranolol）是在对异丙肾上腺素的构效关系研究中发现并第一个用于临床的非选择性β受体拮抗剂，其特点是几乎无内在拟交感活性，但其生物利用度仅30%，为了克服普萘洛尔的缺点，对其进行结构改造得到一系列非选择性β受体拮抗剂，如表6-1。

二、选择性β_1受体拮抗剂（Selective β_1-Adrenergic Receptor Antagonists）

非选择性β受体拮抗剂用于治疗心律失常和高血压时，可发生支气管痉挛，并延缓低血糖的恢复，使哮喘患者和糖尿病患者的应用受到限制，因此，临床需要选择性作用于β_1受体的药物，以减少上述副作用。自从发现4-取代苯氧丙醇胺类化合物普拉洛尔（practolol）具有选择性抑制心脏兴奋作用后，结构改造基本上都集中在苯环的4位取代基上，并发现了一系列4-取代苯氧丙醇胺类β_1受体拮抗剂，如表6-2。

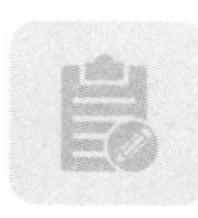

表 6-1　常见非选择性 β 受体拮抗剂

药物名称及化学结构	结构特点	作用特点及用途
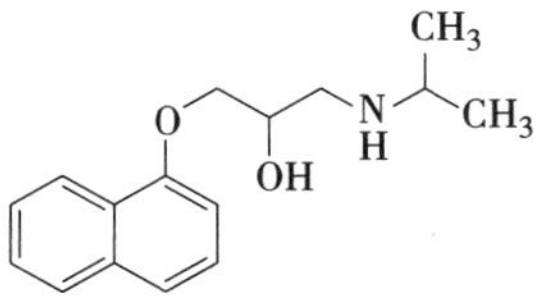 普萘洛尔 propranolol	芳氧丙醇胺类 β 受体拮抗剂	拮抗心肌 β 受体，生物利用度不高，剂量的个体差异较大，能有效减慢心率，减少心肌氧耗，降低血压等
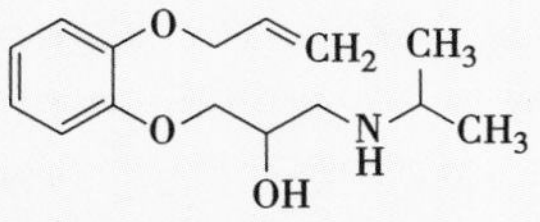 氧烯洛尔 oxprenolol	用苯环替换普萘洛尔分子中的萘环，并在芳氧丙醇胺侧链的邻位引入烯丙氧基	药理作用与普萘洛尔相似，临床用于治疗高血压、心绞痛、心律失常，但有内在拟交感活性
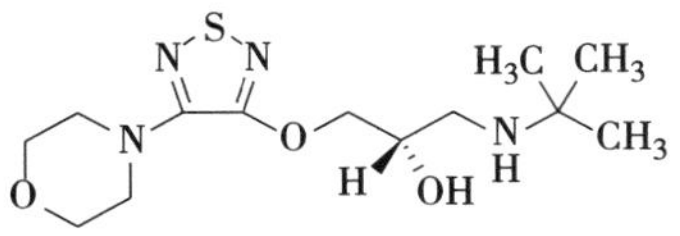 噻吗洛尔 timolol	用取代噻二唑环替代普萘洛尔分子中的萘环，侧链氮原子被叔丁基取代	β 受体拮抗活性是普萘洛尔的 8 倍。口服制剂用于治疗原发性高血压病、心绞痛或心肌梗死；滴眼液用于降低青光眼的眼压
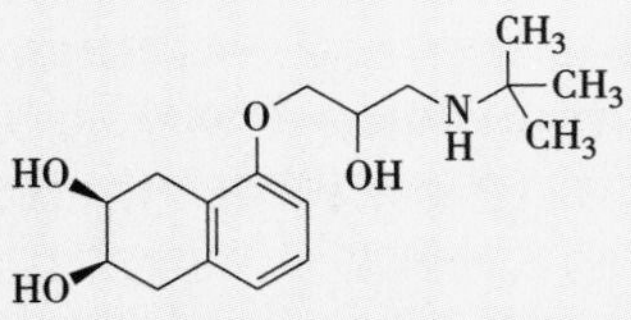 纳多洛尔 nadolol	用 2,3- 二羟基萘替代普萘洛尔分子中的萘环，侧链氮原子被叔丁基取代	本品 $t_{1/2}$ 达 14~21h，一日 1 次，用于治疗高血压、心绞痛和心律失常。本品为低脂溶性药物，不易透过血脑屏障，故中枢副作用小
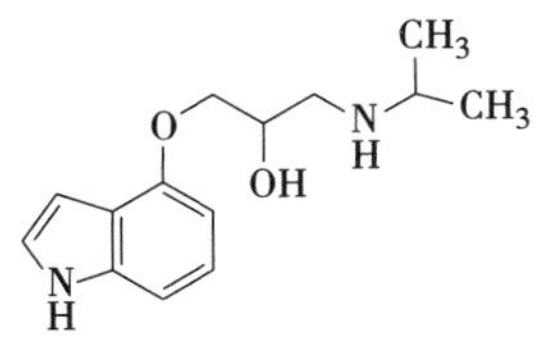 吲哚洛尔 pindolol	用吲哚环替换普萘洛尔分子中的萘环	对 β 受体的拮抗作用较普萘洛尔强 6~15 倍。临床用于治疗心律失常、心绞痛及高血压，但有较强的内在拟交感活性
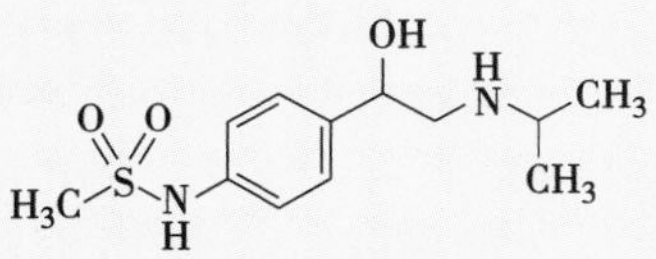 索他洛尔 sotalol	苯乙醇胺类 β 受体拮抗剂，含有甲磺酰氨基，常用其盐酸盐	其中 *R*- 索他洛尔具有 β 受体拮抗作用，而 *R*- 索他洛尔和 *S*- 索他洛尔均有 K^+ 通道阻滞作用。药用其消旋体，用于阵发性室上性心动过速和心房纤颤、心房扑动等心律失常，以及心绞痛和高血压等

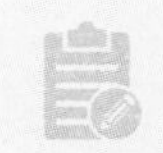

表 6-2 常见选择性 β_1 受体拮抗剂

药物名称及化学结构	结构特点	作用特点及用途
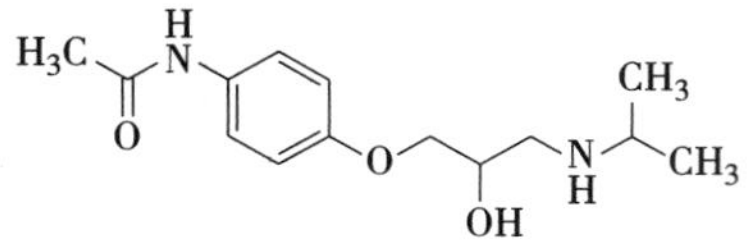 普拉洛尔 practolol	用苯环替换普萘洛尔分子中的萘环，并在苯环对位引入乙酰氨基	选择性的 β_1 受体拮抗剂，但毒性较大，如眼黏膜综合征、全身红斑狼疮、硬化性腹膜炎，严重时可致死。现已少用
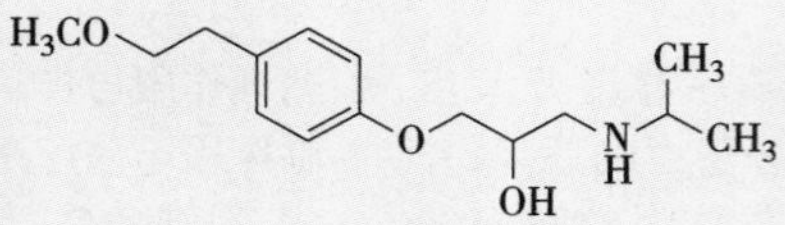 美托洛尔 metoprolol	用 2- 甲氧基乙基替换普拉洛尔分子中的乙酰氨基，常用其酒石酸盐	拮抗 β_1 受体的强度约为 β_2 受体的 3 倍。临床用于治疗高血压、心绞痛、心肌梗死、心律失常等
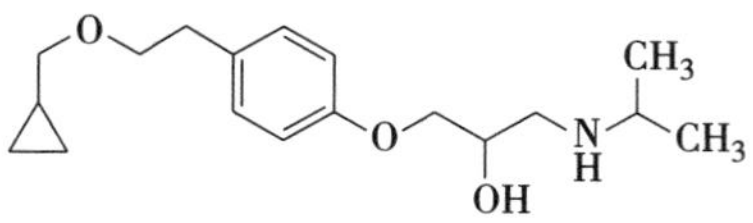 倍他洛尔 betaxolol	用 2- 环丙基甲氧基乙基替代普拉洛尔分子中的乙酰氨基，常用其盐酸盐	口服生物利用度 80%~90%，$t_{1/2}$ 为 14~22h。一日 1 次，口服，用于治疗高血压，预防运动期间出现的心绞痛发作；滴眼液用于降低眼压
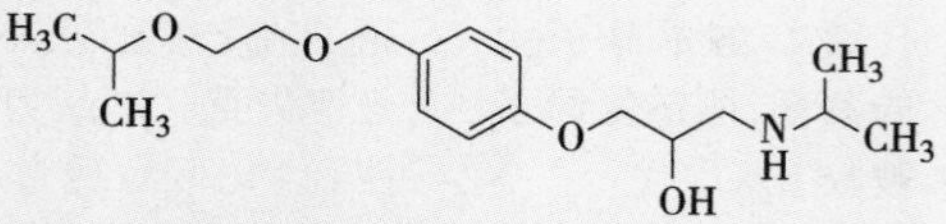 比索洛尔 bisoprolol	用 2-(异丙氧基乙氧基)甲基替代普拉洛尔分子中的乙酰氨基，常用其富马酸盐	口服生物利用度约 90%，$t_{1/2}$ 为 10~12h。一日 1 次，口服，用于治疗高血压、心绞痛、伴有左心室收缩功能减退的中重度慢性稳定性心力衰竭
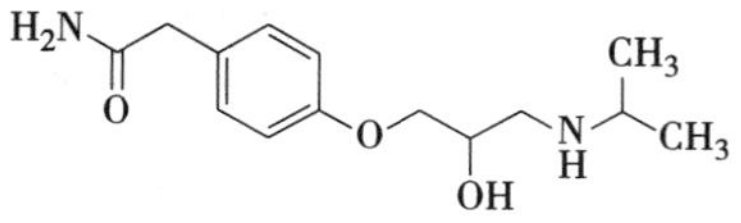 阿替洛尔 atenolol	将普拉洛尔的乙酰氨基倒置为氨甲酰基甲基	拮抗 β_1 受体的强度约为 β_2 受体的 15 倍。临床用于治疗高血压、心绞痛、心肌梗死、心律失常等
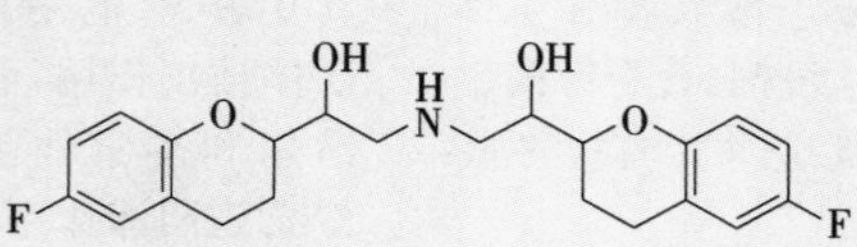 奈必洛尔 nebivolol	含有双(6- 氟苯并二氢吡喃)对称结构，分子中隐含芳氧丙醇胺类结构，含有 4 个手性碳，药用是一对对映异构体，分别为 D- 型和 L- 型	拮抗 β_1 受体的强度为 β_2 受体的 290 倍，不会引起支气管平滑肌和血管平滑肌收缩。临床用于治疗轻至中度高血压、心绞痛和充血性心力衰竭

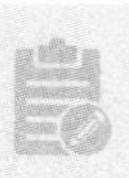

续表

药物名称及化学结构	结构特点	作用特点及用途
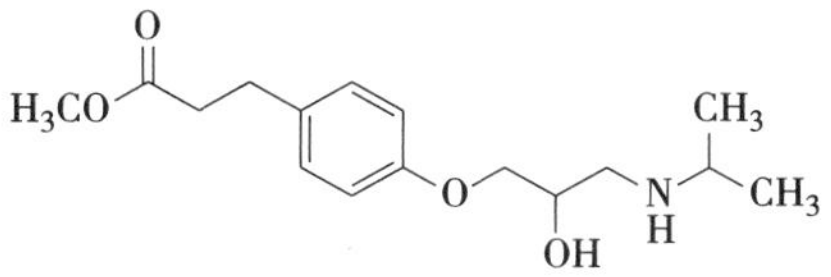 艾司洛尔 esmolol	用2-甲氧羰基乙基替代普拉洛尔分子中的乙酰氨基，常用其盐酸盐	含有酯基，易被酯酶水解，$t_{1/2}$约10min，为超短效β_1受体拮抗剂。临床用于控制心房颤动、心房扑动时心室率，围手术期高血压或窦性心动过速

进一步的研究发现，在侧链氮原子上引入与异丙基、叔丁基不同的基团，如3,4-二甲氧基苯乙基后，苯环上的取代基不论在哪一个位置，都呈现对β_1受体的选择性拮抗作用。

三、混合型α/β受体拮抗剂（Mixed α/β-Adrenergic Receptor Antagonists）

单纯的β受体拮抗剂因血流动力学效应使外周血管阻力升高，致使肢端循环发生障碍，在治疗高血压时产生相互拮抗。而α_1受体拮抗剂能够扩张血管，降低外周血管阻力。临床研究发现，联用α受体和β受体拮抗剂可产生协同降血压效果，由此，设计了对α受体和β受体均能产生拮抗作用的药物，如表6-3。

表6-3 常见混合型α/β受体拮抗剂

药物名称及化学结构	结构特点	作用特点及用途
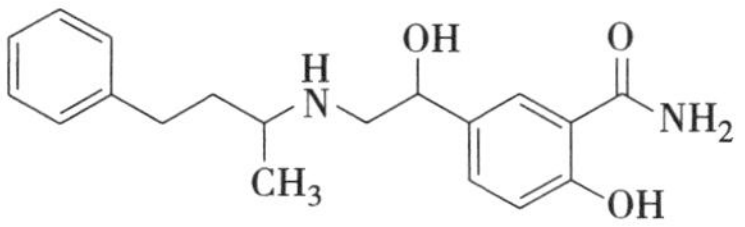 拉贝洛尔 labetalol	含有苯乙醇结构，侧链氮原子上引入苯烷基。常用其盐酸盐	对α_1和β受体均有拮抗作用，对突触前α_2受体无作用。临床用于治疗轻、中度高血压和心绞痛；静脉注射可用于治疗高血压危象
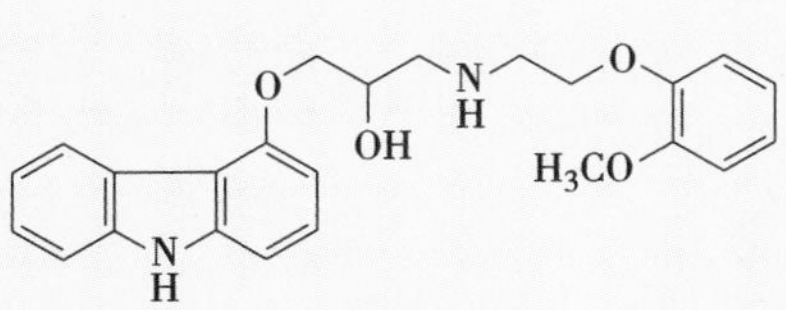 卡维地洛 carvedilol	含有芳氧丙醇胺结构，芳环为咔唑环	对α_1和β受体均有拮抗作用，但β受体的拮抗作用较弱。咔唑环部分能起抗氧化作用，可消除自由基。临床用于治疗原发性高血压、心功能不全
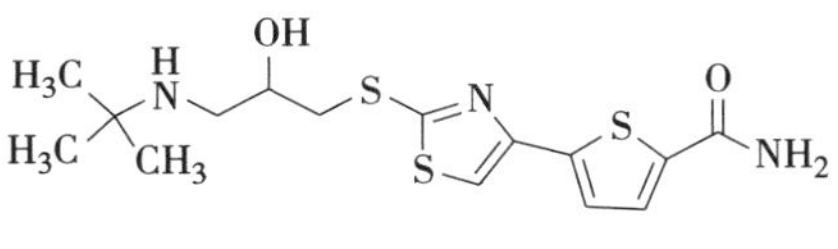 阿罗洛尔 arotinolol	芳氧丙醇胺结构中的氧原子被硫原子替代，并与取代噻唑相连	具有β受体拮抗和适度的α受体拮抗作用，适用于治疗轻中度高血压、心绞痛、心动过速

盐酸普萘洛尔　propranolol hydrochloride

化学名为1-异丙氨基-3-(1-萘氧基)-2-丙醇盐酸盐；1-[(1-methylethyl)amino]-3-(1-naphthyloxy)-2-propanolhydrochloride。

本品为白色或类白色的结晶性粉末，无臭，对热稳定，对光和酸不稳定。在水或乙醇中溶解，在三氯甲烷中微溶。m.p. 162~165℃。

普萘洛尔结构中含有氨基丙醇侧链，属于芳氧丙醇胺类化合物，具有碱性，可与盐酸成盐，分子中含有一个手性碳原子，存在一对光学异构体，其中 *S* 构型为左旋体，β受体拮抗作用强，*R* 构型为右旋体，β受体拮抗作用弱，药用其外消旋体。

1948年，美国科学家R. 阿尔奎斯特(Raymond P Allquist)首次提出肾上腺素受体有α和β两种亚型，但当时并未引起广泛关注，直到20世纪50年代中期，英国科学家布莱克(James Black)设想，对冠心病的治疗，与其增加冠脉流量，不如阻断交感神经，减少心肌耗氧量。在漫长的研究过程中，布莱克提出了"内在拟交感活性"(intrinsic sympathomimetic activity)这一概念，即某些β受体拮抗剂与β受体结合后，除了能够拮抗受体外，还对β受体有部分激动作用。1957年，Lilly公司在对异丙肾上腺素进行结构改造过程中合成了3,4-二氯异丙肾上腺素(dichloroisopreterenal)，并发现其能拮抗β受体，但有较强的内在拟交感活性；1962年发现用苯环替换两个氯原子，得到的芳基乙醇胺类药物丙萘洛尔(pronethalol)，几乎没有内在拟交感活性，但该药在动物实验中发现有致癌作用。进一步在丙萘洛尔的芳环和乙醇胺结构之间引入一个氧亚甲基(—OCH_2—)基团后，得到芳氧丙醇胺类药物，其拮抗β受体作用比芳基乙醇胺类强，并在1964年开发出第一个几乎无内在拟交感活性，也未发现有致癌倾向，至今仍被广泛使用的非选择性β受体拮抗剂普萘洛尔。

异丙肾上腺素　⟹　3,4-二氯异丙肾上腺素　⟹　丙萘洛尔

普萘洛尔的发现(拓展阅读)

普萘洛尔对 β_1 与 β_2 受体均有拮抗作用，使心率减慢，心肌收缩力减弱，心输出量减少，心肌耗氧量下降，降低心肌自律性，使血压下降。

本品口服吸收较完全，血浆蛋白结合率93%，生物利用度为30%，进食后生物利用度增加，$t_{1/2}$ 为2~3小时。本品能透过血脑屏障而产生中枢反应，也可进入胎盘。本品主要在肝脏代谢，4-羟基普萘洛尔为活性代谢物(图6-1)，大部分代谢产物及小部分(小于1%)原型药物主要经肾脏排泄。

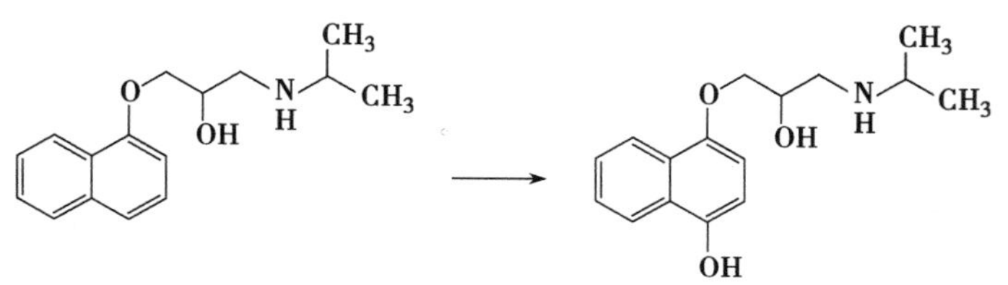

图6-1　普萘洛尔的代谢

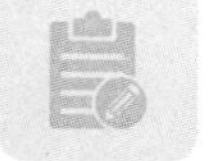

盐酸普萘洛尔的合成可用α-萘酚为原料，先与环氧氯丙烷反应得1,2-环氧-3-（1-萘氧基）丙烷，再与异丙胺反应得到1-异丙氨基-3-（1-萘氧基）-2-丙醇，最后与氯化氢成盐即得本品。

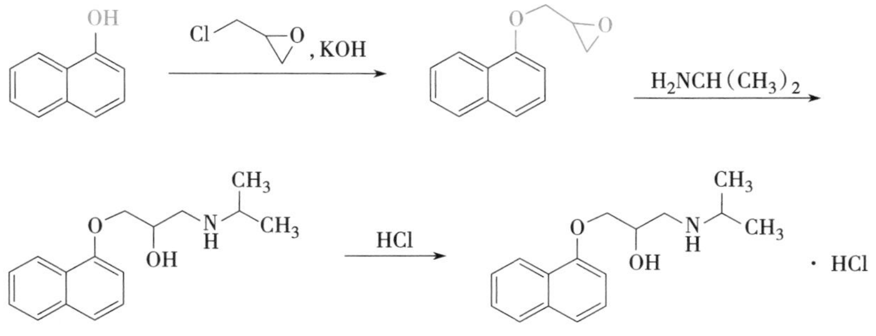

本品临床上用于治疗高血压、心绞痛和心律失常，也可用于预防心肌梗死发生。

酒石酸美托洛尔 metoprolol tartrate

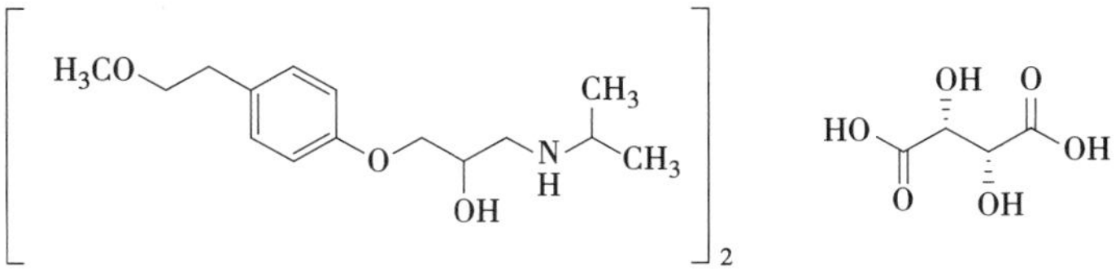

化学名为（±）-1-异丙氨基-3-［4-（2-甲氧基乙基）苯氧基］-2-丙醇 L-酒石酸盐（2∶1）；（±）-1-（isopropylamino）-3-［4-（2-methoxyethyl）phenoxy］-2-propanol L-tartrate（2∶1）。又名"美多洛尔"。

本品为白色或类白色的结晶性粉末，无臭，m.p. 120~124℃；在水中极易溶解，在乙醇或三氯甲烷中易溶，在无水乙醇中略溶，在丙酮中极微溶解，在乙醚中几乎不溶；在冰醋酸中易溶。比旋度$[\alpha]_D^{20}$为+6.5°至+10.5°（20mg/ml 水溶液）。

本品口服吸收迅速而完全，但首过效应较大，生物利用度约50%。本品分布较广，能透过血脑屏障和胎盘屏障，血浆蛋白结合率约12%，$t_{1/2}$为3~4小时，主要经肝脏代谢，主要代谢途径如图6-2。

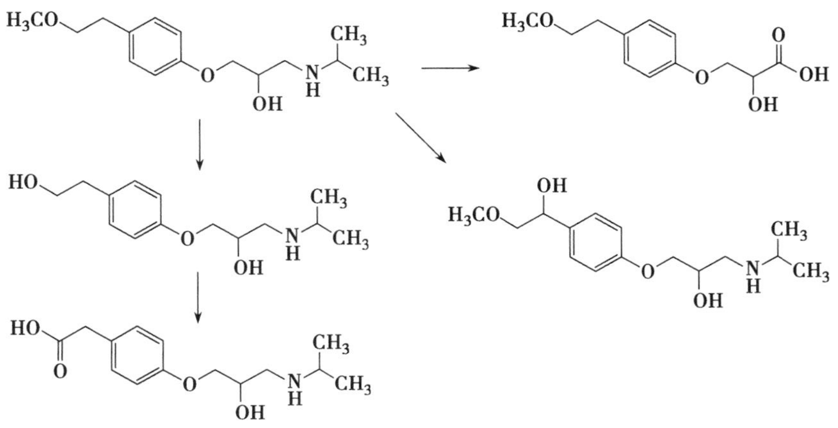

图6-2 美托洛尔的主要代谢途径

本品的合成是以4-（2-甲氧基）乙基苯酚为原料，首先与环氧氯丙烷发生*O*-烃化反应，所得中间体再与异丙胺反应生成美托洛尔，最后与酒石酸成盐即得。

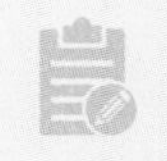

H_3CO …OH $\xrightarrow{Cl\text{-}CH_2\text{-环氧乙烷},\ NaOH}$ … $\xrightarrow{H_2NCH(CH_3)_2}$ … $\xrightarrow{\text{酒石酸}}$ $[\ldots]_2 \cdot$ 酒石酸

本品口服可用于治疗冠心病、心绞痛、心肌梗死、肥厚型心肌病、心律失常等；注射剂主要用于治疗室上性快速型心律失常。

四、β 受体拮抗剂的构效关系（Structure-activity Relationship of β-Adrenergic Receptor Antagonists）

自普萘洛尔问世以来，先后合成了数以千计的类似物。20 世纪 70 年代到 80 年代，是 β 受体拮抗剂发展最为快速的时代，这个期间开发出了许多结构类型的 β 受体拮抗剂，其中大部分为芳氧丙醇胺类药物，少部分为芳基乙醇胺类药物。这两类 β 受体拮抗剂的结构都是由三个部分组成：芳环、仲醇胺侧链和 *N*- 取代物，其通式如下。

仲醇胺侧链

芳环　　*N*-取代物

n= 0: 苯乙醇胺类

n= 1: 芳氧丙醇胺类

β 受体拮抗剂的构效关系如图 6-3 所示。

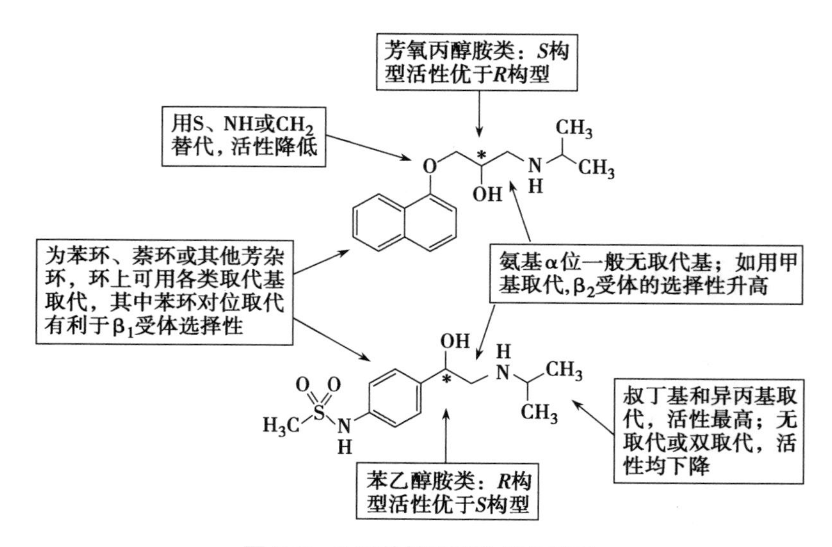

图 6-3 β 受体拮抗剂的构效关系

第二节　钙通道阻滞剂　Calcium Channel Blockers

钙通道阻滞剂（calcium channel blockers）是在细胞膜生物通道水平上选择性地阻滞 Ca^{2+} 经细胞膜上的钙通道进入细胞内，减少细胞内 Ca^{2+} 浓度的药物。钙通道阻滞剂分为选择性和非选择性两大类，这与钙通道存在多种类型（如 L、N、P、Q、R、T 等）以及它们在各种组织器官的分布及其生理特性有关。L- 型钙通道最为常见，存在于心肌、血管平滑肌和其他组织中，是细胞兴奋时钙离子内流的主要途径。目前临床上常用的选择性钙通道阻滞剂如 1,4- 二氢吡啶类、苯并硫氮䓬类、苯烷基胺类等药物均作用于 L- 型钙通道。

一、L- 型钙通道阻滞剂的作用机制（Action Mechanism of L-type Calcium Channel Blockers）

分子生物学研究显示细胞膜上 L- 型钙通道是由 5 个亚单位包括 α_1、α_2、β、γ 和 δ 组成（图 6-4），1,4- 二氢吡啶类、苯并硫氮䓬类、苯烷基胺类等选择性钙通道阻滞剂均作用于 α_1 亚单位（即通道蛋白）上的不同位点，从而阻滞钙离子进入细胞内。

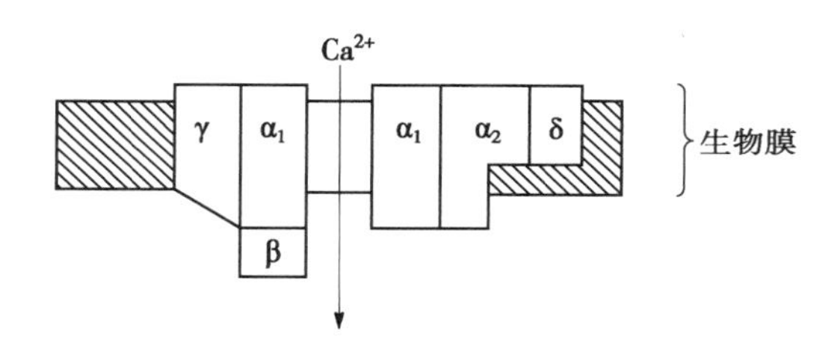

图 6-4　L- 型钙通道示意图

进一步研究发现，α_1 亚单位存在三种状态：静息态（R）、激活态（A）及失活态（I），三者之间处于动态平衡（图 6-5）。L- 型钙通道阻滞剂相对选择性地与失活态 I 结合，延迟失活态通道的恢复，从而减少钙离子的内流。

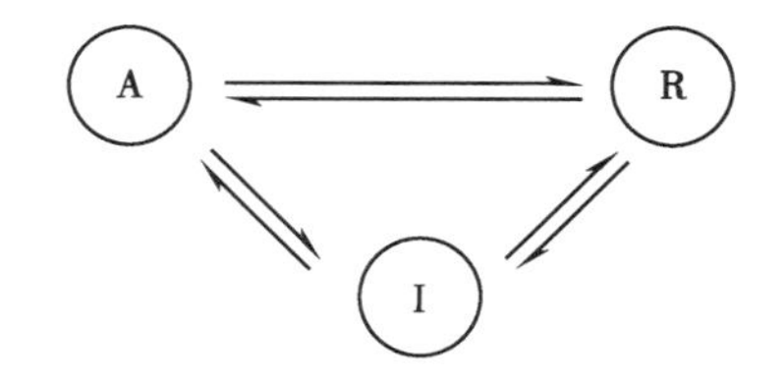

图 6-5　三种不同状态 L- 型钙通道的转换

二、1,4- 二氢吡啶类及其构效关系（1,4-Dihydropyridines and Their Structure-Activity Relationships）

1,4- 二氢吡啶类钙通道阻滞剂是 20 世纪 60 年代后期开发的一类药物，其特异性高、具有很强的扩血管作用，在整体条件下不抑制心脏，适用于冠脉痉挛、高血压、心肌梗死等的治疗，可与 β 受体拮抗剂、强心苷等合用。硝苯地平（nifedipine）于 1975 年上市，是该类钙通道阻滞剂中第一个上市的药物。后续开发的 1,4- 二氢吡啶类钙通道阻滞剂主要有如下特点：①更高的血管选择性；②针对某些特定部位的血管系统（如冠状血管、脑血管），以增加这些部位的血流量；③减少交感激活的副作用；④改善和增强其抗动脉粥样硬化作用。如表 6-4。

表 6-4 常见 1，4- 二氢吡啶类钙通道阻滞剂

药物名称及化学结构	结构特点	作用特点及用途
硝苯地平 nifedipine	1,4- 二氢吡啶环两侧取代基互为对称，3 位、5 位羧酸酯均为甲酯，4 位为邻硝基苯基	能松弛血管平滑肌、扩张冠状动脉和增加冠脉血流量。用于治疗心绞痛和高血压
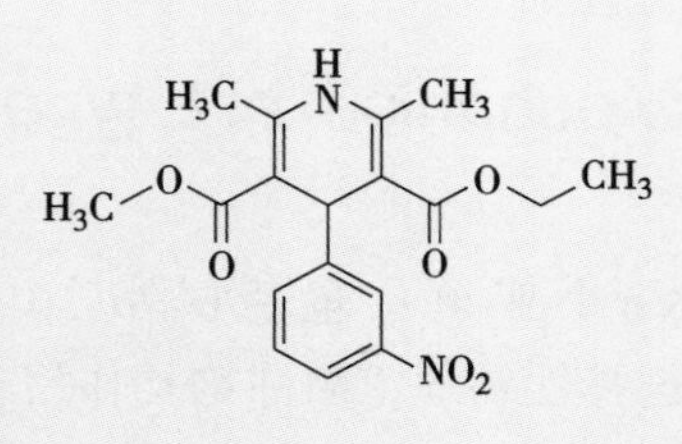 尼群地平 nitrendipine	1,4- 二氢吡啶环的 3 位、5 位羧酸酯基不同，其中 3 位为乙酯，5 位为甲酯；4 位为碳为手性碳，4 位为间硝基苯基	对外周血管选择性约为硝苯地平的 10 倍，但对冠状动脉的作用较弱，首过效应明显。用于治疗高血压
尼卡地平 nicardipine	3 位为 2- 甲基（苄基）氨基乙酯，5 位为甲酯，4 位为间硝基苯基	对冠脉及外周血管有很强的扩张作用。口服制剂可用于治疗心绞痛及高血压等，注射剂可用于治疗高血压性急症、手术时异常高血压的急救处置
尼索地平 nisoldipine	3 位为异丁酯，5 位为甲酯，4 位为邻硝基苯基	对血管平滑肌有高度选择性作用，扩张周围血管与冠状血管，首过效应明显。用于轻、中度高血压的治疗
非洛地平 felodipine	3 位为乙酯，5 位为甲酯，4 位为 2,3- 二氯苯基	主要抑制小动脉平滑肌细胞外钙离子的内流，选择性扩张小动脉，不引起直立性低血压；对心肌亦无明显抑制作用。用于轻、中度原发性高血压的治疗

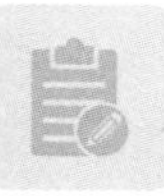

续表

药物名称及化学结构	结构特点	作用特点及用途
伊拉地平 isradipine	3位为异丙酯，5位为甲酯，4位为苯并［c］［1,2,5］噁二唑-4-基	对血管选择性较高，能舒张冠脉血管、脑血管及外周血管，对心脏的作用较小。消除半衰期约9h。用于治疗高血压、冠心病和心绞痛，也可用于治疗充血性心力衰竭
尼莫地平 nimodipine	3位为2-甲氧基乙酯，5位为异丙酯，4位为间硝基苯基	易通过血脑屏障，选择性地作用于脑血管平滑肌。用于各种原因的蛛网膜下腔出血后的脑血管痉挛的治疗，急性脑血管病恢复期的血液循环改善
氨氯地平 amlodipine	3位是乙酯，5位是甲酯，2位为2-氨基乙氧甲基，4位为邻氯苯基	为长效钙通道阻滞剂。直接作用于血管平滑肌，降低外周血管阻力，从而降低血压。口服后吸收完全但缓慢，终末半衰期约35h。用于治疗高血压和心绞痛
西尼地平 cilnidipine	3位是甲酸苯丙烯酯，5位是甲酸甲氧乙基酯，4位为间硝基苯基	为长效钙通道阻滞剂，能够松弛、扩张血管平滑肌，起到降压作用。它还可通过抑制 Ca^{2+} 通过交感神经细胞膜上N型钙通道的跨膜内流而抑制交感神经末梢去甲肾上腺素的释放和交感神经活动。用于治疗高血压

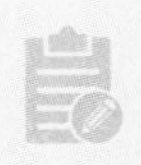

1,4- 二氢吡啶类钙通道阻滞剂的构效关系如图 6-6。

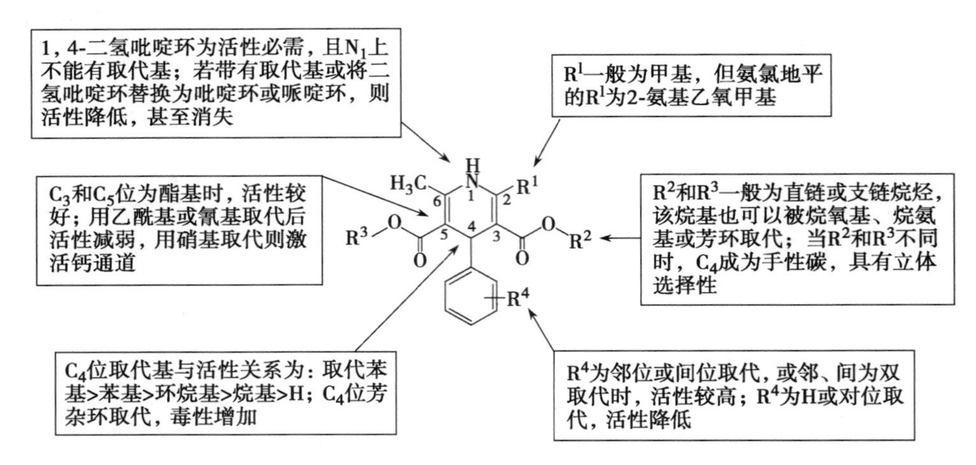

图 6-6 1,4- 二氢吡啶类钙通道阻滞剂的构效关系

与单纯 L- 型钙通道相比，双重或多重二氢吡啶类钙通道阻滞剂的降压效果并不逊色，如阻滞 L/N 钙通道的西尼地平（cilnidipine），阻滞 L/T 钙通道的依福地平（efonidipine）和阻滞 L/N/T 钙通道的贝尼地平（benidipine），这类钙通道阻滞剂除降压外，还能有效保护肾脏等，较适合于高血压合并慢性肾病的患者。

依福地平 efonidipine　　贝尼地平 benidipine

硝苯地平 nifedipine

化学名为 2,6- 二甲基 -4-（2- 硝基苯基）-1,4- 二氢 -3,5- 吡啶二甲酸二甲酯；dimethyl 2,6-dimethyl-4-（2-nitrophenyl）-1,4-dihydropyridine-3,5-dicarboxylate。

硝苯地平为黄色结晶性粉末，无臭。m.p. 172~174℃，在丙酮和三氯甲烷中易溶，在乙醇中略溶，在水中几乎不溶。

本品在光照和氧化剂存在条件下分别生成两种氧化产物，其中光催化氧化反应除了将二氢吡啶环芳构化外，还会将硝基转化成亚硝基。

[O]　　光

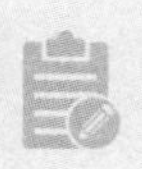

硝苯地平口服经胃肠道吸收完全，1~2 小时内达到血药浓度峰值，作用时间可持续 12 小时，主要经肝脏代谢，代谢产物均无活性，80% 由肾排泄。代谢途径如图 6-7。

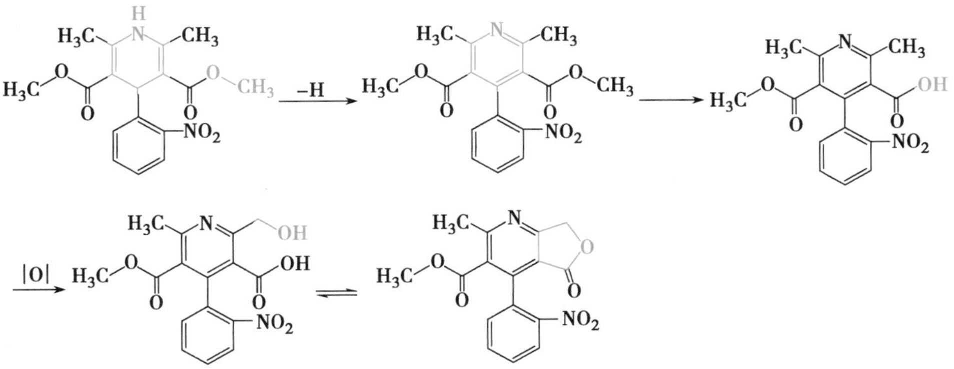

图 6-7 硝苯地平的代谢途径

硝苯地平结构中含有一个对称的二氢吡啶环。其合成可以邻硝基苯甲醛为原料，与二分子乙酰乙酸甲酯和过量氨水在甲醇中进行 Hantzsch 反应即可制得。

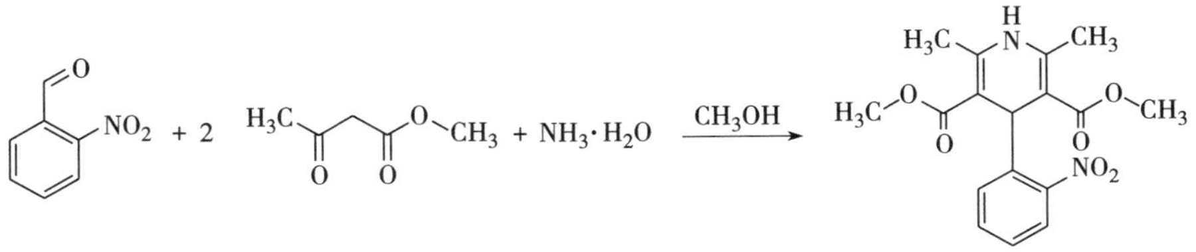

X 射线晶体学研究表明，苯环与二氢吡啶环在空间几乎相互垂直，这种构象对钙通道阻滞作用是必要的。若二氢吡啶环上的 3,5 取代基不同，则 4 位碳原子就成为手性碳原子，此外苯环上取代基和吡啶环 3,5- 取代基的位阻有利于药物分子以这种活性构象存在。

本品临床用于治疗轻、中、重度高血压，各型心绞痛等。因能降低后负荷，故对充血性心衰亦有效。

苯磺酸氨氯地平 amlodipine benzenesulphonate

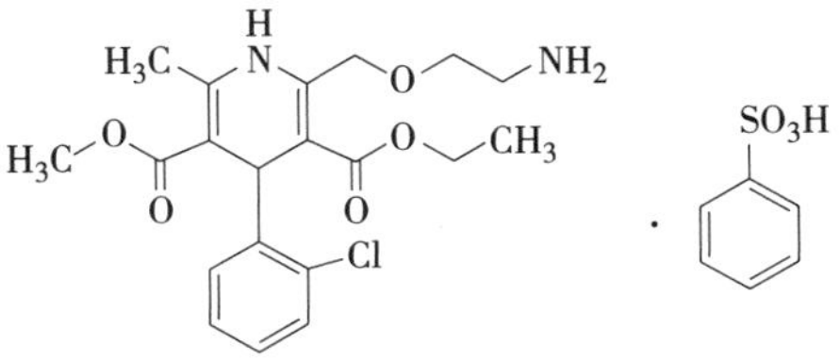

化学名为（±）-2-［（2- 氨基乙氧基）甲基］-4-（2- 氯苯基）-6- 甲基 -1,4- 二氢吡啶 -3,5- 二甲酸 3- 乙酯 -5- 甲酯苯磺酸盐；3-ethyl 5-methyl（±）-2-（（2-aminoethoxy）methyl）-4-（2-chlorophenyl）-6-methyl-1,4-dihydropyridine-3,5-dicarboxylate benzenesulfonate。

本品为白色或类白色粉末，无臭。m.p. 178~179℃。在甲醇或 *N,N*- 二甲基甲酰胺中易溶，在乙醇中略溶，在水或丙酮中微溶。供临床使用的还有马来酸氨氯地平。

本品口服的绝对生物利用度约为 64%~90%，其吸收不受食物影响，血药浓度稳定，终末消除半衰期约为 35~50 小时。本品在肝脏代谢，主要代谢反应为二氢吡啶环芳构化、脱氨氧化、酯水解等，代谢产物均无活性（图 6-8）。

二氢吡啶环 3、5 位取代基不同，使得 4 位碳原子具有手性，左旋体的降压作用是右旋体的 1 000 倍，右旋体几乎无降压作用。因此，苯磺酸左氨氯地平较苯磺酸氨氯地平的降压作用更强、安全性更好。

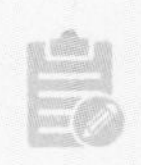

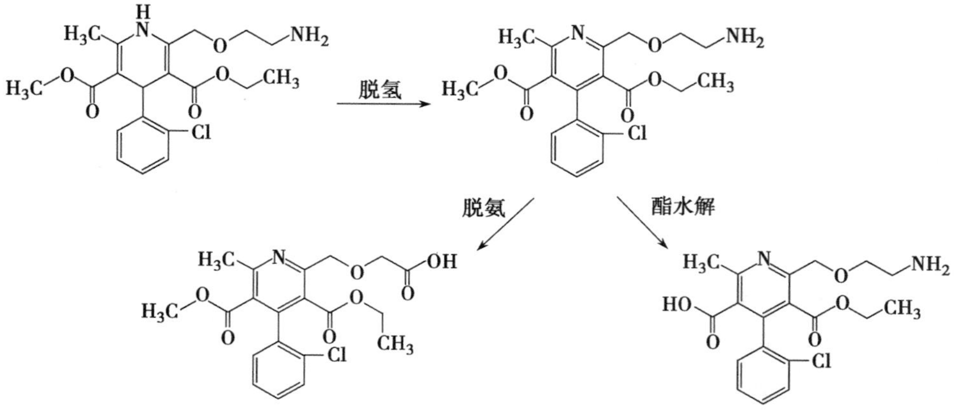

图 6-8　氨氯地平的代谢

本品的合成是由邻苯二甲酸酐和 2- 氨基乙醇反应，所得中间体 *N*-（2- 羟乙基）邻苯二甲酰亚胺依次与 4- 氯乙酰乙酸乙酯缩合，与乙酸铵进行 Leukart 反应，再与 2- 乙氧羰基 -3-（2- 氯苯基）丙烯酸甲酯环合，所得二氢吡啶中间体经水合肼脱除邻苯二甲酰基，再与苯磺酸成盐即得苯磺酸氨氯地平。

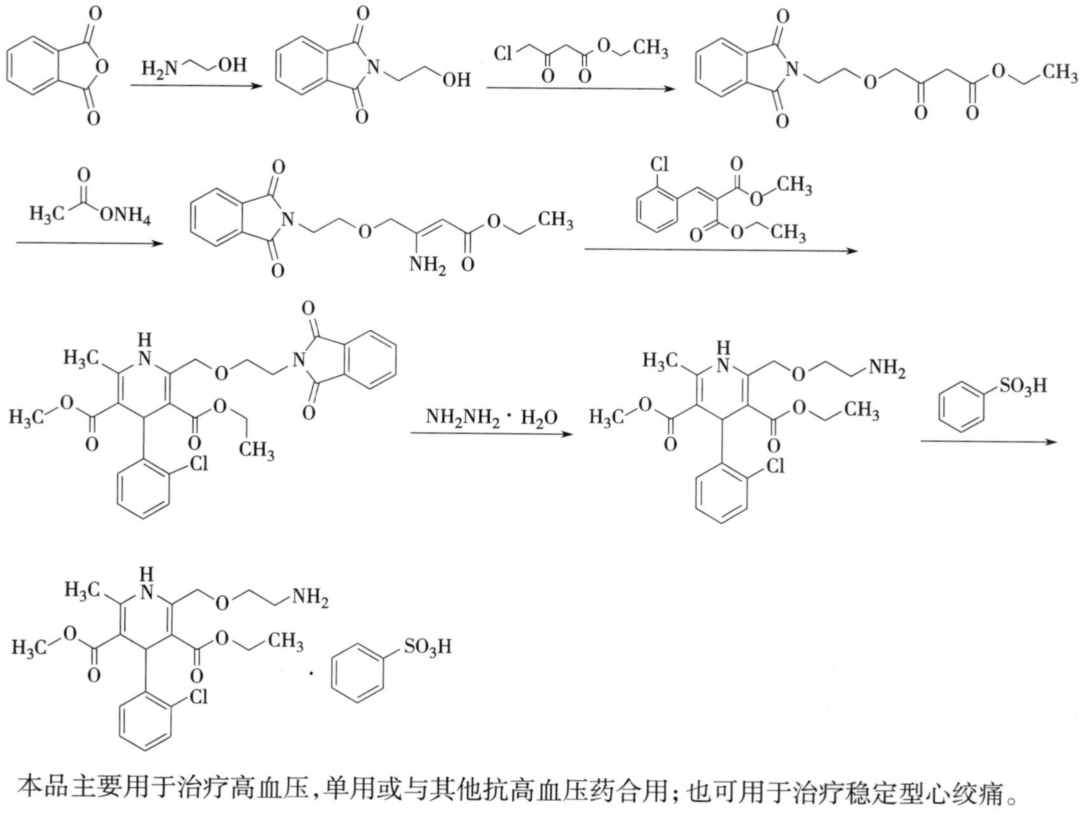

本品主要用于治疗高血压，单用或与其他抗高血压药合用；也可用于治疗稳定型心绞痛。

三、苯并硫氮䓬类（Benzothiazepines）

苯并硫氮䓬类钙通道阻滞剂同样是选择性作用于 L- 型钙通道，代表药物是地尔硫䓬（diltiazem），与二氢吡啶类钙通道阻滞剂不同的是，该类药物对冠状动脉和侧支循环具有较强的扩张作用，也有减缓心率作用。长期服用，对预防心血管意外的发生是有效的，不产生耐药性和明显的副作用。

盐酸地尔硫䓬　diltiazem hydrochloride

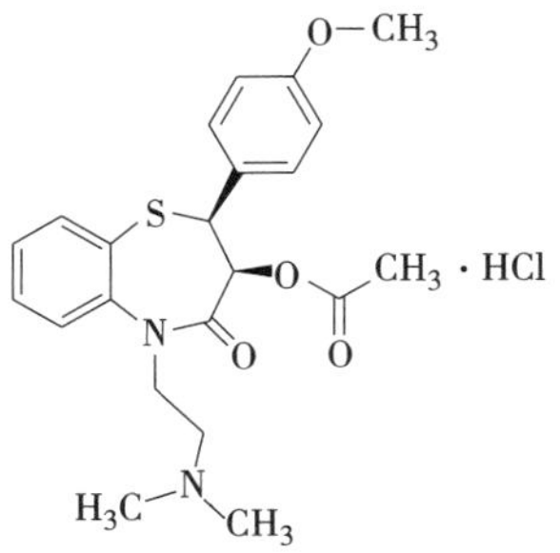

化学名为顺-(+)-5-[(2-二甲氨基)乙基]-2-(4-甲氧基苯基)-3-乙酰氧基-2,3-二氢-1,5-苯并硫氮杂䓬-4(5*H*)-酮盐酸盐;(+)-*cis*-3-acetoxy-5-(2-dimethylaminoethyl)-2,3-dihydro-2-(4-methoxyphenyl)-1,5-benzothiazepin-4(5*H*)-one hydrochloride。

盐酸地尔硫䓬为针状结晶,在水、甲醇或三氯甲烷中易溶,在乙醚中不溶,m.p. 207.5~212℃,有旋光性,比旋度$[\alpha]_D^{20}$为+115°至+120°(10mg/ml,水)。

地尔硫䓬分子结构中有C_2和C_3两个手性碳原子,且2位、3位两个取代基为顺式,C_2和C_3均为*S*构型,地尔硫䓬具有四个光学异构体,其中以(2*S*,3*S*)-异构体(即:顺式D-异构体)活性最高,(2*R*,3*R*)-异构体(即:顺式L-异构体)活性较弱,而(2*S*,3*R*)-异构体和(2*R*,3*S*)-异构体(反式异构体)几乎没有活性。临床仅用其顺式D-异构体。

盐酸地尔硫䓬口服吸收迅速完全,但首过效应较大,生物利用度为25%~60%。地尔硫䓬经肝肠循环,主要代谢途径为脱乙酰基、*N*-脱甲基和*O*-脱甲基化。如图6-9所示。

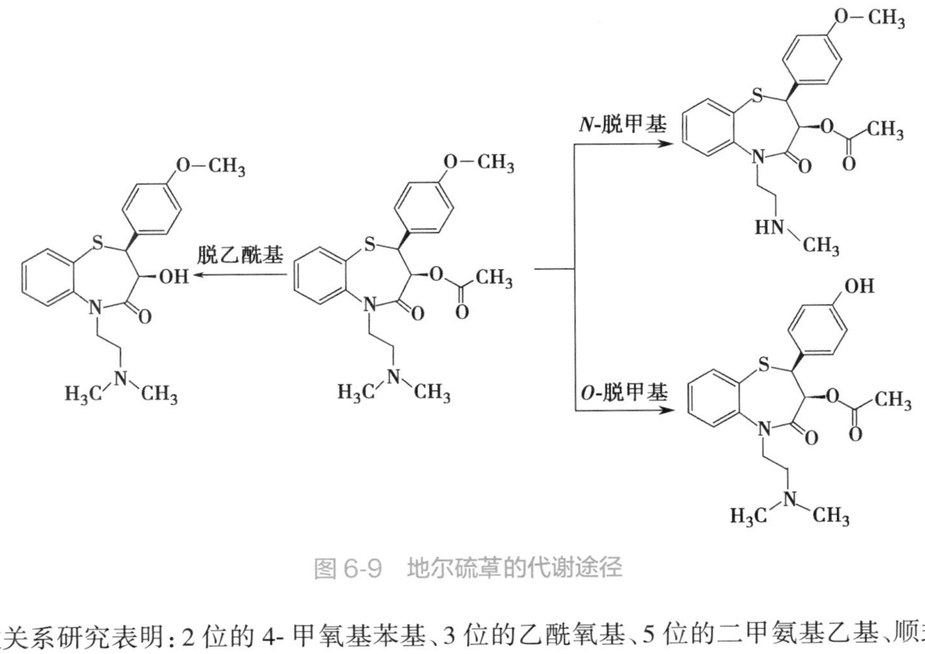

图6-9　地尔硫䓬的代谢途径

构效关系研究表明:2位的4-甲氧基苯基、3位的乙酰氧基、5位的二甲氨基乙基、顺式*D*-构型是地尔硫䓬发挥强而持久的扩张冠脉作用的基本因素。

盐酸地尔硫䓬是一个高选择性的钙通道阻滞剂,临床用于治疗包括变异型心绞痛在内的各种缺血性心脏病,以及室上性心律失常等。

四、苯烷基胺类(Phenalkylamines)

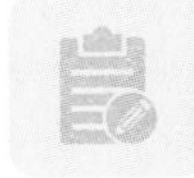

苯烷基胺类钙通道阻滞剂包括维拉帕米(verapamil)和戈洛帕米(gallopamil)等,戈洛帕米为维

拉帕米的甲氧基衍生物，临床用于治疗高血压、心绞痛和心律失常。

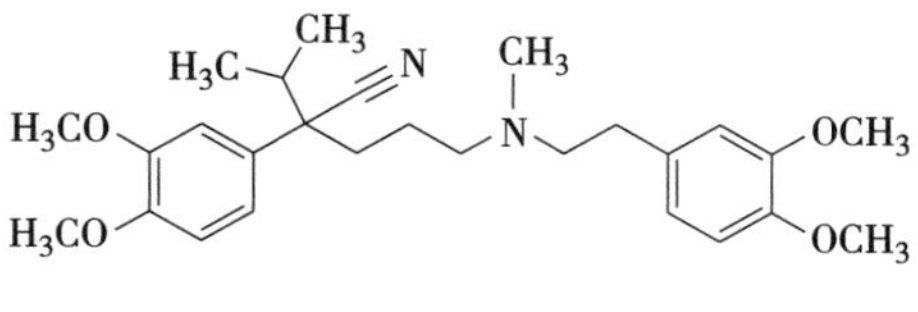

维拉帕米 verapamil 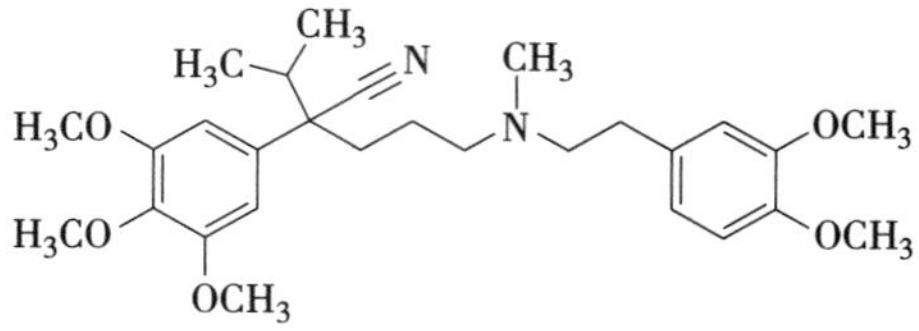　　　　戈洛帕米 gallopamil

盐酸维拉帕米 verapamil hydrochloride

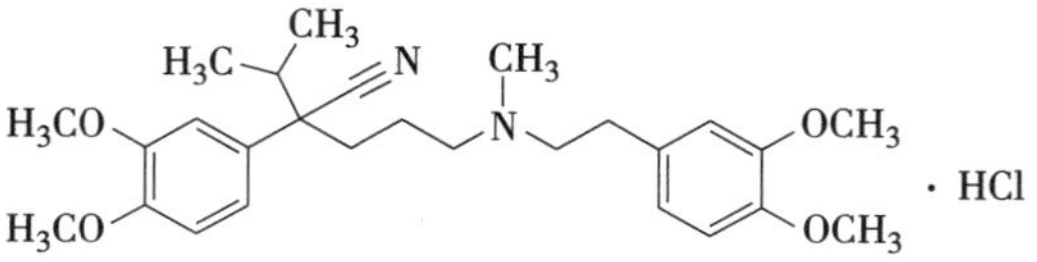

化学名为(±)-α-[3-[[2-(3,4-二甲氧苯基)乙基]甲氨基]丙基]-3,4-二甲氧基-α-异丙基苯乙腈盐酸盐；(±)-α-[3-[[2-(3,4-dimethoxyphenyl)ethyl]methylamino]propyl]-3,4-dimethoxy-α-(1-methyl ethyl)-benzeneacetonitrile hydrochloride。又名“戊脉安”。

盐酸维拉帕米是 20 世纪 60 年代化学家 Fleckenstein 和 Godfraind 首先合成并发现的苯烷基胺类钙通道阻滞剂。

盐酸维拉帕米为白色粉末，无臭。在甲醇、乙醇或三氯甲烷中易溶，在水中溶解。m.p. 141~145℃。

维拉帕米呈弱碱性，pK_a=8.6。盐酸维拉帕米呈弱酸性，化学稳定性良好，不管在加热、光照条件，还是酸、碱水溶液中，均稳定，然而维拉帕米的甲醇溶液，经紫外线照射 2 小时后，则降解 50%。

维拉帕米在动物体内产生如表 6-5 的代谢产物，人体内的代谢与动物体内相似。

表 6-5 维拉帕米在动物体内的代谢产物

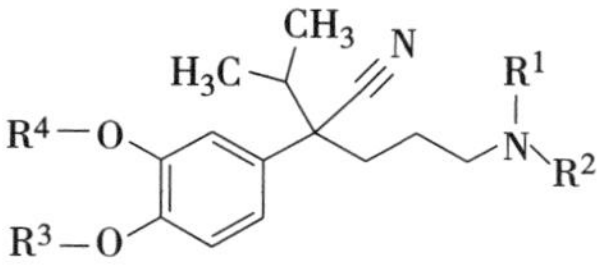

代谢产物	取代基			
	R^1	R^2	R^3	R^4
A	CH_3	H	CH_3	CH_3
B	H	H	CH_3	CH_3
C	CH_3	H	CH_3	H
D	CH_3	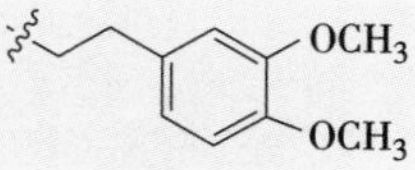 OCH_3 OCH_3	CH_3	H
E	H	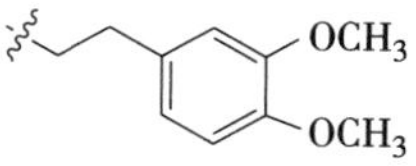 OCH_3 OCH_3	CH_3	H
F	CH_3	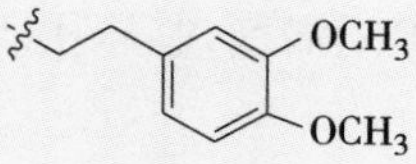 OCH_3 OCH_3	CH_3	CH_3
G	CH_3	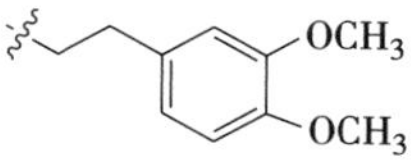 OCH_3 OCH_3	CH_3	H

维拉帕米口服吸收后，生物利用度为 20%，半衰期为 4~8 小时。经肝脏代谢，主要代谢产物有 *N*-脱甲基、*N*- 脱 3,4- 二甲氧基苯乙基后生成的仲胺、伯胺化合物，称为“降维拉帕米”，属于活性代谢产物，但只有原药 20% 的活性。而苯环上 *O*- 脱甲基化合物则为无活性代谢物。

维拉帕米有 *R*(+)和 *S*(-)两种对映异构体，其中 *R*(+)异构体能使冠脉血流量增加而用于治疗心绞痛，而 *S*(-)则是室上性心动过速患者的首选药。

R-(+)-维拉帕米　　*S*-(-)-维拉帕米

本品供药用的仍是外消旋体，临床用于房室结及房室折返性心动过速，房性期前收缩等各种心律失常。因其能扩张冠状动脉，故也可用于冠心病、心绞痛，尤其是变异型心绞痛的治疗。

五、其他类钙通道阻滞剂（Miscellaneous Calcium Channel Blockers）

与 L- 型钙通道阻滞剂不同的是，其他类型的钙通道阻滞剂对钙通道阻滞作用相对较弱，同时还能阻滞钠、钾等通道。该类钙通道阻滞剂常见的有二苯基哌嗪类和二苯基丙胺类。

二苯基哌嗪类包括氟桂利嗪（flunarizine）、桂利嗪（cinnarizine）和利多氟嗪（lidoflazine）等，主要作用于脑血管，能减轻缺血性脑缺氧引起的脑损伤和脑水肿，也能增加脑血流量，解除脑血管痉挛。临床用于治疗脑供血不足、耳鸣，脑晕，还可预防偏头痛。

R= F: 氟桂利嗪 flunarizine
R= H: 桂利嗪 cinnarizine

利多氟嗪 lidoflazine

二苯基丙胺类的代表药物是普尼拉明（prenylamine），又名“心可定”，具有抑制钙离子内流和抗交感神经作用，降低心肌收缩力和松弛血管平滑肌，可增加冠脉流量，同时能降低心肌氧耗量。临床主要用于心绞痛的防治。

普尼拉明 prenylamine

第三节　钠、钾通道阻滞剂　Sodium and Potassium Channel Blockers

一、钠通道阻滞剂（Sodium Channel Blockers）

钠通道在维持细胞兴奋性及正常生理功能上十分重要，它是一些药物如局部麻醉药、抗心律失常药作用的靶点。分布于心肌细胞膜上的钠通道具有去极化心肌细胞和传播动作电位的作用。当心

肌细胞受到刺激时，钠通道开放，大量 Na^+ 从细胞外经钠通道快速内流，导致膜电位迅速升高，即去极化，形成动作电位的 0 相。

钠通道阻滞剂（sodium channel blockers）能抑制 Na^+ 内流，抑制心肌细胞动作电位振幅及超射幅度，减慢传导，延长有效不应期，因而具有很好的抗心律失常作用。根据 1971 年 Vaughan Williams 对抗心律失常药的分类方法，钠通道阻滞剂属于Ⅰ类抗心律失常药，该类药物根据作用程度的差异，又可分为 $Ⅰ_a$、$Ⅰ_b$ 和 $Ⅰ_c$ 三种类型。

$Ⅰ_a$ 类除阻滞 Na^+ 内流外，还能阻滞钾通道，延长所有心肌细胞的有效不应期，为广谱抗心律失常药。常用的有从金鸡纳树皮中提取的生物碱奎尼丁（quinidine），与奎尼丁作用及用途相似的还有普鲁卡因胺（procainamide）和丙吡胺（disopyramide）。普鲁卡因胺为局麻药普鲁卡因的电子等排体，1951 年发现其抗心律失常作用效果与奎尼丁相似，且口服或注射均较安全。丙吡胺可用于其他药物无效的危及生命的室性心律失常，副作用较小。

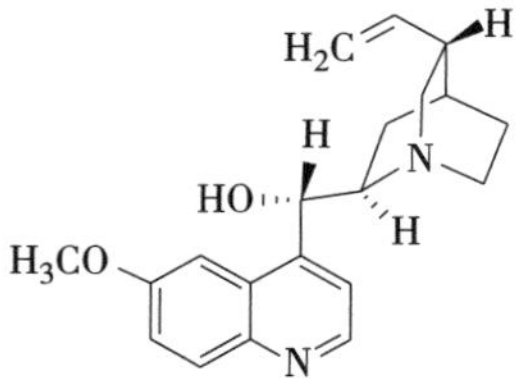

奎尼丁 quinidine 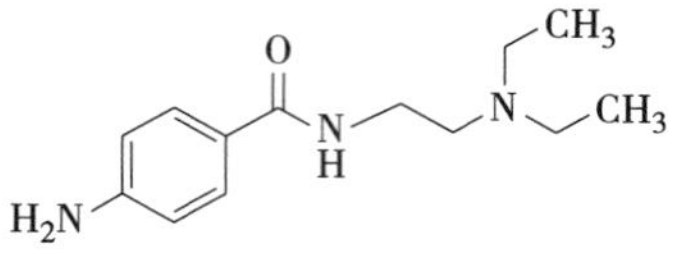　　普鲁卡因胺 procainamide 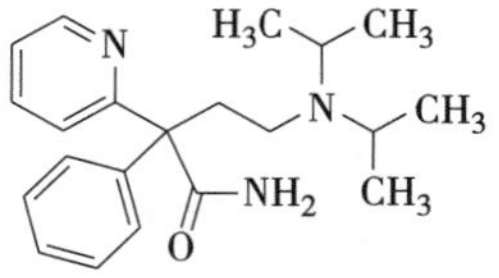　　丙吡胺 disopyramide

$Ⅰ_b$ 类对 Na^+ 内流的阻滞作用较弱，只对浦肯野纤维起作用，作用谱较窄，用于室性心律失常。常见的有美西律（mexiletine）、利多卡因（lidocaine）和妥卡因（tocainide），三者都是兼有局部麻醉作用和抗心律失常作用，这种作用的二重性是由其作用机制相似、作用部位不同所造成的。

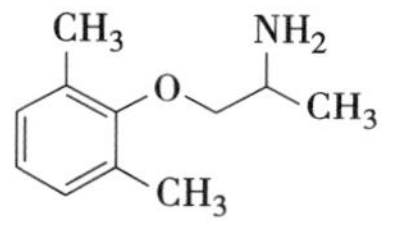

美西律 mexiletine 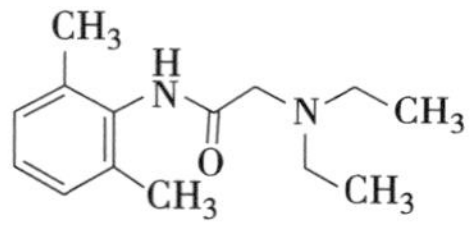　　利多卡因 lidocaine 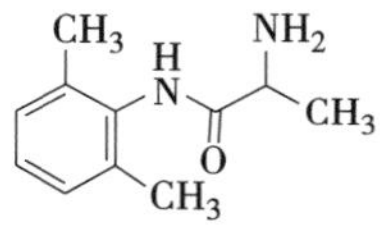　　妥卡尼 tocainide

$Ⅰ_c$ 类对钠通道的阻滞能力强，如普罗帕酮（propafenone）和氟卡尼（flecainide）。普罗帕酮能降低心肌的自律性，抑制房室结的传导性，延长有效不应期，属广谱抗心律失常药。由于分子中含有芳氧丙醇胺类结构，普罗帕酮还有一定程度的 β 受体拮抗活性。氟卡尼具有强的钠通道阻滞能力，对心肌自律性及传导性有强的抑制作用，明显延长有效不应期，为广谱的抗心律失常药。但氟卡尼有严重的致心律失常作用，临床已少用。

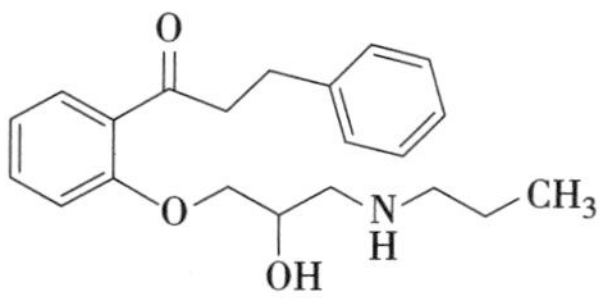

普罗帕酮 propafenone 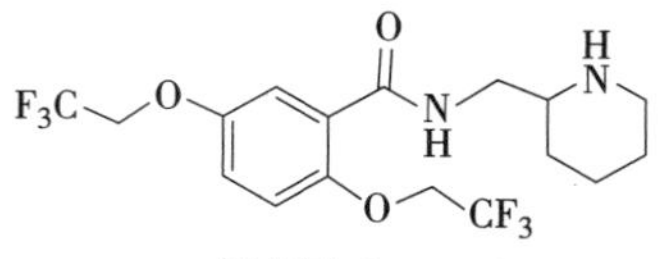　　氟卡尼 flecainide

硫酸奎尼丁　quinidine sulfate

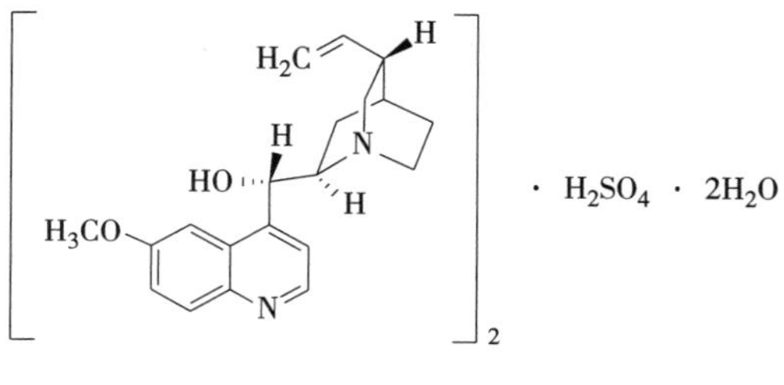

$\cdot H_2SO_4 \cdot 2H_2O$

化学名为（9*S*）-6′ - 甲氧基 - 脱氧辛可宁 -9- 醇硫酸盐二水合物；（9*S*）-6′ -methoxycinchonan-9-ol sulfate dihydrate。

硫酸奎尼丁结构由喹啉环通过一个羟甲基连接到奎宁环的 8 位上，奎宁环 3 位上连接一个乙烯基，喹啉环的 6 位上连接一个甲氧基，其中 3 位、4 位、8 位、9 位碳原子为手性碳原子，其构型分别是 3*R*、4*S*、8*R*、9*S*，为右旋体。

硫酸奎尼丁为白色细针状结晶，无臭，遇光渐变色，m.p. 212~214℃；在沸水中易溶，在三氯甲烷或乙醇中溶解，在水中微溶，在乙醚中几乎不溶。1% 硫酸盐水溶液的 pH 为 6.0~7.0。奎尼丁游离碱为白色无定形粉末，味苦。微溶于水，溶于乙醇、乙醚、三氯甲烷。分子有两个氮原子，为二元碱，喹啉环上氮原子碱性较弱，不易与酸成盐，奎宁环上的叔胺基团碱性较强，易与酸成盐。

奎尼丁是从金鸡纳树皮中提取得到的生物碱，同样提取出来的生物碱还有其非对映异构体奎宁（quinine），构型为 3*R*、4*S*、8*S*、9*R*，为左旋体。两者均具有抗疟作用，但奎尼丁对心脏传导的影响较大，具有较好的抗心律失常药作用。

奎尼丁在体内的代谢途径有奎宁环的 7 位及喹啉环的 2′ 位发生羟基化，*O*- 去甲基化和双键氧化反应等，还有一部分以原药排泄。大量服用奎尼丁可发生蓄积而中毒。其代谢途径见图 6-10。

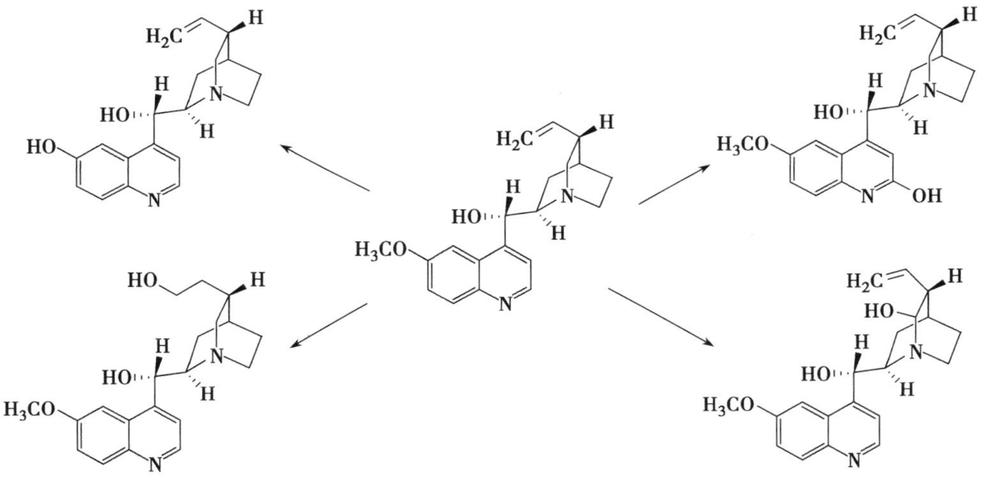

图 6-10　奎尼丁的代谢途径

奎尼丁除制成硫酸盐外，还可制成其他盐类供临床使用，如盐酸盐、葡萄糖酸盐和聚半乳糖醛酸盐等。硫酸盐水溶性小，只适用于制成片剂；二盐酸盐水溶性虽大，但酸性强，注射剂刺激大，易引起局部炎症；葡糖醛酸盐水溶性大，稳定性好，刺激性小。

本品临床用于治疗心房颤动、阵发性心动过速和心房扑动等。

二、钾通道阻滞剂（Potassium Channel Blockers）

钾通道是最为复杂的一大类离子通道，广泛分布于各类组织细胞中，种类较多，有几十种亚型。存在于心肌细胞的电压敏感性钾通道被阻滞时，K^+ 外流速率减慢，使心律失常消失，恢复窦性心律。本节讨论的钾通道阻滞剂即属于此类，又可称为“延长动作电位时程药”，属于 Vaughan Williams 抗心律失常药分类法中的第Ⅲ类抗心律失常药。

苯并呋喃类化合物胺碘酮（amiodarone），在 20 世纪 60 年代，临床上主要用于治疗心绞痛，后来发现它不仅对钾通道有阻滞作用，对钠、钙通道也有一定阻滞作用，而且对 α 受体、β 受体也有非竞争性拮抗作用。直到 20 世纪 70 年代，胺碘酮才作为抗心律失常药正式用于临床，并发现该药具有广谱抗心律失常作用。苯乙醇胺类药物索他洛尔（sotalol）是兼有 β 受体拮抗作用的钾通道阻滞

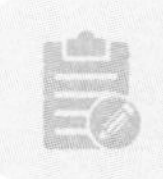

剂；多非利特（dofetilide）能够特异性阻滞快速激活延迟整流钾电流（rapidly activiting delayed rectifier potassium current，Ikr），不影响心脏传导速度或窦房结功能，主要用于心房颤动、心房扑动的治疗，生物利用度为 90%，$t_{1/2}$ 约为 7~13 小时。阿齐利特（azimilide）为新结构类型钾通道阻滞剂，特点是能有效防止心房颤动复发及减少心肌梗死患者发生心律失常性猝死。

胺碘酮 amiodarone

多非利特 dofetilide

索他洛尔 sotalol

阿齐利特 azimilide

循证医学证据表明，任何抗心律失常药物均可能存在致心律失常作用。多数快速性心律失常患者，长期应用抗心律失常药物治疗虽然可改善症状，但并未改善其预后。

盐酸胺碘酮 amiodarone hydrochloride

化学名为（2- 丁基 -3- 苯并呋喃基）[4-[2-（二乙氨基）乙氧基]-3,5- 二碘苯基]甲酮盐酸盐；（2-butyl-3-benzofuryl）(4-[2-（diethylamino）ethoxy]-3,5-diiodophenyl）ketone hydrochloride。又名“盐酸乙胺碘呋酮”“盐酸胺碘达隆”。

盐酸胺碘酮为白色至微黄色结晶性粉末；无臭；在三氯甲烷中易溶，在甲醇和乙醇中溶解，在丙酮中微溶，在水中几乎不溶；m.p. 158~162℃，熔融时同时分解。

胺碘酮结构中含羰基，加乙醇溶解后，加 2,4- 二硝基苯肼的高氯酸溶液，反应生成黄色的腙类沉淀。

胺碘酮除了能够阻滞钾通道外，对钠和钙通道也有一定阻滞作用，另外，它对 α 受体、β 受体也有一定的非竞争性拮抗作用，因此，本品兼具Ⅰ、Ⅱ、Ⅲ和Ⅳ型抗心律失常活性，是一个多靶点药物。

本品口服吸收慢，其生物利用度因人而异，在 30%~80%，起效极慢。单次口服 800mg 时 $t_{1/2}$ 为 4.6 小时，长期服药 $t_{1/2}$ 为 13~30 天，终末血浆清除半衰期可达 40~55 天。停药后半年仍可测出血药浓度。本品分布广泛，可蓄积在多种器官和组织内，主要代谢物为去乙基胺碘酮（desethylamiodarone），具有与胺碘酮相似的药理活性。

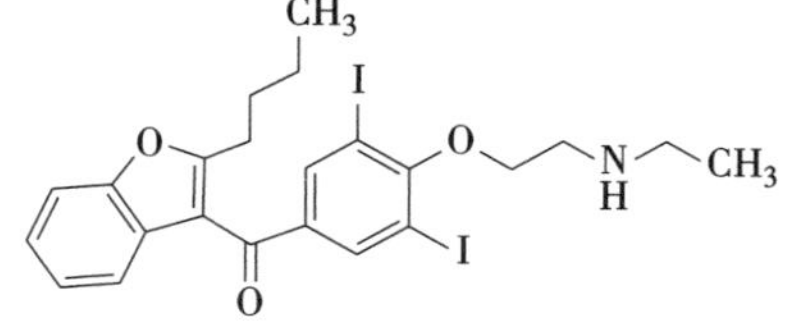

去乙基胺碘酮

盐酸胺碘酮的合成是以苯并呋喃与丁酸酐为原料，经酰化反应得到 2- 丁酰基苯并呋喃，再经水合肼还原后与对甲氧基苯甲酰氯进行傅 - 克酰基化反应，得到 2- 丁基 -3-（4- 甲氧基苯甲酰基）苯并呋喃中间体，该中间体经碘代后，再与 N,N- 二乙氨基氯乙烷缩合，最后与氯化氢成盐即得。

$\xrightarrow[CH_3CH_2CH_2COOH]{(CH_3CH_2CH_2CO)_2O,\ H_3PO_4}$　$\xrightarrow[KOH]{H_2NNH_2 \cdot H_2O}$

$\xrightarrow[AlCl_3,\ ClCH_2CH_2Cl]{}$　$\xrightarrow[CH_3CH_2OH]{I_2,\ KIO_3}$

$\xrightarrow[2.\ HCl]{1.}$　$\cdot HCl$

胺碘酮及其去碘衍生物屈奈达隆（拓展阅读）

本品为广谱抗心律失常药，可用于其他药物治疗无效的严重心律失常，如各种室上性及室性快速性心律失常等。因分子中含有碘原子，长期使用会引起皮肤色素沉积，诱发甲状腺功能紊乱。

第四节　血管紧张素转换酶抑制剂及血管紧张素Ⅱ受体阻滞药 Angiotensin-Converting Enzyme Inhibitors and Angiotensin Ⅱ Receptor Antagonists

血浆中的血管紧张素Ⅱ（angiotensin Ⅱ，Ang Ⅱ）是一种作用很强的血管收缩物质，其升压效力比等摩尔浓度的去甲肾上腺素强 40~50 倍，其升压机制见图 6-11。肝脏分泌的血管紧张素原（angiotensinogen）为一种糖蛋白，由 453 个氨基酸组成，经肾小球旁细胞分泌的肾素作用后，血管紧张素原裂解释放出由 10 个氨基酸组成的血管紧张素Ⅰ（AngⅠ）（天 - 精 - 缬 - 酪 - 异 - 组 - 脯 - 苯 - 组 - 亮），AngⅠ是一个无活性的多肽，但经血管紧张素转换酶（angiotensin converting enzyme，ACE）酶解后，生成八肽的血管紧张素Ⅱ（AngⅡ）（天 - 精 - 缬 - 酪 - 异 - 组 - 脯 - 苯），AngⅡ 除具有强烈的收缩外周小动脉作用外，还有促进肾上腺皮质激素合成和分泌醛固酮的作用，引发进一步重吸收钠离子和水，增加血容量，从两个方面导致血压升高。

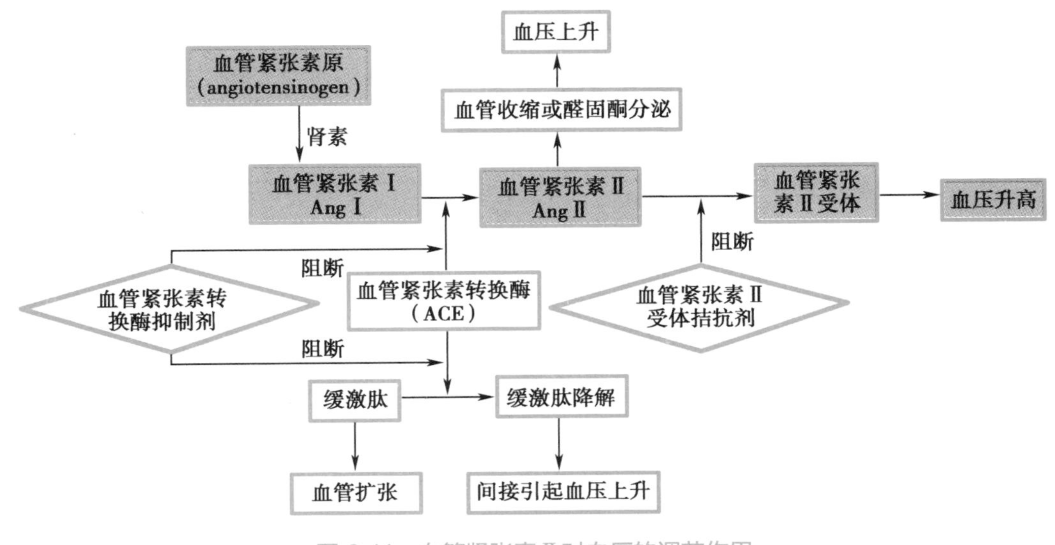

图 6-11　血管紧张素Ⅱ对血压的调节作用

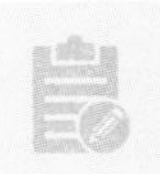

若 ACE 受到抑制，则 AngⅡ合成受阻，内源性 AngⅡ减少，导致血管舒张，血压下降。AngⅡ可以视为 AngⅡ受体的配体；而 AngⅡ受体拮抗剂，则可拮抗 AngⅡ的生理作用，同样可使血管扩张、血压下降。故血管紧张素转换酶抑制剂（ACEI）和 AngⅡ受体拮抗剂均能有效地降低血压，是目前临床上常用的抗高血压药物。

一、血管紧张素转换酶抑制剂（Angiotensin-Converting Enzyme Inhibitors）

1971 年从一种巴西毒蛇的毒液中分离纯化出九肽替普罗肽（teprotide，SQ 20881），其氨基酸组成为谷 - 色 - 脯 - 精 - 脯 - 谷 - 亮 - 脯 - 脯。由于替普罗肽口服无效，为了寻找结构简单且更稳定的药物，在羧肽酶 A 抑制剂作用模式的启发下，通过对 ACE 作用部位分析和替普罗肽及其类似物的研究，设计合成出琥珀酰 -L- 脯氨酸（succinyl-L-proline），发现其对 ACE 有特异性抑制作用，但作用很弱；进一步合成了一系列衍生物以研究其构效关系，结果显示有 C 末端二肽结构的化合物具有较高的 ACE 抑制活性，其中 D 构型甲基琥珀酰脯氨酸的活性增强了 15~20 倍。由于推断该酶结构中有一锌离子，于是用对锌离子亲和力更强的基团替代羧基，得到一类新的 ACE 抑制剂——巯基烷酰基 -L- 脯氨酸，它们对 ACE 的抑制活性显著增强，其中 D-3- 巯基 -2- 甲基丙酰 -L- 脯氨酸（captopril，卡托普利）的活性超过替普罗肽。卡托普利于 1981 年在美国上市，成为第一个上市的 ACE 抑制剂，其发现过程如图 6-12 所示。

谷-色-脯-精-脯-谷-亮-脯-N ← 有抑酶活性，但口服无效
替普罗肽
teprotide
受羧肽酶A抑制剂研究的启发 ↓
← 对酶有特异性抑制作用，但作用弱
琥珀酰-L-脯氨酸
succinyl-L-proline
结构改造，引入手性碳原子 ↓
← 抑酶活性提高15~20倍
D-甲基琥珀酰-L-脯氨酸
D-methylsuccinyl-L-proline
用对锌离子亲和力更强的巯基代替羧基 ↓
← 抑酶活性增强1 000倍，且可口服
卡托普利
captopril

图 6-12 从先导物替普罗肽到卡托普利的结构改造过程

卡托普利的发现之路（拓展阅读）

进一步分析卡托普利与酶的作用部位，发现巯基（SH）确实与锌离子结合，如果将 SH 置换为 OH 则无活性（图 6-13）。

2- 甲基丙酰基与受体结合位点 S_1' 结合，酰胺的羰基与受体形成氢键。脯氨酸的吡咯环与 S_2' 位点结合，卡托普利的脱羧产物的活性很低，证明脯氨酸的羧基阴离子与酶活性部位的结合对抑制活性起重要作用。

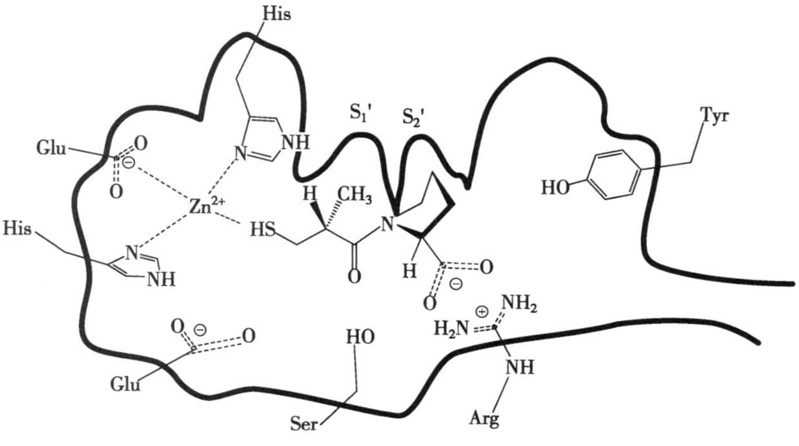

图 6-13　卡托普利与酶的作用

由于卡托普利作用机制明确，降压效果明显，口服生物利用度较高，相对于之前临床上使用的各类抗高血压药，其不良反应较少，故卡托普利上市后很快就成为临床上高血压合并心力衰竭患者的首选。由于部分患者用药后会出现皮疹和味觉障碍等副作用，并推断这些副作用可能与其结构中含有巯基有关，故后续研究中将巯基成酯，或合成出不含巯基的 ACE 抑制剂，以减少不良反应，临床常用的 ACE 抑制剂见表 6-6。

巯基置换——依那普利的发现（拓展阅读）

表 6-6　临床常用的 ACE 抑制剂

药物名称及化学结构	结构特点	作用特点及用途
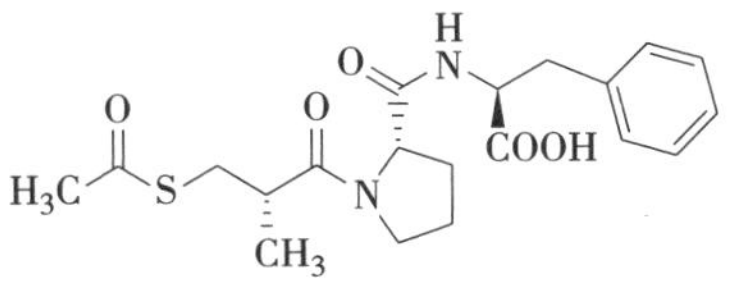 阿拉普利 alacepril	将卡托普利巯基乙酰化，羧基与苯丙氨酸成酰胺	在体内经水解，生成卡托普利而起效，降压作用缓慢而持久
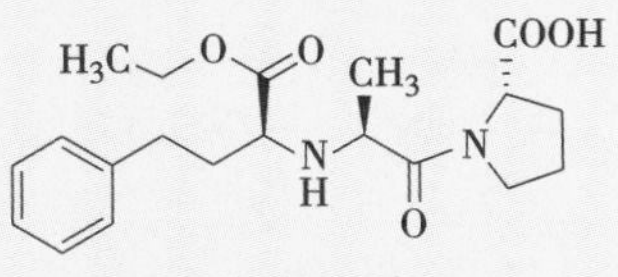 依那普利 enalapril	用羧基替代巯基与锌离子络合，为了提高口服吸收，将该羧基成酯	为前药。口服吸收迅速，经酯酶水解为依拉普利拉（enalaprilat）而起效
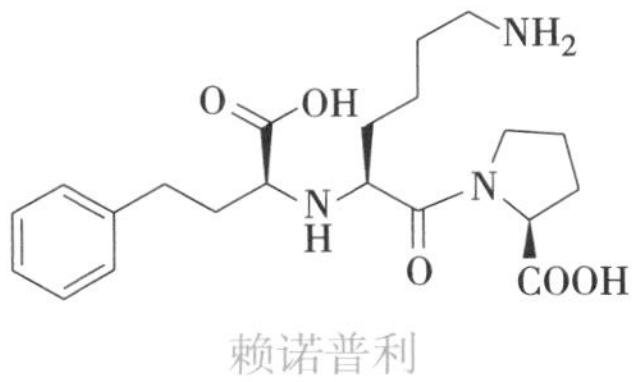 赖诺普利 lisinopril	碱性的赖氨酸残基替代依那普利分子中的丙氨酸残基得到	为非前药。降压作用缓慢而长效，临床用于治疗高血压、充血性心力衰竭和急性心肌梗死，一日 1 次

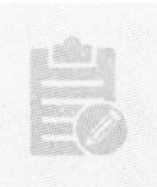

续表

药物名称及化学结构	结构特点	作用特点及用途
雷米普利 ramipril	依那普利分子中脯氨酸的吡咯烷环用环戊并吡咯烷环替换得到	属于前药。口服生物利用度约50%~60%，其活性代谢物雷米普利拉（ramiprilat）的末端 $t_{1/2}$ 大于50h。临床用于治疗原发性高血压、充血性心力衰竭、肾性高血压
培哚普利 perindopril	将雷米普利分子中的环戊并吡咯烷环替换为八氢吲哚环，并将苯乙基用丙基替换得到	属于前药。需在体内代谢为培哚普利拉（perindoprilat）而起效，培哚普利拉的初始 $t_{1/2}$ 为3~10h，但其末端 $t_{1/2}$ 达到30~120h，这是培哚普利拉从血浆或组织的ACE结合部位缓慢解离所致。临床用于治疗高血压与充血性心力衰竭
喹那普利 quinapril	用四氢异喹啉环替换依那普利分子中C-端的吡咯烷环得到	属于前药。口服生物利用度约60%，体内活性代谢物喹那普利拉（quinaprilat）的初始 $t_{1/2}$ 为2h，其末端 $t_{1/2}$ 达到25h。临床用于治疗高血压、充血性心力衰竭
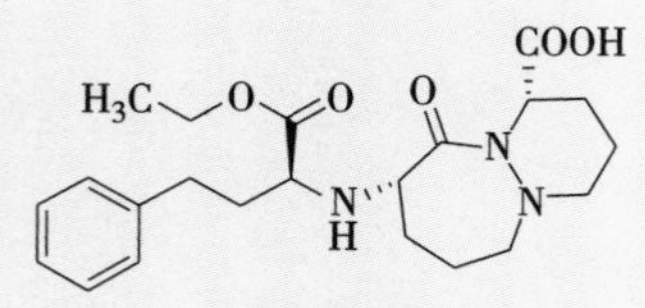 西拉普利 cilazapril	C-端连接的是八氢哒嗪并[1,2-a][1,2]二氮杂䓬，丙氨酸结构被部分并入大环中	属于前药。口服后能有效被吸收并迅速地被转化为具有药理活性的西拉普利拉（cilazaprilat），西拉普利拉的有效半衰期为9h。临床用于治疗原发性高血压和肾性高血压
贝那普利 benazepril	C端连接的是苯并氮杂䓬环，丙氨酸结构被部分并入大环中	属于前药。口服生物利用度约37%，其活性代谢物贝那普利拉（benazeprilat）的末端 $t_{1/2}$ 为10~11h，降压作用可持续24h。临床用于治疗各类高血压和充血性心力衰竭
螺普利 spirapril	C端连接的是螺环，即1,4-二硫-7-氮杂螺[4,4]-壬烷，替代依那普利分子中C-端的吡咯烷环	属于前药。口服生物利用度50%，其活性代谢物螺普利拉（spiraprilat）的末端 $t_{1/2}$ 为30~35h。临床用于治疗原发性高血压

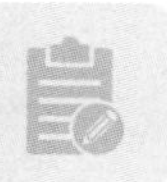

续表

药物名称及化学结构	结构特点	作用特点及用途
群多普利 trandolapril	用八氢吲哚环替换依那普利分子中C-端的吡咯烷环得到	属于前药。口服吸收后在肝脏水解成群多普利拉(trandolaprilat),血浆蛋白结合率为94%。群多普利拉的稳态$t_{1/2}$可达24h。临床用于治疗各种程度的高血压
莫昔普利 moexipril	用四氢异喹啉环替换依那普利分子中C-端的吡咯烷环得到	属于前药。口服吸收后能迅速代谢为莫昔普利拉(moexiprilat)。莫昔普利的$t_{1/2}$为1.3h,而莫昔普利拉的$t_{1/2}$长达9.8h。临床用于治疗原发性高血压
咪达普利 imidapril	用咪唑烷酮环替换依那普利分子中C-端的吡咯烷环得到	属于前药。口服后经酯酶水解为咪达普利拉(imidaprilat),咪达普利拉的$t_{1/2}$为8h。临床用于治疗原发性高血压和肾性高血压
福辛普利 fosinopril	含次磷酰基结构,在吡咯环的4位引入环己基	属于前药。在体内经肠壁和肝的酯酶催化水解为福辛普利拉(fosinprilat)而发挥ACE抑制作用。福辛普利在体内能经肝和肾双通道代谢而排泄,适用于肝或肾功能不良的患者使用。临床用于治疗高血压和心力衰竭

卡托普利是血管紧张素转换酶抑制剂(ACEI)的代表药物,也是第一个可以口服的ACEI。该类药物的构效关系如图6-14。

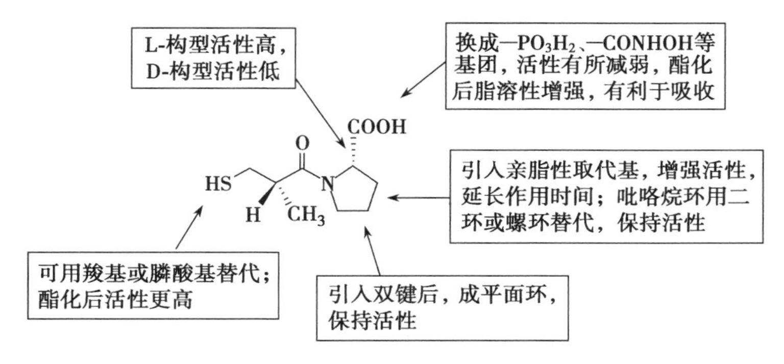

图6-14　血管紧张素转换酶抑制剂的构效关系

卡托普利 captopril

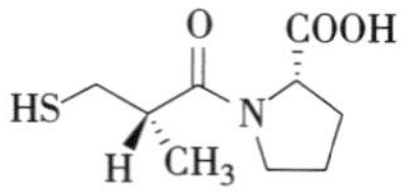

化学名为 1-[(2*S*)-2- 甲基 -3- 巯基 - 丙酰基]-L- 脯氨酸；1-[(2*S*)-3-mercapto-2-methylpropionyl]-L-proline。

卡托普利为白色或类白色结晶粉末，有类似蒜的特臭。在甲醇、乙醇或三氯甲烷中易溶，在水中溶解。m.p. 104~110℃。比旋度 $[\alpha]_D^{20}$ 为 −132° 至 −126°（20mg/ml，乙醇）。

卡托普利具有酸性，其羧酸的 pK_a 为 13.7，巯基酸性较弱，pK_a 为 29.8。由于分子中存在巯基，卡托普利易发生氧化反应，通过二聚化生成二硫化物。在体内，卡托普利的巯基除了自身二聚化外，还可以与一分子半胱氨酸的巯基发生二聚化，生成半胱氨酸 - 卡托普利二硫化物。

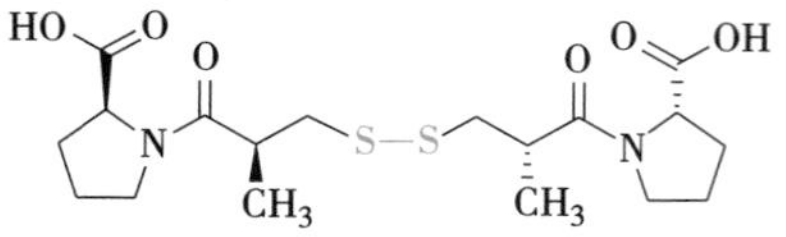

卡托普利二硫聚合物 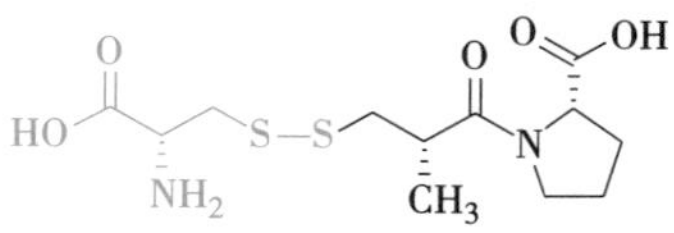　　半胱氨酸-卡托普利二硫聚合物

卡托普利的合成是以 2- 甲基丙烯酸和硫代乙酸为原料，先经加成反应得到外消旋 2- 甲基 -3- 乙酰巯基丙酸，再与氯化亚砜反应制得酰氯，与 L- 脯氨酸进行酰化反应生成（*R,S*/*S,S*）- 乙酰卡托普利非对映异构体，该中间体与二环己基胺成盐，利用（*R,S*）和（*S,S*）- 异构体在硫酸氢钾溶液中的溶解度不同而分离，最后经水解脱去乙酰基得到卡托普利。

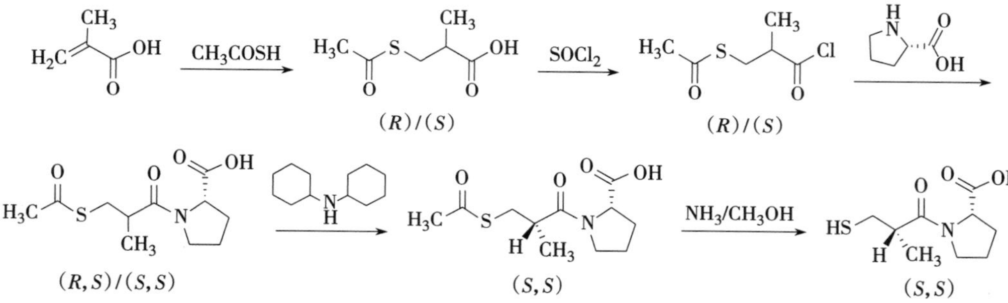

本品用于治疗高血压、心力衰竭与心肌梗死后的心功能不全等。用药后有皮疹、嗜酸性粒细胞增多、味觉丧失及蛋白尿等副作用。

二、血管紧张素Ⅱ受体阻滞药（Angiotensin Ⅱ Receptor Antagonists）

研究发现血管紧张素Ⅱ受体存在许多不同的亚型，其中 AT_1 亚型主要分布于心、脑、血管及肾脏等部位，参与心肌和平滑肌收缩，调节醛固酮分泌等。在血管紧张素转换酶抑制剂出现之前，人们就开始寻找 AngⅡ受体拮抗剂。20 世纪 70 年代初发现了沙拉新（saralasin），是一个由 8 个氨基酸组成的多肽（Sar-Arg-Val-Try-Val-His-Pro-Ala），通过与 AngⅡ对比可以发现，AngⅡ的 Asp^1、Ile^5 和 Phe^8 残基分别被 Sar、Val 和 Ala 残基取代即得沙拉新（又名“肌丙抗增压素”）。但沙拉新的口服吸收差，且对 AngⅡ受体有部分激动作用，故未被推广应用。

1976 年，发现了 2- 丁基 -4- 氯 -1-（2- 硝基苄基）咪唑 -5- 乙酸在体外能拮抗大鼠、兔动脉中分离出来的 AngⅡ受体，虽然作用很弱，却有较好的选择性。1988 年，Wong 发现经过结构改造得到的联苯四氮唑类化合物能特异性地阻滞 AT_1 受体，通过合成了一系列衍生物，发现了可以口服、选择性高的氯沙坦（losartan），并于 1995 年首次被美国 FDA 批准上市，用于治疗高血压，成为第一个非肽类且选择性高的 AngⅡ受体拮抗剂。

2-丁基-4-氯-1-（2-硝基苄基）咪唑-5-乙酸　　　　氯沙坦

除氯沙坦以外，临床常用的 AngⅡ受体拮抗剂见表 6-7。

表 6-7　临床常用的 AngⅡ受体拮抗剂

药物名称及化学结构	结构特点	作用特点及用途
坎地沙坦 candesartan	将氯沙坦分子中的咪唑环替换为苯并咪唑环	联苯四氮唑类 AngⅡ受体拮抗剂。通过与血管平滑肌 AT_1 受体结合而拮抗血管紧张素Ⅱ的血管收缩作用。临床用于治疗原发性高血压
坎地沙坦酯 candesartan cilexetil	坎地沙坦分子中苯并咪唑环上的羧基成酯得到	属于前药，口服后，在经胃肠道吸收期间即迅速、完全地水解为坎地沙坦而发挥作用
奥美沙坦酯 olmesartan medoxomil	与氯沙坦一样含有咪唑环，由奥美沙坦分子中的羧基成酯得到	联苯四氮唑类 AngⅡ受体拮抗剂，为前药，经胃肠道吸收水解为奥美沙坦。奥美沙坦为选择性 AT_1 受体拮抗剂。临床用于治疗高血压
厄贝沙坦 irbesartan	氯沙坦中咪唑环改造为螺环结构	联苯四氮唑类 AngⅡ受体拮抗剂，对 AT_1 受体的拮抗作用比 AT_2 受体约高 8 500 倍。口服绝对生物利用度为 60%~80%，$t_{1/2}$ 为 11~15h。临床用于原发性高血压、合并高血压的 2 型糖尿病肾病的治疗

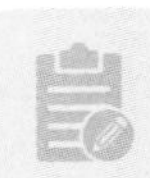

续表

药物名称及化学结构	结构特点	作用特点及用途
缬沙坦 valsartan	第一个不含咪唑环的 Ang Ⅱ 受体拮抗剂，分子中有一个手性碳	联苯四氮唑类 Ang Ⅱ 受体拮抗剂。对 AT_1 受体的亲和力是 AT_2 受体的 20 000 倍，起效迅速，较少在肝代谢，大部分以原药经双通道排泄（胆汁排泄 70%，肾脏排泄 30%），其降压作用可持续 24h。临床用于治疗轻、中度原发性高血压
替米沙坦 telmisartan	结构中含有两个苯并咪唑环，联苯上取代基为羧基	联苯羧酸类 Ang Ⅱ 受体拮抗剂。口服吸收迅速，绝对生物利用度平均值约 50%，老年人和年轻人的药代动力学无差异。临床用于治疗原发性高血压
依普沙坦 eprosartan	含有咪唑环，但不含联苯和四唑类结构	非联苯四氮唑类 Ang Ⅱ 受体拮抗剂。口服吸收快，血浆蛋白结合率达 98%，$t_{1/2}$ 为 5~7h。临床用于治疗原发性高血压

根据“沙坦类”药物结构及其作用特点，可以总结出其构效关系，如图 6-15。

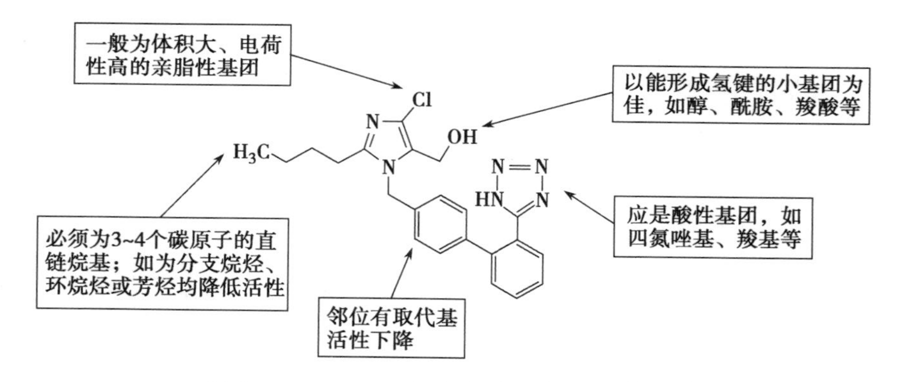

图 6-15 Ang Ⅱ 受体拮抗剂类药物的构效关系

在调节肾素 - 血管紧张素系统（RAS）的药物中，Ang Ⅱ 受体拮抗剂直接阻断 Ang Ⅱ 分子与相应的受体结合，作用直接，降血压效果好。ACE 抑制剂可以减少 Ang Ⅰ 转化为 Ang Ⅱ，减弱 Ang Ⅱ 的缩血管作用而达到降血压目的，但 ACE 抑制剂也会抑制缓激肽的降解，导致缓激肽积聚而出现干咳副作用。

在 RAS 中，肾素（renin）催化血管紧张素原水解产生 AngⅠ。因此，肾素抑制剂可以减少 AngⅠ的生成，进而使得 AngⅡ生成减少，且不会引起缓激肽蓄积而产生干咳等副作用，因此，肾素被认为是理想的抗高血压靶标。但直到 2007 年第一个肾素抑制剂阿利吉仑（aliskiren）才被美国 FDA 批准上市，用于治疗原发性高血压。阿利吉仑的研发历程包含了从肽类和拟肽再到非肽类小分子药物的典型过程。

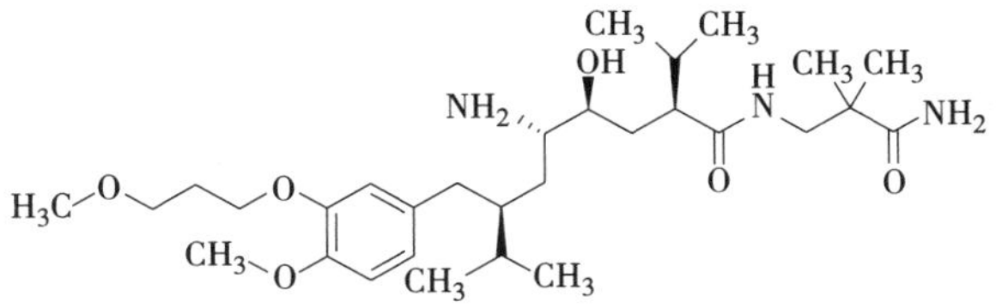

阿利吉仑　aliskiren

所有抑制肾素 - 血管紧张素 - 醛固酮系统（renin-angiotensin-aldosterone system，RAAS）的药物，包括肾素抑制剂，都能导致血浆肾素浓度的代偿性升高。当在 ACE 抑制剂和 AngⅡ拮抗剂治疗期间发生这种代偿性机制时，结果是肾素水平升高。然而，在用阿利吉仑治疗期间，肾素水平升高的作用被阻断，因此无论是阿利吉仑单用还是与其他抗高血压药物联用，血浆中的肾素、AngⅠ和 AngⅡ都被降低。阿利吉仑的生物利用度约为 2.5%，累积 $t_{1/2}$ 约为 24 小时，在约 7~8 天内达到稳态血液水平。阿利吉仑的不良反应包括低血压、高钾血症和肾损伤等。

氯沙坦　losartan

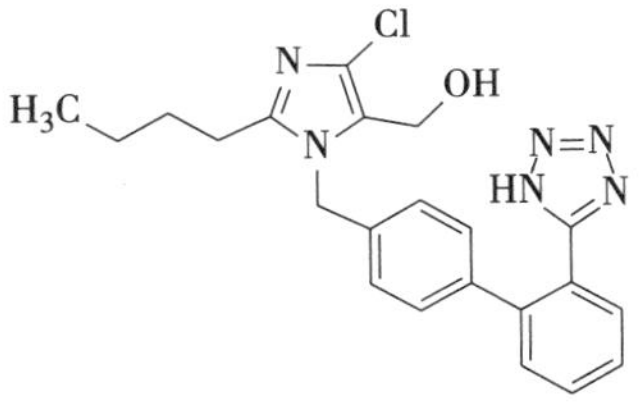

化学名为 2- 丁基 -4- 氯 -1-［4-（2-1*H*- 四唑 -5- 基苯基）苄基］咪唑 -5- 甲醇；4-chloro-2-butyl-1-（4-（2-（1*H*-tetrazol-5-yl）-phenyl）benzyl）imidazole-5-methanol。

氯沙坦为淡黄色结晶，m.p. 183.5~184.5℃。

氯沙坦结构由四氮唑环、联苯及咪唑环三部分组成，其中四氮唑环的 1 位氮原子有一定酸性，可与碱成盐。药用其钾盐。

本品口服吸收良好，不受食物影响，蛋白结合率达 99%，经肝脏代谢生成活性代谢物 EXP-3174 和另外两种无活性的代谢物。EXP-3174 为一种非竞争性 AT_1 受体拮抗剂。本品及其代谢物经肝脏和肾脏排泄。

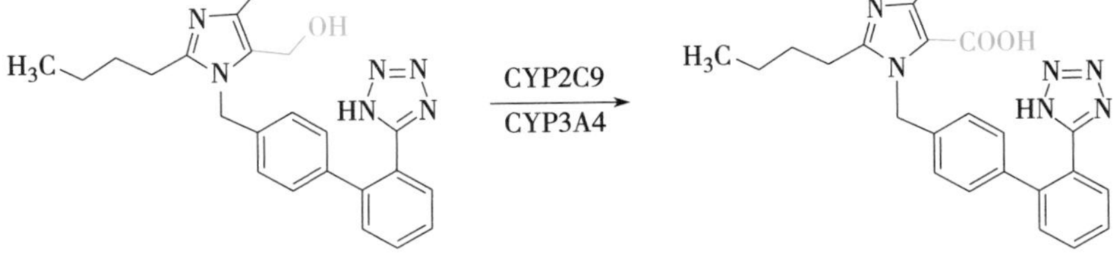

CYP2C9 / CYP3A4

氯沙坦　　EXP-3174（活性代谢物）

氯沙坦对各种组织中的 AT_1 受体有较高的亲和力和选择性，而对肾上腺受体、阿片受体、M 胆碱受体、多巴胺受体和 5-HT 受体等均无作用。氯沙坦的成功问世，开启了抗高血压的 AngⅡ受体拮抗剂时代。

临床用氯沙坦钾，可治疗高血压和充血性心力衰竭，副作用轻微且短暂。

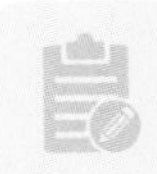

第五节 抗心绞痛药物 Antianginal Drugs

心绞痛（angina pectoris）是冠状动脉供血不足，心肌急剧的暂时缺血与缺氧所引起的以发作性胸痛或胸部不适为主要表现的临床综合征。各种因素引起的心肌耗氧量增加、冠脉供氧不足或血携氧能力降低等均会诱发心绞痛发作。因此，增加心肌供氧或降低心肌耗氧是治疗心绞痛的重要途径。

抗心绞痛药物主要通过扩张血管，减慢心率，降低心肌耗氧量而预防或治疗心绞痛。常用药物有一氧化氮供体（包括硝酸酯及亚硝酸酯类、非硝酸酯类）、β 受体拮抗剂、钙通道阻滞剂等。其中 β 受体拮抗剂可降低交感神经兴奋性，使心率减慢，心肌收缩力减弱，心脏耗氧量下降，具有预防和缓解心绞痛的作用，相关药物在本章第一节已详细介绍。钙通道阻滞剂能阻滞细胞膜上的钙通道，阻止钙离子进入细胞内，扩张血管，减弱心肌收缩力，减慢心率，降低心肌需氧量，缓解心绞痛，适用于各型心绞痛，相关药物在本章第二节已详细介绍。本节重点介绍 NO 供体药物（NO donor drugs），包括硝酸酯及亚硝酸酯类和非硝酸酯类 NO 供体型抗心绞痛药物。

一、NO 供体药物作用机制（Action Mechanism of Nitric Oxide Donor Drugs）

1980 年，科学家发现乙酰胆碱的舒张血管作用依赖于血管内皮释放的某种可扩散物质，并将该物质命名为“内皮舒血管因子（endothelium-derived relaxing factor，EDRF）”，直到 1986 年，研究人员才提出 EDRF 的本质是一氧化氮（nitric oxide，NO），并获得证实。内源性 NO 是由 L- 精氨酸在一氧化氮合酶（nitric oxide synthase，NOS）催化作用下生成的。NO 供体药物（NO donor drugs）在体内可释放出 NO，临床上可治疗心绞痛。NO 供体药物的作用机制如图 6-16 所示。

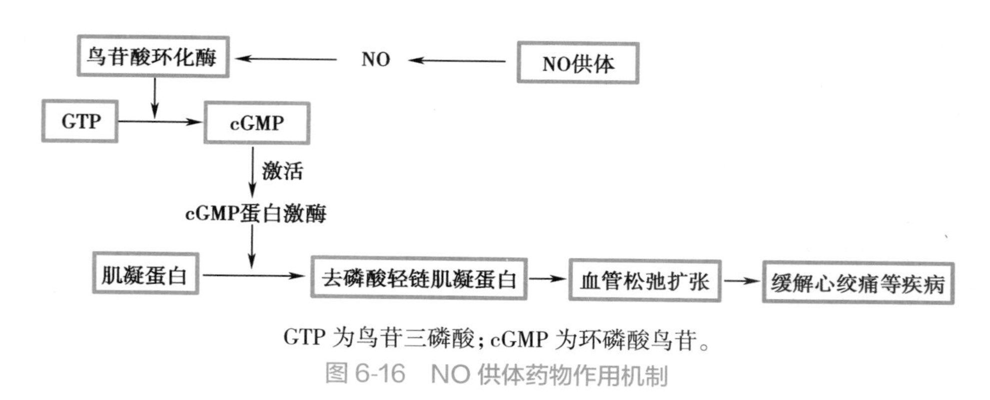

GTP 为鸟苷三磷酸；cGMP 为环磷酸鸟苷。

图 6-16 NO 供体药物作用机制

二、硝酸酯及亚硝酸酯类（Nitrates and Nitrites）

早在 1867 年，亚硝酸异戊酯（amyl nitrite）就用于临床治疗心绞痛，但需吸入给药，副作用较大，现已少用。此后，硝酸甘油（nitroglycerin）、丁四硝酯（erythrityl tetranitrate）和硝酸异山梨酯（isosorbide dinitrate）等有机硝酸酯类药物相继出现，这些药物的共同特点是经口腔黏膜吸收迅速，起效快，抗心绞痛作用明显。丁四硝酯作用时间较长；硝酸异山梨酯为二硝酸酯，脂溶性大，易透过血脑屏障，有头痛的不良作用，而其体内代谢产物单硝酸异山梨酯（isosorbide mononitrate，异山梨醇 -5- 硝酸酯）水溶性增大，副作用降低。

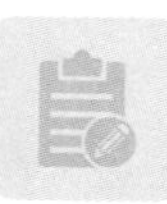

亚硝酸异戊酯 amyl nitrite　　硝酸甘油 nitroglycerin　　丁四硝酯 erythrityl tetranitrate

硝酸异山梨酯 isosorbide dinitrate　　单硝酸异山梨酯 isosorbide mononitrate

硝酸酯类和亚硝酸酯类药物进入体内后可通过生物转化生成 NO。硝酸酯类药物主要用于治疗心绞痛，它们的药物代谢动力学特点是吸收快，起效快。但连续使用硝酸酯类药物易产生耐受性。这里由于硝酸酯类药物在体内需被巯基还原成亚硝酸酯类化合物，才能产生扩血管作用。当产生耐受性后，继续使用硝酸酯类药物，将不产生扩血管作用，此时组织中巯醇含量有所下降，但应用亚硝酸酯类药物仍然有效。当给予硫化物还原剂时，则能迅速逆转这一耐受现象。应用硝酸酯类药物时，如同时给予可保护体内巯醇类的化合物 1,4- 二巯基 -2,3- 丁二醇，就不易产生耐药性。在正常情况下，硝酸酯的作用比亚硝酸酯强，这主要是由于前者较易吸收。

硝酸甘油的发现（拓展阅读）

三、非硝酸酯类（Non-Nitrates）

非硝酸酯类 NO 供体主要有吗多明（molsidomine）和硝普钠（sodium nitroprusside）。

吗多明 molsidomine　　硝普钠 sodium nitroprusside

吗多明进入体内后，在肝内代谢生成 SIN-1，然后经碱催化与分子氧反应释放出 NO 分子，产生扩血管作用。吗多明舌下给药 2~4 分钟起效，持续 6~7 小时，首过效应低，且无硝酸酯类药物的头痛、眩晕等中枢副作用。吗多明还有抗血小板聚集作用，可预防血栓形成。

吗多明 —肝→ SIN-1 —OH^-→ … —O_2→ … + NO

硝普钠在体内易水解释放出 NO，作用迅速，5 分钟起效，为强有力的血管扩张剂。但长期或大剂量使用易引起氰化物中毒。

硝酸异山梨酯　isosorbide dinitrate

化学名为 1,4：3,6- 二脱水 -D- 山梨醇二硝酸酯；1,4：3,6-dianhydro-D-glucitol dinitrate。又名“硝异梨醇”“消心痛”。

本品为白色结晶性粉末，无臭，m.p. 68~72℃。在三氯甲烷或丙酮易溶，在乙醇中略溶，在水中微溶。比旋度$[\alpha]_D^{20}$为 +135° 至 +140°（10mg/ml，无水乙醇）。

硝酸异山梨酯结晶有稳定型和不稳定型两种，药用其稳定型。不稳定型在 30℃放置数天后，即转变为稳定型。本品在室温干燥状态下比较稳定，在强热或撞击下，也会发生爆炸，在酸、碱溶液中，硝酸酯容易水解，生成脱水山梨醇及亚硝酸。

硝酸异山梨酯口服生物利用度仅 3%，大多数在胃肠道、肝脏破坏。本品口服吸收后经肝代谢，脱去一个硝基生成 2- 单硝酸异山梨酯和 5- 单硝酸异山梨酯，代谢产物仍有活性（图 6-17）。其中 5- 单硝酸异山梨酯无肝脏首过效应，有效血药浓度稳定，$t_{1/2}$ 为 5~6 小时，作用维持时间较长，已成为抗心绞痛的常用药物。舌下含服后约 6 分钟达到血药浓度峰值，半衰期 45 分钟，有效作用时间持续 10~60 分钟。

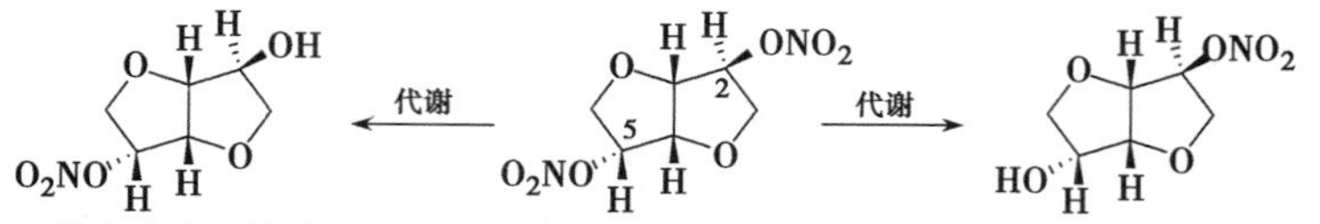

5-单硝酸异山梨酯 ←代谢— 硝酸异山梨酯 —代谢→ 2-单硝酸异山梨酯

图 6-17 硝酸异山梨酯的代谢

硝酸异山梨酯的合成是用山梨醇在 H_2SO_4 催化下经二甲苯脱水后生成二脱水山梨醇，再经硝酸酯化即得本品。

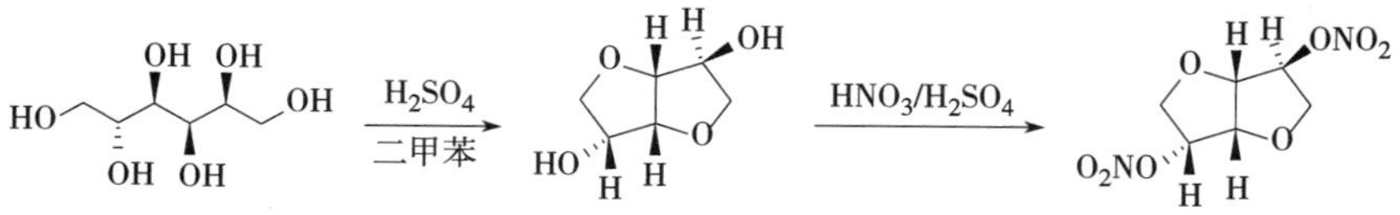

H_2SO_4 / 二甲苯；HNO_3/H_2SO_4

本品可用于冠心病、心绞痛、急性心肌梗死和充血性心力衰竭的治疗、预防与急救。

硝酸甘油 nitroglycerin

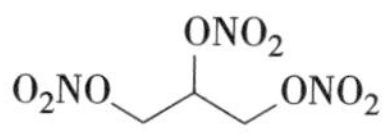

O_2NO、ONO_2、ONO_2

化学名为 1，2，3- 丙三醇三硝酸酯（1，2，3-propanetriol trinitrate）。

硝酸甘油为浅黄色无臭带甜味的油状液体，在低温条件下可凝固成为两种固体形式，一种为稳定的双棱形晶体，m.p. 13.2℃，在某些条件下，形成不稳定的三斜晶形，m.p. 2.2℃，这种易变晶形可转变为稳定的晶形。硝酸甘油混溶于乙醇、丙酮和乙酸乙酯，略溶于水（1.73mg/ml，20℃）。硝酸甘油有挥发性和爆炸性，也能吸收水分子成塑胶状，因此，硝酸甘油常溶于无水乙醇，制成 9%~11%（g/ml）硝酸甘油溶液，用于保存和运输。

硝酸甘油在中性和弱酸性条件下相对稳定，在碱性条件下迅速水解。

硝酸甘油可通过黏膜、肺和皮肤吸收。口服易吸收，但肝脏首过消除明显，生物利用度仅 8%，故不宜口服给药。舌下给药，1~2 分钟起效，3~10 分钟作用达高峰，持续 20~30 分钟。硝酸甘油在体内逐渐代谢生成甘油二硝酸酯（包括 1,2- 二硝酸甘油、1,3- 二硝酸甘油）、甘油单硝酸酯和甘油，这些代谢物均可经尿液和胆汁排出体外，也有部分甘油进一步转化成糖原、蛋白质、脂质和核苷参与生理过程，还有部分甘油氧化为二氧化碳而排泄（图 6-18）。

本品可用于预防和治疗冠心病心绞痛，也可用于治疗充血性心力衰竭和高血压。主要不良反应是头痛及直立性低血压所致相关症状。

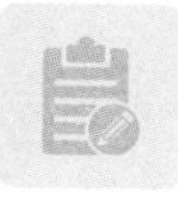

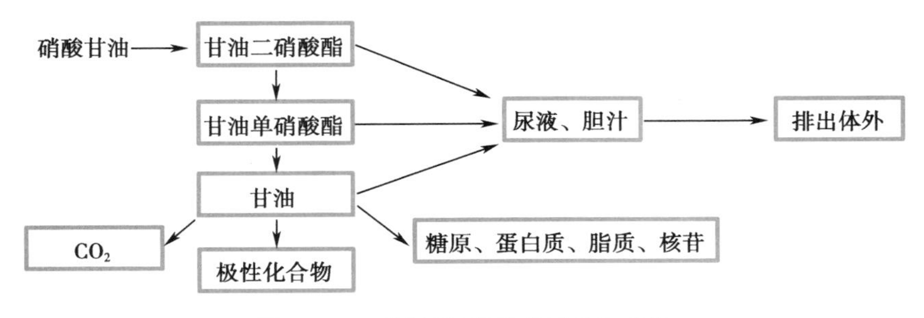

图 6-18　硝酸甘油的生物转化和代谢

第六节　强心药　Cardiotonic Drugs

强心药是指能选择性增强心肌收缩力，临床上主要用于治疗充血性心力衰竭（congestive heart failure，CHF）的药物，故强心药又可称为"正性肌力药"。由于有多种疾病可引起心力衰竭，且具体机制尚未完全阐明，给强心药的研究开发带来了一定的困难。目前临床上可用于治疗 CHF 的药物种类较多，各类药物的结构和作用机制不同，有些药物如硝酸酯类、血管紧张素转换酶抑制剂等前面已介绍，除此之外，还有强心苷类、磷酸二酯酶抑制剂类、β 受体激动剂及钙敏化药等，见表 6-8。

表 6-8　常用的强心药物

类别	药物名称及结构	结构特点及药理作用
强心苷类	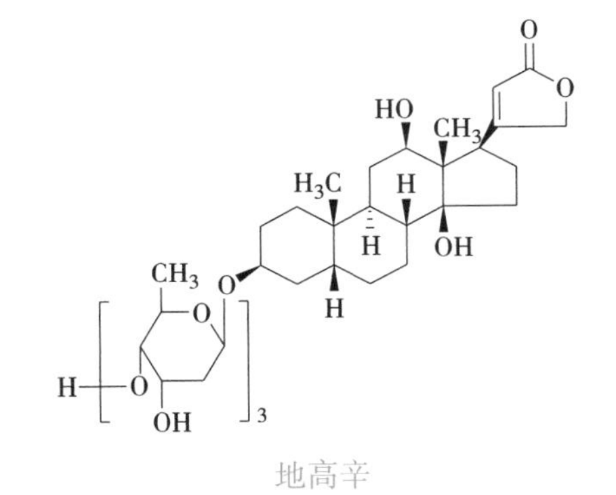 地高辛 digoxin	地高辛属于强心甾烯类，为使用历史悠久的经典的强心药
磷酸二酯酶抑制剂类	氨力农 amrinone	氨力农含有吡啶联吡啶酮结构，是第一个临床应用的磷酸二酯酶Ⅲ抑制剂类强心药。但本品会引起肝功能异常和血小板减少等副作用，临床主要用于对洋地黄、利尿剂和血管扩张剂治疗无效的住院心力衰竭患者的短期治疗
	米力农 milrinone	米力农为氨力农的衍生物，对磷酸二酯酶Ⅲ的选择性更高，活性更强，口服有效

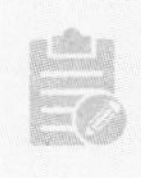

续表

类别	药物名称及结构	结构特点及药理作用
β 受体激动剂	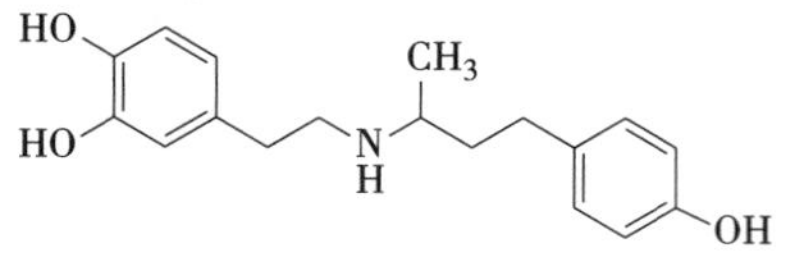 多巴酚丁胺 dobutamine	多巴酚丁胺为多巴胺衍生物，常用其盐酸盐。能选择性激动心脏 $β_1$ 受体，临床用于治疗器质性心脏病时心肌收缩力下降引起的心力衰竭
钙敏化药	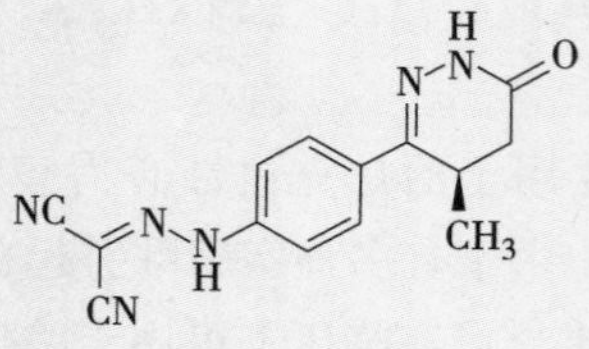 左西孟旦 levosimendan	左西孟旦为哒嗪酮衍生物，临床用于传统治疗（如利尿剂、ACE 抑制剂和洋地黄类）疗效不佳，并且需要增加心肌收缩力的急性失代偿心力衰竭（ADHF）的短期治疗

一、强心苷类（Cardiac Glycosides）

早在 2000 多年前，古罗马人就用海葱提取物治疗水肿。后来，欧洲人曾将洋地黄叶外用治疗炎症、脓肿，内服利尿、泻下并治头痛、痉挛。15 世纪就有人使用洋地黄制剂治疗心力衰竭。直至 1785 年英国医师 W. Withering 才首次正式报道洋地黄治疗水肿有效，并间接提及其对心脏作用，但没有将消除水肿作用与心脏疾病的治疗联系起来。1814 年 F. L. Kreysig 首次认为洋地黄对心脏和血管有直接作用。19 世纪中叶，洋地黄曾被广泛用于治疗多种疾病，如发热、出汗、炎症等。由于提取分离技术的发展，使人类可以得到纯的强心苷。20 世纪初，洋地黄用于治疗心房颤动，20 世纪 20 年代才发展成为治疗充血性心力衰竭的主要药物，20 世纪 50 年代发现其对细胞膜 Na^+, K^+-ATP 酶有抑制作用，20 世纪 60 年代才阐明其增强心肌收缩力的作用机制。地高辛是强心苷类药物的典型代表，它是直接从毛花洋地黄的叶中提取得到的。

地高辛 digoxin

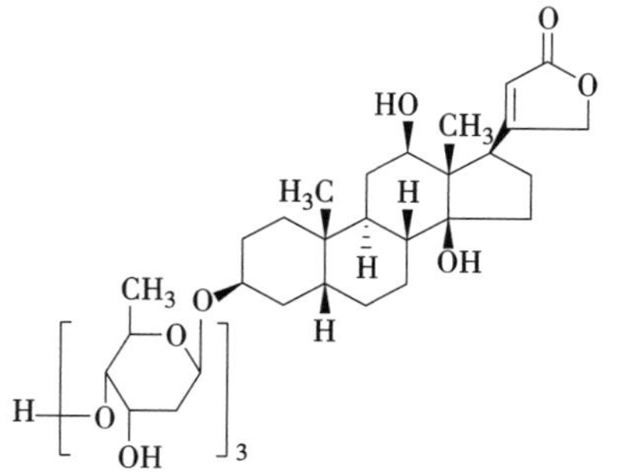

化学名为 3β-[[*O*-2,6- 二脱氧 -β-D- 核 - 己吡喃糖基 -（1→4）-*O*-2,6- 二脱氧 -β-D- 核 - 己吡喃糖基 -（1→4）-2,6- 二脱氧 -β-D- 核 - 己吡喃糖基］氧代］-12β,14β- 二羟基 -5β- 心甾 -20（22）烯内酯；3β-[（*O*–2,6-dideoxy-β-D-*ribo*–hexopyranosyl-（1→4）-*O*–2,6-dideoxy-β-D-*ribo*- hexopyranosyl-（1→4）-2,6-dideoxy-β-D-*ribo*–hexopyranosyl）oxy］-12β,14β-dihydroxy-5β-card-20（22）-enolide。又名“狄戈辛”“异羟基洋地黄毒苷”。

地高辛属于强心甾烯类，即甾核 C_{17} 位连接的是五元不饱和内酯环（若 C_{17} 位上连的是六元双不饱和内酯环，则属蟾蜍甾二烯类）。甾核中 A、B 环，C、D 环均为顺式稠合（这与甾体激素的构型不同），B、C 环以反式稠合，甾核上有 18β-CH_3、19β-CH_3、3β-OH 和 14β-OH 等基团，3β-OH 与糖基连接。糖基部分由三个 β-D- 洋地黄毒糖组成，糖分子之间以 1，4 糖苷键相连。

强心甾烯类　　蟾蜍甾二烯类　　β-D-洋地黄毒糖

地高辛为白色结晶或结晶性粉末，无臭，味苦。m.p. 235~245℃（熔融时同时分解）。本品在吡啶中易溶，在稀醇中微溶，在三氯甲烷中极微溶解，在水或乙醚中不溶。比旋度 $[\alpha]_D^{20}$ 为 +9.5° 至 +12.0°（20mg/ml，吡啶）。

本品口服后在小肠上端吸收，主要以原型从肾脏排泄，约 7% 经肝代谢，主要是氢化为二氢地高辛后再被水解成不同产物，包括脱糖等，最后与葡糖醛酸结合，经肾排泄。

地高辛主要通过抑制心肌细胞膜上 Na^+，K^+-ATP 酶活性，使 Na^+-K^+ 交换减少，由于 Na^+ 不能主动泵出膜外，使膜内 Na^+ 增多，兴奋 Na^+-Ca^{2+} 交换系统，促使 Na^+ 外流，Ca^{2+} 内流，膜内 Ca^{2+} 增加，产生正性肌力作用；同时与 Na^+，K^+-ATP 酶结合后，改变了酶的结构及其脂质部分磷脂酰丝氨酸的结构，使其在心肌细胞除极时释放更多的 Ca^{2+}。本品临床上主要用于各种充血性心力衰竭、心房颤动及心律不齐。

临床上使用强心苷类药物的最大问题是安全范围小，有效剂量与中毒剂量接近。为了克服其缺点，除加强临床血药浓度监测外，也合成了大量该类化合物，但在疗效与毒性分离方面，仍不够理想。目前临床用的仍以天然强心苷类为主，见表 6-9。

表 6-9　其他强心苷类药物

名称	R^1	R^2	R^3	R^4
洋地黄毒苷　digitoxin	（D- 洋地黄毒糖）$_3$	H	CH_3	H
毛花苷 C　lanatoside C	D- 葡萄糖 -β- 乙酰基 -（D- 洋地黄毒糖）$_3$	H	CH_3	OH
毒毛花苷 K　strophanthin K	α-D– 葡萄糖 -β-D- 葡萄糖 -D- 加拿大麻糖	OH	CHO	H
羊角拗苷　divaricoside	L- 夹竹桃糖	H	CH_3	H
铃兰毒苷　convallatoxin	L- 鼠李糖	OH	CHO	H

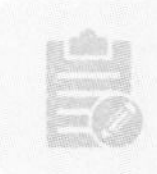

强心苷类药物因能增加细胞内钙离子浓度而触发心律失常，不能降低死亡率，现主要作为充血性心力衰竭的二线治疗药物。

强心苷类药物的构效关系如图 6-19。

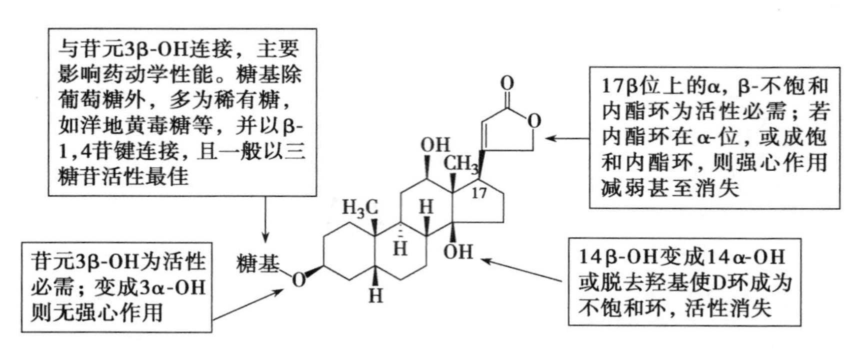

图 6-19 强心苷类药物的构效关系

二、磷酸二酯酶抑制剂（Phosphodiesterase Inhibitors）

磷酸二酯酶（phosphodiesteras，PDE）可降解机体细胞内环磷酸腺苷（cyclic adenosine monophosphate，cAMP）和环磷酸鸟苷（cyclic guanosine monophosphate，cGMP）。PDE 有多种类型的同工酶，其中位于细胞膜的 PDE-Ⅲ型活性高、选择性强，为降解心肌细胞内 cAMP 的主要亚型。PDE-Ⅲ抑制剂可以明显减少 cAMP 的降解，增加心肌细胞内 cAMP 的水平，激活钙通道，增加细胞内 Ca^{2+} 的浓度，进而发挥正性肌力作用。

氨力农（amrinone）为吡啶联吡啶酮类化合物，是第一个用于临床的 PDE-Ⅲ抑制剂，但其副作用较多，会引起肝功能异常和血小板减少等，现已撤出市场。米力农（milrinone）是氨力农的同系物，对 PDE-Ⅲ的选择性更高，强心活性为氨力农的 10~20 倍，且不良反应较少，但仍有致心律失常风险；米力农口服可用于治疗慢性充血性心力衰竭；注射液用于充血性心力衰竭短期治疗。

氨力农 amrinone　　米力农 milrinone

三、β 受体激动剂（β-Adrenergic Receptor Agonists）

心肌上的肾上腺素受体多为 β_1 受体，当兴奋 β_1 受体时，腺苷环化酶激活，催化三磷酸腺苷（ATP）转化为环磷酸腺苷（cAMP），促进细胞外 Ca^{2+} 进入细胞内，从而增强心肌收缩力，增加心输出量。代表药物有多巴酚丁胺（dobutamine）和扎莫特罗（xamoterol）。多巴酚丁胺为多巴胺衍生物，对心脏 β_1 受体有选择性激动作用，其对 α 受体的激动作用较弱。临床用于治疗器质性心脏病时心肌收缩力下降引起的心力衰竭。但多巴酚丁胺含有儿茶酚胺结构，除了易被氧化代谢外，在体内还可被儿茶酚 *O*-甲基转移酶（COMT）代谢，所以仅限于注射剂。扎莫特罗对心脏 β_1 受体具有选择性激动作用，为非多巴胺衍生物，可口服，临床用于治疗慢性心功能不全，特别适用于气喘及疲劳症状而活动受限制的患者。

多巴酚丁胺 dobutamine　　　　扎莫特罗 xamoterol

四、钙敏化药（Calcium Sensitizers）

钙敏化药是一类新的强心药物，该类药物可以增加心肌收缩蛋白对 Ca^{2+} 的敏感性，在不增加细胞内 Ca^{2+} 浓度的情况下，增强心肌收缩力。克服了传统强心药增加心肌耗氧量和引起细胞内钙超载等缺点。代表药物有左西孟旦（levosimendan）。左西孟旦为哒嗪酮衍生物，其除了具有钙增敏作用外，还有扩血管作用。当大剂量使用时，还有一定的 PDE 抑制作用，发挥额外的正性肌力作用。临床用于传统治疗（利尿剂、ACE 抑制剂和洋地黄类）疗效不佳，并且需要增加心肌收缩力的急性失代偿心力衰竭（ADHF）的短期治疗。

左西孟旦 levosimendan

第七节　调血脂药　Plasma Lipids Regulators

血脂（blood-lipid）是指血浆或血清中的脂质，包括胆固醇、胆固醇酯、甘油三酯、磷脂以及它们与载脂蛋白形成的各种可溶性的脂蛋白（lipoprotein）。血浆中的脂蛋白有乳糜微粒（chylomicron，CM），极低密度脂蛋白（very low density lipoprotein，VLDL），低密度脂蛋白（low density lipoprotein，LDL）和高密度脂蛋白（high density lipoprotein，HDL）。血浆中各种脂质和脂蛋白需有基本恒定的浓度以维持相互间的平衡。如果比例失调，则表示脂质代谢紊乱。人体高脂血症主要是 VLDL 和 LDL 增多。临床上将血浆总胆固醇高于 5.72mmol/L 定为高胆固醇血症，甘油三酯高于 1.70mmol/L 定为高甘油三酯血症，两者统称为“高脂血症”。高脂血症与动脉粥样硬化有着密切关系。血脂长期升高后，血脂及其分解产物逐渐沉积在血管壁上，同时伴有纤维组织增生，使血管弹性降低、管腔变窄或阻塞，即发生动脉粥样硬化，最终引起心肌或脑组织等重要器官供血不足或出血。而血浆中的 HDL、HDL- 胆固醇低于正常浓度时，也易发生动脉粥样硬化，因为 HDL 对外周组织的胆固醇能逆行运转，呈抗动脉粥样硬化效应。所以调整血液中脂蛋白的比例，维持相对恒定的浓度，是预防和消除动脉粥样硬化的关键。

临床上常用的降血脂药物包括羟甲基戊二酰辅酶 A（HMG-CoA）还原酶抑制剂、苯氧基烷酸类、烟酸类、胆固醇吸收抑制剂、胆汁酸螯合剂、鱼油类等。

一、羟甲基戊二酰辅酶 A 还原酶抑制剂（HMG-CoA Reductase Inhibitors）

羟甲基戊二酰辅酶 A（3-hydroxy-3-methylglutary CoA，HMG-CoA）还原酶抑制剂，也即胆固醇生物合成酶抑制剂，为目前临床上应用最广泛的一类调血脂药物。由于这类药物的英文名称均含有“statin”，故常简称为“他汀类”。血浆中胆固醇的来源有外源性和内源性两种途径。外源性胆固醇主要来源于食物，故可通过调节食物结构来控制胆固醇的摄入量；内源性胆固醇则在肝脏合成，是由

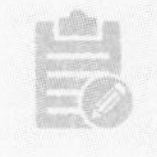

乙酰辅酶 A 为原料，经二十多步生物合成步骤在肝细胞的细胞质中完成胆固醇的合成。其中 HMG-CoA 还原酶是该合成过程中的限速酶，能催化 HMG-COA 还原为甲羟戊酸，此为内源性胆固醇合成中的关键一步（图 6-20），若抑制此酶，则内源性胆固醇的合成减少。

乙酰辅酶A → → 羟甲戊二酰辅酶A —HMG-CoA还原酶→ 甲羟戊酸

→ → 胆固醇

图 6-20 内源性胆固醇的合成途径

20 世纪 70 年代初，日本生物化学家 Akira Endo 等从一种名为桔青霉（penicillium citrinum）的霉菌代谢物中意外发现了一种未知物，这种未知物能抑制 HMG-COA 还原酶的活性，从而明显地降低血浆中的胆固醇，这种可降低血脂的未知物后来被命名为美伐他汀（mevastatin）。美伐他汀的发现，开启了寻找和发展 HMG-COA 还原酶抑制剂类调血脂药的新纪元。虽然在狗的试验研究中发现，美伐他汀能够引起肠形态学的改变，但是美伐他汀未能在临床使用。而世界各大制药企业均开展 HMG-CoA 还原酶抑制剂的研究，并取得了丰硕的成果。在不到 20 年的时间里，世界各国共计开发了 10 多种他汀类降血脂药物。

他汀类药物的发现（拓展阅读）

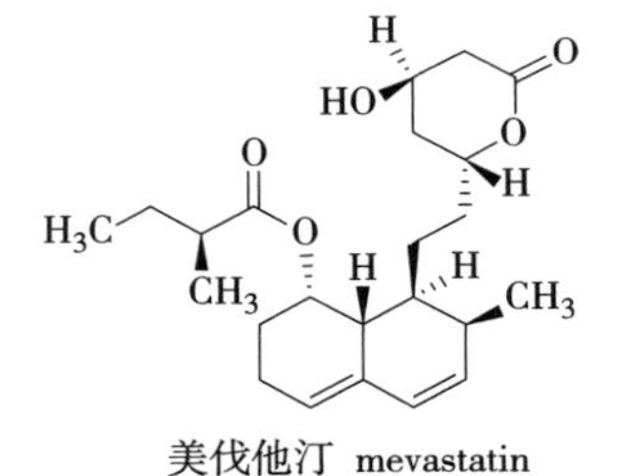
美伐他汀 mevastatin

常见的他汀类降血脂药物见表 6-10。

表 6-10 常用的他汀类降血脂药物

药物名称及化学结构	结构特点	作用特点及用途
洛伐他汀 lovastatin	含有六氢萘骨架和六元内酯环	1987 年上市第一个他汀类降血脂药，是一个前药，在体内六元内脂环水解开环后才有活性。临床主要用于治疗高胆固醇血症和混合型高脂血症

续表

药物名称及化学结构	结构特点	作用特点及用途
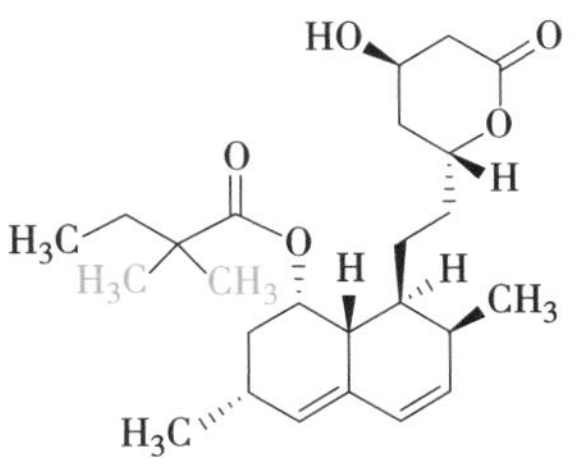 辛伐他汀 simvastatin	洛伐他汀分子中的1位侧链由2-甲基丁酰氧基替换为2,2-二甲基丁酰氧基	前药，由洛伐他汀通过半合成得到。口服后对肝脏有高度的选择性。临床用于治疗高脂血症、冠心病
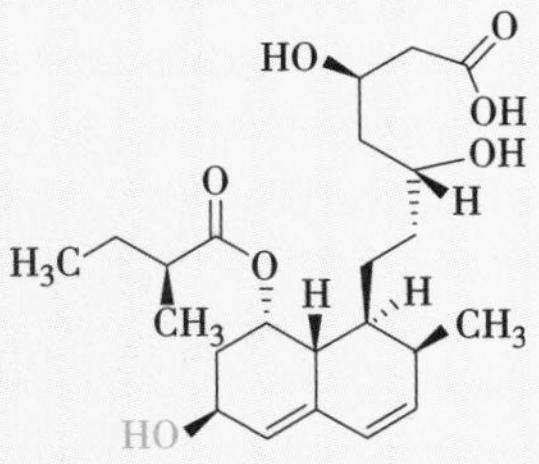 普伐他汀 pravastatin	由美伐他汀通过微生物转化，在6α位引入OH，六元内酯环开环成β-羟基戊酸	临床用其钠盐，口服吸收迅速。亲水性大，难以进入亲脂性细胞，主要进入肝细胞，副作用较少。临床用于高脂血症、家族性高胆固醇血症
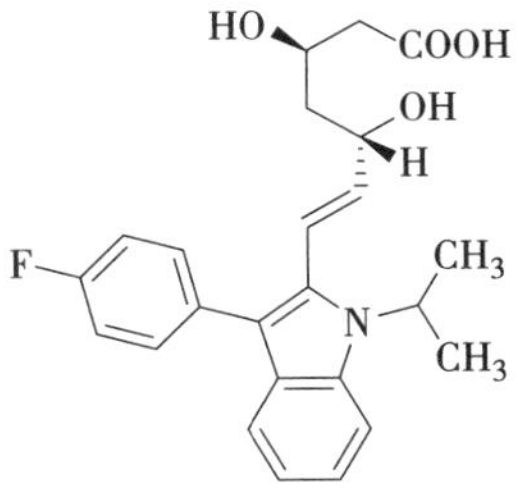 氟伐他汀 fluvastatin	保持二羟基戊酸片段不变，将洛伐他汀的六氢萘环骨架跃迁为吲哚环	第一个全合成的他汀类药物，结构中有两个手性碳，临床用其(3*R*,5*S*)-异构体，用于治疗饮食未能完全控制的原发性高胆固醇血症和混合型血脂异常的患者
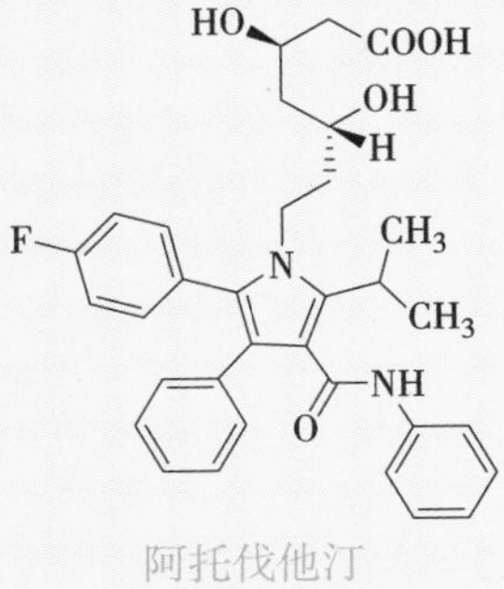 阿托伐他汀 atorvastatin	用吡咯环替换氟伐他汀分子中的吲哚环，并进行结构修饰	临床用其钙盐，用于治疗高胆固醇血症、原发性高胆固醇血症、冠心病

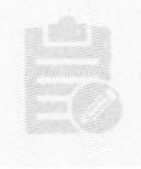

续表

药物名称及化学结构	结构特点	作用特点及用途
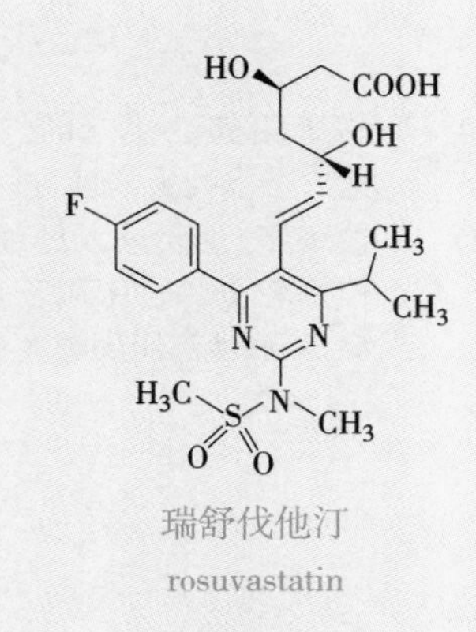 匹伐他汀 pitavastatin	用喹啉环替换氟伐他汀分子中的吲哚环，并进行结构修饰	临床常用其钙盐。口服吸收后在人体内的血浆蛋白结合率达到96%以上。临床用于治疗高胆固醇血症
瑞舒伐他汀 rosuvastatin	用嘧啶环替换氟伐他汀分子中的吲哚环，嘧啶环2位用甲磺酰氨基取代，并进行结构修饰	临床常用其钙盐。甲磺酰氨基的引入增加了分子的亲水性，难于进入非肝细胞，但它却可通过选择性有机阴离子转运过程而被肝细胞摄入，副作用较少。临床用于治疗原发性高胆固醇血症或混合型血脂异常，也适用于纯合子家族性高胆固醇血症

他汀类降血脂药物的构效关系如图6-21。

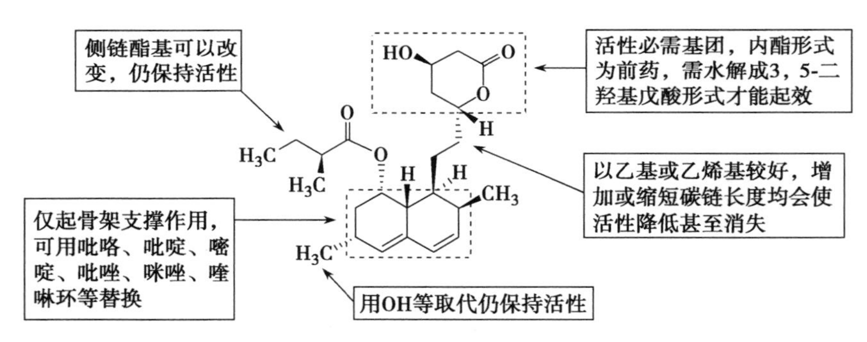

图6-21　他汀类降血脂药物的构效关系

洛伐他汀　lovastatin

化学名为（*S*）-2-甲基丁酸（4*R*,6*R*）-6-［2-［（1*S*,2*S*,6*R*,8*S*,8α*R*）-1,2,6,7,8,8α-六氢-8-羟基-2,6-二甲基-1-萘基］乙基］四氢-4-羟基-2*H*-吡喃-2-酮-8-酯；（4*R*,6*R*）-6-［2-［（1*S*,2*S*,6*R*,8*S*,8α*R*）-1,2,6,7,

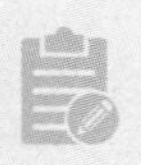

8,8α-hexahydro-8-hydroxy-2,6-dimethyl-1-naphthyl] ethyl] tetrahydro-4-hydroxy-2*H*-pyran-2-one-8-yl (*S*) -2-methylbutanoate。

洛伐他汀为白色或类白色结晶或结晶性粉末；无臭，略有引湿性。本品在三氯甲烷中易溶，在丙酮中溶解，在乙醇、乙酸乙酯或乙腈中略溶，在水中不溶。m.p. 174.5℃，比旋度 $[\alpha]_D^{20}$ 为 +325° 至 +340°（5mg/ml，乙腈）。

洛伐他汀结晶固体在贮存过程中，其六元内酯环上羟基发生氧化反应生成二酮吡喃衍生物。洛伐他汀水溶液，特别在酸、碱条件下，其内酯环能迅速水解，生成较稳定的羟基酸衍生物。

洛伐他汀为前药，需在体内将内酯环水解成开链的 β- 羟基酸衍生物才能抑制 HMG-CoA 还原酶，因为该开链的 β- 羟基酸结构部分，恰好与 HMG-CoA 还原酶的底物羟甲基戊二酰辅酶 A 的戊二酰部分具有相似性，HMG-CoA 还原酶与其结合后即失去催化活性，使胆固醇合成受阻，进而有效降低血浆中的胆固醇。

洛伐他汀口服吸收良好，食物可促进其吸收，在肝内广泛首过代谢，主要活性代谢物除内酯开环的 β- 羟基酸衍生物外，还有 3- 羟基、3- 亚甲基、3- 羟甲基等衍生物，这些代谢物的活性比洛伐他汀略低，其中 3- 羟基洛伐他汀进一步重排为 6- 羟基代谢物后，则失去活性（图 6-22）。

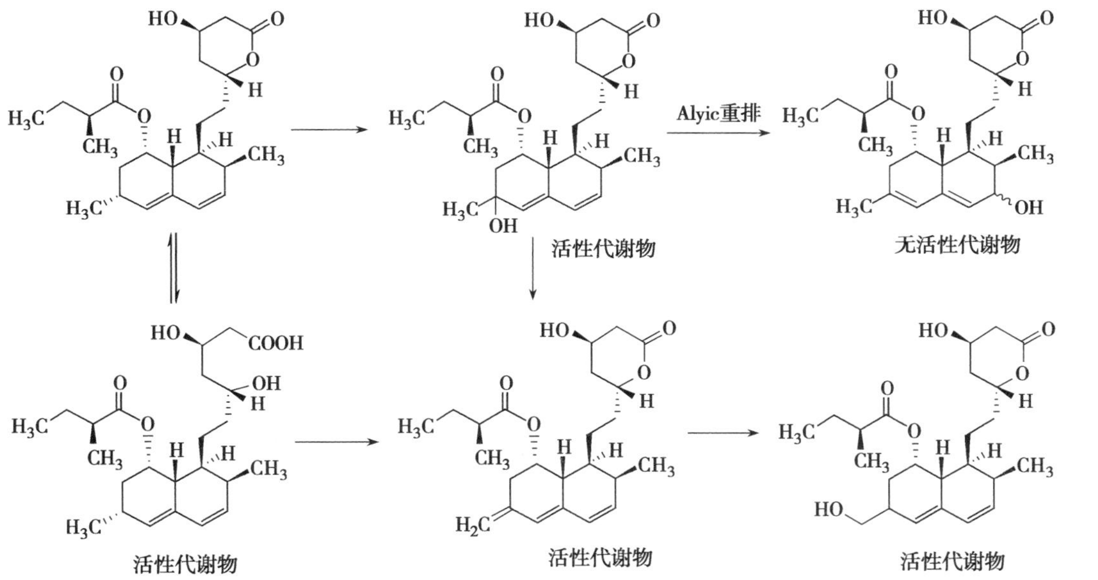

Alyic重排

活性代谢物

无活性代谢物

活性代谢物

活性代谢物

活性代谢物

图 6-22 洛伐他汀的体内代谢

洛伐他汀及其 β- 羟基酸代谢物的蛋白结合率高达 95%，达峰时间为 2~4 小时，$t_{1/2}$ 约 3 小时。临床主要用于治疗高胆固醇血症和混合型高脂血症，也可用于预防冠状动脉粥样硬化。

阿托伐他汀钙 atorvastatin calcium

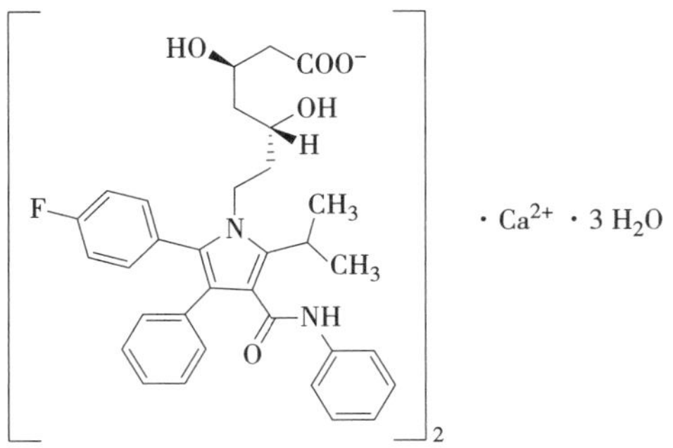

$\cdot Ca^{2+} \cdot 3\ H_2O$

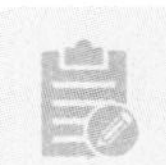

化学名为(3*R*,5*R*)-7-[2-(4-氟苯基)-3-苯基-4-(苯基氨甲酰基)-5-异丙基吡咯-1-基]-3,5-二羟基庚酸钙(2∶1)三水合物;(3*R*,5*R*)-7-[2-(4-fluorophenyl)-5-isopropyl-3-phenyl-4-(phenylcarbamoyl)pyrrol-1-yl]-3,5-dihydroxyheptanoic acid calcium salt(2∶1)trihydrate。

本品为白色或类白色结晶性粉末;无臭,味苦。在甲醇中易溶,在乙醇和丙酮中微溶,在水中极微溶解,在三氯甲烷和乙醚中几乎不溶。m.p. 176~178℃,比旋度$[\alpha]_D^{20}$为-9.0°至-7.0°(10mg/ml,DMSO)。

阿托伐他汀口服吸收迅速,1~2小时血药浓度达峰值,血浆蛋白结合率98%,绝对生物利用度为14%,平均血浆$t_{1/2}$约14小时,但由于其活性代谢物的影响,实际对HMG-CoA还原酶抑制作用的$t_{1/2}$为20~30小时,大部分以代谢物的形式经胆汁排出。

本品能有效降低血浆中总胆固醇、低密度脂蛋白胆固醇、载脂蛋白B和甘油三酯水平,临床用于治疗高胆固醇血症和混合型高脂血症,也可用于冠心病和脑中风的防治。

二、苯氧基烷酸类(Fibrates)

胆固醇在体内的生物合成是以乙酸为起始原料,因而设计合成了大量的乙酸衍生物,以寻找可以干扰胆固醇的生物合成而降低胆固醇的药物,最终发现苯氧乙酸衍生物可以降低动物和人体内的胆固醇,并于1962年发现苯氧乙酸类化合物氯贝丁酯(clofibrate)有降低甘油三酯和VLDL的作用,成为第一个临床使用的苯氧乙酸类降血脂药。氯贝丁酯为酯类前药,在体内转化为氯贝丁酸而产生降血脂作用。继氯贝丁酯之后,有30多个苯氧基烷酸类衍生物先后用于临床,吉非罗齐(gemfibrozil)是其中的代表,其在降低甘油三酯、VLDL和LDL的同时,还能升高HDL。常用药物还有非诺贝特(fenofibrate)、苄氯贝特(beclobrate)、环丙贝特(ciprofibrate)和苯扎贝特(bezafibrate)等(表6-11)。

表6-11 常用的苯氧基烷酸类降血脂药物

药物名称及化学结构	结构特点	作用特点及用途
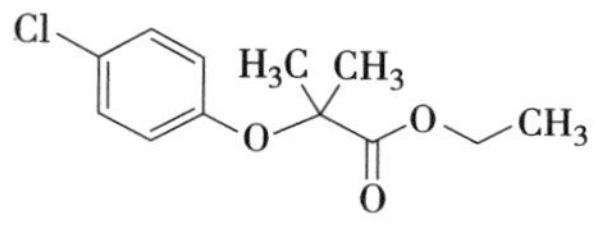 氯贝丁酯 clofibrate	苯氧乙酸衍生物,苯环4位含有氯原子	为酯类前药,在体内转化为氯贝丁酸而产生降血脂作用。临床用于治疗高脂血症。由于本品的不良反应相对较多,现已少用
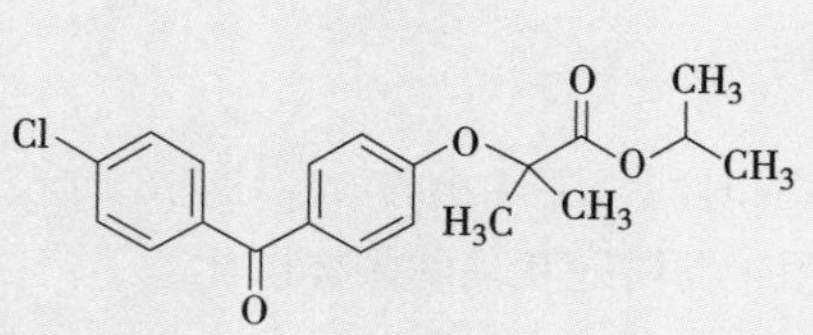 非诺贝特 fenofibrate	苯氧乙酸衍生物,苯环4位取代基为4-氯苯甲酰基	为酯类前药,在体内经酯酶催化代谢为非诺贝特酸而起降血脂作用。作用强于氯贝丁酯。临床用于治疗成人饮食控制疗法效果不理想的高脂血症,其降甘油三酯及混合型高脂血症作用较胆固醇作用明显
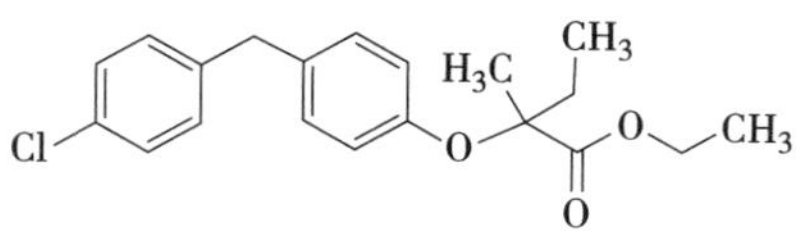 苄氯贝特 beclobrate	苯氧乙酸衍生物,苯环4位取代基为4-氯苄基	为酯类前药,在体内经酯酶催化代谢为苄氯贝特酸而起降血脂作用。临床用于治疗各型高脂蛋白血症及单用饮食疗法未能控制的高脂血症

续表

药物名称及化学结构	结构特点	作用特点及用途
环丙贝特 ciprofibrate	苯氧乙酸衍生物，苯环4位取代基为2，2-二氯环丙基	降血脂作用较氯贝丁酯强。口服吸收好，半衰期为17h。临床用于治疗成人内源性高胆固醇及高甘油三酯血症
苯扎贝特 bezafibrate	苯氧乙酸衍生物，苯环4位取代基为2-(4-氯苯甲酰胺基)乙基	本品口服后从胃肠道吸收迅速而完全，血浆蛋白结合率达95%。临床用于治疗高甘油三酯血症、高胆固醇血症和混合型高脂血症

过氧化物酶体增殖物激活受体α（peroxisome proliferator-activated receptor α，PPARα）是一类由配体激活的核内受体超家族转录因子，具有促进脂肪细胞分化、参与脂质能量代谢、抑制炎症反应等作用。苯氧基烷酸类药物为PPARα激动剂，通过结合PPARα受体调控PPARα的表达，从而增加高密度脂蛋白的含量和降低血浆中的甘油三酯水平。

苯氧基烷酸类药物的构效关系如下（图6-23）。

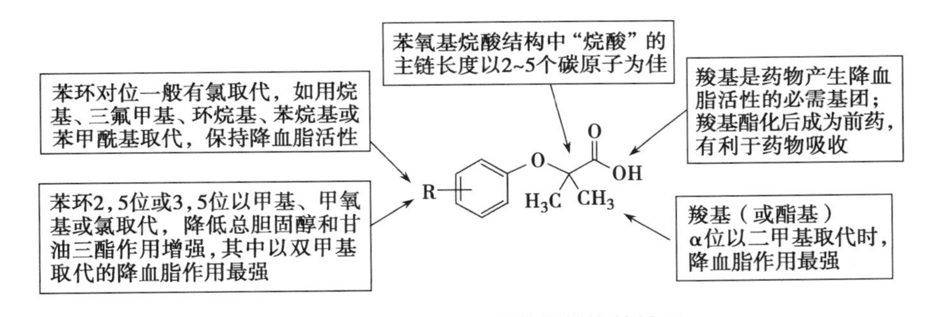

图6-23　苯氧基烷酸类药物的构效关系

吉非罗齐　gemfibrozil

化学名为2,2-二甲基-5-(2,5-二甲基苯氧基)-戊酸；2,2-dimethyl-5-(2,5-dimethyl phenoxy)-pentanoic acid。

吉非罗齐为白色结晶性粉末，无臭。在三氯甲烷中极易溶解，在甲醇、乙醇、丙酮或己烷中易溶，在水中不溶；在氢氧化钠试液中易溶。m.p. 58~61℃。

本品为非卤代的苯氧戊酸衍生物。本品能抑制VLDL载脂蛋白的合成而减少VLDL的生成，降低甘油三酯而增高HDL浓度。本品能减少严重冠心病猝死和心肌梗死的发生。

吉非罗齐口服吸收完全，生物利用度接近100%，1~2小时达到血浆峰值浓度，$t_{1/2}$约1.5小时。血

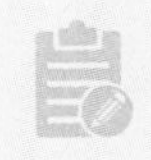

浆蛋白结合率约 98%。吉非罗齐在肝内被广泛代谢，尿中排泄的原药仅占 5%，主要代谢途径包括苯环羟基化、苯环上甲基的羟基化、苯环上甲基氧化成羧基以及原药与葡糖醛酸结合成葡糖醛酸苷，代谢物大都随尿排出（图 6-24）。

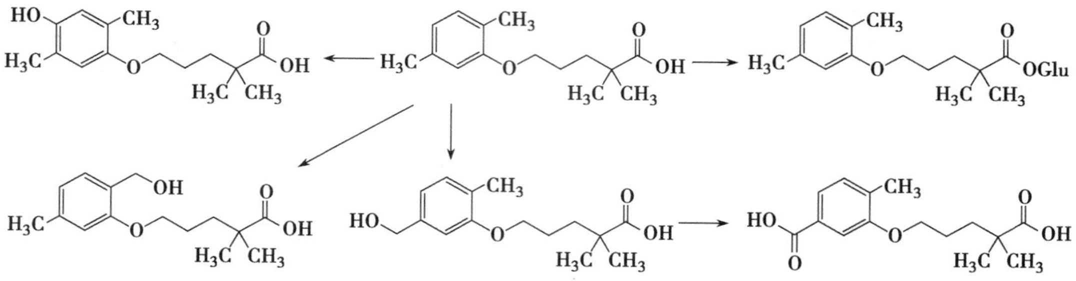

图 6-24 吉非罗齐的代谢途径

吉非罗齐的合成是以 1-（2,5- 二甲基苯氧基）-3- 溴丙烷为原料，先与 2- 甲基丙二酸二乙酯反应，所得中间体经水解和脱羧反应生成 2- 甲基 -5-（2,5- 二甲基苯氧基）戊酸，再在强碱条件下用碘甲烷进行甲基化，最后经酸化得到吉非罗齐。

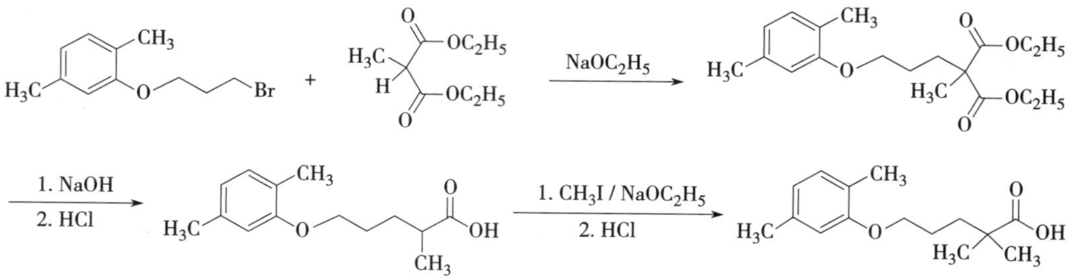

临床可用于治疗高脂血症。适用于严重高脂蛋白血症、冠心病危险性大而饮食控制、减轻体重、其他血脂调节药物治疗无效者。鉴于本品对人类有潜在致癌风险，使用时应严格限制在指定的适应证范围内，且疗效不明显时应及时停药。

三、烟酸及其衍生物（Nicotinic Acid and Its Derivatives）

烟酸（nicotinic acid）是一种 B 族维生素。临床上用于糙皮病及类似维生素缺乏症。1955 年 Altschul 等人首先发现大剂量的烟酸可以降低血浆中的胆固醇水平。后来又发现其还能有效降低血浆中甘油三酯的浓度。临床用于治疗高脂血症，但有面部潮红、皮肤瘙痒和胃肠不适等副作用。其不良反应主要由羧基引起的，将羧基成酯，如烟酸肌醇酯（inositol nicotinate）、戊四烟酯（niceritrol），或成酰胺，如烟酰胺（nicotinamide）等，这些都是前药，需在体内转变为烟酸才有效，优点是都能减少烟酸的一些不良反应。

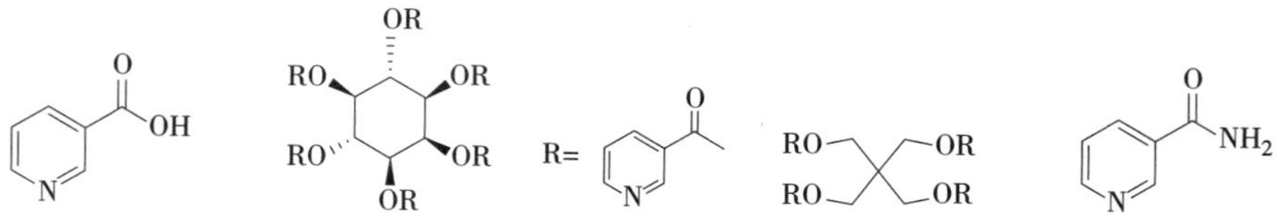

烟酸 nicotinic acid　烟酸肌醇酯 inositol nicotinate　戊四烟酯 niceritrol　烟酰胺 nicotinamide

烟酸类药物主要通过降低 cAMP 水平，导致激素敏感性的脂肪酶活性下降，使脂肪组织中的甘油三酯不能水解释放出游离脂肪酸，进而使肝脏合成甘油三酯所需的原料脂肪酸不足，甘油三酯的合成减少，从而使得血浆中甘油三酯、VLDL 及 LDL 的浓度降低（图 6-25）。

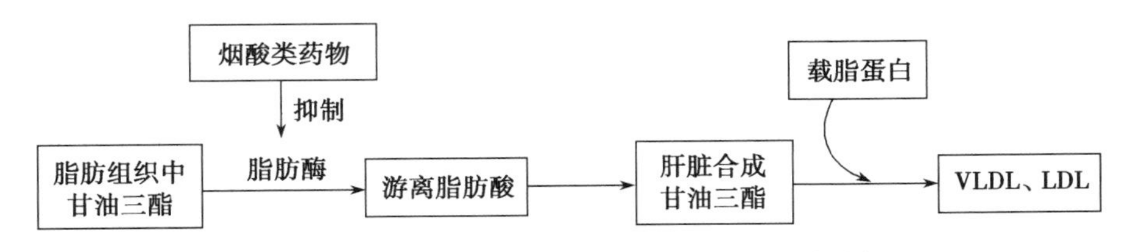

图 6-25　烟酸类药物降低甘油三酯的作用机制

四、胆固醇吸收抑制剂（Cholesterol Absorption Inhibitors）

胆固醇吸收抑制剂是一种新型的降血脂药物，代表药物是依折麦布（ezetimibe），为 NPC1L1（Niemann-Pick C1-like 1）蛋白抑制剂，通过选择性地抑制 NPC1L1 活性，减少肠道对胆固醇的吸收，进而减少肠道中的胆固醇向肝脏的转运，达到降低血脂的目的。依折麦布于 2002 年首先在德国上市，是第一个被批准进入临床使用的胆固醇吸收抑制剂。依折麦布可单用或与他汀类药物合用，用于治疗原发性高胆固醇血症、纯合子家族性高胆固醇血症（HoFH）和纯合子谷甾醇血症。

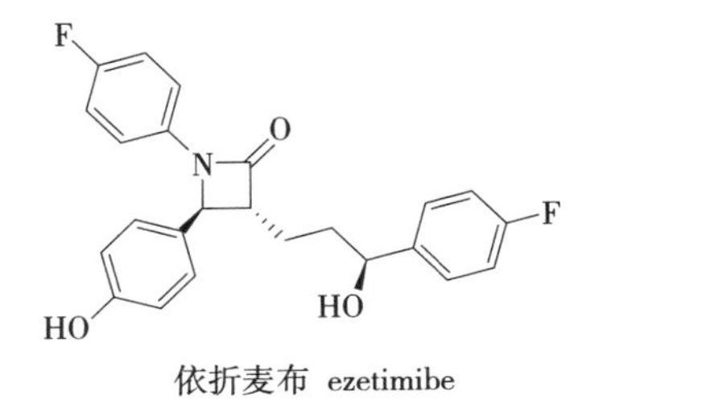

依折麦布　ezetimibe

降血脂药物
依折麦布
（拓展阅读）

五、胆汁酸螯合剂（Bile Acid Sequestrants）

胆汁酸是胆汁中的主要成分之一，是胆固醇通过胆汁排泄的必需形式，正常人每天合成和排泄的胆固醇的总量中约有 40% 在肝脏内转变为胆汁酸，并随胆汁排入肠道，其中约有 95% 的胆汁酸在肠道被重吸收，并经门静脉重新回到肝脏，肝细胞将游离胆汁酸再合成为结合型胆汁酸，再排入肠道，完成胆汁酸的肠肝循环。

胆汁酸螯合剂为强碱性阴离子交换树脂，不溶于水，不易被消化酶破坏，口服不吸收。在肠道中与胆汁酸阴离子形成络合物随粪便排出，从而阻断胆汁酸的重吸收，使胆汁酸的排泄率提高。同时使胆固醇向胆汁酸转化的 7α- 羟化酶处于激活状态，加强肝内胆固醇向胆汁酸转化。由于胆汁酸合成增加而消耗了体内胆固醇，使血清胆固醇水平下降从而达到了降血脂的目的。另外，由于肝内合成胆汁酸消耗胆固醇，需要从外周组织获取更多的胆固醇，从而肝细胞表面的 LDL 受体活性增强，数目增多，促进血浆中 LDL 向肝转移，导致血浆 LDL 与胆固醇结合物（LDL-C）和血浆中总胆固醇（TC）浓度的降低。考来烯胺（colestyramine）是聚苯乙烯季铵型的强碱性的阴离子交换树脂，由聚苯乙烯和少量的二乙烯基苯交联剂的聚合物，在肠道内通过离子交换作用，与胆汁酸结合而排出，胆汁酸排出量可比正常多 3~15 倍。本品的缺点是用药剂量大时，可出现恶心、腹胀等症状。临床用于治疗Ⅱa 型高脂血症、高胆固醇血症。

$$\left[-CH-CH_2-CH-CH_2- \quad -H_2C-HC- \quad CH_2N^+(CH_3)_3\ Cl^- \right]_n$$

考来烯胺　colestyramine

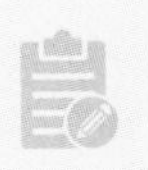

第八节 抗血栓药 Antithrombotic Drugs

血栓是指在血管内产生的堵塞血管或导致血管狭窄的异常物质，是产生冠脉血栓（冠心病）和脑血栓等疾病的主要原因。血栓的形成是由组织损伤、血小板聚集、凝血酶活化所共同作用的结果。血栓形成如发生在冠状动脉，会引起心绞痛或者心肌梗死；如发生在脑动脉，就可引起脑梗死。心肌梗死和脑梗死已成为当前致死率、致残率最高的疾病，抗血栓药物用于血栓栓塞性疾病的预防与治疗，且以预防为主。

正常机体血液中血栓的形成与分解是一个动态平衡（图 6-26），当出现血小板在损伤的血管壁表面上黏附和聚集、血流淤滞、凝血因子激活促使凝血酶的形成、纤维蛋白溶酶活性低下等情况时，血浆中可溶性纤维蛋白原就变成不溶性纤维蛋白，即可导致血栓形成。同时血液中的纤维蛋白溶酶原激活物可将纤维蛋白溶酶原变成纤维蛋白溶酶，纤维蛋白溶酶又可将不溶性纤维蛋白分解成可溶性产物，血栓溶解，这一平衡一旦被打破，就会出现栓塞或出血。

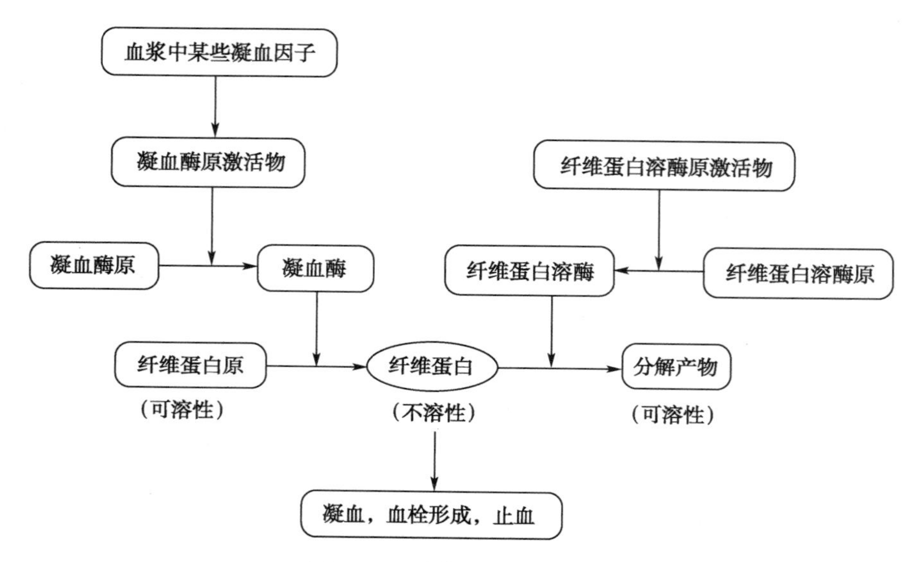

图 6-26 血栓的形成与分解

异常的血液凝固和血栓形成可导致多种血栓性疾病。血小板是血液中的主要凝血成分，具有黏附、聚集和释放等生理特性，其主要的功能是参与生理性止血及凝血过程。血小板是血栓形成的必需物质，故抗血小板药（抑制血小板聚集药）在血栓病的预防和治疗中发挥着重要的作用；而凝血因子及凝血酶在血栓形成过程则起着核心作用，因而凝血酶和凝血因子抑制剂也成为有效的抗凝血药；纤维蛋白溶酶能降解血栓中的纤维蛋白，使血栓溶解，故只要能直接或间接激活纤维蛋白溶酶原的药物，则为溶栓药。

抗血栓药根据其作用机制不同，可分为抗血小板药、抗凝血药和溶血栓药三大类。传统的溶血栓药多为酶类（如尿激酶、链激酶等），部分抗凝血药如肝素钠、低分子肝素钠、水蛭素等属于生物制品，均不在本节介绍内容之内。本节重点介绍抗血小板药和抗凝血药中常见的化学药。

一、抗血小板药（Antiplatelet Drugs）

抗血小板药可抑制血小板的黏附、聚集和释放功能，阻抑血栓形成，按其作用机制大体可分为：影响花生四烯酸代谢的药物、磷酸二酯酶抑制剂、P2Y12 受体拮抗剂和血小板膜糖蛋白 GP II_b/III_a 受体拮抗剂等。

1. 影响花生四烯酸代谢的药物　这类药物包括环氧合酶（COX-1）抑制剂和血栓素 A_2（thromboxane A_2，TXA_2）合成酶抑制剂，它们通过阻止血小板膜磷脂释放的花生四烯酸转化为 TXA_2，使血小板中 TXA_2 的合成受阻，显示出强效的抗血小板聚集作用。

阿司匹林（aspirin）主要通过与血小板的 COX 活性位点丝氨酸产生不可逆的乙酰化作用而使该酶受到抑制，从而阻断花生四烯酸（arachidonic acid，AA）通过 COX 途径转变为前列腺素环内过氧化物，进而减少 TXA_2 的合成而发挥抗血小板聚集作用。但作用相对较弱。

奥扎格雷（ozagrel）属于 TXA_2 合成酶抑制剂，它能选择性地抑制 TXA_2 合成酶，减少 TXA_2 的合成。临床用于治疗急性血栓性脑梗死和脑梗死所伴随的运动障碍。

阿司匹林 aspirin　　　奥扎格雷 ozagrel

2. 磷酸二酯酶抑制剂　磷酸二酯酶（phosphodiesterase，PDE）抑制剂通过抑制磷酸二酯酶的水解，升高血小板内环磷酸腺苷（cAMP）水平，抑制血小板聚集。双嘧达莫（dipyridamole）起初用于治疗冠心病，后来发现它能抑制血小板的磷酸二酯酶，增高血小板内 cAMP，进而抑制血小板聚集，现临床上主要用于抗血小板聚集，预防血栓形成。西洛他唑（cilostazol）能同时抑制血小板及血管平滑肌内的磷酸二酯酶活性，升高 cAMP，为兼有血管扩张作用的抗血小板药。

双嘧达莫 dipyridamole　　　西洛他唑 cilostazol

3. P2Y12 受体拮抗剂　二磷酸腺苷（ADP）是一种重要的诱导血小板聚集的物质，当血小板发生聚集反应时被释放，嘌呤 P2 受体亚型 P2Y12 是 ADP 诱导血小板聚集反应中的主要受体，可进一步加速血小板的聚集过程。P2Y12 受体拮抗剂可选择性地与血小板表面 P2Y12 受体结合，抑制由 ADP 引起的血小板聚集。临床上主要用于预防和治疗血栓栓塞性疾病及缺血性心脏病。

噻氯匹啶（ticlopidine）是噻吩并四氢吡啶类衍生物，为强效 P2Y12 受体拮抗剂，对血小板聚集具有强力专一性抑制作用。临床用于预防和治疗因血小板高聚集状态引起的心、脑及其他动脉的循环障碍性疾患。但可引起粒细胞减少和血栓性血小板减少性紫癜等不良反应。将噻氯匹啶分子中连接两个环的亚甲基上引入一个羧基，并将羧基成酯，即得氯吡格雷（clopidogrel），它是一个前药。普拉格雷（prasugrel）也是一个前药，在体内代谢为活性代谢物（噻吩开环生成的巯基化合物）而发挥不可逆的 P2Y12 受体拮抗作用，作用强于氯吡格雷，临床用于预防接受经皮冠状动脉介入治疗后的急性冠状动脉综合征、稳定型心绞痛等。

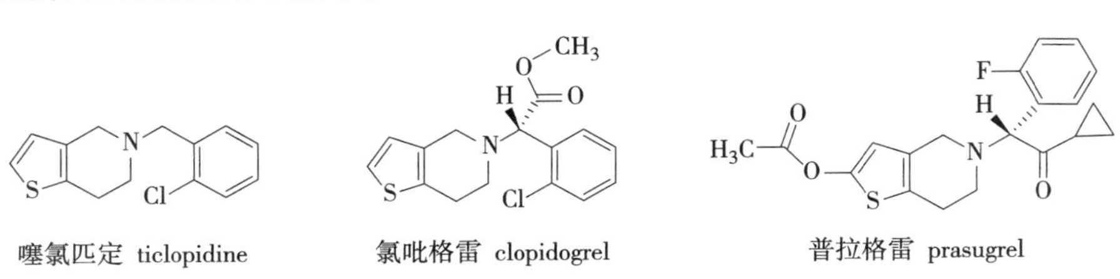

噻氯匹定 ticlopidine　　　氯吡格雷 clopidogrel　　　普拉格雷 prasugrel

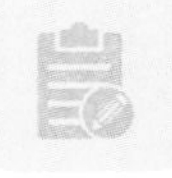

4. 血小板膜糖蛋白GPⅡ$_b$/Ⅲ$_a$受体拮抗剂 血小板膜糖蛋白（glycoprotein，GP）Ⅱ$_b$/Ⅲ$_a$（GPⅡ$_b$/Ⅲ$_a$）受体拮抗剂能够特异性地与GPⅡ$_b$/Ⅲ$_a$受体结合，占据其结合位点，使其不能与纤维蛋白原结合，从而阻断血栓形成的最后环节。GPⅡb/Ⅲa受体拮抗剂能改善心肌的灌注，在血栓形成早期效果尤佳。

替罗非班（tirofiban）是一个酪氨酸衍生物，为化学合成的小分子拟肽。本品为可逆性、竞争性血小板GPⅡ$_b$/Ⅲ$_a$受体拮抗剂，可选择性地与血小板膜上GPⅡ$_b$/Ⅲ$_a$受体结合，使GPⅡ$_b$/Ⅲ$_a$受体不能与凝血因子结合，从而抑制血小板的聚集。本品起效迅速但持续时间短。临床用于治疗急性冠脉综合征，包括不稳定型心绞痛或无Q波心肌梗死患者，以及行经皮腔内冠状动脉成形术或动脉粥样斑块切除术的患者。

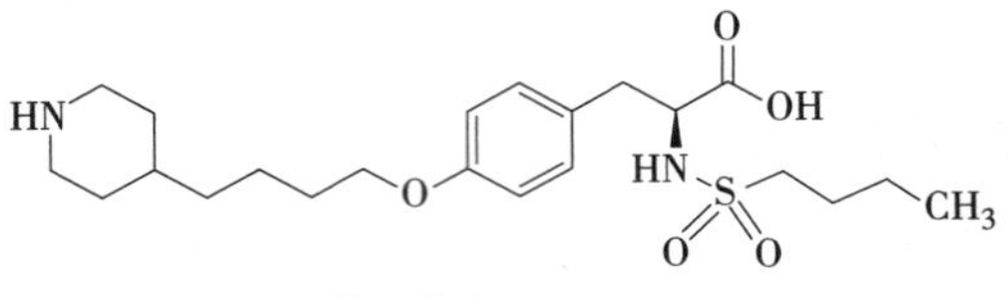

替罗非班 tirofiban

氯吡格雷 clopidogrel

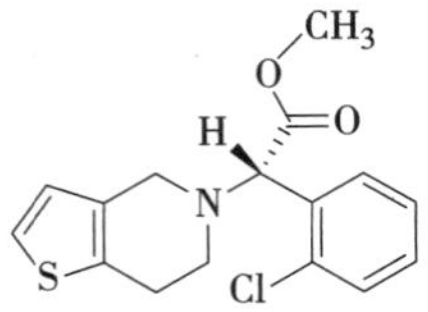

化学名为*S*-(+)-2-(2-氯苯基)-2-(4,5,6,7-四氢噻吩并[3,2-c]吡啶-5-基)乙酸甲酯；methyl (*S*)-(+)-2-(2-chlorophenyl)-2-(4,5,6,7-tetrahydrothieno[3,2-c]pyridin-5-yl)acetate。

本品为无色油状物。氯吡格雷结构中含有一个手性碳原子，存在一对光学异构体，药用为(*S*)-氯吡格雷的硫酸氢盐，由氯吡格雷与硫酸（物质的量之比为1:1）成盐得到。硫酸氢氯吡格雷为白色或类白色结晶性粉末，m.p. 183~187℃，在水和甲醇中极易溶解。比旋度$[\alpha]_D^{20}$为+55°至+58°（10mg/ml，CH_3OH）。

氯吡格雷是一个前药，口服后需经肝细胞色素P_{450}酶系代谢，生成的活性代谢物与血小板表面的P2Y12受体形成共价结合，从而抑制血小板聚集。氯吡格雷的体内代谢见图6-27。

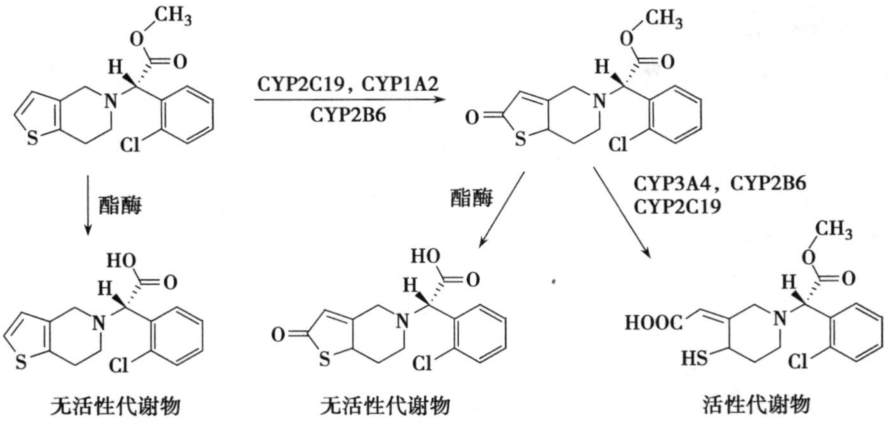

CYP2C19，CYP1A2
CYP2B6
酯酶
酯酶
CYP3A4，CYP2B6
CYP2C19
无活性代谢物
无活性代谢物
活性代谢物

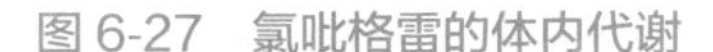
图6-27 氯吡格雷的体内代谢

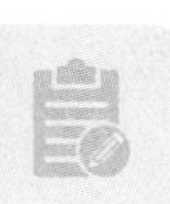

氯吡格雷的合成是以2-（噻吩-2-基）乙胺为原料，与甲醛缩合并在酸性条件下环合，所得产物在碱性条件下与（*R,S*）-2-氯-2-（2-氯苯基）乙酸甲酯反应，制得消旋氯吡格雷，再用（－）-樟脑-10-磺酸拆分即得本品。

（±）-氯吡格雷　　（+）-氯吡格雷

本品临床用于预防和治疗血小板高聚集状态引起的心、脑及其他动脉的循环障碍疾病，副作用比噻氯匹啶小。

二、抗凝血药（Anticoagulant）

抗凝血药是一类能降低机体的凝血功能，防止血栓形成或对已形成的血栓可防止其进一步发展的药物。按照作用机制可以将小分子抗凝血药分为以下三类：香豆素类、直接凝血酶抑制剂和直接Xa因子抑制剂。

1. 香豆素类　维生素K属于维生素类的药品，它能催化凝血因子Ⅱ、Ⅶ、Ⅸ和Ⅹ转变为活化型，进而影响机体的凝血功能。因此，维生素K的缺乏在临床上可能会出现出血倾向，反之则会促进血栓的形成。华法林（warfarin）、双香豆素（dicoumarol）和醋硝香豆素（acenocoumarol）为香豆素类化合物，它们的化学结构与维生素K相似，能够竞争性地拮抗维生素K的作用，使肝脏合成凝血酶原及因子Ⅱ、Ⅶ、Ⅸ和Ⅹ减少而产生抗凝血作用。

华法林 warfarin　　双香豆素 dicoumarol　　醋硝香豆素 acenocoumarol

华法林钠　warfarin sodium

化学名为3-（3-氧代-1-苯基丁基）-4-羟基香豆素钠盐；4-hydroxy-3-（3-oxo-1-phenylbutyl）coumarin sodium salt。

本品为白色结晶性粉末，无臭。在水中极易溶解，在乙醇中易溶，在三氯甲烷或乙醚中几乎不溶。

本品口服吸收迅速而完全，生物利用度大于90%，与血浆蛋白结合率达98%~99%，$t_{1/2}$达36~42小时。本品结构中含有一个手性碳，但药用为外消旋体。*S*-华法林的抗凝活性是*R*-华法林的2.7~3.8倍，在体内主要由肝脏CYP2C9进行代谢，其中*S*-异构体的代谢速度比*R*-异构体快。本品

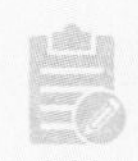

的体内代谢有立体选择性，*S*- 华法林经侧链酮基还原而代谢，代谢物经尿液排泄；而 *R*- 华法林则在母核 7 位上进行羟化，其代谢物进入胆汁，随粪便排出体外，如图 6-28 所示。

S-华法林

R-华法林

图 6-28 华法林的代谢途径

本品临床用于静脉血栓栓塞、心肌梗死、缺血性脑卒中、心脏瓣膜置换术后、房颤等的抗凝治疗和预防。由于华法林的抗凝活性主要由 *S*- 异构体产生，因此 CYP2C9 的活性对抗凝作用影响较大。

2. 直接凝血酶抑制剂 凝血酶（thrombin）为一种丝氨酸蛋白酶，其作用是使可溶性的纤维蛋白原转化为纤维蛋白，同时激活凝血因子Ⅱ、Ⅴ、Ⅶ、Ⅹ、Ⅺ、ⅩⅢ和血小板蛋白酶激活受体（PAR），促使血液凝固而止血。直接凝血酶抑制剂（direct thrombin inhibitors）不依赖体内的抗凝血酶，可直接与凝血酶结合，从而阻止纤维蛋白原裂解为纤维蛋白，阻断“凝血瀑布”的最末步骤。

阿加曲班（argatroban）为 L- 精氨酸的哌啶羧酸衍生物，对凝血酶具有高度选择性，能可逆性直接抑制凝血酶的活性。静脉注射用于急性缺血性脑卒中、慢性周围动脉闭塞症以及心肌梗死患者溶栓的辅助治疗。

达比加群酯（dabigatran etexilate）是 2008 年首次上市的口服抗凝血药。本品为前药，需在体内水解成达比加群才能抑制凝血酶活性。抗凝效果稳定有效、可预测，无须常规进行凝血功能监测或剂量调整。

阿加曲班 argatroban　　达比加群酯 dabigatran etexilate

3. 直接Ⅹa 因子抑制剂 凝血因子Ⅹa 是一种糖基化丝氨酸蛋白酶，其位于内源性和外源性凝血途径的共同起点，是凝血级联反应中的关键调节因子。在凝血过程中，活化的Ⅹa 因子将凝血酶原激活成为凝血酶，促使纤维蛋白形成，由此形成血栓。

达比加群与 Fab 蛋白的晶体结构及相互作用分析（拓展阅读）

利伐沙班（rivaroxaban）是 2008 年首次上市的口服抗凝血药，为一种高选择性的直接Ⅹa 因子抑制剂，可用于防治深静脉血栓及和肺动脉血栓的形成。阿哌沙班（apixaban）是一种强效、可逆、直接和高选择性的Ⅹa 因子抑制剂，口服后血浆蛋白结合率约 87%，$t_{1/2}$ 约 12 小时。临床用于预防接受择期髋关节或膝关节置换术的成年患者出现静脉血栓栓塞症事件。艾多沙班（edoxaban）为Ⅹa 因子的高特异性直接抑制剂，对其他丝氨酸蛋白酶无作用，其对Ⅹa 因子的选择性较对凝血酶高 104 倍，临床上主要用于降低非瓣膜房颤患者卒中和全身栓塞风险。

利伐沙班 rivaroxaban

阿哌沙班 apixaban

艾多沙班 edoxaban

第九节 其他循环系统药物 Other Circulatory System Drugs

心血管疾病的治疗药物种类繁多，除了前述药物外，还有许多临床上使用过且现在仍在使用的药物，如作用于 α 肾上腺素受体的药物及作用于血管平滑肌和交感神经末梢的药物。

一、作用于 α 肾上腺素受体的药物（Drugs Acting on α-Adrenergic Receptors）

α 肾上腺素受体有两种：突触前 α_2 受体和突触后 α_1 受体。α_2 受体兴奋后，可使去甲肾上腺素释放减少，引起心率减慢，血管平滑肌松弛，血压下降；而 α_1 受体被拮抗后，也可引起血管扩张，血压下降。作用于 α 肾上腺素受体的药物有非选择性 α 受体拮抗剂、选择性 α_1 受体拮抗剂和 α_2 受体激动剂三大类。

常见的 α 受体拮抗剂和 α_2 受体激动剂如表 6-12。

表 6-12 作用于 α 肾上腺素受体的药物

类别	药物名称及化学结构	结构特点及药理作用
非选择性 α 受体拮抗剂	酚妥拉明 phentolamine	含有咪唑啉结构，药用其甲磺酸盐。是一种竞争性、非选择性 α 受体拮抗剂，其作用持续时间较短。口服用于治疗男性勃起功能障碍
	妥拉唑林 tolazoline	含有咪唑啉结构，药用其盐酸盐。为短效非选择性 α 受体拮抗剂，作用与酚妥拉明相似，但较弱，能使周围血管舒张而降压，但降压作用不稳定，不良反应较多，临床已少用

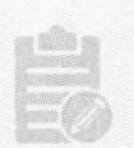

续表

类别	药物名称及化学结构	结构特点及药理作用
非选择性 α 受体拮抗剂	酚苄明 phenoxybenzamine	含有 β- 氯乙胺结构，能与 α 受体的氨基酸残基上的亲核基团发生烷基化反应，生成稳定的共价键，为不可逆的 α 受体拮抗剂，作用持久，但副作用较大，目前临床已少用
选择性 α_1 受体拮抗剂	哌唑嗪 prazosin	含有 4- 氨基 -6,7- 二甲氧基喹唑啉结构，药用其盐酸盐。本品是用于临床的第一个选择性 α_1 受体拮抗剂，可松弛血管平滑肌，扩张周围血管，降低周围血管阻力，降低血压。本品口服吸收完全，生物利用度 50%~85%，血浆蛋白结合率高达 97%，半衰期为 2~3h
	特拉唑嗪 terazosin	由哌唑嗪分子中的呋喃环用四氢呋喃环替换得到，药用其盐酸盐。能降低外周血管阻力，降低收缩压和舒张压；具有松弛膀胱和前列腺平滑肌作用，可缓解良性前列腺肥大而引起的排尿困难症状。半衰期长，一天口服 1 次，用于治疗轻、中度高血压，以及良性前列腺增生引起的症状
	多沙唑嗪 doxazosin	由哌唑嗪分子中的呋喃环用苯并二氧六环替换得到，药用其甲磺酸盐。本品口服吸收迅速，生物利用度约 65%，与蛋白结合率达 98%，终末消除半衰期为 19~22h。一日 1 次，口服，用于治疗原发性轻、中度高血压，以及良性前列腺增生的对症治疗
	坦洛新 tamsulosin	非喹唑啉类 α_1 受体拮抗剂，能够选择性地拮抗前列腺中的 α_{1A} 受体，松弛前列腺平滑肌。临床用于前列腺增生症引起的排尿障碍

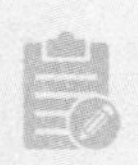

续表

类别	药物名称及化学结构	结构特点及药理作用
α_2受体激动剂	可乐定 clonidine	咪唑啉衍生物，药用其盐酸盐，存在亚胺型和氨基型互变异构体，以亚胺型为主。本品能同时激动中枢α_2受体和咪唑啉I_1受体，降低血压。临床主要用于原发性及继发性高血压，但有镇静、口干、嗜睡等副作用
	莫索尼定 moxonidine	咪唑啉衍生物，药用其盐酸盐。本品能选择性激动咪唑啉I_1受体，对α_2受体的激动作用较弱。临床用于治疗原发性高血压，镇静、口干、嗜睡等副作用较轻
	利美尼定 rilmenidine	分别用噁唑啉环和二环丙甲基替代可乐定分子中的咪唑啉环和苯环得到，药用其磷酸盐。临床用于治疗高血压，副作用较可乐定轻
	甲基多巴 methyldopa	含有儿茶酚和氨基酸结构，为前体药物，可通过血脑屏障，在脑内经代谢生成α-甲基去甲肾上腺素后发挥α_2受体激动作用，在服用后12~24h内起效，作用可维持2天

哌唑嗪与特拉唑嗪（拓展阅读）

甲基多巴体内活化过程（拓展阅读）

二、作用于血管平滑肌的药物（Drugs Acting on Vascular Smooth Muscle）

此类药物通过直接松弛血管平滑肌而降低血压，降压作用较强，并且由于不抑制交感神经活性，所以直立性低血压的副作用不明显。但长期使用可引起血浆中儿茶酚胺水平和肾素活性的升高，从而引起心律加快、心肌耗氧量增加以及体液潴留等副作用。基于作用机制可将此类药物分为钾通道开放剂和NO供体，后者参见本章第五节抗心绞痛药物，此处主要介绍钾通道开放剂，代表药物见表6-13。

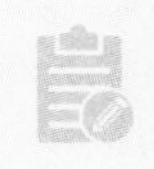

表 6-13 作用于血管平滑肌的药物

药物名称及化学结构	结构特点	作用特点
肼屈嗪 hydralazine	肼基取代的酞嗪衍生物，药用其盐酸盐	本品通过激活 ATP 敏感钾通道，松弛血管平滑肌，降低血压。大部分在肝内代谢，形成乙酰化代谢物而失活，$t_{1/2}$ 为 2~4h。临床用于治疗高血压、心力衰竭，一日 4 次，不良反应较大
双肼屈嗪 dihydralazine	在肼屈嗪的 4 位引入第二个肼基得到，药用其硫酸盐	与肼屈嗪作用相似，作用较缓慢而持久。常与利血平制成复方制剂，用于治疗轻、中度高血压
米诺地尔 minoxidil	嘧啶胺的 *N*- 氧化物	是一个前药，在肝脏中经磺基转移酶代谢生成活性代谢物米诺地尔硫酸酯，使血管平滑肌细胞上的 ATP 敏感性钾通道开放，发挥降压作用。由于其会引起多毛症，限制了其作为抗高血压药物的使用。目前主要做成搽剂，用于治疗男性脱发和斑秃

三、作用于交感神经末梢的药物（Drugs Acting on Sympathetic Nerve Terminals）

钾通道开放剂米诺地尔（拓展阅读）

该类药物通过干扰和耗竭交感神经末梢神经递质而发挥抗高血压作用。利血平（reserpine）是一种从植物印度萝芙木（*Rauwolfia serpentina*）中提取得到的生物碱，主要通过影响交感神经末梢中去甲肾上腺素的摄取进入囊泡过程而致使其被单胺氧化酶降解，耗尽去甲肾上腺素的贮存，妨碍交感神经冲动的传递，从而使血管舒张、血压下降、心率减慢；利血平还能进入中枢神经系统，耗竭中枢的神经递质去甲肾上腺素和 5- 羟色胺，产生中枢神经的镇静和抑制作用。

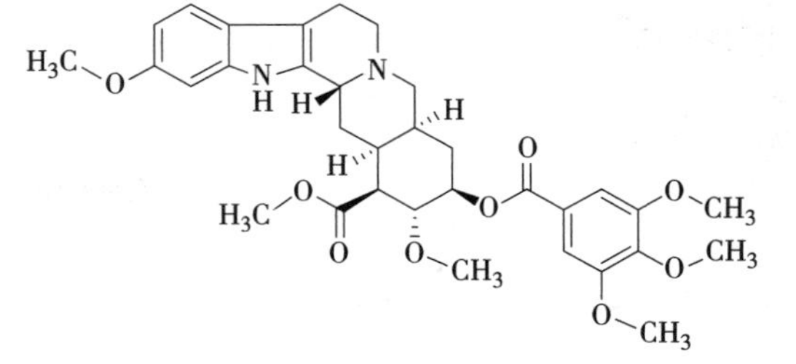

利血平 reserpine

利血平在光和热的影响下，在 C_3 位上易发生差向异构化，生成异利血平，为无效异构体；在酸性及碱性条件下，利血平的两个酯键水解，生成利血平酸；在光或酸的催化下，利血平可氧化脱氢，首先生成 3,4- 二去氢利血平，为具有黄绿荧光的黄色物质，进一步氧化生成 3,4,5,6- 四去氢利血平，有蓝色荧光，再进一步氧化则生成无荧光的褐色和黄色聚合物，故利血平需避光保存。

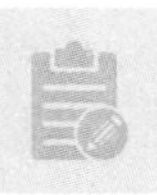

光、热
差向异构化

碱

光、热、酸

第六章
目标测试

（叶连宝）

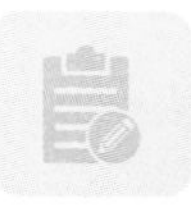

第七章

消化系统药物　Digestive System Drugs

第七章
教学课件

消化系统疾病是一类较为常见的多发病，发病率占人口总数的 10%~20%，其中以消化道溃疡最为常见。消化系统药物（digestive system drugs）根据治疗目的可分为抗消化性溃疡药、胃肠促动药、助消化药、镇吐药和催吐药、泻药和止泻药、肝胆疾病辅助治疗药等几大类。本章将介绍抗溃疡药、镇吐药、胃肠促动药和肝胆疾病辅助治疗药物。

第一节　抗溃疡药　Antiulcer Drugs

消化性溃疡发生在胃幽门和十二指肠处，是一种胃黏膜发生的炎症缺损，主要的致病原因是由胃液的消化作用导致了黏膜损伤，部分病变可穿透至黏膜肌层甚至更深层次。发生消化性溃疡是一个多因素的过程，可以将这些因素分为保护因子和损伤因子。前者包括胃黏液细胞分泌的黏液、HCO_3^- 和前列腺素；后者包括胃酸、胃蛋白酶和幽门螺杆菌。在正常情况下，两种因子处于动态平衡状态，胃黏膜不会被胃液消化形成溃疡。当某些因素破坏了这一平衡机制，使保护因子降低，或使损伤因子增强，就会导致黏膜受到侵蚀而造成溃疡。

胃壁细胞的泌酸过程和对应治疗策略（拓展阅读）

临床上使用的抗溃疡药（antiulcer drugs）可通过抑制损伤因子、增强保护因子或两者兼而有之而发挥作用。根据作用机制可分为中和过量胃酸的抗酸药、加强胃黏膜抵抗力的黏膜保护药、抑制胃酸分泌的抗酸药和抗幽门螺杆菌感染的药物。

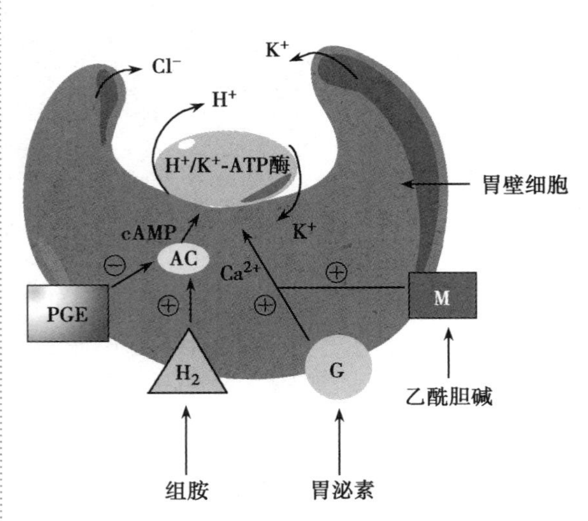

AC 为腺苷酸环化酶；PGE 为前列腺素 E；H_2 为组胺 H_2 受体；G 为促胃液素受体；M 为胆碱能 M 受体。⊖为抑制；⊕为促进。

图 7-1　胃壁细胞泌酸过程示意图

胃酸的过量分泌是引起消化性溃疡的主要原因。胃壁细胞的泌酸过程与组胺 H_2 受体、乙酰胆碱 M 受体和促胃液素受体有关。当组胺、乙酰胆碱或促胃液素刺激胃壁细胞底边膜上相应的受体时，产生受体激动作用。激动促胃液素受体和乙酰胆碱受体可引起 Ca^{2+} 增加，激动 H_2 受体可使腺苷酸环化酶增加，从而增加环磷酸腺苷（cAMP）的量。经 Ca^{2+} 和 cAMP 介导，刺激信息由细胞内向细胞顶端传递，细胞内的管状泡与顶端膜内陷形成的分泌性微管融合，原位于管状泡处的 H^+, K^+-ATP 酶（即质子泵）移至分泌性微管，将氢离子从胞质泵向胃腔，与从胃腔进入胞质的钾离子发生交换，氢离子与顶膜转运至胃腔的氯离子形成了胃酸的主要成分——盐酸（图 7-1）。在这一过程中，前列腺素 E（PGE）能够使腺苷酸环化酶失活，具有一定的抑制胃酸分泌作用。

抗酸药（antacids）是一类弱碱性药物，口服后通过中和胃酸而降低胃内酸度，缓解胃酸对黏膜的侵蚀和对溃疡面的刺激，发挥缓解疼痛和促进愈合的作用。这类药物有碳酸氢钠（sodium bicarbonate）、氧化镁（magnesium oxide）和氢氧化铝（aluminium hydroxide）等。但此类药物只能一定程度上缓解症状，而不能减少胃酸的分泌，且长期摄入较多的碱性金属对人体健康也有潜在的风险，已逐渐被其他类抗溃疡药所替代。

保护胃及十二指肠黏膜屏障、加强黏膜防御功能是治疗消化性溃疡的基本方法和重要手段。常用的黏膜保护剂有米索前列醇（misoprostol）、枸橼酸铋钾（bismuth potassium citrate）、硫糖铝（sucralfate）等。枸橼酸铋钾为铋的三价复合物，其水溶液为微碱性的胶体溶液，可在胃液 pH 条件下，在溃疡表面形成氧化铋保护性薄膜，从而隔绝胃酸或食物对溃疡部位的侵蚀，促进溃疡组织的修复和愈合。硫糖铝为蔗糖硫酸酯的碱式铝盐，在酸性环境下，可解离出硫酸蔗糖复合物离子，聚合成不溶性胶体，与溃疡处的蛋白质渗出物相结合，形成保护膜，从而促进溃疡的愈合；硫糖铝还具有吸附胃蛋白酶、中和胃酸、胆汁酸的作用，并有利于黏膜再生。绝大部分黏膜保护剂均可引起便秘，虽然硫糖铝口服后不良反应相对较少，但也会出现腹胀、腹泻等胃肠道反应。

抑制胃酸分泌的药物可分为受体拮抗剂和质子泵（H^+，K^+-ATP 酶）抑制剂。前者包括 M 受体拮抗剂，如哌仑西平（pirenzepine）、替仑西平（telenzepine）；H_2 受体拮抗剂，如西咪替丁（cimetidine）；促胃液素受体拮抗剂，如丙谷胺（proglumide）。由于组胺刺激增加 cAMP 的作用比由乙酰胆碱和促胃液素刺激增加钙离子的作用大得多，组胺 H_2 受体拮抗剂抑制胃酸生成的作用远大于 M 受体拮抗剂和促胃液素受体拮抗剂，成为一类重要的抗酸药物。质子泵抑制剂，如奥美拉唑（omeprazole），作用于胃酸分泌的最后一步，可以完全阻断任何上游刺激所引起的胃酸分泌，是目前临床使用最为广泛的一类抗酸药物。

抗幽门螺杆菌与消化性溃疡的治疗（拓展阅读）

本节主要介绍 H_2 受体拮抗剂和质子泵抑制剂。

一、H_2 受体拮抗剂（H_2-Receptor Antagonists）

H_2 受体拮抗剂通过抑制组胺 H_2 受体兴奋而降低胃酸的分泌。第一个 H_2 受体拮抗剂西咪替丁（cimetidine）于 1976 年在英国上市，商品名为“泰胃美”，它很快就取代了传统的抗酸药，成为当时治疗消化性溃疡的首选药物，掀起了消化性溃疡治疗史上的“泰胃美”革命。雷尼替丁（ranitidine）和法莫替丁（famotidine）分别于 1983 年和 1986 年上市，此后一系列 H_2 受体拮抗剂相继问世，使得 H_2 受体拮抗剂在消化性溃疡的临床治疗中发挥出重要作用。

H_2 受体拮抗剂按化学结构可分为咪唑类、呋喃类、噻唑类、哌啶甲苯醚类，见表 7-1。

表 7-1 H_2 受体拮抗剂代表药物

类别	药物名称	药物结构	作用特点
咪唑类	西咪替丁 cimetidine		本品用于十二指肠溃疡、胃溃疡、上消化道出血
	奥美替丁 oxmetidine		本品脂溶性高，作用比西咪替丁强 15 倍

续表

类别	药物名称	药物结构	作用特点
咪唑类	唑替丁 zaltidine		本品作用强度与法莫替丁相近，具有长效作用
	比芬替丁 bisfentidine		本品作用强度与法莫替丁相近
呋喃类	雷尼替丁 ranitidine		本品作用较西咪替丁强5~8倍，具有速效和长效作用
	鲁匹替丁 lupitidine		本品脂溶性高，作用强于雷尼替丁
噻唑类	法莫替丁 famotidine		本品作用比西咪替丁强30~100倍，比雷尼替丁强6~10倍
	乙溴替丁 ebrotidine		本品抗酸作用与雷尼替丁相似，还有抗幽门螺杆菌作用
	尼扎替丁 nizatidine		本品对胃及十二指肠溃疡的治疗作用与雷尼替丁相近
	硫替丁 tiotidine		本品抑制胃酸分泌作用强于西咪替丁
哌啶甲苯醚类	罗沙替丁 roxatidine		本品作用为西咪替丁的4~6倍，生物利用度高
	乙酰罗沙替丁 pifatidine		本品为罗沙替丁醋酸酯，吸收后迅速代谢为罗沙替丁
	兰替丁 lamtidine		本品作用较雷尼替丁强8倍
	拉呋替丁 lafutidine		本品以吡啶基代替苯基，抗酸活性是西咪替丁的4~10倍，还具有胃黏膜保护作用

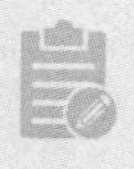

西咪替丁　cimetidine

化学名为 1- 甲基 -2- 氰基 -3-［2-［［（5- 甲基咪唑 -4- 基）甲基］硫代］乙基］胍；2-cyano-1-methyl-3-［2-［［（5-methylimidazol-4-yl）methyl］thio］ethyl］guanidine。又名“甲氰咪胍”。

本品为白色或类白色结晶性粉末，几乎无臭，在水中微溶，乙醇中溶解，在甲醇和稀盐酸中易溶。m.p. 140~146℃。

西咪替丁的发现是现代药物设计的经典成功案例之一。英国药物化学家詹姆士·W·布拉克（James W. Black）基于组胺受体发掘全新拮抗性药物，历经千辛终于成功发明了西咪替丁，加上前期发明的治疗冠心病的普萘洛尔，布拉克荣获了 1988 年的诺贝尔生理学或医学奖。首先，以组胺为模型化合物，保留其结构中的咪唑环，改变侧链，得到具有 H_2 受体激动活性和较弱拮抗活性的 *N*- 脒基组胺（*N*-guanylhistamine）。后续研究发现，咪唑环上侧链的柔性很重要，减少侧链正电荷及增加侧链长度均会使拮抗活性增强。继而，将链端胍基换成碱性较弱的甲基硫脲基，并将侧链增长为 4 个碳原子，得到布立马胺（burimamide），亦称“咪丁硫脲”。布立马胺的受体拮抗活性比 *N*- 脒基组胺强 100 倍，选择性好，成为第一个 H_2 受体拮抗剂，但口服无效。

组胺　histamine　　*N*-脒基组胺　*N*-guanylhistamine　　布立马胺　burimamide

动态构效分析发现，在生理 pH 条件下，咪唑衍生物存在阳离子和不带电荷的［1,4］及［1,5］互变异构体三种形式，其比例受环上取代基 R 的电性效应影响。组胺的主要存在形式是［1,4］互变异构体（近 80%），阳离子只占少部分（约 3%）；而布立马胺的主要形式是阳离子（约 40%），［1,4］互变异构体最少。研究认为，如果拮抗剂的活性形式主要是［1,4］互变异构体，则拮抗作用可能增强。由此，明确了进一步研究的方向是通过取代基 R 的变化，增加［1,4］互变异构体的比例。

［1,4］异构体　　阳离子　　［1,5］异构体

根据有机化学的知识，当 R 是吸电子基时，［1,4］互变异构体较多。于是，保留布立马胺的四原子链，将其中的一个亚甲基换成电负性较大的硫原子，同时在咪唑环的 5 位引入供电子的甲基，得到甲硫米特（metiamide）。侧链引入硫原子不但使［1,4］互变异构体成为主要形式，还增加了侧链的柔性，从而使 H_2 受体拮抗活性增强。甲硫米特在体内外均有较强的 H_2 受体拮抗活性，但因导致肾损伤和粒细胞缺乏症而没有用于临床。

甲硫米特　metiamide

进一步的研究发现，甲硫米特的毒性可能与分子中存在硫脲基有关，遂将硫脲基用其电子等排体胍基替换，并在胍的亚氨基氮上引入吸电子的氰基使碱性降低，由此得到西咪替丁。西咪替丁的活性及安全性均达到临床要求，成为第一个高活性的 H_2 受体拮抗剂，于 1976 年在英国率先上市，到 1979

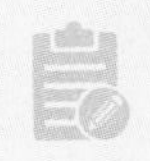

年就在世界一百多个国家获得上市许可。

西咪替丁对湿、热稳定。在过量稀盐酸中，氰基缓慢水解，生成氨甲酰胍；加热则进一步水解成胍。

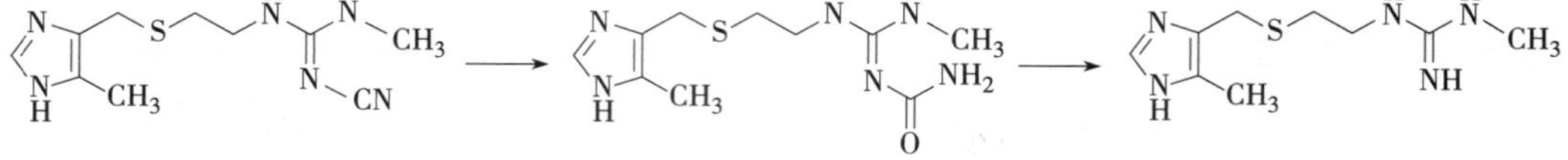

本品口服生物利用度约为 70%，$t_{1/2}$ 约 2 小时，大部分以原型从尿中排出，代谢产物主要为硫氧化物，少量为咪唑环上甲基被羟化的产物。

本品用于治疗十二指肠溃疡、胃溃疡、上消化道出血，对应激性溃疡也有效。但临床应用中发现停药后复发率高，需维持治疗。此外，本品不良反应较多，如抗雄性激素作用，长期或用药量较大可引起男性乳房发育和阳痿等症状，停药后即可消失。

本品为细胞色素 P450 酶（CYP450）的抑制剂，能影响许多药物的代谢速率，与口服抗凝剂、解热镇痛药和镇静催眠药等合并用药时需注意。

盐酸雷尼替丁 ranitidine hydrochloride

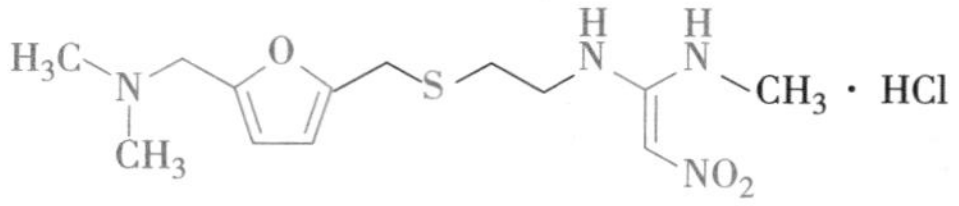

化学名为 N′ - 甲基 -N-{2-{{{5-[(二甲氨基)甲基]-2- 呋喃基}甲基}硫基}乙基}-2- 硝基 -1,1- 乙烯二胺盐酸盐；N-{2-{{{5-[(dimethylamino)methyl]-2-furanyl}methyl}thio}ethyl}-N′ -methyl-2-nitro-1,1-ethenediamine hydrochloride。又名“甲硝呋胍”“呋喃硝胺”。

本品为类白色至浅黄色结晶性粉末，有异臭，味微苦带涩。易溶于水和甲醇，略溶于乙醇，几乎不溶于丙酮。本品极易潮解，吸潮后颜色变深。本品为反式体，m.p. 137~143℃，熔融时分解；顺式体无活性，m.p. 130~134℃。

雷尼替丁是在西咪替丁的基础上开发出来的第二代 H_2 受体拮抗剂。在雷尼替丁的结构中以呋喃环代替西咪替丁的咪唑环，为了保持碱性，在呋喃环上引入二甲基氨基亚甲基；并以硝基乙烯结构（C＝C—NO_2）替换了西咪替丁侧链末端的氰基亚氨基（C＝N—CN）。

本品口服吸收快，口服生物利用度约 50%，$t_{1/2}$ 为 2~2.7 小时，比西咪替丁稍长。大部分以原型代谢，少量被代谢为 N- 氧化物、S- 氧化物或 N- 去甲基雷尼替丁。

本品的作用较西咪替丁强 5~8 倍，且具有速效和长效的特点。临床上主要用于治疗十二指肠溃疡、良性胃溃疡、术后溃疡、反流性食管炎及佐林格 - 埃利森综合征等。

本品较西咪替丁副作用小，无后者的抗雄性激素作用。与 CYP450 的亲和力比西咪替丁弱 10 倍，不影响地西泮、华法林等的代谢过程。因此上市后不久，雷尼替丁的销量就超过了西咪替丁而跃居 H_2 受体拮抗剂的首位。需要强调的是，在 2020 年，从部分本品中检测到可能致癌物质 N- 亚硝基二甲基胺（N-nitrosodimethylamine，简称“NDMA”）。调查发现，温度升高或贮存保管时间延长，雷尼替丁中的 NDMA 含量会显著增加，即使在正常贮存条件下，NDMA 依然会出现，这给本品的临床应用带来一定的风险。

枸橼酸铋雷尼替丁（ranitidine bismuth citrate）是雷尼替丁与枸橼酸铋形成的复盐，既具有雷尼替丁的抑制胃酸分泌的作用，又有胶体铋抗幽门螺杆菌和保护胃黏膜的作用，其生物学特性优于枸橼酸铋和雷尼替丁的混合物。

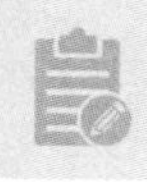

枸橼酸铋雷尼替丁 ranitidine bismuth citrate

法莫替丁（famotidine）为第三代 H_2 受体拮抗剂，其作用比西咪替丁强 30~100 倍，比雷尼替丁强 6~10 倍。本品分子中以胍基噻唑基代替西咪替丁结构中的咪唑基，以氨磺酰脒基替代氰基胍基，与受体的亲和力增强。本品不良反应少，无雄性激素拮抗活性，不影响肝药酶代谢，与其他药物相互作用小。法莫替丁适用于消化性溃疡（胃、十二指肠溃疡），急性胃黏膜病变、反流性食管炎以及胃泌素瘤。

在 H_2 受体拮抗剂的结构改造中常利用拼合原理，将不同的药效基团采用不同的方式进行连接。尼扎替丁（nizatidine）具有与法莫替丁相同的噻唑母核，与雷尼替丁相同的 2 位取代基及侧链，临床治疗效果类似雷尼替丁，但口服生物利用度大于 90%，远超过雷尼替丁和法莫替丁。硫替丁（tiotidine）具有与法莫替丁相同的噻唑母核及 2 位取代基，与西咪替丁相同的侧链，其 H_2 受体拮抗剂活性较西咪替丁提高 10 倍。

H_2 受体拮抗剂的结构由三部分组成：①碱性或碱性基团取代的芳杂环：咪唑环为最早应用的结构，若以呋喃、噻唑置换时作用下降，但当在呋喃、噻唑引入碱性基团时具有较高的活性，与 H_2 受体上阴离子部位进行结合；②平面极性的基团：通常具有硫脲基或脒基的平面结构，在生理 pH 条件下离子化程度低，但又含有极性强的偶极基团，通过氢键与受体结合；③易曲挠的链或芳环系统作为连接链：一般为含硫或含氧的柔性四原子链，也可以是噻唑环或苯环等芳杂环，此部分结构具有可曲挠性但又防止自由旋转。此外，药物的亲脂性与其吸收分布有关，对药效产生影响。H_2 受体拮抗剂的构效关系见图 7-2。

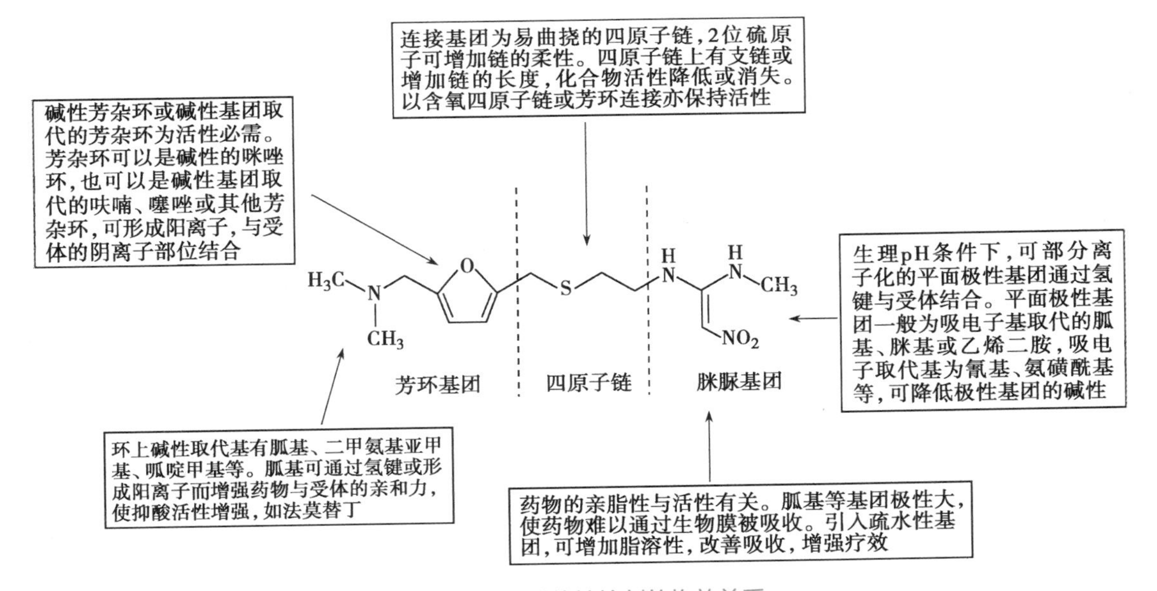

图 7-2　H_2 受体拮抗剂的构效关系

二、质子泵抑制剂（Proton Pump Inhibitors）

质子泵抑制剂（proton pump inhibitors，PPIs）即 H^+，K^+-ATP 酶抑制剂，通过抑制 H^+ 与 K^+ 的交换，阻止胃酸的形成。质子泵抑制剂作用于胃壁细胞泌酸过程的最后一个环节，对各种刺激引起的胃酸分泌都有很好的抑制作用。另一方面，H^+，K^+-ATP 酶仅存在于胃壁细胞表面，H_2 受体不但存在于胃壁细胞，还存在于其他组织。因此，与 H_2 受体拮抗剂相比，质子泵抑制剂具有作用专一、选择性高、副

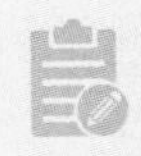

质子泵的分子结构（拓展阅读）

作用较小等优点。根据质子泵抑制剂与 H^+，K^+-ATP 酶的结合方式分为不可逆性质子泵抑制剂和可逆性质子泵抑制剂。

胃 H^+，K^+-ATP 酶是胃壁细胞上的一种跨膜蛋白，由 α、β 两个亚基组成。α 亚基上有 10 个跨膜螺旋，在其中分布着 ATP 结合位点和离子结合位点。

H^+，K^+-ATP 酶有 E_1 和 E_2 两种可以互相转化的形式。E_1 型 H^+，K^+-ATP 酶的离子结合位点在细胞内的胞质侧，与 H^+ 亲和作用强，与 K^+ 亲和力弱；E_2 型的离子结合位点在细胞膜外侧，与 K^+ 有很强的亲和力，与 H^+ 亲和作用弱。E_1 型与胞质内的 H^+ 结合的同时也与 ATP 结合形成磷酶结合物（E_1P），此结合物为 H^+，K^+-ATP 酶由 E_1 型转化为 E_2 型提供能量。E_1P 将 H^+ 从胞质转移至细胞膜顶端内陷形成的分泌性微管内并释放出 H^+，同时将酶转化为磷酸化的 E_2 型。E_2 型的 H^+，K^+-ATP 酶与分泌性微管内 K^+ 结合，将其转运至胞质，同时去磷酸化，转化为 E_1 型。胃壁细胞的泌酸过程是通过 H^+，K^+-ATP 酶两种形式的转化来完成的。

不可逆性质子泵抑制剂在胃壁细胞内转化为活性的次磺酸或次磺酰胺后，与 H^+，K^+-ATP 酶上胞质侧的半胱氨酸残基通过二硫键结合，增加离子结合位点的位阻，阻止酶与胞质内 H^+ 或 K^+ 结合，使酶不能将 H^+ 转运至分泌性微管内。此类 PPIs 通过共价键与 H^+，K^+-ATP 酶结合，对其抑制作用是不可逆的。

可逆性质子泵抑制剂与细胞膜外侧 H^+，K^+-ATP 酶上的 K^+ 结合位点以离子键结合，通过抑制 K^+ 与酶的结合而抑制胃酸的分泌，又称为钾竞争性酸阻滞剂（potassium-competitive acid blockers，P-CAB）。在酸性环境下，P-CAB 立即离子化，通过离子型结合抑制 H^+，K^+-ATP 酶，不需要集中于胃壁细胞进行活化，能迅速升高胃内 pH，离解后酶的活性可以恢复，其对 H^+，K^+-ATP 酶的抑制作用是可逆的。

（一）不可逆性质子泵抑制剂

绝大多数不可逆性质子泵抑制剂具有苯并咪唑结构（表 7-2）。根据其发展及代谢特点可分为两代。第一代 PPIs 包括奥美拉唑、兰索拉唑和泮托拉唑。此类药物具有抗酸作用不稳定、半衰期短、起效慢、治愈率和缓解率不稳定等特点。第一代 PPIs 依赖肝细胞色素 P450 同工酶 CYP2C19 和 CYP3A4 进行代谢和清除，因此，与其他经该同工酶进行代谢和清除的药物有明显的相互作用。由于 CYP2C19 的基因多态性，该同工酶的活性及第一代 PPIs 的代谢表型发生了变异，使不同个体间的 CYP2C19 表现型存在着强代谢型和弱代谢型之分。此类药物药效发挥受代谢影响极大，疗效存在显著的个体差异。第二代 PPIs 包括雷贝拉唑、艾司奥美拉唑、艾普拉唑、来明诺拉唑和泰妥拉唑等。它们共同的优点是起效更快、抗酸效果更好、作用持久、个体差异少。因较少依赖 CYP2C19 代谢，与其他药物相互作用少。

表 7-2 不可逆性质子泵抑制剂的代表药物

药物名称	药物结构	作用特点
奥美拉唑 omeprazole		本品用于十二指肠溃疡和佐林格 - 埃利森综合征，也可用于胃溃疡和反流性食管炎；*S*（-）型异构体艾司奥美拉唑活性强、作用时间长
兰索拉唑 lansoprazole		本品质子泵抑制活性比奥美拉唑强，还具有幽门螺杆菌抑制活性；稳定性、生物利用度优于奥美拉唑；其右旋体右兰索拉唑已单独使用；用于胃及十二指肠溃疡、胃 - 食管反流性疾病、佐林格 - 埃利森综合征等

续表

药物名称	药物结构	作用特点
泮托拉唑 pantoprazole		本品的质子泵抑制活性比奥美拉唑强，选择性更高，稳定性更强；用于胃及十二指肠溃疡、胃 - 食管反流性疾病、佐林格 - 埃利森综合征等
雷贝拉唑 rabeprazole		本品质子泵抑制活性比奥美拉唑强，还具有幽门螺杆菌抑制活性
艾普拉唑 ilaprazole		本品的质子泵抑制活性比奥美拉唑强，作用持久；用于十二指肠溃疡
来明拉唑 leminoprazole		本品质子泵抑制活性比奥美拉唑强，还具有胃黏膜保护作用，生物利用度高，半衰期长
泰妥拉唑 tenatoprazole		本品活性比奥美拉唑强 7 倍，半衰期比奥美拉唑长 7 小时，其 *S* 型异构体已单独使用

奥美拉唑　omeprazole

化学名为 5- 甲氧基 -2-{[(4- 甲氧基 -3,5- 二甲基 -2- 吡啶基)甲基]亚磺酰基}-1*H*- 苯并咪唑；5-methoxy-2-{[(4-methoxy-3,5-dimethylpyridin-2-yl)methyl]sulfinyl}-1*H*-benzo[d]imidazole。

本品为白色或类白色结晶性粉末，无臭。易溶于二氯甲烷，微溶于甲醇和乙醇，难溶于水，m.p. 156℃。

本品具弱碱性和弱酸性，其钠盐可供药用。本品在水溶液中不稳定，对强酸也不稳定。

奥美拉唑是第一个上市的质子泵抑制剂。20 世纪 70 年代初，在筛选抗病毒药物时，发现吡啶硫代乙酰胺具有抑制胃酸分泌的作用，但对肝脏的毒性较大，其毒性可能与硫代酰胺部分有关。将硫代酰氨基用巯基咪唑替换，得到 H7767，仍具有抑制胃酸分泌的作用。随后研究发现，含亚砜连接链和苯并咪唑环的替莫拉唑(timoprazole)具有显著抑制胃酸分泌的作用，但由于它阻断甲状腺对碘的摄取，而未能用于临床。继而通过在吡啶环和苯并咪唑环上引入合适的取代基可消除该副作用，得到吡考拉唑(picoprazole)，但其苯并咪唑环上的酯基不稳定，易发生水解。进一步研究得到了奥美拉唑，并通过系统的药理研究发现其抗酸作用不是通过拮抗 H_2 受体而产生，而是抑制 H^+, K^+-ATP 酶的结果，由此也开启了拉唑类质子泵抑制剂的研究。

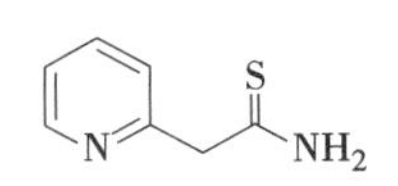
吡啶硫代乙酰胺

H7767

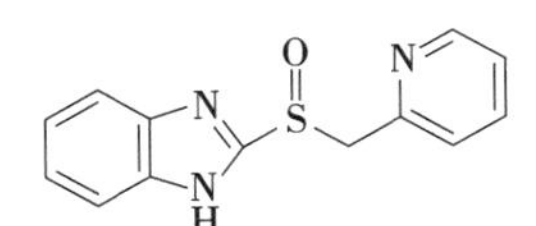
替莫拉唑　timoprazole

吡考拉唑　picoprazole

奥美拉唑的化学结构由三部分组成，苯并咪唑环和吡啶环通过亚甲基亚砜基相连。本品因亚砜上的硫具有手性而具光学活性，药用其外消旋体。其 *S*(−) 型异构体因体内清除率大大低于 *R*(+) 型异构体，作用时间更长，现已单独成药用于临床，通用名为"艾司奥美拉唑(esomeprazole)"，又名"埃索美拉唑"或"左旋奥美拉唑"。

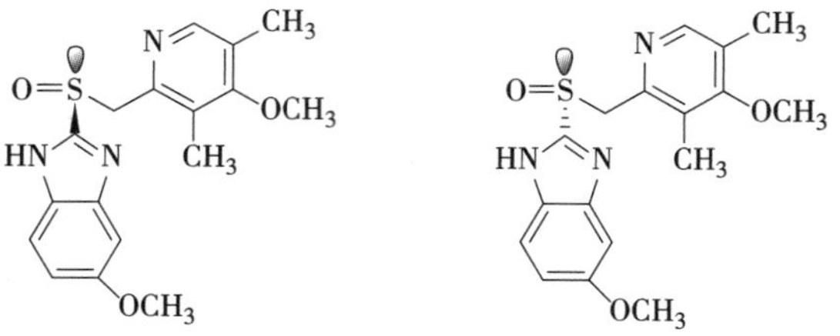

S-异构体(esomeprazole) *R*-异构体

奥美拉唑的合成是以 4- 甲氧基 -3,5- 二甲基 -2- 羟甲基吡啶为原料，用氯化亚砜氯代后，与 2- 巯基 -5- 甲氧基苯并咪唑缩合，再用间氯过氧苯甲酸或双氧水氧化即得。

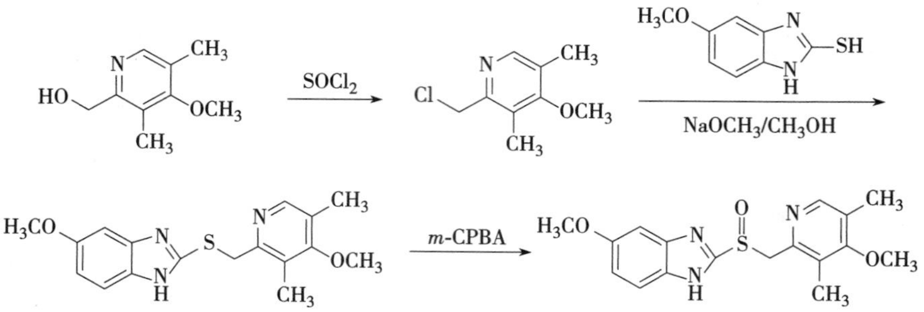

$SOCl_2$ $NaOCH_3/CH_3OH$ *m*-CPBA

奥美拉唑为生物前体型前药，在体外无活性，在体内经生物转化成活性形式后才能发挥作用。奥美拉唑具有弱碱性，口服后在十二指肠吸收，可选择性地聚集在胃壁细胞的酸性环境中，在氢离子的影响下，转化为活性形式(图 7-3)。首先经 Smiles 重排转化成螺环中间体，很快形成两种活性形式次磺酸(sulfenic acid)和次磺酰胺(sulfenamide)，活性转化物与 H^+, K^+-ATP 酶上第 4~6 跨膜区的

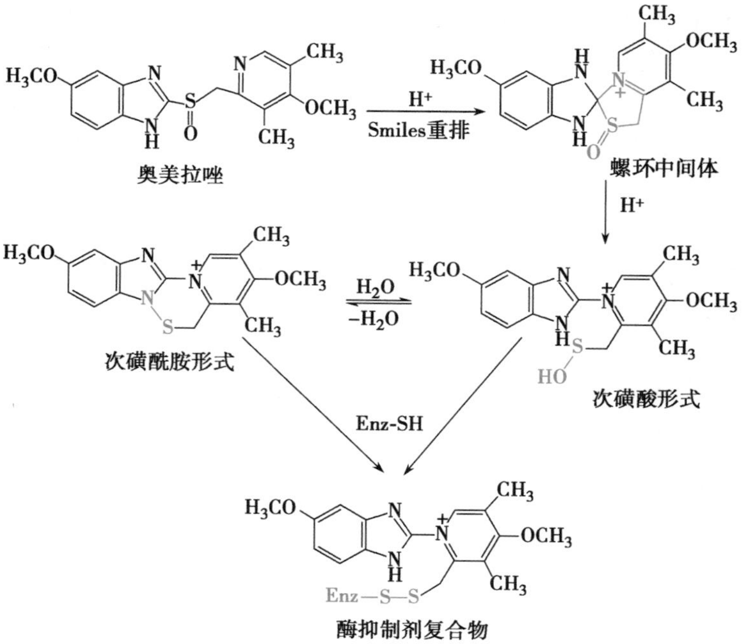

奥美拉唑 → (H^+, Smiles重排) 螺环中间体 → (H^+) 次磺酸形式 ⇌ (H_2O / $-H_2O$) 次磺酰胺形式 → (Enz-SH) 酶抑制剂复合物

图 7-3 奥美拉唑的体内生物转化及与质子泵的不可逆结合

Cys813 和第 7~8 跨膜区 Cys892 的巯基通过二硫键共价结合，形成酶 - 抑制剂复合物。次磺酸和次磺酰胺极性大，不易被吸收进入血液循环，有利于其在胃壁细胞聚集发挥作用，是奥美拉唑的理想活性形式。形成的酶 - 抑制剂复合物在酸性条件下很稳定，虽可被谷胱甘肽和半胱氨酸等内源性巯基化合物竞争而复活，但胃壁细胞酸性环境中谷胱甘肽极少，故奥美拉唑对 H^+, K^+-ATP 酶表现出持久、不可逆的抑制作用。

奥美拉唑的 $t_{1/2}$ 为 0.5~1 小时，在体内经 CYP450 酶系代谢。其中，大部分由 CYP2C19 代谢为苯并咪唑环 6 位羟化物和两个甲氧基的去甲基代谢物；一部分由 CYP3A4 代谢为砜（图 7-4）。其 *R*- 型异构体主要由 CYP2C19 代谢为非活性物质，代谢速率快。其 *S*- 型异构体即艾司奥美拉唑更多地由 CYP3A4 代谢，对 CYP2C19 依赖性小，且代谢速率很慢，故血浆中活性药物浓度高而持久，药物之间相互影响小，生物利用度和血浆浓度比奥美拉唑或 *R*- 型异构体高，$t_{1/2}$ 延长为 2 小时以上。因此，艾司奥美拉唑的药效比奥美拉唑强而持久，后续单独成药上市。

奥美拉唑的前药循环作用（拓展阅读）

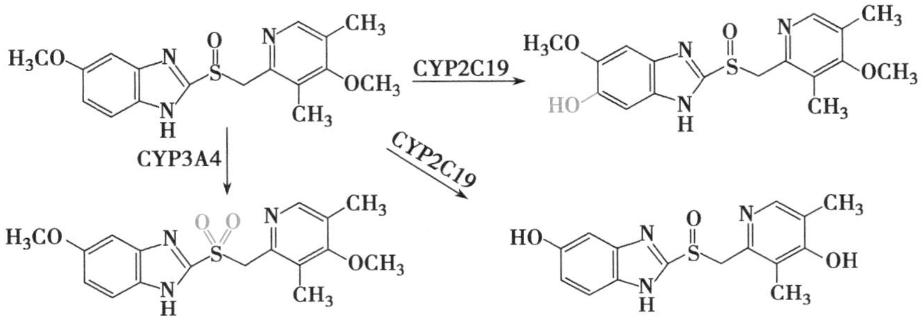

图 7-4 奥美拉唑的代谢途径

奥美拉唑能抑制基础胃酸和多种刺激引起的胃酸分泌，主要用于十二指肠溃疡和佐林格 - 埃利森综合征，也可用于胃溃疡和反流性食管炎。本品的活性代谢物还能穿透黏液与表层的尿素酶结合，抑制尿素酶的活性，达到抑制和根除幽门螺杆菌的作用，与阿莫西林、甲硝唑等合用，能有效地杀灭幽门螺杆菌。

奥美拉唑的产品线延伸策略（拓展阅读）

奥美拉唑对 H^+, K^+-ATP 酶的抑制是不可逆的，长期使用这类药物，可引起胃酸缺乏，诱发胃窦反馈机制，导致高促胃液素血症；还有可能在胃体中引起内分泌细胞的增生，形成类癌。故该类药物在临床上不宜长期连续使用。

雷贝拉唑钠 sodium rabeprazole

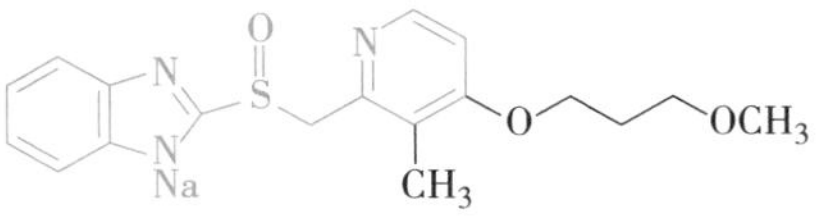

化学名为 2-［［4-（3- 甲氧基丙氧基）-3- 甲基 -2- 吡啶基］甲基亚磺酰基］-1*H*- 苯并咪唑钠盐；2-［［4-（3-methoxypropoxy）-3-methyl-2-pyridyl］methylsulfinyl］-1*H*-benzimidazole sodium。

本品为白色至微黄色的粉末；极具吸湿性。极易溶于水和甲醇，溶于乙醇、二氯甲烷、乙酸乙酯，不溶于环己烷和乙醚。m.p. 140~141℃。

本品在酸性条件下迅速分解，在碱性条件下较稳定。

雷贝拉唑也是前药，在体内转化为活性形式后才具有质子泵抑制活性。活性转化物与质子泵上的多个巯基通过二硫键共价结合，包括第 4~6 跨膜区的 Cys813 和 Cys822，第 7~8 跨膜区 Cys892 和第 3 跨膜区 Cys321。因此，与奥美拉唑相比其抗酸速度快、药效强而持久。

本品口服 1 小时内发挥药效，在 2~4 小时内血药浓度达峰值。同样剂量的雷贝拉唑抗酸作用比

奥美拉唑强 2~10 倍，作用时间比奥美拉唑长。

本品主要经非酶途径代谢，还原为硫醚，进一步转化为硫醚羧酸和硫醚氨酸结合物经尿排泄；少量经 CYP3A4 氧化为砜、经 CYP2C19 代谢为去甲基雷贝拉唑（图 7-5）。本品与其他药物之间的相互作用很小，对 CYP450 活性的影响明显低于西咪替丁和奥美拉唑，仅轻微影响经该系统代谢的药物吸收。该药对 CYP2C19 酶基因型依赖性低，对各种基因型患者都能提供稳定、相同的抗酸效果。

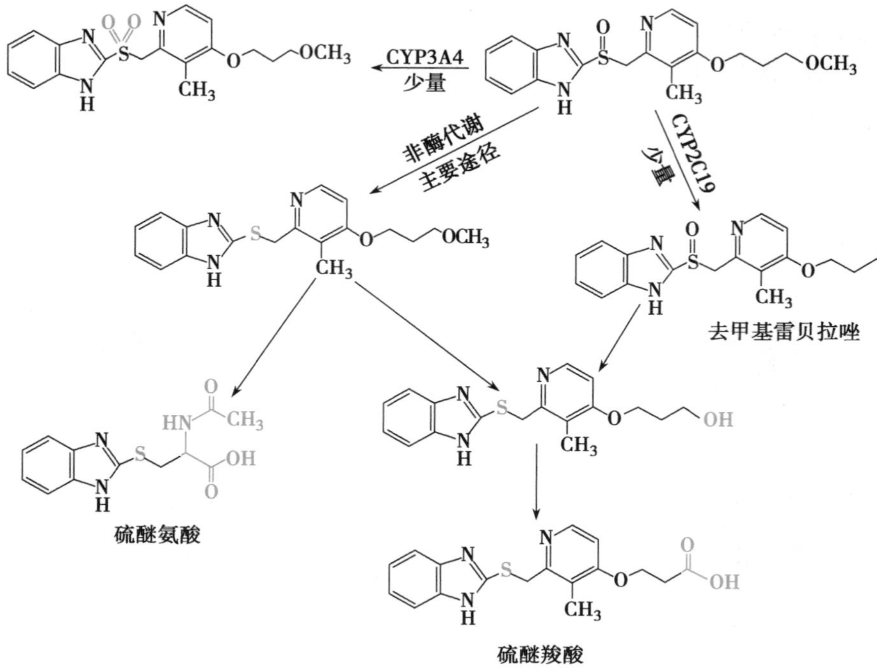

图 7-5 雷贝拉唑的代谢途径

雷贝拉唑不但具有质子泵抑制活性，还具有极强的幽门螺杆菌抑制活性。研究表明，尿素酶活性对幽门螺杆菌在低 pH 环境中生存及在胃内定居十分必要，抑制尿素酶就能产生抗幽门螺杆菌作用。本品的抑酶活性是现有 PPIs 中最强的，对幽门螺杆菌的清除率高达 90%。该药与阿莫西林合用在体外未显示联合效应，但阿莫西林与其代谢产物硫醚合用，却使各自的有效抑菌浓度减小。

本品适用于胃溃疡、十二指肠溃疡、糜烂性胃炎、食管反流疾病，以及糜烂性胃 - 食管反流疾病的维持治疗。

以奥美拉唑为代表的不可逆性质子泵抑制剂的结构通常由取代吡啶环，亚甲基亚磺酰基及芳环并咪唑三部分组成。环上取代基的不同影响药物解离度和药代动力学性质。该类药物的构效关系见图 7-6。

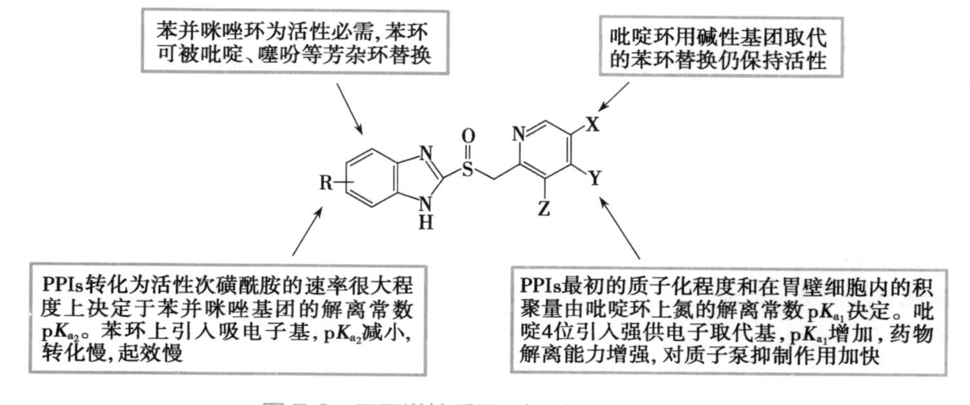

图 7-6 不可逆性质子泵抑制剂的构效关系

（二）可逆性质子泵抑制剂

可逆性质子泵抑制剂（P-CABs）具有亲脂性强、碱性弱、解离常数高和在低 pH 时稳定的特点，比传统的 PPIs 或 H_2 受体拮抗剂起效更快，升高 pH 的作用更强。P-CABs 均为弱碱性物质，在酸性环境中经质子化后高浓度地聚集于胃壁细胞，通过氢键及其他分子间相互作用可逆性地竞争 H^+，K^+-ATP 酶上的 K^+ 结合位点，阻碍 H^+ 和 K^+ 交换过程而减少胃酸分泌。相较于拉唑类 PPIs，该类药物在酸性环境中化学结构稳定，血浆半衰期长，首次给药就可达到最大效应，停药后泌酸功能可迅速恢复。但因其作用方式为可逆性抑制，需使用较大剂量才能达到与 PPIs 等效的作用强度。

PPIs 和 P-CABs 的主要差异对比（拓展阅读）

P-CABs 已成为抗酸药开发的热点，尽管已发现了多种活性化合物，但由于毒性等原因而被淘汰，目前已经上市的仅有瑞普拉生（revaprazan），伏诺拉生（vonoprazan）和替戈拉生（tegoprazan）。

瑞普拉生 revaprazan　　伏诺拉生 vonoprazan　　替戈拉生 tegoprazan

盐酸瑞普拉生于 2007 年在韩国上市。本品起效迅速，给药后 1.3~2.5 小时左右血药浓度达峰值，可迅速缓解胃酸过量分泌引起的症状，用于治疗十二指肠溃疡、胃炎和胃溃疡，可明显减少夜间酸突破的发生。本品药效与口服剂量呈线性关系，可通过调节药物剂量达到最佳的胃酸控制水平，从而满足不同患者的个体化治疗。尽管盐酸瑞普拉生是第一个上市的可逆性质子泵抑制剂，但由于疗效不及常规的 PPIs，其临床应用并不理想。

伏诺拉生与质子泵复合物的晶体结构及相互作用分析（拓展阅读）

富马酸伏诺拉生由日本武田开发，2015 年在日本上市。本品可以高浓度进入胃中，首次给药时，便能产生最大的抑制效应，且可持续 24 小时。在已经上市的三个 P-CABs 中，伏诺拉生的抗酸作用最强，表现出与兰索拉唑相当的胃溃疡及十二指肠溃疡治愈率，且空腹对本品疗效的影响更小。此外，伏诺拉生在酸中稳定，无须优化配方设计，起效剂量在不同患者中的差异并不显著。基于这些优点，本品有望成为未来治疗胃食管反流、消化性溃疡、十二指肠溃疡、胃溃疡疾病的一线用药。

伏诺拉生的合成（拓展阅读）

替戈拉生于 2018 年在韩国获批上市，用于治疗胃食管反流病、糜烂性食管炎和胃溃疡。替戈拉生可在服用后 0.5~1.5 小时迅速达到吸收高峰，平均半衰期在 3.5~5.5 小时。替戈拉生对于胃食管反流病和胃溃疡的治疗效果与艾司奥美拉唑类似，安全性和耐受性更优，适合于对质子泵抑制剂反应较差的患者。

第二节　镇吐药　Antiemetic Drugs

呕吐是人体的一种本能，可将食入胃内的有害物质排出，从而保护人体。但频繁而剧烈的呕吐可能妨碍食物的摄入，导致失水、电解质紊乱、酸碱平衡失调、营养障碍等，甚至发生食管贲门黏膜裂伤等并发症。呕吐是由内脏及前庭功能紊乱、药物、放疗等作用于催吐化学感受区及延髓呕吐中枢而引起的。呕吐与多种神经递质及受体有关，根据受体选择性的不同，镇吐药（antiemtics）可分为多巴胺受体拮抗剂、乙酰胆碱受体拮抗剂、组胺 H_1 受体拮抗剂、5-HT_3 受体拮抗剂及神经激肽

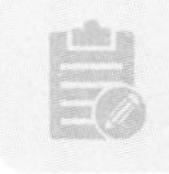

(neurokinin 1，NK_1)受体拮抗剂。大多数多巴胺受体拮抗剂如甲氧氯普胺(metoclopramide)和多潘立酮(domperidone)具有镇吐和促胃肠动力两方面作用，将在胃肠促动药一节中进行介绍。乙酰胆碱受体拮抗剂如地芬尼多(difenidol)、组胺 H_1 受体拮抗剂如苯海拉明(diphenhydramine)主要用于治疗晕动症及运动性呕吐。$5\text{-}HT_3$ 受体拮抗剂和 NK_1 受体拮抗剂对癌症放化疗引起的恶心、呕吐具有较强的作用，本节将重点介绍。

一、$5\text{-}HT_3$ 受体拮抗剂($5\text{-}HT_3$-Receptor Antagonists)

5-羟色胺(5-HT)是一种神经递质，也是一种自身活性物质，具有多种生理功能。5-HT 及其受体广泛分布于中枢神经系统、外周神经系统和胃肠道，参与心理、神经和胃肠道功能的调节。目前已知 5-HT 受体至少存在 7 种亚型，与胃肠道功能相关的是 $5\text{-}HT_1$、$5\text{-}HT_2$、$5\text{-}HT_3$、$5\text{-}HT_4$ 和 $5\text{-}HT_7$ 受体。$5\text{-}HT_3$ 受体拮抗剂具有良好的镇吐作用，$5\text{-}HT_4$ 受体激动剂则具有促动力作用。

$5\text{-}HT_3$ 受体主要分布在肠道。癌症化疗药物及放射治疗作用于胃肠道的黏膜组织，使胃肠的类嗜铬细胞释放多巴胺及 5-HT，后者与 $5\text{-}HT_3$ 受体结合，通过神经反射，作用于呕吐中枢而引起恶心和呕吐。$5\text{-}HT_3$ 受体拮抗剂可有效地防止癌症放化疗引起的恶心和呕吐，与其他类镇吐药相比具有疗效更好、不良反应更小等优点。

20 世纪 70 年代初，研究者发现多巴胺 D_2 受体拮抗剂甲氧氯普胺(metoclopramide)具有镇吐作用，但其镇吐作用与其对 $5\text{-}HT_3$ 受体的拮抗有关，由此开始了以 $5\text{-}HT_3$ 受体为靶点的镇吐药物的研究，并主要以 5-HT 和甲氧氯普胺为先导化合物开展结构改造。

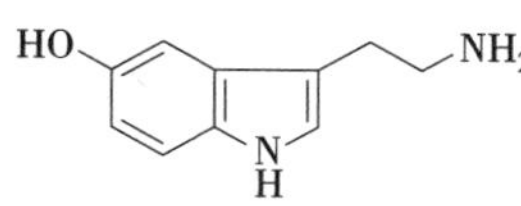
5-羟色胺 5-HT

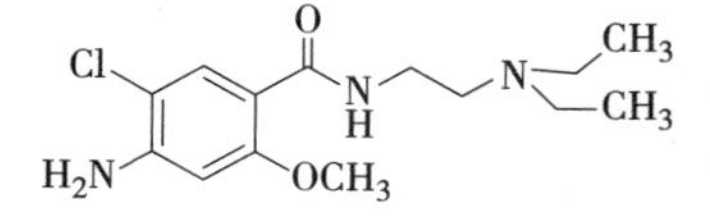
甲氧氯普胺 metoclopramide

常用 $5\text{-}HT_3$ 受体拮抗剂的药学特点比较(拓展阅读)

通过保留甲氧氯普胺的苯甲酰胺基，改变酰胺侧链，得到了一系列具有镇吐或促动力作用的药物。对 5-HT 进行改造，在吲哚环 3 位上引入酰胺基、甲酸酯基或与环酮基稠和得到了一系列具有优良镇吐活性的 $5\text{-}HT_3$ 受体拮抗剂，如昂丹司琼(ondansetron)、格拉司琼(granisetron)、帕洛诺司琼(palonosetron)、托烷司琼(tropisetron)、多拉司琼(dolasetron)等。

昂丹司琼 ondansetron

格拉司琼 granisetron

帕洛诺司琼 palonosetron

托烷司琼 tropisetron

多拉司琼 dolasetron

昂丹司琼　ondansetron

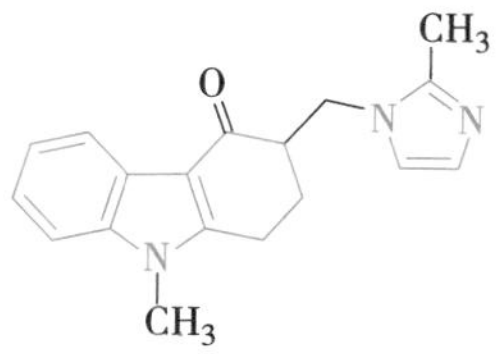

化学名为2,3-二氢-9-甲基-3-[(2-甲基咪唑-1-基)甲基]-4(1*H*)-咔唑酮；9-methyl-3-[(2-methylimidazol-1-yl)methyl]-2,3-dihydro-1*H*-carbazol-4-one。又名"奥丹西隆"。

本品常用盐酸盐二水合物，为白色或类白色结晶性粉末(水/异丙醇中结晶)，在甲醇中易溶，在水中略溶，在丙酮中微溶。m.p. 178.5~179.5℃。

本品的咔唑环上3位碳具有手性，其*R*型体的活性较强，临床上使用外消旋体。

20世纪60年代末，经研究发现咔唑酮曼尼希碱具有5-HT_3拮抗作用。在20世纪80年代发现了抗癌药物的致吐机制和5-HT_3受体拮抗剂的镇吐作用后，致力于开发咔唑酮曼尼希碱类新型镇吐药物。昂丹司琼于20世纪90年代初上市，是第一个上市的5-HT_3受体拮抗剂类镇吐药。上市后取得了巨大成功，成为治疗癌症放化疗引起呕吐的优秀药物。

本品的合成是以邻溴苯胺为原料，采用经典的咔唑酮合成方法得到三环咔唑酮-4，经氨甲基化(曼尼希反应)和季铵化后，再与2-甲基咪唑反应制得。

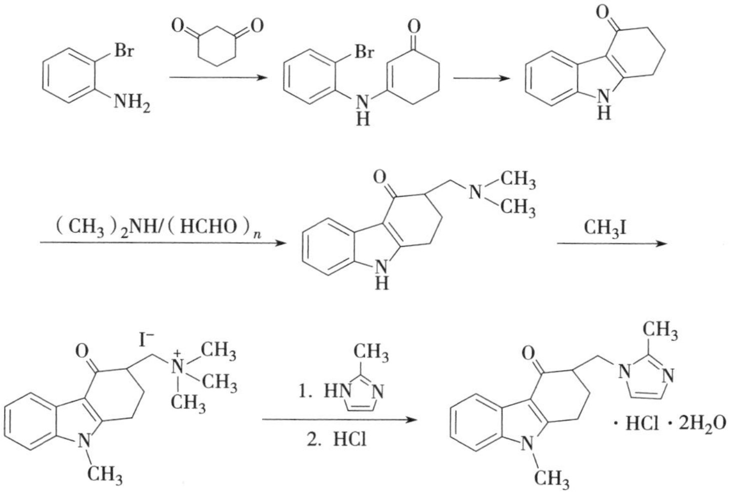

本品口服后吸收迅速，分布广泛，生物利用度为60%，$t_{1/2}$约为3小时。本品主要自肝脏代谢，50%以上以原型自尿排出。尿中代谢产物主要为葡糖醛酸及硫酸酯的结合物，也有少量苯环羟基化和*N*-去甲基代谢物。

本品为高强度、高选择性的5-HT_3受体拮抗剂，对5-HT_1，5-HT_2，肾上腺素α_1、α_2、β_1，胆碱，GABA，组胺H_1、H_2，NK_1等受体均无拮抗作用。对抗癌症放化疗引起的呕吐作用优于其他类型的镇吐药。本品可用于治疗癌症患者的恶心、呕吐症状，辅助癌症患者的药物治疗；还用于预防和治疗手术后的恶心和呕吐。无锥体外系反应，毒副作用极小。

格拉司琼(granisetron)具有苯并吡唑甲酰胺的结构，发现较昂丹司琼早，但其开发的进度较昂丹司琼慢，直到1991年才上市。由于其剂量小，半衰期较长，上市后的销售量迅速扩大，现已超过昂丹司琼。格拉司琼对中等致吐的抗肿瘤化疗效果与昂丹司琼相同，对顺铂引起的严重呕吐，本品较昂丹司琼更为有效。

托烷司琼 tropisetron

化学名为 1*H*- 吲哚 -3- 甲酸（1*R*,5*S*）-（8- 甲基 -8- 氮杂双环［3.2.1］辛 -3- 基）酯；（1*R*,5*S*）-8-methyl-8-azabicyclo［3.2.1］octan-3-yl 1*H*-indole-3-carboxylate。又名“托普西龙”。

本品为白色或类白色结晶性粉末，在水和甲醇中溶解，在乙醇中微溶。m.p. 201~202℃，其盐酸盐 m.p. 283~285℃。

本品口服吸收迅速、完全，血药达峰时间为 3 小时。代谢反应主要是吲哚环上 5、6 和 7 位的羟化，再进一步形成葡糖醛酸和硫酸的结合产物，最后经尿或胆汁排出。本品的代谢与 CYP2D6 相关，在不同人群中使用可分为快代谢型和慢代谢型，$t_{1/2}$ 分别为 7 小时和 30 小时。

本品是继昂丹司琼和格拉司琼之后，上市的第二代 5-HT_3 受体拮抗剂。与昂丹司琼或格拉司琼相比，本品因具有吲哚环，更近似 5-HT 结构，能特异性地与 5-HT_3 受体结合，因而具有更强的受体拮抗作用。

本品主要用于癌症放、化疗引起的恶心和呕吐，可选择性抑制外周神经系统的突触前 5-HT_3 受体的兴奋，并对中枢神经系统 5-HT_3 受体传递的迷走神经传入后区有直接影响，这种双重作用阻断了呕吐反射过程中神经递质的化学传递，从而对放化疗引起的呕吐有治疗作用。本品不引起锥体外系副作用，具有用量小、给药次数少、副作用小和耐受性好等特点。本品与地塞米松协同用药比单独用药的疗效更好。

本品对顺铂、环磷酰胺、氟尿嘧啶等抗恶性肿瘤药物的抗肿瘤药效无影响。利福平、苯巴比妥等肝微粒体酶诱导剂与本品合用时，可促进本品代谢，使其血药浓度降低、作用减弱。

5-HT_3 受体拮抗剂的结构由芳环、羰基和碱性中心三部分组成，构效关系见图 7-7。

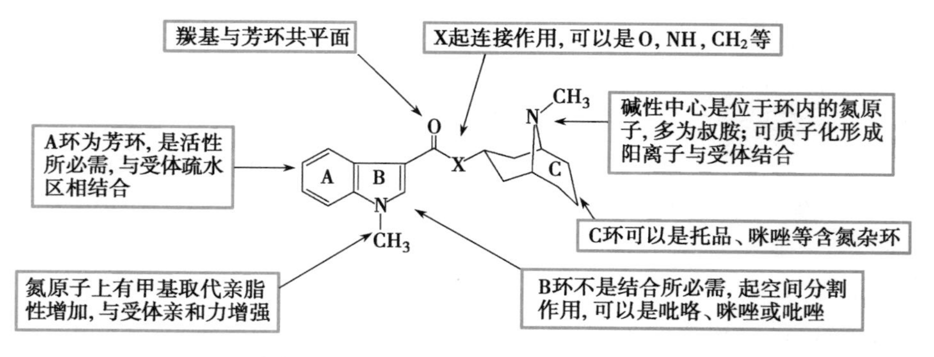

图 7-7 5-HT_3 受体拮抗剂的构效关系

二、NK_1 受体拮抗剂（NK_1-Receptor Antagonists）

神经激肽（neurokinin, NK）家族包含 P 物质（substance P, SP）、神经激肽 A 和神经激肽 B。SP 是中枢神经系统最重要的神经递质之一，主要分布于中枢神经系统和胃肠道，具有多种生理活性。神经激肽受体可分为 3 种，即 NK_1 受体、NK_2 受体和 NK_3 受体。SP 与 NK_1 受体结合能力最强，兴奋 NK_1 受体引起恶心和呕吐。NK_1 受体拮抗剂阻止 SP 与 NK_1 受体结合而产生镇吐作用，对化疗引起的急性呕吐作用与 5-HT_3 受体拮抗剂相当，对延迟性呕吐则疗效更优。NK_1 受体拮抗剂还具有抗抑郁、抗焦

虑等作用，已成为各大制药公司争相开发的热点药物。

P物质、NK_1受体与化疗所致的恶心呕吐（拓展阅读）

目前已上市的NK_1受体拮抗剂类镇吐药有阿瑞匹坦（aprepitant）、卡索匹坦（casopitant）、马罗匹坦（maropitant）、奈妥匹坦（netupitant）和罗拉吡坦（rolapitant）等。卡索匹坦与昂丹司琼、地塞米松联合应用，可明显改善患者化疗导致的恶心和呕吐，完全有效率显著高于只用昂丹司琼或地塞米松的患者。马罗匹坦是2007年在美国和欧洲批准上市的NK_1受体拮抗剂，它是第一种用于预防和治疗犬类严重呕吐和晕动病的药物，也是治疗犬晕动病首次获准上市的药物。罗拉吡坦是2015年批准上市的，用于治疗延长期化疗导致的恶心呕吐，也可与其他呕吐药合用，用于防治肿瘤化疗导致的恶心呕吐的发作。

阿瑞匹坦 aprepitant　　卡索匹坦 casopitant

马罗匹坦 maropitant　　奈妥匹坦 netupitant　　罗拉吡坦 rolapitant

阿瑞匹坦 aprepitant

化学名为5-[((2*R*,3*S*)-2-[(1*R*)-1-(3,5-二(三氟甲基)苯基)乙氧基]-3-(4-氟苯基)吗啉-4-基)甲基]-2,4-二氢-3*H*-1,2,4-三唑-3-酮；5-[((2*R*,3*S*)-2-[(1*R*)-1-(3,5-bis(trifluoromethyl)phenyl)ethoxy]-3-(4-fluorophenyl)morpholin-4-yl)methyl]-2,4-dihydro-3*H*-1,2,4-triazol-3-one。

本品为白色或微白色晶体，不溶于水，微溶于乙腈，可溶于乙醇。m.p. 244~246℃。

本品是第一个用于临床的NK_1受体拮抗剂。用于预防及治疗癌症化疗引起的急性和延迟性呕吐，特别是延迟性呕吐。本品常与5-HT_3受体拮抗剂和糖皮质激素类药物合用，与标准疗法（5-HT_3受体拮抗剂和糖皮质激素类药物）相比，该疗法效率更高。本品对中枢系统的作用时间很长，可抑制顺铂引起的急性和延迟性呕吐，并可增强昂丹司琼与糖皮质激素地塞米松等对顺铂所引起的呕吐的抑制作用。

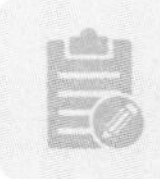

本品口服生物利用度较高，可达60%~65%。主要在肝脏经CYP3A4代谢，少部分是由CYP1A2

和 CYP2C19 代谢。代谢时首先发生吗啉环氮原子的脱烷基化反应，进而吗啉环被氧化为5位羰基代谢物（图 7-8）。

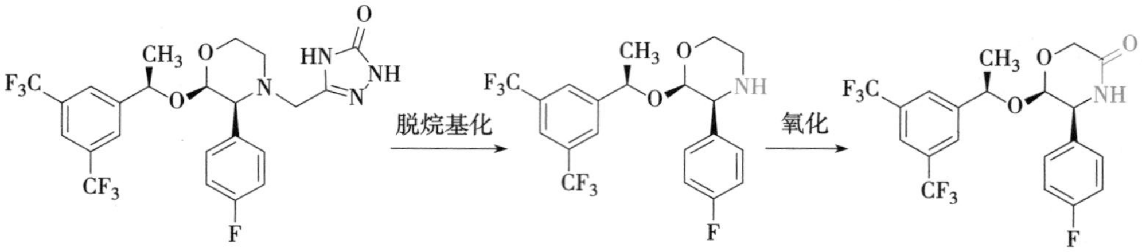

脱烷基化　氧化

图 7-8 阿瑞匹坦的代谢途径

本品是 CYP3A4 的中度抑制剂，会增加经 CYP3A4 代谢药物的血药浓度，因此不能与匹莫齐特、特非那定、阿司咪唑、西沙必利等合用；与抗肿瘤药多西他赛、紫杉醇、依托泊苷等并用要注意。本品还是 CYP2C9 的诱导剂，会导致一些经此酶代谢的药物血药浓度降低，如雌激素、华法林、甲苯磺丁脲、帕罗西汀等。

福沙匹坦（fosaprepitant）是阿瑞匹坦的前药，临床应用其二葡甲胺盐。福沙吡坦是在阿瑞匹坦三唑环氮原子上引入磷酰基后与两个葡甲胺形成盐，可增加阿瑞匹坦的水溶性。在体内水解为阿瑞匹坦而具有活性（图 7-9）。

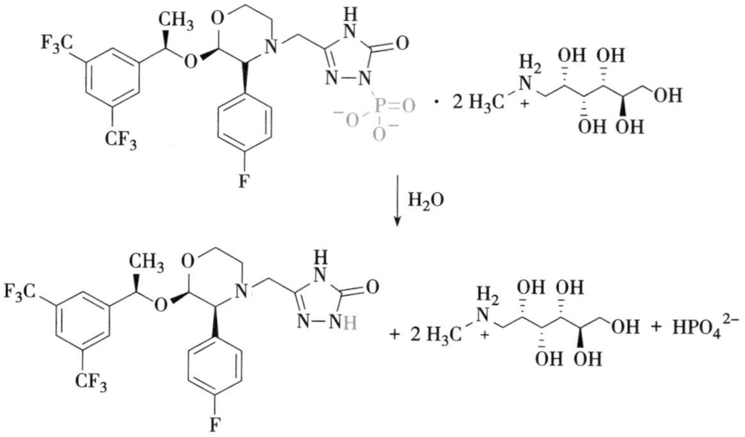

图 7-9 福沙匹坦二葡甲胺盐的体内水解

第三节 胃肠促动药 Gastro-kinetic Drugs

胃肠动力障碍会导致反流症状，反流性食管炎、消化不良、肠梗阻等临床常见病。胃肠促动药（Gastro-kinetic Drugs, Prokinetic Drugs）通过增加胃肠推进性运动，增强胃肠道收缩，促进胃肠排空，降低细菌滞留时间，减少溃疡创面感染的机会，减轻食物对胃窦部 G 细胞和胃壁细胞的刺激，抑制胃酸的分泌，改善功能性消化不良。

胃肠推进性蠕动受神经、体液等因素调节，乙酰胆碱、多巴胺、5-HT 等神经递质起到重要作用。胃肠促动药按作用机制可分为多巴胺 D_2 受体拮抗剂、5-HT_4 受体激动剂和胃动素受体激动剂。

多巴胺 D_2 受体拮抗剂和 5-HT_4 受体激动剂类胃肠促动药按化学结构可分为苯并咪唑类、苯甲酰胺类、苯并呋喃酰胺类及吲哚烷胺类（表 7-3）。

表 7-3　多巴胺 D_2 受体拮抗剂和 5-HT_4 受体激动剂类胃肠促动药

类别	药物名称	药物结构	作用机制与用途
苯并咪唑类	多潘立酮 domperidone		本品为外周 D_2 受体拮抗剂；促动力、镇吐；用于缓解胃肠动力障碍疾病症状；并抑制各种原因所致的恶心、呕吐
苯甲酰胺类	甲氧氯普胺 metoclopramide		本品为中枢及外周 D_2 受体拮抗剂；促动力、镇吐；用途同多潘立酮
	伊托必利 itopride		本品为 D_2 受体拮抗剂、胆碱酯酶抑制剂；促动力、镇吐；用于功能性消化不良引起的各种症状
	氯波必利 clebopride		本品为 D_2 受体拮抗剂；促动力、镇吐；用于功能性消化不良、胃液反流、糖尿病性胃轻瘫及恶心、呕吐等
	西沙必利 cisapride		本品为 5-HT_4 受体激动剂；促动力；用于治疗功能性消化不良、反流性食管炎、糖尿病性胃轻瘫及便秘等
	莫沙必利 mosapride		本品为 5-HT_4 受体激动剂；促动力；用于治疗功能性消化不良、反流性食管炎、糖尿病性胃轻瘫及便秘等
苯并呋喃酰胺类	普芦卡必利 prucalopride		本品为 5-HT_4 受体激动剂；促动力；主要用于功能性便秘
吲哚烷胺类	替加色罗 tegaserod		本品为 5-HT_4 受体激动剂；促动力；主要用于便秘型肠易激综合征，亦用于胃、食管反流病和功能性消化不良

胃动素（motilin）是胃肠道内分泌的一种多肽，由 22 个氨基酸组成。其受体主要分布于胃窦的神经组织（N 型）和十二指肠平滑肌组织（M 型）内。胃动素作用于乙酰胆碱 M 受体促使平滑肌收缩，作用于 N 受体则刺激乙酰胆碱释放。大环内酯类抗生素红霉素（erythromycin）及其十四元环衍生物的电荷分布与胃动素相似，故具有胃动素受体激动作用，能增强胃窦动力，加快胃的排空，因而也称为“非肽类胃动素受体激动剂”。但红霉素类胃肠动力药会导致心脏 Q-T 间期延长，且作为抗菌药，长期应用会引起细菌耐药，故临床上不作为首选。

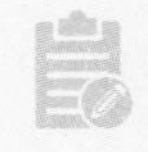

一、多巴胺 D_2 受体拮抗剂（D_2-Receptor Antagonists）

甲氧氯普胺（metoclopramide）是第一个用于临床的多巴胺 D_2 受体拮抗剂类胃肠促动药，对中枢及外周多巴胺 D_2 受体均有拮抗活性，容易引起锥体外系反应。外周性多巴胺 D_2 受体拮抗剂如多潘立酮，通过阻断胃肠道多巴胺受体而促进胃肠运动，对中枢多巴胺受体无影响，不会导致中枢神经系统的不良反应。由于多巴胺 D_2 受体和 5-HT_3 受体有相似的分布，大剂量使用多巴胺 D_2 受体拮抗剂对 5-HT_3 受体也具有拮抗作用，因而，此类药物大多具有促胃肠动力和镇吐双重作用。

多潘立酮 domperidone

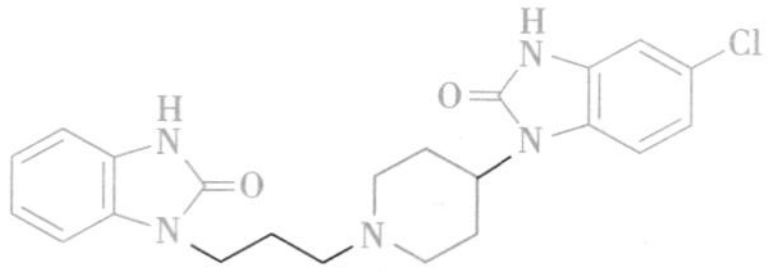

化学名为 5- 氯 -1-{1-[3-（2,3- 二氢 -2- 氧代 -1*H*- 苯并咪唑 -1- 基）丙基]-4- 哌啶基}-1,3- 二氢 -1*H*- 苯并咪唑 -2- 酮；5-chloro-1-{1-[3-（2,3-dihydro-2-oxo-1*H*-benzimidazol-1-yl）propyl]- 4-piperidinyl}-1,3-dihydro-1*H*-benzimidazol-2-one。

本品为白色或类白色结晶性粉末，无臭。几乎不溶于水，溶于冰醋酸，微溶于乙醇和甲醇。m.p. 242.5℃。

本品是作用较强的外周 D_2 受体拮抗剂，有促进胃动力及镇吐作用。使胃排空速率加快，并抑制各种原因所致的恶心、呕吐。用于由胃排空延缓、胃食管反流、慢性胃炎、食道炎引起的消化不良症状，包括恶心、呕吐、嗳气、上腹闷胀、腹痛、腹胀。

本品的极性较大，不能透过血脑屏障，故较少有甲氧氯普胺的锥体外系症状。

本品口服吸收迅速，生物利用度约 15%，$t_{1/2}$ 约为 8 小时。本品主要经 CYP3A4 酶代谢，发生氧化及 *N*- 去烃基化反应生成 5- 羟基多潘立酮及 2,3- 二氢 -2- 氧代 -1*H*- 苯并咪唑 -1- 丙酸和 5- 氯 -1-（4-哌啶基）-1,3- 二氢 - 苯并咪唑 -2- 酮（图 7-10），代谢产物无活性。

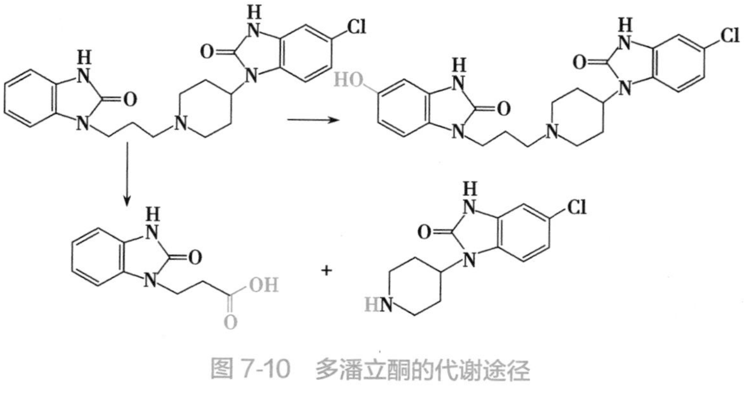

图 7-10 多潘立酮的代谢途径

本品与唑类抗真菌药物、大环内酯类抗生素、HIV 蛋白酶抑制剂等显著抑制 CYP3A4 酶的药物合用会导致本品的血药浓度增加。与抗胆碱药合用会拮抗本品治疗消化不良的作用。抗酸剂和抑制胃酸分泌药物会降低本品的口服生物利用度，不宜合用。

盐酸伊托必利　itopride hydrochloride

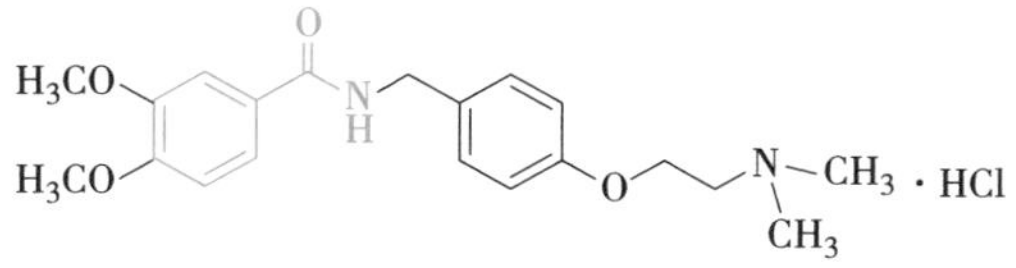

化学名为 *N*-{4-[2-(*N*, *N*-二甲氨基)乙氧基]苄基}-3,4-二甲氧基苯甲酰胺盐酸盐，*N*-{4-[2-(*N*, *N*-dimethylamino)ethoxy]benzyl}-3,4-dimethoxybenzamide hydrochloride。又名“瑞复啉”。

本品为白色至微黄色结晶或结晶性粉末，无臭，味苦。极易溶于水，易溶于甲醇，略溶于乙醇，微溶于三氯甲烷，不溶于乙醚。m.p. 191~196℃。

本品的合成以对羟基苯甲醛和2-(二甲氨基)氯乙烷为原料，在碳酸钾的作用下缩合成醚。产物与羟胺反应生成肟，经雷尼镍催化氢化生成4-[2-(二甲氨基)乙氧基]苯甲胺，与3,4-二甲氧基苯甲酰氯反应生成伊托必利，再与盐酸成盐即得。

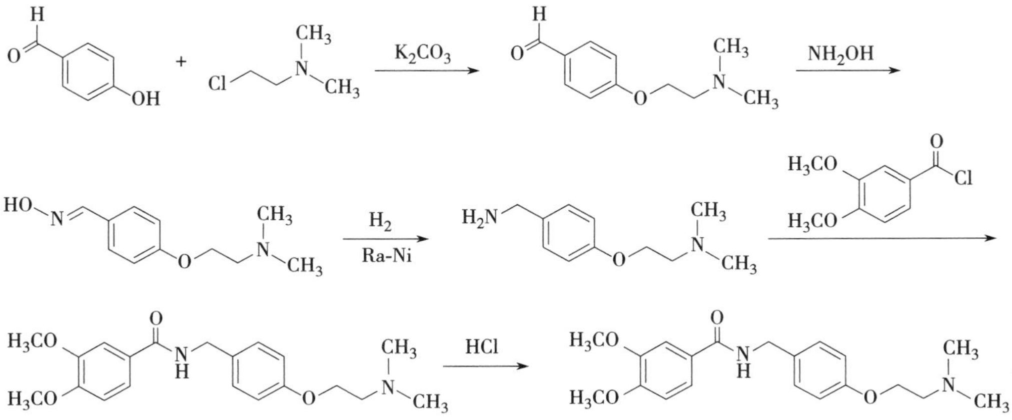

本品属于苯甲酰胺类胃肠促动药，具有阻断多巴胺 D_2 受体和抑制乙酰胆碱酯酶的双重活性。通过对 D_2 受体的拮抗作用而增加乙酰胆碱的释放，同时通过对乙酰胆碱酯酶的抑制作用来抑制已释放的乙酰胆碱分解，从而增强胃、十二指肠收缩力，加速胃排空，并有镇吐作用。

本品适用于功能性消化不良引起的各种症状，如上腹部不适、餐后饱胀、早饱、食欲缺乏、恶心、呕吐等。

本品选择性高，不良反应少。不产生甲氧氯普胺的锥体外系症状，较少引起血催乳素水平增高，无西沙必利(cisapride)的致室性心律失常及其他严重的药物不良反应，安全性更高。

本品主要经肝脏黄素单氧化酶(flavine monoxygenase, FMO)途径代谢。其二甲氨基发生 *N*-去甲基、脱氨基和 *N*-氧化反应(图7-11)。其中，*N*-氧化物为主要的代谢终产物，对多巴胺受体具有较弱的阻滞作用。

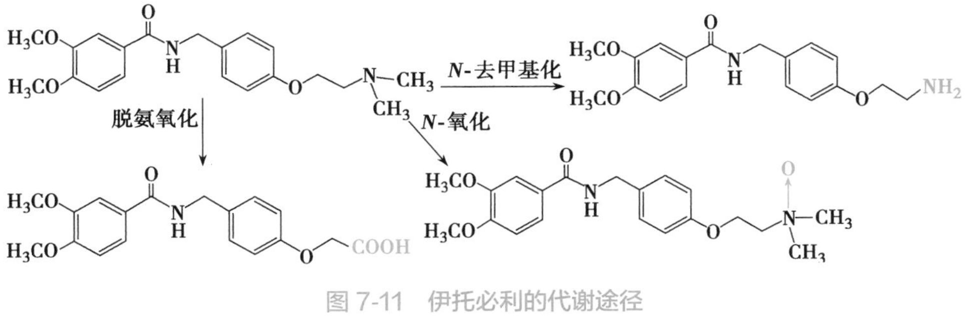

图 7-11　伊托必利的代谢途径

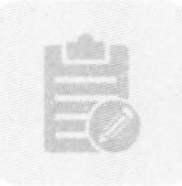

本品不经肝脏细胞色素 P450 代谢，故与其他药物相互作用小，联合使用时，不会影响合用药物的体内代谢。

二、$5\text{-}HT_4$ 受体激动剂（$5\text{-}HT_4$-Receptor Agonists）

应激性肠综合征（irritability bowels symptom，IBS）是最常见的功能性胃肠病之一，其发生与胃肠动力紊乱、内脏感觉异常、精神心理因素等密切相关，严重影响人的生活质量。IBS 的治疗主要包括药物治疗、心理治疗和生活方式调整，其中药物治疗主要与 5-HT 受体调节相关。$5\text{-}HT_4$ 受体激动剂通过调节肠道运动和内脏感觉功能，改善 IBS 患者的腹痛症状及排便习惯。

枸橼酸莫沙必利 mosapride citrate

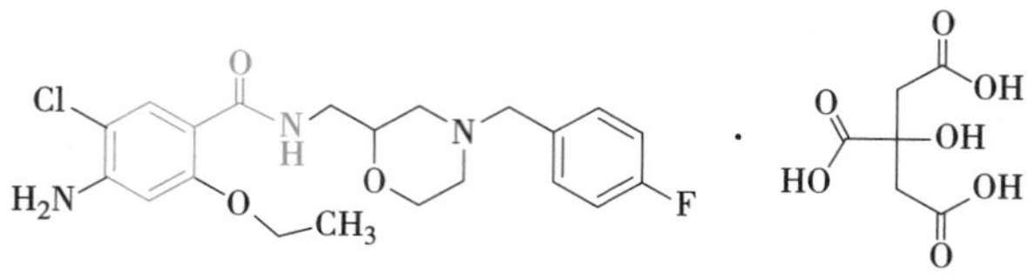

化学名为 4- 氨基 -5- 氯 -2- 乙氧基 -*N*-{［4-（4- 氟苄基）-2- 吗啉基］甲基}苯甲酰胺枸橼酸盐；4-amino-5-chloro-2-ethoxy-*N*-{［4-（4-fluorobenzyl）-2-morpholinyl］methyl}benzamide citrate。

本品为白色或类白色结晶性粉末，无臭，微苦。易溶于二甲基甲酰胺和吡啶，微溶于甲醇，难溶于 95% 乙醇，不溶于水或乙醚。枸橼酸盐 m.p. 143~145℃，游离莫沙必利的 m.p. 151~153℃。

本品含叔胺和芳伯胺结构，具有碱性。芳伯氨基可用重氮化 - 偶合反应鉴别。

本品口服吸收迅速，主要经胃肠道吸收，在肝脏中经 CYP3A4 酶代谢。主要代谢产物脱 -4- 氟 - 苄基莫沙必利，具有 $5\text{-}HT_3$ 受体拮抗作用。本品主要经尿液和粪便排泄，在尿中原型药仅 0.1%，脱 -4- 氟苄基莫沙必利为 7.0%（图 7-12）。

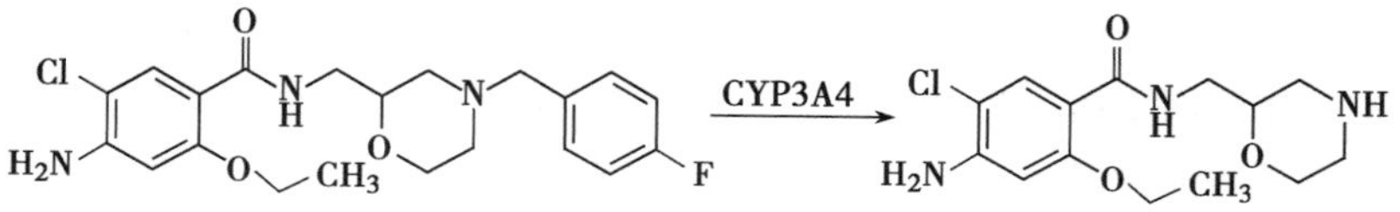

图 7-12 莫沙必利的代谢途径

本品为强效选择性 $5\text{-}HT_4$ 受体激动剂。通过兴奋肠肌间神经丛的 $5\text{-}HT_4$ 受体，刺激乙酰胆碱释放，从而增强胃肠运动，但不影响胃酸分泌。本品还具有 $5\text{-}HT_3$ 受体的阻断作用，动物实验表明莫沙必利对 $5\text{-}HT_3$ 受体阻断作用的强度与西沙必利、甲氧氯普胺相似。

本品可用于治疗功能性消化不良、反流性食管炎、糖尿病性胃轻瘫及便秘等。本品与中枢神经元触膜上的多巴胺 D_2 受体、α_1 受体、$5\text{-}HT_1$ 受体和 $5\text{-}HT_2$ 受体无亲和力，因而没有拮抗这些受体所引起的锥体外系综合征。

第四节 肝胆疾病辅助治疗药物 Adjuvant Therapeutic Drugs for Hepatic and Biliary Diseases

一、肝病辅助治疗药物（Adjuvant Therapeutic Drugs for Hepatic Diseases）

肝脏是人体新陈代谢的重要器官，具有去氧化、储存肝糖、合成分泌性蛋白质以及解毒等作用，多种因素能引起肝脏病变和损伤。肝病包括急慢性肝炎、肝硬化、肝性脑病及肝细胞癌变等。病毒性肝

炎的发病率高、危害性大，可用拉米夫定（lamivudine）等核苷类抗病毒药治疗，但至今尚无理想、特效的病因性治疗药物可以减轻肝脏的损伤、坏死或促进肝细胞再生。本节介绍的是治疗肝性脑病的药物和肝炎的辅助治疗药物，即俗称的“保肝药物”。这些药物多为天然植物提取物、糖类和氨基酸及其改造产物，见表 7-4。

表 7-4 肝病辅助治疗药物

药物名称	药物结构	作用机制与用途
联苯双酯 bifendate	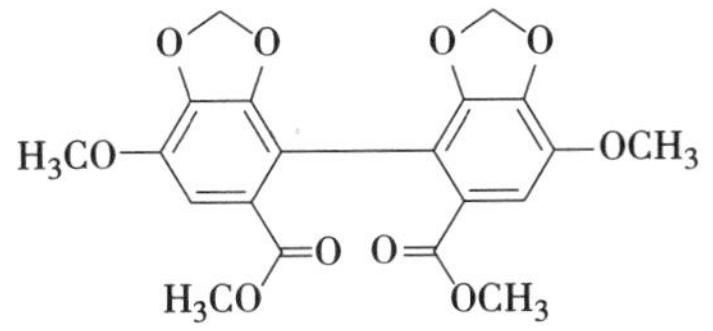	本品能降低谷丙转氨酶；增强肝脏解毒功能；减轻肝脏病理损伤，促进肝细胞再生。用于治疗迁延性肝炎及长期血清谷丙转氨酶异常患者
双环醇 bicyclol	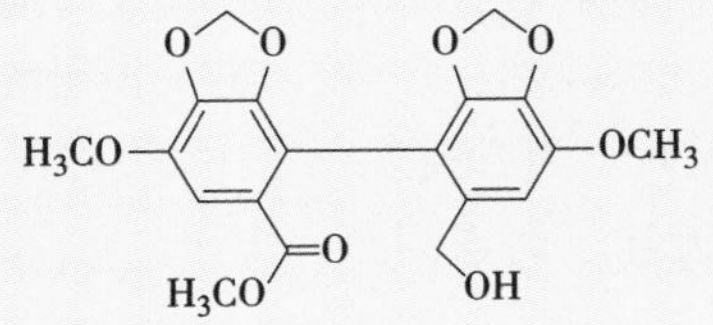	本品能保护肝细胞核 DNA 免受损伤，减少细胞凋亡，清除自由基，从而维持生物膜稳定性；用于治疗慢性肝炎所致的转氨酶升高
齐墩果酸 oleanolic acid	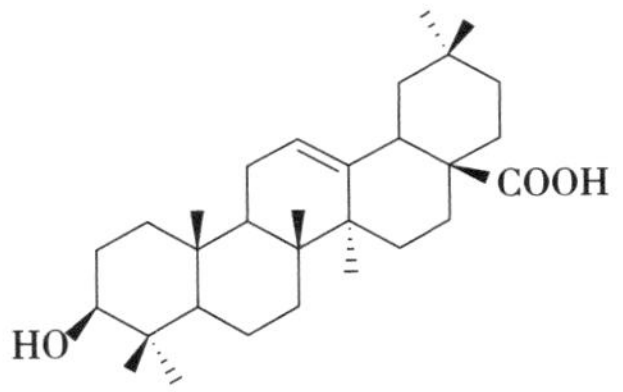	本品能降低谷丙转氨酶，减轻肝细胞坏死，减轻肝组织的炎症和纤维化，促进肝细胞再生，加速修复；用于治疗病毒性迁延性慢性肝炎
甘草酸 glycyrrhizin	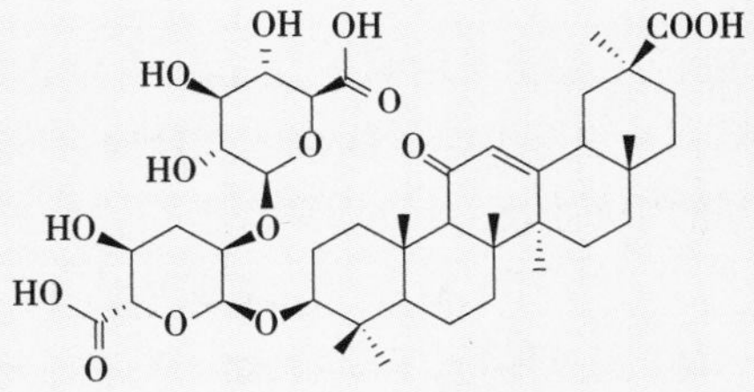	本品具有抗炎作用，保护肝细胞膜，增强肝脏的解毒功能，减轻肝脏的病理性损害，提高肝细胞对化学伤害的抵抗力，促进胆红素代谢；用于转氨酶升高的慢性肝炎
葡醛内酯 glucurolactone	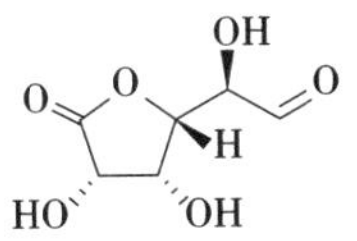	本品属于糖类，能增强肝脏解毒功能，降低脂肪在肝内的蓄积；用于治疗急慢性肝炎、肝硬化
硫普罗宁 tiopronin	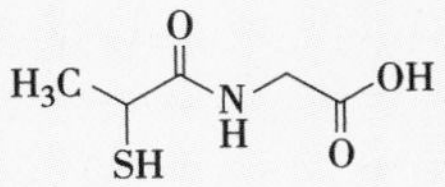	本品属于氨基酸类，能降低肝细胞线粒体中 ATP 酶活性，改善肝细胞功能；清除自由基；促进坏死肝细胞的再生和修复；用于治疗脂肪肝、肝硬化、急慢性肝炎等
水飞蓟宾 silibinin	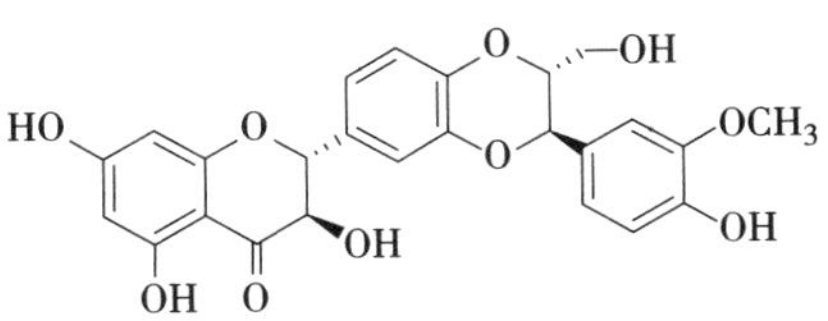	本品属黄酮木脂素类，常用其葡甲胺盐；能保护及稳定肝细胞膜，促进肝细胞的修复再生，阻止转氨酶升高；用于治疗慢性迁延性肝炎及活动性肝炎

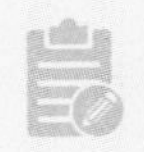

联苯双酯　bifendate

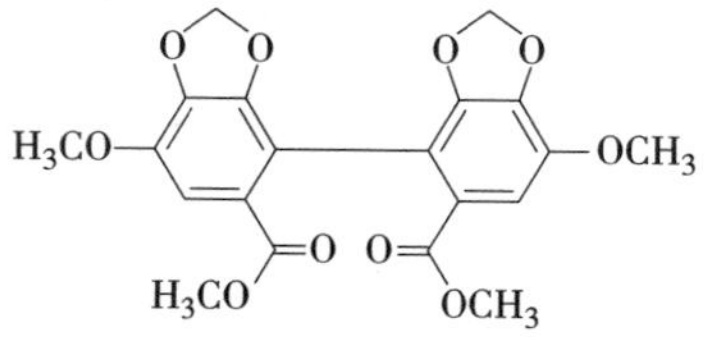

化学名为 4,4′- 二甲氧基 -5,6,5′,6′- 二次甲二氧联苯 -2,2′- 二甲酸二甲酯；dimethyl 4,4′-dimethoxy-5,6,5′,6′-dimethylenedioxybiphenyl-2,2′-dicarboxylate。

本品为白色结晶性粉末，无臭，无味。在三氯甲烷中易溶，在乙醇或水中几乎不溶。有两种晶型且药理作用相同，低熔点为方片状晶体，高熔点为棱柱状晶体，测定时可见到部分转晶现象。在测定时需预热到 130℃再放入熔点管，m.p. 180~183℃。

本品是我国创制的治疗肝炎、降低转氨酶的药物，是在研究中药五味子的基础上得到的。20 世纪 70 年代初，临床研究发现五味子蜜丸和粉剂有降低病毒性肝炎患者血清谷丙转氨酶（serum glutamic pyruvic transaminase，SGPT）的作用，但其水煎剂无效。进一步研究发现，仅五味子果仁的酒精提取物有降低 SGPT 的作用，其他部分均无效。为寻找五味子中降 SGPT 的有效成分，从五味子的乙醇提取物中分离到 7 种单体成分。其中，五味子丙素为新分离出的单体，有较好的降 SGPT 作用，可是在五味子中其含量仅占 0.08%。

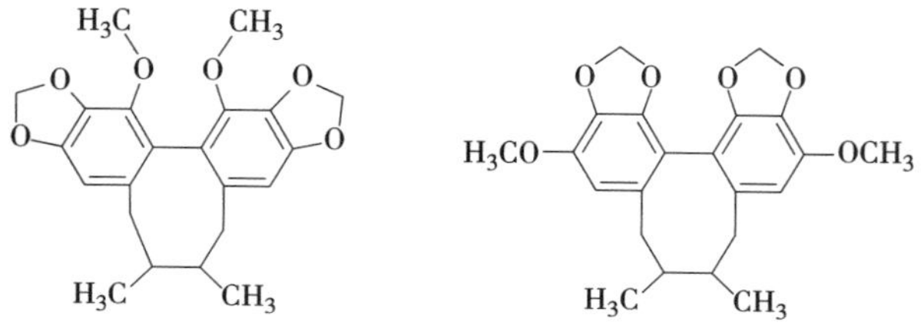

五味子丙素 α 体　　五味子丙素 γ 体

随后进行了五味子丙素的全合成，并确证了五味子丙素的化学结构为五味子丙素 α 体，而不是最初认定的后命名为五味子丙素 γ 体的结构。由于五味子丙素的全合成难度较大，难以提供足够的样品进行药理研究。只好对全合成中得到的中间体和类似物进行了初步的药理研究。结果发现有 16 个化合物表现出确定的降低转氨酶活性，其中苯环上有亚甲二氧基的占 15 个，说明亚甲二氧基与降低转氨酶作用有关。合成五味子丙素 γ 体的中间体联苯双酯，由于具有结构简单、合成容易、毒性低等优点，被开发为保肝新药，于 20 世纪 80 年代初在我国上市。

本品的合成是以没食子酸为原料，合成路线如下所示。

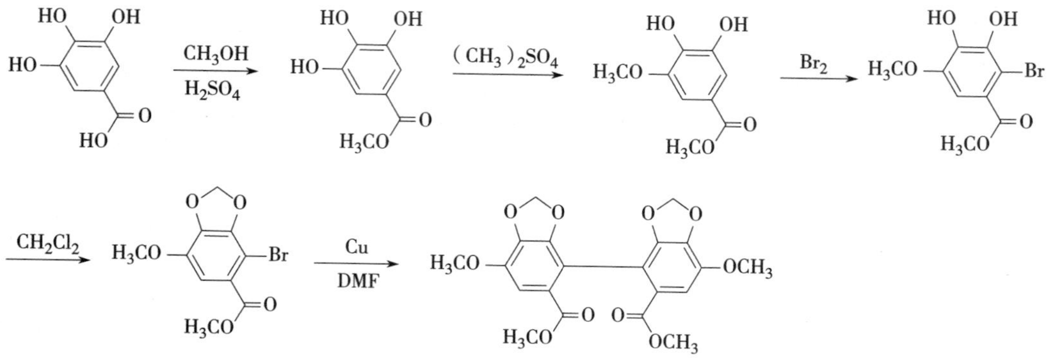

本品为对称结构，在体内代谢时主要发生 *O*- 去甲基化反应，得去甲联苯双酯（图 7-13）。

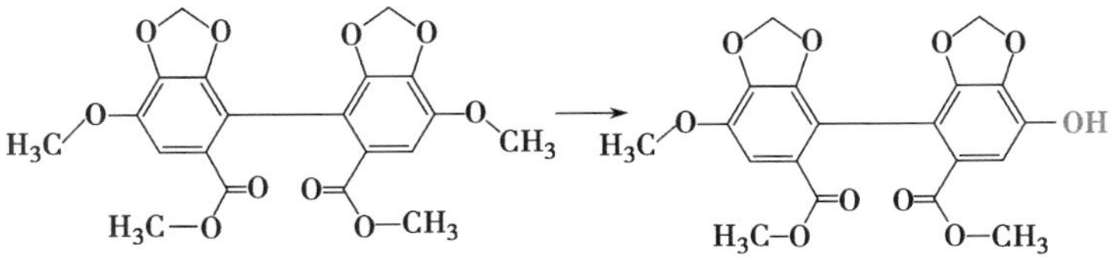

图 7-13 联苯双酯的代谢途径

本品能使 SGPT 降低，增强肝脏的解毒功能，减轻肝脏的病理损伤，促进肝细胞再生并保护肝细胞。本品疗效显著，无明显的副作用。其不足之处是远期疗效不巩固，停止服药后，部分患者的血清转氨酶可上升，但继续服药仍有效。临床适用于迁延性肝炎及长期 SGPT 异常患者。

双环醇（bicyclol）是在联苯双酯的结构基础上研发的拥有自主知识产权的国家一类抗肝炎新药。双环醇与联苯双酯的结构区别很小，它将联苯双酯中的一个甲氧羰基换成了羟甲基。本品的极性较联苯双酯大，药代动力学性质与联苯双酯有较大的差异。双环醇具有显著的肝保护作用和一定的抗乙肝病毒活性，可用于治疗慢性肝炎，能够明显改善病毒性肝炎患者的肝功能，使升高的谷丙转氨酶（GPT）和谷草转氨酶（GOT）降低，对乙型肝炎病毒 e 抗原（HBeAg）和乙型肝炎病毒 DNA（HBV-DNA）阴转亦有较好的疗效，且停止服药后疗效较巩固，反跳率低，亦无明显不良反应。

对双环醇的作用机制研究表明，本品不是转氨酶抑制剂，而是通过自由基清除作用保护细胞膜，并能保护肝细胞核 DNA 免受损伤和减少细胞凋亡的发生。

二、胆病辅助治疗药物（Adjuvant Therapeutic Drugs for Biliary Diseases）

胆病辅助治疗药物也称作“利胆药（choleretics）”，具有促进胆汁分泌及排泄的作用，有利于胆系疾患的治疗。一些胆病辅助治疗药物还可用于急慢性肝炎的治疗。常用胆病辅助治疗药物见表 7-5。

表 7-5 胆病辅助治疗药物

药物名称	化学结构	作用机制与用途
熊去氧胆酸 ursodeoxycholic acid	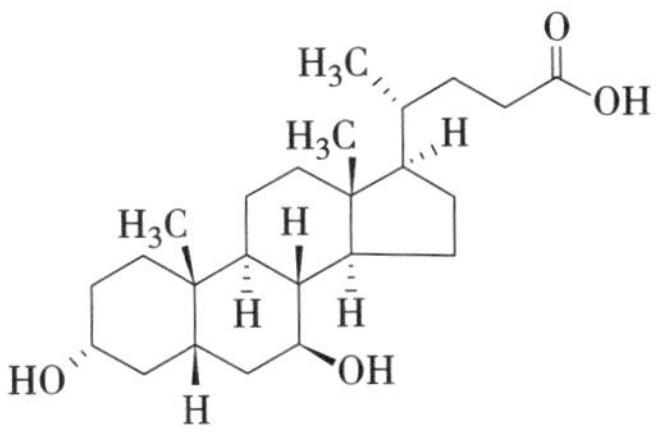	本品能增加胆汁酸的分泌，降低人胆汁中胆固醇及胆固醇酯的含量和胆固醇的饱和指数，溶解结石中胆固醇；用于治疗胆固醇型胆结石，预防药物性结石形成
去氢胆酸 dehydrocholic acid	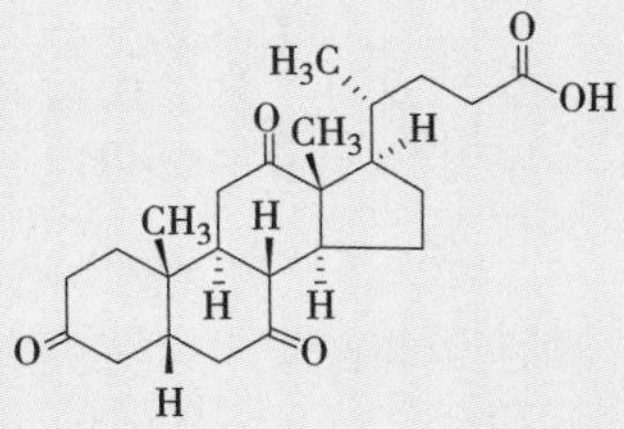	本品能促进胆汁分泌，对消化脂肪也有一定的促进作用；用于胆囊及胆道功能失调、胆囊切除后综合征和慢性胆囊炎的治疗
曲匹布通 trepibutone	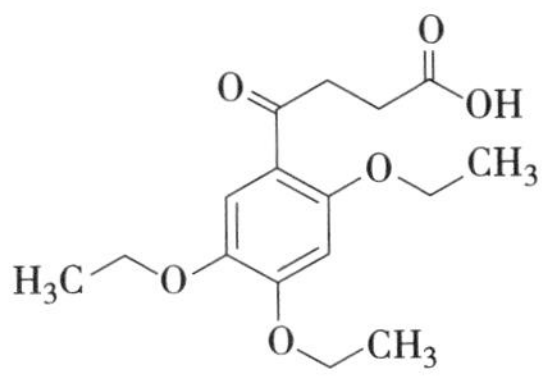	本品能选择性地松弛胆道平滑肌，并直接抑制胆道口括约肌收缩，具有解痉止痛作用，促进胆汁和胰液的分泌；用于治疗胆石症、胆囊炎和胆道运动障碍等

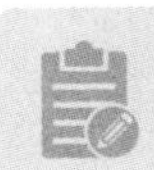

续表

药物名称	化学结构	作用机制与用途
非布丙醇 febuprol		本品用于治疗胆囊炎、胆石症及其术后高脂血症、脂性消化不良、肝炎等
苯丙醇 phenylpropanol		本品能促进胆汁分泌，用于治疗胆囊炎、胆道感染、胆石症、胆道手术后综合征、消化不良、高胆固醇血症等
羟甲基香豆素 hymecromone		本品能舒张胆道口括约肌，有解痉止痛作用；增加胆汁分泌，加强胆囊收缩；用于治疗急性及慢性胆囊炎、胆石症、胆道感染、胆囊术后综合征

熊去氧胆酸 ursodeoxycholic acid

化学名为 3α,7β- 二羟基 -5β- 胆甾烷 -24- 酸；3α,7β-Dihydroxy-5β-cholan-24-oic acid。

本品为白色粉末，无臭，味苦，m.p. 200~204℃。易溶于乙醇，不溶于三氯甲烷，在冰醋酸中易溶，在氢氧化钠溶液中溶解。

本品结构中含有多个手性中心，其 C-7 差向异构体为鹅去氧胆酸（chenodeoxycholic acid），也具有利胆作用。二者可因熔点不同而区分（鹅去氧胆酸，m.p. 119℃）。

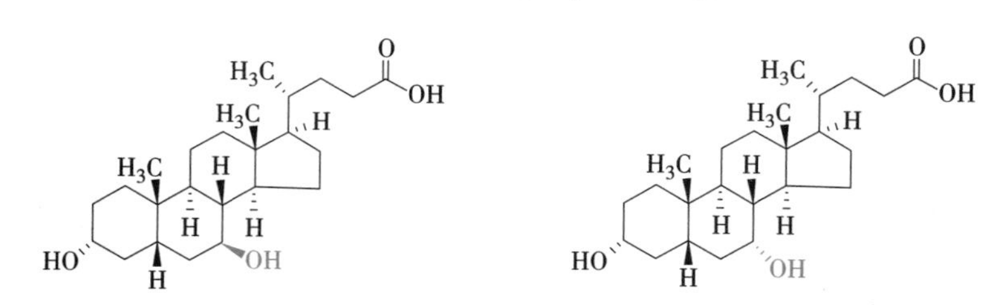

熊去氧胆酸 ursodeoxycholic acid　　鹅去氧胆酸 chenodeoxycholic acid

熊去氧胆酸存在于胆汁中，是胆酸的类似物，具有甾体结构。因熊的胆汁较少，故本品来源有限。现多用天然来源较丰富的牛、羊胆酸或鹅去氧胆酸为原料，经半合成制备。因鹅去氧胆酸是熊去氧胆酸的 C-7 差向异构体，可在 C-7 位氧化成酮基，再还原成羟基，使其 7α- 羟基换成 7β- 羟基即可。如从胆酸出发，则需先除去其 C-12 位羟基，生成鹅去氧胆酸后，再按前述方法进行。

熊去氧胆酸可促进胆汁酸的分泌，还能显著降低人胆汁中胆固醇及胆固醇酯的物质的量和胆固醇的饱和指数，从而有利于结石中胆固醇逐渐溶解。临床上用于治疗胆固醇型胆结石以及预防药物性结石形成。

熊去氧胆酸与鹅去氧胆酸合用降低胆汁中胆固醇的作用大于使用单个药物，也大于两药相加。

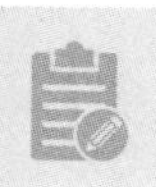

两药虽为光学异构体，但在体内分布、代谢和消除有很大的区别，这导致了两药在药效上的区别。熊去氧胆酸与鹅去氧胆酸相比，疗效好、见效快，不良反应少，腹泻发生率低、肝损伤少。目前，鹅去氧胆酸已少应用。

（刘　洋）

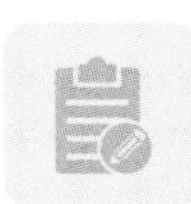

第八章

解热镇痛药、非甾体抗炎药及抗痛风药
Antipyretic Analgesics、Nonsteroidal Anti-inflammatory Drugs and Antigout Drugs

第八章
教学课件

炎症(inflammation)是具有血管系统的活体组织对损伤因子所产生的一种防御反应，其局部反应为红、肿、热、痛；全身反应为发热、白细胞数目增加。与炎症反应直接相关的花生四烯酸(arachidonic acid，AA)是多种生物活性物质的前体。在生物体内，AA主要是以磷脂的形式存在于细胞膜上，当细胞膜受到各种刺激时在磷脂酶的作用下释放出游离的AA，其代谢途径主要有两条(图8-1)：一是在环氧合酶(cyclooxygenase，COX)的催化下生成前列腺素(prostaglandin，PG)和血栓素(thromboxane，TX)；另一途径是在脂氧合酶(lipoxygenase，LOX)的催化下生成白三烯(leukotriene，LT)。

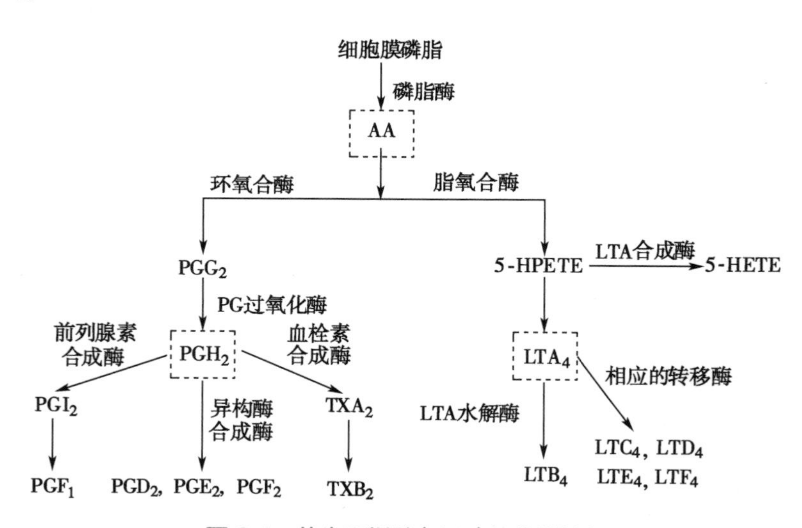

图8-1 花生四烯酸(AA)的代谢途径

PG具有广泛而复杂的生理活性，如与炎症、发热、疼痛、凝血、胃酸分泌，以及血管、支气管和子宫平滑肌的收缩等相关。其中PGE_2、PGI_2和PGD_2具有显著血管扩张作用，能够提高血管的通透性，增加其他炎症物质的致炎作用，促进炎症的发展。PGE_2是非常强的致热物质之一，能引起体温的升高。LT主要调节白细胞的功能，也增加血管的通透性，导致血浆的渗出引起水肿。LTB_4是一种很强的白细胞趋化因子，引起白细胞在炎症部位的聚集，加重炎症症状。

非甾体抗炎药的发展史(拓展阅读)

通常情况下，炎症是有益的，是人体的自动防御反应，但是有的时候，炎症也是有害的，例如对人体自身组织的攻击、发生在透明组织的炎症等。抗炎药物包括甾体抗炎药及非甾体抗炎药。长期应用甾体抗炎药可产生依赖性和诱发多种不良反应，如胃肠道反应、凝血造血系统损伤等，因此非甾体抗炎药临床应用更为广泛。解热镇痛药和非甾体抗炎药均有抗炎、解热镇痛作用，作用机制相同。解热镇痛药以解热镇痛为主，非甾体抗炎药以抗炎为主。

第一节　解热镇痛药
Antipyretic Analgesics

解热镇痛药是指能降低超过正常体温温度的药物。该类药物在治疗剂量内对正常体温没有影响，并且能够升高痛觉的阈值，使痛觉神经对疼痛的感觉变得迟钝，因此该类药物在降体温的同时，通常也有止痛的效果。解热镇痛药的作用位点为下丘脑的体温调节中枢，通过抑制环氧合酶的活性而减少前列腺素的合成和花生四烯酸的转化，对牙痛、头痛、神经肌肉痛等常见的慢性钝痛有良好的作用，而对创伤性剧痛和内脏痛无效。由于解热镇痛药作用于外周神经系统，与吗啡类中枢镇痛药的作用机制不同，所以该类药物不易产生耐受性和成瘾性。

解热镇痛药从化学结构上主要可分为水杨酸类（salicylic acids）、苯胺类（anilines）及吡唑啉酮类（pyrazolones）。除苯胺类药物以外，解热镇痛药还都具有抗风湿作用，也可治疗风湿性关节炎及类风湿关节炎。水杨酸类在临床上应用最为广泛，苯胺类和吡唑啉酮类因为毒副作用比较大，很多品种已经在临床上停用。

一、水杨酸类（Salicylic Acids）

阿司匹林（aspirin）是水杨酸类解热镇痛药的代表。水杨酸盐药用的历史可以追溯到 19 世纪：1838 年首次从植物中提取获得水杨酸，1860 年以苯酚钠为原料制备了水杨酸并投入商业应用，1875 年水杨酸钠作为解热镇痛药用于临床，1899 年拜耳公司将乙酰水杨酸命名为阿司匹林，开始药用。阿司匹林在小剂量使用时很少引起不良反应，但长期且大量用药（如治疗风湿热）时则较易出现副作用，常见的有恶心、呕吐等胃肠道反应，偶尔可见胃肠道出血、溃疡以及过敏反应等。在充分了解非甾体抗炎药的作用机制前，人们普遍认为这些副作用主要是由阿司匹林分子中存在的游离羧基所致，因此设计了一系列羧基修饰后的衍生物。如赖氨匹林（aspirin-DL-lysine）和阿司匹林精氨酸盐（aspirin arginine）等。

赖氨匹林 aspirin-DL-lysine　　阿司匹林精氨酸盐 aspirin arginine

构效关系研究显示：该类药物分子中的水杨酸阴离子是活性的必要结构，如果酸性降低，虽保持其镇痛作用，但抗炎活性减弱。置换羧基成酚羟基可以影响疗效和毒性。羧基与羟基的位置若从邻位移到间位或对位，则活性消失。

阿司匹林　aspirin

化学名为 2-（乙酰氧基）苯甲酸；2-（acetyloxy）benzoic acid。又名“乙酰水杨酸”。

本品为白色结晶或结晶性粉末；无臭或微带醋酸臭，味微酸，遇湿气即缓缓水解。在乙醇中易溶，在三氯甲烷或乙醚中溶解、在水或无水乙醚中微溶，在氢氧化钠溶液或碳酸钠溶液中溶解，同时分解。

m.p. 135~140℃，$pK_a = 3.5$，弱酸性。

阿司匹林体内代谢的主要产物为水杨酸及其与葡糖醛酸或甘氨酸的结合物，并以此种形式排出体外（图 8-2）。

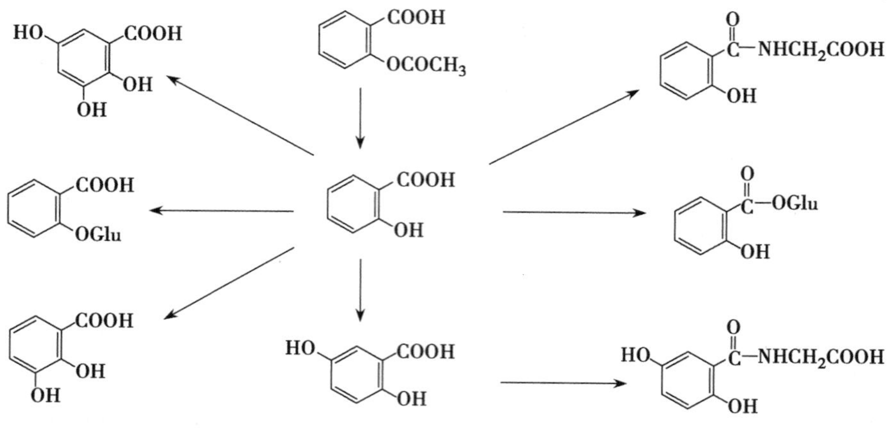

图 8-2　阿司匹林的代谢途径

阿司匹林的合成：以水杨酸为原料，在硫酸催化下经醋酐乙酰化制得。阿司匹林能升华而水杨酸不能，因此可采用升华法精制阿司匹林。

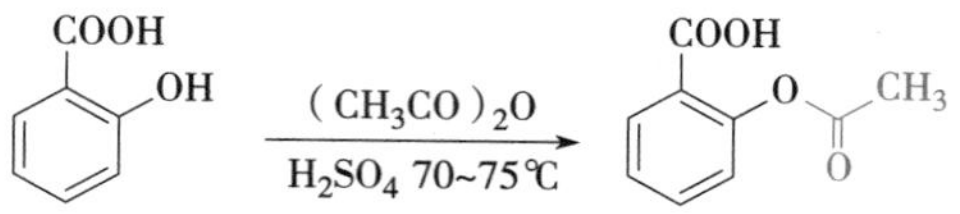

$$\xrightarrow[H_2SO_4\ 70\sim75℃]{(CH_3CO)_2O}$$

阿司匹林中可能含有未反应的水杨酸，或因产品储存不当，水解产生水杨酸，《中华人民共和国药典》规定应检查水杨酸含量。阿司匹林的合成过程中可能有乙酰水杨酸酐副产物生成，可引起过敏反应。其含量不超过 0.003%（*W*/*W*）时则无影响。原料水杨酸中可能带入脱羧产物苯酚及水杨酸苯酯。在反应过程中可能生成不溶于碳酸钠的乙酸苯酯、水杨酸苯酯和乙酰水杨酰苯酯，《中华人民共和国药典》规定应检查碳酸钠中不溶物。

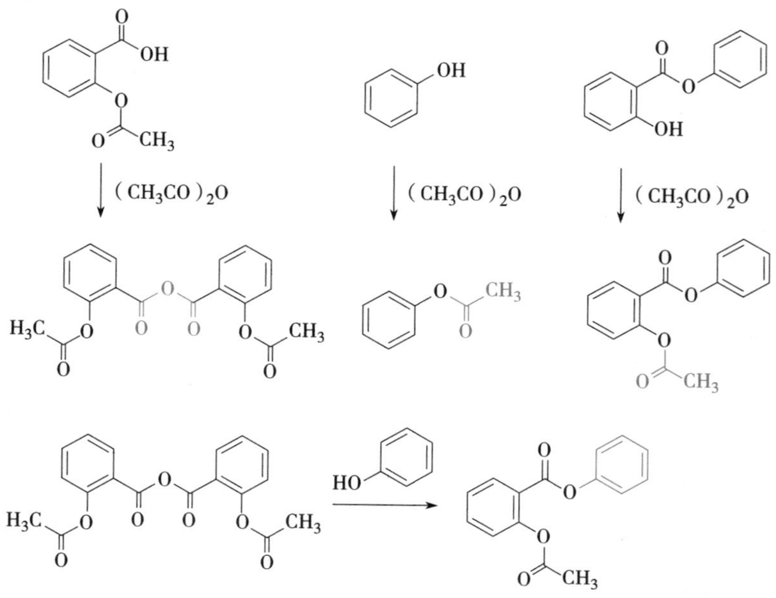

本品具有较强的解热镇痛作用和抗炎抗风湿作用。临床上用于感冒发热、头痛、牙痛、神经痛、肌肉痛和痛经等，是风湿热及活动型风湿性关节炎的首选药物。本品为不可逆的花生四烯酸环氧合酶

抑制剂，结构中的乙酰基能使环氧合酶活动中心的丝氨酸乙酰化，从而阻断酶的催化作用，乙酰基难以脱落，酶活性不能恢复，进而抑制了前列腺素的生物合成。此外，本品对血小板有特异性的抑制作用，可抑制血小板中血栓素（TXA_2）的合成。而 TXA_2 具有血小板聚集作用，并可引起血管收缩形成血栓，因此，本品还可用于心血管系统疾病的预防和治疗。

本品长期大剂量服用会引起胃肠道出血，这主要是由于前列腺素对胃黏膜具有保护作用，而本品抑制了前列腺素的生物合成，使得黏膜易于受到损伤；另外，由于前列腺素 E 对支气管平滑肌有很强的舒张作用，本品的前列腺素合成抑制作用还可能会导致过敏性哮喘的发生。

二、苯胺类（Anilines）

早在 1886 年就发现乙酰苯胺（acetanilide）具有很强的解热镇痛作用，但是高剂量使用易导致高铁血红蛋白症和黄疸，现已停用。将乙酰苯胺的对位醚化后得到非那西汀（phenacetin），对头痛发热和风湿痛效果显著，曾广泛应用于临床。但后来发现其对肾脏有持续性的毒性，对视网膜也有毒性，并可导致胃癌，因此逐渐被弃用。研究显示：非那西汀在肝内主要代谢为对乙酰氨基酚，小部分则脱乙酰基生成对氨基苯乙醚，对氨基苯乙醚为引起毒副作用的毒性物质，而对乙酰氨基酚则是一个优良的解热镇痛药。

乙酰苯胺 acetanilide　　非那西汀 phenacetin　　贝诺酯 benorilate

对乙酰氨基酚（acetaminophen，paracetamol）是目前唯一广泛用于发热、头痛、风湿痛、神经痛和痛经的“苯胺类解热镇痛药”，与阿司匹林的解热镇痛活性相当。其毒性低于非那西汀。对乙酰氨基酚实际上是非那西汀和乙酰苯胺的体内代谢产物，通过抑制下丘脑体温调节中枢前列腺素合成酶，减少前列腺素（PGE_1）、缓激肽和组胺的合成与释放，导致外周血管扩张、出汗而达到解热的作用。其抑制中枢神经系统前列腺素合成的作用与阿司匹林相似，但抑制外周神经系统前列腺素合成的作用弱，故解热镇痛作用强，抗风湿作用弱，对血小板凝血机制无影响，无抗炎作用。对阿司匹林过敏的患者对本品有很好的耐受性。对乙酰氨基酚是世界卫生组织（WHO）对全球儿童推荐的儿童退热药物之一，具有良好的安全性。将对乙酰氨基酚的酚羟基与阿司匹林的羧基成酯的前体药物贝诺酯（benorilate），其吸收后很快代谢成水杨酸和对乙酰氨基酚。具有解热、镇痛及抗炎作用。由于须经体内代谢才可产生药理活性，因此作用时间较阿司匹林及对乙酰氨基酚长。

李药设计——贝诺酯（拓展阅读）

对乙酰氨基酚 paracetamol

化学名为 *N*-（4- 羟基苯基）乙酰胺；*N*-（4-hydroxyphenyl）acetamide。又名“扑热息痛”。

本品为白色结晶或结晶性粉末；无臭，味微苦。在热水或乙醇中易溶，在丙酮中溶解，在水中略溶。m.p. 168~172℃，$pK_a = 9.51$。

本品在空气中稳定，水溶液中的稳定性与溶液的 pH 有关（表 8-1）。在 pH = 6 时最为稳定，半衰期（$t_{1/2}$）为 21.8 年（25℃）。在强酸性及碱性条件下，稳定性较差。

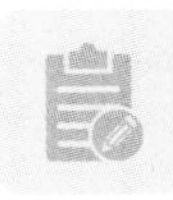

表 8-1 在 25℃不同 pH 下对乙酰氨基酚水解时的半衰期 单位：年

pH	2	3	4	5	6	7	8	9
$t_{1/2}$	0.8	5.8	15.4	19.8	21.8	12.6	7.1	2.3

本品口服易吸收，在体内绝大部分（95%）与葡糖醛酸或硫酸结合而失活，儿童主要为硫酸酯，成人主要为葡糖醛酸酯。5% 经细胞色素 P450 氧化酶系统氧化产生 *N*- 羟基衍生物，再进一步转化为乙酰亚胺醌（acetimidoquinone），如图 8-3 所示。

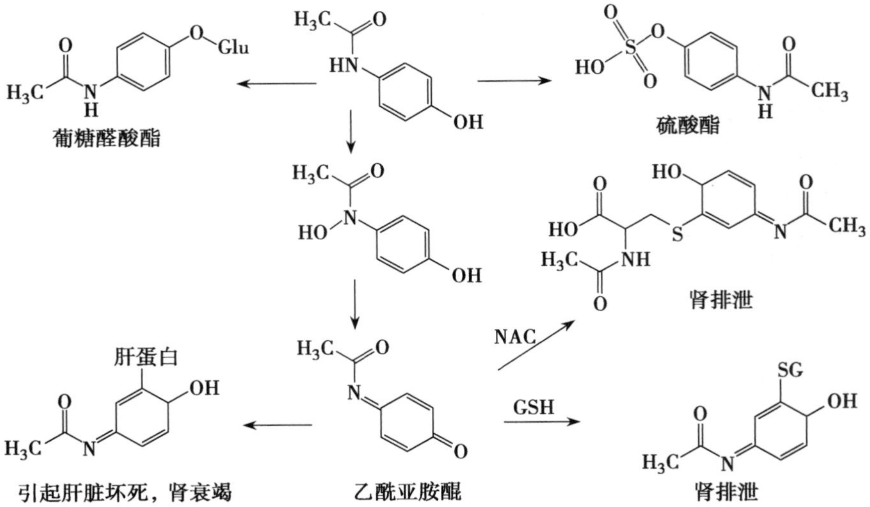

图 8-3 对乙酰氨基酚的代谢途径

在正常情况下，乙酰亚胺醌可与肝脏中的谷胱甘肽（GSH）结合而解毒，但是大剂量服用对乙酰氨基酚时，会较快耗尽肝脏中的谷胱甘肽，此时乙酰亚胺醌进一步与肝蛋白结合引起肝坏死、低血糖和昏迷。抗感冒药物中多以复方制剂成药，多数含有对乙酰氨基酚成分，因此不能同时服用多种抗感冒药物。乙酰半胱氨酸（NAC）等含巯基的药物可作为对乙酰氨基酚中毒的解毒剂。

本品合成是以对硝基苯酚经还原得对氨基酚，再经醋酸酰化后制得。

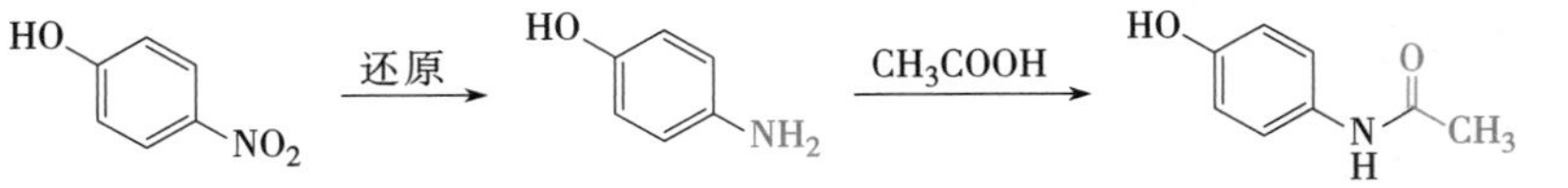

反应过程中乙酰化反应不完全，可能有对氨基酚带入到成品中，或因贮存不当使成品部分水解，故《中华人民共和国药典》规定应检查对氨基酚。

三、吡唑啉酮类（Pyrazolones）

在研究奎宁类似物的过程中偶然发现安替比林（antipyrine，phenazone）具有解热镇痛作用。受吗啡结构中有甲氨基的启发，在安替比林分子中引入二甲氨基，合成了氨基比林（aminophenazone），其解热镇痛作用比安替比林优良，但作用稍慢。这两个药物的镇痛、解热和抗风湿效果与阿司匹林和水杨酸钠相似，曾广泛用于临床。但因为安替比林和氨基比林都可引起白细胞减少及粒细胞缺乏症等而被相继淘汰。为了寻找水溶性更大的药物，在氨基比林的分子中引入水溶性基团亚甲基磺酸钠，得到安乃近（metamizole sodium）。虽然其毒性较低，但仍可引起粒细胞缺乏症，加之其稳定性问题，临床使用受到限制。

安替比林 antipyrine　　氨基比林 aminophenazone　　安乃近 metamizole sodium

为了提高吡唑啉酮类药物的镇痛效果，瑞士科学家在1946年合成了具有3,5-吡唑烷二酮结构的保泰松（phenylbutazone），它的作用类似氨基比林，但解热镇痛作用较弱，而抗炎作用较强，还有促进尿酸排泄作用，被认为是关节炎治疗的一大突破。临床上用于治疗类风湿关节炎和痛风。但其毒、副作用仍较大，除胃肠道及过敏的不良反应外，对肝及血象有不良影响。1961年发现保泰松体内的代谢物羟布宗（oxyphenbutazone），同样具有抗炎抗风湿作用（羟布宗片2020年已退市）。而后又发现磺吡酮（sulfinpyrazone），其抗炎抗风湿作用比保泰松弱，但具有较强的排尿酸作用，临床用于治疗痛风及风湿性关节炎。

保泰松 phenylbutazone　　羟布宗 oxyphenbutazone　　磺吡酮 sulfinpyrazone

第二节 非甾体抗炎药 Nonsteroidal Anti-inflammatory Drugs

非甾体抗炎药主要用于抗炎和抗风湿，也用于镇痛，是目前世界上处方量最大的大类药物之一。本类药物种类繁多，本节重点介绍芳基乙酸类（arylacetic acids）、芳基丙酸类（arylpropionic acid）、1,2-苯并噻嗪类（1,2-benzothiazines）和选择性COX-2抑制剂（selective COX-2 inhibitors）等。

一、芳基乙酸类（Arylacetic Acids）

风湿病患者体内的色氨酸代谢水平较高，其代谢产物5-羟色胺（5-hydroxytryptamine，5-HT）是炎症反应中的致痛物质之一，因此，设想以吲哚乙酸类化合物作为5-HT的拮抗剂，用于风湿性关节炎的治疗。从而发现了高效抗炎镇痛药吲哚美辛（indomethacin），开拓了芳基（杂芳基）乙酸类药物，随后大量的芳基乙酸类药物陆续上市。后续的研究发现，该类药物实际上不是拮抗5-HT，而是抑制COX，导致前列腺素的合成受阻而发挥治疗作用。

吲哚美辛 indomethacin

化学名为2-甲基-1-（4-氯苯甲酰基）-5-甲氧基-1*H*-吲哚-3-乙酸；1-（4-chlorobenzoyl）-5-methoxy-2-methyl-1*H*-indole-3-acetic acid。

本品为类白色或微黄色结晶性粉末；几乎无臭，无味；溶于丙酮，略溶于乙醚、乙醇、三氯甲烷及甲醇，微溶于苯，极微溶于甲苯，几乎不溶于水，可溶于氢氧化钠溶液。m.p. 158~162℃，$pK_a = 4.5$。

吲哚美辛口服吸收迅速，血药浓度在 2~3 小时达峰值，半衰期平均为 4.5 小时。由于吲哚美辛为酸性物质（pK_a = 4.5），它与血浆蛋白高度结合（97%）。吲哚美辛代谢失活，大约 50% 被代谢为去甲基衍生物，10% 与葡糖醛酸结合，只有 10%~20% 以原药形式经尿液排出。

本品用于急性痛风和发热的治疗，对中枢神经系统的副作用较大，主要表现为精神抑郁、幻觉和精神错乱等，对肝脏功能和造血系统也有影响，也常见过敏反应和胃肠道不适。吲哚美辛在室温下空气中稳定，但对光敏感。水溶液在 pH 为 2~8 时较稳定。可被强酸或强碱水解，生成对氯苯甲酸和 5- 甲氧基 -2- 甲基吲哚 -3- 乙酸，后者脱羧生成 5- 甲氧基 -2,3- 二甲基吲哚，这些都可以被氧化成有色物质。

利用电子等排原理，将吲哚环上的—N—换成—CH ═，获得了舒林酸（sulindac）。舒林酸有几何异构，药用顺式体（Z），这可保证亚磺酰苯基与茚的苯环在同侧，舒林酸属前药，它在体外无效。在体内经肝代谢，甲基亚砜基被还原为甲硫基化合物而显示生物活性。舒林酸自肾脏排泄较慢，半衰期长，故起效慢，作用持久。具有副作用较轻、耐受性好、长期服用不易引起肾坏死等特点。齐多美辛（zidometacin）为吲哚美辛中氯原子以叠氮基取代的化合物，动物实验显示比吲哚美辛的抗炎作用强，且毒性较低。

舒林酸 sulindac　　齐多美辛 zidometacin

将吲哚美辛结构中的吲哚环部分去除苯核，即成吡咯乙酸衍生物。在吡咯环上联接取代苯甲酰基，得到了托美丁钠（tolmetin sodium）。具有较强的解热作用，其抗炎和镇痛作用分别为保泰松的 3~13 倍和 8~15 倍。人体口服吸收迅速完全，20~60 分钟可达血浆峰浓度，8 小时后几乎从血浆中排尽。适用于治疗类风湿关节炎、强直性脊椎炎等。

托美丁钠 tolmetin sodium　　双氯芬酸钠 diclofenac sodium　　依托度酸 etodolac

双氯芬酸钠（diclofenac sodium）于 1974 年首先在日本上市，而后在 120 多个国家上市。它具有抗炎、镇痛和解热功能。双氯芬酸钠的镇痛活性为吲哚美辛的 6 倍，阿司匹林的 40 倍。解热作用为吲哚美辛的 2 倍，阿司匹林的 350 倍。

依托度酸（etodolac）含有三环结构，其镇痛抗炎作用与阿司匹林相当。它可以在炎症部位选择性地抑制前列腺素的生物合成，对胃和肾脏的前列腺素的生成没有影响，其副作用发生率较低。适用于类风湿关节炎以及抑制轻度至中度疼痛。

萘丁美酮（nabumetone，萘普酮）为非酸性的前药，其本身无 COX 抑制活性。小肠吸收后，经肝脏首过代谢为活性代谢物，即原药 6- 甲氧基 -2- 萘乙酸起作用。萘丁美酮在体内对 COX-2 有选择性的抑制作用，不影响血小板聚集且肾功能不受损害。用于治疗类风湿关节炎，服用后对胃肠道的不良反应较低。

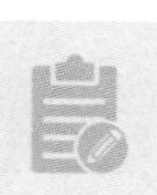

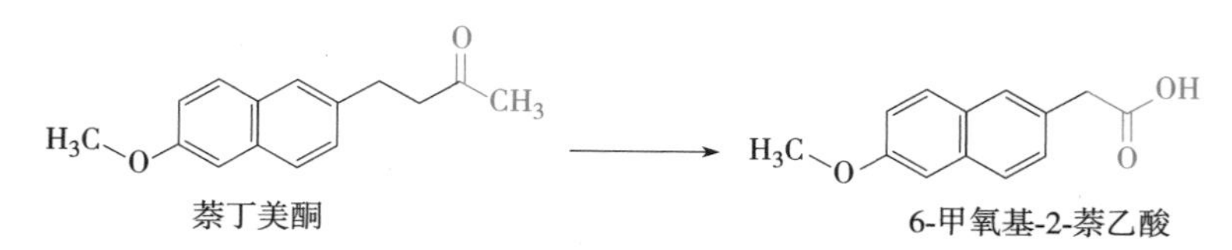

芬布芬（fenbufen）为联苯乙酸的前药，进入体内后代谢成为联苯乙酸（felbinac）后抑制环氧合酶的活性，可避免直接服用联苯乙酸对胃肠道的刺激。本品的抗炎镇痛作用比吲哚美辛弱，但比阿司匹林强，副作用较小，特别是胃肠道反应小。

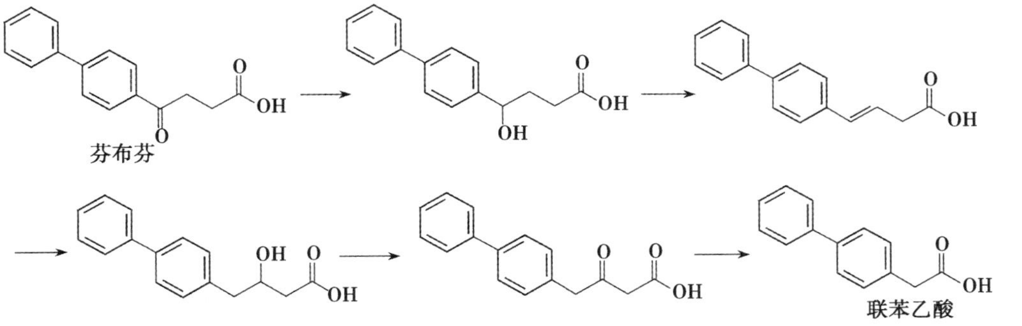

图 8-4　芬布芬的代谢途径

双氯芬酸钠　diclofenac sodium

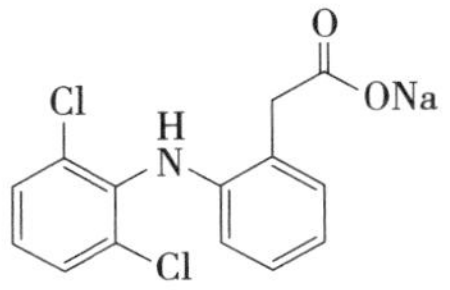

化学名为 2-[（2,6- 二氯苯基）氨基]- 苯乙酸钠；sodium[2-[（2,6-dichlorophenyl）amino]phenyl]acetate。

本品为淡黄色结晶，无臭；易溶于水、乙醇。m.p. 283~285℃，pK_a 为 4.9。

本品的抗炎、镇痛和解热作用很强，不良反应少，剂量小，个体差异小，是使用最广泛的非甾体抗炎药之一。本品的作用机制比较特别，不仅可以抑制环氧合酶，减少前列腺素的生物合成和血小板的生成，还能抑制脂氧合酶，减少白三烯的生成，尤其是抑制 LTB_4，这种双重的抑制作用可以避免由单纯抑制环氧合酶而导致脂氧合酶活性突增而引起的不良反应。此外，本品还能抑制花生四烯酸的释放并刺激花生四烯酸的再摄取。双氯芬酸钠的镇痛活性为吲哚美辛的 6 倍，阿司匹林的 40 倍。解热作用为吲哚美辛的 2 倍，阿司匹林的 350 倍。和其他非甾体抗炎药相比，本品具有更高的心血管风险。

双氯芬酸钠的两个间位氯原子迫使苯胺中的苯环与苯乙酸中的苯环非共平面，此种结构有利于非甾体抗炎药与环氧合酶的活性部分结合。

双氯芬酸钠主要代谢物有 4 个，均为羟基衍生物，其中 4′ - 羟基衍生物占排泄量的 20%~30%。所有代谢物的活性都比双氯芬酸钠低。

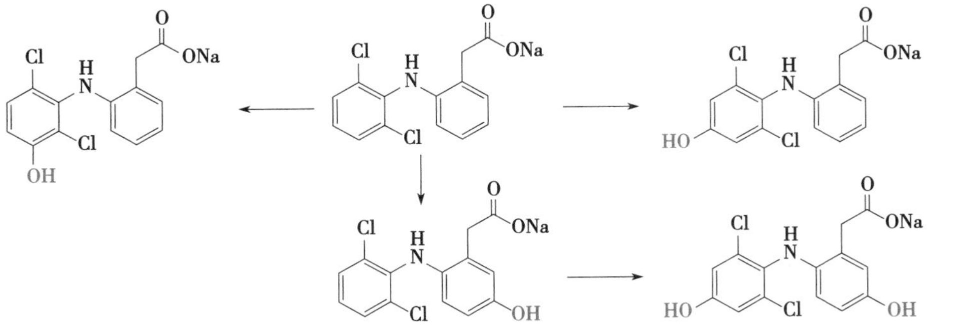

双氯芬酸钠的合成有许多种方法，其中以苯胺与 2,6- 二氯苯酚缩合，再与氯乙酰氯进行缩合、水解的方法成本最低。

本品口服吸收迅速，服用后 1~2 小时内血浓度达峰值，排泄快，长期应用无蓄积作用。用于类风湿关节炎、神经炎、红斑狼疮及癌症和手术后疼痛，以及各种原因引起的发热。

二、芳基丙酸类（Arylpropionic Acids）

在研究芳烷酸类化合物的构效关系时，发现在乙酸基的 α- 碳原子上引入烷基，其抗炎镇痛活性增强而毒性降低，由此获得了布洛芬（ibuprofen）和布替布芬（butibufen），其后的进一步研究发展了多种有效的芳基丙酸类药物，如氟比洛芬（flurbiprofen）、萘普生（naproxen）、吲哚布洛芬（indoprofen）、非诺洛芬（fenoprofen）等。

布洛芬 ibuprofen　布替布芬 butibufen　氟比洛芬 flurbiprofen

萘普生 naproxen　吲哚布洛芬 indoprofen　非诺洛芬 fenoprofen

芳基丙酸类抗炎药物的构效关系见图 8-5。

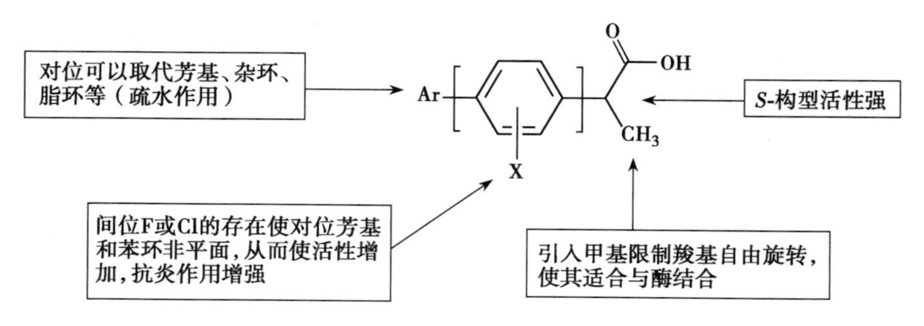

图 8-5 芳基丙酸类抗炎药物的构效关系

布洛芬 ibuprofen

化学名 2-［4-（2- 甲基丙基）苯基］丙酸；2-［4-（2-methylpropyl）phenyl］propanoic acid。

本品为白色结晶性粉末，有异臭，无味。不溶于水，易溶于乙醇、乙醚、三氯甲烷及丙酮，易溶于氢氧化钠及碳酸钠溶液中。m.p. 74.5~77.5℃，pK_a 为 5.2。

本品口服易吸收，与食物同服时吸收减慢，但吸收量不减少。与含铝和镁的抗酸药同服不影响吸收。血浆蛋白结合率为 99%。服药后 1.2~2.1 小时血药浓度达峰值。一次给药后 $t_{1/2}$ 一般为 1.82 小时，服药 5 小时后关节液浓度与血药浓度相等，以后的 12 小时内关节液浓度高于血浆浓度。本品在肝内代谢，60%~90% 经肾由尿排出，100% 于 24 小时内排出，其中约 1% 为原型物，一部分随粪便排出。其代谢主要发生在异丁基的 ω-1 和 ω-2 氧化，首先氧化为醇，再氧化为酸。所有的代谢物都失活。

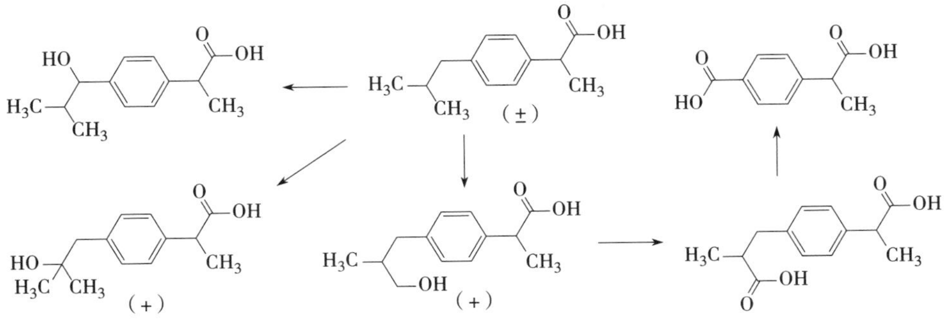

布洛芬在体内手性异构体间会发生转化，无效的 *R*-(－)- 布洛芬在体内酶的催化下，通过形成辅酶 A 硫酯（coenzyme A thioester）中间体，发生构型逆转，转变为 *S*-(＋)- 布洛芬，布洛芬在消化道滞留的时间越长，其 *S* 与 *R* 的比值就越大。本品采用外消旋体给药，由于对映体间的相互抑制其代谢，使布洛芬两对映体的浓度可以较长时间维持在有效治疗范围内。布洛芬是世界卫生组织（WHO）推荐的儿童退热药物之一，具有良好的安全性。

萘普生　naproxen

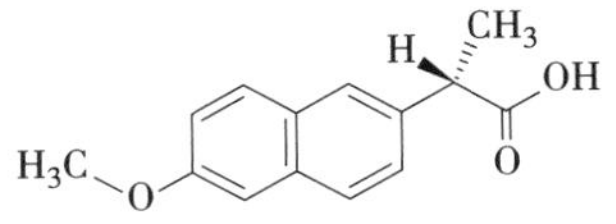

化学名为（*S*）-（＋）-α- 甲基 -6- 甲氧基 -2- 萘乙酸；（*S*）-（＋）-6-methoxy-α-methyl-2-naphthaleneacetic acid。

本品为白色结晶性粉末，无臭或几乎无臭。本品在甲醇、乙醇、三氯甲烷中溶解，在乙醚中略溶，水中几乎不溶。m.p. 153~158℃，pK_a 为 4.2，比旋度：+63°~+68.5°。

本品具有光学活性，*S* 构型的药效是 *R* 构型的 28 倍，临床上用的为 *S*（＋）异构体。在抑制前列腺素生物合成方面，它是阿司匹林的 12 倍，保泰松的 10 倍，布洛芬的 3~4 倍，但比吲哚美辛低大约 300 倍。

本品口服吸收迅速而完全，部分以原型从尿中排出，部分以葡糖醛酸结合物的形式或以无活性的 6- 去甲基萘普生从尿中排出。本品与血浆蛋白有高度的结合能力，故有较长的半衰期（12~15 小时）。本品适用于风湿性关节炎、类风湿关节炎、风湿性脊椎炎等疾病。对由于贫血、胃肠系统疾病或其他原因而不能耐受阿司匹林、吲哚美辛等抗炎镇痛药患者，本品可获得满意效果。

萘普生分子中的 6- 位甲氧基若移至其他位置，则抗炎作用减弱，若以较小的亲脂性基团如—Cl、—CH_3 和—$OCHF_2$ 等取代甲氧基仍能保留其抗炎活性。若以较大的基团取代则活性降低。

三、1,2- 苯并噻嗪类（1,2-Benzothiazines）

具有 1,2- 苯并噻嗪结构的抗炎药被称为“昔康类（oxicams）”，是一类结构中含有烯醇结构的化合物。20 世纪 70 年代辉瑞公司为了开发不含有羧酸基团的抗炎药物，筛选了大量不同结构的

苯并杂环化合物后得到吡罗昔康（piroxicam）。将吡罗昔康分子中的2-吡啶基用2-噻唑基替代，得到舒多昔康（sudoxicam），抗炎作用较吲哚美辛强，而且胃肠道的耐受性好。类似的其他药物还有伊索昔康（isoxicam）和替诺昔康（tenoxicam），抗炎作用均优于吲哚美辛。在舒多昔康的噻唑环5-位引入甲基，则得到美洛昔康（meloxicam）。美洛昔康几乎无胃肠不良反应，抗炎作用较吲哚美辛强。

吡罗昔康 piroxicam　　舒多昔康 sudoxicam　　伊索昔康 isoxicam

替诺昔康 tenoxicam　　美洛昔康 meloxicam

本类药物的构效关系如图8-6所示。

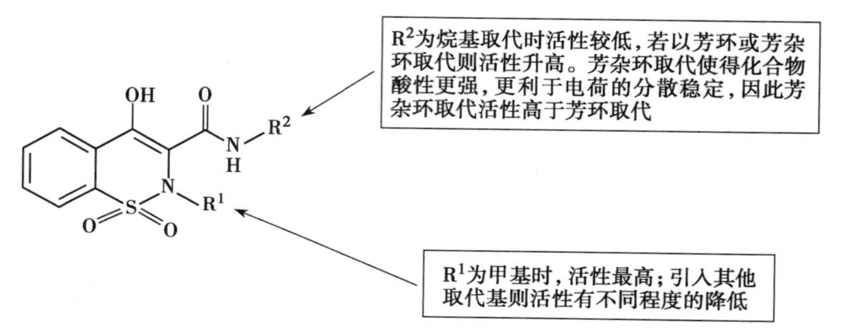

图8-6 苯并噻嗪类抗炎药物的构效关系

美洛昔康 meloxicam

化学名为2-甲基-4-羟基-*N*-（5-甲基-2-噻唑基）-2*H*-1,2-苯并噻嗪-3-甲酰胺-1,1-二氧化物；2-methyl-4-hydroxy-*N*-（5-methyl-2-thiazolyl）-2*H*-1,2-benzothiazine-3-carboxamide-1,1-dioxide）。

本品为微黄色至淡黄色或微黄绿色至淡黄绿色的结晶性粉末；熔点254℃（分解）。pK_a: 4.08。无臭，无味。本品在二甲基甲酰胺中溶解，在丙酮中微溶，在甲醇或乙醇中极微溶解，在水中几乎不溶，溶于强酸强碱。

本品对COX-2的抑制作用强于COX-1，因此减少了炎症部位前列腺素的合成，但生理性前列腺素的合成和功能并不受影响。在起镇痛抗炎作用的同时，减少了非甾体抗炎药普遍引起的胃肠黏膜损害，本品对胃或肾脏的不良反应比其他非甾体抗炎药轻。

本品口服或经肛门给药都能很好地吸收。口服的生物利用度为89%。镇痛抗炎起效时间为30

分钟。达到稳态血药浓度的时间为3~5天。连续治疗一年以上的患者，体内药物浓度和初次进入稳定状态的患者相似。美洛昔康易进入滑液，浓度接近血浆浓度的50%。与血浆蛋白结合率大于99%。美洛昔康在肝脏中代谢，代谢物无活性，50%经肾脏（尿液）排出，其余经胆道（粪便）排出。$t_{1/2}$为20小时。肝功不全或轻、中度肾功不全时美洛昔康药动学无较大影响。

美洛昔康的合成：糖精钠与氯乙酸乙酯缩合得到3-氧代-1,2-苯并异噻唑啉-2-乙酸乙酯-1,1-二氧化物，再在乙醇钠存在下扩环重排、甲基化得到4-羟基-2-甲基-2*H*-1,2-苯并噻嗪-3-羧酸乙酯-1,1-二氧化物，再与2-氨基-5-甲基噻唑缩合制得（图8-7）。

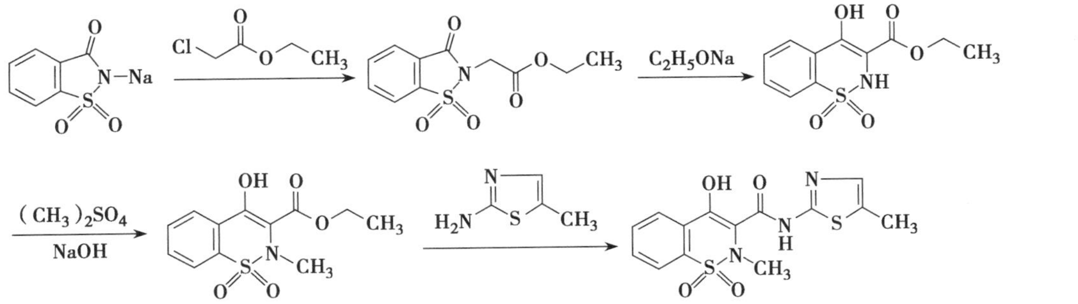

图8-7 美洛昔康的合成

四、选择性COX-2抑制剂（Selective COX-2 Inhibitors）

选择性COX-2抑制剂的发现**（拓展阅读）**

环氧合酶有多种类型：其中COX-1主要存在于肠、胃、肾等大多数组织中，通过促进PG及血栓素A_2的合成，保护胃肠道黏膜、调节肾脏血流和促进血小板聚集等内环境稳定；因此，抑制COX-1的药物会导致胃肠道的不良反应。而COX-2在大多数正常组织中通常检测不到，其主要在炎症部位由炎症介质诱导产生活性，通过对PG合成的促进作用，介导疼痛、发热和炎症等反应。因此，选择性COX-2抑制剂能避免药物对胃肠道的不良反应。

为克服抑制COX-1可能导致的毒副作用，开发了选择性COX-2抑制剂。临床常见的选择性COX-2抑制剂主要有塞来昔布（celecoxib）、罗非昔布（rofecoxib）、帕瑞昔布（parecoxib）等。常见的非甾体抗炎药对COX-1和COX-2的选择性见表8-2。

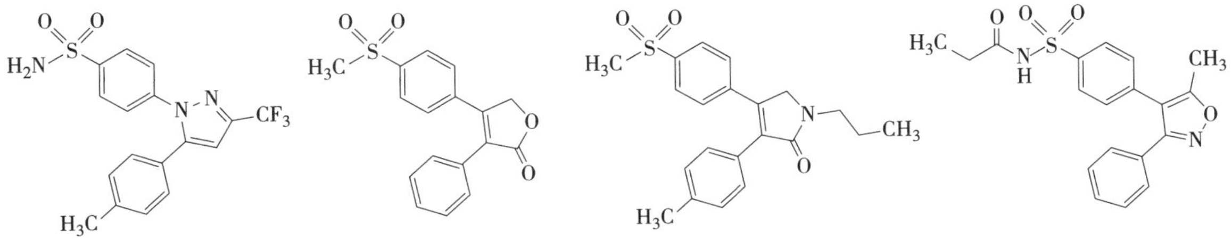

塞来昔布 celecoxib　罗非昔布 rofecoxib　艾瑞昔布 imrecoxib　帕瑞昔布 parecoxib

表8-2 常见的非甾体抗炎药对COX-1和COX-2的选择性

	COX-1（IC_{50}）/（μmol·L^{-1}）	COX-2（IC_{50}）/（μmol·L^{-1}）	COX-2/COX-1
吡罗昔康	0.001 5	0.906	600
阿司匹林	1.6	277.0	178

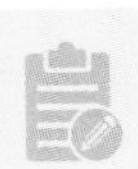

续表

	COX-1（IC_{50}）/（μmol·L^{-1}）	COX-2（IC_{50}）/（μmol·L^{-1}）	COX-2/ COX-1
吲哚美辛	0.028	1.68	60
布洛芬	4.8	72.8	15.2
双氯芬酸钠	1.57	1.10	0.7
萘普生	9.5	5.0	0.53
萘丁美酮	7.0	1.0	0.14
美洛昔康	143.0	11.8	0.08
塞来昔布	15	0.04	0.002 7
罗非昔布	>15	0.018	< 0.001 2
艾瑞昔布	0.115	0.018	0.157

罗非昔布对于类风湿关节炎、骨关节炎和急性疼痛等具有良好的疗效，并且基本消除了对消化道的不良反应，曾经被认为是非常成功的新型非甾体抗炎药。但是，上市后临床发现长期应用罗非昔布可能增加心脏病或脑卒中风险，默克公司于 2004 年宣布罗非昔布撤市。

罗非昔布撤市（拓展阅读）

艾瑞昔布的研发（拓展阅读）

研究发现，COX-2 也存在于人体脑部和肾脏等处，具有影响电解质代谢和血压的生理作用，而 COX-1 抑制剂具有心血管保护作用。COX-2 抑制剂在阻断前列腺素 PGI_2 产生的同时，不能抑制血栓素 TXA_2 的生成，有可能会打破体内促凝血和抗凝血系统的平衡，从而在理论上会增加心血管事件的发生率。为避免高选择性 COX-2 抑制剂引起心血管事件的风险，中国医学科学院药物研究所郭宗儒提出对 COX 酶适度抑制的策略：在抑制 COX-2 酶的前提下，适当抑制 COX-1，以保持 COX-2 和 COX-1 在体内功能上的平衡，以此作为优化和选择候选化合物的原则，选定艾瑞昔布（imrecoxib）为候选药物，经过临床试验研究，证明是治疗人骨关节炎的安全有效的药物。

帕瑞昔布钠属于非甾体抗炎药，是全球第一个可同时静脉注射、肌内注射用的选择性 COX-2 抑制剂，用于手术后疼痛的短期治疗。与传统非选择性 COX 抑制剂相比，具有镇痛效果好、起效迅速、作用持久、能有效抑制痛觉超敏、胃肠安全性高、不影响血小板功能、不会额外增加心血管风险等特点。

塞来昔布　celecoxib

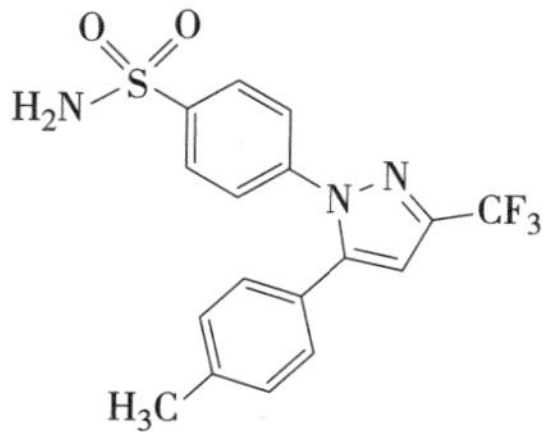

化学名为 4-［5-（4- 甲基苯基）-3- 三氟甲基］-1*H*- 吡唑 -1- 基］苯磺酰胺；4-［5-（4-methylphenyl）-3（trifluoromethyl）-1*H*-pyrazol-1-yl］benzenesulfonamide。

塞来昔布是一种无臭的白色或近白色晶体粉末，微溶于水，溶解性随碱性的增加而增加。m.p.160~163℃。本品于 1997 年被首次合成，是第一个上市的 COX-2 选择性抑制剂。其对 COX-2 的 IC_{50} 仅为对 COX-1 的 1/400。动物实验研究表明，本品与吲哚美辛等常见非甾体抗炎药（NSAID）的

抗炎活性相当，其苯磺酰胺结构对 COX-2 受体有高选择性，而对 COX-1 没有抑制作用。本品起效时间短，与传统 NSAID 比较，其溃疡发生率与肾脏毒性都显著降低。

本品空腹给药吸收良好，2~3 小时达到血浆峰浓度。主要以无活性的代谢产物形式从尿及粪便中排出，仅有约 3% 的药物未经代谢而直接排出。代谢主要发生在肝脏，由细胞色素 CYP2C9 代谢，代谢过程包括 4- 位甲基的羟基化，进一步氧化最终得到羧酸形式的主要代谢产物。所有代谢产物对 COX-1、COX-2 均没有显著的抑制活性。塞来昔布也可以抑制 CYP2D6，因此其可能会改变其他与该酶作用的药物的药代动力学性质。其他与代谢有关的药物相互作用也有报道，其中最主要是的 CYP2C 抑制剂与塞来昔布的相互作用。例如，塞来昔布与氟康唑配伍，由于氟康唑对 CYP2C9 的抑制作用，塞来昔布的血药浓度会显著增加。

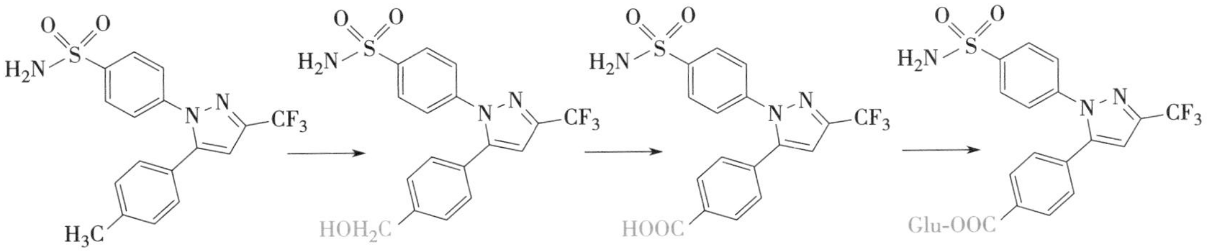

H_2N、SO_2、CF_3、H_3C → HOH_2C → HOOC → Glu-OOC

第三节　抗痛风药　Antigout Drugs

高尿酸血症（hyperuricemia，HUA）是嘌呤代谢障碍引起的代谢性疾病。痛风（gout）是一种单钠尿酸盐（monosodium urate，MSU）沉积所致的晶体性关节炎，与嘌呤代谢障碍所致的高尿酸血症直接相关。目前痛风已经成为我国仅次于糖尿病的第二大代谢类疾病。原发性痛风由遗传因素和环境因素共同致病，具有一定的家族易感性，目前发病原因未完全阐明；继发性痛风主要发生在其他疾病过程中（如肾脏疾病、血液系统疾病），或由服用某些药物以及肿瘤放疗、化疗等原因所致。

尿酸的体内合成主要途径：由次黄嘌呤在次黄嘌呤氧化酶的作用下氧化为黄嘌呤，再经黄嘌呤氧化酶作用生成尿酸（图 8-8）。

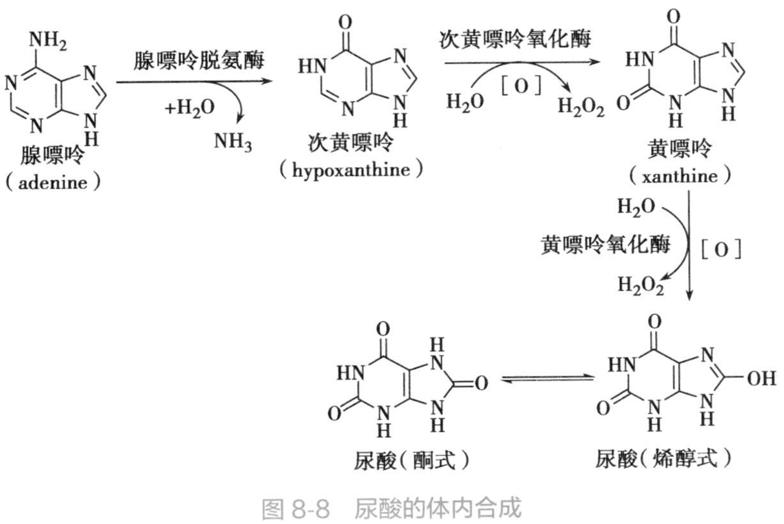

腺嘌呤（adenine）—腺嘌呤脱氨酶，$+H_2O$，NH_3→ 次黄嘌呤（hypoxanthine）—次黄嘌呤氧化酶，H_2O，[O]，H_2O_2→ 黄嘌呤（xanthine）—黄嘌呤氧化酶，H_2O，[O]，H_2O_2→ 尿酸（烯醇式）⇌ 尿酸（酮式）

图 8-8　尿酸的体内合成

正常人在无嘌呤膳食时，体内嘌呤的合成与分解速度处于相对稳定状态，随尿液排出的尿酸量是恒定的。当嘌呤代谢紊乱时，嘌呤的合成和分解失衡，次黄嘌呤的含量增加，导致黄嘌呤和尿酸的合

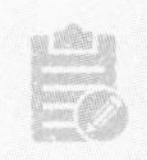

成增加，进而使血液和尿液中尿酸的含量增高，诱发痛风症状的出现。

痛风现有的治疗方式包括急性发作期治疗和长期治疗：急性发作期治疗以控制症状、消除疼痛和降低炎症为主要目的，无法降低痛风未来发病的频率，也无法控制高血尿酸对其他疾病的促进作用。秋水仙碱（colchicine）是痛风急性期发作的首选治疗药物之一，但是其治疗剂量与中毒剂量比较接近，限制了其临床应用。研究显示：在稳定状态下，血清秋水仙碱血药浓度不超过 3.0μg/L 被认为是安全的。

秋水仙碱 colchicine

痛风的长期治疗是通过抑制尿酸生成或促进尿酸排泄的方式降低患者血尿酸水平。随着连续和长期的降尿酸治疗，血尿酸浓度将远低于饱和水平，在关节和软组织中的尿酸盐晶体或痛风石沉淀会不断溶解，从而使急性痛风发作的频率降低。临床治疗周期一般不少于 3 个月，有时需要 1 年甚至长达数年或阶段性终身服药。

高尿酸血症治疗药物按作用机制主要分为三类：抑制尿酸生成的黄嘌呤氧化酶抑制剂，如别嘌醇和非布司他；促尿酸排泄的尿酸盐转运蛋白 1 抑制剂，如苯溴马隆和丙磺舒；分解尿酸的尿酸氧化酶类似物如聚乙二醇重组尿酸酶（但因其严重的副作用，临床应用受到限制）。目前，痛风治疗仍然面临长期用药的安全性问题，相当一部分痛风患者无法以合理的风险获益比控制血尿酸。

一、黄嘌呤氧化酶抑制剂（Xanthine Oxidase Inhibitors）

黄嘌呤氧化酶抑制剂主要通过抑制嘌呤到尿酸的转化，减少尿酸在体内的生成，降低血尿酸水平。但这样会导致血液中次黄嘌呤和黄嘌呤浓度大幅度提高，长此以往对肾脏和心脏可能造成一定的伤害。

别嘌醇（allopurinol）为黄嘌呤氧化酶的竞争性抑制剂。别嘌醇是 6- 羟基嘌呤的类似物，可被体内黄嘌呤氧化酶氧化为别黄嘌呤，别黄嘌呤与本品都对黄嘌呤氧化酶有抑制作用。黄嘌呤氧化酶对别黄嘌呤的亲和力比对黄嘌呤和次黄嘌呤大，因而使黄嘌呤和次黄嘌呤不能转化为尿酸，使血中尿酸的浓度降低。并且黄嘌呤及次黄嘌呤的溶解度比尿酸大，故在泌尿道中不易析出，易于被肾清除。此外由于尿酸在血浆中浓度降低至其溶解度水平之下，不仅避免尿酸结石的形成，还有助于结石的重新溶解。

别嘌醇是第一个用于高尿酸血症和痛风患者的黄嘌呤氧化酶抑制剂，尤其适用于尿酸生成增多型的患者。多国指南均推荐别嘌醇为高尿酸血症和痛风患者降尿酸治疗的一线用药，但仅有 43.4% 的患者达到低于 0.36mmol/L 的治疗终点。此外，别嘌醇会引发致命性的过敏性皮疹 - 重症多形红斑（Stevens-Johnson 综合征）和中毒性皮肤坏死症，在 1%~2% 的患者中会出现皮疹并需要停止治疗，一旦发生，致死率高达 30%。目前已证实，别嘌醇超敏反应的发生与 *HLA-B*5801* 存在明显相关性，而汉族人群携带该基因型的频率为 10%~20%。因此对于 *HLA-B*5801* 阳性患者，目前国内外指南均不推荐使用别嘌醇。

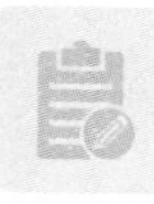

非布司他（febuxostat）作用于黄嘌呤氧化酶的氧化态和还原态，该类药物还有托匹司他

（topiroxostat）。托匹司他几乎100%经过肝脏和胆汁排泄，不经过肾排泄。因此特别适合肾功能不全患者。初步研究的结果显示，该药常规剂量的疗效优于别嘌醇。

别嘌醇 allopurinol　　　非布司他 febuxostat　　　托匹司他 topiroxostat

非布司他　febuxostat

化学名为2-［（3-氰基-4-异丁氧基）苯基］-4-甲基-5-噻唑羧酸；2-［3-cyano-4-（2-methylpropoxy）phenyl］-4-methyl-5-thiazolecarboxylic acid。

本品为白色或类白色结晶性粉末，溶于热甲醇。m.p. 238~239℃。

本品是特异性的黄嘌呤氧化酶抑制剂，不但抑制还原型，还抑制氧化型的黄嘌呤氧化酶。因此，较小剂量就能发挥更大的黄嘌呤氧化酶抑制作用。推荐本品的起始剂量为40mg，每日1次。持续两周后，对血清尿酸水平仍高于0.36mmol/L的患者，推荐给药剂量80mg。以80mg/d给药，有74%的患者达到低于0.36mmol/L的治疗终点，33.8%的患者达到低于0.30mmol/L的更佳治疗终点。本品口服后在肠道吸收，生物利用率47%，在血中与血浆蛋白结合率99.2%，主要在肝脏代谢，半衰期为5~8小时。在肝脏的代谢产物为非活性物质，49%通过肾排泄，45%通过粪便排泄，属于双通道排泄药物，因此轻中度肾功能不全者使用本品不需要调整剂量。

由于非布司他存在潜在的心血管风险，欧美指南多推荐非布司他为别嘌醇的替代用药，仅在别嘌醇不耐受或疗效不佳时使用。但非布司他在亚裔人群中其增加心源性猝死风险并无足够的证据，因此我国指南推荐非布司他为痛风患者的一线降尿酸治疗药物。

二、尿酸盐转运蛋白1抑制剂（Urate Anion Transporter 1 Inhibitors）

人体约70%的尿酸经肾脏排泄，而高尿酸血症患者中有80%~85%是尿酸排泄障碍所致。位于肾脏近曲小管上皮细胞膜的尿酸盐转运蛋白1（urate anion transporter 1，URAT1）是有机阴离子转运体超家族成员，在尿酸从细胞内重吸收到肾小管腔内的过程中发挥重要作用，是人体内主要的尿酸重吸收蛋白，控制着90%以上的肾小球滤过后尿酸的重吸收。促尿酸排泄作用机制为抑制URAT1对尿酸的重吸收，增加尿酸通过尿液在肾脏的排泄，从而降低血尿酸浓度。此类药物主要有丙磺舒（probenecid）和苯溴马隆（benzbromarone）。

丙磺舒使用剂量大，其降尿酸疗效差，与许多常用药物（如非甾体抗炎药、β-内酰胺类药、肝素等）存在多重显著的药物-药物相互作用。

苯溴马隆作为促尿酸排泄药物，特别适用于肾尿酸排泄减少的高尿酸血症和痛风患者，对于尿酸合成增多或有肾结石高危风险的患者不推荐使用。由于苯溴马隆在白种人有引起暴发性肝坏死报道，因此没有在美国批准上市，2003年也因此从除德国以外的其他欧洲国家撤市。不过亚裔人群中罕有此类报道，推测这可能与亚裔人群CYP2C9基因多态性不同有关。因此我国指南推荐苯溴马隆作为痛风降尿酸治疗的一线用药。

丙磺舒 probenecid　　　苯溴马隆 benzbromarone

（李 飞）

第九章

抗肿瘤药 Anticancer Drugs

恶性肿瘤（malignant tumor）是严重威胁人类健康的重大疾病之一。肿瘤外科学、肿瘤放射治疗学、肿瘤化学治疗学及肿瘤免疫治疗学构成了当前肿瘤治疗学的四大支柱。四种手段各有特点，互为补充。化学治疗（chemotherapy，简称“化疗”）是利用化学药物杀死肿瘤细胞、抑制肿瘤细胞的生长增殖和促进肿瘤细胞分化的一种治疗方式，是一种全身性治疗手段。

第九章
教学课件

抗肿瘤药是指抗恶性肿瘤的药物，又称“抗癌药”。自20世纪40年代氮芥用于治疗恶性淋巴瘤以来，化疗已经取得了长足的进步。细胞增殖动力学的研究，可根据细胞生长周期中不同时期对药物敏感性的不同，为临床上联合用药和设计合理的治疗方案提供依据。现代生命科技的飞速发展，特别是对肿瘤基因背景的研究和分子生物学的研究，为抗肿瘤药的设计和开发提供了新的作用靶标和研究方向，相继研制出了一批具有新颖化学结构或有独特作用机制的新型分子靶向抗肿瘤药。加之基因治疗、生物治疗及免疫治疗等技术手段，抗肿瘤治疗已由单一的化疗进入了联合化疗和综合化疗的阶段，并且已成功治愈某些肿瘤患者或明显延长患者的生命。

抗肿瘤药按作用机制可以分为：与DNA相互作用的药物，包括生物烷化剂、DNA嵌入剂、拓扑异构酶抑制剂；干扰DNA和核酸合成的抗代谢药物；作用于微管的药物以及针对肿瘤发生机制和特征的新型分子靶向抗肿瘤药。本章按照药物的作用机制和来源分类，重点讨论生物烷化剂、抗代谢药物、抗肿瘤抗生素、抗肿瘤植物药有效成分及其衍生物及新型分子靶向抗肿瘤药。

第一节 生物烷化剂 Bioalkylating Agents

生物烷化剂（bioalkylating agents）也称“烷化剂”，是抗肿瘤药中使用最早，也很重要的一类药物。这类药物在体内能形成缺电子活泼中间体或其他具有活泼亲电性基团的化合物，进而与生物大分子（如DNA、RNA或某些重要的酶类）中的富电子基团（如氨基、巯基、羟基、羧基、磷酸基等）发生共价结合，使其丧失活性或使DNA分子发生断裂。

生物烷化剂属于细胞毒性药物，该类药物在抑制和毒害增生活跃的肿瘤细胞的同时，对其他增生较快的正常细胞，如骨髓细胞、肠上皮细胞和毛发细胞等也产生抑制作用，因而会产生许多严重的不良反应，如恶心、呕吐、骨髓抑制、脱发等，同时肿瘤细胞易对该类药物产生耐药性而使治疗作用明显降低甚至失去。

按化学结构，目前在临床使用的生物烷化剂药物可分为氮芥类、乙撑亚胺类、亚硝基脲类、甲磺酸酯类及有机金属铂配合物类等。

一、氮芥类（Nitrogen Mustards）

氮芥类药物的发现源于芥子气，第一次世界大战期间使用芥子气作为毒气，实际上是一种烷化剂毒剂。后来发现芥子气对淋巴癌有治疗作用，但对人体的毒性太大，不能够直接作为药用，经结构改造后发展出一系列氮芥类抗肿瘤药。所有氮芥类化合物的结构可以分为两大部分：烷基化部分

（双-β-氯乙氨基）和载体部分。

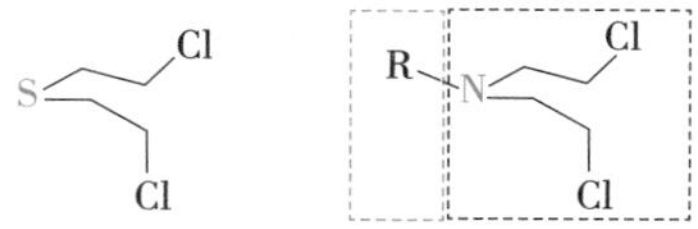

烷基化部分是发挥抗肿瘤活性的功能基团，载体部分可以用于改善药物在体内的吸收、分布等药代动力学性质，提高药物的选择性和活性，降低药物的毒性等。因此，设计选用不同的载体对氮芥类药物的研究开发具有重要的意义。根据载体结构的差别，氮芥类药物又可分为脂肪氮芥、芳香氮芥和杂环氮芥等。

盐酸氮芥　chlormethine hydrochloride

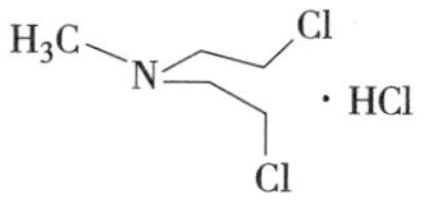

化学名为 *N*-甲基-*N*-（2-氯乙基）-2-氯乙胺盐酸盐；*N*-methyl-*N*-（2-chloroethyl）-2-chlorethylamine hydrochloride。

本品为白色粉末，有吸湿性，对皮肤、黏膜有腐蚀性，所以作为注射液只能用于静脉注射，并应防止其漏至静脉外。在水中及乙醇中易溶，m.p. 108~110℃。

盐酸氮芥在 pH 超过 7 的水溶液中不稳定，可发生如图 9-1 所示的水解反应而失活。

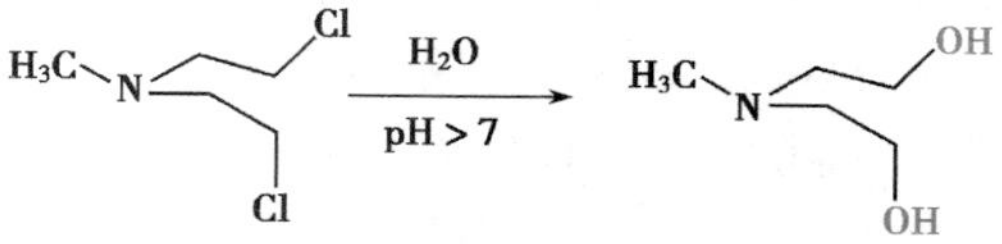

图 9-1　氮芥的水解过程

盐酸氮芥的水溶液 pH 为 3.0~5.0，在此条件下，上述反应不易发生，故将盐酸氮芥做成水溶液注射剂使用时，pH 必须保持在 3.0~5.0。

盐酸氮芥主要用于治疗淋巴肉瘤和霍奇金病，其最大缺点是只对淋巴瘤有效，且毒性大（特别是对造血器官），对其他肿瘤如肺癌、肝癌、胃癌等实体瘤无效，不能口服，选择性差。

盐酸氮芥属于脂肪氮芥，该类结构中的氮原子碱性比较强，在游离状态和生理 pH（pH = 7.4）时，易和 β 位的氯原子作用生成高度活泼的乙撑亚胺离子，成为强亲电性的烷化剂，极易与细胞成分的亲核中心发生烷化反应（图 9-2）。

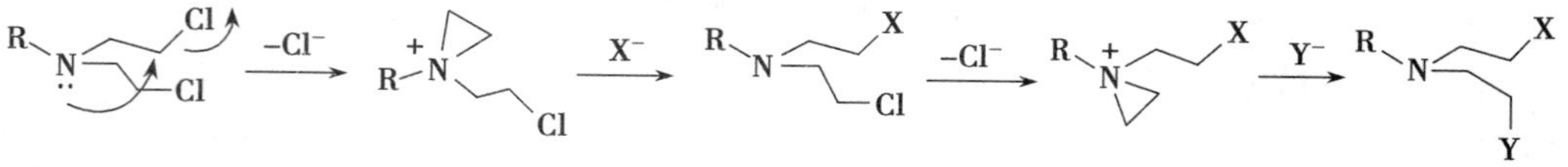

图 9-2　脂肪氮芥的烷化历程

注：X^-，Y^- 代表细胞成分的亲核中心。

脂肪氮芥的烷基化历程是双分子亲核取代反应（S_N2），反应速度取决于烷化剂和亲核中心的浓度。脂肪氮芥属于强烷化剂，对肿瘤细胞的杀伤能力较大，抗瘤谱较广。但选择性很差，毒性也比较大。

为了改善脂肪氮芥的上述缺陷，研究者以氮芥为先导化合物进行结构修饰，其原理是通过减少氮原子上的电子云密度来降低氮芥的烷基化能力，达到降低其毒性的作用，但这样的修饰也降低了氮芥的抗肿瘤活性。

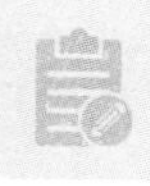

将氮原子上的 R 基用芳香环进行取代，得到芳香氮芥。芳环的引入可使氮原子上的孤对电子和

苯环产生共轭作用，减弱了氮原子的碱性，其作用机制也发生了改变，不像脂肪氮芥那样很快形成乙撑亚胺离子，而是失去氯原子形成碳正离子中间体，再与亲核中心作用（图 9-3）。其烷化历程一般是单分子亲核取代反应（S_N1），反应速率取决于烷化剂的浓度。

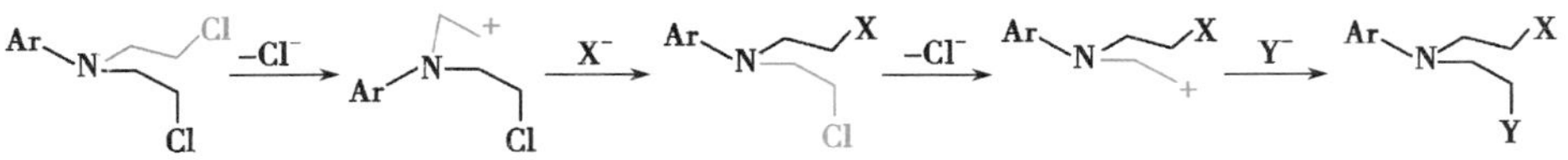

图 9-3 芳香氮芥的烷化历程

在芳香氮芥的结构上引入一些其他基团可以改善该类药物的理化性质（表 9-1），例如，苯丁酸氮芥（chlorambucil）。

表 9-1 常见的芳香氮芥类抗肿瘤药

名称	化学结构	作用特点
苯丁酸氮芥 chlorambucil	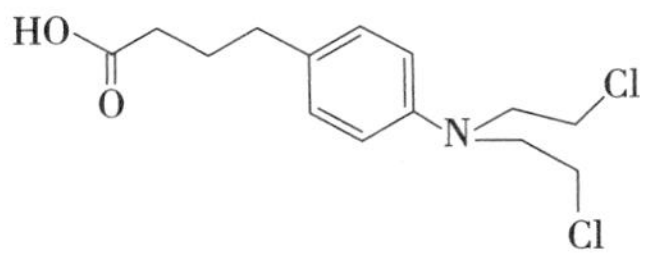	主要用于治疗慢性淋巴细胞白血病，对淋巴肉瘤、霍奇金病、卵巢癌也有较好的疗效。临床上用其钠盐，水溶性好，易被胃肠道吸收
美法仑 melphalan	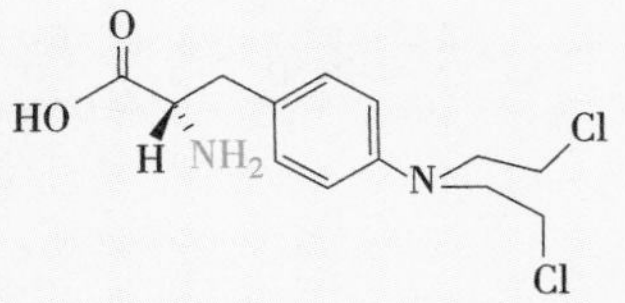	对卵巢癌、乳腺癌、淋巴肉瘤和多发性骨髓瘤等恶性肿瘤有较好的疗效
氮甲 formylmerphalan	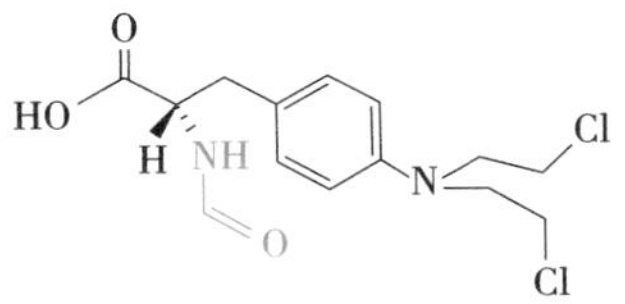	选择性进一步提高，毒性低于美法仑，可以口服给药

在芳酸的侧链上引入天然存在的氨基酸，以期增加药物在肿瘤部位的浓度和亲和性，提高药物的疗效，如用 L- 苯丙氨酸为载体，得到美法仑（melphalan，L- 溶肉瘤素），其抗肿瘤活性强于消旋体（即溶肉瘤素）。

将氨基酸的氨基进行酰化是常被用来降低药物毒性的方法之一，我国研究者在美法仑的基础上将 NH_2 进行甲酰化得到氮甲（formylmerphalan）。

有报道发现肿瘤细胞中磷酰胺酶的活性高于正常细胞，以此为线索设计合成了一些含磷酰氨基的前体药物，期望它们在肿瘤组织中能被磷酰胺酶催化裂解成具有活性的去甲氮芥［$HN(CH_2CH_2Cl)_2$］而发挥作用。另外，磷酰基作为吸电子基团可使氮原子上的电子云密度下降，使氯不易解离，从而毒性降低。基于以上设计思路，在氮芥的氮原子上连接环状磷酰胺内酯，得到了环磷酰胺（cyclophosphamide）。

环磷酰胺 cyclophosphamide

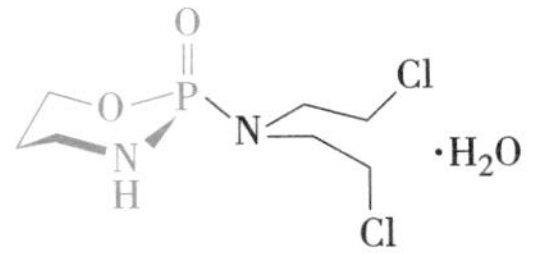

化学名为 *N*,*N*- 双（2- 氯乙基）四氢 -2*H*-1,3,2- 氧氮磷杂六环 -2- 胺 -2- 氧化物一水合物；*N*,*N*-bis（2-chloroethyl）tetrahydro-2*H*-1,3,2-oxazaphosphorin-2-amine-2-oxide monohydrate。

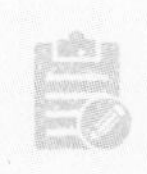

本品含有一个结晶水时为白色结晶或结晶性粉末，m.p. 41~45℃。失去结晶水后即液化。本品微溶于乙醇，可溶于水或丙酮。但其水溶液不稳定，遇热更易分解，故应在溶解后短期内使用。

环磷酰胺口服吸收好，生物利用度在75%以上，服用后迅速分布到全身，少量可通过血脑屏障。静脉注射后血浆半衰期为4~6.5小时，50%~70%在48小时内通过肾脏排泄。

环磷酰胺属于前药，在体外对肿瘤细胞无效，进入体内后，经过代谢活化发挥作用。研究结果表明，环磷酰胺在体内的活化部位是肝脏而不是肿瘤组织。环磷酰胺在肝中被细胞色素P450氧化酶氧化，生成4-羟基环磷酰胺（4-hydroxycyclophosphamide），并进一步氧化代谢为无毒的4-酮基环磷酰胺（4-ketocyclophosphamide），也可经过互变异构生成开环的醛磷酰胺（aldophosphamide）。醛磷酰胺在肝中进一步氧化生成无毒的羧酸化合物，上述这些酶催化反应生成无毒化合物是在正常组织中进行的，而肿瘤组织因缺乏正常组织所具有的酶，不能进行无毒转化。醛磷酰胺也可经非酶促反应β-消除（逆Michael加成反应）生成丙烯醛（acrolein）和磷酰氮芥（phosphoramide mustard），磷酰氮芥及其他代谢产物都可经非酶水解生成去甲氮芥（normustard）。丙烯醛、磷酰氮芥和去甲氮芥都是较强的烷化剂。磷酰氮芥上的游离羟基在生理pH条件下解离成氧负离子，该负离子的电荷分散在磷酰胺的两个氧原子上，降低了磷酰基对氮原子的吸电子作用，而使磷酰氮芥仍具有较强的烷基化能力（图9-4）。

环磷酰胺的水溶液（2%）在pH为4.0~6.0时不稳定，加热时更易分解，而失去生物烷化作用（图9-5）。

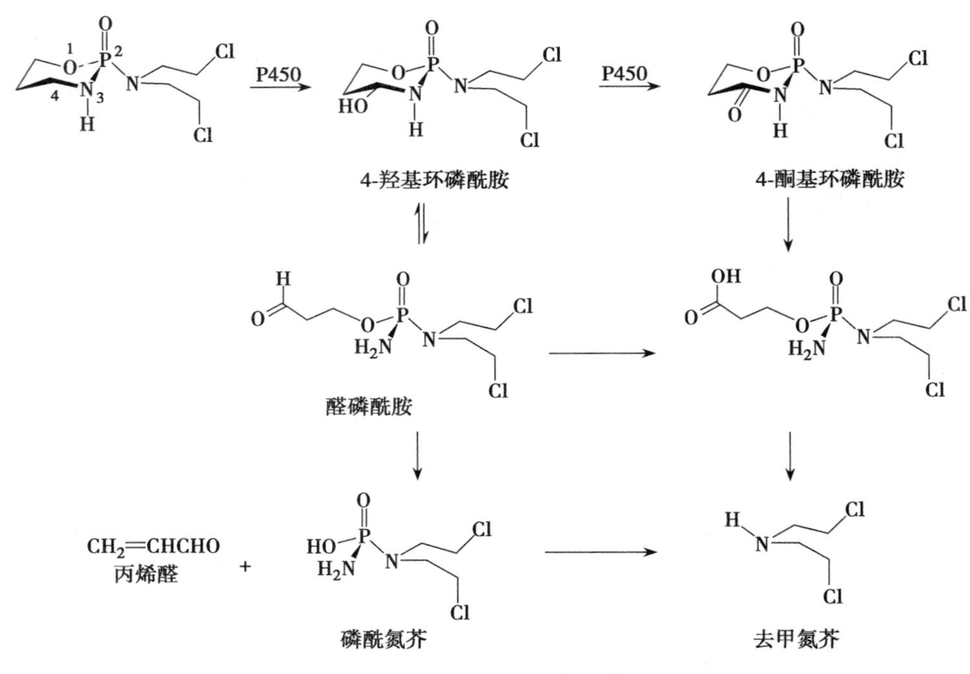

图9-4 环磷酰胺的代谢途径

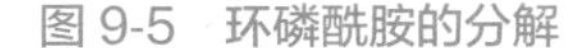
图9-5 环磷酰胺的分解

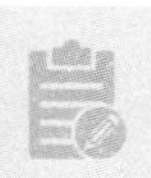

氮芥类药物的合成以二乙醇胺作为原料，用氯化亚砜等氯化试剂进行氯代得到。而在环磷酰胺的合成中，是用过量的三氯氧磷同时进行氯代和磷酰化，生成氮芥磷酰二氯，再和 3- 氨基丙醇缩合即得。本品的无水物为油状物，在丙酮中和水反应生成水合物而结晶析出（图 9-6）。

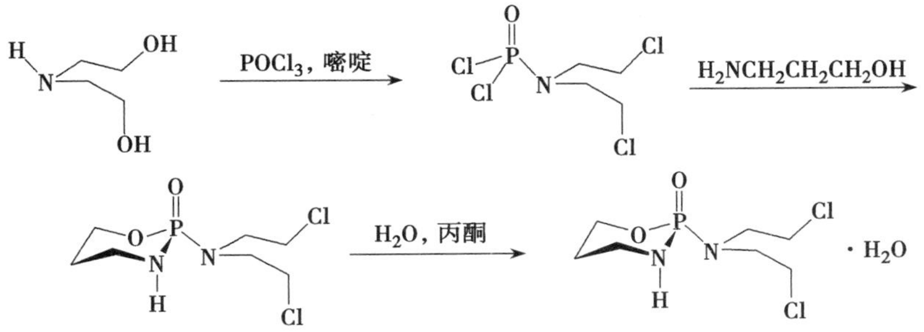

$POCl_3$，嘧啶　$H_2NCH_2CH_2CH_2OH$　H_2O，丙酮　$\cdot H_2O$

图 9-6　环磷酰胺的合成

本品的抗瘤谱较广，主要用于恶性淋巴瘤、急性淋巴细胞白血病及多发性骨髓瘤、肺癌、神经母细胞瘤等，对乳腺癌、卵巢癌、鼻咽癌也有效。毒性比其他氮芥小，从一些病例观察到其有膀胱毒性，可能与代谢产物丙烯醛有关。

二、乙撑亚胺类（Aziridines）

在对氮芥类药物体内生物转化过程的研究中发现，脂肪氮芥类药物是通过转变为乙撑亚胺活性中间体而发挥烷基化作用的，在此基础上合成了一批含有活性乙撑亚胺基团的化合物。同时为了降低乙撑亚胺基团的反应性，在氮原子上引入吸电子基团，可起到降低其毒性的作用。塞替派（thiotepa）就是以这种思路设计的抗肿瘤药，它在和 DNA 作用时，结构中的乙撑亚胺基分别对核苷酸中的腺嘌呤、鸟嘌呤的 3-N 和 7-N 进行烷基化，生成塞替派 -DNA 的烷基化产物。

塞替派含有体积较大的硫代磷酰基，脂溶性大，对酸不稳定，在胃肠道吸收较差，不能口服，须通过静脉注射给药。本品进入体内后迅速分布到全身，在肝中很快被 P450 酶系代谢生成替派（tepa），而发挥作用，因此塞替派可认为是替派的前体药物。

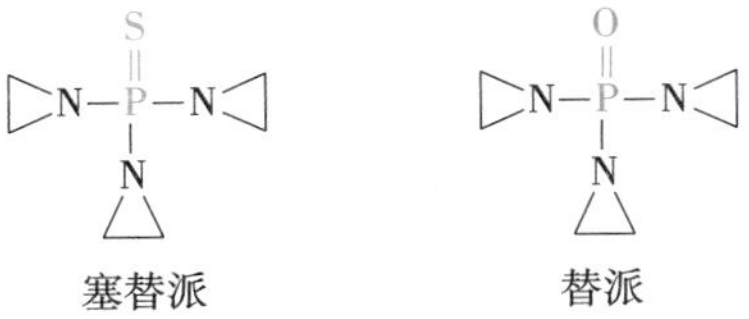

塞替派　　替派

塞替派临床上主要用于治疗卵巢癌、乳腺癌、膀胱癌和消化道癌，是治疗膀胱癌的首选药物，通过直接注射入膀胱，可发挥最好的药效。

三、亚硝基脲类（Nitrosoureas）

这类药物的结构特征是具有 β- 氯乙基亚硝基脲的结构单元（表 9-2），具有广谱的抗肿瘤活性，卡莫司汀（carmustine）是典型的亚硝基脲类抗肿瘤药。

卡莫司汀　carmustine

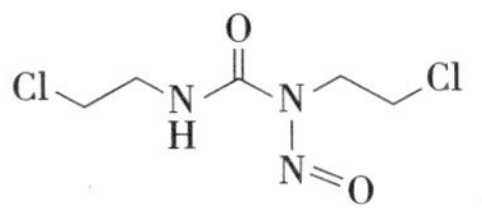

化学名为 *N*,*N*′- 双（2- 氯乙基）-*N*- 亚硝基脲；*N*,*N*′-bis（2-chloroethyl）-*N*-nitrosourea。又名“卡氮芥”“BCNU”。

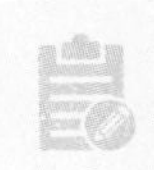

本品为无色或微黄色结晶或结晶性粉末、无臭。m.p. 30~32℃。溶于乙醇、聚乙二醇，不溶于水。由于本品不溶于水，且有较高的脂溶性，其注射液为聚乙二醇的灭菌溶液。

本品静脉注射入血后迅速分解。化学半衰期为 5 分钟，生物半衰期为 15~30 分钟。由肝脏代谢，代谢物可在血浆中停留数日，造成延迟骨髓毒性。

因为结构中的 β- 氯乙基具有较强的亲脂性，此类药物易通过血脑屏障进入脑脊液中，脑脊液中的药物浓度为血浆中的 50% 或以上。因此适用于脑瘤、转移性脑瘤及其他中枢神经系统肿瘤、恶性淋巴瘤等肿瘤的治疗。本品与其他抗肿瘤药合用时可增强疗效。其主要不良反应为迟发性和累积性骨髓抑制。

在亚硝基脲的结构中，*N*- 亚硝基的存在，使得连有亚硝基的氮原子与相邻的羰基之间的键变得不稳定，在生理 pH 环境下易发生分解，生成亲电性基团，使 DNA 的组分烷基化，达到治疗的作用，见图 9-7。

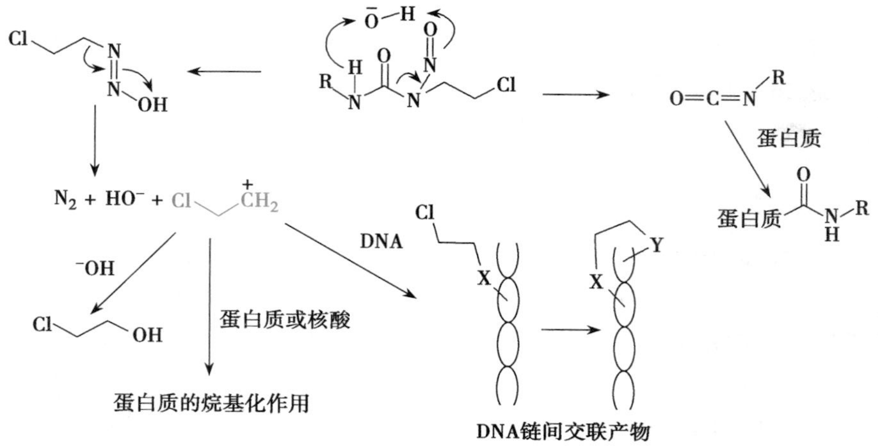

图 9-7 亚硝基脲类药物的作用机制

亚硝基脲类药物在酸性和碱性溶液中都不稳定，分解时可放出氮气和二氧化碳。

卡莫司汀及其他亚硝基脲类药物的合成均是以氨基乙醇和脲素反应（图 9-8），生成噁唑烷酮再和相应的胺反应开环、氯代，最后亚硝化即可。卡莫司汀合成中所用的胺为氨基乙醇，得到对称的开环产物。若反应中所用的胺为其他胺时，则得到不对称的开环产物。

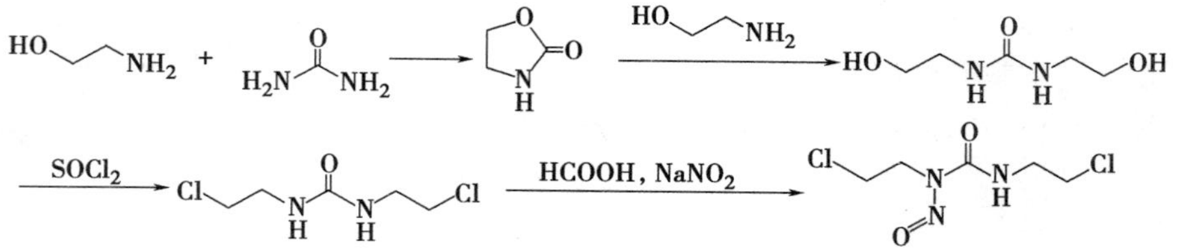

图 9-8 卡莫司汀的合成

对卡莫司汀进行修饰，可获得其他衍生物（表 9-2）。用环己基和甲基环己基替代一侧的 β- 氯乙基，分别得到洛莫司汀（lomustine，CCNU）、司莫司汀（semustine，Me-CCNU）。卡莫司汀结构中存在两个 β- 氯乙基的基团，具有较强的亲脂性，因此对脑瘤的治疗效果较好。洛莫司汀和司莫司汀的亲脂性下降，对脑瘤的活性降低，但对扩大其抗瘤谱有益。

在亚硝基脲的结构中引入糖作为载体，可以改变其理化性质，提高对某种器官的亲和力，可提高药物的选择性。链佐星（streptozocin）是含有糖载体的亚硝基脲类药物，是从链霉菌（*Streptomyces achromogeres*）发酵液中分离得到的。其结构中氨基糖很容易被胰岛 β- 细胞摄取，因而在胰岛中

有较高的浓度，对胰岛细胞肿瘤有独特的疗效。但该药物也会造成胰岛损伤，引起胰岛的病理学改变，从而导致糖尿病的发生。将链佐星结构中的 *N*- 甲基换成 β- 氯乙基，可以得到氯脲霉素（chlorozotocin）。

表 9-2　常见的亚硝基脲类抗肿瘤药

名称	化学结构	作用特点
洛莫司汀 lomustine	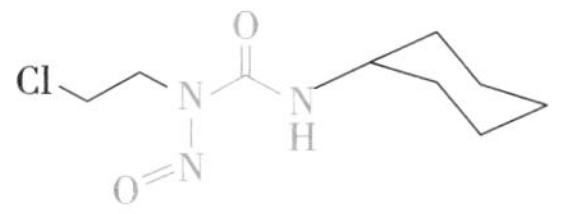	对脑瘤的疗效不及卡莫司汀，但对霍奇金病、肺癌及若干转移性肿瘤的疗效优于卡莫司汀
司莫司汀 semustine	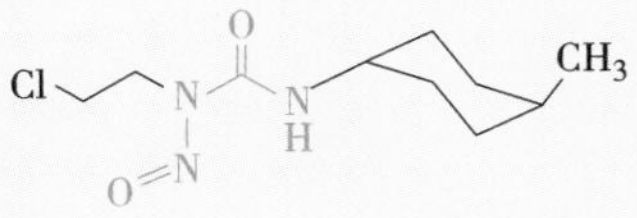	抗肿瘤疗效优于卡莫司汀和洛莫司汀，毒性较低，临床用于脑瘤、肺癌和胃肠道肿瘤
链佐星 streptozocin	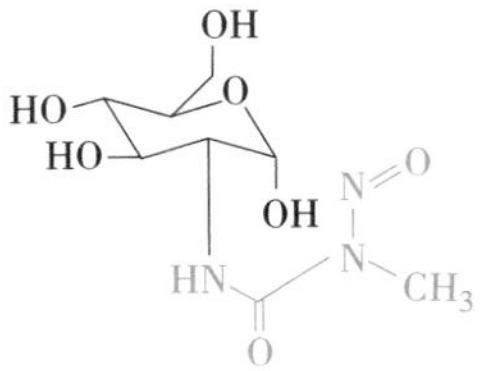	由于分子结构中引入糖作为载体，其水溶性增加，不良反应降低，尤其是骨髓抑制的不良反应比较低
氯脲霉素 chlorozotocin	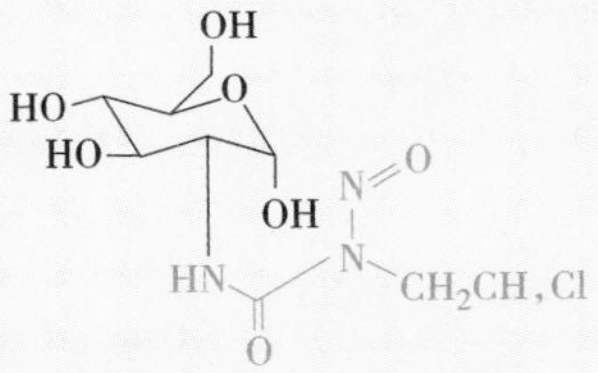	抗肿瘤活性与链佐星相似，但不良反应更小，特别是对骨髓抑制的不良反应更小

四、甲磺酸酯类（Methanesulfonates）

从有机化学的角度来看，烷化剂和体内富电子的生物大分子之间的反应，其实质是亲核性的取代反应。烷化剂上有较好的离去基团，在和生物大分子反应时，或通过生成碳正离子的途径与生物大分子发生 S_N1 的反应；或通过直接和生物大分子按 S_N2 的方式进行烷基化（图 9-9）。因此，凡是在结构上有较好的离去基团，且可以在体内与肿瘤细胞中 DNA、RNA 等生物大分子发生亲核取代反应的有机化合物，理论上均有可能成为具有抗肿瘤活性的生物烷化剂。在有机合成的烷基化反应中，甲磺酸酯基的存在，可以使 C—O 键变得活泼，发生断裂后生成碳正离子而具有烷化作用。构效关系研究发现 1~8 个亚甲基的双甲磺酸酯具有抗肿瘤活性，其中活性最强的为 4 个亚甲基的化合物白消安（busulfan）。甲磺酸酯类属于非氮芥类烷化剂。

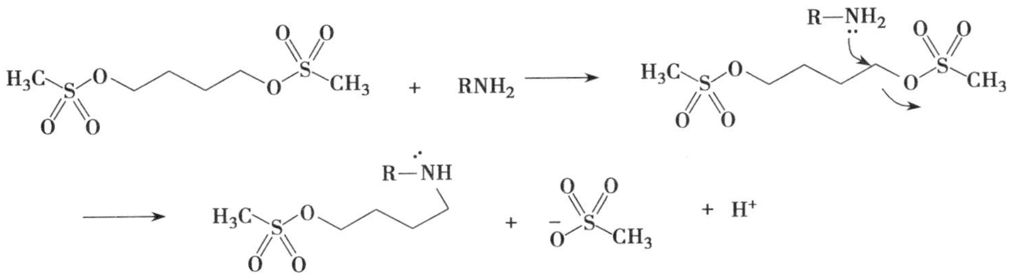

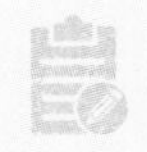

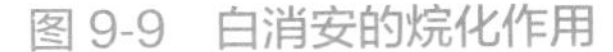

图 9-9　白消安的烷化作用

白消安 busulfan

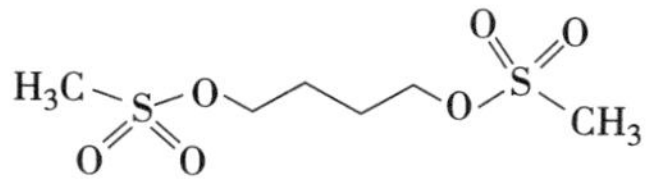

化学名为1,4-丁二醇二甲磺酸酯；1,4-butanediol dimethanesulfonate。

本品为白色结晶性粉末，几乎无臭，m.p. 114~118℃。溶于丙酮，微溶于乙醇，难溶于水。

白消安是双功能烷化剂，在体内甲磺酸酯基较好的离去性质，使C—O键断裂，形成碳正离子，其与DNA分子中鸟嘌呤核苷酸的7-N烷基化交联；也可以与氨基酸及蛋白质中的—SH反应，从分子中除去其S原子。以半胱氨酸为例，白消安与其巯基反应，使硫原子双烷基化，生成环状硫化合物，在体内分解为四氢噻吩和2-氨基丙烯酸，经进一步代谢后生成3-羟基四氢噻吩-1,1-二氧化物和丙酮酸（图9-10）。

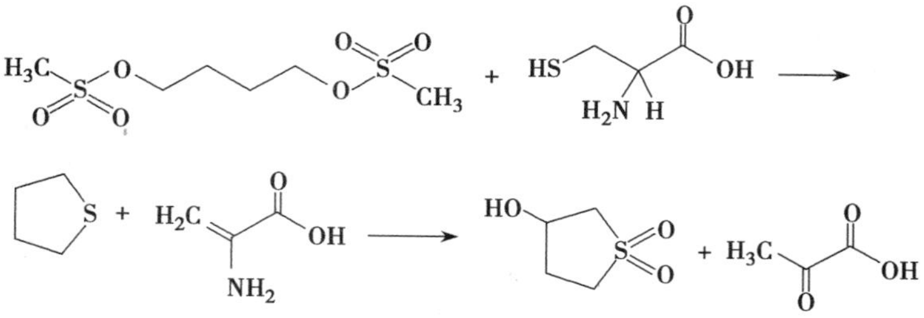

图9-10 白消安的体内代谢过程

本品在碱性条件下水解生成丁二醇，再脱水生成带有乙醚气味的四氢呋喃（图9-11）。

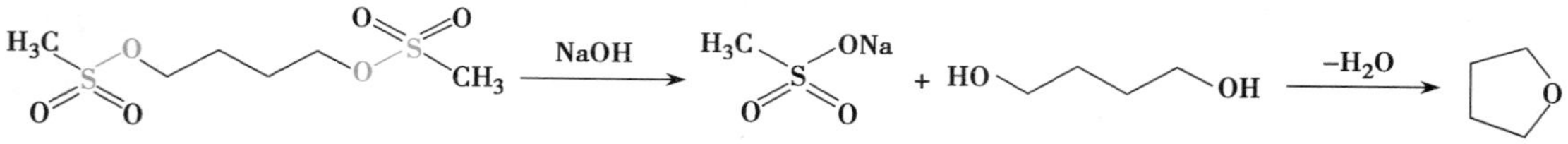

图9-11 白消安的水解

由于甲磺酸酯的特点，白消安口服吸收良好，口服生物利用度达60%~80%，吸收后迅速分布到各组织中。甲磺酸酯经体内代谢生成甲磺酸并自尿中缓慢排出，代谢速度较慢，24小时排出不足50%，反复用药可引起蓄积。

临床上白消安主要用于治疗慢性粒细胞白血病，其治疗效果优于放射治疗。主要不良反应为消化道反应及骨髓抑制。

五、有机金属铂配合物类（Organoplatinum Complexes）

自1969年首次发现顺铂（cisplatin，又称“顺氯氨铂”）对动物肿瘤有很强的抑制作用以来，对有机金属类抗肿瘤配合物的研究得到药学工作者的广泛重视，相继合成了金、铂、铑、钌、钯、锡等大量的金属类化合物。研究者证实了铂、铑、钌、锗、锡等的配合物具有明确的抗肿瘤活性，对该类有机金属配合物的研究也成为抗肿瘤药研究中较为活跃的领域之一。其中，铂类抗肿瘤药已在临床上广泛使用。

顺铂 cisplatin

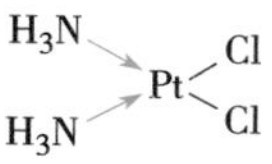

化学名为顺-二氯二氨铂；（*SP*-4-2）-diamminedichloroplatinum。简称“DDP”。

本品为亮黄色或橙黄色的结晶性粉末；无臭。易溶于二甲基亚砜，略溶于二甲基甲酰胺，微溶于水，不溶于乙醇。

顺铂通常通过静脉注射给药，供药用的是含有甘露醇和氯化钠的冷冻干燥粉，注射液 pH 在 3.5~5.5。顺铂在室温条件下，对光和空气稳定，在 270℃分解成金属铂。

顺铂的作用机制是使肿瘤细胞 DNA 停止复制，阻碍细胞的分裂。如图 9-12 所示，进入体内后，顺铂可扩散通过细胞膜，在 Cl^- 浓度较高的条件下较稳定，进入细胞后，由于胞内 Cl^- 浓度低，药物水解为阳离子的水合物，再解离生成羟基配合物。羟基配合物和水合物比较活泼，在体内与 DNA 单链内的两个碱基间形成封闭的螯合环（极少数是在双链间形成螯合环），其中 65% 是与相邻的两个鸟嘌呤碱基的 7-N 配合成螯合环，25% 是与相邻的鸟嘌呤和腺嘌呤碱基的 7-N 配合成螯合环，还有 1% 是与间隔一个碱基的两个鸟嘌呤碱基的 7-N 配合成螯合环，这种螯合环的形成破坏了两条多聚核苷酸链上嘌呤基和嘧啶基之间的氢键，扰乱了 DNA 的正常双螺旋结构，使其局部变性失活而丧失复制能力。反式铂配合物则无此作用。

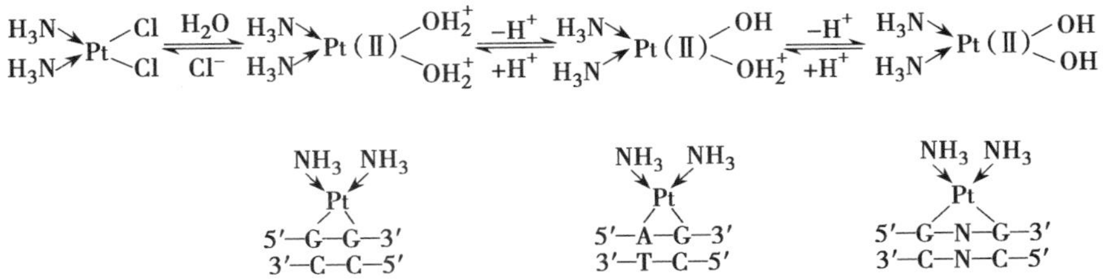

图 9-12　顺铂的作用机制

顺铂水溶液不稳定，能逐渐水解和转化为反式，生成一水合物（cisplatin hydrate-1）和二水合物（cisplatin hydrate-2），进一步水解生成无抗肿瘤活性且有剧毒的低聚物 -1（cisplatin polymer-1）与低聚物 -2（cisplatin polymer-2）（图 9-13）。但是低聚物 -1 与低聚物 -2 在 0.9% 氯化钠溶液中不稳定，可迅速完全转化为顺铂，因此临床上不会有导致中毒的危险。

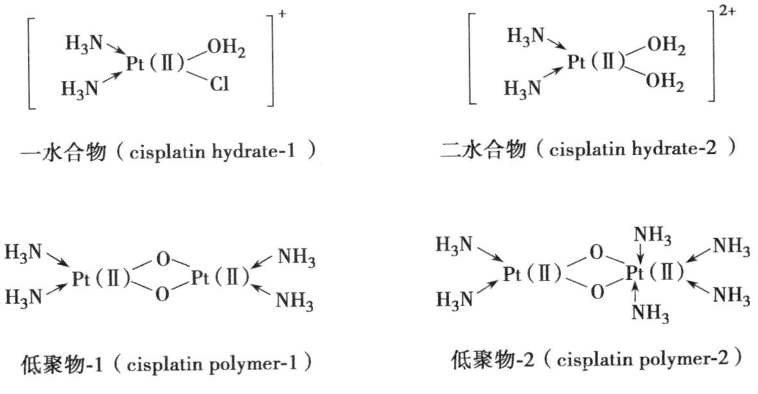

图 9-13　顺铂水解成水合物和形成低聚物的形式

顺铂口服无效，静脉注射后在肝、肾、大小肠及皮肤中分布最多，18~24 小时后肾内积蓄最多，而脑组织中最少。在血浆中迅速消失，开始血浆半衰期为 25~49 分钟，分布后血浆半衰期为 55~73 小时。排泄较慢，1 日内尿中排出 19%~34%，4 日内尿中仅排出 25%~44%；胆汁或肠道排出甚少。腹腔给药时腹腔器官的药物浓度相当于静脉给药的 2.5~8 倍，这对卵巢癌等治疗有增效作用。

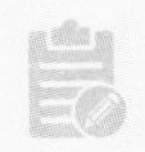

顺铂临床用于治疗膀胱癌、前列腺癌、肺癌、头颈部癌、乳腺癌、恶性淋巴癌和白血病等。目前已

被公认为治疗睾丸癌和卵巢癌的一线药物。与甲氨蝶呤、环磷酰胺等有协同作用，无交叉耐药性，并有免疫抑制作用。但顺铂水溶性差，且仅能注射给药，缓解期短，并伴有严重的肾毒性、胃肠道毒性、耳毒性及神经毒性，长期使用会产生耐药性。

当前铂类抗肿瘤配合物的研究方向是寻找高效低毒的药物、探索铂配合物分子水平抗肿瘤作用机制和克服其耐药性。为了克服顺铂的缺陷，用不同的胺类（乙二胺、环己二胺等）和各种酸根（无机酸、有机酸）与铂（Ⅱ）络合，合成了一系列铂的配合物（表 9-3）。

表 9-3 常见的有机金属铂类抗肿瘤药

名称	化学结构	作用特点
卡铂 carboplatin		治疗小细胞肺癌、卵巢癌的效果比顺铂好，但对膀胱癌、头颈部癌的效果不如顺铂。仍需静脉注射给药
奥沙利铂 oxaliplatin		对大肠癌、非小细胞肺癌、卵巢癌、乳腺癌以及对顺铂和卡铂耐药肿瘤株均有显著的抑制作用
洛铂 lobaplatin		与顺铂的抑瘤作用相似，且对耐顺铂的细胞株，仍有一定的细胞毒作用。毒性与卡铂相似，主要毒性为骨髓造血抑制，肾毒性较低

卡铂（carboplatin，又称“碳铂”）是 20 世纪 80 年代设计开发的第二代铂配合物。其生化性质、抗肿瘤活性和抗瘤谱与顺铂类似，但肾毒性、消化道反应和耳毒性均较低。

奥沙利铂（oxaliplatin）是 1996 年上市的新型铂类抗肿瘤药，为草酸根（1*R*,2*R*- 环己二胺）合铂（Ⅱ）。奥沙利铂性质稳定，在水中的溶解度介于顺铂和卡铂之间，也是第一个对结肠癌有效的铂类烷化剂。奥沙利铂是第一个上市的抗肿瘤手性铂配合物。1,2- 环己二胺配体有三个立体异构体[（*R*,*R*），（*S*,*S*）和内消旋的（*R*,*S*）]，相对应的三个立体异构体铂配合物，体外和体内活性略有不同，但只有（*R*,*R*）异构体开发用于临床。洛铂（lobaplatin，D19466）为 1,2- 二氨甲基 - 环丁烷 - 乳酸合铂，溶解度好，在水中稳定。

目前正在研究开发的新一代有机金属铂配合物类抗肿瘤药，与顺铂、卡铂相比，应具备以下特点：①与顺铂无交叉耐药性；②有较好的口服吸收活性；③与顺铂不同的剂量限制性毒性。

铂类药物的耐药性一直是临床研究的难题，目前还无法用单一机制来准确且完全地解释，可能同时存在多种耐药机制。铂类抗肿瘤药的耐药机制主要有以下四种。

（1）药物的排出增强：研究发现对顺铂耐药细胞的输出机制增强，可能是一种依赖 ATP 的 GS-X 泵起主要作用，而并非 P- 糖蛋白的作用，故与多药耐药蛋白无关。

（2）细胞解毒机制：细胞内含丰富巯基的还原型谷胱甘肽（GSH）与铂或铂 -DNA 配合物结合，可减少或防止链间交联，从而降低了顺铂的毒性，同时 GSH 可能也有调节 DNA 修复的作用。

（3）DNA 修复增强：DNA 修复功能缺陷的细胞株对顺铂高度敏感，而多个顺铂耐药株细胞的 DNA 修复功能增强。

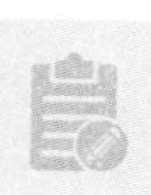

（4）损伤的耐受性提高：错配修复缺陷使细胞失去检测 DNA 配对错误的能力，于是无法激活阻止细胞周期及诱发凋亡的信号通路，或者是通过复制旁路来克服铂 -DNA 交联障碍。此机制主要与顺铂及卡铂的耐药有关，而与奥沙利铂的耐药无关。

第二节　抗代谢药物 Antimetabolites

抗代谢药物（antimetabolites）在肿瘤化学治疗上具有重要的地位，是肿瘤化疗常用药物。其作用机制为通过抑制 DNA 合成中所需的叶酸、嘌呤、嘧啶及嘧啶核苷途径，从而抑制肿瘤细胞的生存和复制所必需的代谢途径，导致肿瘤细胞死亡。由于正常细胞与肿瘤细胞之间生长分数的差别，理论上抗代谢药物仍能杀死肿瘤细胞而不影响正常细胞，但实际上其选择性较小，对增殖较快的正常组织如骨髓、消化道黏膜等也呈现一定的毒性。

抗代谢药物的抗瘤谱相对于烷化剂比较窄，临床上多用于治疗白血病、绒毛膜上皮癌，对某些实体瘤也有效。由于抗代谢药物的作用点各异，交叉耐药性相对较少。

抗代谢物结构上的显著特点是与正常代谢物很相似，大多数抗代谢物正是将代谢物的结构进行细微改变而得到的。例如利用生物电子等排原理，以 F 或 CH_3 代替 H，以 S 或 CH_2 代替 O，以 NH_2 或 SH 代替 OH 等。常用的抗代谢药物有嘧啶拮抗物、嘌呤拮抗物、叶酸拮抗物等。

一、嘧啶拮抗物（Pyrimidine Antagonists）

尿嘧啶掺入肿瘤组织的速度较其他嘧啶快，根据电子等排原理，可以用卤原子代替氢原子合成卤代尿嘧啶衍生物，其中以氟尿嘧啶（fluorouracil，5-FU）抗肿瘤作用最好。

氟尿嘧啶　fluorouracil

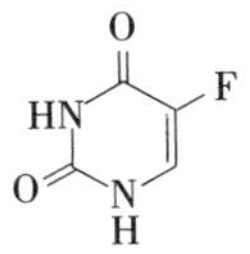

化学名为 5- 氟 -2,4（1*H*,3*H*）- 嘧啶二酮；5-fluoropyrimidine-2,4（1*H*,3*H*）-dione。简称“5-FU”。

本品为白色或类白色结晶或结晶性粉末，m.p. 281~284℃（分解）。略溶于水，微溶于乙醇，不溶于三氯甲烷。可溶于稀盐酸或氢氧化钠溶液。

氟尿嘧啶在空气及水溶液中都非常稳定，在亚硫酸钠（注射剂中最常用的抗氧化剂）水溶液中较不稳定。首先，亚硫酸氢根离子在氟尿嘧啶的 C-5、C-6 双键上进行加成，形成中间体 5- 氟 -2,6- 二氧代六氢嘧啶 -4- 磺酸盐（5-fluoro-2,6-dioxohexahydropyrimidine-4-sulfonate）。该中间体不稳定，若消去 SO_3H^- 或 HF，则分别生成氟尿嘧啶和 6- 磺酰基尿嘧啶；若在强碱中，则开环，最后生成 2- 氟 -3- 脲丙烯酸（2-fluoro-3-ureaacrylic acid）和氟丙醛酸（fluoromalonaldehydic acid）（图 9-14）。

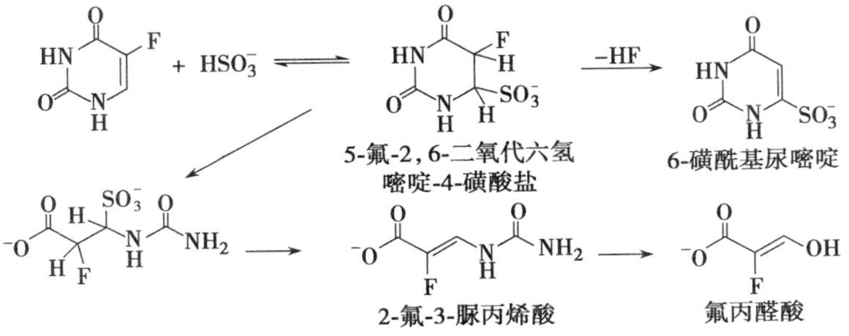

图 9-14　氟尿嘧啶在亚硫酸钠水溶液中的变化过程

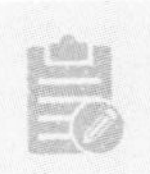

在氟尿嘧啶药物分子的设计中，用氟原子取代尿嘧啶中的氢原子。由于氟和氢的原子半径相近，氟化物的体积与原化合物相当，加之C—F键特别稳定，在代谢过程中不易分解，因此，可在分子水平代替正常代谢物。氟尿嘧啶及其衍生物在体内首先转变成氟尿嘧啶脱氧核苷酸（FUDRP），与胸腺嘧啶合成酶（TS）结合，再与辅酶5,10-亚甲基四氢叶酸作用，但C—F键不易断裂，导致不能有效地合成胸腺嘧啶脱氧核苷酸（TDRP），使胸腺嘧啶合成酶失活，从而抑制DNA的合成，导致肿瘤细胞死亡（图9-15）。因此，氟尿嘧啶是胸腺嘧啶合成酶抑制剂。

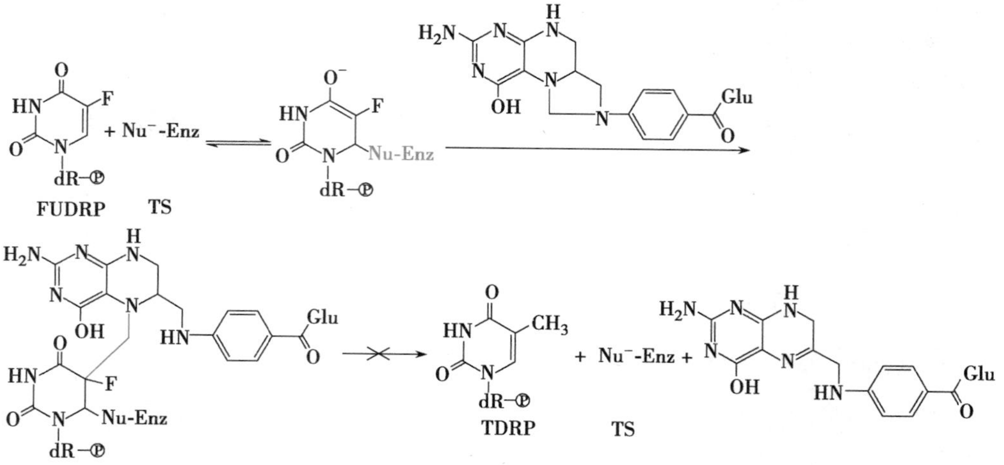

图9-15 氟尿嘧啶的作用机制

氟尿嘧啶口服吸收不完全，故通过注射给药，静脉注射后可迅速分布到全身各组织，包括脑脊液和肿瘤组织中。氟尿嘧啶在肝、肠黏膜和其他组织内的二氢嘧啶还原酶的作用下，被还原为5-氟-5,6-二氢尿嘧啶而失活，最终的代谢产物为α-氟-β-丙氨酸。本品抗瘤谱比较广，对绒毛膜上皮癌及恶性葡萄胎有显著疗效，对结肠癌、直肠癌、胃癌和乳腺癌、头颈部癌等有效，是治疗实体肿瘤的首选药物。

氟尿嘧啶的合成是用氯乙酸乙酯在乙酰胺中与无水氟化钾作用进行氟化，得氟乙酸乙酯，然后与甲酸乙酯缩合得氟代甲酰乙酸乙酯烯醇型钠盐，再与甲基异脲缩合成环，稀盐酸水解即得本品（图9-16）。

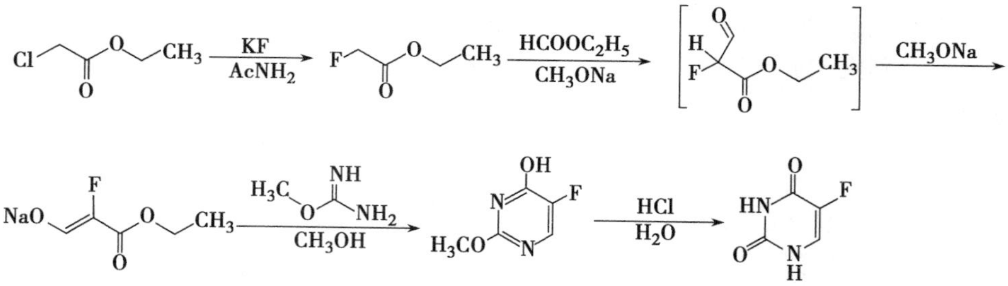

图9-16 氟尿嘧啶的合成

氟尿嘧啶的疗效虽好，但毒性也较大，可引起严重的消化道反应和骨髓抑制等不良反应。为了降低毒性，提高疗效，根据氟尿嘧啶的结构特点，主要对分子中的1-氮部位进行结构修饰，成功研制出了大量的衍生物，大部分为氟尿嘧啶的前体药物（表9-4）。

表 9-4　其他氟尿嘧啶类抗肿瘤药

名称	化学结构	作用特点
替加氟 tegafur	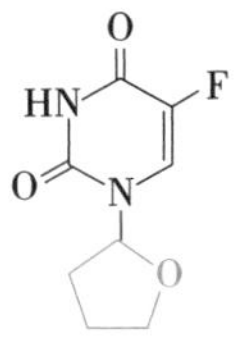	为氟尿嘧啶的单四氢呋喃环取代的衍生物，在体内转化为氟尿嘧啶而发挥作用，作用特点和适应证与氟尿嘧啶相似，但毒性较低
双呋啶 difuradin	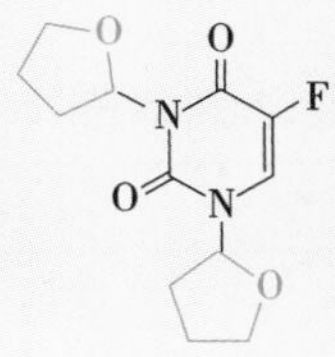	为氟尿嘧啶的1,3- 双四氢呋喃环双取代的衍生物，作用特点同替加氟
卡莫氟 carmofur	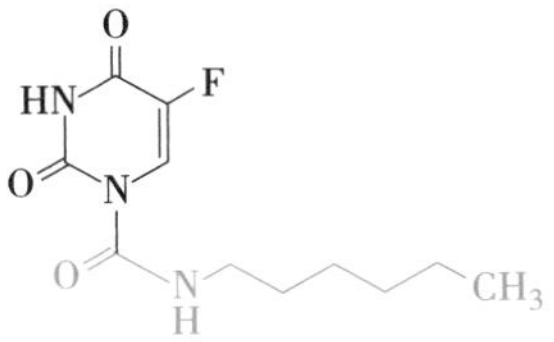	在体内缓缓释放出氟尿嘧啶，抗瘤谱广，化疗指数高。临床上可用于胃癌、结直肠癌、乳腺癌的治疗，特别是对结肠癌、直肠癌的疗效较高
去氧氟尿苷（氟铁龙） doxifluridine，5′-DFUR	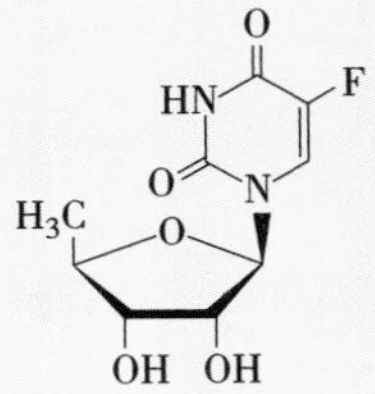	在体内经嘧啶核苷磷酸化酶作用，转化成游离的氟尿嘧啶而发挥作用。这种酶的活性在肿瘤组织内较正常组织高，所以本品在肿瘤细胞内转化为氟尿嘧啶的速度快，因而对肿瘤具有选择性作用。主要用于胃癌、结直肠癌、乳腺癌的治疗

在研究尿嘧啶构效关系时发现，将尿嘧啶 4 位的氧用氨基取代后得到胞嘧啶的衍生物，同时以阿拉伯糖替代正常核苷中的核糖或去氧核糖，亦有较好的抗肿瘤作用。

盐酸阿糖胞苷　cytarabine hydrochloride

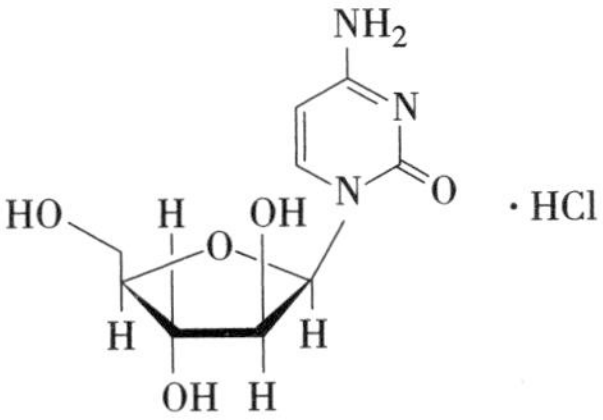

化学名为：1-β-D- 阿拉伯呋喃糖基 -4- 氨基 -2（1*H*）- 嘧啶酮盐酸盐；4-amino-1-β-D-arabinofuranosyl-2（1*H*）-pyrimidinone hydrochlorate。

盐酸阿糖胞苷的合成（拓展阅读）

本品为白色细小针状结晶或结晶性粉末。m.p. 190~195℃（分解）。比旋度 $[\alpha]_D^{25}$ = +127°（H_2O）。极易溶于水，略溶于乙醇，不溶于三氯甲烷。

盐酸阿糖胞苷为胞嘧啶衍生物，在体内转化为活性的三磷酸阿糖胞苷（Ara-CTP），主要作用于细胞 S 增殖期发挥抗肿瘤作用。三磷酸阿糖胞苷通过抑制 DNA 聚合酶并能少量掺入 DNA，阻止 DNA 的合成，抑制细胞的生长。主要用于治疗急性粒细胞白血病。与其他抗肿瘤药合用可提高疗效。

本品口服吸收较差，通常是通过静脉连续滴注，才能得到较好的效果。但该药物会迅速被肝脏内的胞嘧啶脱氨酶作用脱氨，生成无活性的尿嘧啶阿糖胞苷。因此，为了减少阿糖胞苷在体内脱氨失活，将其氨基酰化，成功研制出了新的衍生物，如依诺他滨（enocitabine）和棕榈酰阿糖胞苷

（*N*-palmitoyl-ara-C）等（表 9-5）。

另外两个临床广泛使用的胞苷类似物是地西他滨（decitabine，2006 年）和阿扎胞苷（azacitidine，2004 年）（表 9-5），主要用于治疗骨髓增生异常综合征（MDS）。地西他滨和阿扎胞苷为 N 替代嘧啶环上 5-CH 的衍生物，是特异性的 DNA 甲基转移酶（DNMT）抑制剂，通过降低肿瘤细胞中 DNA 的甲基化水平而发挥作用。DNA 甲基化过程是在 DNMT 的催化下，以 *S*- 腺苷甲硫氨酸（SAM）为甲基供体，在 CpG 二核苷酸中胞嘧啶残基 5 位加上一个甲基，从而使基因沉默的一种表观遗传修饰方式。与正常细胞相比，许多肿瘤细胞具有基因组广泛的低甲基化与局部区域高甲基化并存的特征。

表 9-5 其他胞嘧啶类抗肿瘤药

名称	化学结构	作用特点
依诺他滨 enocitabine（$R=C_{21}H_{43}$） 棕榈酰阿糖胞苷 *N*-palmitoyl-ara-C（$R=C_{15}H_{31}$）	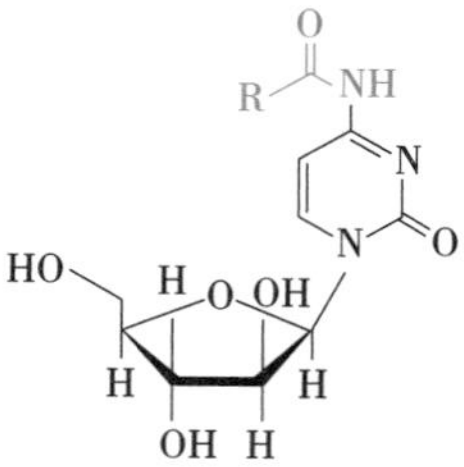	这两个药物均在体内代谢为阿糖胞苷而起作用，抗肿瘤作用比阿糖胞苷强而持久
安西他滨 ancitabine	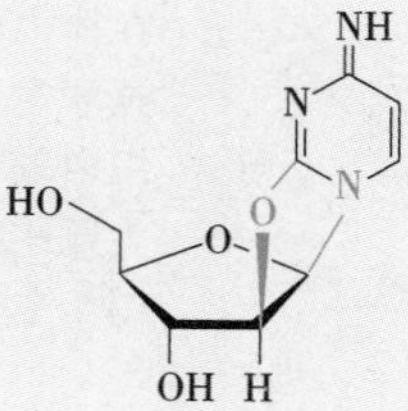	为合成阿糖胞苷的中间体，体内代谢比阿糖胞苷慢，作用时间长，不良反应较轻。用于各类急性白血病治疗，亦可用于治疗单纯疱疹病毒性角膜炎和虹膜炎
地西他滨 decitabine	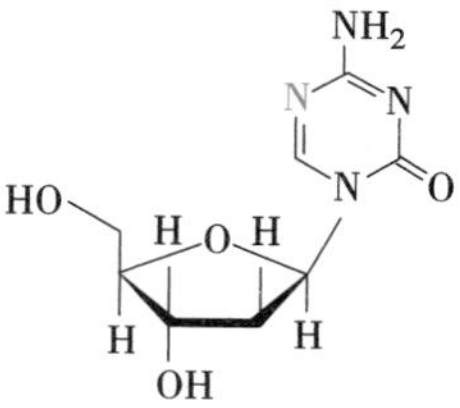	脱氧胞苷类似物，N 替代嘧啶环上 5-CH 的衍生物，DNMT 抑制剂，主要用于治疗骨髓增生异常综合征和急性髓性白血病
阿扎胞苷 azacitidine	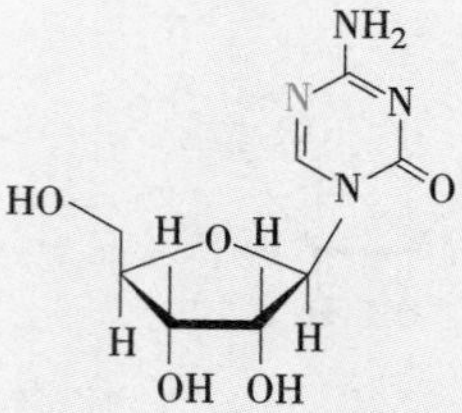	是 N 替代嘧啶环上 5-CH 的衍生物，DNMT 抑制剂。体内转化为氮杂胞嘧啶核苷酸掺入 RNA 和 DNA，形成非功能性的氮杂 RNA 和 DNA，影响核酸转录过程，抑制 DNA 和蛋白质的合成。主要用于骨髓增生异常综合征和急性白血病的治疗

二、嘌呤拮抗物（Purine Antagonists）

腺嘌呤和鸟嘌呤是 DNA 和 RNA 的重要组分，次黄嘌呤是腺嘌呤和鸟嘌呤生物合成的重要中间体。嘌呤类抗代谢物主要是次黄嘌呤和鸟嘌呤的衍生物。

巯嘌呤 mercaptopurine

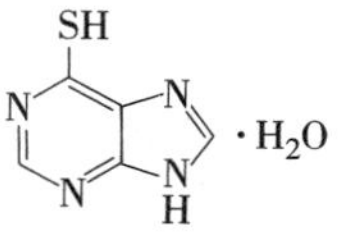

$\cdot H_2O$

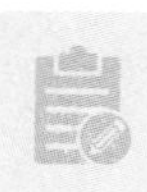

化学名为 6- 嘌呤巯醇一水合物；purine-6-thiol monohydrate。简称“6-MP”。

本品为黄色结晶性粉末，无臭，味微甜。极微溶于水和乙醇，几乎不溶于乙醚。遇光易变色。

巯嘌呤为嘌呤类抗肿瘤药，结构与黄嘌呤相似，在体内经酶促转变为有活性的 6- 硫代次黄嘌呤核苷酸（即硫代肌苷酸），抑制腺苷酸琥珀酸合成酶，阻止次黄嘌呤核苷酸（肌苷酸）转变为腺苷酸（AMP）；还可抑制肌苷酸脱氢酶，阻止肌苷酸氧化为黄嘌呤核苷酸，从而抑制 DNA 和 RNA 的合成。

本品口服生物利用度 5%~37%。经胃肠道吸收后广泛分布于体液内，仅有较少量可渗入血脑屏障，吸收后的代谢过程主要在肝脏进行，经黄嘌呤氧化酶等氧化及甲基化作用后分解为硫尿酸等产物而失去活性。静脉注射后的血浆半衰期约为 1.5 小时。本品可用于各种急性白血病的治疗，对绒毛膜上皮癌、恶性葡萄胎也有效。

针对巯嘌呤水溶性较差等缺点，研究者成功研制出新的衍生物。例如，人工合成胰岛素中用亚硫酸钠可使 S—S 键断裂形成水溶性 R—S—SO_3Na 衍生物，从这一过程中受到启发，合成了磺巯嘌呤钠（sulfomercapine sodium，又称“溶癌呤”），增加了药物的水溶性，也克服了巯嘌呤的其他缺点。生成的 R—S—SO_3Na 键可被肿瘤细胞中巯基化合物和酸性介质选择性分解、释放出巯嘌呤。这对肿瘤可能有一定的选择性，因为肿瘤组织 pH 较正常组织低，巯基化合物含量也比较高。磺巯嘌呤钠的用途与巯嘌呤相同，显效较快，毒性较低。

S—SO_3Na … N … Na · $2H_2O$

磺巯嘌呤钠

根据巯嘌呤在体内能抑制嘌呤核苷酸生物合成的原理，对鸟嘌呤的结构进行类似的改造，同样得到巯鸟嘌呤（thioguanine，6-TG）。在体内转化为硫代鸟嘌呤核苷酸（TGRP），阻止嘌呤核苷酸的相互转换，影响 DNA 和 RNA 的合成。更重要的是硫代鸟嘌呤核苷酸能掺入 DNA 和 RNA，使 DNA 不能复制。本品主要作用于 S 期，是细胞周期特异性药物。临床用于各型白血病，与阿糖胞苷合用，可提高疗效。

巯鸟嘌呤　　硫代鸟嘌呤核苷酸

三、叶酸拮抗物（Antifolates）

叶酸（folic acid）是核酸生物合成的代谢物，也是红细胞发育生长的重要因子，临床用作抗贫血药及孕妇服用预防畸胎。

叶酸　　氨基蝶呤

叶酸缺乏，可致白细胞减少，因此叶酸拮抗剂可作为急性白血病的治疗药物。在已合成的叶酸拮抗剂中，氨基蝶呤（aminopterin）和甲氨蝶呤（methotrexate）效用良好，已应用于临床。其中，氨基蝶呤主要用于银屑病的治疗。

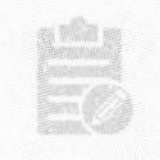

甲氨蝶呤 methotrexate

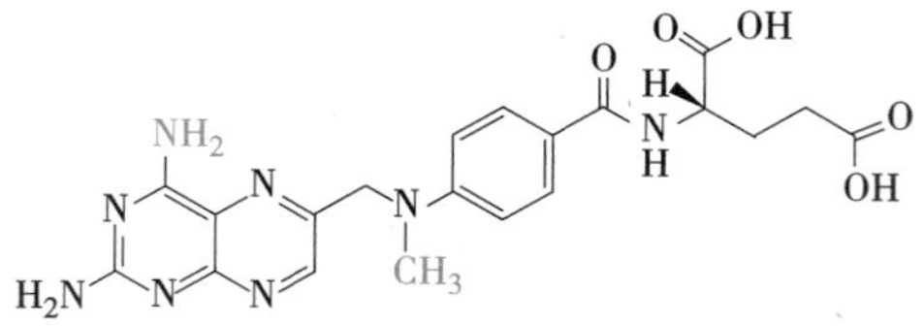

化学名为 L-(+)-*N*-[4-[[(2,4-二氨基-6-蝶啶基)甲基]甲氨基]苯甲酰基]谷氨酸；*N*-[4-[[(2,4-diamino-6-pteridinyl)methyl]methylamino]benzoyl]-L-glutamic acid。又名“MTX”。

本品为橙黄色结晶性粉末。几乎不溶于水、乙醇、三氯甲烷或乙醚；易溶于稀碱溶液，溶于稀盐酸。

本品可以看成是由叶酸中蝶啶环上的羟基被氨基取代后的叶酸衍生物，与二氢叶酸还原酶的亲和力比二氢叶酸强 1 000 倍，几乎不可逆地与二氢叶酸还原酶结合，使二氢叶酸不能转化为四氢叶酸，从而影响辅酶 F 的生成，导致 DNA 和 RNA 的合成受到抑制，进而阻碍肿瘤细胞的生长。甲氨蝶呤结构中的 1-N 原子与二氢叶酸还原酶中的天冬氨酸的羧基形成较强的相互作用，从而较强地抑制二氢叶酸还原酶的作用，此外发现甲氨蝶呤对胸腺嘧啶合成酶(TS)也有抑制作用，对所有细胞的核酸代谢都产生致命的作用。

本品口服吸收良好，1~5 小时血药浓度达最高峰。部分经肝细胞代谢转化为谷氨酸盐，另有部分通过胃肠道细菌代谢。主要经肾(40%~90%)排泄，大多以原型药排出体外；小于 10% 的药物通过胆汁排泄，$t_{1/2\alpha}$ 为 1 小时；$t_{1/2\beta}$ 为二室型：初期为 2~3 小时；终末期为 8~10 小时。本品主要用于治疗急性白血病，绒毛膜上皮癌和恶性葡萄胎，对头颈部肿瘤、乳腺癌、宫颈癌、消化道癌和恶性淋巴瘤也有一定的疗效。

甲氨蝶呤在强酸性溶液中不稳定，酰胺基会水解，生成谷氨酸及蝶呤酸而失去活性(图 9-17)。

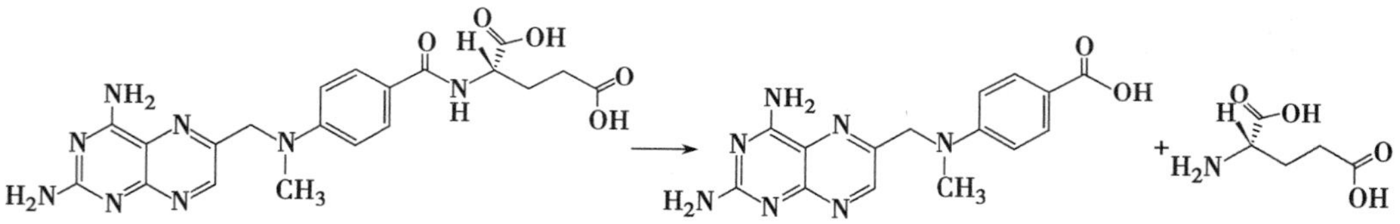

图 9-17 甲氨蝶呤的水解过程

甲氨蝶呤大剂量引起中毒时，可用亚叶酸钙(leucovorin calcium)解救。亚叶酸钙又称“甲酰四氢叶酸钙”，可提供四氢叶酸，与甲氨蝶呤合用可降低毒性，不降低抗肿瘤活性。

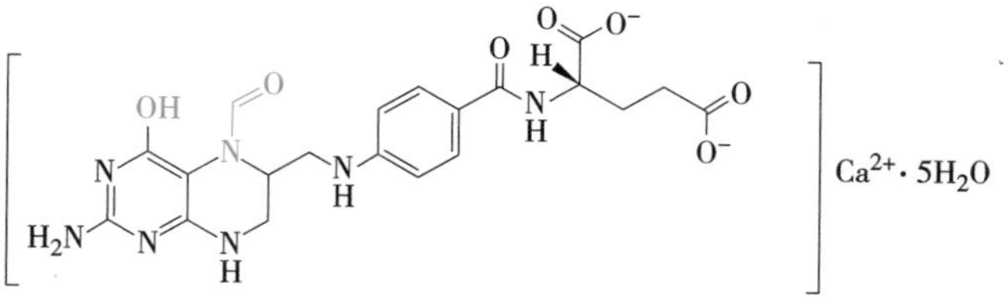

亚叶酸钙

第三节 抗肿瘤抗生素 Anticancer Antibiotics

抗肿瘤抗生素是由微生物产生的具有抗肿瘤活性的化学物质。现已发现的抗肿瘤抗生素大多是直接作用于 DNA 或嵌入 DNA，干扰其模板的功能，为细胞周期非特异性药物。抗肿瘤抗生素主要有多肽类抗生素及蒽环类抗生素两大类。

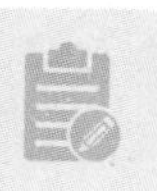

一、多肽类抗生素（Peptide Antibiotics）

放线菌素 D　actinomycin D

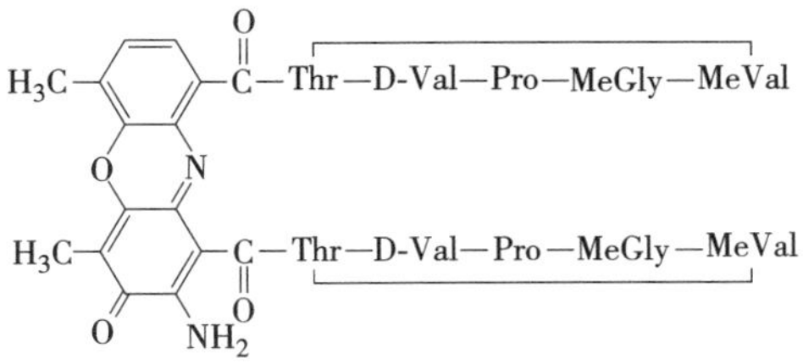

又称"更生霉素"，为多肽类抗生素，是从放线菌和 1179 号菌株培养液中提取出的，属于放线菌素族的一种抗生素。本品为鲜红色或红色结晶，或橙红色结晶性粉末；无臭；有吸湿性；遇光极不稳定；在乙醇溶液中显左旋性。本品易溶于丙酮、三氯甲烷或异丙醇；略溶于甲醇，微溶于乙醇，在水中几乎不溶。

本品由 L- 苏氨酸（L-Thr）、D- 缬氨酸（D-Val）、L- 脯氨酸（L-Pro）、*N*- 甲基甘氨酸（*N*-MeGly）、*N*- 甲基 -L- 缬氨酸（*N*-Me-L-Val）组成的两个多肽酯环，分别与母核 3- 氨基 -1,8- 二甲基 -2- 吩噁嗪酮 -4,5- 二甲酸，通过羧基相连。各种放线菌素的差异，主要是多肽侧链中的氨基酸及其排列顺序的不同。

放线菌素 D 与 DNA 结合能力较强，但结合的方式是可逆的，抑制以 DNA 为模板的 RNA 聚合酶，从而抑制 RNA 的合成。放线菌素 D 与 DNA 结合的方式可能是通过其母核吩噁嗪酮嵌入 DNA 的碱基对之间，和碱基对形成氢键，而其肽链侧位于 DNA 双螺旋的小沟内。

放线菌素 D 与 DNA 的结合模式（**拓展阅读**）

本品静脉注射后可迅速分布至各组织，但不易透过血脑屏障。血浆半衰期为 36 小时，在体内代谢的量很小。原型药 10% 由尿排出，50%~90% 由胆道排出。

盐酸博来霉素　bleomycin hydrocloride

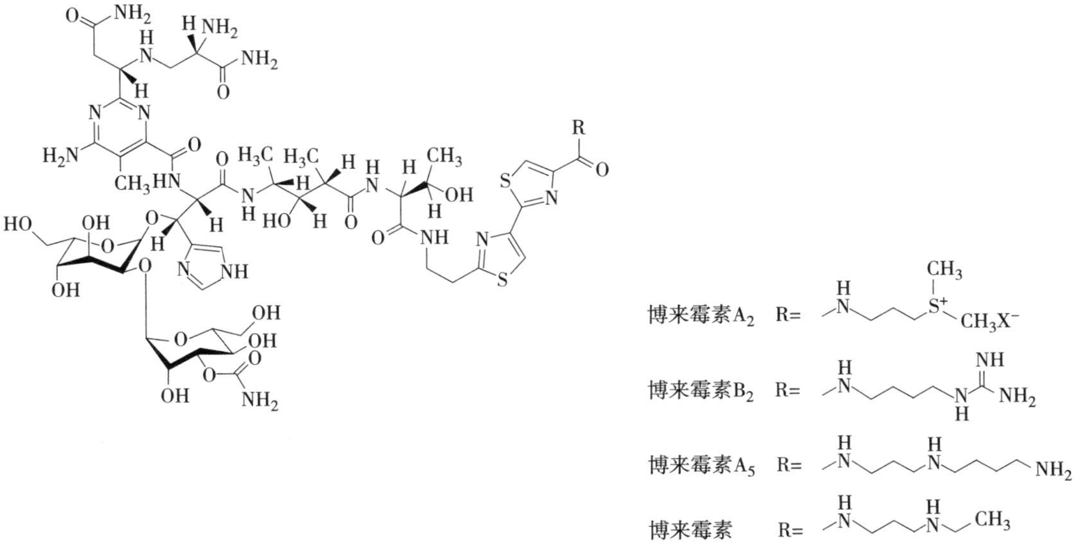

博来霉素A_2　R=

博来霉素B_2　R=

博来霉素A_5　R=

博来霉素　R=

又称争光霉素、平阳霉素。为白色粉末，在水或甲醇中易溶，水溶液呈弱酸性，较稳定。

为放线菌和 72 号放线菌培养液中分离出的一类水溶性碱性糖肽抗生素。用于临床的是混合物的盐酸盐。其中以博来霉素 A_5 为主要成分，此外还有博来霉素 A_2、博来霉素 B_2 及培洛霉素

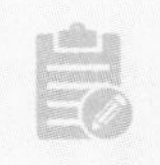

（peplomycin）混入其中。培洛霉素为博来霉素的衍生物。博来霉素抑制胸腺嘧啶核苷酸掺入DNA，从而干扰DNA的合成。对鳞状上皮细胞癌、宫颈癌和脑癌都有效，与放射治疗合并应用，可提高疗效。

二、蒽环类抗生素（Anthracycline Antibiotics）

蒽环类抗生素是20世纪70年代发展起来的抗肿瘤抗生素，代表化合物有多柔比星（doxorubicin），柔红霉素（daunorubicin）和米托蒽醌（mitoxantrone）等。

盐酸多柔比星 doxorubicin hydrochloride

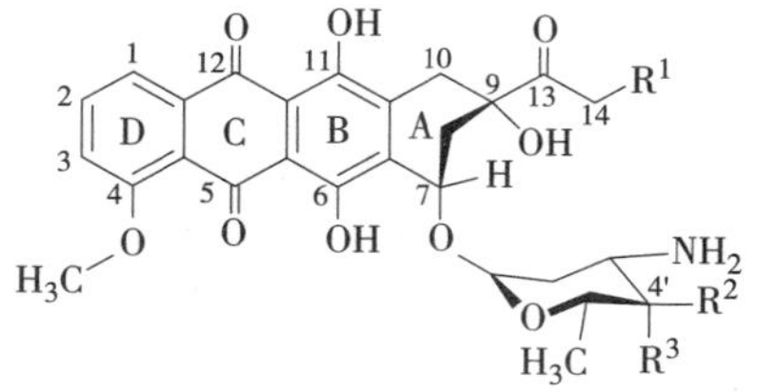

	R^1	R^2	R^3
多柔比星 doxorubicin	—OH	—H	—OH
柔红霉素 daunorubicin	—H	—H	—OH
表柔比星 epirubicin	—OH	—OH	—H

又称阿霉素（adriamycin，ADM），m.p. 201~205 ℃。是由 *Streptomyces peucetium* var. *caesius* 产生的蒽环糖苷抗生素，临床上常用其盐酸盐。由于结构中具共轭的蒽醌结构，本品为橘红色针状结晶。

盐酸多柔比星易溶于水，水溶液稳定，在碱性条件下不稳定，易迅速分解。多柔比星是广谱的抗肿瘤药，临床上主要用于治疗乳腺癌、甲状腺癌、肺癌、卵巢癌、肉瘤等实体瘤。

多柔比星结构上的显著特点是：既有脂溶性蒽环配基和水溶性柔红糖胺，又有酸性酚羟基和碱性氨基，易通过肿瘤细胞的细胞膜，因此有很强的药理活性。

柔红霉素（daunorubicin）是由放线菌产生的蒽环糖苷抗生素，从中国河北省正定县土壤中获得的放线菌株中可得到同类物质，又称“正定霉素”。柔红霉素的作用与多柔比星相同，临床上主要用治疗急性粒细胞白血病及急性淋巴细胞白血病。多柔比星和柔红霉素的主要不良反应为骨髓抑制和心脏毒性，其产生原因可能是醌环被还原成半醌自由基，诱发脂质过氧化反应，引起心肌损伤。对这类抗生素的研究致力于寻找心脏毒性较低的化合物，主要是对柔红霉素糖环上的氨基和羟基的改造。

多柔比星和柔红霉素的结构差异仅在C-9侧链上为氢原子和羟基。由于柔红霉素和多柔比星结构上的相似性，多柔比星也可由柔红霉素通过化学转化得到，或通过化学全合成得到。

表柔比星（epirubicin，又称“表阿霉素”）是多柔比星的柔红霉糖4′位的OH差向异构化得到的化合物。对白血病和其他实体瘤的疗效与多柔比星相似，但骨髓抑制和心脏毒性比多柔比星低25%。

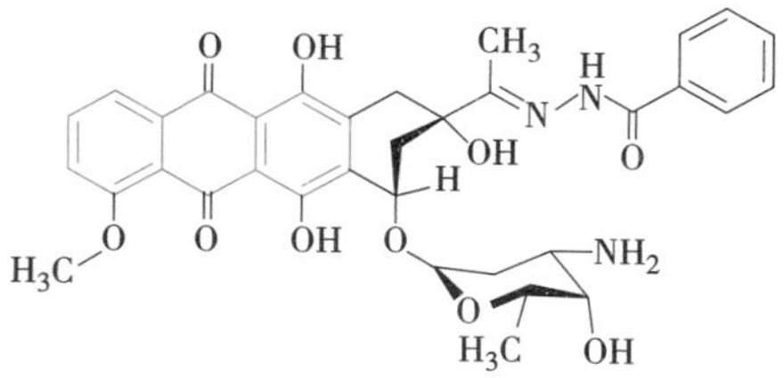

佐柔比星

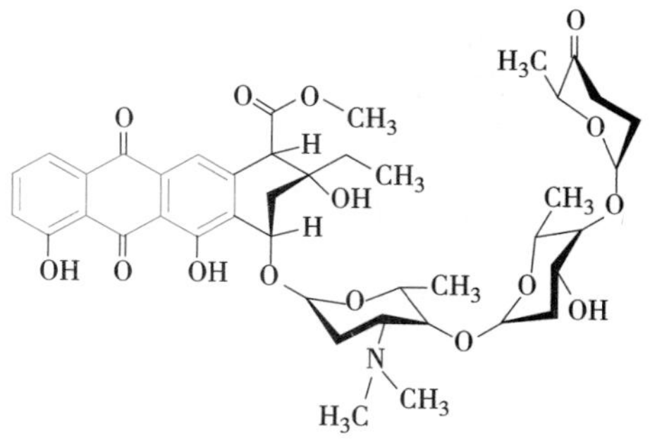

阿柔比星

佐柔比星（zorubicin）为半合成的柔红霉素的衍生物，临床用于急性淋巴细胞白血病和急性原始粒细胞白血病，疗效与多柔比星相似。

阿柔比星（aclarubicin，又称“阿克拉霉素”）为放线菌产生的一种新的蒽环抗生素。对子宫内膜癌、胃肠道癌、胰腺癌、肝癌和急性白血病都有效，特点是选择性地抑制 RNA 的合成，心脏毒性低于其他蒽环抗生素。对柔红霉素产生耐药的病例仍有效。

蒽环类抗生素主要通过直接作用于肿瘤细胞 DNA，而达到抗肿瘤目的。

蒽环类抗肿瘤药的构效关系表明：A 环的几何结构和取代基对保持其活性至关重要，C-13 的羰基和 C-9 的羟基与 DNA 双螺旋的碱基对产生氢键作用。C-9 和 C-7 位的手性不能改变，否则将失去活性，若 9、10 位引入双键，则使 A 环结构改变而活性丧失。若将 C-9 位由羟基换成甲基，则蒽醌与 DNA 亲和力下降，使活性丧失。

多柔比星与 DNA 的结合模式（**拓展阅读**）

由于蒽环类抗生素具有心脏毒性，全合成步骤长，收率低，Cheng 等人设想减少蒽环抗生素结构中的非平面环部分和氨基糖侧链，设计合成了一些新蒽环类的化合物。另外 Cheng 在研究某些天然和合成的抗肿瘤药（如丝裂霉素、喜树碱等）的构效关系时，提出了 N—O—O 三角形环状结构为药效基团的设想（图 9-18），这三个电负性原子都必须具有孤对电子，认为三角形结构可能与生物大分子的有关受体结合，导致抑制某些酶的活性中心或改变某些生物膜的通透性；也可能与酶共享一个转运体系，使具有这一特定结构的化合物易于进入肿瘤细胞，产生抗肿瘤活性。

新设计的化合物以蒽醌为母核，用其他有氨基（或烃胺基）的侧链代替氨基糖，有可能保持活性而减小心脏毒性。氨基或烃胺基侧链对母核起稳定作用，使化合物保持易于嵌入 DNA 的平面结构。

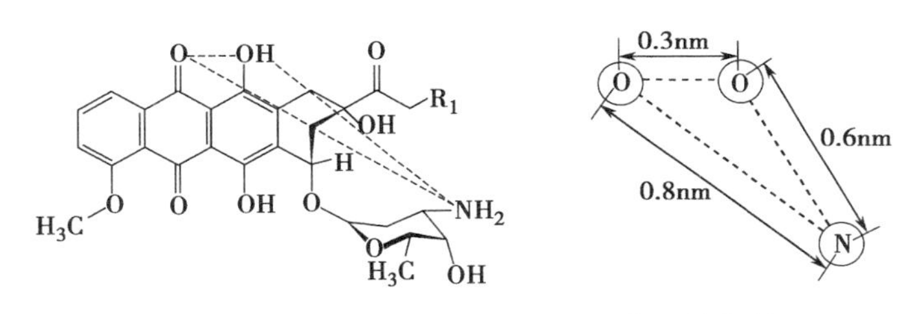

图 9-18　Cheng 氏的 N—O—O 三角形结构关系

盐酸米托蒽醌　mitoxantrone hydrochloride

化学名为 1,4- 二羟基 -5,8- 双［［2-［（2- 羟乙基）氨基］乙基］氨基］-9,10- 蒽二酮二盐酸盐；1,4-dihydroxy-5,8-bis［［2-［（2-hydroxyethyl）amino］ethyl］amino］-9,10-anthracenedione hydrochloride。

本品为蓝黑色结晶，无臭，有吸湿性，m.p. 203~205℃，其游离碱 m.p. 162~164℃。本品在水中溶解，乙醇中微溶，三氯甲烷中不溶。

米托蒽醌是细胞周期非特异性药物，能抑制 DNA 和 RNA 合成。抗肿瘤作用是多柔比星的 5 倍，心脏毒性较小。用于治疗晚期乳腺癌、非霍奇金淋巴瘤和成人急性非淋巴细胞白血病复发。研究认为米托蒽醌具有图 9-19 所示的 N—O—O 活性三角形结构。

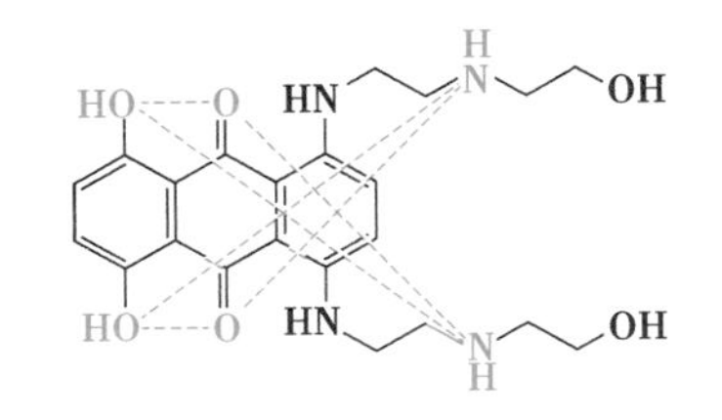

图 9-19　米托蒽醌的 N—O—O 活性三角形结构

盐酸米托蒽醌稳定性较差，在碱性水溶液中会降解，降解产物如图 9-20。

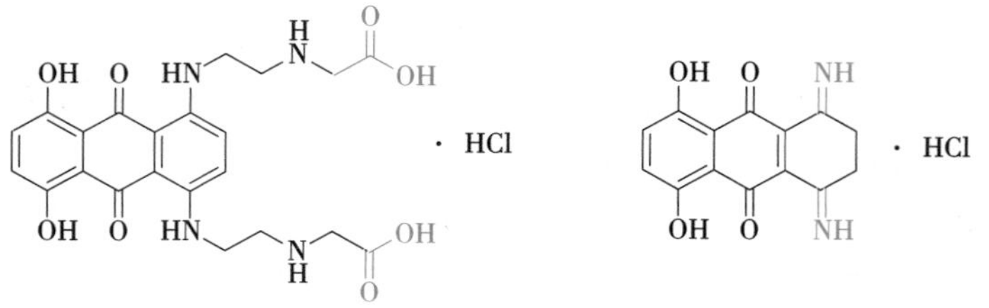

图 9-20 盐酸米托蒽醌的降解产物

盐酸米托蒽醌进入体内后很快被吸收进入组织，在尿中发现有侧链被氧化成羧基的代谢产物，如图 9-21。

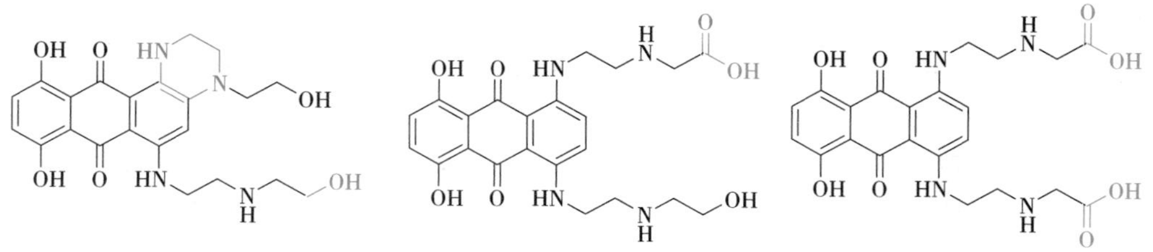

图 9-21 米托蒽醌的两类主要代谢产物

比生群（bisantrene）是继米托蒽醌后第二个用于临床的合成蒽环类抗肿瘤药。抗瘤谱与米托蒽醌相似，无明显的心脏毒性。对恶性淋巴瘤、卵巢癌、肺癌、肾癌、黑色素瘤和急性白血病有效。

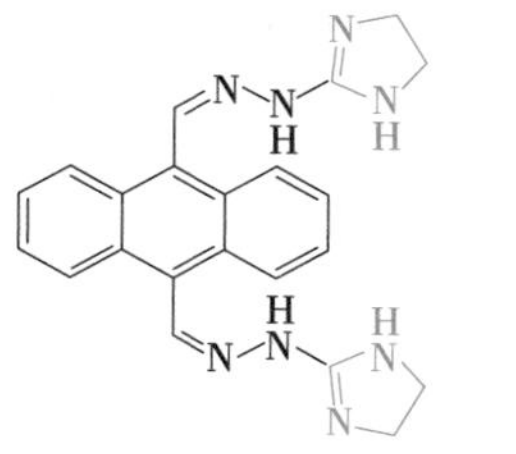

比生群 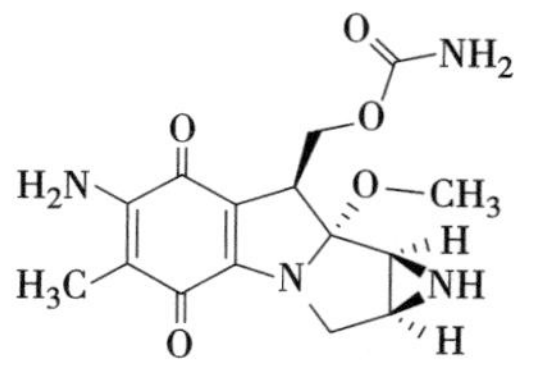　　丝裂霉素C

丝裂霉素 C（mitomycin C）是由放线菌产生的一种抗生素。我国从放线菌 H_{2760} 菌株培养液中分离得到的抗生素，被证明与文献报道的丝裂霉素 C 相同，称为“自力霉素”。丝裂霉素 C 对胃、胰腺、直肠、乳腺等各种腺癌有效，对某些头颈癌和骨髓性白血病也有效。由于能引起骨髓抑制的不良反应，故较少单独使用，通常与其他抗肿瘤药物合用，治疗胃腺癌。

第四节　抗肿瘤的植物药有效成分及其衍生物 Anticancer Active Ingredients from Plants and Their Derivatives

植物药抗肿瘤的有效成分研究属于天然药物化学的内容，近年来，对植物来源的天然产物有效成分进行结构修饰优化，半合成一系列衍生物，以寻找疗效更好的药物研究发展较快，已成为抗肿瘤药研究开发的重要组成部分。本节主要对喜树碱类、长春碱类和紫杉醇类作简要介绍。

一、喜树碱类（Camptothecins）

羟喜树碱　hydroxycamptothecin

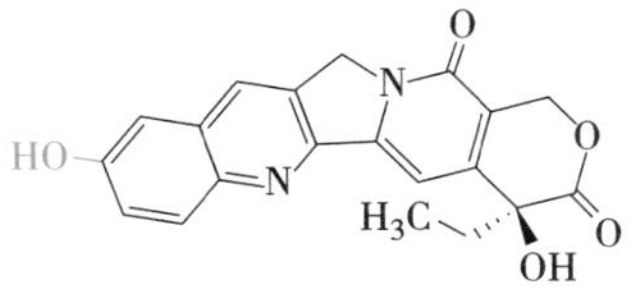

化学名为 10- 羟喜树碱（10-hydroxycamptothecin）。

本品为黄色柱状结晶，不溶于水，微溶于有机溶剂，由于具有酚性羟基而溶于碱性水溶液，溶液具有黄色荧光。

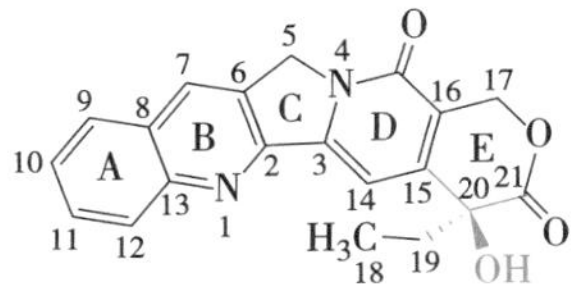

喜树碱

羟喜树碱和喜树碱（camptothecin）都是从中国特有的珙桐科植物喜树（*Camptotheca accuminata decne*）中分离得到的内酯生物碱。其化学结构是由五个环稠合而成：其中 A、B 环构成喹啉环，C 环为吡咯环，D 环为吡啶酮结构，E 环为六元 α- 羟基内酯环。整个环上共有两个氮原子，一个为内酰胺的氮原子，另一个为喹啉的氮原子，碱性都比较弱，与酸不能形成稳定的盐。天然的喜树碱为右旋，分子中唯一的手性中心 20- 碳为 *S* 型。

喜树碱有较强的细胞毒性，对消化道肿瘤（如胃癌、结直肠癌）、肝癌、膀胱癌和白血病等恶性肿瘤有较好的疗效。但对泌尿系统的毒性比较大，主要为尿频、尿痛和尿血等。

由于在临床中发现喜树果的粗制品比喜树碱疗效好，毒性低，于是对喜树果的其他成分进一步研究，于 1969 年从喜树中又分离得到含量较低，但抗肿瘤活性更高的羟喜树碱。

羟喜树碱毒性比喜树碱低，很少引起血尿和肝肾功能损伤，临床主要用于肠癌、肝癌和白血病的治疗。但是羟喜树碱和喜树碱一样，水溶性比较差，应用比较困难。

为了解决水溶性问题，科学家们曾将喜树碱 E 环的内酯环打开制成水溶性的羟基酸钠盐用于临床（图 9-22），利用钠盐在体内环合形成喜树碱起作用，但是钠盐的活性只有喜树碱的 1/10，因此需加大用量，但易使得不良反应加大。

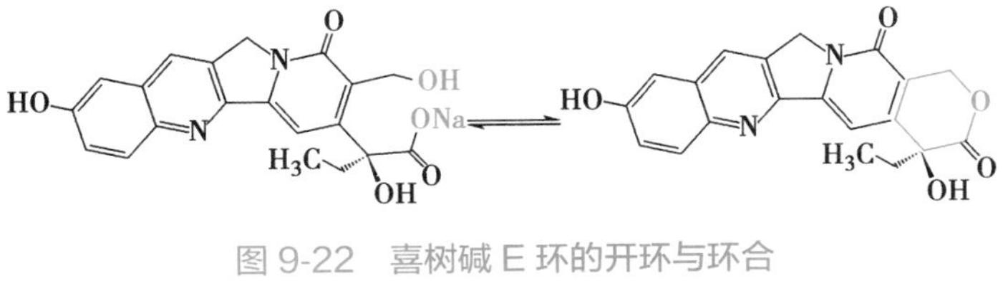

图 9-22　喜树碱 E 环的开环与环合

羟喜树碱一般为粉针剂，通过静脉注射，其 $t_{1/2\alpha}$ 为 4.5 分钟，$t_{1/2\beta}$ 为 29 分钟，主要以原型从粪便中排出。

研究表明，哺乳动物的 DNA 拓扑异构酶Ⅰ（TopoⅠ）是喜树碱的作用靶点。DNA 拓扑异构酶是调节 DNA 空间构型动态变化的关键性核酶，该酶主要包括 TopoⅠ和 TopoⅡ两种类型。喜树碱类化合物是 TopoⅠ抑制剂，但其抗肿瘤作用并非由于抑制该酶的催化活性，而是通过阻断酶与 DNA 反应的最后一步，即单链或双链 DNA 在切口部位的重新结合，从而导致 DNA 断裂和细胞死亡。以 TopoⅠ和 TopoⅡ为靶蛋白设计各种酶抑制剂，使其成为抗肿瘤药，是肿瘤化疗研究的热点之一。

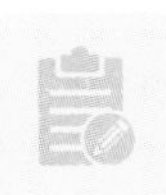

人们从喜树碱类化合物新的抗肿瘤机制入手，致力于寻找高效、低毒、水溶性较好的喜树碱衍生物，得到几种活性较强且毒性小的药物。例如：伊立替康（irinotecan，CPT-11）、拓扑替康（topotecan）和鲁比替康（rubitecan）。

	R^1	R^2	R^3
伊立替康	(4-哌啶基哌啶-1-甲酰氧基)	—H	$—C_2H_5$
SN-38	—OH	—H	$—C_2H_5$
拓扑替康	—OH	$—CH_2N(CH_3)_2$	—H
鲁比替康	$—NO_2$	—H	—H

盐酸伊立替康为浅黄色针状结晶，m.p. 256.5℃，可溶于水，不溶于三氯甲烷、二氯甲烷等有机溶剂。本品是喜树碱衍生物，属前体药物。伊立替康在体外抗肿瘤活性小，但它在体内经 P450 依赖性酯酶代谢成为有活性的 10- 羟喜树碱衍生物 SN-38。临床结果表明，伊立替康的抗肿瘤谱较广，对结肠癌、小细胞肺癌和白血病等疗效显著。主要不良反应是中性粒细胞减少和腹泻。

拓扑替康在喜树碱 A 环上连有 *N,N*- 二甲基氨甲基侧链，是另一个半合成的水溶性喜树碱衍生物药物，其盐酸盐有很好的水溶性，溶液的酸性避免了因内酯开环而活性降低的可能。体外研究表明它的抗肿瘤谱较广，主要用于转移性卵巢癌的治疗，对小细胞肺癌、乳腺癌、结直肠癌的疗效也比较好，对头颈癌和恶性神经胶质瘤也有效。不良反应为血毒症、中性粒细胞减少、呕吐和腹泻。

喜树碱类化合物的构效关系如图 9-23 所示。

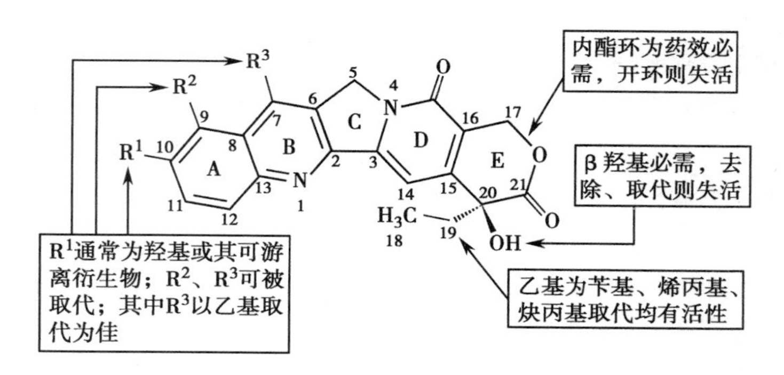

图 9-23　喜树碱类化合物的构效关系

二、长春碱类（Vinca Alkaloids）

硫酸长春碱　**vinblastine sulfate（VLB）**

	R^1	R^2	R^3
长春碱 vinblastine	$—CH_3$	$—OCH_3$	$—COCH_3$
长春新碱 vincristine	—CHO	$—OCH_3$	$—COCH_3$
长春地辛 vindesine	$—CH_3$	$—NH_2$	—H

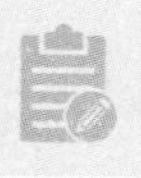

硫酸长春碱为白色或类白色的结晶性粉末，m.p. 284~285℃，无臭，有吸湿性，遇光或热易变黄。易溶于水，微溶于乙醇，可溶于甲醇和三氯甲烷。与多种试剂均有颜色反应，如遇 1% 硫酸铈铵的磷

酸溶液即显紫色，此为吲哚类生物碱的特征颜色反应。

长春碱的化学结构为一个含有吲哚核的稠合四元环与另一个含有二氢吲哚核的稠合五元环以碳 - 碳键直接连接而成，共有 9 个不对称中心，分别位于 C-2、C-3、C-4、C-5、C-12、C-19、C-2′、C-4′ 和 C-18′。长春碱分子中具有以下官能团：2 个—$COOCH_3$、1 个—$OCOCH_3$、1 个芳香—OCH_3、1 个游离的叔—OH、一个和 C-1 位的氮原子以氢键结合的叔—OH；另外还有 4 个氮原子，其中 2 个在吲哚环中，分别为—NH 和—NCH_3，碱性很弱，不能与酸成盐，另 2 个是位于六氢吡啶环及四氢吡啶环中的叔氮原子，可以与酸成盐。

由于长春碱分子中具有吲哚环结构，极易被氧化，故在光照或加热情况下很容易变色。

长春碱是从夹竹桃科植物长春花（*Catharanthus roseus* 或 *Vinca rosea*）中提取的生物碱，为干扰蛋白质合成的抗肿瘤药，是长春碱类药物的代表。主要对淋巴瘤、绒毛膜上皮癌及睾丸肿瘤有效，对肺癌、乳腺癌、卵巢癌及单核细胞白血病也有效。常用粉针剂。本品静脉注射后，血浆药物的清除呈双相型。

长春碱类药物的代表除了 VLB 外，还有长春新碱，又名“醛基长春碱”（vincristine，VCR），也是从长春花中提取的有效成分。在化学结构上是将 VLB 的二氢吲哚核的 N—CH_3 以 N—CHO 取代。其在临床上应用较广，为基本药物之一。对动物肿瘤的疗效超过 VLB，与 VLB 之间没有交叉耐药现象；毒性反应与 VLB 相近，骨髓抑制和胃肠道反应较轻，但对神经系统毒性较突出，多在用药 6~8 周出现，有的患者可能发生运动障碍。VCR 可从国产长春花植物中提取分离而得，也可用低温氧化法从 VLB 转化得到。VLB 与 VCR 均对光敏感，应避光保存，静脉滴注时也应避免日光直接照射。

在对长春碱结构改造的过程中，成功地合成了多个衍生物。长春地辛（vindesine，VDS）为半合成的长春碱衍生物。对移植性动物肿瘤的抗瘤谱较广，为周期特异性药物，强度为长春新碱的 3 倍，为长春碱的 10 倍；在高剂量时其作用强度与长春新碱相当，为长春碱的 3 倍。毒性介于长春碱和长春新碱之间。神经毒性只有长春碱的 1/2；骨髓抑制较长春碱轻，但较长春新碱强。

长春瑞滨（vinorelbine）是其后开发上市的另一个半合成的长春碱衍生物，简称“NVB”。为周期特异性药物，作用近似长春新碱。对肺癌，尤其对非小细胞肺癌的疗效好，还用于乳腺癌、卵巢癌、食管癌等的治疗。长春瑞滨的神经毒性比长春碱和长春新碱低。

长春瑞滨

微管在维持正常细胞功能，包括有丝分裂过程中染色体的移动，细胞形成的调控，激素分泌，细胞膜上受体的固定等具有重要地位。微管蛋白是微管的组成基础。长春碱类抗肿瘤药作用靶点是微管蛋白。该类药物均能与微管蛋白结合，既能阻止微管蛋白双微体聚合成微管；又可诱导微管的解聚，使纺锤体不能形成，细胞停止于分裂中期，从而阻止肿瘤细胞分裂增殖。此外，长春碱及长春新碱也作用于细胞膜，干扰细胞膜对氨基酸的运转，使蛋白质的合成受到抑制；还可抑制 RNA 聚合酶的活力而抑制 RNA 的合成，将细胞杀灭于 G_1 期。

三、紫杉醇类（Paclitaxels）

紫杉醇 paclitaxel

	R^1	R^2
紫杉醇 paclitaxel	$-C_6H_5$	$-COCH_3$
多西紫杉 docetaxel	$-OC(CH_3)_3$	—H

紫杉醇又名“taxol”，为白色针状结晶，m.p. 213~216℃（分解），难溶于水。

紫杉醇的化学结构为一个具有紫杉烷骨架的二萜类化合物，其紫杉烷骨架为［6,8,6］三环并合，其上的 C-4（20）、5 位具有一个环氧丙烷环。紫杉醇分子结构中共有 11 个手性碳原子，分别位于 C-1、2、3、4、5、7、8、10、13、2′和 3′位上；共有 3 个游离羟基，其中 C-1 位的—OH 是叔醇，且为位于桥头 C 上，空间位阻很大，故反应性很低；而 C-7 位及 C-2′位的仲—OH 有较大的反应活性，可以考虑对其进行修饰，得到水溶性较大的前药；另外还有 3 个酯基，其 C-2 位的苯甲酰氧基及 C-4 位的乙酰基是活性必需基团，去掉后活性基本消失，而 C-10 位的乙酰基可以进行修饰。

紫杉醇最先是从红豆杉科植物美国西海岸的短叶红豆杉（*Taxus brevifolia*）的树皮中提取得到的。早在 20 世纪 60 年代即发现 *Taxus brevifolia* 树干的粗提物具有抗肿瘤活性，1971 年 Wall 等从中分离得到紫杉醇。美国国立癌症研究所（NCI）在体外人癌细胞株筛选中发现它对卵巢癌、乳腺癌和大肠癌疗效突出，对移植性动物肿瘤和黑色素瘤、肺癌也有明显抑制作用。目前已对红豆杉科的 2 个属 8 个种及若干变种进行了研究，发现了大量具有紫杉烷骨架及类似骨架的化合物。但迄今为止，还没有发现抗肿瘤活性强于紫杉醇的天然来源的紫杉烷类化合物。

紫杉醇于 1983 年进入临床研究，1994 年在中国上市，国产的紫杉醇针剂也于 1998 年上市。由于其作用机制独特，对很多耐药患者有效，近年来仍然是最重要的抗肿瘤药之一。

但是紫杉醇在使用过程中出现了两个主要问题：一是水溶性很差（0.03mg/ml），口服生物利用度低，难以制成合适制剂；二是在数种红豆杉属植物中含量很低（最高约 0.07%），加之紫杉生长缓慢，树皮剥去后不能再生，树木将死亡，使其来源受到限制。紫杉醇的全合成虽已获得成功，但合成步骤复杂，成本昂贵，因此尚无工业应用价值。现在大都是以从浆果紫杉（*taxus baccata*）的新鲜叶子中提取得到紫杉醇前体 10- 去乙酰巴卡亭Ⅲ（10-deacetylbaccatin Ⅲ，含量约 0.1%）为原料，进行半合成紫杉醇及其衍生物。

法国 Potier 等首先报道了紫杉醇的半合成路线（图 9-24），Denis 等从紫杉醇母核 10- 去乙酰巴卡亭Ⅲ出发，通过选择性保护 C-7 羟基和酯化 C-10 羟基，然后加上侧链，去掉保护基即得到紫杉醇，总收率可达 53%。除 10- 去乙酰巴卡亭Ⅲ之外，利用其他高含量的紫杉醇类似物通过生物转化和化学半合成方法获得紫杉醇及其衍生物，也是一个大有可为的方向。

1. 三乙基氯硅烷/吡啶
2. 乙酰氯/吡啶
73%

10-去乙酰巴卡亭Ⅲ

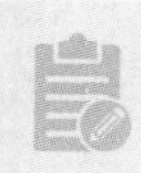

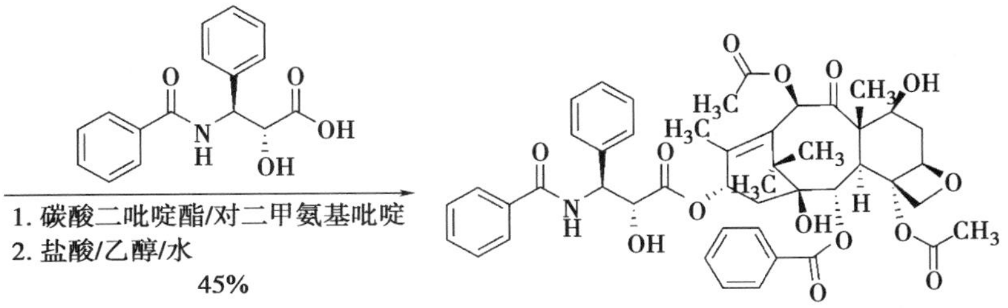

1. 碳酸二吡啶酯/对二甲氨基吡啶
2. 盐酸/乙醇/水
45%

图 9-24 紫杉醇的半合成路线

紫杉醇为水针剂，需避光贮存于 2~8℃冰箱内。静脉滴注紫杉醇后血浆内消除呈二室模型，平均 $t_{1/2\alpha}$ 为 0.27 小时，$t_{1/2\beta}$ 为 6.4 小时，紫杉醇血浆蛋白结合率为 95%~98%，仅 5% 通过肾脏排出，在胆汁中有紫杉醇的羟化代谢物。已从体内分出紫杉醇的 3 个主要代谢物，其结构见表 9-6。

表 9-6 紫杉醇的主要代谢物

		R^1	R^2
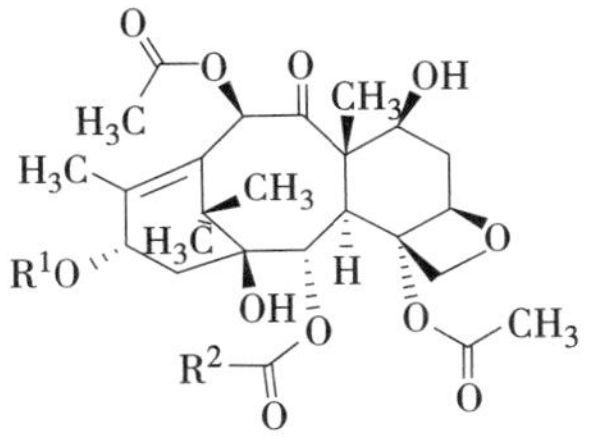	巴卡亭 Ⅲ	H—	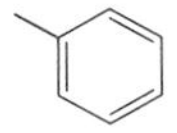
	代谢物 Ⅴ	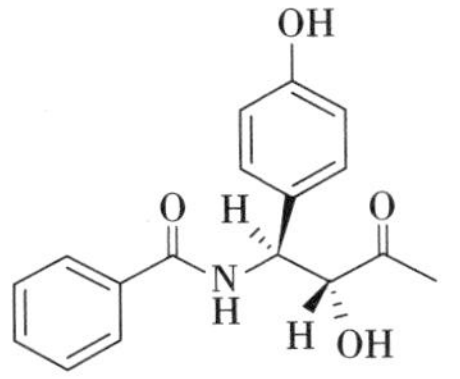	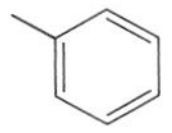
	代谢物 Ⅵ	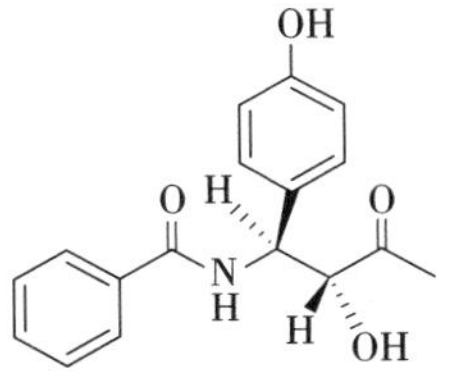	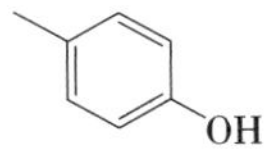

紫杉烷类药物的抗肿瘤作用机制是通过诱导和促使微管蛋白聚合成微管，同时抑制所形成微管的解聚，从而导致微管束的排列异常，形成星状体，使细胞在有丝分裂时不能形成正常的有丝分裂纺锤体，从而抑制细胞分裂和增殖，导致细胞死亡。紫杉醇类药物是目前唯一可以抑制微管解聚的一类药物。

在对紫杉醇衍生物的研究中，得到其构效关系如图 9-25。

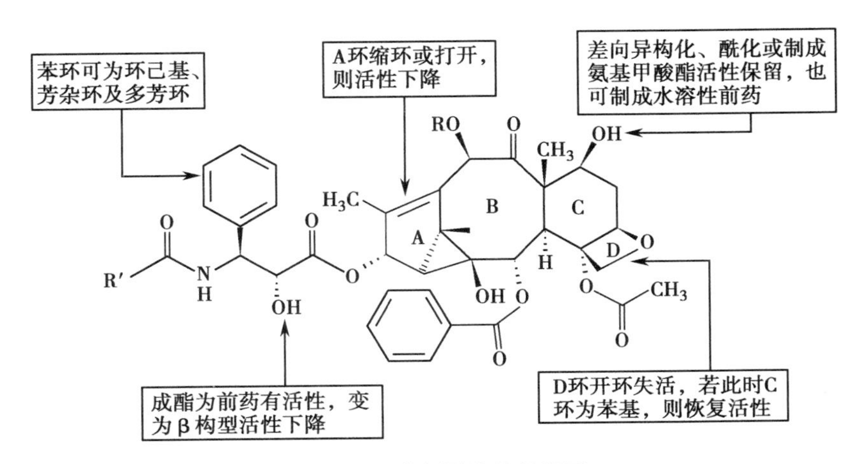

图 9-25 紫杉醇的构效关系

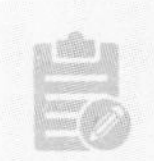

紫杉醇最大的缺点是水溶性小，常用表面活化剂聚氧乙烯蓖麻油（cremophor EL）助溶，但常引起血管舒张、血压降低及过敏等不良反应。因此，克服紫杉醇水溶性差这一突出缺点成为紫杉醇类药物研发的主要方向。这方面的研究主要集中在紫杉醇 C-2′ 衍生物的制备上。侧链上 C-2′ 位羟基酯化后在体外试验中活性较差，而在体内试验中活性影响不大，说明酯化产物可能在体内水解成紫杉醇。因此，C-2′ 位的修饰是寻找前药的一个可能途径。

多西他赛（多西紫杉，docetaxel）是保持了紫杉醇 2′*R*，3′*S* 构型的另一个半合成的紫杉醇类抗肿瘤药，于 1996 年被美国 FDA 批准上市。其在结构上与紫杉醇有两点区别：一是 10 位碳上的取代基，二是 3′ 位上的侧链。与紫杉醇相比，多西他赛的水溶性较大，具有较好的生物利用度，抗肿瘤谱更广且毒性较小。在相当的毒性剂量下，其抗肿瘤作用比紫杉醇高 1 倍，且同样情况下，活性优于紫杉醇。多西他赛最严重的不良反应是急性超敏反应，发生率可达 40%，且大部分患者在用药后 10 分钟内出现。

第五节　新型分子靶向抗肿瘤药　New Molecular Targeted Anticancer Drugs

传统的肿瘤化学治疗药物大多数是以 DNA 或微管作为靶点，或通过抑制肿瘤细胞的代谢途径来发挥作用。这样的治疗药物在发挥抗肿瘤活性的同时，对人体正常细胞也造成了一定的损伤，带来了明显的不良反应。

随着分子生物学的研究进展，人们对基因、蛋白质、细胞的功能和调控有了更多的认识，对肿瘤的发生机制和特征有了更深入的了解，也为发现抗肿瘤药提供了新的作用靶点。

21 世纪以来，抗肿瘤药正从传统的化学治疗药物向针对肿瘤发生机制和特征的新型分子靶向药物发展。分子靶向抗肿瘤药主要针对恶性肿瘤病理生理发生、发展的关键靶点进行治疗干预，实现精准治疗。目前已经有数十个分子靶向抗肿瘤药上市，由于具有相对较高的选择性和较轻的不良反应，其在临床抗肿瘤治疗上发挥越来越重要的作用。已经上市的新型分子靶向抗肿瘤药可分为小分子化学药物和生物技术药物。前者主要由各种激酶小分子抑制剂组成，还包括蛋白酶体抑制剂和靶向表观遗传调控的组蛋白去乙酰化酶抑制剂。近些年，以单抗为代表的生物技术药物也逐渐成为抗肿瘤治疗的中坚力量，主要包括拮抗受体型蛋白酪氨酸激酶等癌蛋白功能的单抗，还包括抗体偶联药物和肿瘤免疫治疗药物。本节主要介绍激酶小分子抑制剂，并简要介绍组蛋白去乙酰化酶抑制剂和蛋白酶体抑制剂。

一、激酶小分子抑制剂（Small-molecule Inhibitors of Kinase）

激酶（kinase）属于磷酸转移酶大家族，能催化 ATP 的 γ- 磷酸基转移到底物上使其磷酸化，在细胞信号通路的调节中发挥重要作用。目前已知人体内有 518 种激酶，它们参与调节细胞增殖、存活、凋亡、代谢和分化等广泛的细胞活动。研究表明，激酶的异常表达或功能失调会导致细胞信号通路调控异常，致使肿瘤发生，还与肿瘤的侵袭、转移、血管生成以及化疗抗药性密切相关。由此，激酶成为了近 20 年来抗肿瘤药研究的热门靶点之一，一大批不同结构骨架和药效活性的激酶小分子抑制剂被报道。目前 60 多个激酶小分子抑制剂已上市，其中超过 50 个用于抗肿瘤领域。另外还有一大批候选物正在开展临床试验。这些药物大部分靶向蛋白酪氨酸激酶（protein tyrosine kinase，PTK），小部分靶向丝 / 苏氨酸激酶（serine/threonine kinase）和脂激酶（lipid kinase）。其中，蛋白酪氨酸激酶分为受体型蛋白酪氨酸激酶（RPTK）和非受体型蛋白酪氨酸激酶（NRPTK）。

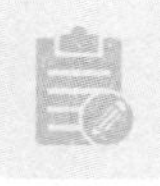

激酶的催化区域高度保守，主要包含由β-折叠构成的N端（N-lobe）区域，α-螺旋构成的C端（C-lobe）区域和两者之间的铰链区（hinge）（图9-26）。ATP结合区域位于N端和C端之间的裂口处，腺嘌呤部分与铰链区的氨基酸形成氢键相互作用。大多数激酶小分子抑制剂都是结合在ATP位点，与ATP竞争结合（ATP竞争抑制剂），从而阻断激酶的生物学功能。ATP竞争抑制剂按照结合类型分为可逆抑制剂和共价抑制剂，其中可逆抑制剂根据激酶的活性/非活性状态又分为Ⅰ型和Ⅱ型抑制剂。少部分激酶小分子抑制剂作用于变构口袋。2001年首个靶向BCR-ABL非受体型蛋白酪氨酸激酶的小分子抑制剂甲磺酸伊马替尼（imatinib mesylate）获准上市，用于慢性粒细胞白血病（CML）的治疗，成为小分子靶向抗肿瘤药发展的里程碑。

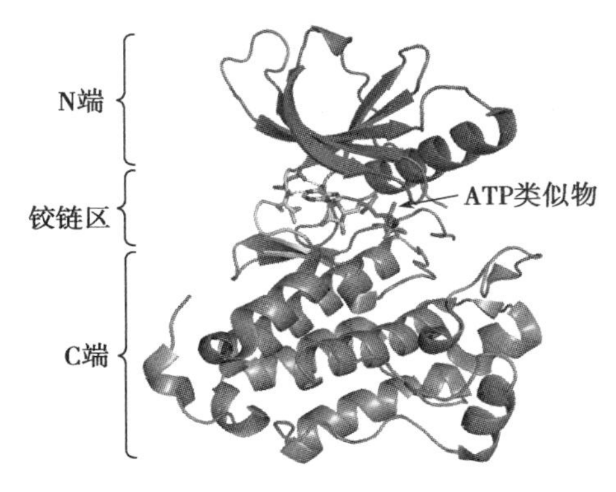

图9-26 激酶结构（EGFR激酶区域PDB：2ITX）及ATP结合位点

甲磺酸伊马替尼 imatinib mesylate

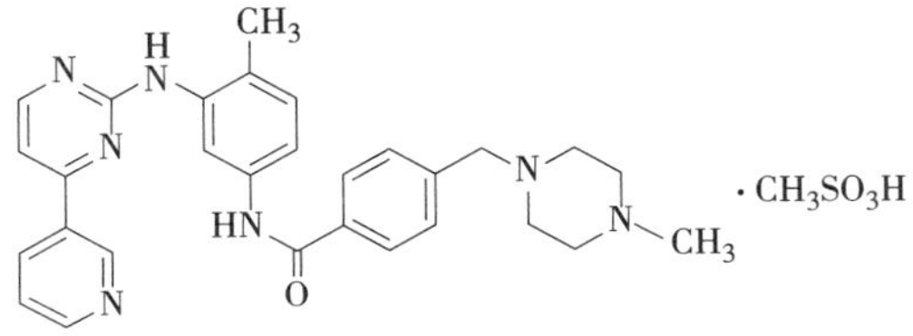

化学名为4-[（4-甲基哌嗪-1-基）甲基]-*N*-（4-甲基-3-[（4-（吡啶-3-基）嘧啶-2-基）氨基]苯基）苯甲酰胺甲磺酸盐；*N*-（4-methyl-3-[（4-（pyridine-3-yl）pyrimidin-2-yl）amino]phenyl）-4-[（4-methylpiperazin-1-yl）methyl]benzamide methanesulfonate。

本品为白色至微黄色的结晶性粉末。在pH≤5.5的缓冲水溶液中可溶，在中性或碱性缓冲水溶液中微溶或不溶。在二甲亚砜、甲醇和丙酮等有机溶剂中溶解度逐渐减小，从易溶至不溶。

伊马替尼的发现是转化医学的一个经典案例。经过20世纪60年代至90年代的长期研究，人们发现了慢性粒细胞白血病（CML）的一个重要发病机制。大多数慢性粒细胞白血病患者的染色体出现异常：第9号染色体长臂异位至第22号染色体短臂上，产生"费城染色体"（Philadelphia chromosome）。该异位导致BCR和ABL融合基因的生成，表达一种定位于细胞质的BCR-ABL融合蛋白。该蛋白属于非受体型酪氨酸激酶，并可持续活化，从而激活细胞内相关信号通路，加速细胞增殖，导致慢性粒细胞白血病发生。

伊马替尼与ABL激酶的共晶结构显示，伊马替尼模拟ATP结合到ABL的非活性构象，属于Ⅱ型激酶小分子抑制剂。吡啶-嘧啶片段占据ATP腺嘌呤结合位置，并与铰链区的氨基酸形成氢键和π-π堆积作用。嘧啶2-氨基与酰胺基团也与激酶形成关键氢键作用，增强结合力。苯甲酰苯胺片段深入到激酶的后空腔疏水区，使激酶保持非活化构象。哌嗪基位于蛋白表面的溶剂区域（图9-27）。

甲磺酸伊马替尼可口服给药，其不良反应与传统化学治疗药物相比显著减小，最常见的不良反应为水肿、恶心、呕吐、肌肉痉挛、肌肉骨骼疼痛、腹泻、皮疹、疲乏和腹痛等。其在人体内主要循环代谢产物是*N*-去甲基哌嗪衍生物，在体外其药效与原药相似，本品的清除半衰期为18小时，其活性代谢产物半衰期为40小时。伊马替尼是代谢酶CYP3A4的底物，也是代谢酶CYP3A4、CYP2D6、CYP2C9和CYP2C19的抑制剂，因此，与其他药物合用时要注意药物—药物相互作用。

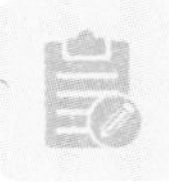

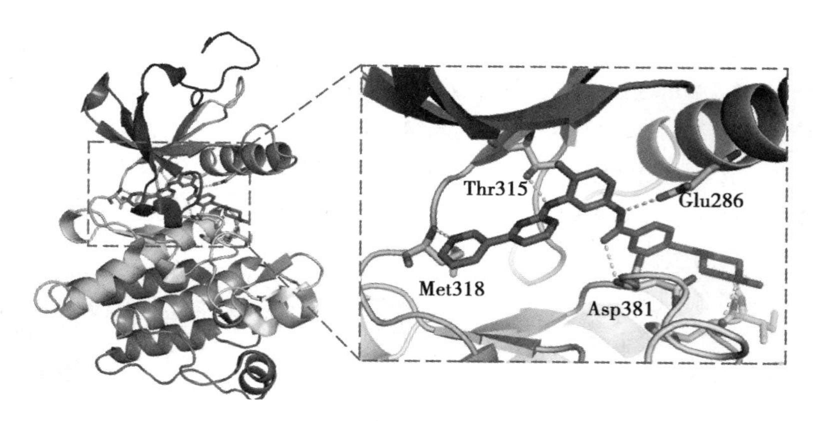

图 9-27 伊马替尼与 ABL 作用模式图（PDB：1IEP）

伊马替尼的合成（**拓展阅读**）

然而，伊马替尼和其他小分子激酶抑制剂具有一个共同缺点，即临床使用一段时间后会产生获得性耐药。耐药的机制比较复杂，包括靶蛋白突变、下游信号分子激活和旁路效应等多种原因。其中，BCR-ABL 激酶域突变是伊马替尼获得性耐药的主要原因。目前已在费城染色体阳性慢性粒细胞白血病患者中发现 100 多种点突变。因此，需要不断研制新一代的药物，用于对已有药物耐药的费城染色体阳性慢性粒细胞白血病患者的治疗。

针对耐药性已有多个作用于 BCR-ABL 激酶的药物上市（表 9-7）。包括：第二代药物达沙替尼（dasatinib，2006 年）、尼洛替尼（nilotinib，2007 年）和博舒替尼（bosutinib，2012 年），主要克服除 315 位守门氨基酸苏氨酸（threnonine）突变成异亮氨酸（isoleucine）（BCR-ABL^{T315I}）之外的耐药，以及第三代药物普纳替尼（ponatinib，2012 年）主要用于携带 T315I 阳性的白血病患者。我国自主研发的 BCR-ABL 第三代抑制剂奥雷巴替尼（olverembatinib，商品名“耐力克”）于 2021 年 11 月获得国家药品监督管理局（NMPA）上市批准，用于治疗伴有 T315I 突变的慢性粒细胞白血病（CML）慢速期或加速期的成年患者。

表 9-7 已上市的第二代和第三代 BCR-ABL 激酶抑制剂药物

达沙替尼 dasatinib	尼洛替尼 nilotinib
博舒替尼 bosutinib	

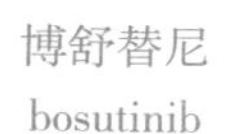

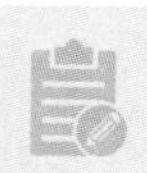

续表

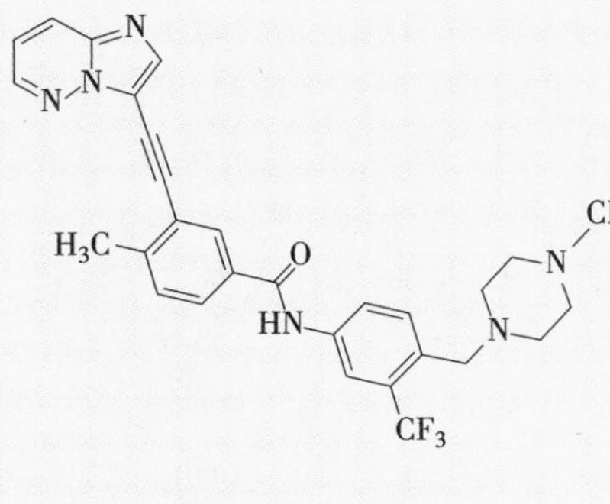

普纳替尼 ponatinib	奥雷巴替尼 olverembatinib

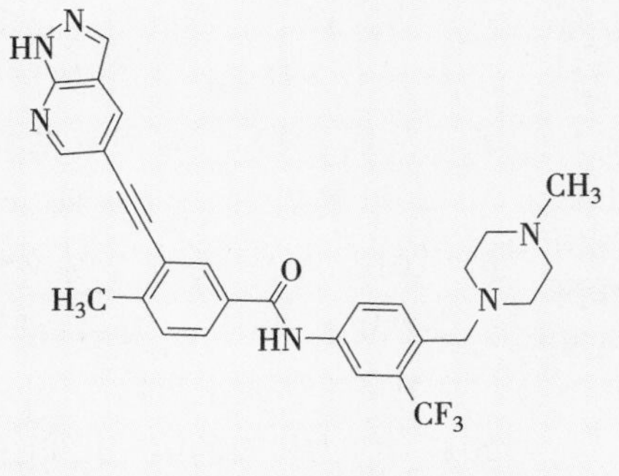

除了 BCR-ABL 激酶，表皮生长因子受体（EGFR）也是研究较为充分的一个激酶靶点。EGFR 是 RPTK 中人表皮生长因子受体（HER）/erbB 家族的成员，它与配体结合后发生磷酸化，形成同源或异源二聚体，激活下游信号通路，在调节细胞增殖、迁移和分化上起到重要作用。在非小细胞肺癌（NSCLC）和其他上皮癌中，表达表皮生长因子受体的基因被认为是一个重要的癌基因。表皮生长因子受体活性异常会激活下游信号通路，进而遏制凋亡、增强细胞代谢和增殖，导致肿瘤发生。RPTK 可分为胞外配体结合区、跨膜区和胞内酪氨酸激酶活性区，大部分小分子抑制剂还是针对胞内酪氨酸激酶活性区来设计。2003 年获准上市的吉非替尼（gefitinib）是第一个小分子 EGFR 抑制剂，用于对铂剂和多西他赛等治疗无效的局部晚期或转移性的非小细胞肺癌。

普纳替尼与 ABL^{T315I} 复合物的晶体结构及相互作用分析（拓展阅读）

吉非替尼　gefitinib

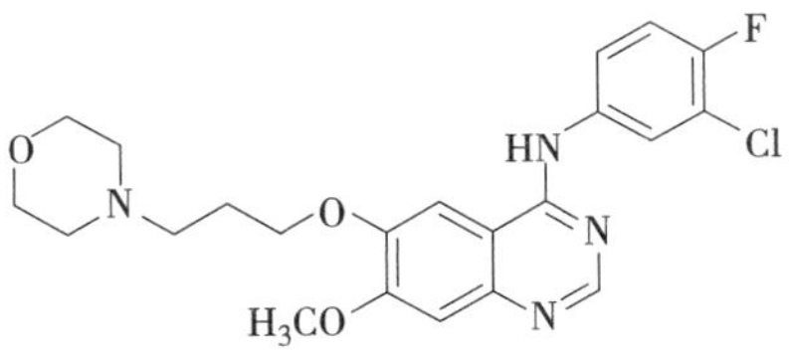

化学名为 *N*-（3- 氯 -4- 氟苯基）-7- 甲氧基 -6-（3- 吗啉丙氧基）喹唑啉 -4- 胺；*N*-（3-chloro-4-fluorophenyl）-7-methoxy-6-（3-morpholinepropoxy）quinazolin-4-amine。

本品为类白色至白色结晶性粉末，m.p. 119~120℃。

本品的推荐剂量为 250mg（1 片），一日 1 次，口服，空腹或与食物同服。本品最常见（发生率 20% 以上）的药物不良反应为腹泻和皮肤反应（包括皮疹、痤疮、皮肤干燥和瘙痒），一般见于服药后的第一个月内，通常是可逆性的。大约 10% 的患者出现严重的药物不良反应。催化其氧化代谢的 P450 同工酶主要是 CYP3A4，可诱导 CYP3A4 活性增加的物质可以增加其代谢，降低血浆浓度。因此当吉非替尼与 CYP3A4 诱导物（如苯妥英、卡马西平、利福平或巴比妥类）联合使用时，可能降低本品疗效。

在大规模的临床研究中发现，吉非替尼在欧美人群中并不能有效延长患者的生存期，然而对亚洲患者的治疗效果更为显著。其原因为吉非替尼只对 EGFR 敏感突变疗效显著，主要表现为 EGFR 外显子 19 位（L747~E749）缺失或 L858R 突变，而亚洲患者中该类激活突变比例较高。由此可见，肿瘤患者的基因分型是靶向药物选用和发挥药效的重要前提。2005 年，吉非替尼以新的适应证获准重新上市，用于治疗 EGFR 基因具有敏感突变的局部晚期或转移性非小细胞肺癌。吉非替尼适应证的变化也体现了靶

吉非替尼的发展历程（拓展阅读）

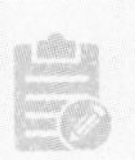

吉非替尼与EGFR复合物的晶体结构及相互作用分析（拓展阅读）

向抗肿瘤药进行精准治疗的显著特点。

吉非替尼的合成路线有多种，主要区别在于取代喹唑啉环的合成方法。下面介绍的是其中一种工业化合成路线。以3-羟基-4-甲氧基苯甲醛为原料，经甲酸和盐酸羟胺反应成3-羟基-4-甲氧基苄腈，与*N*-（3-氯丙基）吗啉缩合，经硝化、还原得到2-氨基-4-甲氧基-5-[3-（吗啉-4-基）]丙氧基苄腈，再与*N*,*N*-二甲基甲酰胺-二甲基缩醛（DMF-DMA）反应得到*N*-[2-氰基-5-甲氧基-4-（3-吗啉代丙氧基）苯基]-*N*,*N*-二甲基甲脒，再与3-氯-4-氟苯胺缩合得到吉非替尼。

在吉非替尼上市以后，又陆续上市厄洛替尼（erlotinib，2004年）和埃克替尼（icotinib，2011年）为代表的第一代EGFR抑制剂（表9-8）。其中埃克替尼也是中国第一个自主研发的小分子激酶抑制剂。

表9-8 其他已获批的EGFR抑制剂类NSCLC治疗药物

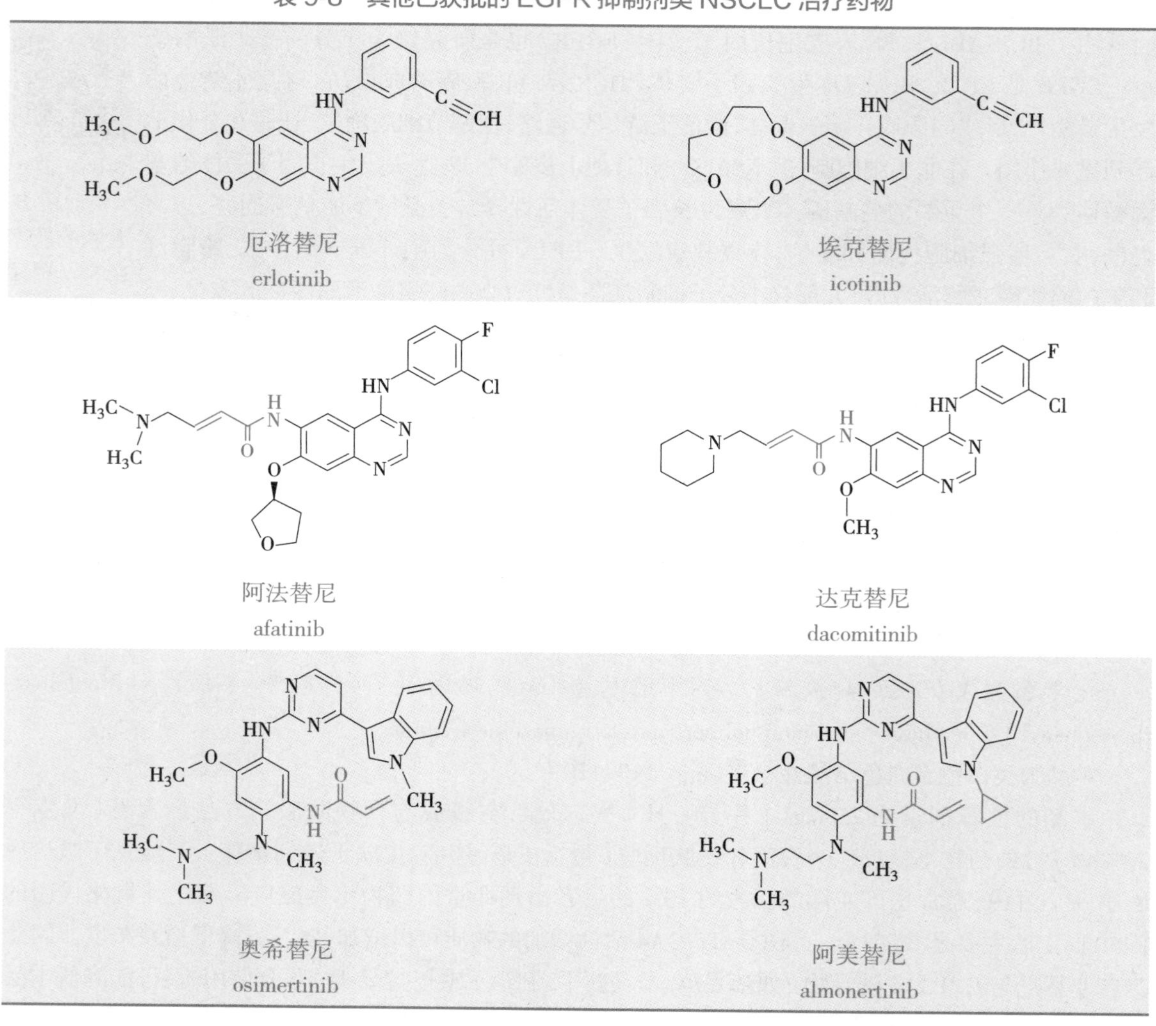

埃克替尼简介（拓展阅读）

随着吉非替尼的临床使用，超过50%患者逐渐出现由EGFR第790位的苏氨酸（Thr）突变成甲硫氨酸（Met）造成的突变（T790M）耐药。针对EGFR T790M突变，继而开发了第二代EGFR共价抑制剂，从而增强与靶标的结合力。其中阿法替尼（afatinib，2013年）和达克替尼（dacomitinib，2018年）已获批准（表9-8）。然而，第二代EGFR抑制剂缺乏对野生型EGFR的选择性导致毒副作用和较窄的治疗窗，只被批准用于携带EGFR激活突变的非小细胞肺癌。第三代选择性EGFR共价抑制剂代表药物奥希替尼(osimertinib)于2015年被美国FDA批准上市,成为全球首个获批用于治疗EGFR T790M阳性非小细胞肺癌的药物。基于其临床效果,奥希替尼于2017年在我国获批上市,2019年成为EGFR突变的晚期NSCLC的一线治疗。我国自主研发的三代EGFR抑制剂阿美替尼(almonertinib)于2020年在国内获批上市,用于携带T790M突变阳性的局部晚期或转移性非小细胞肺癌的治疗。

甲磺酸奥希替尼　osimertinib mesylate

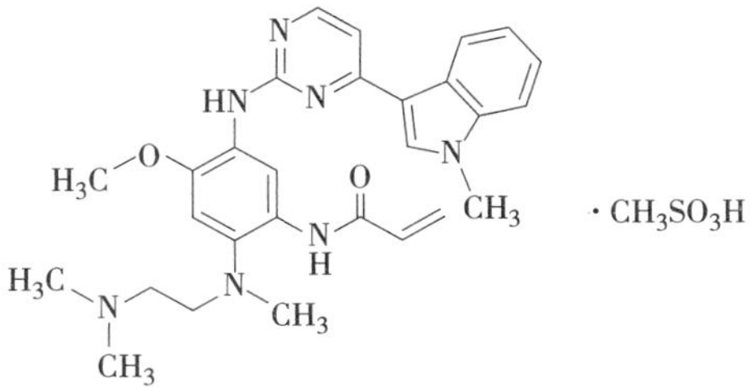

$\cdot CH_3SO_3H$

奥希替尼与$EGFR^{T790M}$复合物的晶体结构及相互作用分析(拓展阅读)

化学名为*N*-(2-[(2-(二甲氨基)乙基)(甲基)氨基]-4-甲氧基-5-[(4-(1-甲基-1*H*-吲哚-3-基)嘧啶-2-基)氨基]苯基)丙-2-烯酰胺甲磺酸盐;*N*-(2-[(2-(dimethylamino)ethyl)(methyl)amino]-4-methoxy-5-[(4-(1-methyl-1*H*-indol-3-yl)pyrimidin-2-yl)amino]phenyl)prop-2-enamide methanesulfonate。商品名为"泰瑞莎"。

本品为浅褐色的薄膜衣片,除去包衣后显白色至浅棕色。

本品推荐剂量为80mg,一日1次,片剂,且避免与CYP3A4强诱导剂和强抑制剂合用。常见不良反应为腹泻、皮疹、皮肤干燥、指/趾甲毒性。特别注意间质性肺炎(3.3%)、Q-Tc间期延长、心肌收缩力改变等副作用。

奥希替尼是选择性$EGFR^{T790M}$不可逆抑制剂,基本骨架为氨基嘧啶结构,区别于第一、二代抑制剂氨基喹唑啉结构。

奥希替尼的合成(拓展阅读)

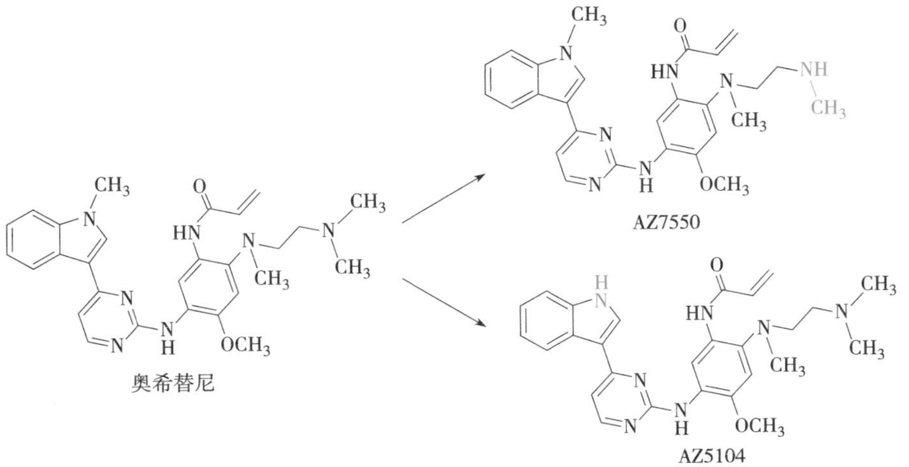

奥希替尼主要通过CYP3A4和CYP3A5进行Ⅰ相代谢,生成两个脱烷基的活性代谢产物AZ7550和AZ5104。其中AZ7550与奥希替尼具有相似的药理学性质,而AZ5104对突变型和野生型EGFR均有更强的抑制活性。

奥希替尼　AZ7550　AZ5104

除BCR-ABL和EGFR之外,目前已针对表血管内皮细胞生长因子受体(VEGFR)、布鲁顿酪氨酸激酶(BTK)、间变性淋巴瘤(ALK)、成纤维细胞生长因子受体(FGFRs)、JAK激酶等不同的蛋白酪氨酸激酶,Raf激酶和细胞周期蛋白依赖性激酶(CDK4/6)等不同的丝/苏氨酸激酶,以及磷脂酰肌醇3激酶(PI3K)等不同的脂激酶开展了大量的小分子抑制剂研究,涌现出一批新药。很多药物往往不止

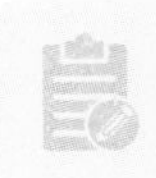

作用于一个靶点，适应证也各不相同。表 9-9 列举部分被美国 FDA 批准上市的激酶小分子抑制剂类抗肿瘤药。

表 9-9 其他小分子激酶抑制剂

中文名 英文名 上市时间	结构	靶点	适应证
索拉非尼 sorafenib 2005 年	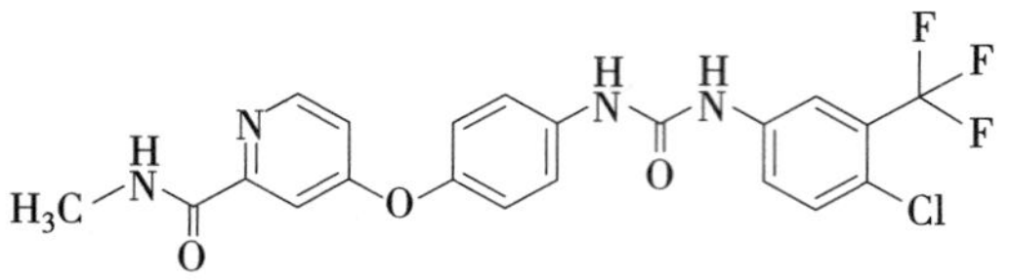	VEGFR、PDEFR、C-Raf、B-Raf	不可切除肝癌、晚期肾癌和局部复发或转移或进展的分化型甲状腺癌
维莫非尼 vemurafenib 2011 年	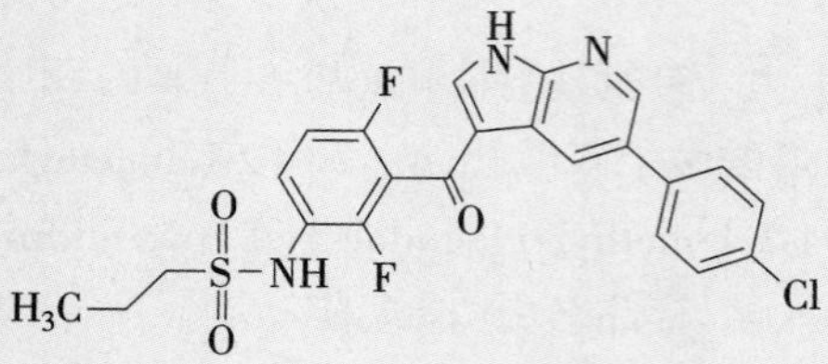	B-Raf	BRAF V600E 突变的不可切除或转移黑色素瘤
克唑替尼 crizotinib 2011 年	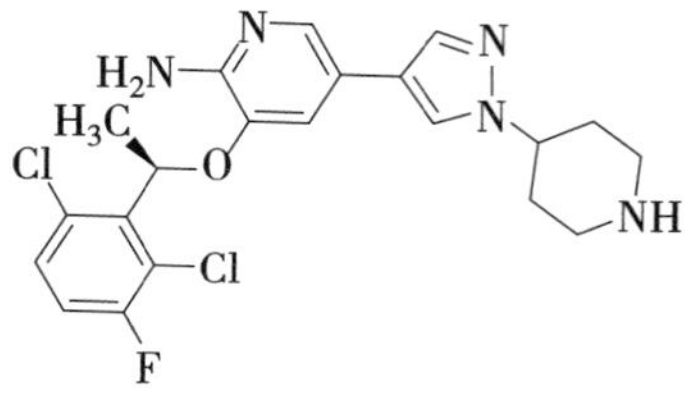	ALK、C-Met、HGFR	ALK 阳性转移性非小细胞肺癌
曲美替尼 trametinib 2013 年	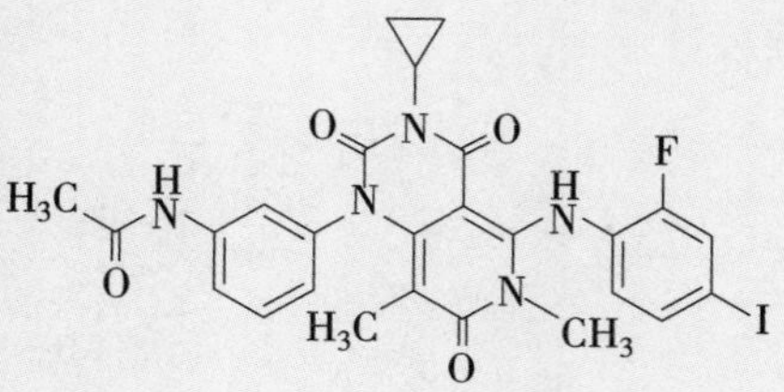	MEK1、MEK2	单独或与达拉菲尼联用，用于 BRAF V600E 或 V600K 突变的不可切除或转移黑色素瘤
依鲁替尼 ibrutinib 2013 年	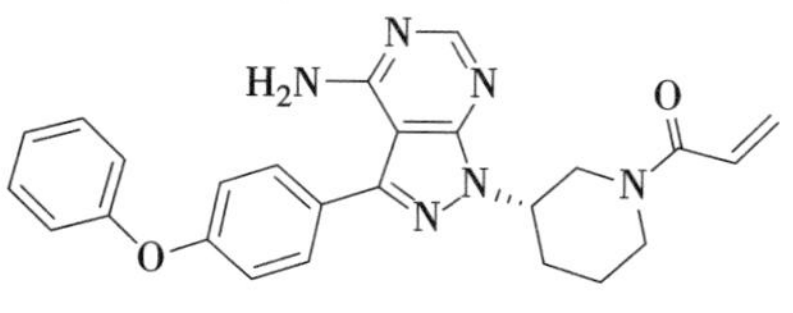	BTK	套细胞淋巴瘤、慢性淋巴细胞白血病和巨球蛋白血症
艾德拉尼 idelalisib 2014 年	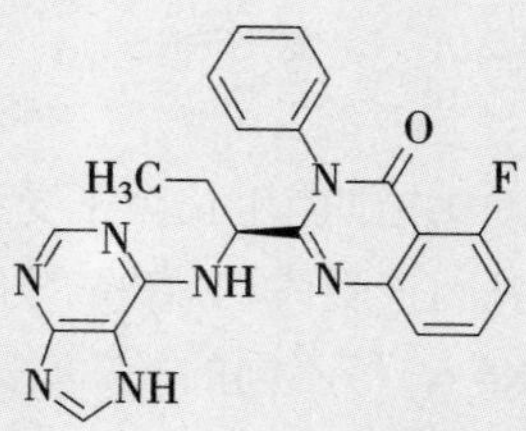	PI3Kδ	难治性慢性淋巴细胞性白血病、难治性滤泡型 B 细胞非霍奇金淋巴瘤和难治性小淋巴细胞淋巴瘤

续表

中文名 英文名 上市时间	结构	靶点	适应证
哌柏西利 palbociclib 2015年	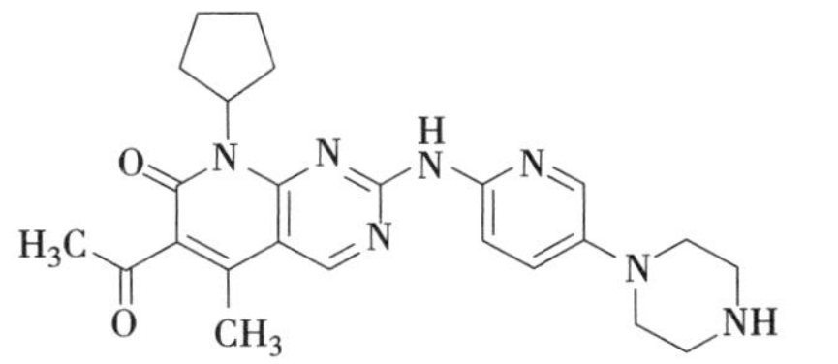	CDK4、CDK6	绝经期妇女ER阳性和HER2阴性的晚期乳腺癌
洛拉替尼 lorlatinib 2018年	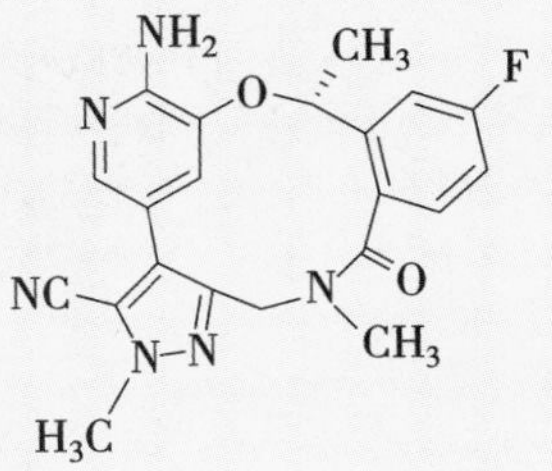	ALK	非小细胞肺癌、淋巴瘤、神经系统癌症
拉罗替尼 larotrectinib 2018年	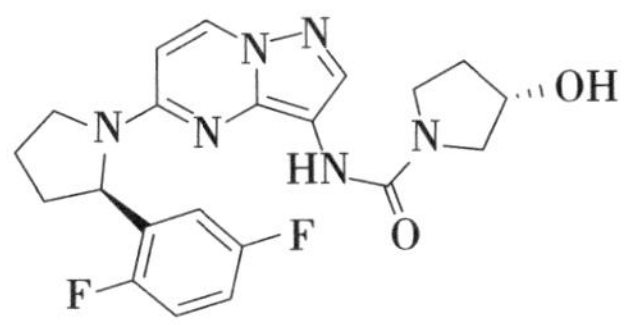	TRK	TRK融合蛋白的固体肿瘤
吉瑞替尼 gilteritinib 2018年	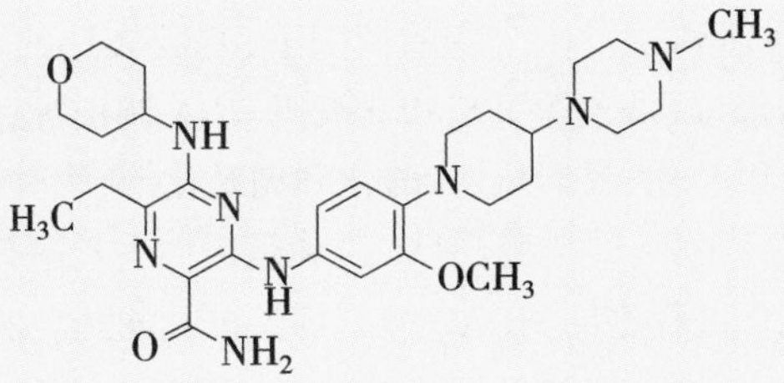	Flt3	急性髓细胞白血病
恩拉非尼 encorafenib 2018年	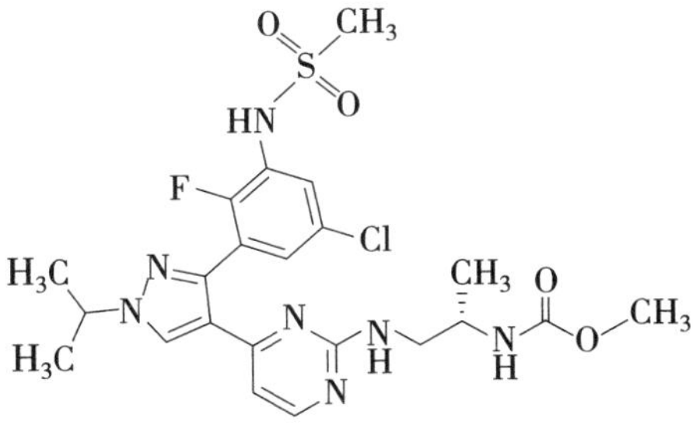	B-Raf	黑色素瘤、结直肠癌
恩曲替尼 entrectinib 2019年	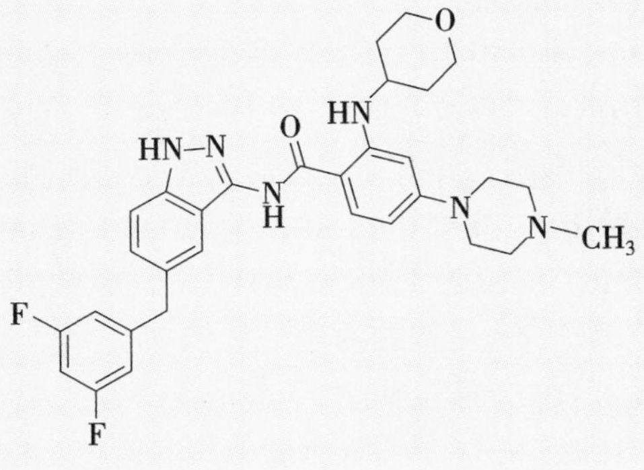	TRK	NTRK融合阳性的实体瘤

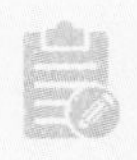

续表

中文名 英文名 上市时间	结构	靶点	适应证
厄达替尼 erdafitinib 2019 年		FGFRs	局部晚期或转移性尿路上皮癌
阿伐替尼 avapritinib 2020 年		PDGFRα	不可切除或转移性胃肠道间质瘤

二、组蛋白去乙酰化酶抑制剂（Histone Deacetylase Inhibitors）

随着有关表观遗传学与肿瘤的发生发展及表观遗传治疗药物研究的深入，尤其是组蛋白去乙酰化酶（HDAC）抑制剂等在肿瘤患者临床治疗的成功应用，表观遗传学已成为肿瘤治疗研究的热点。表观遗传（epigenetics）是指基因的核苷酸序列不发生改变的情况下，基因表达的可遗传的变化。表观遗传现象主要包括 DNA 甲基化、组蛋白修饰、染色体重塑和非编码 RNA 调控等过程。其中，对组蛋白修饰的研究最为广泛，主要包含乙酰化、甲基化、泛素化、磷酸化和糖基化等，为肿瘤的治疗提供了重要靶点。其中，组蛋白乙酰化主要由组蛋白乙酰基转移酶（HATs）和组蛋白去乙酰化酶（HDACs）两个家族的酶调控。这里重点介绍组蛋白乙酰化过程中的 HDAC 抑制剂类抗肿瘤药。2006 年，首个 HDAC 小分子抑制剂伏立诺他（vorinostat）获批上市，用于皮肤 T 细胞淋巴瘤（CTCL）的治疗。

伏立诺他　vorinostat（SAHA）

化学名为 *N*- 羟基 -*N*′ - 苯基辛二酰胺；*N*-hyrdroxy-*N*′ -phenyloctanediamide。

本品为白色至类白色结晶粉末。m.p. 161~162℃。作为一种异羟肟酸衍生物，极性较大，在二甲基亚砜（DMSO）中的溶解度≥15mg/ml。

伏立诺他与 HDAC2 复合物的晶体结构及相互作用分析（拓展阅读）

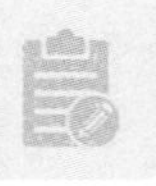

组蛋白去乙酰化酶 HDAC 通过组蛋白的去乙酰化（去除乙酰基），使 DNA 更紧地缠绕在组蛋白上，从而导致 DNA 不易被基因转录因子接触，进而导致与细胞分化、细胞周期阻滞、肿瘤免疫、受损细胞凋亡等有关蛋白的表达受到抑制，促进肿瘤的发生。HDACs 分为四个亚家族，Ⅰ型 HDAC 主要包括 HDAC1、HDAC2、HDAC3 和 HDAC8；Ⅱ型 HDAC 包含Ⅱa 型 HDAC4、HDAC7 和 HDAC9，Ⅱb 型 HDAC6 和 HDAC10 两类。HDAC11 被归为Ⅳ型。上述三个亚家族都是锌离子依赖的蛋白酶，Ⅲ型 HDAC 由 Sirtuin（SIRT）家族的 7 个蛋白组成，它们以 NAD^+ 为催化辅酶，他们的主要功能是参与细胞的代谢。Ⅰ型和Ⅳ型 HDAC 主要存在于细胞核中，在各种细胞中广泛表达。Ⅱ型 HDAC 既存在于

细胞核，又在细胞质中起作用，其表达有组织特异性。

西达苯胺简介（拓展阅读）

伏立诺他主要靶向Ⅰ型 HDAC1、HDAC2 和 HDAC3 以及Ⅱ型 HDAC6，用于治疗经两个全身治疗方案后仍进展、耐药或复发的具有明显皮肤侵犯的皮肤 T 细胞淋巴瘤（CTCL）。毒性相对较小，最常见的严重不良反应为肺栓塞、脱水、深度静脉血栓和贫血。常见的不良反应有胃肠症状（包括腹泻、恶心、食欲减退、呕吐和便秘）、疲惫、寒战和味觉障碍等。

除了伏立诺他，目前已上市的 HDAC 抑制剂还包括两类异羟肟酸类衍生物贝利司他（belinostat，2014 年）和帕比司他（panobinostat，2015 年）（表 9-10），前者用于复发或难治性外周 T 细胞淋巴瘤（PTCL），后者获批用于多发性骨髓瘤（MM）。罗米地辛（romidepsin）是一类环肽类 HDAC 抑制剂，可以选择性抑制 HDAC1 和 HDAC2 亚型，于 2010 年被美国 FDA 批准上市，用于 CTCL 和 PTCL 的治疗。西达本胺（chidamide）是中国自主研发的苯甲酰胺类 HDAC 抑制剂，于 2015 年在中国获批，用于 PTCL 的治疗。

表 9-10　其他已上市的 HDAC 抑制剂

贝利司他 belinostat	帕比司他 panobinostat
罗米地辛 romidepsin	西达本胺 chidamide

三、蛋白酶体抑制剂（Proteasome Inhibitors）

泛素 - 蛋白酶体通路负责真核细胞内大部分调节蛋白的降解，包括调控细胞周期、凋亡、DNA 修复等过程的相关蛋白，从而维持正常细胞动态平衡。需要被降解的蛋白首先被泛素化，然后被蛋白酶体识别并酶解。如果蛋白酶体活性被阻断将使细胞内不相容的调节蛋白快速积聚，诱发凋亡信号通路级联反应，导致细胞生长阻滞和死亡。

肿瘤细胞通常比正常细胞具有更高的蛋白酶体活性，因此对于蛋白酶体抑制剂的促凋亡效应更加敏感，这使蛋白酶体成为抗肿瘤药研究的重要靶点。首个上市的蛋白酶体抑制剂为硼替佐米（bortezomib，2003 年）（表 9-11），它是一个三肽化合物，用于治疗多发性骨髓瘤和套细胞淋巴瘤，目前已成为多发性骨髓瘤治疗中最重要的药物之一。卡非佐米（carfilzomib，2012 年）为上市的第二代蛋白酶体抑制剂，它被用于治疗对包括硼替佐米在内的现有多发性骨髓瘤药物耐药的患者。

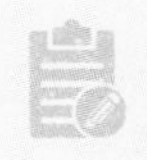

表 9-11 已上市蛋白酶体抑制剂

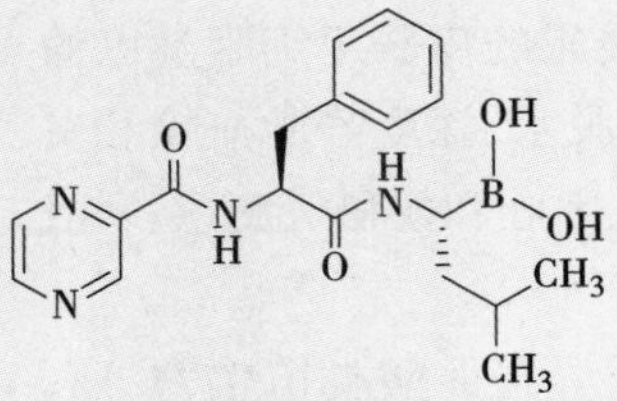 硼替佐米 bortezomib	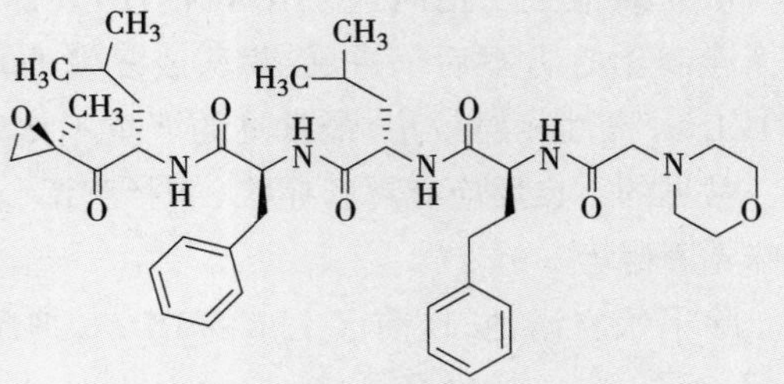 卡非佐米 carfilzomib

第九章
目标测试

（陆小云 丁 克）

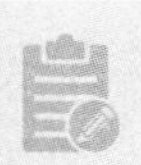

第十章

抗生素　Antibiotics

第十章
教学课件

抗生素是微生物（细菌、放线菌、真菌等）的次级代谢产物或化学合成的类似物，在低浓度下就能对各种病原性微生物或肿瘤细胞有选择性抑制或杀灭作用，而不会引起宿主产生严重的不良反应。抗生素在临床上有多种用途，如抗感染、抗肿瘤、抗真菌、免疫抑制等作用。抗生素不仅用于医疗，而且还应用于农业、畜牧业和食品工业等方面。

抗生素的主要来源是生物合成（发酵），也可以通过化学方法全合成和半合成制得。半合成抗生素是在生物合成抗生素的基础上发展起来的，针对生物合成抗生素在化学稳定性、不良反应、抗菌谱等方面存在的问题，通过结构改造，旨在增加稳定性，降低不良反应，扩大抗菌谱，减少耐药性，改善生物利用度和提高治疗效力以及改变用药途径。近年来，针对耐药菌的半合成抗生素的研究取得了显著成就，使半合成抗生素在临床上发挥着越来越重要的作用。

1. 抗生素的作用机制　抗生素作用于细菌的不同结构部位，因此不同的抗生素，其作用机制各不相同。抗生素的作用机制大致可分为以下四类。

（1）抑制细菌细胞壁的合成：抑制细胞壁的合成会导致细菌细胞破裂死亡，以这种方式作用的抗生素包括青霉素类和头孢菌素类。由于哺乳动物的细胞没有细胞壁，故此类抗生素的毒性较小。

（2）与细菌细胞膜相互作用：一些抗生素与细菌的细胞膜相互作用，从而影响膜的渗透性，使菌体内蛋白质、核苷酸和氨基酸等重要物质外漏，导致细胞死亡。代表性抗生素有多黏菌素、短杆菌素。

（3）干扰细菌蛋白质的合成：干扰蛋白质的合成意味着细胞存活所必需的酶不能被合成。代表性抗生素有大环内酯类、氨基糖苷类、四环素类和氯霉素。

（4）抑制核酸的转录和复制：抑制核酸的功能，阻止了细胞分裂和/或增殖所需酶的合成。如利福平、放线菌素等。

细菌结构及抗生素的作用靶标（拓展阅读）

抗生素的发现和使用使危害人类健康的细菌感染性疾病得到控制，但随着抗生素在临床的广泛使用，很快出现了耐药菌。近年来，由于抗生素被滥用而催生的超级（耐药）细菌已成为人类健康和生存的潜在威胁。目前抗生素领域研究的关键是如何开展针对性研究以解决耐药菌的问题。

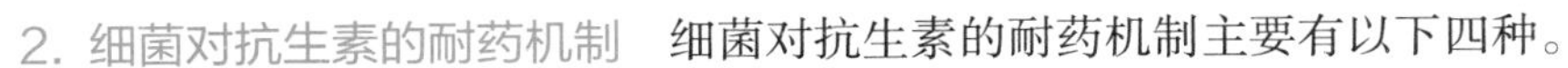

2. 细菌对抗生素的耐药机制　细菌对抗生素的耐药机制主要有以下四种。

（1）使抗生素失去活性：细菌产生一种或多种水解酶或钝化酶来水解或修饰进入细菌内的抗生素，使之失去生物活性。如细菌产生的β-内酰胺酶能使含β-内酰胺环的抗生素分解；细菌产生的钝化酶（磷酸转移酶、核苷转移酶、乙酰转移酶）使氨基糖苷类抗生素失去抗菌活性。

超级细菌及合理使用抗生素（拓展阅读）

（2）使抗生素作用的靶点发生改变：由于细菌自身发生突变或细菌产生某种酶的修饰使抗生素作用靶点（如核糖体或核蛋白）的结构发生变化，使抗生素无法发挥作用。如耐甲氧西林金黄色葡萄球菌（MRSA）是通过对青霉素的蛋白结合部位（protein binding position，PBP）进行修饰，从而使细菌对药物不敏感。

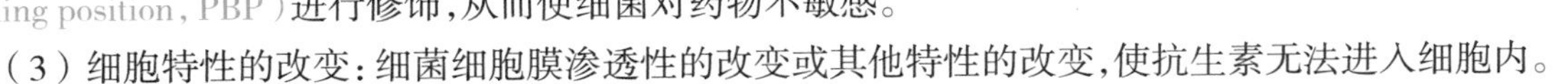

（3）细胞特性的改变：细菌细胞膜渗透性的改变或其他特性的改变，使抗生素无法进入细胞内。

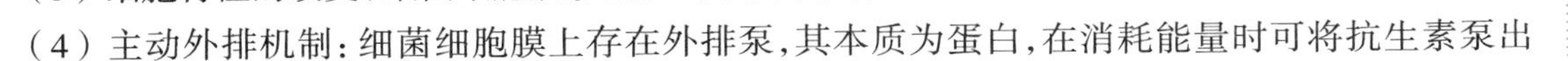

（4）主动外排机制：细菌细胞膜上存在外排泵，其本质为蛋白，在消耗能量时可将抗生素泵出

细胞。这是细菌产生的一种主动转运方式,其结果是使药物外流,细菌内药物浓度降低,进而导致耐药。

第一节 β- 内酰胺类抗生素 β-Lactam Antibiotics

β- 内酰胺类抗生素是指分子中含有 β- 内酰胺环的抗生素,是临床上应用最广泛、品种最多的一类抗生素。β- 内酰胺环是该类抗生素发挥生物活性的必需基团,在和细菌作用时,β- 内酰胺环开环与细菌发生酰化作用,抑制细菌的生长。同时由于 β- 内酰胺环是由四个原子组成,环的张力比较大,使其化学性质不稳定,易发生开环导致失活。

X=—H或 —OCH_3
青霉素类 penicillins

X=—H或 —OCH_3
头孢菌素类 cephalosporins

碳青霉烯 carbapenem　青霉烯 penem　氧青霉烷 oxapenam　单环 β -内酰胺 monobactam

根据 β- 内酰胺环是否并合有其他杂环以及所并合杂环的化学结构,β- 内酰胺类抗生素又可分为青霉素类(penicillins)、头孢菌素类(cephalosporins)以及非经典的 β- 内酰胺类抗生素。非经典的 β- 内酰胺类抗生素主要有碳青霉烯类(carbapenems)、青霉烯类(penems)、氧青霉烷类(oxapenams)和单环 β- 内酰胺类(monobactams)。

上述抗生素的结构类似,都具有一个四元的 β- 内酰胺环,除单环 β- 内酰胺外,都通过氮原子和相邻的叔碳原子与第二个杂环相稠合,与氮相邻的碳原子上(2 位)连有一个羧基,大多数 β- 内酰胺类抗生素的 β- 内酰胺环羰基的邻位有一个酰胺基侧链。

青霉素的 X 射线单晶衍射结构图

这些稠合环都不共平面,青霉素类和头孢菌素类分别沿着 C-5 和 N-1 或 C-6 和 N-1 轴折叠。取代基在环平面之上称"β 键",用实线表示,在环平面之下称"α 键",用虚线表示。由此,β- 内酰胺环上的氢,头霉素 C-7 上的甲氧基和青霉素类的羧基都用 α 表示,C-6(青霉素类)和 C-7(头孢菌素类等)的氨基用 β 表示。青霉素类和头孢菌素类的绝对构型分别为 2*S*、5*R*、6*R* 和 6*R*、7*R*。天然 β- 内酰胺类抗生素有此类似性,如棒酸和青霉素类有相同的绝对构型。青霉素的 X 射线单晶衍射显示三维立体结构图像。

青霉素　头孢菌素　头霉素

一、青霉素类(Penicillins)

青霉素类包括天然青霉素和半合成青霉素。天然青霉素是由青霉菌发酵制得的,半合成青霉素是在 6- 氨基青霉烷酸母核的 6- 位氨基上连接适当的侧链而获得的,稳定性更高或抗菌谱更广或耐酸或耐酶的青霉素。

天然青霉素通常通过发酵法制备，常见的至少有五种，见表 10-1。

表 10-1　天然青霉素

名称	化学结构	来源
青霉素 G penicillin G	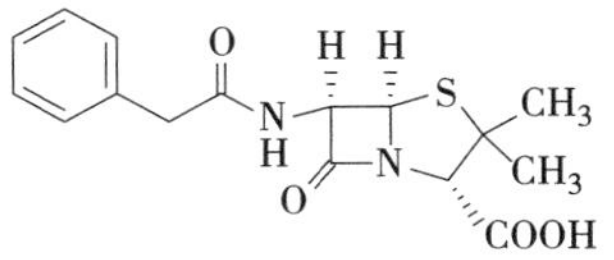	从 *Penicillium* 发酵得到
青霉素 X penicillin X	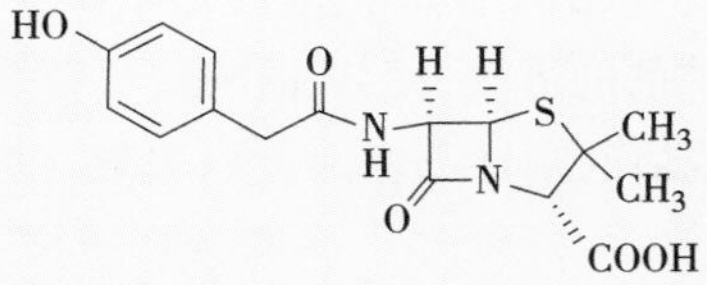	从 *Penicillium* 发酵得到
青霉素 K penicillin K	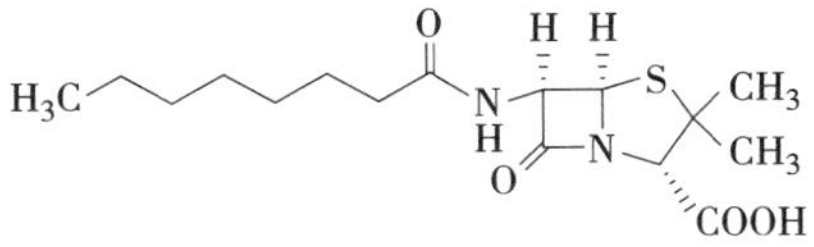	从 *Penicillium* 发酵得到
青霉素 V penicillin V	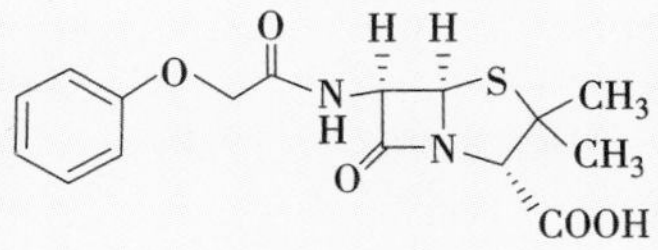	加入合成前体（苯氧乙酸）进行发酵得到
青霉素 N penicillin N	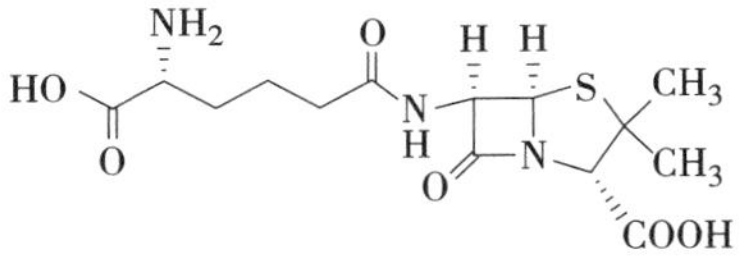	从 *Cephalosporium* 发酵得到

在五种天然青霉素中，青霉素 G 含量最高，疗效最好。青霉素 V 是另一个用于临床的天然青霉素。

樊庆笙与中国青霉素的发展（**拓展阅读**）

在青霉素 V 的侧链结构中，由于引入电负性的氧原子，从而阻止了侧链羰基电子向 β- 内酰胺环的转移，增加了对酸的稳定性。在酸性溶液中，青霉素 V 比青霉素 G 稳定，不易被胃酸破坏，可口服。临床上常用其钾盐，口服吸收率为 60%，血中有效浓度维持时间也比较长。其抗菌谱、抗菌作用、适应证、不良反应等和青霉素 G 相似。

青霉素钠　benzylpenicillin sodium

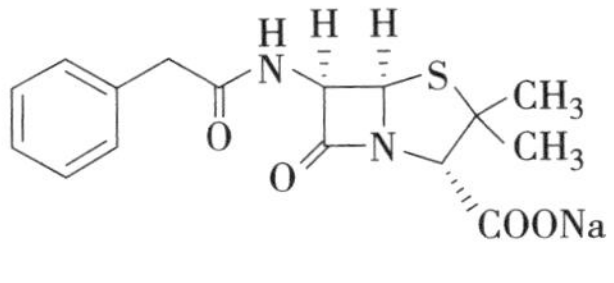

化学名为（2*S*,5*R*,6*R*）-3,3- 二甲基 -6-（2- 苯乙酰氨基）-7- 氧代 -4- 硫杂 -1- 氮杂双环［3.2.0］庚烷 -2- 甲酸钠；monosodium（2*S*,5*R*,6*R*）-3,3-dimethyl-7-oxo-6-［（phenylacetyl）amino］-4-thia-1-azabicyclo［3.2.0］heptane-2-carboxylic acid。

本品为白色结晶性粉末；无臭或微有特异性臭；有引湿性；遇酸、碱或氧化剂等即迅速失效。

本品在水中极易溶解，在乙醇中溶解，在脂肪油或液体石蜡中不溶。

本品是青霉素 G 的钠盐，不能口服，因为胃酸会导致酰胺侧链水解和 β- 内酰胺环开环而失去活性。

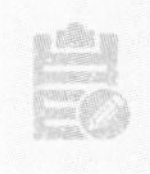

青霉素 G 是第一个用于临床的抗生素，由青霉菌 *Penicillium notatum* 等的培养液中分离而得。游离的青霉素 G 是一个有机酸（pK_a 2.65~2.70），不溶于水，可溶于有机溶媒（乙酸丁酯）。临床上常用其钠盐，以增强其水溶性，其水溶液在室温下不稳定，易分解，故临床上通常使用青霉素 G 钠的粉针剂，注射前用注射用水新鲜配制。

青霉素的发现与诺贝尔奖（拓展阅读）

青霉素的结构特征可从两个角度来分析：可以认为它是由 6- 氨基青霉烷酸（6-APA）和酰基侧链构成的，也可以看成由 Cys、Val 及侧链构成的（图 10-1）。青霉素类化合物的母核 6- 氨基青霉烷酸是由 β- 内酰胺环和五元的氢化噻唑环并合而成，二个环的张力都比较大，另外青霉素 G 结构中 β- 内酰胺环中羰基和氮原子的孤对电子不能共轭，易受到亲核性或亲电性试剂的进攻，使 β- 内酰胺环破裂，当进攻试剂来自细菌则产生药效，当进攻试剂来自其他情况则导致青霉素 G 失效。

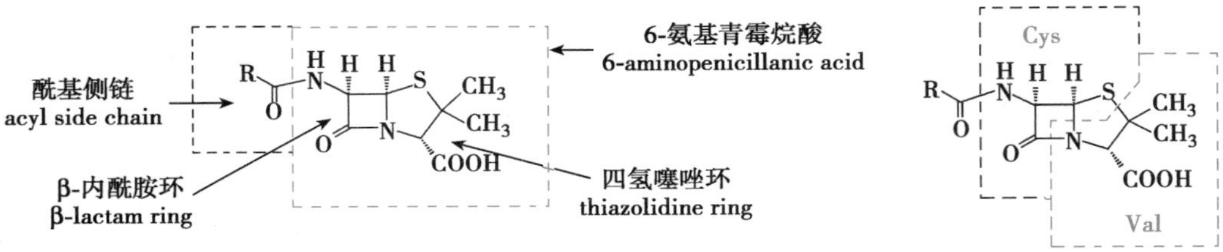

图 10-1 青霉素的结构特征分析

青霉素 G 在酸性条件下不稳定，发生的反应比较复杂。在强酸条件下或二氯化汞的作用下，发生裂解，生成青霉酸（penicilloic acid）和青霉醛酸（penaldic acid）。青霉醛酸不稳定，释放出二氧化碳，生成青霉醛（penilloaldehyde）。

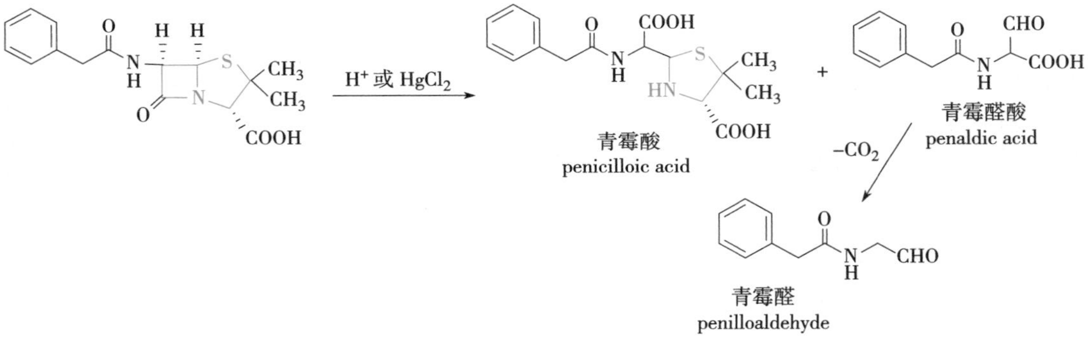

在稀酸溶液（pH 4.0）中，室温条件下，侧链上羰基氧原子上的孤对电子作为亲核试剂进攻 β- 内酰胺环，生成中间体，再经重排生成青霉二酸（penillic acid），青霉二酸可经进一步分解生成青霉胺（penicillamine）和青霉醛（penilloaldehyde）。

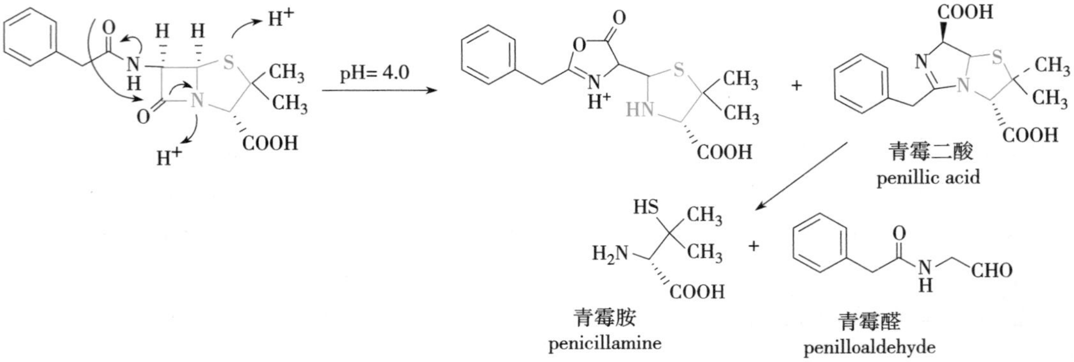

在碱性条件或在某些酶（例如β-内酰胺酶）的作用下，碱性基团或酶中亲核性基团向β-内酰胺环进攻，生成青霉酸。青霉酸加热时易失去二氧化碳，生成青霉噻唑酸（penilloic acid），遇二氯化汞后，青霉噻唑酸进一步分解生成青霉醛和青霉胺。

OH^-或酶　　　　$-CO_2$

青霉酸
penicilloic acid

$HgCl_2$

青霉噻唑酸
penilloic acid

青霉醛
penilloaldehyde

青霉胺
penicillamine

同样的，在胺或醇的作用下，β-内酰胺环易开环，生成青霉酰胺（amide of penicilloic acid）或青霉酸酯（ester of penicilloic acid）。

青霉素G及所有β-内酰胺类抗生素的作用机制被认为是抑制细菌细胞壁的生物合成。细胞壁是包裹在细胞外面的一层刚性结构，它决定着微生物细胞的形状，保护其不因内部的高渗透压而破裂。细菌细胞壁的主要成分是肽聚糖（peptidoglycan），是具有网状结构的含糖多肽，由*N*-乙酰胞壁酸（MurNAc）、*N*-乙酰葡萄糖胺（GlcNAc）和多肽线型高聚物经交联而成。

在细菌细胞壁的合成中，线型高聚物在肽聚糖转肽酶（peptidoglycan transpeptidase）的催化下，经转肽（交联）反应形成网状的细胞壁（图10-2）。β-内酰胺类抗生素的作用主要是抑制肽聚糖转肽酶，使其催化的转肽反应不能进行，从而阻碍细胞壁的形成，导致细菌死亡。

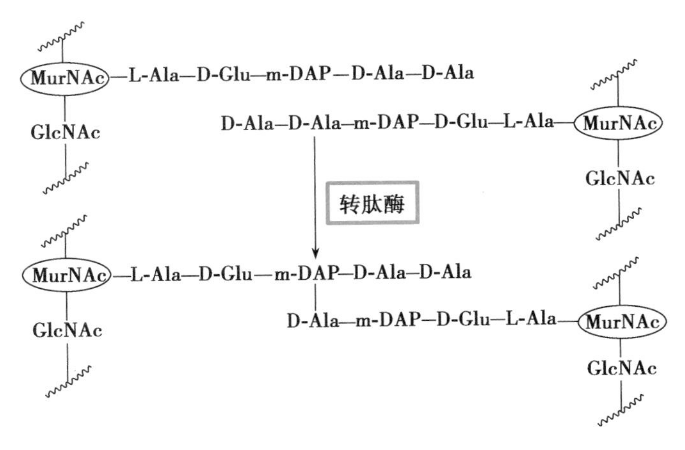

图10-2　细胞壁的生物合成示意图

β-内酰胺类抗生素之所以能抑制转肽酶，是由于其结构和肽聚糖*D*-丙氨酰-*D*-丙氨酸（*D*-Ala-*D*-Ala）的末端结构类似，具有相似的构象（图10-3），因而能取代肽聚糖D-Ala-D-Ala，竞争性地和酶活性中心以共价键结合，产生不可逆的抑制作用。

细胞壁是细菌细胞所特有的，而哺乳动物细胞无细胞壁，因而β-内酰胺类抗生素对哺乳动物无影响，其作用具有较高的选择性。此外，革兰氏阳性菌（G^+）的细胞壁肽聚糖含量比革兰氏阴性菌（G^-）高，因此青霉素G一般对革兰氏阳性菌的活性较高，这也是其抗菌谱较窄的原因。

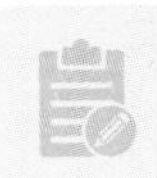

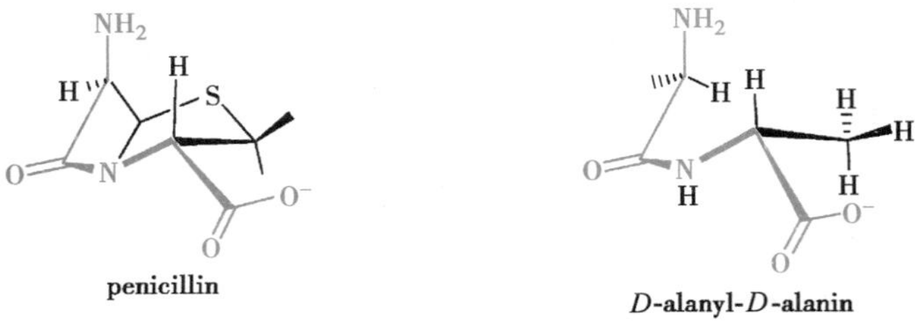

penicillin

D-alanyl-*D*-alanin

图 10-3 penicillin 和肽聚糖 *D*-Ala-*D*-Ala 末端构象

青霉素 G 钠经注射给药后，能够被快速吸收，同时也很快以游离酸的形式经肾排出。为了延长青霉素 G 在体内的作用时间，可将青霉素 G 和丙磺舒（probenecid）合用，以降低青霉素 G 的排泄速度；为了减少青霉素 G 对皮肤的刺激性，可将其与分子量较大的有机胺制成难溶性盐，如普鲁卡因青霉素（procaine benzylpenicillin）和苄星青霉素（benzathine benzylpenicillin）。将青霉素 G 的羧基酯化制成前药，可提高其生物利用度。

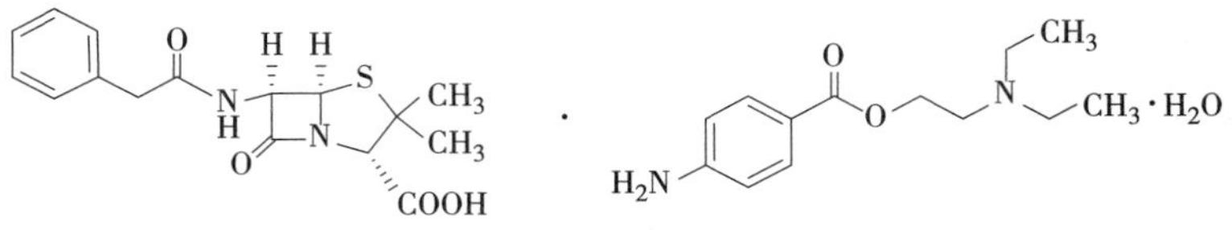

普鲁卡因青霉素 procaine benzylpenicillin

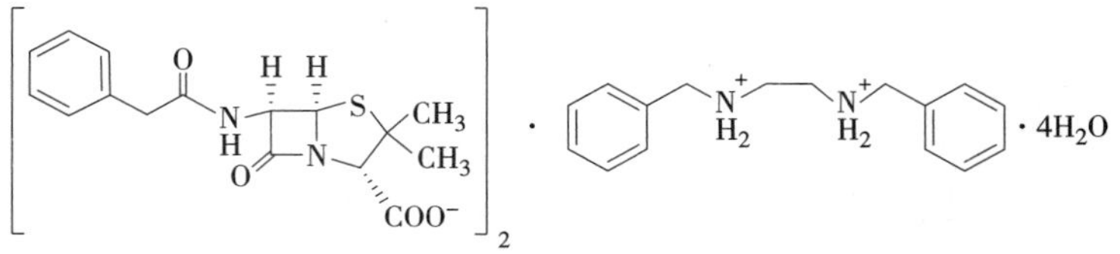

苄星青霉素 benzathine benzylpenicillin

青霉素 G 临床上主要用于治疗革兰氏阳性菌，如链球菌、葡萄球菌、肺炎球菌等引起的全身或严重的局部感染。但是青霉素 G 及 β- 内酰胺类抗生素在临床使用时，会对某些患者易引起过敏反应，严重时会导致死亡。β- 内酰胺类抗生素的过敏原有外源性和内源性，外源性过敏原主要来自 β- 内酰胺类抗生素在生物合成时带入的残留量的蛋白多肽类杂质；内源性过敏原可能来自生产、贮存和使用过程中 β- 内酰胺环开环自身聚合生成的高分子聚合物。另外 β- 内酰胺类抗生素在临床使用中常发生交叉过敏反应，青霉素 G 中过敏原的主要抗原决定簇是青霉噻唑基，由于不同侧链的青霉素类都能形成相同结构的抗原决定簇青霉噻唑基，因此青霉素类抗生素之间能发生强烈的交叉过敏反应。由于青霉素 G 易产生严重的过敏反应，在临床应用中需严格按要求进行皮试后再进行使用。

青霉素 G 在长期临床应用中，暴露出许多缺点，如对酸不稳定，只能注射给药，不能口服；抗菌谱比较窄，对革兰氏阳性菌效果比对革兰氏阴性菌的效果好；在使用过程中，细菌逐渐产生一些分解酶（如 β- 内酰胺酶）而产生耐药性；有严重的过敏性反应。为了克服青霉素 G 的诸多缺点，自 20 世纪 50 年代开始，人们对青霉素 G 进行结构修饰，合成出数以万计的半合成青霉素类衍生物，找到了一些临床效果较好的可口服的耐酸青霉素以及广谱和耐酶的青霉素。

青霉素 V 的发现，使人们对耐酸青霉素的结构特征有了较为充分的认识。在半合成的耐酸青霉素类衍生物结构中，6 位侧链的 α- 碳上都含有吸电性的取代基。

与青霉素 V 相似，含有取代苯氧乙酸侧链的耐酸青霉素有非奈西林（pheneticillin）和丙匹西林（propicillin）。非奈西林和丙匹西林口服吸收良好，血药浓度均比青霉素 V 高，持续时间亦比青霉素 V 长。尽管结构修饰后非奈西林和丙匹西林的结构中引入了手性碳原子，但临床上仍使用其外消旋

体的混合物。

阿度西林(azidocillin)是在青霉素类的侧链上引入吸电子的叠氮基团后所得,口服吸收比青霉素V好,抗菌谱和青霉素V相似,但对流感嗜血杆菌的活性更强。

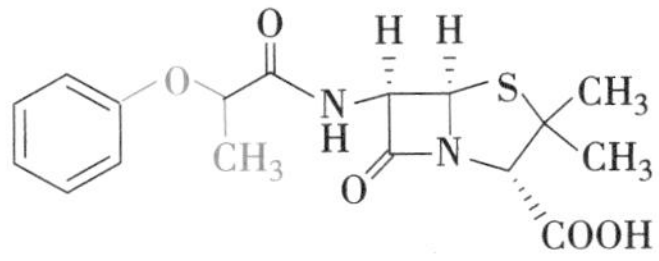

非奈西林 pheneticillin 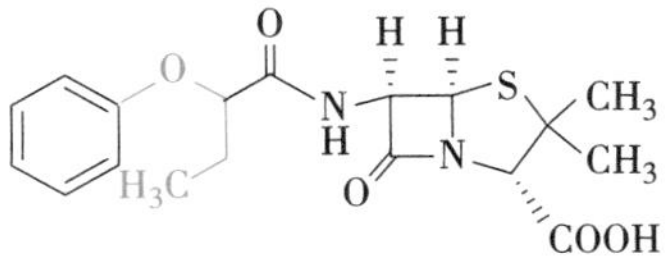　　丙匹西林 propicillin 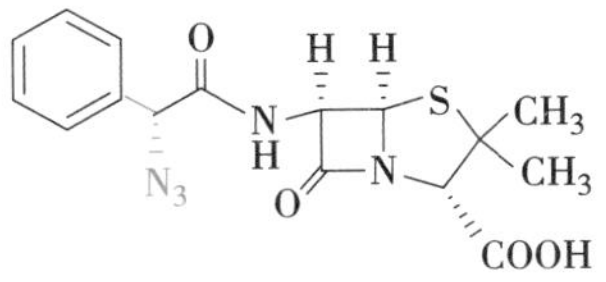　　阿度西林 azidocillin

氯唑西林钠 cloxacillin sodium

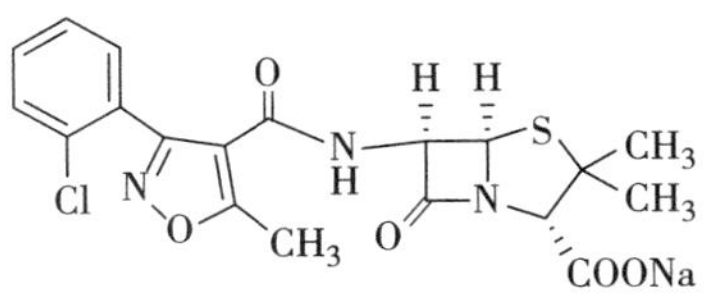

化学名为(2*S*,5*R*,6*R*)-3,3-二甲基-6-[5-甲基-3-(2-氯苯基)-4-异噁唑甲酰氨基]-7-氧代-4-硫杂-1-氮杂双环[3.2.0]庚烷-2-甲酸钠盐;monosodium(2*S*,5*R*,6*R*)-3,3-dimethyl-6-[[(5-methyl-3-(2-chlorophenyl)-4-isoxazolyl)carbonyl]amino]-7-oxo-4-thia-1-azabicyclo[3.2.0]heptane-2-carboxylate。

本品为白色粉末或结晶性粉末;微臭;有引湿性。本品在水中易溶,在乙醇中溶解,在乙酸乙酯中几乎不溶。水溶液 pH 5.0~7.0;比旋度为 +163°~+172°(水溶液,10mg/ml)。

本品适用于治疗产青霉素酶葡萄球菌感染,包括败血症、心内膜炎、肺炎、皮肤和软组织感染等。也可用于化脓性链球菌或肺炎球菌与耐青霉素葡萄球菌所致的混合感染。

伴随青霉素G的广泛使用,出现了对该抗生素不敏感的葡萄球菌,其原因是葡萄球菌产生了所谓的β-内酰胺酶或青霉素酶,使青霉素类被分解失活。

在研究青霉素类似物的过程中,人们发现青霉素类似物的侧链含三苯甲基时,对青霉素酶稳定。人们设想可能是由于三苯甲基有较大的空间位阻,阻止了化合物与酶活性中心的结合。又由于空间阻碍限制了酰胺侧链R与羰基间的单键旋转,从而降低了青霉素分子与酶活性中心作用的适应性,加之R基比较靠近β-内酰胺环,也可能有保护作用。甲氧西林(methicillin)及一批耐酶青霉素都是根据这一设想而设计的。甲氧西林侧链苯甲酰胺基中羰基的邻位有两个位阻较大的甲氧基,起到阻止其与青霉素酶结合的作用,是第一个用于临床的耐酶青霉素。

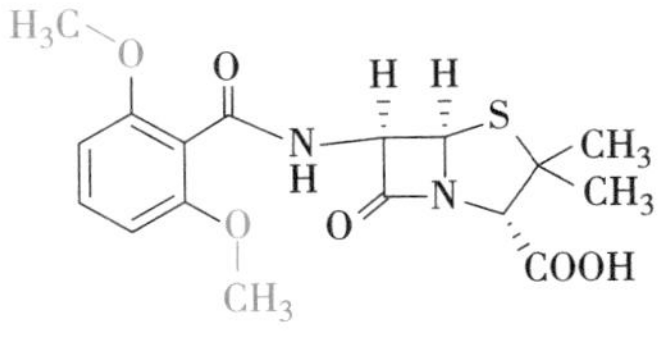

甲氧西林 methicillin

甲氧西林对酸不稳定,不能口服给药,必须大剂量的注射给药才能保持活性,抗菌活性较低。另外随着临床上抗生素的广泛使用出现了耐甲氧西林金黄色葡萄球菌,这种耐药菌株是通过对甲氧西林的蛋白质结合部位进行修饰,进而使细菌对药物不敏感。

在对耐酶青霉素的研究中,人们发现在侧链结构中引入苯甲异噁唑基团,可以提高药物的耐酶活性。

苯唑西林(oxacillin)是利用生物电子等排原理发现的。以异噁唑取代甲氧西林的苯环,同时在C-3和C-5分别以苯基和甲基取代,其中苯基兼有吸电子和空间位阻的作用。因此侧链含有苯甲异噁

唑环的青霉素的发现，被认为是耐酶青霉素的一大进展，这类化合物不仅耐酶，还耐酸，抗菌作用也比较强。

苯唑西林钠可以通过口服和注射给药，但在血清中半衰期比较短。尽管其在体外的活性比甲氧西林强 10 倍，但在体内的治疗剂量和甲氧西林相似。本品主要用于耐青霉素 G 的金黄色葡萄球菌和表皮葡萄球菌的周围感染。

苯唑西林在弱酸条件，微量铜离子的催化下，发生重排反应，生成苯唑青霉烯酸。

苯唑西林 —rearrangement→ 苯唑青霉烯酸

其他的半合成耐酶青霉素衍生物见表 10-2。

表 10-2 耐酶的半合成青霉素

名称	化学结构	特点
萘夫西林 nafcillin		对酸稳定，对耐青霉素 G 的金黄色葡萄球菌的作用比甲氧西林强 3 倍
苯唑西林 oxacillin		对酸稳定，主要用于耐青霉素葡萄球菌所致的各种感染
双氯西林 dicloxacillin		和氯唑西林相似，血药浓度比氯唑西林高
氟氯西林 flucloxacillin		口服胃肠道吸收好，血药浓度高，可维持 4h。对耐药金黄色葡萄球菌的作用是苯唑西林类药物中活性最强的
美西林 mecillinam		C-6 位引入含氮七元环希夫碱侧链，可增加其对 β- 内酰胺酶的稳定性。本品主要作用于革兰氏阴性菌感染，对革兰氏阳性菌的作用弱

阿莫西林 amoxicillin

$\cdot 3H_2O$

化学名为（2*S*,5*R*,6*R*）-3,3- 二甲基 -6-［（*R*）-（－）-2- 氨基 -2-（4- 羟基苯基）乙酰氨基］-7- 氧代 -4- 硫杂 -1- 氮杂双环［3.2.0］庚烷 -2- 甲酸三水合物；（2*S*,5*R*,6*R*）-6-［［（*R*）-（－）-2-amino-2-

(4-hydroxyphenyl)acetyl]amino]-3,3-dimethyl-7-oxo-4-thia-1-azabicyclo[3.2.0]heptane-2-carboxylic acid trihydrate。又名“羟氨苄青霉素”。

本品为白色或类白色结晶性粉末;味微苦。微溶于水,不溶于乙醇。在水中比旋度为 +290° ~+315°(1mg/ml)。

本品的侧链为对羟基苯甘氨酸,有一个手性碳原子,临床用其右旋体,即 *R*- 构型。阿莫西林化学结构中含有酸性的羧基、弱酸性的酚羟基和碱性的氨基,因此阿莫西林的 pK_a 为 2.4、7.4 和 9.6。其 0.5% 水溶液的 pH 为 3.5~5.5。本品的水溶液在 pH 6.0 时比较稳定。

阿莫西林等广谱半合成青霉素的发现来源于对天然青霉素 N 的研究。青霉素类对革兰氏阳性菌的作用比较强,对革兰氏阴性菌的效用较差。在研究过程中,人们从头孢霉菌发酵液中分离得到青霉素 N,其对革兰氏阳性菌的作用远低于青霉素 G,但对革兰氏阴性菌的效用则优于青霉素 G。从结构上分析,其含有 D-α- 氨基己二酸单酰胺的侧链。进一步研究表明,青霉素 N 侧链的氨基是对革兰氏阴性菌产生活性的重要基团。在此基础上,设计和合成了一系列侧链带有氨基的半合成青霉素类抗生素,并从中发现活性较好的氨苄西林(ampicillin)和阿莫西林。

阿莫西林所用的侧链对羟基苯甘氨酸,工业生产中可用化学合成或生物转化的方法得到,经拆分后使用其 D- 构型的左旋异构体。

阿莫西林和氨苄西林具有相同的抗菌谱,对革兰氏阳性菌的抗菌作用与青霉素相同或稍低,对革兰氏阴性菌如淋球菌、流感杆菌、百日咳鲍特菌、大肠埃希菌、布鲁氏菌等的作用较强,但易产生耐药性。阿莫西林口服吸收好,血药浓度较高。临床上主要用于泌尿系统、呼吸系统、胆道等的感染。

阿莫西林及其他含有氨基侧链的半合成 β- 内酰胺类抗生素,由于侧链中游离的氨基具有亲核性,可以直接进攻 β- 内酰胺环的羰基,易引起聚合反应。

聚合的速度随结构不同而不同,影响因素主要有 β- 内酰胺环的稳定性、游离氨基的碱性(pK_a)和空间位阻等。其中阿莫西林的聚合速度最快,因为侧链结构中酚羟基的存在催化聚合反应的进行,其聚合速度比氨苄西林快 4.2 倍。

在对青霉素类侧链结构进行改造寻找广谱半合成青霉素的过程中,人们总结出其构效关系如图 10-4,对半合成青霉素的研究起到一定的指导作用。用羧基或磺酸基代替氨基引入侧链得到羧苄西林(carbenicillin)或磺苄西林(sulbenicillin),对铜绿假单胞菌和变形杆菌有较强的作用;将氨苄西林或阿莫西林的侧链用脂肪酸、芳香酸、芳杂环酸酰化时,可显著扩大抗菌谱,尤其对铜绿假单胞菌有效。如果将氨苄西林或阿莫西林的羧基进行酯化,使其成为前药,可明显改善吸收效果。表 10-3 列举了一些广谱半合成青霉素。

利用青霉素 G 为原料,在偏碱性条件下,经青霉素酰化酶(penicillin acylase)进行酶解,生成 6-氨基青霉烷酸(6-APA),是半合成青霉素的主要中间体。若将青霉素酰化酶通过化学键进行固定化后,再用来裂解青霉素 G 制备 6-APA,这种方法称为“固定化酶法”,可用于批量大规模工业生产。

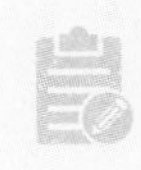

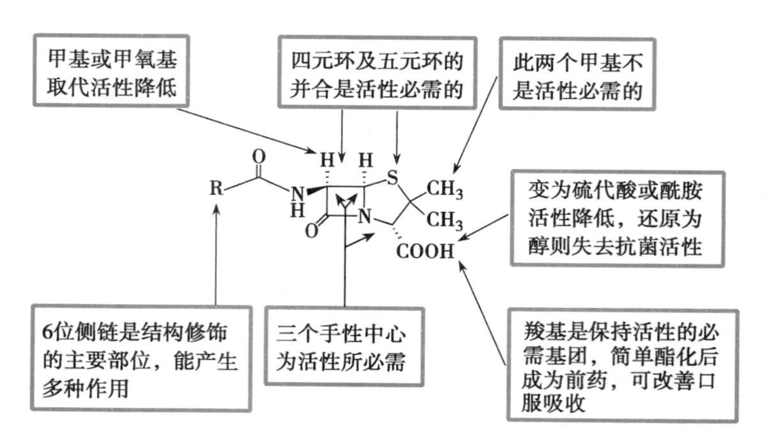

图 10-4 青霉素类的构效关系

表 10-3 广谱的半合成青霉素

名称	化学结构	特点
氨苄西林 ampicillin		口服生物利用度差，可注射和口服给药。对流感杆菌、志贺菌属、大肠埃希菌、伤寒杆菌、变形杆菌均有效，可用于心内膜炎、脑膜炎、败血症等
依匹西林 epicillin		耐酶、耐酸，可口服。抗菌谱与氨苄西林相似，对铜绿假单胞菌有效，但不及羧苄西林
匹氨西林 pivampicillin		氨苄西林的羧基酯化后得到的前药，口服吸收完全，血药浓度高，耐酸。抗菌谱与氨苄西林相似
哌拉西林 piperacillin		耐酶。抗铜绿假单胞菌、变形杆菌、肺炎杆菌等，作用强
阿洛西林 azlocillin		不耐酶。抗铜绿假单胞菌、奇异变形杆菌的作用强
美洛西林 mezlocillin		抗菌谱与阿洛西林相似，主要用于呼吸系统和泌尿系统的感染
阿帕西林 apalcillin		耐酶。抗菌谱比氨苄西林广，抗铜绿假单胞菌、肺炎杆菌、厌氧菌的作用强

续表

名称	化学结构	特点
羧苄西林 carbenicillin	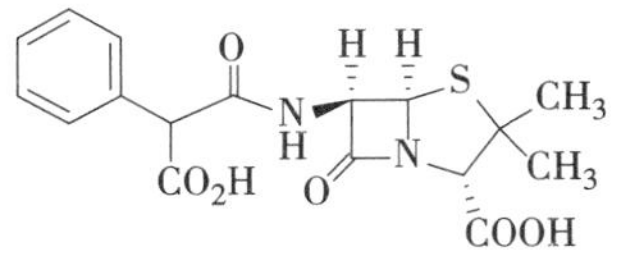	用其消旋体钠盐，口服不吸收，需注射给药，毒性较低，体内分布广。主要用于铜绿假单胞菌、大肠埃希菌等引起的感染
磺苄西林 sulbenicillin	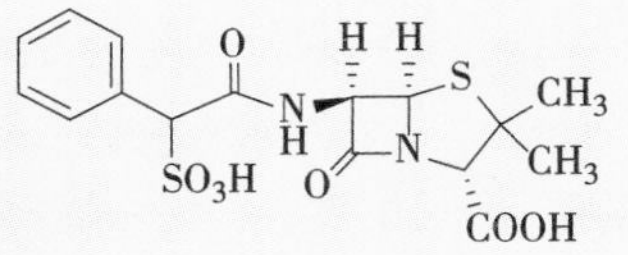	用磺酸基替代羧苄西林分子中的羧基而得，用 D(－)和 L(＋)混合物(3∶1)的双钠盐，注射给药。抗菌活性近似于羧苄西林
替卡西林 ticarcillin	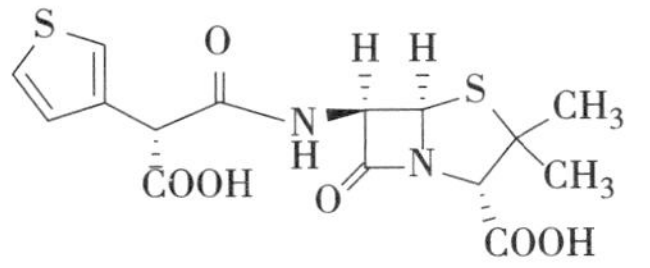	用 3- 噻吩基替代羧苄西林分子中的苯基而得，用其钠盐，口服不吸收，注射给药。对铜绿假单胞菌的作用强于羧苄西林
海他西林 hetacillin	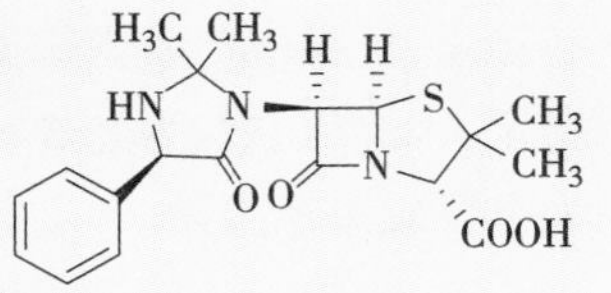	为氨苄西林与丙酮的缩合物，用途与氨苄西林相同，耐酸，可口服，吸收较快，作用较持久

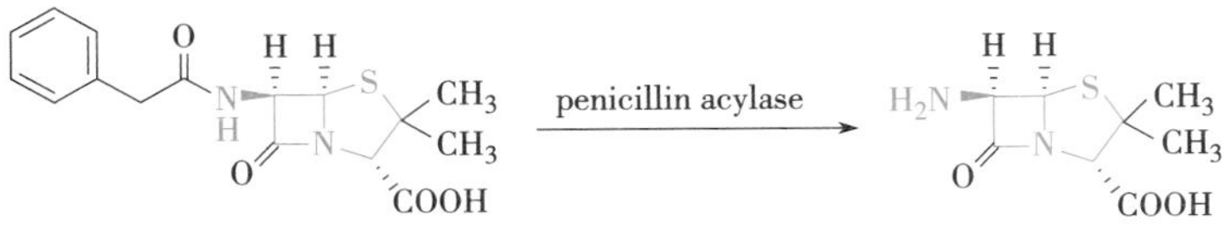

penicillin acylase

青霉素 G penicillin G　　6-APA

得到 6-APA 后，再与相应的侧链酸进行缩合，即可制得各种半合成青霉素。其缩合方法通常有三种。①酰氯法：是较常用的方法，将侧链酸制成酰氯，在低温、中性或近中性（pH 6.5~7.0）条件下进行；②酸酐法：将侧链酸制成酸酐或混合酸酐来进行反应；③缩合剂法：将侧链酸和 6-APA 在有机溶剂中进行缩合，以 *N,N'*- 二环己基碳二亚胺（DCC）或 1-（3- 二甲氨基丙基）-3- 乙基碳二亚胺盐酸盐（EDCI）作为缩合剂。为了提高缩合效率，DCC 常与 4- 二甲氨基吡啶（DMAP）合用，而 EDCI 一般与 1- 羟基苯并三唑（HOBt）合用；由于 EDCI 反应后生成的脲是可溶性的，易于分离，因此，目前在药物合成中常用 EDCI/HOBt 作为缩合剂。

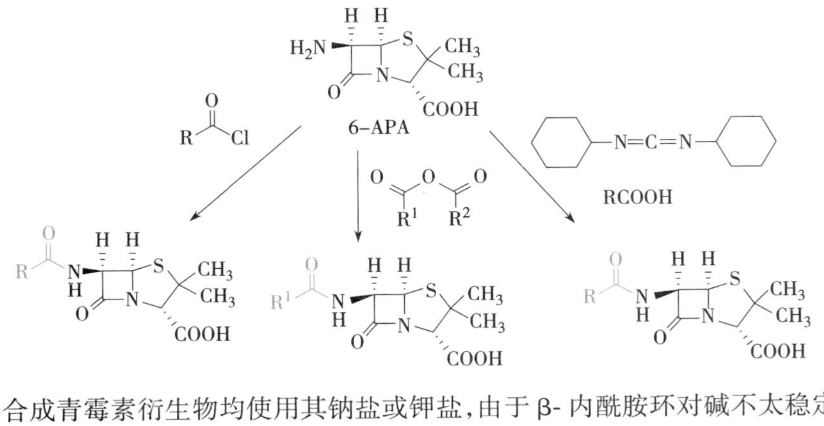

6-APA

RCOOH

临床上半合成青霉素衍生物均使用其钠盐或钾盐，由于 β- 内酰胺环对碱不太稳定，因此若采用氢氧化钠或氢氧化钾进行成盐反应时，必须十分小心地进行。对碱不太稳定的半合成青霉素，可通过与有机酸盐（如乙酸钠等）反应成盐。

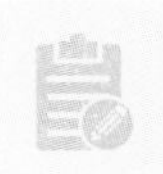

阿莫西林 → 阿莫西林钠

苯唑西林 → 苯唑西林钠

二、头孢菌素类（Cephalosporins）

头孢菌素类包括天然头孢菌素和半合成头孢菌素。天然头孢菌素有头孢菌素 C（cephalosporin C）和头霉素 C（cephamycin C）。头孢菌素 C 对酸比较稳定，能抑制产生青霉素酶的金黄色葡萄球菌，对革兰氏阴性菌亦有活性，头霉素 C 对 β- 内酰胺酶稳定，因此以它们为先导物进行结构改造，对半合成头孢菌素的发展起到积极作用。现在临床用药均为半合成头孢菌素。

头孢菌素C cephalosporin C R^1= H， R^2=CH_3

头霉素 C cephamycin C R^1= OCH_3， R^2=NH_2

从结构上看，头孢菌素类的母核是四元的 β- 内酰胺环与六元的氢化噻嗪环并合而成的。由于头孢菌素类母核中“四元环并六元环”的环张力比青霉素母核的环张力小，另外，头孢菌素类分子结构中 C-2 与 C-3 之间的双键可与 N-1 的未共用电子对共轭，因此头孢菌素类比青霉素类更稳定（图 10-5）。

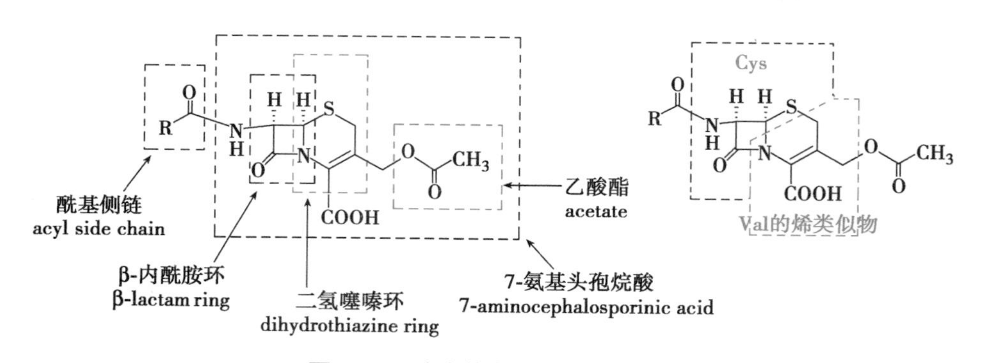

图 10-5 头孢菌素的结构特征分析

但是由于 C-3 位的乙酰氧基是一个较好的离去基团，和 C-2 与 C-3 间的双键以及 β- 内酰胺环形成一个较大的共轭体系，易接受亲核试剂对 β- 内酰胺羰基的进攻，最后 C-3 位乙酰氧基带着负电荷离去，导致 β- 内酰胺环开环，头孢菌素类失活。这是引起头孢菌素类药物活性降低的最主要原因。

因此，如果头孢菌素类药物配成水溶液注射剂后，通常需保存在冰箱中，在使用前取出。在对头孢菌素类进行半合成修饰时，多在 C-7 位侧链取代基和 C-3 位取代基进行改造来提高其稳定性。

头孢菌素进入体内后，C-3 位的乙酰氧基易被体内的酶水解而失活，生成活性较小的 C-3 羟基化合物（3-hydroxycephalosporin），其 C-3 羟基和 C-2 羧基处于 C-2 与 C-3 双键的同一侧，这一特定的空间位置使 C-3 羟基易和 C-2 羧基形成较稳定的头孢菌素内酯环化合物（cephalosporin lactone）。在青霉素类作用机制中已表明 β- 内酰胺类抗生素结构中 C-2 的游离羧基是作用的必需基团，而头孢菌素内酯环化合物中没有游离的羧基存在，因此无活性。

C-3羟基化合物
3-hydroxycephalosporin

头孢菌素内酯环化合物
cephalosporin lactone

头孢菌素类比青霉素类过敏反应发生率低，且彼此不引起交叉过敏反应。研究认为由于头孢菌素类过敏反应中没有共同的抗原簇，因 β- 内酰胺环开裂后不能形成稳定的头孢噻嗪基，而是生成以侧链（R）为主的各异的抗原簇，这表明各个头孢菌素之间或头孢菌素类和青霉素类之间，只要侧链（R）不同，就不可能发生交叉过敏反应。

由 7- 氨基头孢烷酸（7-ACA）进行半合成的头孢菌素类抗生素的研究是发展得比较迅速的一个领域。从头孢菌素类的结构出发，可进行结构改造的位置有五处：（Ⅰ）7- 酰胺基部分；（Ⅱ）7-α 氢原子；（Ⅲ）环中的硫原子；（Ⅳ）3- 位取代基；（Ⅴ）2- 羧基酯化。

从结构改造的结果看，一般来讲，Ⅰ是抗菌谱的决定基团；Ⅱ能影响对 β- 内酰胺酶的稳定性；Ⅲ对抗菌效力有影响；Ⅳ能影响抗生素效力和药物动力学的性质；Ⅴ羧基酯化后可得前药。和青霉素相比，头孢菌素类药物的可修饰部位比较多，上市的半合成头孢菌素类药物也比较多。

头孢氨苄 cefalexin

化学名为（6*R*,7*R*）-3- 甲基 -7-［（2*R*）-2- 氨基 -2- 苯乙酰氨基］-8- 氧代 -5- 硫杂 -1- 氮杂双环［4.2.0］辛 -2- 烯 -2- 甲酸一水合物；（6*R*,7*R*）-7-［［（2*R*）-amino-2-phenylacetyl］amino］-3-methyl-8-oxo-5-thia-1-azabicyclo［4.2.0］oct-2-ene-2-carboxylic acid monohydrate。又称为“先锋霉素Ⅳ”“头孢力新”。

本品为白色或乳黄色结晶性粉末，微臭。在水中微溶，在乙醇、三氯甲烷或乙醚中不溶。pK_a 为 2.5、5.2 和 7.3，水溶液的 pH 为 3.5~5.5。头孢氨苄在固态比较稳定，其水溶液在 pH 8.5 以下较为稳定，但在 pH 9.0 以上则迅速被破坏。本品水溶液（5mg/ml）的比旋度为 +149° ~+158°。

从青霉素类的结构改造中得到了许多有益的经验，将这些成功的经验用于头孢菌素类的研究，从而得到了许多新的半合成头孢菌素类化合物。氨苄西林的侧链——苯甘氨酸是一个很好的半合成β-内酰胺化合物侧链。将苯甘氨酸和7-ACA连接后，得到第一个口服的半合成头孢菌素——头孢甘氨（cephaloglycin）。

头孢甘氨 cephaloglycin

头孢甘氨能够抑制绝大多数革兰氏阳性菌和奈瑟菌、大肠埃希菌及奇异变形杆菌，但常常需要使用较高浓度。而且头孢甘氨在体内易迅速代谢转化成活性很差的去乙酰氧基代谢产物，因此现已不在临床上使用。

鉴于头孢甘氨易代谢失活的特点，将C-3位的乙酰氧甲基换成甲基从而得到头孢氨苄。由于头孢氨苄无C-3的乙酰氧基，比头孢甘氨更稳定，且口服吸收较好。头孢氨苄对革兰氏阳性菌效果较好，对革兰氏阴性菌效果较差，临床上主要用于治疗敏感菌所致的呼吸道、泌尿道、皮肤和软组织、生殖器官等部位的感染。

由于头孢氨苄的成功研制及应用，人们认识到C-3位取代基的重要性，在这一部位的改造得到一系列含7-苯甘氨酰基的半合成衍生物，口服吸收更好，同时对部分革兰氏阴性菌活性更强。

头孢氨苄的母核为7-氨基-3-去乙酰氧基头孢烷酸（7-ADCA），若由头孢菌素C或7-ACA来制备通常比较困难，工业生产上则利用来源较为广泛的青霉素G为原料，通过扩环的方式来制备。

青霉素G钾在吡啶存在下，用氯甲酸三氯乙酯酯化成青霉酸三氯乙酯（trichloroethyl penicillinate），保护游离的羧酸基。在甲酸中用过氧化氢氧化成青霉亚砜（sulfinyl penicillin），再以磷酸处理，二氢噻唑环S-C键先断裂形成不饱和的中间体次磺酸，然后扩环成较为稳定的7-苯乙酰胺基-3-去乙酰氧基头孢烷酸三氯乙酯（trichloroethyl 7-phenylacetamido-3-deacetoxylcephalosporinate）。经五氯化磷氯化后与甲醇作用，再经水解生成7-氨基-3-去乙酰氧基头孢烷酸三氯乙酯（trichloroethyl 7-amino-3-deacetoxylcephalosporinate），再与相应的侧链缩合、去保护，得到头孢氨苄。

$\xrightarrow[\text{Pyr}]{ClCOOCH_2CCl_3}$ 青霉酸三氯乙酯 $\xrightarrow[\text{HCOOH}]{H_2O_2}$

青霉亚砜 $\xrightarrow[\text{Pyr}]{H_3PO_4}$ [ ] $\longrightarrow$

$\xrightarrow[C_6H_6]{PCl_5}$ $\xrightarrow{CH_3OH}$

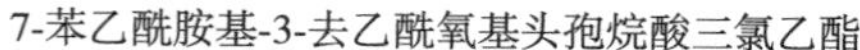
7-苯乙酰胺基-3-去乙酰氧基头孢烷酸三氯乙酯

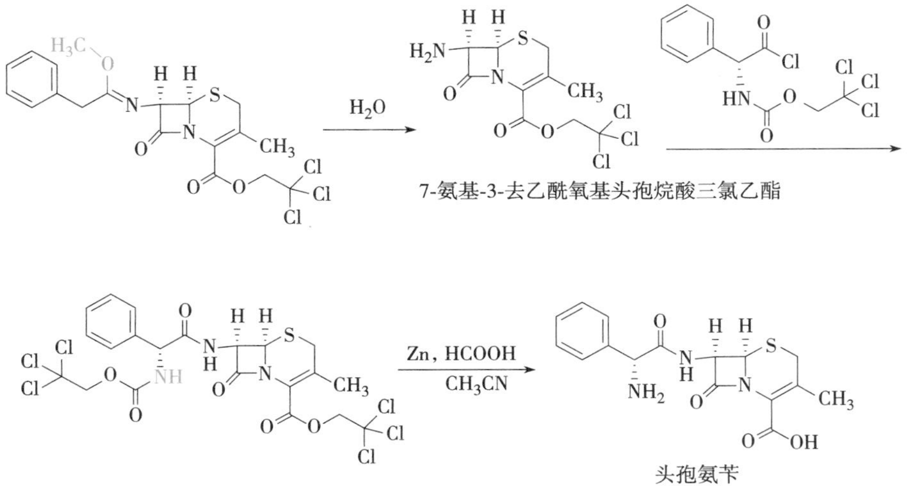

H_2O

7-氨基-3-去乙酰氧基头孢烷酸三氯乙酯

Zn, HCOOH
CH_3CN

头孢氨苄

头孢菌素类在发展过程中，按其发明年代的先后和抗菌性能的不同，临床常将头孢菌素划分为第一、二、三、四、五代。

第一代头孢菌素类是20世纪60年代初开始上市的。从抗菌性能来说，对第一代头孢菌素类敏感的细菌主要有乙型溶血性链球菌和其他链球菌（包括肺炎链球菌）、葡萄球菌、流感嗜血杆菌、大肠埃希菌、克雷伯杆菌、奇异变形杆菌、沙门菌、志贺菌等。不同品种的头孢菌素类有各自的抗菌特点，但第一代头孢菌素类对革兰氏阴性菌的β-内酰胺酶的抵抗力弱，因此，革兰氏阴性菌对第一代头孢菌素类较易产生耐药性。

第二代头孢菌素类对革兰氏阳性菌的抗菌效能与第一代相近或较低，而对革兰氏阴性杆菌的作用较好。主要特点为：抗酶性能强，可用于对第一代头孢菌素类产生耐药性的一些革兰氏阴性菌；抗菌谱较第一代头孢菌素类有所扩大，对奈瑟菌、部分吲哚阳性变形杆菌、部分肠杆菌属均有效。

第三代头孢菌素类对革兰氏阳性菌的抗菌效能普遍低于第一代（个别品种相近），对革兰氏阴性菌的作用较第二代头孢菌素类更为优越。抗菌谱扩大，对铜绿假单胞菌、沙雷杆菌、不动杆菌等有效；耐酶性能强，可用于对第一代或第二代头孢菌素类耐药的一些革兰氏阴性菌株。

第四代头孢菌素类的3位含有带正电荷的季铵基团，正电荷增加了药物对细胞膜的穿透力，具有较强的抗菌活性。

随着对头孢菌素类研究的不断深入，新概念的第五代头孢菌素类也相继问世，在结构上综合了第三代和第四代头孢菌素类的特点，扩大了抗菌谱，增强了对耐药菌株的作用能力。

临床上常用的半合成头孢菌素见表10-4。

表10-4 临床常用的半合成头孢菌素类药物

名称	化学结构	特点
头孢噻吩 cefalotin	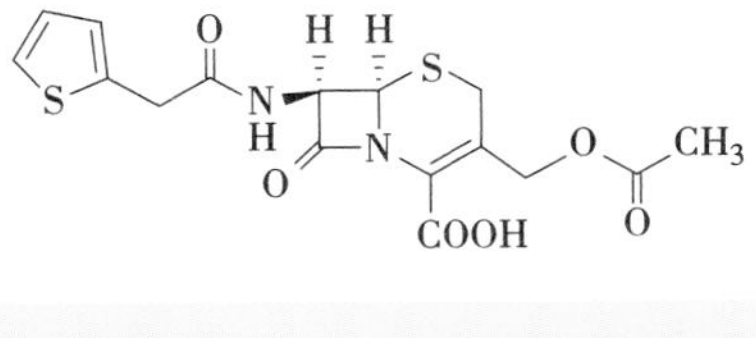	第一个用于临床的半合成头孢菌素，耐酶，用钠盐，注射给药。主要用于革兰氏阳性菌
头孢噻啶 cefaloridine	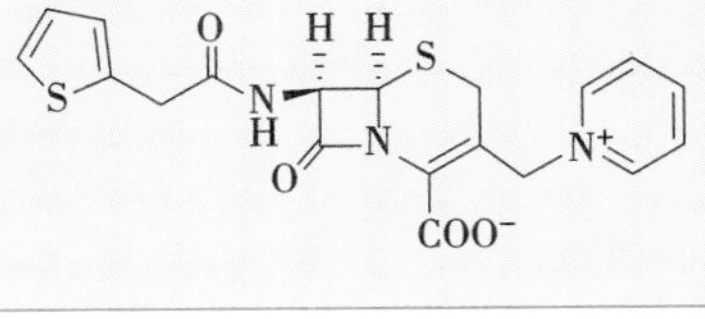	口服吸收差，需注射给药，血药浓度较高。抗菌谱与头孢噻吩相似

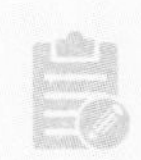

续表

名 称	化学结构	特 点
头孢匹林 cefapirin	O H H S N S N H O N COOH O CH3 O	注射给药，抗菌谱与头孢噻啶相似
头孢乙腈 cefacetrile	O H H NC N S H O N O CH3 COOH O	耐酶，注射给药，抗菌谱与头孢噻吩相似
头孢唑林 cefazolin	N N N N O H H N S H O N S N N COOH S CH3	耐酸和耐酶，注射给药，作用时间较长。对革兰氏阴性杆菌的作用较强
头孢羟氨苄 cefadroxil	HO O H H N S NH2 H O N CH3 COOH	在头孢氨苄侧链苯基的 C-4 位引入羟基而得，可口服或注射给药，血药浓度高而持久。抗菌谱同头孢唑林
头孢拉定 cefradine	O H H N S NH2 H O N CH3 COOH	可口服或注射给药，对耐药金黄色葡萄球菌和耐药杆菌均有效
头孢克洛 cefaclor	O H H N S NH2 H O N Cl COOH	对胃酸稳定，可口服给药，抗菌性能与头孢唑林相似
头孢孟多 cefamandole	O H H N S H CH3 OH O N S N N N N N COOH	注射给药，主要对革兰氏阴性菌有效
头孢噻肟 cefotaxime	S H2N N O H H N S H N O N O CH3 CH3 COOH O	钠盐，注射给药。对革兰氏阴性菌活性较强，对金黄色葡萄球菌的抗菌活性较差，对铜绿假单胞菌和产碱杆菌无抗菌活性
头孢呋辛 cefuroxime	O O H H N S H N O N O CH3 CH3 COOH O	注射给药，对 β- 内酰胺酶稳定，对革兰氏阴性菌活性较强
头孢替安 cefotiam	S H2N N O H H N S H CH3 N CH3 O N S N N N N COOH	注射给药，对革兰氏阳性菌的作用与头孢唑林相近，对革兰氏阴性菌的作用优良

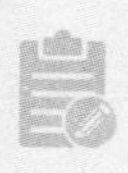

续表

名称	化学结构	特点
头孢甲肟 cefmenoxime		注射给药，对β-内酰胺酶很稳定。广谱，对革兰氏阴性菌活性强
头孢哌酮 cefoperazone		注射给药，对β-内酰胺酶很稳定。广谱，对铜绿假单胞菌活性优于其他头孢菌素类
头孢他啶 ceftazidime		注射给药，对β-内酰胺酶高度稳定。主要用于革兰氏阴性菌感染，对铜绿假单胞菌作用强
头孢克肟 cefixime		对β-内酰酶特别稳定。抗菌谱包括链球菌、肺炎链球菌、淋球菌、大肠埃希菌等
头孢泊肟酯 cefpodoxime proxetil		为前药，进入体内后经非特异性酯酶水解为头孢泊肟发挥抗菌作用，对革兰氏阳性菌和阴性菌均有效。对β-内酰胺酶稳定。口服给药
头孢磺啶 cefsulodin		耐酶，注射给药，用钠盐。主要对铜绿假单胞菌有高效
头孢美唑 cefmetazole		耐酶性强，对一些已对头孢菌素耐药的病原菌也有效。抗菌谱包括革兰氏阳性菌、阴性菌和厌氧菌
头孢拉宗 cefbuperazone		耐酶性强。对革兰氏阴性菌和厌氧菌有良好作用。应用范围与头孢美唑近似
头孢西丁 cefoxitin		耐酶性强。与多数头孢菌素有拮抗作用，配伍应用可致抗菌疗效减弱。对革兰氏阳性菌的抗菌性能弱，对革兰氏阴性菌作用强

续表

名 称	化学结构	特 点
头孢匹罗 cefpirome		3- 位存在季铵基团，可迅速透过革兰氏阴性菌细胞外膜。对葡萄球菌、耐青霉素的肺炎球菌及肠球菌均有效
头孢吡肟 cefepime		3- 位存在季铵基团，抗菌谱进一步扩大，对β- 内酰胺酶稳定。注射给药
头孢唑兰 cefozopran		3- 位存在季铵基团，对革兰氏阳性菌、阴性菌和厌氧菌显示广谱抗菌活性
头孢喹肟 cefquinome		唯一的动物专用头孢类抗生素，用硫酸盐，注射给药。对β- 内酰胺酶高度稳定。抗菌谱广，抗菌活性强
头孢罗膦 ceftaroline fosamil		3- 位存在季铵基团，7- 位侧链含有磷酸基团，注射给药。抗菌活性强，对耐甲氧西林金黄色葡萄球菌的抗菌活性好

头孢噻肟钠异构体的活性和稳定性（拓展阅读）

头孢曲松钠 ceftriaxone sodium

$\cdot 3^1/_2 H_2O$

化学名为（6*R*,7*R*）-7-[[（2*Z*）-（2- 氨基噻唑 -4- 基）（甲氧基亚氨基）乙酰基]氨基]-3-[[（2- 甲基 -6- 羟基 -5- 氧代 -2,5- 二氢 -1,2,4- 三嗪 -3- 基）硫基]甲基]-8- 氧代 -5- 硫杂 -1- 氮杂双环[4.2.0]辛 -2- 烯 -2- 羧酸二钠盐三倍半水合物；disodium（6*R*,7*R*）-3-[[（2-methyl-6-hydroxyl-5-oxo-2,5-dihydro-1,2,4-triazin-3-yl）thio]methyl]-7-[[（2*Z*）-（2-amino-4-thiazolyl）（methoxyimino）acetyl]amino]-8-oxo-5-thia-1-azabicyclo[4.2.0]oct-2-ene-2-carboxylate hemiheptahydrate。

本品为白色或类白色结晶性粉末；无臭。在水中易溶，在甲醇中微溶，在乙醚中几乎不溶。水溶液（10mg/ml）的比旋度为 −170° ~−153°。

头孢曲松钠属于第三代头孢菌素类药物。在其 7 位的侧链上，α 位是顺式的甲氧肟基，同时连有一个 2- 氨基噻唑基团。头孢菌素类衍生物的构效关系研究表明，甲氧肟基增加了对 β- 内酰胺酶的稳定性；而 2- 氨基噻唑基团可以增加药物与细菌青霉素结合蛋白的亲和力。这两个药效基团的结合使该药物具有耐酶和广谱的特点。

头孢曲松钠具有广谱的体外活性，对革兰氏阳性菌和革兰氏阴性菌、需氧菌和某些厌氧菌都具有作用。对大肠埃希菌、肺炎杆菌、吲哚阳性变形杆菌、流感杆菌、沙雷杆菌、脑膜炎球菌、淋球菌有强大作用，对铜绿假单胞菌有一定作用，肠球菌、耐甲氧西林金黄色葡萄球菌和多数脆弱拟杆菌对本品耐药。用于治疗敏感致病菌所致的下呼吸道感染、尿路感染、胆道感染，以及腹腔感染、盆腔感染、皮肤软组织感染、骨和关节感染、败血症、脑膜炎等及手术期感染的预防。本品单剂可治疗单纯性淋病。

头孢菌素类的构效关系在某些方面与青霉素类极为相似，归纳见图 10-6。

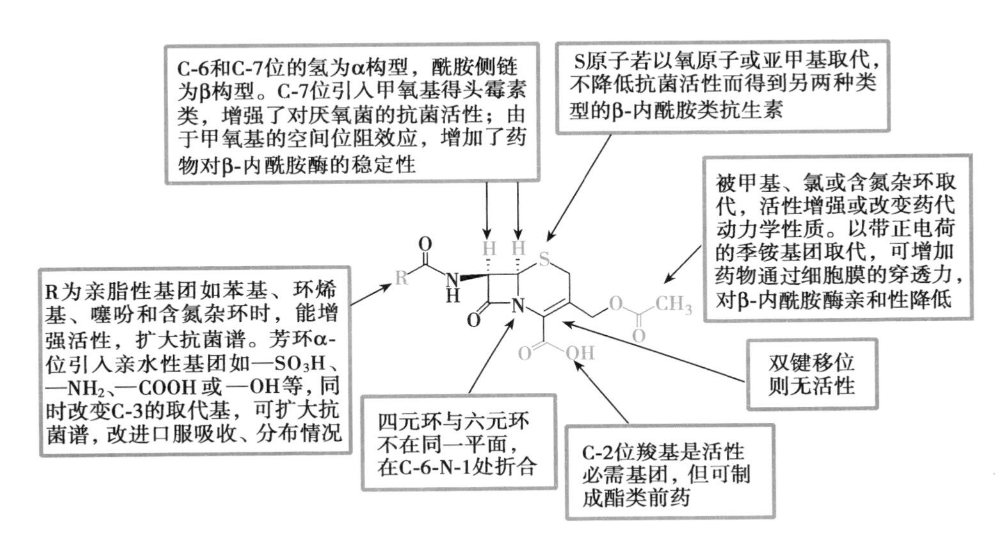

图 10-6 头孢菌素类的构效关系

头孢菌素类母核的硫原子被氧原子或亚甲基取代后，其活性不会显著降低，其中氧原子取代的头孢菌素类为氧头孢烯类，是非天然的 β- 内酰胺类抗生素，这也为全合成新的衍生物开辟了一条新路。拉氧头孢（latamoxef，moxalactam）是第一个上市的氧头孢烯类药物，在其 7 位有一个甲氧基，因此该药物具有与第三代头孢菌素类相似的活性，是强效的广谱抗生素。该药不仅对 β- 内酰胺酶稳定，血药浓度也比较高而持久。分析其结构，可能是氧原子的体积和两面角均比硫原子小，使母核环张力增大，增强其抗菌活性。拉氧头孢临床用于治疗败血症、脑膜炎、肺炎、腹膜炎等。

HO H$_3$C O H O O N H COOH O N COOH S CH$_3$ N N N N

拉氧头孢 latamoxef

三、非经典的 β- 内酰胺类抗生素（Non-classical β-Lactam Antibiotics）

前面已经提及碳青霉烯、青霉烯、氧青霉烷和单环 β- 内酰胺类抗生素通常称为“非经典的 β- 内酰胺类抗生素”。β- 内酰胺酶抑制剂（β-lactamase inhibitors）也属于非经典的 β- 内酰胺类抗生素。

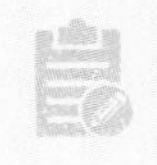

（一）β- 内酰胺酶抑制剂

β- 内酰胺酶是细菌产生的保护性酶，使某些 β- 内酰胺抗生素在未到达细菌作用部位之前就被水解失活，这是细菌对 β- 内酰胺类抗生素产生耐药性的主要机制。β- 内酰胺酶抑制剂是针对细菌对 β- 内酰胺类抗生素产生耐药机制而研发的一类药物。它们对 β- 内酰胺酶有很强的抑制作用，本身又具有抗菌活性。

β- 内酰胺酶抑制剂主要有氧青霉烷类和青霉烷砜类。氧青霉烷类药物主要有克拉维酸。青霉烷砜类药物有舒巴坦、他唑巴坦等。

克拉维酸钾 clavulanate potassium

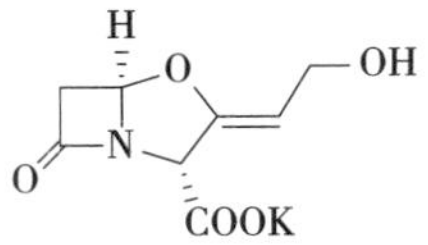

化学名为（*Z*）-（2*R*,5*R*）-3-（2- 羟亚乙基）-7- 氧代 -4- 氧杂 -1- 氮杂双环［3.2.0］庚烷 -2- 羧酸钾；potassium（*Z*）-（2*R*,5*R*）-3-（2-hydroxyethylidene）-7-oxo-4-oxa-1-azabicyclo［3.2.0］heptane-2-carboxylate。又称为“棒酸”。

本品为白色或微黄色结晶性粉末；微臭，极易引湿。极易溶于水，水溶液不稳定，会分解变色。在碱性条件下极易降解，其降解速度比青霉素快 5 倍。在甲醇中易溶，乙醇中微溶，在乙醚中不溶。比旋度 $[\alpha]_D^{20}$ +55° 至 +60°（10mg/ml，水）。

克拉维酸是从链霉菌（*Streptomyces clavuligerus*）的发酵液中分离得到的，是第一个用于临床的 β- 内酰胺酶抑制剂。

从结构上来看，克拉维酸是由 β- 内酰胺和氢化噁唑并合而成的，且在氢化噁唑氧原子的旁边有一个 sp^2 杂化的碳原子，形成乙烯基醚结构，C-6 无酰胺侧链存在。由此可见克拉维酸的环张力比青霉素类要大得多，因此易受 β- 内酰胺酶结构中亲核基团的进攻，导致其开环，形成亚胺结构，再经互变异构生成克拉维酸异构体（isomer of clavulanic acid），生成不可逆的结合物（图 10-7）。克拉维酸是有效的 β- 内酰胺酶抑制剂，可与多数 β- 内酰胺酶牢固结合，对革兰氏阳性菌或革兰氏阴性菌产生的 β- 内酰胺酶均有效。本品的抗菌活性微弱，单独使用无效，常与青霉素类药物联合应用以提高疗效。临床上使用克拉维酸钾和氨苄西林或阿莫西林组成复方制剂，用于治疗耐阿莫西林细菌引起的感染。

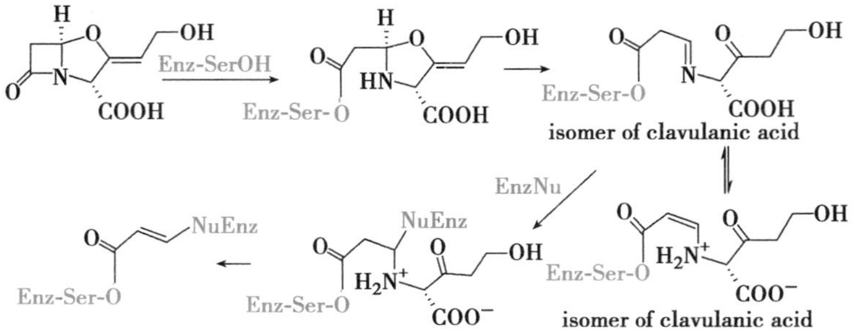

图 10-7 克拉维酸抑制 β- 内酰胺酶的机制

青霉烷砜类药物舒巴坦钠（sulbactam sodium）也是一种不可逆竞争性 β- 内酰胺酶抑制剂。它是由 β- 内酰胺环与五元噻唑环并合，噻唑环的硫原子被氧化成砜的化合物，故称为“青霉烷砜”。通常与青霉素类及头孢菌素类药物合用，避免后者被 β- 内酰胺酶破坏，加强了抗菌活力。如与氨苄西林合用，可用于治疗对氨苄西林耐药的金黄色葡萄球菌、脆弱拟杆菌、肺炎杆菌、普通变形杆菌引起的感

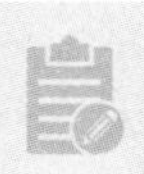

染。其作用机制和克拉维酸基本相似，β- 内酰胺酶上的亲核基团先使 β- 内酰胺开环，最终形成无活性的化合物。当抑制剂去除后，酶的活性也不能恢复。

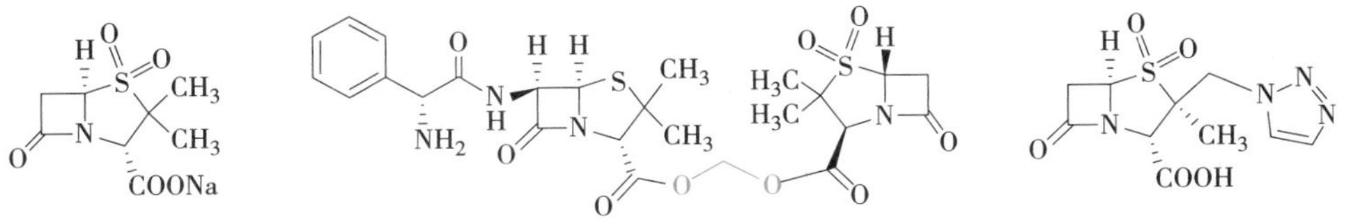

舒巴坦钠 sulbactam sodium　　舒他西林 sultamicillin　　他唑巴坦 tazobactam

舒巴坦钠口服吸收差。为了改善其口服吸收，将氨苄西林与舒巴坦以 1∶1 的形式通过亚甲基相连形成双酯结构的前药，称为舒他西林（sultamicillin）。舒他西林口服后可迅速吸收，生物利用度 >80%。在体内非特定酯酶的作用下水解，产生较高血浆浓度的氨苄西林和舒巴坦。

在舒巴坦的结构基础上，进一步研究发现其 3- 位甲基被取代后可以得到一系列新结构的化合物，这些化合物的活性更强，其中他唑巴坦（tazobactam）的抑酶活性和抑酶谱优于克拉维酸和舒巴坦。

（二）碳青霉烯类 β- 内酰胺类抗生素

碳青霉烯类药物比较多，如亚胺培南、美罗培南、比阿培南等。

亚胺培南　imipenem

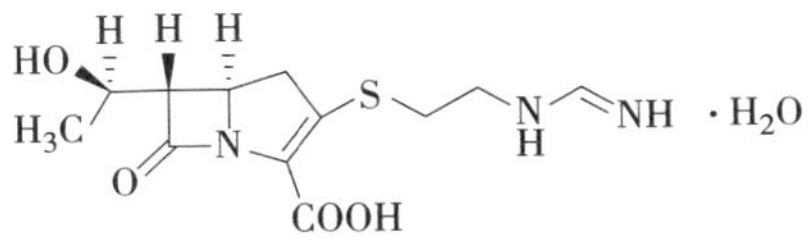

化学名为（5*R*,6*S*）-6-［（1*R*）-1- 羟乙基］-3-［2-（（亚氨基甲基）氨基）乙硫基］-7- 氧代 -1- 氮杂双环［3.2.0］庚 -2- 烯 -2- 羧酸单水合物；［5*R*,6*S*］-6-［（1*R*）-1-hydroxyethyl］-3-（2-iminomethylaminoethylthio）-7-oxo-1-azabicyclo［3.2.0］hepta-2-ene-2-carboxylic acid monohydrate。本品为碳青霉烯类 β- 内酰胺抗生素。

本品为白色或类白色结晶。在水或甲醇中溶解，在乙醇或丙酮中微溶，在乙醚或乙酸乙酯中几乎不溶。在 pH 7.0 的 0.1mol/L 磷酸盐缓冲溶液（0.05mol/L）中的比旋度为 +86.8°。

20 世纪 70 年代中期 Merck 公司研究人员在筛选能作用于细胞壁生物合成抑制剂的过程中，从 *Streptomyces cattleya* 发酵液中分离得到的第一个碳青霉烯化合物，即沙纳霉素（thienamycin）。其抗菌谱广，对葡萄球菌等革兰氏阳性菌及铜绿假单胞菌、类杆菌等革兰氏阴性菌有显著的抗菌活性，而且对 β- 内酰胺酶也有较强的抑制作用。沙纳霉素与青霉素类抗生素在结构上的差别在于噻唑环上的硫原子被亚甲基取代，由于亚甲基的夹角比硫原子小，加之 C-2 和 C-3 间存在双键，使二氢吡咯环成一个平面结构，从而使得沙纳霉素不稳定。另外，3 位侧链末端的氨基会进攻 β- 内酰胺环的羰基，导致其开环失活。因此，沙纳霉素未能在临床使用。

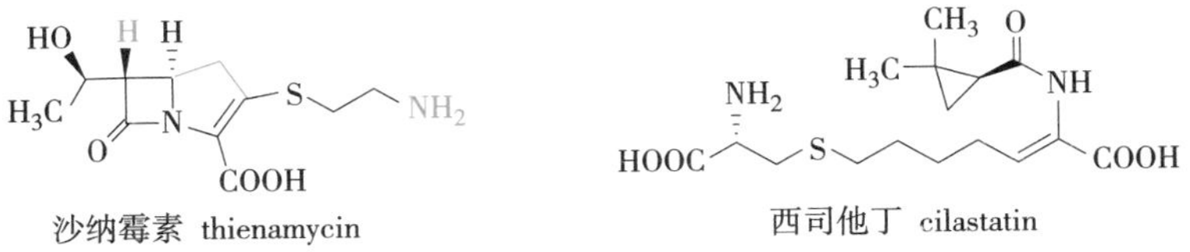

沙纳霉素 thienamycin　　西司他丁 cilastatin

通过对沙纳霉素进行结构改造，得到亚胺培南（imipenem），其 6 位氢原子处于 β 构型，这和经典的 β- 内酰胺类的 6α- 氢的构型完全不同，故具有抗菌活性高、抗菌谱广、耐酶等特点。本品对革兰氏阳性菌、阴性菌和厌氧菌有广泛的抗菌活性，尤其对铜绿假单胞菌、MRSA 及粪球菌有显著的抗菌活性。亚胺培南单独使用时，在肾脏受肾肽酶代谢而分解失活。临床上亚胺培南通常和肾肽酶抑制剂

西司他丁（cilastatin）合并使用，以增加疗效，减少肾毒性。

美罗培南（meropenem）是临床上第一个能单独使用的碳青霉烯类抗生素。对肾肽酶稳定，对革兰氏阳性菌和阴性菌均敏感，尤其对革兰氏阴性菌有很强的抗菌活性。美罗培南注射给药后在体内广泛分布，能进入脑脊液和胆汁。

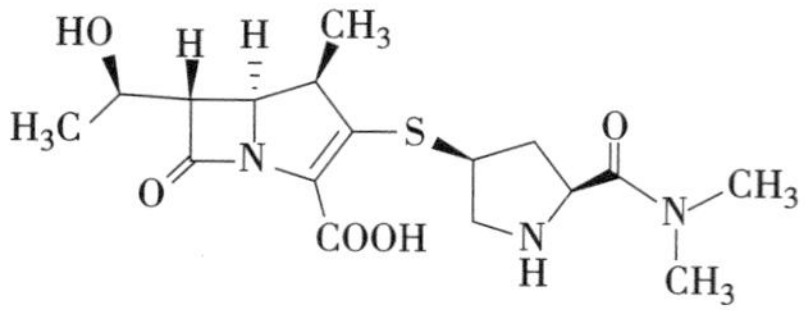

美罗培南　meropenem

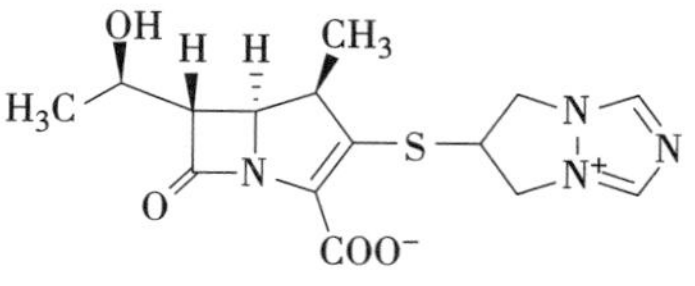

比阿培南　biapenem

比阿培南（biapenem）是第二个带有4位甲基的碳青霉烯类抗生素，几乎没有肾毒性，可以单独给药。本品抗菌谱广，抗菌活性强，抑制耐药铜绿假单胞菌的活性比美罗培南强4~8倍，可用于细菌性脑膜炎的治疗。

（三）单环β-内酰胺类抗生素

氨曲南　aztreonam

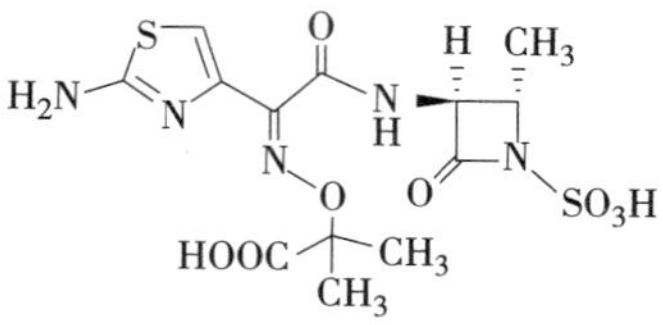

化学名为[2*S*-[2α,3β(*Z*)]]-2-[[[1-(2-氨基-4-噻唑基)-2-[(2-甲基-4-氧代-1-磺基-3-氮杂环丁烷基)氨基]-2-氧代亚乙基]氨基]氧代]-2-甲基丙酸；[2*S*-[2α,3β(*Z*)]]-2-[[[1-(2-amino-4-thiazolyl)-2-[(2-methyl-4-oxo-1-sulfo-3-azetidinyl)amino]-2-oxoethylidene]amino]oxy]-2-methyl-propanoic acid。本品为单环β-内酰胺类抗生素。

本品为白色晶体；无臭。在DMF、DMSO中溶解，在甲醇中微溶，在乙醇中极微溶，在甲苯、三氯甲烷、乙酸乙酯中几乎不溶。

单环β-内酰胺类抗生素的发展起源于诺卡霉素（nocardicin）的发现。天然的有活性的单环β-内酰胺抗生素的发现，改变了人们认为β-内酰胺环不与另一个环并合就没有抗菌活性的观点。诺卡霉素是*Nocardia uniformis*菌所产生的第一个被发现的单环β-内酰胺类抗生素，含有A~G七个组分，其中A为七种诺卡霉素类似物中活性最强的一个。尽管诺卡霉素只含有单个β-内酰胺环，但对酸、碱都比较稳定，这是其他天然β-内酰胺类抗生素所不具备的特点。

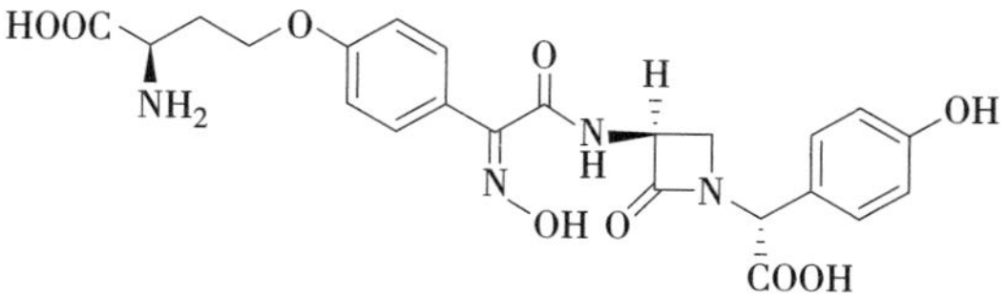

诺卡霉素A　nocardicin A

诺卡霉素对各种β-内酰胺酶都很稳定，对某些革兰氏阴性菌如铜绿假单胞菌、变形杆菌有效，毒性小，但抗菌活性弱，至今未用于临床。但利用其母核——3-氨基诺卡霉素（3-ANA）进行结构修饰，制备多种衍生物。氨曲南（aztreonam）是在此基础上得到的第一个全合成单环β-内酰胺类抗生素，并用于临床。

在氨曲南结构中的N原子上连有强吸电子的磺酸基团，更有利于β-内酰胺环打开。C-2位的α-甲基可以增加氨曲南对β-内酰胺酶的稳定性。在C-3上引入第三代头孢菌素的侧链2-氨基噻唑基。

氨曲南对需氧的革兰氏阴性菌包括铜绿假单胞菌有很强的活性，对需氧的革兰氏阳性菌和厌氧菌作用较弱，对各种β-内酰胺酶稳定，能透过血脑屏障，副作用少。临床用于呼吸道感染、尿路感染、软组织感染、败血症等，疗效良好。

氨曲南耐受性好，不良反应发生率低，与青霉素类和头孢菌素类不发生交叉过敏反应，从而为寻找无过敏反应、高效、广谱的β-内酰胺类抗生素提供了一个新的研究方向。

卡芦莫南（carumonam）和替吉莫南（tigemonam）也为单环β-内酰胺类抗生素，具有广谱抗菌活性，组织穿透性好，对β-内酰胺酶稳定。卡芦莫南主要用于治疗严重革兰氏阴性需氧杆菌引起的感染。

卡芦莫南 carumonam　　　替吉莫南 tigemonam

第二节　四环素类抗生素 Tetracycline Antibiotics

四环素类抗生素是由放线菌产生的一类口服广谱抗生素，包括金霉素（chlortetracycline）、土霉素（oxytetracycline）、四环素（tetracycline）及半合成衍生物（表10-5），其结构均为氢化并四苯（naphthacene）的四环骨架。

表10-5　四环素类抗生素

药物名称	R^1	R^2	R^3	R^4	R^5
金霉素（chlortetracycline）	H	CH_3	OH	Cl	H
土霉素（oxytetracycline）	OH	CH_3	OH	H	H
四环素（tetracycline）	H	CH_3	OH	H	H
多西环素（doxycycline）	OH	CH_3	H	H	H
米诺环素（minocycline）	H	H	H	$N(CH_3)_2$	H
替加环素（tigecycline）	H	H	H	$N(CH_3)_2$	$NHCOCH_2NHC(CH_3)_3$
奥马环素（omadacycline）	H	H	H	$N(CH_3)_2$	$CH_2NHCH_2C(CH_3)_3$

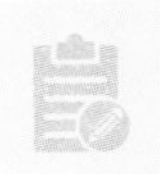

四环素 tetracycline

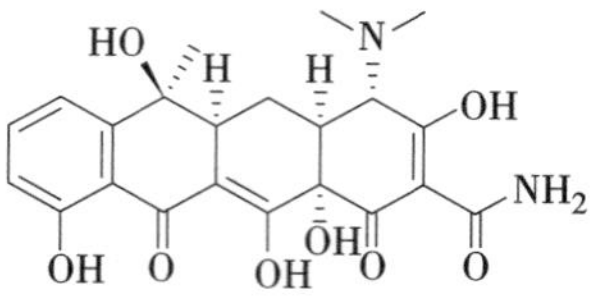

化学名为（4*S*,4a*S*,5a*S*,6*S*,12a*S*）-6- 甲基 -4-（二甲氨基）-3,6,10,12,12a- 五羟基 -1,11- 二氧代 -1,4,4a,5,5a,6,11,12a- 八氢 -2- 并四苯甲酰胺；（4*S*,4a*S*,5a*S*,6*S*,12a*S*）-4-（dimethylamino）-1,4,4a,5,5a,6,11,12a-octahydro-3,6,10,12,12a-pentahydroxy-6-methyl-1,11-dioxynaphthacene-2-carboxamide。

本品为黄色结晶性粉末，无臭，强光下颜色会变深，应避光密闭保存。在甲醇中溶解，在水和乙醇中微溶。本品有口服制剂和软膏剂，其盐酸盐可制成注射用粉针剂。

1948 年由金色链霉菌（*Streptomyces auraofaciens*）培养液中分离出金霉素（chlortetracycline），1950 年从土壤中龟裂链霉菌（*Streptomyces rimosus*）培养液中分离出土霉素（oxytetracycline），1953 年在研究金霉素和土霉素结构时发现，若将金霉素进行催化氢化脱去氯原子，可得到四环素（tetracycline），随后在不含氯的培养基中生长的链霉菌菌株发酵液中分离出四环素。

在四环素类抗生素结构中都含有酸性的酚羟基和烯醇羟基及碱性的二甲胺基，故该类药物均为两性化合物，具有三个 pK_a 值，分别为 2.8~3.4、7.2~7.8、9.1~9.7。四环素的碱性基团为 4α- 二甲胺基，在生产上用于和氯化氢成盐；C-10 酚羟基及与之共轭的 C-12 烯醇羟基是弱酸性基团，pK_a 约为 7.5；而 C-1~C-3 为共轭的三羰基系统，酸性相当于乙酸。四环素的等电点（pI）=5.0。临床上通常用其盐酸盐。

四环素类抗生素在干燥条件下比较稳定，但遇日光可变色。在酸性及碱性条件下都不稳定，易发生水解。四环素类药物主要有以下化学性质。

（1）酸性条件下不稳定：在酸性条件下，四环素类抗生素 C-6 羟基和 C-5α 氢发生消除反应，生成无活性的橙黄色脱水物脱水四环素（anhydrotetracycline）。因为 C-6 羟基与 C-5α 氢正好处于反式构型，在酸性条件下有利于发生消除反应。

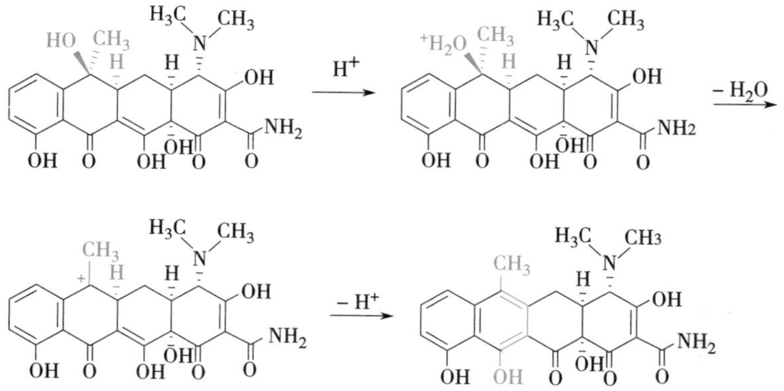

脱水四环素

另外，在 pH 2~6 的条件下，C-4 二甲胺基很容易发生可逆的差向异构化，生成四环素 -4- 差向异构体（4-epitetracycline）。某些阴离子如磷酸根、枸橼酸根、乙酸根离子的存在，可加速这种异构化。

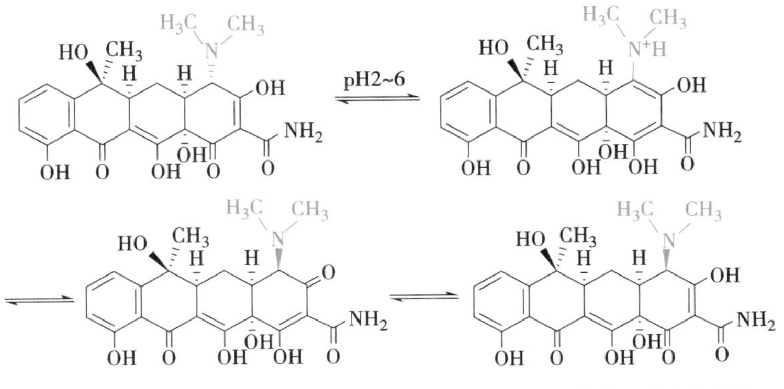

四环素-4-差向异构体

四环素降解产物的危害（拓展阅读）

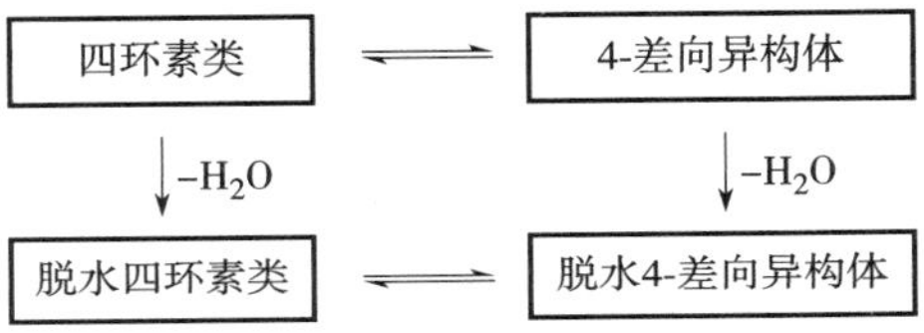

土霉素由于存在 C-5 羟基，与 C-4 二甲胺基之间形成氢键，4 位的差向异构化难于四环素。而金霉素由于 C-7 氯原子的空间排斥作用，4 位异构化反应比四环素更易发生。

4 位差向异构化产物在酸性条件下也会进一步脱水生成脱水差向异构化产物。

四环素类药物的脱水产物及差向异构体的抗菌活性均减弱或消失。

四环素类 ⇌ 4-差向异构体

↓ $-H_2O$ ↓ $-H_2O$

脱水四环素类 ⇌ 脱水4-差向异构体

（2）碱性条件下不稳定：在碱性条件下，由于 OH^- 的作用，C-6 羟基形成氧负离子，分子内亲核进攻 C-11，经电子转移，C 环破裂，生成具有内酯结构的异构体。

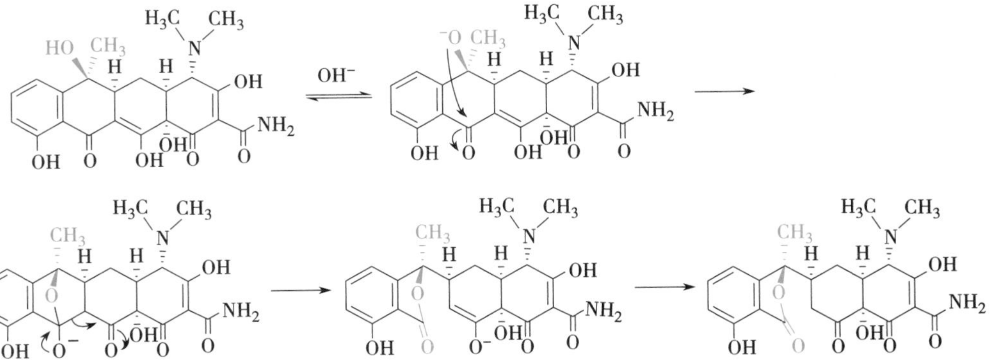

（3）和金属离子的反应：四环素类药物分子中含有许多羟基、烯醇羟基及羰基，在近中性条件下能与多种金属离子形成不溶性螯合物，如与钙或镁离子形成不溶性的钙盐或镁盐，与铁离子形成红色络合物，与铝离子形成黄色络合物。

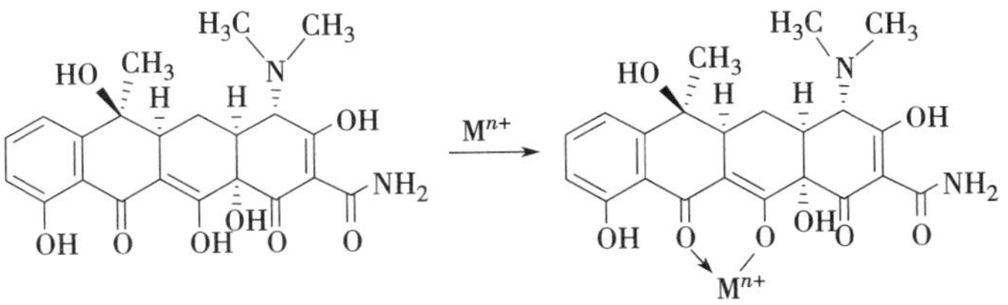

"四环素牙"的由来（拓展阅读）

这不仅给临床使用制备成合适的溶液带来不便，而且还会干扰口服时的血药浓度。由于四环素类药物能和钙离子形成络合物，小儿和孕妇应慎用或禁用。

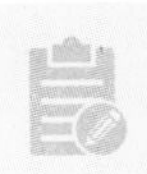

金霉素、土霉素和四环素为天然来源的四环素类抗生素，它们的抗菌谱基本相似，用于各种革兰氏阳性和阴性菌引起的感染，对某些立克次体、滤过性病毒和原虫也有作用。但细菌对这类抗生素易产生严重的耐药性，不良反应也比较多，临床应用受到一定的限制。

在此基础上对四环素类抗生素进行结构修饰，一方面以增强其在酸性、碱性条件下的稳定性，另一方面倾向于解决这类抗生素的耐药问题。如将土霉素分子中的 6-OH 除去，得到多西环素（doxycycline），其稳定性和口服吸收好，对多种细菌的体内抗菌活性强于四环素。多西环素的脂溶性高于天然四环素类抗生素，因而更易进入组织器官，但由于前庭不良反应而限制了其使用。

将四环素分子中的 6-CH_3 和 6-OH 除去，并在 7 位引入二甲氨基，得到米诺环素（minocycline），其口服吸收好，对四环素耐药的葡萄球菌等也有较强的抗菌作用，还可与其他药物联用治疗麻风病，但肝毒性较大。

奥马环素（omadacycline）是一种新型 9- 氨甲基环素类药物，是在米诺环素基础上，以克服四环素耐药性为目的，经过结构修饰得到的半合成化合物。奥马环素具有广谱、强效特点，对革兰氏阳性菌、革兰氏阴性菌、厌氧菌、非典型细菌及其他耐药菌均有效。

替加环素 tigecycline

化学名为（4*S*,4a*S*,5a*R*,12a*S*）-9-［2-（叔丁基胺基）乙酰胺基］-4,7- 双（二甲氨基）-1,4,4a,5,5a,6,11,12a- 八氢 -3,10,12,12a- 四羟基 -1,11- 二氧代 - 并四苯 -2- 甲酰胺；（4*S*,4a*S*,5a*R*,12a*S*）-9-［2-（tert-butylamino）acetamido］-4,7-bis（dimethylamino）-1,4,4a,5,5a,6,11,12a-octahydro-3,10,12,12a-tetrahydroxy-1,11-dioxonaphthacene-2-carboxamide。

本品为橘黄色结晶性粉末，无臭。在水中易溶，在乙醚中略溶，在甲醇和乙醇中微溶。应避光密闭保存。其冻干粉针供注射用。

本品为临床应用的第一个甘氨酰环素类抗生素，为四环素类半合成衍生物。与米诺环素相比，其 C-9 被 2-（叔丁基胺基）乙酰胺基取代后，扩大了抗菌谱。临床用于 18 岁及以上复杂皮肤和皮肤结构感染或者复杂腹内感染患者的治疗，包括复杂阑尾炎、烧伤感染、腹内脓肿、深部软组织感染及溃疡感染。

替加环素的作用机制同四环素类，即药物能特异性地与细菌核糖体 30S 亚基的 A 位点结合，阻止氨基酰—tRNA 在该位点上的结合，从而抑制肽链的增长和影响细菌蛋白质的合成。

第三节 氨基糖苷类抗生素 Aminoglycoside Antibiotics

氨基糖苷类抗生素是由链霉菌、小单孢菌和细菌所产生的具有氨基糖苷结构的抗生素，这类抗生素的化学结构通常由 1,3- 二氨基肌醇，如链霉胺（streptamine）、2- 脱氧链霉胺（2-deoxystreptamine）、放线菌胺（actinamine）为苷元与某些特定的氨基糖通过糖苷键相连而成。

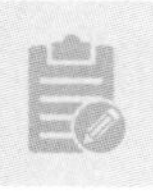

链霉胺 streptamine　　2-脱氧链霉胺 2-deoxystreptamine　　放线菌胺 actinamine

由于其化学结构特点，这类抗生素都呈碱性，通常都形成结晶性的硫酸盐或盐酸盐用于临床。氨基糖苷类抗生素多为极性化合物，水溶性较高，脂溶性较低，因而口服给药时，很难被吸收，须注射给药。与血清蛋白结合率低，绝大多数在体内不代谢失活，以原型经肾小球滤过排出，对肾脏产生毒性。本类抗生素的另一个较大的毒性主要是损害第八对脑神经，引起不可逆耳聋，尤其对儿童的毒性更大。

细菌产生的钝化酶（磷酸转移酶、核苷转移酶、乙酰转移酶）是这类抗生素产生耐药性的重要原因。

用于临床的氨基糖苷类抗生素主要有链霉素（streptomycin）、卡那霉素（kanamycin）、庆大霉素（gentamicin）、新霉素（neomycin）、巴龙霉素（paromomycin）和核糖霉素（ribostamycin）等。

链霉素是第一个发现的氨基糖苷类抗生素，从 *Streptomyces griseus* 的发酵液中分离得到。链霉素由链霉胍、链霉糖和 *N*- 甲基葡萄糖胺组成。在其分子结构中有三个碱性中心，可以和各种酸成盐，临床用其硫酸盐。

链霉胍

链霉糖

N-甲基葡萄糖胺

	R^1	R^2	R^3
链霉素 streptomycin	$NHCH_3$	CH_2OH	CHO
双氢链霉素 dihydrostreptomycin	$NHCH_3$	CH_2OH	CH_2OH

链霉素对结核杆菌的抗菌作用很强，临床上用于治疗各种结核病，特别是对结核性脑膜炎和急性浸润性肺结核有很好的疗效。对尿道感染、肠道感染、败血症等也有效，与青霉素联合应用有协同作用。缺点是易产生耐药性，有耳毒性和肾脏毒性。

卡那霉素是由放线菌产生的，共含有 A、B、C 三个组分。临床使用的是以 A 组分为主的硫酸盐。

	R^1	R^2	R^3	R^4
卡那霉素 A（kanamycin A）	OH	OH	NH_2	H
卡那霉素 B（kanamycin B）	NH_2	OH	NH_2	H
卡那霉素 C（kanamycin C）	NH_2	OH	OH	H
妥布霉素（tobramycin）	NH_2	H	NH_2	H
阿米卡星（amikacin）	OH	OH	NH_2	

卡那霉素为广谱抗生素，对革兰氏阴性杆菌、革兰氏阳性菌和结核杆菌都有效。临床上用于败血症、心内膜炎、呼吸道感染、肠炎、菌痢和尿路感染等。对听神经和肾脏有一定的毒性。

带有 R- 因子的革兰氏阴性菌能产生各种酶，使这类抗生素钝化，如图 10-8 所示。

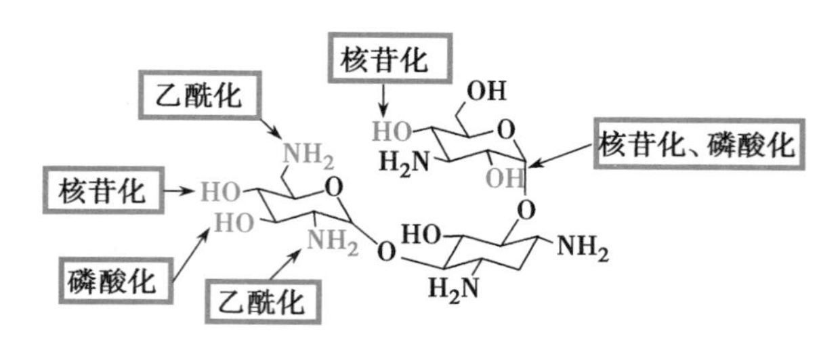

图 10-8 细菌酶类导致卡那霉素 B 失活的修饰位点

妥布霉素（tobramycin）由 *Streptomyces tenebrarius* 发酵得到，也可以卡那霉素 B 为原料进行合成，抗菌谱比卡那霉素广，对革兰氏阴性菌和阳性菌都有效，对铜绿假单胞菌的抗菌活性好，而毒性比庆大霉素低。

为了克服卡那霉素的耐药性，对其分子内特定的羟基或氨基进行化学修饰，制备了对耐药菌有效的半合成氨基糖苷类抗生素，如阿米卡星（amikacin），不仅对卡那霉素敏感菌有效，对卡那霉素耐药的铜绿假单胞菌、大肠埃希菌和金黄色葡萄球菌均有显著抗菌活性。对上述细菌所产生的各种转移酶都稳定。用途与卡那霉素相似，但血中浓度较卡那霉素高，毒性较小，注射给药。所引入的氨基羟丁酰基侧链的构型对其抗菌活性很重要，阿米卡星为 L-(−)型，若为 D-(+)型则抗菌活性大为降低。

庆大霉素（gentamicin）是小单孢菌 *Micromonospora purpura* 产生的混合物，包括庆大霉素 C_1、C_{1a} 和 C_2。三者抗菌活性和毒性相似，临床使用混合物的硫酸盐。

	R^1	R^2	R^3
庆大霉素 C_1（gentamicin C_1）	CH_3	CH_3	H
庆大霉素 C_{1a}（gentamicin C_{1a}）	H	H	H
庆大霉素 C_2（gentamicin C_2）	CH_3	H	H
小诺霉素（micronomicin）	H	CH_3	H
依替米星（etimicin）	H	H	CH_2CH_3

庆大霉素为广谱的抗生素，尤其对革兰氏阴性菌、大肠埃希菌、铜绿假单胞菌、肺炎杆菌、志贺菌属有良好效用。临床上主要用于铜绿假单胞菌或某些耐药阴性菌引起的感染和败血症、尿路感染、脑膜炎和烧伤感染等。

庆大霉素可被细菌的庆大霉素乙酰转移酶 I 和庆大霉素腺苷转移酶酰化而失去活性，细菌对其产生耐药性。该药对听觉和肾脏的毒性较卡那霉素小。

6′-*N*- 甲基庆大霉素 C_{1a} 称为小诺霉素（micronomicin），又名“沙加霉素（sagamicin）”，是由小单孢菌 *Micromonospora sagamiensis* var. *nonoreducans* 产生的抗生素。抗菌作用比庆大霉素强，排泄较快。临床主要用于大肠埃希菌、志贺菌属、变形杆菌、克雷伯菌属及葡萄球菌等引起的支气管炎、肺炎、腹膜炎、肾盂肾炎及膀胱炎等。其耳毒性约为庆大霉素 1/4，但仍应注意。

依替米星（etimicin）也为庆大霉素 C_{1a} 的衍生物，是半合成的氨基糖苷类抗生素。依替米星抗菌谱广，对多种病原菌有较好抗菌作用。对部分庆大霉素、小诺霉素和头孢唑林耐药的金黄色葡萄球菌、大肠埃希菌和肺炎杆菌有抗菌活性。肌内注射的耳毒性比其他氨基糖苷类抗生素低。

第四节 大环内酯类抗生素 Macrolide Antibiotics

大环内酯类抗生素是由链霉菌产生的一类弱碱性抗生素，其结构特征为分子中含有一个十四元或十六元的大环内酯结构。通过内酯环上的羟基和去氧氨基糖或6-去氧糖缩合成碱性苷。这类药物主要有红霉素（erythromycin）、螺旋霉素（spiramycin）、麦迪霉素（midecamycin）等（表10-6）。

表10-6 大环内酯类抗生素

药物名称	化学结构	说明
红霉素 erythromycin	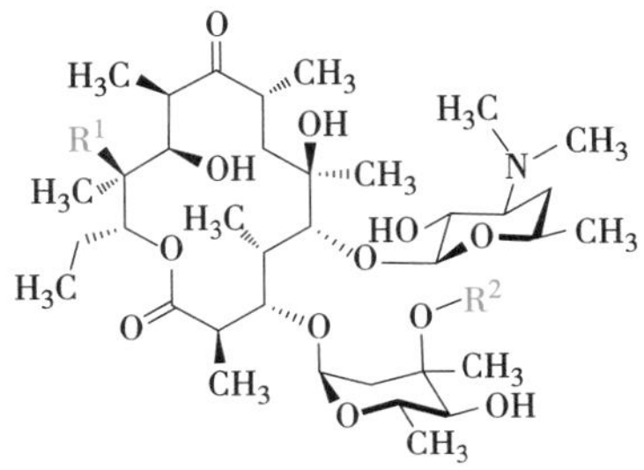 红霉素 A：R^1 —OH，R^2 —CH_3 红霉素 B：R^1 H，R^2 —CH_3 红霉素 C：R^1 —OH，R^2 H	红霉素是由红色链霉菌（*Streptomyces erythreus*）产生的十四元大环内酯类抗生素，包括红霉素A、B和C。红霉素A为抗菌主要成分，通常所说的红霉素即指红霉素A，其他两个组分B和C活性弱、毒性大，被视为杂质
螺旋霉素 spiramycin	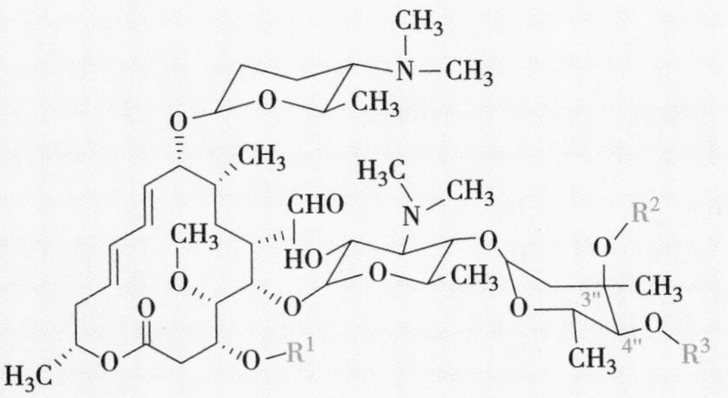 螺旋霉素Ⅰ：R^1 —H，R^2 —H，R^3 —H 螺旋霉素Ⅱ：R^1 —$COCH_3$，R^2 —H，R^3 —H 螺旋霉素Ⅲ：R^1 —COC_2H_5，R^2 —H，R^3 —H 乙酰螺旋霉素Ⅰ：R^1 —H，R^2 —H，R^3 —$COCH_3$ 乙酰螺旋霉素Ⅱ：R^1 —$COCH_3$，R^2 —H，R^3 —$COCH_3$ 乙酰螺旋霉素Ⅲ：R^1 —COC_2H_5，R^2 —$COCH_3$，R^3 —$COCH_3$	螺旋霉素是由螺杆菌新种 *Streptomyces spiramyceticus* 产生的十六元大环内酯类抗生素，含有螺旋霉素Ⅰ、Ⅱ、Ⅲ三种成分，以Ⅱ和Ⅲ成分为主。国外菌种生产的螺旋霉素以Ⅰ为主，国产螺旋霉素以Ⅱ和Ⅲ为主。 乙酰螺旋霉素是对螺旋霉素三种成分乙酰化的产物。国外商品以4″-单乙酰化合物为主，国内的乙酰螺旋霉素是以3″,4″-双乙酰化物为主。乙酰螺旋霉素体外抗菌活性比螺旋霉素弱，但对酸稳定，口服吸收比螺旋霉素好，在胃肠道吸收后脱去乙酰基变为螺旋霉素发挥作用

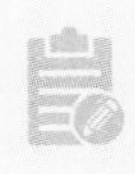

续表

药物名称	化学结构	说明
麦迪霉素 midecamycin	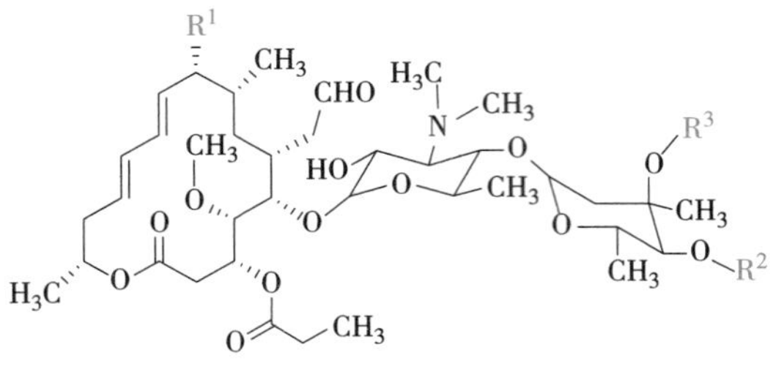 （结构式） R¹ / R² / R³ 麦迪霉素A_1 —OH —COC_2H_5 —H 麦迪霉素A_2 —OH —COC_3H_7 —H 麦迪霉素A_3 ═O —COC_2H_5 —H 麦迪霉素A_4 ═O —COC_3H_7 —H 米卡霉素 —$OCOCH_3$ —COC_2H_5 —$COCH_3$	麦迪霉素是由米加链霉菌 *Streptomyces mycasofacies* 产生的十六元大环内酯类抗生素，含麦迪霉素 A_1、A_2、A_3 和 A_4 四种成分，以 A_1 成分为主；米卡霉素改善了大环内酯类抗生素所特有的苦味，而且吸收好，可长时间维持高的组织浓度，因而具有很好的抗菌效力，此外还减轻了肝毒性等不良反应，使用范围广

这类抗生素在微生物合成过程中往往产生结构近似、性质相仿的多种成分。当菌种或生产工艺不同时，常使产品中各成分的比例有明显不同，影响产品的质量。这类抗生素对酸、碱不稳定，在体内也易被酶分解，不论苷键水解、内酯环开环或脱去酰基，都可丧失或降低抗菌活性。为了克服这些缺点，对这类抗生素的结构进行了研究和改造。发现大环内酯环或去氧糖分子中的羟基酰化后，性质可显著改变，例如能增加其对酸的稳定性，升高血药浓度，延长作用时间，或降低毒性。如乙酰螺旋霉素（acetyl spiramycin）、双乙酰麦迪霉素（diacetyl midecamycin）以及早期的红霉素碳酸乙酯（erythromycin ethylcarbonate）等。这主要由于酰基的引入，可能产生空间障碍，阻止内酯环的破裂；或整个分子的亲脂性增强，易被吸收和穿透细菌的细胞膜而较好地发挥抗菌作用，作用机制主要是抑制细菌蛋白质的合成。

这类抗生素的抗菌谱和抗菌活性相似，对革兰氏阳性菌和某些阴性菌、支原体等有较强的作用；与临床常用的其他抗生素之间无交叉耐药性，但细菌对同类药物仍可产生耐药性；毒性较低，无严重不良反应。

红霉素 A erythromycin A

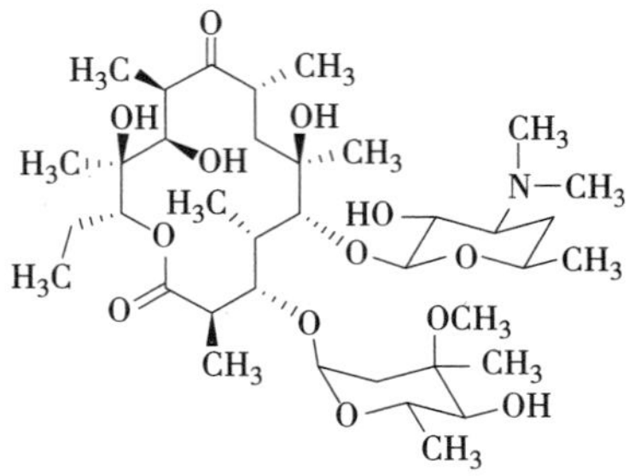

化学名为（2*R*,3*S*,4*S*,5*R*,6*R*,8*R*,10*R*,11*R*,12*S*,13*R*）-5-[（3-氨基-3,4,6-三脱氧-*N*,*N*-二甲基-β-D-吡喃木糖基）氧]-3-[（2,6-二脱氧-3-*C*,3-*O*-二甲基-α-L-吡喃糖基）氧]-13-乙基-6,11,12-三羟基-2,4,6,8,10,12-六甲基-9-氧代十三烷-13-内酯；（2*R*,3*S*,4*S*,5*R*,6*R*,8*R*,10*R*,11*R*,12*S*,13*R*）-5-（3-amino-3,4,6-trideoxy-*N*,*N*-dimethyl-β-D-xylo-hexopyranosyloxy）-3-（2,6-dideoxy-3-*C*,3-*O*-dimethyl-α-L-ribo-hexopyranosyloxy）-13-ethyl-6,11,12-trihydroxy-2,4,6,8,10,12-hexamethyl-9-oxotridecan-13-lactone。

本品为白色或类白色的结晶或粉末；无臭，味苦；微有引湿性。本品的水合物熔点为 135~140℃，而无水物的熔点为 190~193℃。易溶于甲醇、乙醇或丙酮，微溶于水。无水乙醇（20mg/ml）中比旋度为 −78° ~−71°。

红霉素是由红色链霉菌（*Streptomyces erythreus*）产生的抗生素，包括红霉素 A、红霉素 B 和红霉素 C。三者的差别在于 C-12 及克拉定糖（cladinose）中的 C-3″ 位取代基的不同。红霉素 A 为抗菌主要成分；红霉素 C 的活性较弱，是红霉素 A 的 1/5，而毒性则为红霉素 A 的 5 倍；红霉素 B 不仅活性低，且毒性大。通常所说的红霉素即指红霉素 A，其他两个组分 B 和 C 则被视为杂质。

红霉素 A 与大环内酯糖基转移酶复合物的晶体结构及相互作用分析

（拓展阅读）

红霉素 A 是由红霉内酯（erythronolids）与去氧氨基糖（desosamine）和克拉定糖缩合而成的碱性苷。红霉内酯环为 14 原子的大环，无双键，偶数碳原子上共有六个甲基，9 位上有一个羰基，C-3、C-5、C-6、C-11、C-12 共有五个羟基，内酯环的 C-3 通过氧原子与克拉定糖相连，C-5 通过氧原子与去氧氨基糖连接（图 10-9）。

图 10-9　红霉素的结构特征

由于在红霉素的结构中存在多个羟基以及在其 9 位上有羰基，因此红霉素在酸性条件下不稳定，易发生分子内的脱水环合。在酸性溶液中，红霉素 C-6 上的羟基与 C-9 的羰基形成半缩酮的羟基，再与 C-8 上的氢消去一分子水，形成脱水物（8,9-anhydroerythromycin A-6,9-hemiketal）。脱水物 C-12 上的羟基与 C-8~C-9 双键加成，得螺缩酮（anhydroerythromycin A-6,9-9,12-spiroketal）。然后其 C-11 羟基与 C-10 上的氢消去一分子水，同时水解脱去一分子克拉定糖。

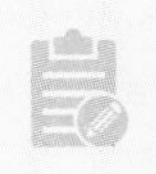

红霉素对各种革兰氏阳性菌有很强的抗菌作用，对革兰氏阴性菌如百日咳鲍特菌、流感杆菌、淋球菌、脑膜炎球菌等亦有效，而对大多数肠道革兰氏阴性杆菌则无活性。红霉素为治疗耐青霉素的金黄色葡萄球菌和溶血性链球菌引起的感染的首选药物。

红霉素水溶性较小，只能口服，但在酸中不稳定，易被胃酸破坏。为了增加其在水中的溶解性，用红霉素与乳糖醛酸成盐，得到红霉素乳糖醛酸盐（erythromycin lactobionate）可供注射使用。

红霉素乳糖醛酸盐 erythromycin lactobionate　A=

红霉素硬脂酸盐 erythromycin stearate　$A=CH_3(CH_2)_{16}COOH$

为了增加红霉素的稳定性，将红霉素与硬脂酸成盐，得到红霉素硬脂酸盐（erythromycin stearate），不溶于水，但在酸中较红霉素稳定，适于口服。也可将5位氨基糖上的2′-羟基与各种酸成酯，如依托红霉素（erythromycin estolate），在酸中较稳定并适于口服；琥乙红霉素（erythromycin ethylsuccinate）可使红霉素苦味消失，适于儿童服用；它们虽在水中几乎不溶，但到体内水解后可释放出红霉素。

$\cdot H_3C(CH_2)_{10}CH_2OSO_3H$

依托红霉素 erythromycin estolate　　　琥乙红霉素 erythromycin ethylsuccinate

由于红霉素对酸不稳定，口服后生物利用度差。红霉素在酸性条件下主要先发生C-9羰基和C-6羟基脱水环合，导致进一步反应而失活，因此在研究红霉素半合成衍生物时，均考虑将C-6羟基和C-9羰基进行保护，得到一系列新的药物，这是20世纪70年代以来半合成抗生素中最重要的进展。

罗红霉素（roxithromycin）是红霉素C-9肟的衍生物。研究过程中发现若将9位的羰基改换成肟或腙后，可以阻止C-6羟基与C-9羰基的缩合，增加其稳定性，但体外抗菌活性比较弱；C-9的肟羟基被取代后，可明显改变药物的口服生物利用度，口服给药时体内抗菌活性较好，毒性也较低。罗红霉素是从一系列*O*取代的红霉素肟（erythromycin oxime）衍生物中得到的一个活性最好的药物。罗红霉素具有较好的化学稳定性，抗菌作用比红霉素强6倍，在组织中分布广，特别在肺组织中的浓度比较高。

如进一步将红霉素肟的C-9上的肟还原，得到红霉胺[9(*S*)-erythromycin amine]，具有较好的抗菌活性，但其口服生物利用度大大降低。如将红霉胺和2-(2-甲氧基乙氧基)乙醛进行反应，C-9氨基和C-11的羟基易和醛基反应形成噁嗪环，可得到长效的地红霉素（dirithromycin）。地红霉素口服吸收后的生物转运增加，在细胞中可以长时间保持较高的药物浓度，只需每天给药一次。

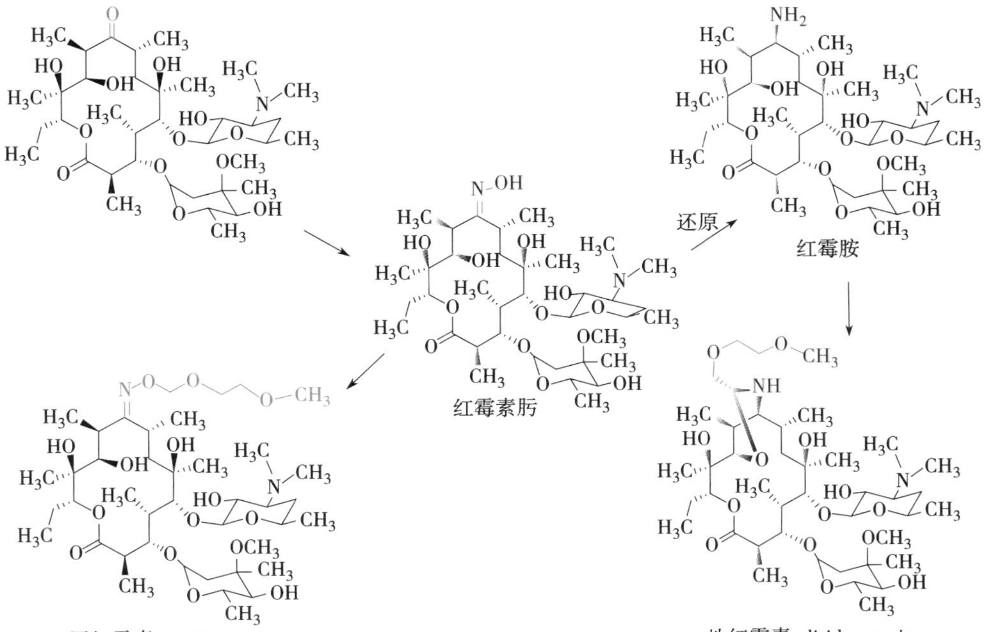

红霉素肟

红霉胺

罗红霉素 roxithromycin

地红霉素 dirithromycin

将红霉素肟经贝克曼重排（Beckmann rearrangement）后得到扩环产物，再经还原、*N*-甲基化等反应，将氮原子引入到大环内酯骨架中制得第一个环内含氮的十五元环的大环内酯衍生物阿奇霉素（azithromycin）。这类含氮十五元环化合物具有更强的碱性，对许多革兰氏阴性杆菌有较大活性，在组织中浓度较高，体内半衰期较长。由于阿奇霉素有比较好的药代动力学性质，可用于多种病原性微生物所致的感染特别是性传染疾病，如淋球菌等感染的治疗。

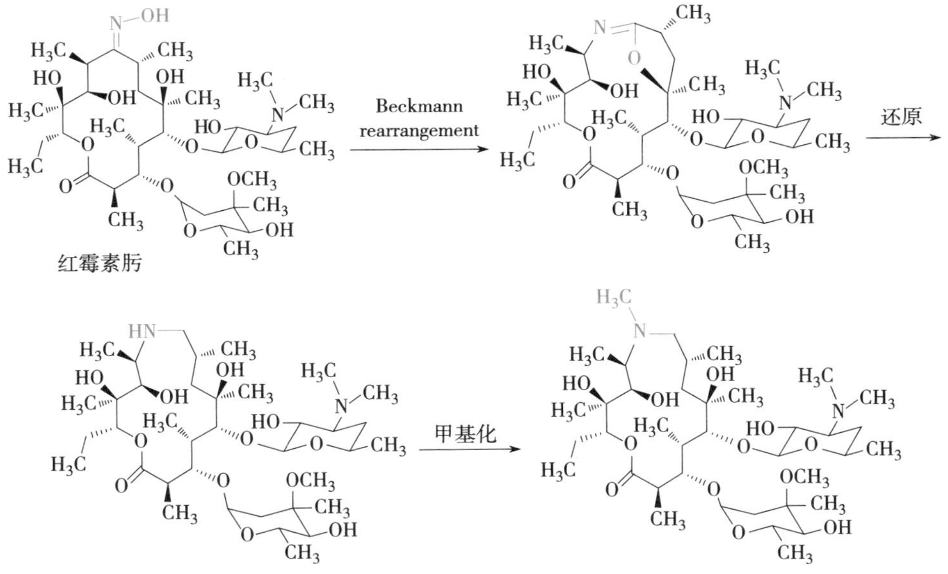

红霉素肟

阿奇霉素 azithromycin

在红霉素 C-9 位羰基的 α 位即 8 位引入电负性较强的氟原子，即得氟红霉素（flurithromycin）。由于氟原子的引入使羰基的活性下降，同时也阻止了 C-8~C-9 之间不可逆的脱水反应发生。

克拉霉素（clarithromycin）是红霉素 C-6 羟基甲基化后的产物。6 位羟基甲基化以后，使红霉素 C-9 羰基无法与之形成半缩酮而增加其在酸中的稳定性。克拉霉素耐酸，血药浓度高而持久。对需氧菌、厌氧菌、支原体、衣原体等病原微生物有效。体内活性比红霉素强 2~4 倍，毒性仅为其 1/12~1/2，用量较红霉素小。

氟红霉素 flurithromycin

克拉霉素 clarithromycin

替利霉素 telithromycin

化学名为 3- 脱［（2,6- 双脱氧 -3-*C*- 甲基 -3-*O*- 甲基 -α-L- 吡喃核糖基）氧］-11,12- 双脱氧 -6-*O*- 甲基 -3- 氧代 -12,11-［氧羰酰基［［4-［4-（3- 吡啶基）-1*H*- 咪唑 -1- 基］丁基］亚氨基］］红霉素；3-de［（2,6-dideoxy-3-*C*-methyl-3-*O*-methyl-α-L-*ribo*-hexopyranosyl）oxy］-11,12-dideoxy-6-*O*-methyl-3-oxo-12,11-［oxycarbonyl［［4-［4-（3-pyridinyl）-1*H*-imidazol-1-yl］butyl］imino］］erythromycin。

替利霉素是一类 C-3 为酮羰基的十四元大环内酯类半合成抗生素，又称为“酮内酯（ketolides）”，在 C-11~C-12 形成环状的氨基甲酸酯。

在红霉素类大环内酯类抗生素广泛应用于临床以后，很快细菌对其产生耐药性。曾有报道，C-3 位的克拉定糖是引起细菌对大环内酯类抗生素耐药的原因，将十四元环大环内酯类抗生素与十六元环大环内酯结构进行对比，发现十六元大环内酯没有 C-3 位的糖基，但仍能保持抗菌活性，且没有十四元环的诱导耐药性。在此基础上人们将红霉素 C-3 位的糖基通过酸水解脱去，再将羟基氧化为羰基，发现仍有微弱的活性，但没有了诱导耐药性。经研究发现，C-3 位的克拉定糖被酮羰基取代后，不仅可改善其对酸性介质的稳定性，而且克服了其诱导耐药性。酮内酯的发现，改变了过去人们一直认为的 C-3 糖基是抗菌活性必需基团的看法。

替利霉素对红霉素敏感的革兰氏阳性球菌的抗菌活性是克拉霉素的 2~4 倍，对耐红霉素的革兰氏阳性球菌仍有较高的抗菌活性。

第五节 氯霉素类抗生素 Chloramphenicol Antibiotics

氯霉素类抗生素主要有氯霉素和甲砜霉素。

氯霉素 chloramphenicol

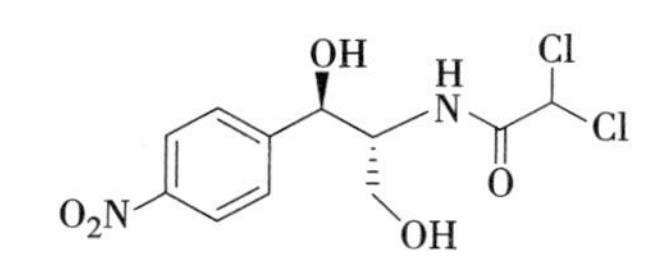

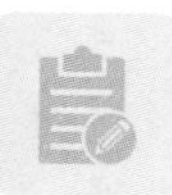

化学名为 2,2- 二氯 -*N*-［（1*R*,2*R*）-1,3- 二羟基 -1-（4- 硝基苯基）丙烷 -2- 基］乙酰胺；2,2-dichloro-*N*-［（1*R*,2*R*）-1,3-dihydroxy-1-（4-nitrophenyl）propan-2-yl］acetamide。

氯霉素与乙酰基转移酶复合物的晶体结构及相互作用分析（拓展阅读）

本品为白色至灰白色或黄白色的针状、长片状结晶或结晶性粉末；味苦。在水中微溶，在乙醇、丙酮、乙酸乙酯和丙二醇中易溶，在中性至中等强度酸性溶液中稳定。本品在无水乙醇中呈右旋性，比旋度 +18.5° ~+21.5°；在乙酸乙酯中呈左旋性，比旋度 −25.5°。m.p. 149~153℃。

氯霉素的化学结构中含有对硝基苯基、丙二醇及二氯乙酰胺基，研究认为二氯乙酰胺基与抗菌活性有关。

1*R*,2*R*-（−）　D-（−）-threo　　1*S*,2*S*-（+）　L-（+）-threo　　1*S*,2*R*-（+）　D-（+）-erythro　　1*R*,2*S*-（−）　L-（−）-erythro

本品含有两个手性碳原子，有四个旋光异构体。其中仅 1*R*,2*R*（−）或 D（−）苏阿糖型（threo）有抗菌活性，为临床使用的氯霉素。合霉素（syntomycin）是氯霉素的外消旋体，疗效为氯霉素的一半。

氯霉素是 1947 年从委内瑞拉链霉菌 *Streptomyces venezuelae* 培养滤液中分离得到，确立分子结构后次年即用化学方法合成，并应用于临床。当时合成的氯霉素有四种异构体，氯霉素以外的三种异构体活性均低于天然氯霉素。现在氯霉素的工业化生产采用立体还原和诱导结晶拆分方式。

氯霉素是人类发现的第一个广谱抗生素，对革兰氏阴性及阳性菌都有抑制作用，但对前者的效力强于后者。临床上主要用于治疗伤寒、副伤寒、斑疹伤寒等，对百日咳、沙眼、细菌性痢疾及尿道感染等也有疗效。但若长期或多次应用可损害骨髓的造血功能，引起再生障碍性贫血。

本品主要作用于细菌核糖体 50S 亚基（50S ribosomal subunit），能特异性地阻止 mRNA 与核糖体结合。因氯霉素的结构与 5′- 磷酸尿嘧啶核苷相似，可与 mRNA 分子中的 5′- 磷酸尿嘧啶核苷竞争核糖体上的作用部位，使 mRNA 与核糖体的结合受到抑制，从而阻止蛋白质的合成。

本品性质稳定，能耐热，在干燥状态下可保持抗菌活性达五年以上，水溶液可冷藏几个月，煮沸 5 小时对抗菌活性亦无影响。在中性、弱酸性（pH 4.5~7.5）下较稳定，但在强碱性（pH 9.0 以上）或强酸性（pH 2.0 以下）溶液中均可发生水解。

（1*R*,2*R*）-1-（4- 硝基苯基）-2-氨基 -1,3- 丙二醇

为了避免氯霉素的苦味，增强抗菌活性，延长作用时间或减少毒性，合成了它的酯类和类似物。

琥珀氯霉素（chloramphenicol succinate）是氯霉素的丁二酸单酯，为白色或类白色结晶性粉末，熔

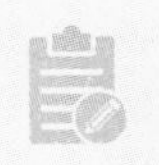

点 126~131℃。可溶于稀碱液、丙酮和乙醇，微溶于水。可与碱形成水溶性盐，如与无水碳酸钠混合制成无菌粉末，临用前加注射用水溶解供注射用。

琥珀氯霉素 chloramphenicol succinate　　甲砜霉素 thiamphenicol

将氯霉素中的硝基用强吸电子基甲砜基取代后，得到甲砜霉素（thiamphenicol），抗菌谱与氯霉素基本相似。由于甲砜霉素在肝内不与葡糖醛酸结合，因此体内抗菌活性较高。临床用于呼吸道感染、尿路感染、败血症、脑炎和伤寒等，不良反应较少。作用机制与氯霉素相同，主要是抑制细菌蛋白质的合成。混旋体与左旋体的抗菌作用基本一致。

（刘　滔）

第十一章

合成抗菌药及其他抗感染药
Synthetic Antibacterial Drugs and Other Antimicrobial Drugs

第十一章
教学课件

抗感染药是指用于治疗病原体侵犯宿主所致感染的药物。能使宿主致病的病原体主要包括致病性细菌、真菌、病毒、原虫、立克次体、螺旋体、衣原体、支原体以及寄生虫等。其中，以细菌、真菌和病毒的危害性最大，曾夺去了无数人的生命。

合成抗菌药（synthetic antibacterial drugs）是指除抗生素类药物以外的通过化学合成方法得到的非天然抗菌化合物，能有效地抑制和杀灭病原微生物，用于治疗细菌感染性疾病，是一类应用非常广泛的药物。本章除了介绍合成抗菌药外，还介绍了抗结核药、抗真菌药、抗病毒药及抗寄生虫药。

第一节　喹诺酮类抗菌药
Quinolone Antibacterial Drugs

一、喹诺酮类抗菌药的研究概况（Overview of Quinolone Antibacterial Drugs）

喹诺酮类抗菌药是世界上常用的抗菌药物之一，用于治疗人类的各种细菌感染。它的开发可以追溯到抗疟药氯喹（chloroquine）的发现，通过对其结构改造，得到的 7- 氯 -1- 乙基 -4- 氧代喹啉 -3- 羧酸具有抗菌作用，在此基础上，经过进一步结构改造，在 20 世纪 60 年代，先后发现了喹诺酮类抗菌药萘啶酸（nalidixic acid）和吡咯米酸（piromidic acid）。虽然它们具有较强的抗革兰氏阴性菌活性，但抗菌谱窄，仅对部分革兰氏阴性菌有效，对革兰氏阳性菌和铜绿假单胞菌几乎没有活性，且存在口服吸收差、半衰期短和蛋白结合率高等缺点，加之作用机制在当时并不十分清楚，因此没有受到应有的重视，但它们仍被认为是第一代喹诺酮类抗菌药。

氯喹　chloroquine　　　萘啶酸　nalidixic acid　　　吡咯米酸　piromidic acid

在 1969—1978 年，对第一代喹诺酮类抗菌药进行结构改造，得到第二代喹诺酮类抗菌药，包括奥索利酸（oxolinic acid）、西诺沙星（cinoxacin）和吡哌酸（pipemidic acid），虽然它们对革兰氏阴性菌的作用较第一代喹诺酮类抗菌药强，并且弥补了第一代药物在抗菌谱和药代动力学方面的不足，例如，吡哌酸对铜绿假单胞菌有活性，吡哌酸和西诺沙星在体内代谢比较稳定，但它们对革兰氏阳性菌几乎

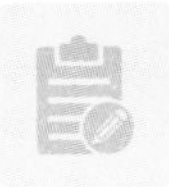

无活性。

奥索利酸 oxolinic acid　　西诺沙星 cinoxacin　　吡哌酸 pipemidic acid

7 位哌嗪基的存在，使此类药物具有良好的组织渗透性，在大多数组织中的浓度高于血药浓度。基于此，后来开发的喹诺酮类抗菌药都保留了 7 位哌嗪基或类似结构。哌嗪基不仅使得整个分子的碱性和水溶性增加，更主要的是哌嗪基能与 DNA 螺旋酶 B 亚基相互作用，从而增加药物对 DNA 螺旋酶的亲和力，抗菌活性也随之增强。

1978—1996 年发展了第三代喹诺酮类抗菌药。诺氟沙星（norfloxacin）于 1984 年上市，其 6 位引入氟原子，7 位有碱性的哌嗪基，故又称为"氟喹诺酮类"。诺氟沙星是第一个氟喹诺酮类抗菌药。6 位引入氟原子后，增加了喹诺酮类抗菌药进入细菌细胞的通透性，同时增加了其与靶点 DNA 螺旋酶的相互作用，使得抗菌活性增加。诺氟沙星具有较高的抗革兰氏阴性菌活性，而且显示出抗革兰氏阳性菌活性，但诺氟沙星在血清和组织中的浓度较低，使得它只用于尿路感染、性病及前列腺疾病的治疗。

诺氟沙星之后开发的喹诺酮类抗菌药都保留了 6 位氟原子。含氟喹诺酮类抗菌药在体内均具有良好的组织渗透性，除脑组织和脑脊液外，它们在各组织和体液中均有良好的分布，并因此提高了抗菌活性，扩大了抗菌谱，应用范围也得到扩大，如尿路感染、淋病、呼吸道感染、皮肤感染、腹腔感染、胃肠道感染、伤寒、败血症及慢性阻塞性呼吸道疾病急性发作等，其中，氧氟沙星、左氧氟沙星还可作为二线抗结核药。

第三代喹诺酮类抗菌药品种较多，包括诺氟沙星、环丙沙星（ciprofloxacin）、氧氟沙星（ofloxacin）、左氧氟沙星（levofloxacin）、培氟沙星（pefloxacin）、依诺沙星（enoxacin）、洛美沙星（lomefloxacin）、氟罗沙星（fleroxacin）、芦氟沙星（rufloxacin）、司帕沙星（sparfloxacin）、替马沙星（temafloxacin）等。其中，替马沙星由于严重不良反应于 1992 年撤市，洛美沙星和司帕沙星由于严重光毒性和心脏或中枢神经系统毒性而被限制使用，上述其他药物已经成为当前临床上常用的合成抗菌药。其作用特点是：抗菌活性强、抗菌谱广，并具有良好的药动学参数。

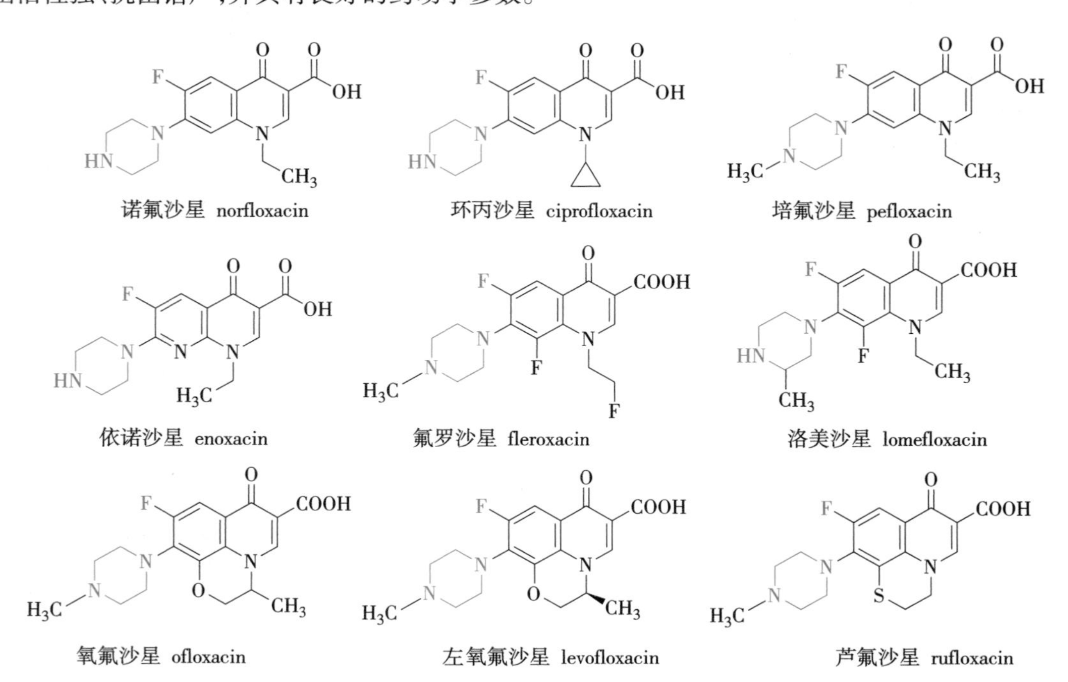

诺氟沙星 norfloxacin　　环丙沙星 ciprofloxacin　　培氟沙星 pefloxacin

依诺沙星 enoxacin　　氟罗沙星 fleroxacin　　洛美沙星 lomefloxacin

氧氟沙星 ofloxacin　　左氧氟沙星 levofloxacin　　芦氟沙星 rufloxacin

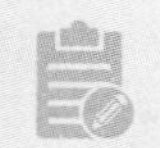

替马沙星 temafloxacin　　　　司帕沙星 sparfloxacin

将诺氟沙星1位氮上的乙基用环丙基取代得到环丙沙星，提高了对革兰氏阳性菌和革兰氏阴性菌的抗菌活性。将诺氟沙星7位哌嗪环的氮原子引入一个甲基得到培氟沙星，比诺氟沙星的半衰期长2倍。依诺沙星为诺氟沙星的萘啶酮类似物，抗菌活性与诺氟沙星相似，但生物利用度明显高于诺氟沙星。诺氟沙星的1位用2-氟乙基取代、7位哌嗪环的氮原子引入甲基、8位引入氟原子得到氟罗沙星；类似地，诺氟沙星的7位哌嗪环的3′位引入甲基、8位引入氟原子得到洛美沙星；氟罗沙星和洛美沙星的药动学性质优于诺氟沙星，如半衰期较长和口服吸收较好。氧氟沙星是8位引入氧原子并与1位氮原子环合成二氢噁嗪环而得到的喹诺酮类抗菌药物，其*S*-异构体即为左氧氟沙星。芦氟沙星则是8位引入硫原子并与1位氮原子环合成二氢噻嗪环而得到，其体外抗菌活性弱于氧氟沙星，但其体内活性与氧氟沙星相当，另外，芦氟沙星的半衰期超过28小时，是喹诺酮类抗菌药中半衰期最长的。

1997年至今开发上市了第四代喹诺酮类抗菌药。主要代表有莫西沙星（moxifloxacin）、巴洛沙星（balofloxacin）、加替沙星（gatifloxacin）、吉米沙星（gemifloxacin）、帕珠沙星（pazufloxacin）等。第四代喹诺酮类抗菌药的药动学性质进一步得到改善，吸收快、体内分布广、血浆半衰期较长。另外，这类药物除了保持第三代喹诺酮类抗菌药抗菌谱广等优点外，其抗菌强度也得到不同程度的提高。对厌氧菌、革兰氏阳性菌、衣原体、支原体的抗菌活性优于第三代。除了加替沙星由于可引起严重或致死性低血糖，或高血糖等不良反应而撤出市场外，其他药物的临床应用广泛，既可用于需氧菌感染，也可用于需氧菌与厌氧菌混合感染。

加替沙星的全球撤市事件（拓展阅读）

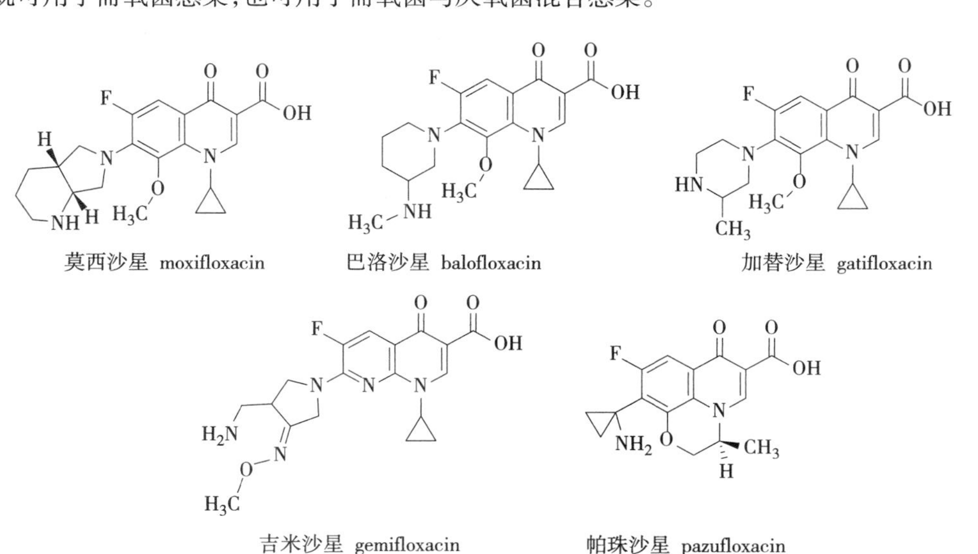

莫西沙星 moxifloxacin　　巴洛沙星 balofloxacin　　加替沙星 gatifloxacin

吉米沙星 gemifloxacin　　帕珠沙星 pazufloxacin

莫西沙星-拓扑异构酶Ⅳ-DNA三元复合物的晶体结构及相互作用分析（拓展阅读）

二、喹诺酮类抗菌药的作用机制（Mechanism of Action of Quinolone Antibacterial Drugs）

1. 作用机制　喹诺酮类抗菌药通过与细菌DNA螺旋酶（水解三磷酸腺苷所必需的拓扑异构酶Ⅱ，也叫“DNA促旋酶”）或拓扑异构酶Ⅳ发生交互作用形成三元复合物，诱导DNA螺旋酶和拓扑异

构酶Ⅳ发生构型改变，干扰 DNA 的复制，进而抑制细菌细胞的生长和分裂。

细菌 DNA 螺旋酶具有水解 ATP 和使双链 DNA 断裂及重新连接的活性，促使 DNA 超螺旋化，对 DNA 的复制、修复、转录、重组及表达具有十分重要的作用。它由四个亚基组成，即两个 A（gyrA）亚基和两个 B（gyrB）亚基。DNA 螺旋酶的 A 亚基使双股环状 DNA 链的后链断裂形成缺口，形成酶 -DNA 复合物，产生正超螺旋的 DNA，随后在 B 亚基的介导下使 ATP 水解，前链移至后链断裂缺口之后，最终在 A 亚基参与下使 DNA 断链再连接并形成负超螺旋（图 11-1）。

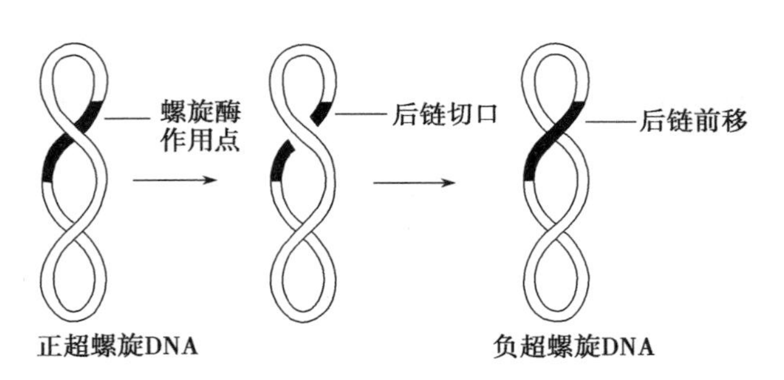

图 11-1 DNA 螺旋酶作用示意图

拓扑异构酶Ⅳ在 DNA 切断、重接和复制完成后 DNA 双链分离等过程中起重要作用。拓扑异构酶 Ⅳ也由四个亚基组成，即两个 parC 和两个 parE。

喹诺酮类抗菌药的具体作用机制如图 11-2 所示，首先，细菌细胞中 DNA 螺旋酶和拓扑异构酶Ⅳ的 gyrA 或 parC 亚基与单链断裂的 DNA 5′端共价结合形成酶 -DNA 复合物，然后进入胞内的喹诺酮类抗菌药迅速以非共价键形式与酶 -DNA 复合物结合，即形成可逆的喹诺酮类抗菌药 - 拓扑异构酶 -DNA 三元复合物。形成三元复合物后的 DNA 末端重新再连接就会受阻，产生 DNA 断裂，阻断 DNA 复制；另外，复制叉（replication fork）与复合物的碰撞将会阻断复制叉前行，产生 DNA 断裂等一系列次生反应，也可阻断复制前行，导致不可逆的致死性损伤，引起细菌细胞死亡，发挥抗菌作用。近年来的研究发现，喹诺酮类抗菌药对革兰氏阳性菌的主要作用靶点为拓扑异构酶Ⅳ，对革兰氏阴性菌的主要作用靶点则为 DNA 螺旋酶。细菌的螺旋酶与哺乳动物差异明显，而喹诺酮类抗菌药对二者的选择性相差上千倍，故总体而言，其安全性良好。

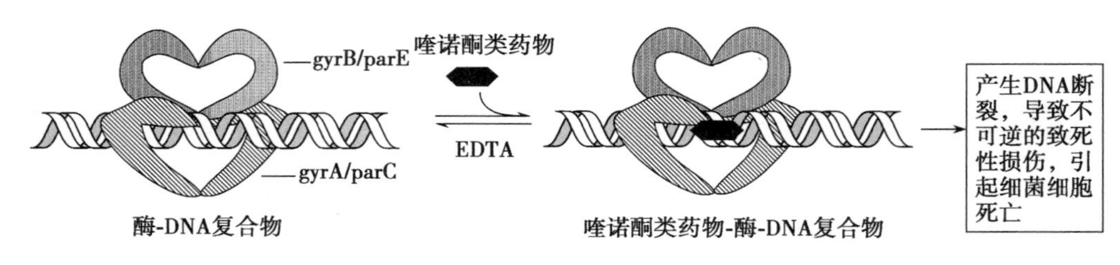

图 11-2 喹诺酮类抗菌药作用机制示意图

2. 耐药机制 由于喹诺酮类抗菌药的广泛使用，自 20 世纪 90 年代以来，耐药菌株的数量一直在稳步增长。与其他抗菌药物一样，喹诺酮类抗菌药耐药性的上升阻碍着其临床应用。

目前认为喹诺酮类抗菌药的耐药机制主要有以下方面。

（1）DNA 螺旋酶和拓扑异构酶Ⅳ结构的变异，使药物无法与酶形成稳定复合物，这是产生耐药的主要原因。

（2）外膜孔蛋白与脂多糖变异均可使细菌细胞膜通透性改变，进而使细菌摄取药物的量减少而导致耐药。

（3）主动外排作用。药物外排泵（efflux pumps）是存在于细菌细胞膜上的一类蛋白质。研究发

现，许多细菌可以通过外排泵系统将进入胞内的抗菌药物泵出胞外，从而使菌体内药物浓度降低而导致耐药。

三、喹诺酮类抗菌药的作用特点（Characteristics of Quinolone Antibacterial Drugs）

1. 喹诺酮类抗菌药的构效关系

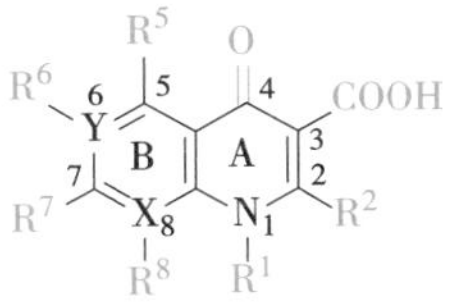

（1）吡啶酮酸 A 环的 3 位 COOH 和 4 位 C=O 与 DNA 螺旋酶或拓扑异构酶Ⅳ结合，为抗菌活性所必需。3 位的 COOH 被 SO_3H、PO_3H_2、SO_2NH_2 等酸性基团替代，或 4 位 C=O 被 S=O、C=NH 等取代均使抗菌活性减弱甚至消失。

（2）B 环可做较大改变，可以是苯环（X=Y=CH）、吡啶环（X=N，Y=CH）、嘧啶环（X=Y=N）等，当 B 环为吡啶或嘧啶环时，就不存在相应的 R^6 或 R^8。

（3）R^1 为脂肪烃基取代时，以乙基或与乙基体积相似的乙烯基和 2- 氟乙基取代时抗菌活性最好；R^1 为脂环烃基取代时，以环丙基最佳，且抗菌活性大于乙基衍生物；R^1 为苯基取代时，抗菌活性与乙基相似，其中以 2,4- 二氟苯基较佳，对革兰氏阳性菌作用较强。

（4）R^2 取代基由于空间位阻而干扰药物与酶的结合，故 R^2 为 H 时活性最佳。

（5）R^5 取代基中，以氨基的抗菌活性最佳，且可降低光敏性。R^5 的存在，从空间张力的角度可干扰 4 位 C=O 与酶的结合，取代基体积越大，干扰作用越强，抗菌活性减弱。但从电性效应的角度考虑，氨基的存在可通过共轭效应使 4 位 C=O 氧原子上的电荷密度升高，从而增加与靶点的结合力，使抗菌活性增强。因此 5 位取代基（R^5）对活性的影响为电性和立体因素的综合体现。

（6）R^6 取代基对活性的贡献大小顺序为 $F>Cl>CN\geqslant NH_2\geqslant H$，当 R^6 为 F 时抗菌活性增强 30 倍，这归因于 F 取代后可使药物与细菌 DNA 螺旋酶的亲和力增加 2~17 倍，对细菌细胞壁的穿透性增加 1~70 倍。

（7）R^7 为五元或六元杂环取代基时，抗菌活性明显增强，尤其是哌嗪取代时活性最好。哌嗪等取代基进一步增强了与细菌 DNA 螺旋酶的结合能力，但也增加了对 GABA 受体的亲和力，因而产生中枢副作用。

（8）R^8 为 F、CH_3、OCH_3、Cl、NH_2 等取代基时，抗菌活性增强，其中以 F 取代活性最佳，但光毒性也会增加。若为 CH_3、OCH_3 或 CH_2CH_3 时，光毒性降低。若 1 位与 8 位间形成二氢噁嗪环或二氢噻嗪环，抗菌活性保持甚至增强，如存在手性碳，光学异构体之间的活性有明显差异。

2. 喹诺酮类抗菌药的结构与毒性之间的关系

（1）喹诺酮类抗菌药结构中 3，4 位的 COOH 和 C=O 易和金属离子如钙、镁、铁、锌等形成螯合物，不仅会降低药物的抗菌活性，同时也使体内的金属离子流失，尤其对老年人和儿童能引起缺钙、贫血、缺锌等副作用。

（2）喹诺酮类抗菌药具有光毒性，是典型的光敏剂，对细胞表面、DNA 和溶酶体等诱发光毒性伤害。这种损害会加速细胞损伤和局部免疫应答。其光敏作用主要受 8 位取代基的影响，8 位有 F 取代的药物如司帕沙星、洛美沙星和氟罗沙星等常表现出较强的光毒性。

（3）喹诺酮类抗菌药对肝脏代谢酶（细胞色素 P450）有抑制作用，从而使依靠此类酶代谢的药物发生代谢障碍，血药浓度升高。喹诺酮类抗菌药与茶碱、咖啡因或华法林等药物联用时，临床上可

出现明显的毒副作用。

（4）含氟喹诺酮类抗菌药有一定的脂溶性，且有中枢渗透性，可透过血脑屏障，抑制 GABA 与受体结合，进而引起中枢神经系统兴奋，甚至惊厥。喹诺酮类抗菌药常见胃肠道反应并具有潜在的软骨毒性，其软骨毒性与年龄、药物剂量相关，故一般禁用于发育期的青少年。有些药物如替马沙星和加替沙星等可引起血糖紊乱症。

（5）部分喹诺酮类抗菌药有心脏毒性，其结构与心脏毒性之间关系密切。喹诺酮母核 5 位的特异性基团与 Q-T 间期延长相关，如司帕沙星的 5 位为氨基，可使 Q-T 间期延长。

3. 喹诺酮类抗菌药的结构与药物代谢之间的关系 喹诺酮类抗菌药结构和药物代谢也显示一定规律性。7 位取代基的体积增大时，半衰期延长。8 位杂入氮原子，生物利用度提高。1 位大基团取代，可使分布容积增加。

喹诺酮类抗菌药口服吸收迅速，如诺氟沙星服用后 1~2 小时血药浓度达峰值，食物能延缓其吸收。由于可与金属离子络合，因而此类药物不宜和含钙、铁等的食物如牛奶同时服用。同样也不宜和含有铝、镁盐的抗酸性药物同时服用。

本类药物吸收后，在体内分布较广，血浆 $t_{1/2}$ 较长。大多数喹诺酮类抗菌药的代谢物是 3 位羧基与葡糖醛酸形成的结合物。

生理 pH 条件下，喹诺酮类抗菌药主要是以两性离子的形式存在的。3 位羧基的氢和 4 位酮羰基之间形成弱的氢键作用，使羧酸氢质子的解离度降低，pK_a 为 5.4~6.4；7 位有一个碱性的哌嗪基团产生另一个 pK_a 为 8.1~9.3。脂水分配系数为 2.9~7.6，易透过各种组织。

盐酸环丙沙星 ciprofloxacin hydrochloride

$\cdot HCl \cdot H_2O$

化学名为 1- 环丙基 -6- 氟 -1,4- 二氢 -4- 氧代 -7-（1- 哌嗪基）-3- 喹啉羧酸盐酸盐一水合物；1-cyclopropyl-6-fluoro-4-oxo-7-（piperazin-1-yl）-1,4-dihydroquinoline-3-carboxylic acid hydrochloride hydrate。

本品为淡黄色、微吸湿的结晶性粉末。在水中溶解，甲醇中微溶，在丙酮、二氯甲烷和乙酸乙酯中几乎不溶。m.p. 308~310℃。本品的游离碱为白色或淡黄色结晶性粉末，m.p. 255~257℃，在醋酸中溶解，在乙醇中极微溶解，在水中几乎不溶。

环丙沙星的合成以 2,4- 二氯氟苯为起始原料，与乙酰氯发生酰化反应后再氧化，得 2,4- 二氯 -5- 氟苯甲酸，成酰氯后，在乙醇镁存在下与丙二酸二乙酯缩合，生成酰基丙二酸二乙酯中间体，再在对甲苯磺酸催化下水解并脱羧，生成 2,4- 二氯 -5- 氟苯甲酰乙酸乙酯；该酯与原甲酸三乙酯缩合，接着用环丙胺取代，生成 2-（2,4- 二氯 -5- 氟苯甲酰基）-3- 环丙氨基丙烯酸乙酯，在氢化钠作用下进行分子内环合再酯水解得到 7- 氯 -1- 环丙基 -6- 氟 -1,4- 二氢 -4- 氧代喹啉 -3- 羧酸，最后在二甲基亚砜溶液中与哌嗪缩合得环丙沙星。

1. $AlCl_3$, CH_3COCl 2. NaOCl → $SOCl_2$ → $Mg(CH_3CH_2O)_2$ → H_3C-C$_6$H$_4$-SO_3H → $HC(CH_3CH_2O)_3$ →

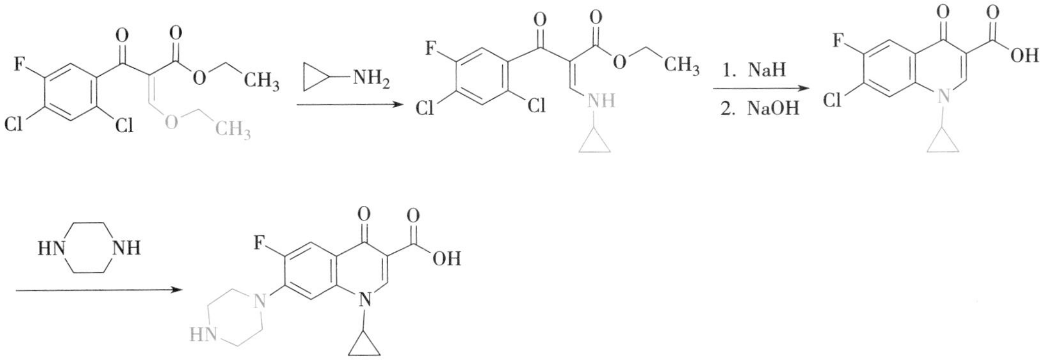

环丙沙星的口服吸收快而完全，生物利用度为70%~80%，体内分布广，组织渗透性好，$t_{1/2}$为3~5小时。临床用于泌尿生殖系统感染、呼吸道感染、胃肠道感染、伤寒、骨和关节感染、皮肤软组织感染以及败血症等全身感染。

左氧氟沙星　levofloxacin

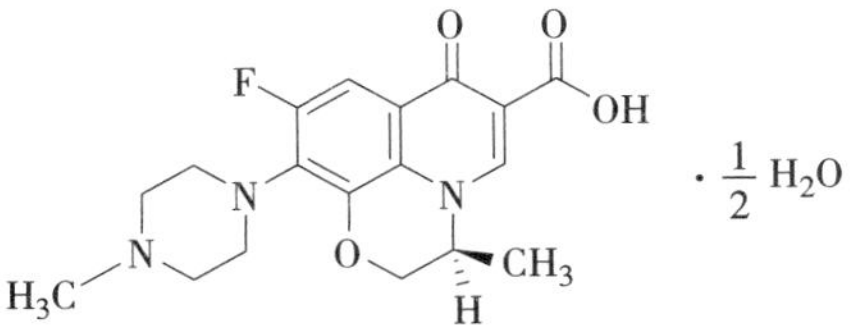

化学名为（−）-（S）-3-甲基-9-氟-2,3-二氢-10-（4-甲基-1-哌嗪基）-7-氧代-7H-吡啶并［1,2,3-de］-1,4苯并噁嗪-6-羧酸半水合物；（−）-（S）-3-methyl-9-fluoro-2,3-dihydro-10-（4-methyl-1-piperazinyl）-7-oxo-7H-pyrido［1,2,3-de］-1,4-benzoxazine-6-carboxylic acid hemihydrate。

本品为类白色至淡黄色结晶性粉末，无臭。在水中微溶，在乙醇中极微溶解，在乙醚中不溶；在冰醋酸中易溶，在0.1mol/L盐酸溶液中略溶。比旋度$[\alpha]_D^{20}$为−99°至−92°（10mg/ml，甲醇）。

左氧氟沙星-DNA螺旋酶-DNA三元复合物的晶体结构及相互作用分析（拓展阅读）

本品为左旋体，其消旋体为氧氟沙星，也在临床上使用。左氧氟沙星较氧氟沙星相比的优点为：①抗菌活性是氧氟沙星的2倍；②水溶性是氧氟沙星的8倍，更易制成注射剂；③在已上市的喹诺酮类抗菌药中，不良反应最小。

左氧氟沙星口服吸收快而完全，1~2小时达血浆峰浓度，组织分布广，血浆蛋白结合率30%~40%，$t_{1/2}$为6~8小时。

临床上主要用于治疗呼吸系统、泌尿系统、消化系统、生殖系统感染等各种急慢性感染，也可用于治疗皮肤软组织、肠道、外伤、烧伤及手术后伤口、腹腔等感染，不良反应发生率低。

第二节　磺胺类药物及抗菌增效剂　Sulfonamides and Antibacterial Synergists

一、磺胺类药物（Sulfonamides）

磺胺类药物的发现，开创了化学治疗的新纪元，使死亡率很高的细菌感染性疾病得到有效控制。这类药物从发现、应用到作用机制学说的建立，只有短短十几年的时间。尤其是作用机制的阐明，开辟了一条从代谢拮抗寻找新药的途径。

合成抗菌药的鼻祖——磺胺类药物（拓展阅读）

磺胺类药物的母体对氨基苯磺酰胺（sulfanilamide）又称“磺胺”，早在1908年就被合成，但当时仅作为合成偶氮染料的中间体，未注意到它的医疗价值。直到1932年，Domagk发现了百浪多息（prontosil），可以使鼠、兔免受链球菌和葡萄球菌的感染，次年报告了用百浪多息治疗由葡萄球菌引起败血症的第一个病例，引起了世界范围的极大兴趣。为克服水溶性小、毒性大的缺点，又合成了可溶性百浪多息（prontosil soluble），取得了较好的治疗效果。

磺胺 sulfanilamide

百浪多息 prontosil

可溶性百浪多息 prontosil soluble

在研究百浪多息及可溶性百浪多息的基础上，法国巴斯特研究所合成了一系列偶氮化合物。曾认为偶氮基团是染料的生色基团，也是抑菌的有效基团。但研究结果表明，只有含磺酰胺的偶氮染料才有抗链球菌作用。由此证明偶氮基团不是药效基团。百浪多息和可溶性百浪多息在体外均无效，只有在动物体内显效，后来，又从服用该药患者的尿中分离得到对乙酰氨基苯磺酰胺，由于乙酰化是体内代谢的常见反应，因此推断百浪多息在体内代谢成磺胺而产生抗菌作用。进一步研究显示磺胺在体内、外均有抑菌作用。从此之后，磺胺类药物的研究工作发展极为迅速。至1946年共合成了5 500余种磺胺类化合物，并有20余种在临床上使用。其中主要有磺胺醋酰（sulfacetamide）、磺胺嘧啶（sulfadiazine）、磺胺噻唑（sulfathiazole）等。

磺胺醋酰 sulfacetamide

磺胺嘧啶 sulfadiazine

磺胺噻唑 sulfathiazole

近年来，由于新型抗菌药物的出现，以及磺胺类药物只能抑制细菌繁殖，而不能杀灭细菌，加之部分磺胺类药物对肾脏有损伤，因此，目前临床上已很少使用磺胺类药物。但磺胺类药物的发现和应用在药物化学史上具有重要的里程碑意义。在对磺胺类药物的深入研究过程中，通过其不良反应，发现了具有磺胺结构的利尿药和降血糖药。

磺胺类药物的作用机制以Wood-Fields的抗代谢学说最为公认，并且被实验所证实。该学说认为磺胺类药物能与细菌生长所必需的对氨基苯甲酸（*p*-aminobenzoic acid，PABA）产生竞争性拮抗，干扰了细菌的酶系统对PABA的利用，PABA是叶酸（folic acid）的组成部分，叶酸是微生物生长过程中的必需物质，也是构成体内叶酸辅酶的基本原料。PABA在二氢叶酸合成酶（dihydrofolate synthetase，DHFS）的催化下，与二氢蝶啶焦磷酸酯（dihydropteridine phosphate）及L-谷氨酸（L-glutamic acid）或二氢蝶啶焦磷酸酯与对氨基苯甲酰谷氨酸（*p*-aminobenzoylglutamic acid）合成二氢叶酸（dihydrofolic acid，FAH_2），再在二氢叶酸还原酶（dihydrofolate reductase，DHFR）的作用下还原成四氢叶酸（tetrahydrofolic acid，FAH_4）。四氢叶酸进一步合成辅酶F，而辅酶F为细菌合成核苷酸所必需。磺胺类药物和甲氧苄啶（TMP）的抗菌机制见图11-3。

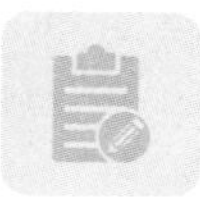

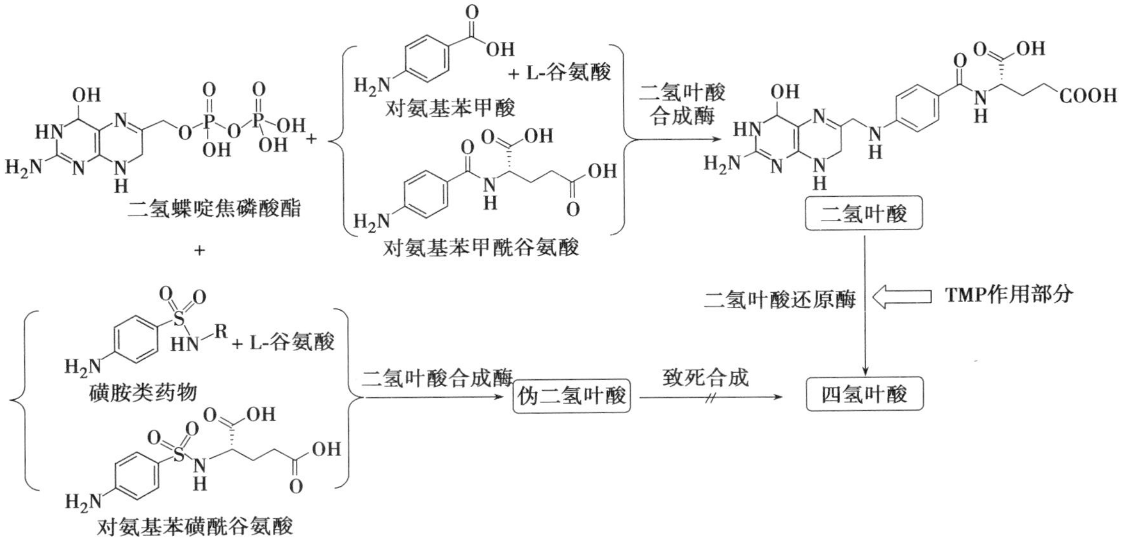

图 11-3　磺胺类药物和甲氧苄啶（TMP）的抗菌机制

Bell-Roblin 指出，磺胺类药物之所以能和 PABA 竞争性拮抗，是由于分子大小和电荷分布极为相似的缘故。

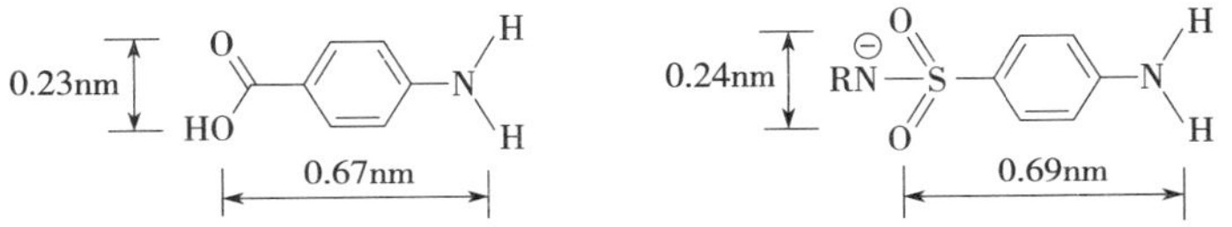

PABA　　　　磺胺类药物

由于磺胺类药物和 PABA 的结构类似性，在二氢叶酸的生物合成中，磺胺类药物可以替代 PABA 的位置，生成无功能的伪二氢叶酸，妨碍了四氢叶酸的生物合成。

人体作为微生物的宿主，可以从食物中摄取二氢叶酸，因此，磺胺类药物不影响正常叶酸代谢，而微生物只能靠自身合成二氢叶酸，一旦叶酸代谢受阻，生命就不能延续，因此微生物对磺胺类药物都敏感。

Wood-Fields 学说开辟了从代谢拮抗寻找新药的途径，这是磺胺类药物对药物化学理论和实践的巨大贡献。所谓代谢拮抗（metabolic antagonism）就是设计与生物体内基本代谢物的结构有某种程度相似的化合物，使之竞争性地与特定的酶相互作用，干扰基本代谢物的利用，从而干扰生物大分子的合成；或以伪代谢物的身份掺入生物大分子的合成中，形成伪生物大分子，导致致死合成（lethal synthesis），从而影响细胞的生长。抗代谢物的设计多采用生物电子等排原理（bioisosterism）。代谢拮抗概念已广泛应用于抗菌、抗肿瘤及抗疟等药物设计中。

通过对大量磺胺类药物的结构与活性研究，总结出如图 11-4 构效关系。

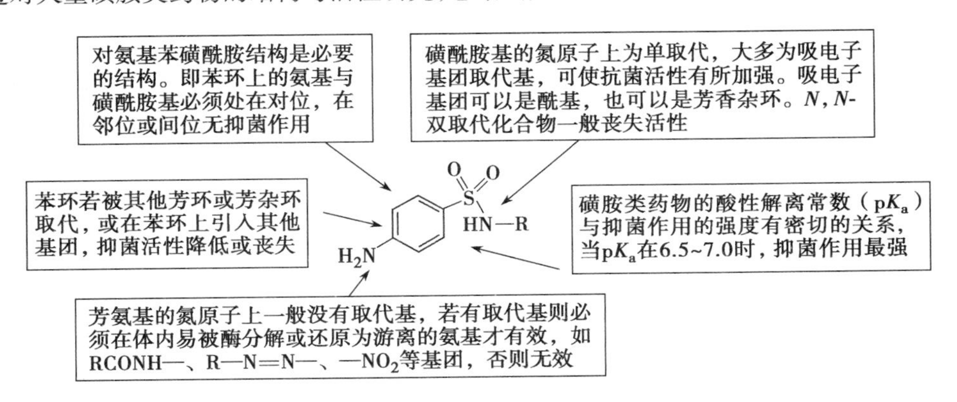

图 11-4　磺胺类抗菌药的构效关系

磺胺嘧啶 sulfadiazine

化学名为 *N*-2- 嘧啶基 -4- 氨基苯磺酰胺；*N*-2-pyrimidinyl-4-amino-benzenesulfonamide。

本品为白色或类白色的结晶或粉末；无臭；遇光色渐变暗。在乙醇或丙酮中微溶，在水中几乎不溶；在氢氧化钠试液或氨试液中易溶，在稀盐酸中溶解。m.p. 253℃（分解）。

磺胺嘧啶口服吸收稳定，3~6 小时达到血浆峰浓度，4 小时内脑脊液中的药物浓度超过血浆浓度的一半；$t_{1/2}$ 约 10 小时。

本品可用于脑膜炎球菌所致脑膜炎的预防及治疗，也可用于上呼吸道感染、中耳炎等的治疗，毒副作用较小。磺胺嘧啶钠盐水溶液能吸收空气中二氧化碳，析出磺胺嘧啶沉淀。与硝酸银溶液反应则生成磺胺嘧啶银（sulfadiazine silver），具有抗菌作用和收敛作用，用于治疗烧伤和烫伤创面，对铜绿假单胞菌有抑制作用。类似药物还有磺胺嘧啶锌（sulfadiazine zinc），用于治疗烧伤和烫伤创面。

磺胺嘧啶银 sulfadiazine silver

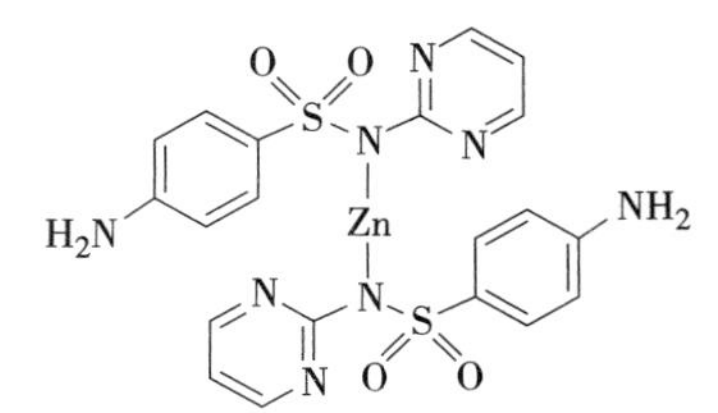

磺胺嘧啶锌 sulfadiazine zinc

磺胺甲噁唑 sulfamethoxazole

化学名为 *N*-（5- 甲基 -3- 异噁唑基）-4- 氨基苯磺酰胺；4-amino-*N*-（5-methylisoxazol-3-yl）-benzenesulfonamide。简称"SMZ"，又名"新诺明（Sinomin）"。

本品为白色结晶性粉末；无臭。在水中几乎不溶，在稀盐酸、氢氧化钠试液或氨试液中易溶。m.p. 168~172℃。

本品口服易吸收，分布于全身组织和体液，约 2 小时达血浆峰浓度，血浆蛋白结合率 70%，$t_{1/2}$ 为 6~12 小时；主要经尿排泄，其中约 60% 为芳胺的 *N*- 乙酰化产物。由于乙酰化产物的溶解度小，易在肾小管中析出结晶，造成尿路损伤，故长期服用需与碳酸氢钠同服以碱化尿液，提高乙酰化物在尿中的溶解度。

磺胺甲噁唑的抗菌谱较广，与磺胺嘧啶相似，抗菌作用较强。临床用于敏感细菌及其他敏感病原微生物所致感染。本品能透过胎盘进入胎儿循环，并可分泌至乳汁中，因此妊娠期及哺乳期妇女应慎用。

本品常与抗菌增效剂甲氧苄啶（TMP）组成复方制剂，称为"复方新诺明"，即将 SMZ 和 TMP 按 5∶1 比例配伍，其抗菌作用可增强数倍至数十倍，应用范围也扩大，临床主要用于敏感菌引起的尿路感染、呼吸系统感染、肠道感染、胆道感染及局部软组织或创面感染等。

二、抗菌增效剂（Antibacterial Synergists）

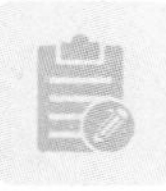

抗菌增效剂与抗菌药物联合使用时，所产生的抗菌效果大于两个药物分别给药的作用总和。通常是由于抗菌增效剂和抗菌药物的作用机制相互协同，能形成双重杀菌的作用，故能达到抗菌增效的

目的。抗菌增效剂的类型不同，增效机制也各不相同。磺胺抗菌增效剂与磺胺类药物合用时通过对细菌代谢途径的双重阻断作用而大大增强其抗菌效果。

在寻找抗疟药的过程中，发现2,4-二氨基嘧啶类化合物能选择性地同疟原虫的二氢叶酸还原酶结合，产生较好的预防疟疾作用。进一步的构效关系研究发现，将嘧啶环5位的4-氯苯基置换成苄基衍生物，这些衍生物对细菌的二氢叶酸还原酶均表现出或强或弱的抑制作用。当其5位为3,4,5-三甲氧基苄基取代时，得到甲氧苄啶（trimethoprim，TMP），其对革兰氏阳性菌和革兰氏阴性菌均具有抑制作用。将TMP类药物称为"抗菌增效剂"。其作用机制为可逆性地抑制微生物的二氢叶酸还原酶，使二氢叶酸不能还原为四氢叶酸，进而使得辅酶F的合成受阻，最终影响微生物DNA、RNA及蛋白质的合成，使其生长繁殖受到抑制。甲氧苄啶对人和动物的二氢叶酸还原酶的亲和力要比对微生物的二氢叶酸还原酶的亲和力弱10 000~60 000倍，因此，它对人和动物的影响很小，其毒性也较弱。

甲氧苄啶和磺胺类药物或某些抗生素合用，使细菌代谢受到双重阻断（图11-3），从而使其抗菌活性增强数倍至数十倍。如SMZ和TMP按5∶1比例组成的复方新诺明，广泛用于治疗呼吸道感染、菌痢及泌尿道感染等。

甲氧苄啶 trimethoprim

OCH_3 H_3CO H_3CO N NH_2 N NH_2

化学名为5-[（3,4,5-三甲氧基苯基）-甲基]-2,4-嘧啶二胺；5-（3,4,5-trimethoxybenzyl）pyrimidine-2,4-diamine。又名"甲氧苄氨嘧啶"。

本品为白色或类白色结晶性粉末；无臭。在乙醇或丙酮中微溶，在水中几乎不溶，在乙酸中易溶。m.p. 199~203℃。

本品口服后几乎可完全迅速吸收，分布于全身组织和体液。其在胃、肝、肺、前列腺及阴道分泌液的浓度多高于血药浓度，在脑脊液的浓度可达血药浓度的1/4~1/2，$t_{1/2}$为8~12小时。本品10%~20%的药量在肝中代谢，大部分以原药由尿中排泄。本品可通过胎盘，并分泌于乳汁中。

本品的合成是以3,4,5-三甲氧基苯甲醛为原料，在甲醇钠存在下，与β-甲氧基丙腈缩合，生成β-甲氧基-α-（3,4,5-三甲氧基苯甲烯基）-丙腈，再在甲醇钠的甲醇溶液中，与硝酸胍环合即得。

OCH_3 H_3CO OCH_3 CHO —(H_3CO/\/CN, CH_3ONa)→ OCH_3 H_3CO OCH_3 CN OCH_3 —($H_2N-C(=NH)-NH_2 \cdot HNO_3$, CH_3ONa)→ OCH_3 H_3CO H_3CO N NH_2 N NH_2

甲氧苄啶的抗菌谱与磺胺类药物类似。最低抑菌浓度低于10mg/L，单用时易引起细菌的耐药性。本品与磺胺甲噁唑组成的复方制剂称为复方新诺明，其抗菌作用可增强数倍至数十倍。此外，本品还可增强多种抗生素（如四环素、庆大霉素）的抗菌作用。

第三节 抗结核药 Antituberculosis Drugs

结核分枝杆菌（*Mycobacterium tuberculosis*，MTB）是引起结核病的一类病原体，可侵犯全身各器官，但以肺结核最多见。目前结核病仍严重威胁着人类的健康，是重要的传染病之一。结核分枝杆菌

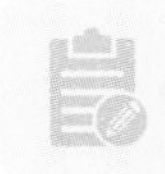

内含有大量类脂质，占结核菌干重的40%，且细胞壁内含量最多。由于富脂外壁的疏水性，使其对醇、酸、碱和某些消毒剂高度稳定，而治疗药物进入被感染的细胞后也必须穿透结核分枝杆菌的细胞壁，因此，抗结核药的研发具有巨大的挑战性。

抗结核药是能抑制结核分枝杆菌的一类药物，临床上用于治疗结核病和防止结核病的传播。虽然结核病有药可医，但服药周期长，治疗方案复杂，患者需服药6个月以上且需多药联用，长期用药容易出现耐药性。随着多药耐药（multidrug resistance，MDR）和广泛耐药（extensively drug-resistant，XDR）结核菌株的出现和扩散，临床上迫切需要能克服耐药性且快速起效的新型抗结核药。

抗结核药根据化学结构分为合成抗结核药和抗结核抗生素。

一、合成抗结核药（Synthetic Antituberculosis Drugs）

合成抗结核药主要包括异烟肼（isoniazid）、对氨基水杨酸（*p*-aminosalicylic acid）和乙胺丁醇（ethambutol）等。

1952年，研究人员对合成的一系列具有—NH—CH=S结构的化合物进行抗结核分枝杆菌筛选，发现了具有抗结核活性的氨硫脲（thioacetazone），由于有肝毒性，对其进行结构改造，得到了异烟醛缩氨硫脲（isonicotinaldehyde thiosemicarbazone），出乎意料的是，其中间体异烟肼（别名“异烟酰肼”）显示出强大的抑制和杀灭结核分枝杆菌的作用，自此，异烟肼逐步成为抗结核病的首选药物之一。

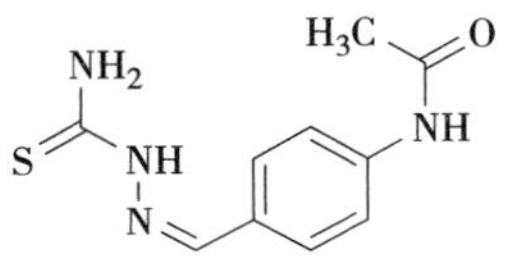

氨硫脲 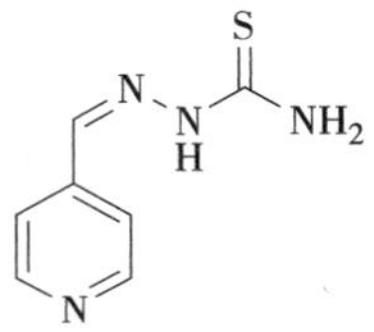　　异烟醛缩氨硫脲 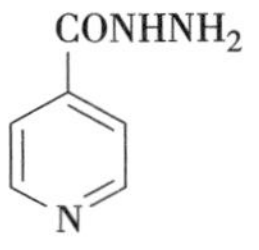　　异烟肼 isoniazid

以异烟肼为先导化合物，进行构效关系研究，先后发现了异烟腙（isoniazone）、葡烟腙（glyconiazide）、丙酮酸异烟腙钙（pyruvic acid calcium ftivazide）等药物。这些药物的抗结核活性与异烟肼相似，但毒性略低。异烟腙在胃肠道中不稳定，释放出异烟肼。因此，推断异烟腙的抗结核活性可能来自异烟肼本身。

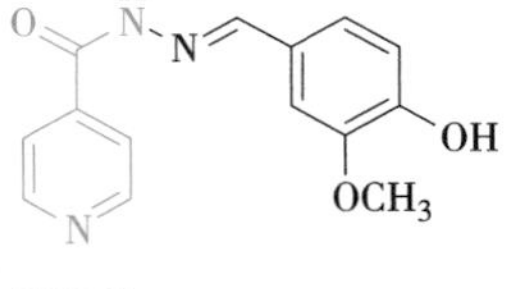

异烟腙 isoniazone 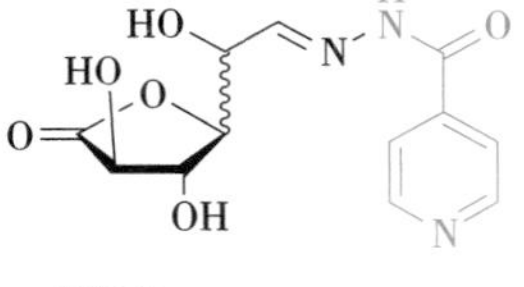　　葡烟腙 glyconiazide 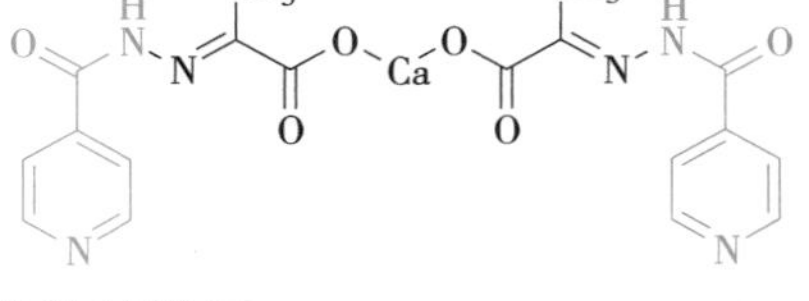　　丙酮酸异烟腙钙 pyruvic acid calcium ftivazide

从代谢拮抗学说出发，1946年发现对结核分枝杆菌有选择性抑制作用的对氨基水杨酸，临床上应用其钠盐——对氨基水杨酸钠（sodium aminosalicylate），其为二线抗结核药。它的作用机制是与对氨基苯甲酸竞争二氢叶酸合成酶，使二氢叶酸合成受阻，致使结核分枝杆菌不能生长和繁殖。当对氨基水杨酸与异烟肼共服时，发现它能减少异烟肼乙酰化，即对氨基水杨酸作为乙酰化的底物，可以增加异烟肼在血浆中的水平。由此，将对氨基水杨酸与异烟肼制成复合物，为帕司烟肼（pasiniazid）。对氨基水杨酸在体内的主要代谢产物为氨基的乙酰化物以及羧基与葡糖醛酸和甘氨酸的缀合物。对氨基水杨酸主要用于耐药性、复发性结核病的治疗，以及对某些抗结核药不耐受时使用。

对氨基水杨酸 4-aminosalicylic acid　　　帕司烟肼 pasiniazid

另一个抗结核药是运用随机筛选方法得到的盐酸乙胺丁醇（ethambutol hydrochloride）。其分子中含两个手性碳，但由于分子呈对称性，故仅有三个旋光异构体，右旋体的活性是内消旋体的 12 倍，为左旋体的 200~500 倍，药用为右旋体。乙胺丁醇通过靶向抑制阿拉伯糖基转移酶，导致阿拉伯半乳聚糖（AG）和脂阿拉伯甘露聚糖（lipoarabinomannan，LAM）合成受阻，从而干扰结核分枝杆菌细胞壁的合成。在体内，该药的两个羟基被氧化为醛，进一步氧化为酸，口服剂量的一半以上以原型由尿排出，仅 10%~15% 以代谢物形式排出。主要用于治疗对异烟肼、链霉素有耐药性的结核分枝杆菌引起的各型肺结核及肺外结核，可单用，但多与异烟肼、链霉素合用。

盐酸乙胺丁醇 ethambutol hydrochloride　　吡嗪酰胺 pyrazinamide　　乙硫异烟胺 ethionamide　　丙硫异烟胺 protionamide

吡嗪酰胺（pyrazinamide）是研究烟酰胺时发现的抗结核分枝杆菌药物，它为烟酰胺的生物电子等排体。吡嗪酰胺单用易出现耐药性，但在联合用药中可发挥较好的作用。

乙硫异烟胺（ethionamide），别名“乙硫异酰胺”，为二线抗结核药。乙硫异烟胺为吡嗪酰胺的类似物，其分子中的乙基可以被丙基取代，即为丙硫异烟胺（protionamide），两者均具有较好的抗结核分枝杆菌活性。乙硫异烟胺单用易发生耐药性，与异烟肼合用可减少其耐药性。

部分第三代氟喹诺酮类药物具有较强的抗结核分枝杆菌活性，目前国内较常用于肺结核治疗的药物有氧氟沙星、左氧氟沙星和莫西沙星等，治疗效果以莫西沙星为最佳，左氧氟沙星和氧氟沙星次之。氟喹诺酮类药物的主要优点是胃肠道易吸收，消除半衰期较长，组织穿透性好，分布容积大，不良反应相对较小，适合于长期给药。这类化合物通过抑制结核分枝杆菌中 DNA 螺旋酶而使 DNA 复制受阻，导致 DNA 降解，杆菌死亡。

贝达喹啉（bedaquiline）是一种二芳基喹啉类抗分枝杆菌药物，于 2012 年在美国上市，是自 1971 年以来批准的第一种新型抗结核药。贝达喹啉通过抑制结核分枝杆菌的 ATP 合成而发挥抗结核分枝杆菌的作用，它能够与 ATP 合成酶寡聚体 C 结合，影响 ATP 合成酶质子泵的活性，导致 ATP 合成受阻，从而阻断结核分枝杆菌的 ATP 能量供应，发挥抗菌及杀菌作用。贝达喹啉的作用机制新颖，与传统抗结核药之间没有交叉耐药性，并且对敏感、耐药和休眠菌株均具有很强的抗菌活性。

贝达喹啉 bedaquiline

贝达喹啉分子中有两个手性碳，在四个光学异构体中，贝达喹啉的活性最强。临床上作为联合治疗的一部分，适用于治疗成人（年龄≥18 岁）耐多药结核病（MDR-TB）。

德拉马尼 delamanid　　　　普瑞玛尼 pretomanid

德拉马尼（delamanid）是一种硝基二氢咪唑并噁唑衍生物。该药 2008 年被认定为罕用药（又称“孤儿药”），2014 年在欧洲、日本等获批上市。德拉马尼通过抑制分枝菌酸合成，干扰耐药结核分枝杆菌细胞壁代谢，进而发挥抑制耐药菌株活性。该药在体外对各类结核分枝杆菌均具有很高的杀菌活性，包括耐一线抗结核药（例如异烟肼和利福平）的菌株。临床用于成人患者肺部耐多药结核病的组合治疗。

普瑞玛尼（pretomanid）是一种硝基四氢咪唑并噁嗪衍生物，由非营利组织全球结核病药物研发联盟（TB Alliance）开发，2019 年上市。临床上与贝达喹啉和利奈唑胺联用，治疗高度耐药结核患者，包括耐多药结核病和广泛耐药结核病。

异烟肼 isoniazid

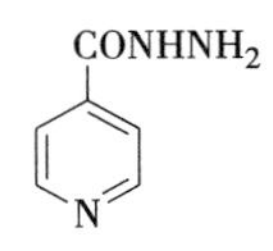

异烟肼的发现、作用机制及合成路线（拓展阅读）

化学名为 4- 吡啶甲酰肼；4-pyridinecarboxylic acid hydrazide。

本品为无色结晶或白色结晶性粉末；无臭，遇光渐变质。在水中易溶，在乙醇中微溶，在乙醚中极微溶解。m.p. 170~173℃。临床上有片剂和针剂两种剂型。

异烟肼的发明使结核病的治疗发生了根本性的变化。在长期的使用过程中，虽然有的患者所感染的结核菌已经对异烟肼产生了耐药性，但它仍然是治疗结核病的一个不可缺少的主药，与利福平、乙胺丁醇和吡嗪酰胺同为一线抗结核药。

异烟肼可与铜、铁、锌等金属离子络合，如与铜离子在酸性条件下生成一分子螯合物，呈红色；在 pH 7.5 时，生成两分子螯合物，故配制时，应避免与金属器皿接触。

酸性条件下　　　　pH7.5 条件下

异烟肼分子中含有肼的结构，具有还原性。弱氧化剂如溴、碘、溴酸钾等在酸性条件下，均能氧化本品，生成异烟酸，放出氮气。受光、重金属、温度、pH 等因素影响变质后，分解出游离肼，使毒性增大。

异烟肼口服后迅速被吸收，食物和各种抗酸药物会干扰吸收。因此，异烟肼应空腹使用。快乙酰化者 $t_{1/2}$ 为 0.5~1.6 小时，慢乙酰化者 $t_{1/2}$ 为 2~5 小时，异烟肼在肝和小肠中首先在 *N*- 乙酰基转移酶作用下生成乙酰异烟肼；随后，乙酰异烟肼被水解为异烟酸和单乙酰肼，而异烟酸与甘氨酸结合，单乙酰肼进一步转化为双乙酰肼；一些未被代谢的异烟肼则生成腙（图 11-5）。上述代谢物均没有抗结核活性；除了单乙酰肼外，这些代谢物的毒性也较低。用异烟肼治疗时，代谢物单乙酰肼与肝毒性相关，它被认为是微粒体 CYP450 的底物，可被 CYP450 氧化形成 *N*- 羧基乙酰肼中间体，该中间体可衍生出酰基自由基或酰基阳离子，均可导致肝蛋白的酰化，引起肝坏死。

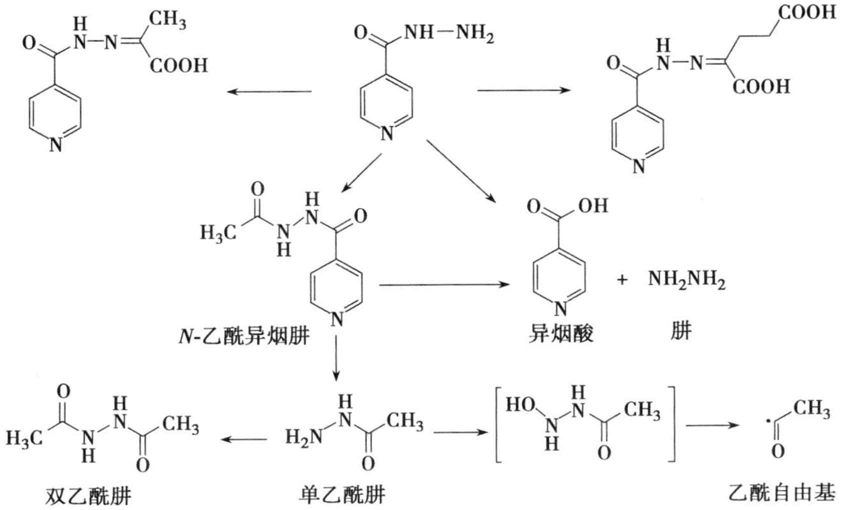

图 11-5　异烟肼的代谢途径

二、抗结核抗生素（Antituberculosis Antibiotics）

抗结核抗生素主要有硫酸链霉素（streptomycin sulfate）、硫酸卡那霉素（kanamycin sulfate）、利福霉素（rifamycin）、环丝氨酸（cycloserine）等。

硫酸链霉素通过与结核分枝杆菌核蛋白 30S 亚基结合，使结核分枝杆菌蛋白质合成受到抑制。临床上用于治疗各种结核病，对急、慢性浸润性肺结核有很好疗效。缺点是结核分枝杆菌易对其产生耐药性，对第八对脑神经有损害，严重时导致眩晕、耳聋，另外对肾也有毒性。它常与对氨基水杨酸或异烟肼合用，以克服耐药性。关于其结构、性质等详见本书第十章抗生素。

利福霉素是从链霉菌（*Streptomyces mediterrancia*）发酵液中分离得到的活性物质，包括利福霉素 A、利福霉素 B、利福霉素 C、利福霉素 D、利福霉素 E 等成分。它们均为碱性，性质不稳定，仅利福霉素 B 分离得到纯品。利福霉素的化学结构为 27 个碳原子的大环内酰胺，环中含一个萘核，其构成的平面芳香核与立体脂肪链相连形成大环。结构见图 11-6。

利福霉素 B 的抗菌作用很弱，经化学转化生成利福霉素 SV（现可从 *A. mediterranei* 的某些突变体直接产生），利福霉素 SV 对革兰氏阳性菌和结核分枝杆菌的作用较利福霉素 B 强，已用于临床，但口服吸收较差，对革兰氏阴性菌的作用弱。

将利福霉素 B 的羧基成酯、酰胺和酰肼等，发现其中利福米特（rifamide）的效果与利福霉素 SV 相似，但吸收不好，临床上只能注射给药。

为寻找口服吸收好、抗菌谱广、长效和高效的抗结核药，对利福霉素进行结构改造。先在利福霉素 SV 的 8 位引入甲酰基，再与 1- 甲基 -4- 氨基哌嗪缩合可得利福平（rifampicin），其抗结核活性比利福霉素高 32 倍，但易产生耐药性。

以利福平为基础，进一步合成新衍生物，代表性的药物有利福定（rifandin）和利福喷丁（rifapentine）。利福定和利福喷丁的抗菌谱与利福平相似。其中利福定的活性强于利福平，口服吸收好，毒性低，临床用于各型肺结核和其他结核病，亦用于麻风病及敏感菌感染性皮肤病等；利福喷丁的抗结核分枝杆菌作用比利福平强 2~10 倍，常与其他抗结核药联合用于治疗各种类型结核病的初治与复治，但不宜用于结核性脑膜炎的治疗。

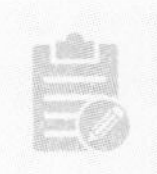

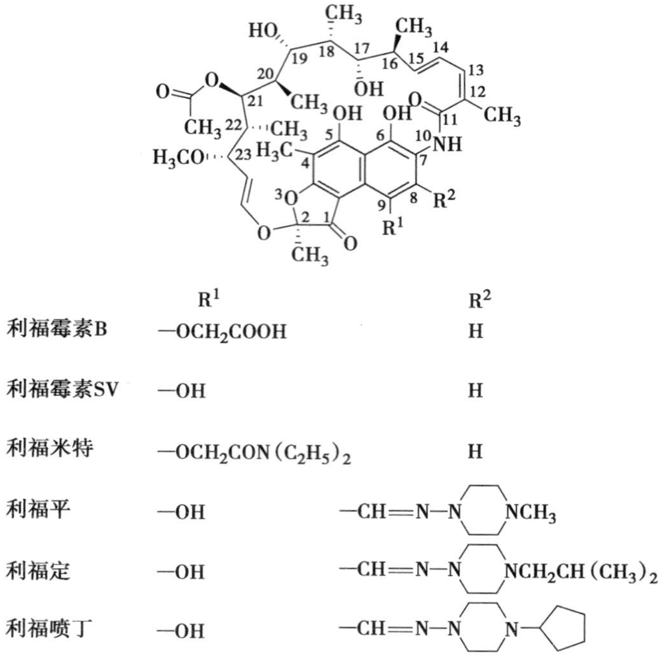

	R^1	R^2
利福霉素B	$-OCH_2COOH$	H
利福霉素SV	$-OH$	H
利福米特	$-OCH_2CON(C_2H_5)_2$	H
利福平	$-OH$	$-CH=N-N$ NCH$_3$
利福定	$-OH$	$-CH=N-N$ NCH$_2$CH(CH$_3$)$_2$
利福喷丁	$-OH$	$-CH=N-N$ N—

图 11-6 利福霉素及其类似物的结构

利福霉素类抗生素能与分枝杆菌敏感菌的DNA依赖性RNA聚合酶(DNA-dependent RNA polymerase, DDRP)形成稳定的复合物，抑制该酶的活性，从而在细菌合成RNA时，抑制初始RNA链的形成，阻断结核菌RNA的合成，从而抑制了结核菌的生长。此类抗生素的作用靶点是结核菌*rpo*B基因（RNA聚合酶β亚基的编码基因），来自其他细胞的RNA聚合酶不与此类抗生素结合，故对其RNA合成没有影响。此外，细菌对利福霉素类抗生素可迅速产生耐药性，*rpo*B基因突变是产生耐药的主要原因。

天然利福霉素及其衍生物的构效关系如下。

（1）利福霉素的5，6，17和19位羟基与DDRP结合有着十分重要的作用；17和19位羟基被乙酰化后无活性。

（2）大环上的双键被还原后，活性降低。

（3）大环开环失去抗菌活性。

（4）8位取代基对抗菌活性影响较大，引入亚胺基、肟、腙等取代基可使抗菌活性显著提高。

环丝氨酸也属于抗结核抗生素，它是从链霉菌（*Streptomyces orchidaceous*）中分离出的二线抗结核药。其抗菌作用机制是抑制细菌细胞壁黏肽的合成，从而使细胞壁缺损。用于治疗对本品敏感的活动性结核病，但需与其他有效抗结核药联用。环丝氨酸可能引起严重精神错乱，故临床应用受到一定限制。

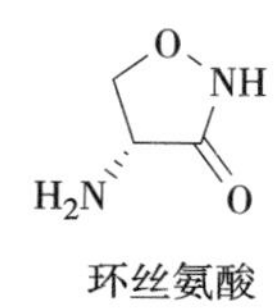

环丝氨酸

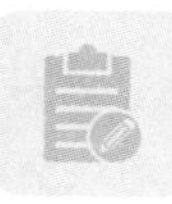

利福平　rifampicin

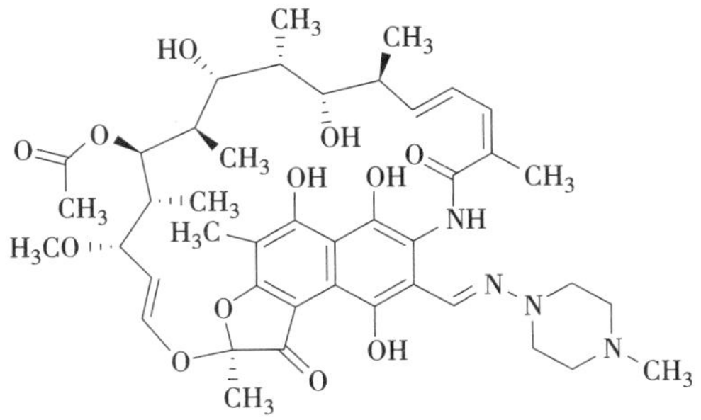

化学名为 3-[[(4- 甲基 -1- 哌嗪基)亚氨基]甲基]利福霉素；3-[[(4-methyl-1-piperazinyl)-imino]methyl]rifamycin。

利福平与RNA聚合酶复合物的晶体结构及相互作用分析（拓展阅读）

本品为鲜红色或暗红色的结晶性粉末，无臭。在甲醇中溶解，在水中几乎不溶。利福平存在多晶型现象，包括Ⅰ型、Ⅱ型、SV 型及无定型四种，其中Ⅰ型和Ⅱ型为有效晶型，两者溶解速率基本一致，但Ⅰ型的生物利用度高于Ⅱ型，抗结核活性也较高。

本品分子中含 1，4- 萘二酚结构，在碱性条件下易氧化成醌式化合物；其腙基在强酸条件下易分解，释放出醛基和氨基哌嗪两个化合物。故本品酸度应在 pH 4~6.5 范围内。

利福平口服吸收迅速，但食物会减缓吸收。利福平体内分布广，初始 $t_{1/2}$ 为 2~5 小时，但由于其会诱导自身代谢，因此，最初两周内连续服药可导致其 $t_{1/2}$ 缩短至 2~3 小时。利福平在体内主要发生 C-21 的酯键水解，生成去乙酰基利福平，其抗菌活性仅为利福平的 1/10~1/8。利福平的另一个代谢物为 3- 甲酰基利福霉素 SV，其抗菌活性比利福平低。本品及其代谢物具有色素基团，因而尿液、粪便、唾液、泪液、痰液及汗液常呈橘红色。

利福平是临床上广泛使用的抗结核病药物，一般不单独应用，常与异烟肼、乙胺丁醇等药物合用以减少耐药性的发生。

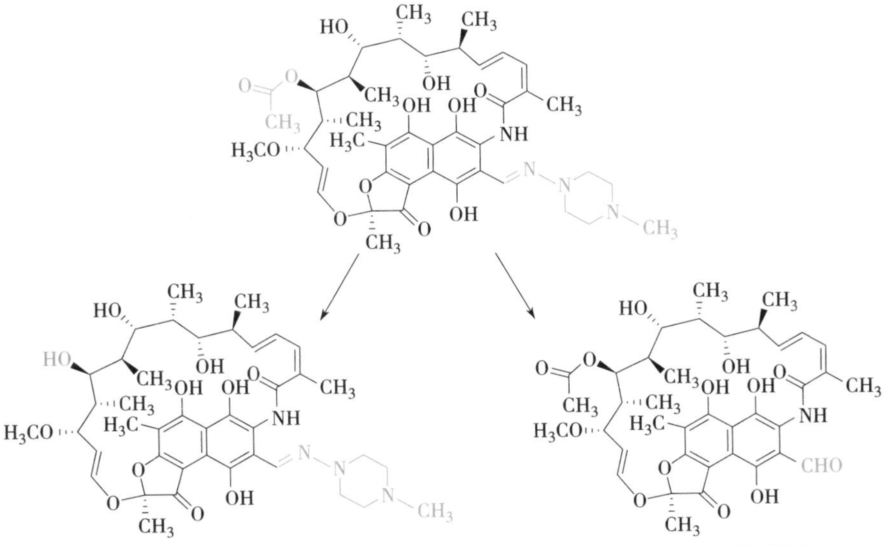

去乙酰基利福平　　3-甲酰基利福霉素 SV

第四节　抗真菌药　Antifungal Drugs

根据真菌侵犯人体的部位不同，可将真菌感染性疾病分为四类：浅表真菌病、皮肤真菌病、皮下组织真菌病和系统性真菌病[也叫侵袭性真菌感染(invasive fungal infection，IFI)]，前二者合称为“浅部

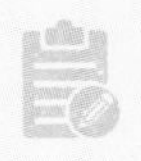

真菌病”,后二者又称为“深部真菌病”。发生在皮肤、黏膜、皮下组织被称之为“浅表层感染”,侵害人体的黏膜深处、内脏、泌尿系统、脑和骨骼等感染被称深部真菌感染。早期真菌感染疾病常为浅表层感染,很少发现有内脏的深部真菌感染。近年来,随着高效广谱抗生素、免疫抑制剂、抗恶性肿瘤药物的广泛应用,器官移植、导管技术以及外科其他介入性治疗的深入开展,特别是获得性免疫缺陷综合征的出现,条件致病性真菌引起的系统性真菌病日益增多,耐药菌和新的致病菌也不断出现,深部脏器的真菌感染发病率逐年升高。

抗真菌药(antifungal drugs)是指能抑制或杀灭真菌的药物。干扰真菌细胞膜麦角固醇生物合成途径的抗真菌药发展迅速,药物的抗真菌作用机制较为清晰(图 11-7)。

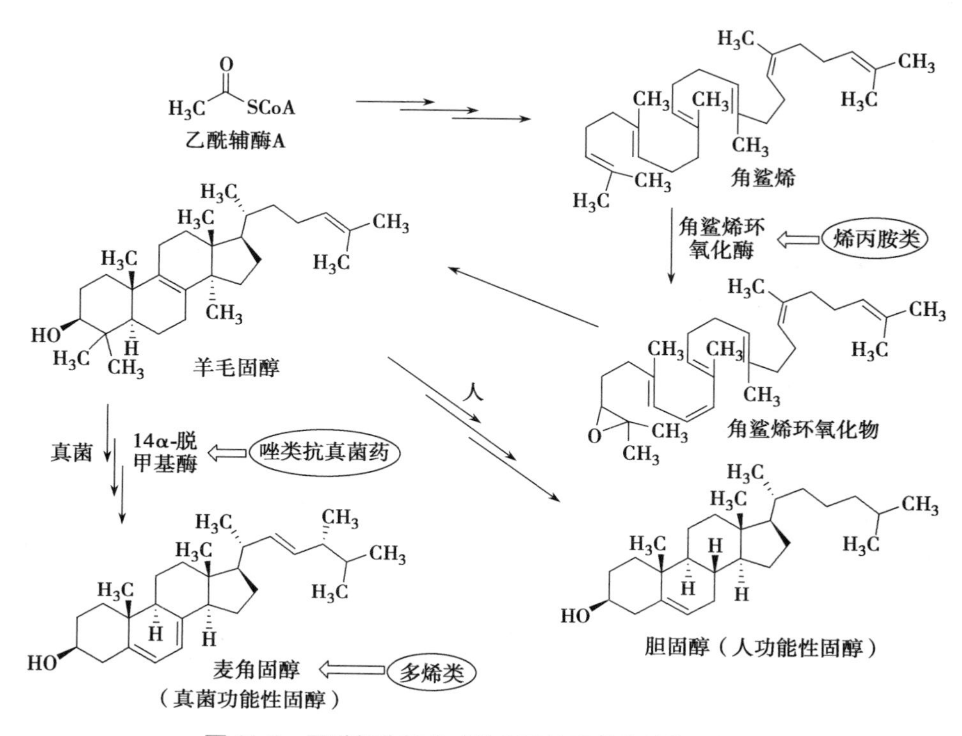

图 11-7 固醇的生物合成途径及抗真菌药的作用靶点

临床上使用的抗真菌药按结构和来源不同可分为:①抗真菌抗生素;②唑类抗真菌药;③棘白菌素类抗真菌药;④其他抗真菌药。

一、抗真菌抗生素(Antifungal Antibiotics)

抗真菌抗生素分为多烯类和非多烯类。非多烯类抗生素主要对浅表真菌有效,其代表药物主要为灰黄霉素(griseofulvin)。灰黄霉素对皮肤真菌有效,但有一定毒性,一般只可外用。

从 1951 年至今已经发现了 60 多种由放线菌产生的多烯类抗生素,其结构中均含有 35~37 个碳的大环内酯结构,并有独特的亲水和亲脂区域。亲水区包括一个羧基以及数目不等的醇羟基,通常还有一个氨基糖;亲脂区包括 4~7 个共轭双键构成的多烯链。共轭双键的数目与其在体外的抗真菌活性直接相关,而与它对哺乳动物细胞的毒性呈反相关。因结构中含有共轭多烯基团,此类药物性质不稳定,可被光、热、氧等迅速破坏。多烯类抗生素在水和一般有机溶剂中的溶解度较小,在二甲基甲酰胺、二甲基亚砜、吡啶等溶剂中溶解度较大。

胆固醇是哺乳动物细胞膜的主要成分,麦角固醇是真菌细胞膜的主要成分。此类抗生素与真菌细胞膜上的麦角固醇结合,损伤膜的通透性,导致真菌细胞内钾离子、核苷酸、氨基酸等外漏,破坏正常代谢而起抑菌作用。多烯类抗真菌抗生素与动物细胞膜中的胆固醇也具有一定的亲和性,尽管这

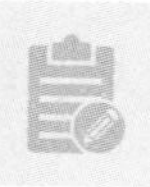

种亲和性与麦角固醇相比较低，但仍然会导致一些毒副作用。

多烯类抗生素是第一类能有效对抗深层真菌感染的药物，代表药物有制霉菌素（nystatin）、两性霉素 B（amphotericin B）等。

制霉菌素于 1951 年从诺尔斯氏链霉菌（*Streptomyces noursei*）的培养物中分出。它是一种共轭的四烯衍生物，也是第一个应用于临床的多烯类抗真菌药。制霉菌素局部外用可有效治疗多种真菌感染。制霉菌素的毒性很大，但口服后基本不被吸收，故可以通过口服给药治疗口腔和胃肠道感染。制霉菌素对全身真菌感染无治疗作用。

两性霉素 B 于 1956 年发现，是一种七烯衍生物，可以静脉注射，其不良反应有发热、寒战、血压过低和严重的肾脏毒性。尽管有毒性，两性霉素 B 仍然是治疗全身性、有致命危险的真菌感染的首选药物。该药物不能通过血脑屏障，要治疗中枢神经系统的真菌感染，必须要鞘内注射给药。

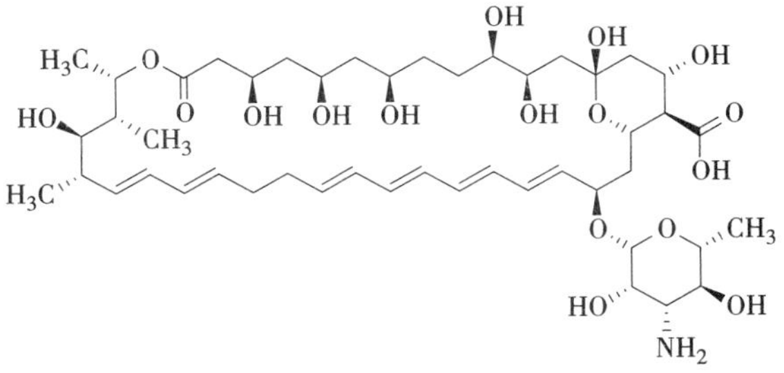

制霉菌素 nystatin 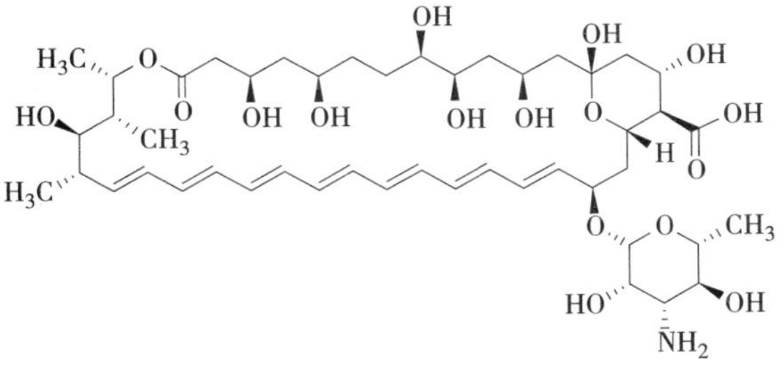　　两性霉素 B amphotericin B

二、唑类抗真菌药（Azole Antifungal Drugs）

唑类抗真菌药发展于 20 世纪 60 年代后期。此类药物中，既有供外用的药物，也有供口服和静脉注射用的药物，对浅表和深度真菌感染均能达到良好的治疗效果。

唑类药物的分子中含有一个咪唑环或三氮唑环，并通过 N_1 连接到一个侧链上，该侧链上至少含一个芳香环。根据结构，可分为咪唑类和三氮唑类抗真菌药。

1. 咪唑类抗真菌药　克霉唑（clotrimazole）是第一个上市的抗真菌药，随后益康唑（econazole）、咪康唑（miconazole）、噻康唑（tioconazole）等问世。这些药物在体外有较高的抗真菌活性，而且抗菌谱广，对白念珠菌、曲菌、新生隐球菌、芽生菌、拟酵母菌等深部真菌和一些表皮真菌以及酵母菌等都有良好的抗菌作用。此类药物虽然局部使用效果较好，但在体内很快被代谢失活；口服给药的生物利用度较低，静脉给药时可产生较高的不良反应，同时该类药物亲脂性较强，与血浆蛋白结合率高，从而导致血液中游离药物的浓度较低，因而难以治疗深度真菌感染。此类药物大多含有手性碳，但临床使用的药物多数为消旋体。

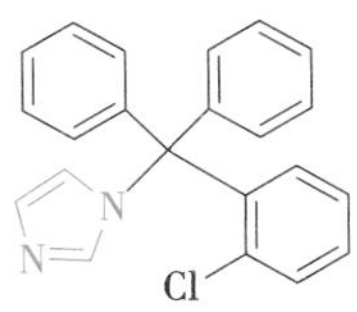

克霉唑 clotrimazole 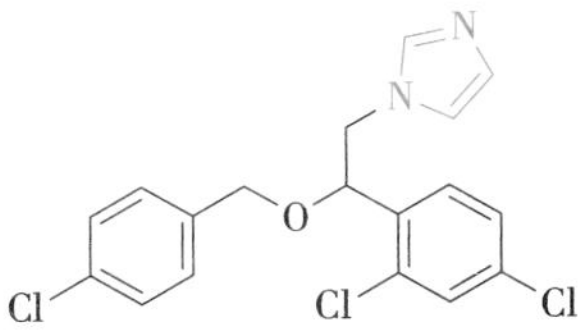　　益康唑 econazole 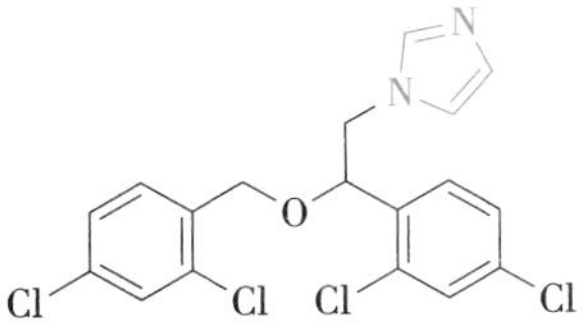　　咪康唑 miconazole 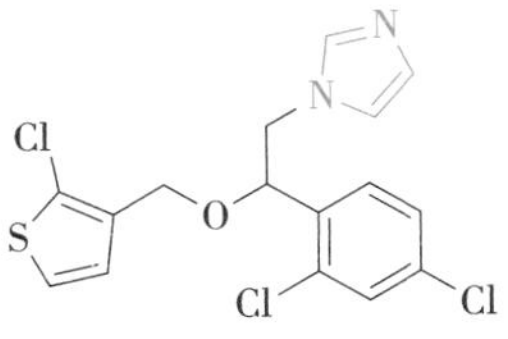　　噻康唑 tioconazole

以提高代谢稳定性、降低亲脂性为目标对该类药物进行结构修饰。由此得到了咪唑类抗真菌药酮康唑（ketoconazole）。

酮康唑既可用于浅表真菌感染又可用于深部真菌感染的治疗，但酮康唑存在严重的肝毒性，使用风险大于获益，其口服制剂已撤出市场，但其外用制剂仍在临床使用。

酮康唑 ketoconazole

2. 三氮唑类抗真菌药 1980 年，科学家合成了双三氮唑化合物氟康唑（fluconazole），并于 1988 年批准上市。氟康唑具有广谱抗真菌活性，口服和静脉注射对各种动物真菌感染都有效，体外抗真菌活性低于酮康唑，但体内抗真菌活性是酮康唑的 5~20 倍。伊曲康唑（itraconazole）是继氟康唑后上市的另一个三氮唑类抗真菌药，其化学结构与酮康唑相似，但其体内、外抗真菌作用均比酮康唑强。主要用于深部真菌所引起的系统感染，如芽生菌病、组织胞质菌病、类球孢子菌病、着色真菌病、孢子丝菌病、球孢子菌病等，也可用于念珠菌病和曲菌病。

氟康唑 fluconazole

伊曲康唑 itraconazole

伏立康唑 voriconazole

泊沙康唑 posaconazole

伏立康唑（voriconazole）为第二代三氮唑类广谱抗真菌药，2002 年上市，抗真菌活性较氟康唑强。临床可用于治疗侵袭性曲霉病、念珠菌血症、镰刀菌属引起的严重感染等，本品应主要用于治疗免疫缺陷患者进行性的、可能威胁生命的真菌感染。

泊沙康唑（posaconazole）是 2006 年上市的第二代三氮唑类广谱抗真菌药，为伊曲康唑衍生物，但其抑制真菌 14α- 脱甲基酶的作用比伊曲康唑强。主要用于治疗曲霉菌、镰刀菌和接合菌等引起的难治性、对其他药物不能耐受或对其他药物耐药的真菌感染。

3. 唑类抗真菌药的作用机制 唑类抗真菌药能够选择性地抑制 14α- 脱甲基酶（CYP51），使麦角固醇的生物合成受阻，细胞膜的屏障被破坏，进而导致真菌细胞死亡（图 11-8）。由于麦角固醇是真菌细胞膜的主要成分，而哺乳动物细胞膜的主要成分是胆固醇，因此，唑类药物对真菌细胞具有一

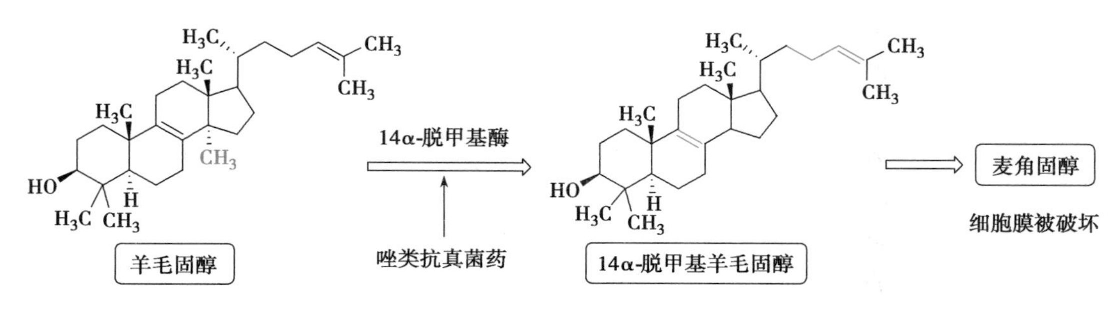

图 11-8 唑类抗真菌药的作用机制

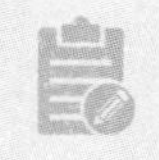

定的选择性。鉴于人体内普遍存在细胞色素 P450 酶系，唑类抗真菌药也可与人体内其他 P450 酶系的血红蛋白辅基 Fe 离子配位，这也是该类药物存在一定肝毒性的重要原因。

4. 唑类抗真菌药的构效关系　唑类抗真菌药按其化学结构可以分为咪唑类和三氮唑类，其结构通式如下。

n=1,2　X=CH,N

（1）分子中的氮唑环（咪唑或三氮唑）为活性所必需，咪唑环的 3 位或三氮唑的 4 位氮原子与血红蛋白铁离子形成配位键，竞争抑制酶的活性。三氮唑类药物的治疗指数明显优于咪唑类药物。

（2）氮唑上的取代基必须与氮杂环的 1 位氮原子相连。

（3）Ar 一般为苯环，苯环的 4 位取代基有一定的体积和电负性，苯环的 2 位有电负性取代基有利于抗真菌活性。

（4）R^1、R^2 取代基的结构类型变化较大：当 R^1 和 R^2 形成取代二氧戊环结构，成为芳乙基氮唑环状缩酮类化合物，代表药物有酮康唑和伊曲康唑；R^1 和 R^2 也可形成取代四氢呋喃结构，代表药物为泊沙康唑。当 R^1 为醇羟基，代表药物有氟康唑和伏立康唑，该类药物的体内抗真菌活性明显强于体外活性。

氟康唑　fluconazole

化学名为 2-（2,4- 二氟苯基）-1,3- 双（1*H*-1,2,4- 三氮唑 -1- 基）丙 -2- 醇；2-（2,4-difluorophenyl）-1,3-di（1*H*-1,2,4-triazol-1-yl）propan-2-ol。

氟康唑与羊毛甾醇 14α- 脱甲基酶复合物的晶体结构及相互作用解析（拓展阅读）

本品为白色或类白色结晶性粉末；无臭或微带特异臭。在甲醇中易溶，在乙醇中溶解，在二氯甲烷、水或乙酸中微溶，在乙醚中不溶。m.p. 137~141℃。

氟康唑对真菌的 14α- 脱甲基酶（CYP51）有高度选择性抑制作用，导致真菌细胞膜中麦角固醇的合成受损，从而起到抑制真菌的作用。

本品口服吸收良好，生物利用度达 90%，$t_{1/2}$ 约 30 小时。本品体内分布广，在母乳、关节液、唾液、痰、阴道液和腹腔液中的浓度与血浆浓度相似；在脑脊液中的浓度约为血浆浓度的 50%~90%；约 80% 的原型和 11% 的代谢物从尿液排出。

本品的合成以间二氟苯为起始原料，经过傅 - 克酰基化，S_N2 亲核取代反应，再经 Corey-Chaykovsky 反应，以二甲基亚甲基硫叶立德与亲电的羰基发生［1+2］环加成，得到环氧化物中间体 1-［α-（2,4- 二氟苯基）］-2,3- 环氧丙基 -1*H*-1,2,4- 三氮唑，最后与 1,2,4- 三氮唑缩合得到氟康唑。

Friedel-Crafts

临床主要用于阴道念珠菌病、鹅口疮、萎缩性口腔念珠菌病、真菌性脑膜炎、肺部真菌感染、腹部感染、泌尿道感染及皮肤真菌感染等。

三、棘白菌素类抗真菌药(Echinocandin Antifungal Drugs)

棘白菌素类药物是一类全新的抗真菌药,通过抑制 β-1,3- 葡聚糖合成酶,干扰真菌细胞壁 β-1,3- 葡聚糖的合成,导致真菌细胞壁渗透性改变,细胞溶解死亡。由于人类细胞没有细胞壁,因此,该类药物对人体的毒性较低,是迄今为止安全性最高的一类抗真菌药。

天然来源的棘白菌素类化合物存在很多缺点,如抗菌谱窄、水溶性差、溶血毒性等。通过结构改造,发现了一些具有药用价值的半合成衍生物,代表药物有卡泊芬净(caspofungin)、米卡芬净(micafungin)和阿尼芬净(anidulafungin)。芬净类抗真菌药已经成为临床治疗系统性真菌感染的重要药物,且该类药物具有抗菌活性高及不良反应低的优点。棘白菌素类药物的相对分子量较大,口服生物利用度低,故此类药物多采用静脉注射给药。棘白菌素类化合物构效关系见图 11-9,结构见表 11-1。

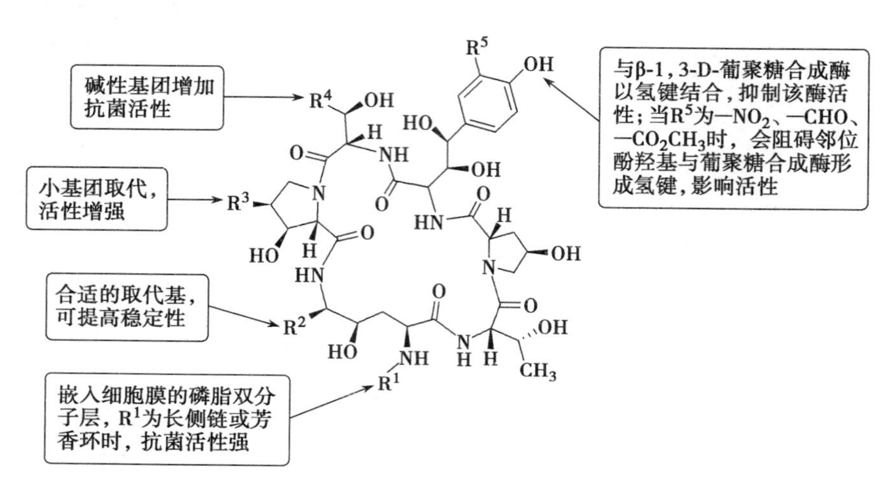

图 11-9 棘白菌素类化合物的构效关系

表 11-1 棘白菌素类化合物结构

药物名称	R^1	R^2	R^3	R^4	R^5
卡泊芬净	O, CH_3, CH_3, CH_3, 8	$-NHCH_2CH_2NH_2$	$-H$	$-CH_2CH_2NH_2$	$-H$
米卡芬净	O, N-O, O, CH_3, 4	$-OH$	$-CH_3$	$-CH_2CONH_2$	$-SO_3Na$
阿尼芬净	O, O, CH_3, 4	$-OH$	$-CH_3$	$-CH_3$	$-H$

卡泊芬净是第一个临床使用的棘白菌素类抗真菌药,2001 年在美国上市。本品为注射剂,临床用于治疗食管念珠菌病,以及其他药物(如两性霉素 B、两性霉素 B 脂质体、伊曲康唑等)治疗无效或不耐受的侵入性曲霉病。

米卡芬净是一个水溶性的棘白菌素类抗真菌药,于 2002 年在日本上市。静脉注射给药,主要用于治疗由曲霉菌和念珠菌引起的真菌血症、呼吸道真菌病、胃肠道真菌病。

阿尼芬净于2006年在美国上市，静脉注射给药。本品几乎不被代谢，但经历缓慢的化学降解，成为非活性肽降解物。肝损伤或肾功能不全的患者，使用阿尼芬净均不需要调整剂量。临床用于念珠菌性败血症、口咽和食管念珠菌病、念珠菌引起的腹腔脓肿及念珠菌性腹膜炎以及曲霉菌感染。

四、其他抗真菌药（Other Antifungal Drugs）

水杨酸和苯甲酸是最早用于治疗皮肤、指甲等真菌感染的药物，但刺激性太大。

1981年发现了烯丙胺类的萘替芬（naftifine）具有较高的抗真菌活性，局部使用治疗皮肤癣菌病的效果优于克霉唑和益康唑，治疗白念珠菌病的效果同克霉唑。由于其良好的抗真菌活性和新颖的结构而受到重视。继而又发现抗真菌活性更高、毒性更低的特比萘芬（terbinafine）和布替萘芬（butenafine）。与萘替芬相比，特比萘芬的抗菌谱更广、抗真菌作用更强，且安全性好、毒性低、不良反应小，不仅可以外用，还可以口服。布替萘芬对发癣菌、小孢子菌和表皮癣菌等皮肤真菌具有较强的抗菌作用，且经皮肤、角质层渗透迅速，滞留时间长。

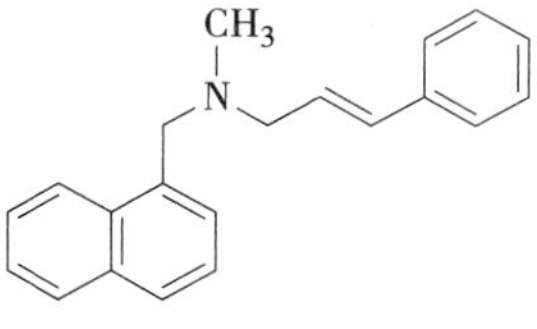

萘替芬 naftifine 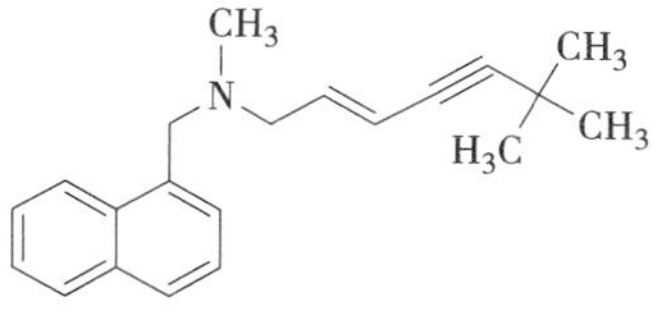　　特比萘芬 terbinafine 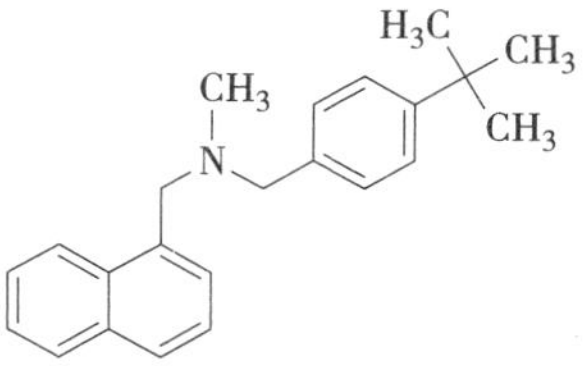　　布替萘芬 butenafine

烯丙胺类抗真菌药对真菌的角鲨烯氧化酶有高度选择性抑制作用，使真菌细胞膜形成过程中的角鲨烯环氧化反应受阻，破坏真菌细胞膜的生成，进而产生杀死或抑制真菌作用。

阿莫罗芬（amorolfine）为吗啉衍生物。其作用机制为抑制真菌细胞膜麦角固醇的生物合成，进而改变细胞膜的通透性，导致真菌死亡。临床可用于治疗白癣、皮肤的念珠菌病、白癜风、甲癣等真菌感染。不仅能根治皮肤真菌感染，而且在涂抹指甲后很容易向指甲扩散，并保持长时间的抗真菌作用。

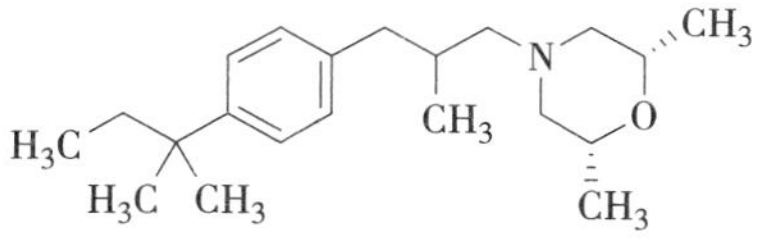

阿莫罗芬 amorolfine

托萘酯（tolnaftate）为硫代氨基甲酸酯衍生物，局部抗真菌药，用于治疗体癣、股癣、手足癣、花斑癣的浅表皮肤真菌感染。托西拉酯（tolciclate）为托萘酯的类似物，局部用于治疗皮肤真菌感染和花斑癣。利拉萘酯（liranaftate）也是托萘酯的类似物，抗真菌谱广，适用于体癣、股癣、足癣等皮肤真菌感染的局部治疗。该类药物为角鲨烯环氧化酶抑制剂，通过抑制真菌细胞的角鲨烯环氧化反应，阻止真菌细胞膜麦角固醇的生物合成，从而发挥抗真菌活性。

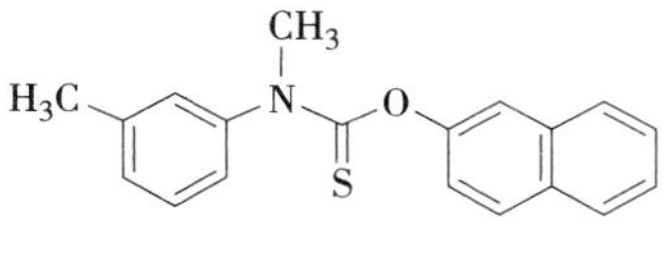

托萘酯 tolnaftate 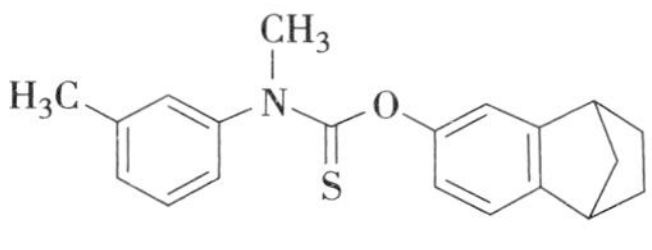　　托西拉酯 tolciclate 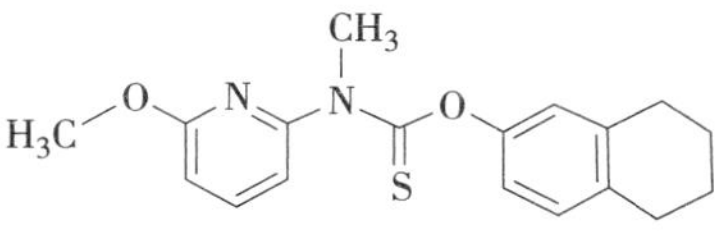　　利拉萘酯 liranaftate

第五节 抗病毒药 Antiviral Drugs

病毒是一类没有细胞结构，具有遗传、复制等生命特征的微生物。病毒有高度的寄生性，完全依赖宿主细胞的能量和代谢系统，获取生命活动所需的物质和能量。遇到宿主细胞，病毒会通过吸附、进入、复制、装配、释放子代病毒而显示典型的生命体特征。各种病毒具有不同的结构和形态，并具有严格的寄主专一性，即只能在一定种类的活细胞中增殖。病毒的基本化学组成为核酸和蛋白质，某些病毒还含有脂类、多糖及无机盐类等。一种病毒只有一种核酸（DNA 或 RNA）遗传物质。根据寄主不同，病毒可分为动物病毒、植物病毒和细菌病毒（噬菌体）。本节所述的抗病毒药主要针对动物病毒。

由于大多数抗病毒药在达到治疗剂量时对人体亦产生毒性，且某些病毒又极易变异，因而抗病毒新药研究困难重重。但随着对病毒的分子生物学、基因组序列以及与宿主细胞相互作用的深入研究，抗病毒药研究也取得了长足的发展和进步。

本节主要介绍：①抑制病毒复制初始时期的药物；②干扰病毒核酸复制的药物；③抗获得性免疫缺陷综合征药物；④抗丙型肝炎药物。

一、抑制病毒复制初始时期的药物（Drugs Inhibiting Early Viral Replication）

细胞内吞是动物病毒侵入细胞的常见方式，当病毒感染正常细胞时，首先被吸附到细胞表面，细胞膜内陷形成吞噬泡，使病毒粒子进入细胞质中。部分病毒粒子也可直接侵入宿主细胞。一旦病毒粒子进入细胞内部，就会转移到适当的地方并开始复制。抑制病毒复制初始时期的药物主要作用于这一过程。

1. M2 蛋白抑制剂 流感病毒基质蛋白 2（M2 蛋白）是流感病毒包膜上的具有离子通道活性的膜蛋白。它是流感病毒囊膜上的一种跨膜蛋白，以二硫键连接成同型四聚体，大量存在于感染宿主细胞表面。M2 蛋白在流感病毒的整个生命周期中具有重要作用。M2 蛋白抑制剂主要通过干扰 M2 蛋白离子通道活性，改变宿主细胞表面电荷，阻止 RNA 病毒穿透宿主细胞。如果病毒已穿透宿主细胞，还能阻止病毒的脱壳和释放核酸，干扰病毒的早期复制。

金刚烷胺类化合物是 M2 蛋白抑制剂，其具有对称的饱和三环癸烷，从而形成稳定的刚性笼状结构。金刚烷胺类抗病毒药主要有金刚烷胺（amantadine）和金刚烷乙胺（rimantadine）。

金刚烷胺是最早用于临床的抗病毒药，1966 年被批准用于防治流感的发生，1976 年被正式确认为治疗药物。金刚烷胺在临床上能有效预防和治疗所有 A 型流感，金刚烷乙胺对 A 型流感病毒的作用强于金刚烷胺，且中枢神经不良反应小于金刚烷胺。

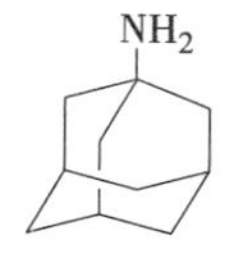

金刚烷胺 amantadine

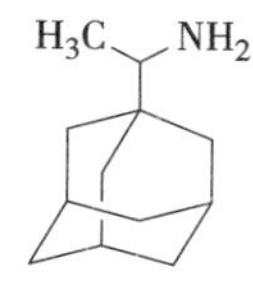

金刚烷乙胺 rimantadine

2. 流感病毒神经氨酸酶抑制剂 流感病毒的神经氨酸酶（neuraminidase，NA）又称“唾液酸酶”，是存在于流感病毒 A 和 B 表面的糖蛋白。神经氨酸酶可促进新生的流感病毒从宿主细胞的唾液酸残基释放，并加速流感病毒传染其他的宿主细胞。流感病毒神经氨酸酶抑制剂通过抑制 NA，能有效地阻断流感病毒的复制过程，对流感的预防和治疗发挥重要作用。

神经氨酸酶在水解神经氨酸 - 糖蛋白复合物时，形成稳定的趋于平坦的含正电荷的氧𬭩离子六元环过渡态（图 11-10），从而切断神经氨酸与糖蛋白的连接键，释放出唾液酸（sialic acid）。采用过渡

态类似物设计方法（transition-state analogue design），模拟氧鎓离子六元环过渡态结构，设计了第一个神经氨酸酶抑制剂 2-脱氧-2,3-脱氢-*N*-乙酰神经氨酸（DANA）。

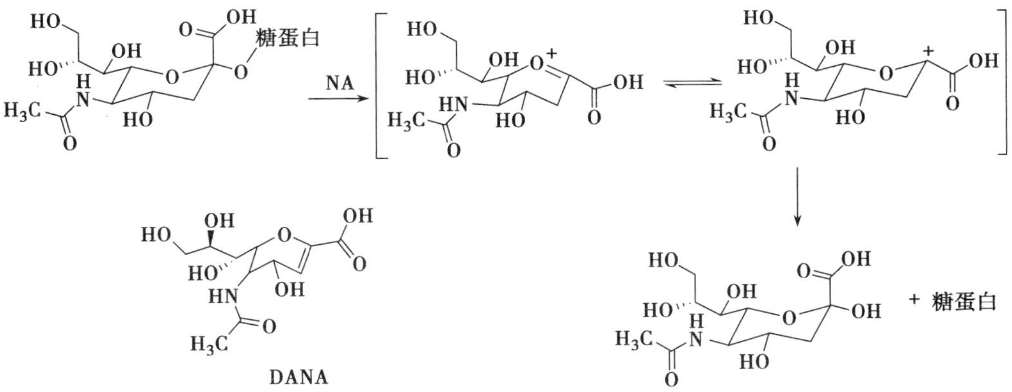

图 11-10 神经氨酸酶水解神经氨酸-糖蛋白复合物示意图

虽然 DANA 与 NA 的结合能力比唾液酸对 NA 高约 1 000 倍，但对流感病毒神经氨酸酶的特异性差，在流感病毒动物模型中的效果也不理想。

根据流感病毒 NA 与唾液酸结合的 X 射线衍射晶体结构（图 11-11），并利用计算机辅助药物设计技术，得到扎那米韦（zanamivir）。扎那米韦是 1999 年首个上市的 NA 抑制剂，可特异性地抑制 A、B 型流感病毒的 NA，阻止子代病毒从感染细胞表面释放，防止病毒扩散。但是扎那米韦分子的极性很大，口服给药的生物利用度低，只能以静脉注射、滴鼻或吸入等方式给药。在扎那米韦的基础上设计并合成了全碳六元环结构的衍生物奥司他韦（oseltamivir）。

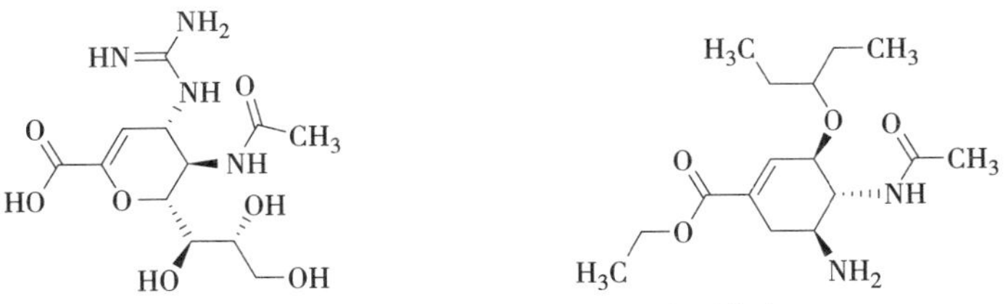

扎那米韦 zanamivir　　奥司他韦 oseltamivir

磷酸奥司他韦 oseltamivir phosphate

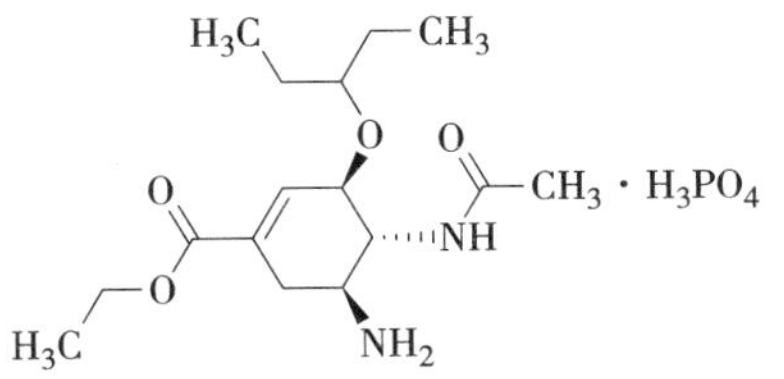

化学名为（3*R*,4*R*,5*S*）-4-（乙酰氨基）-5-氨基-3-（1-乙基丙氧基）-1-环己烯-1-羧酸乙酯磷酸盐；ethyl（3*R*,4*R*,5*S*）-4-（acetylamino）-5-amino-3-（1-ethylpropoxy）-1-cyclohexene-1-carboxylate phosphate（1∶1）。

本品为白色或类白色结晶性粉末，在水或甲醇中易溶，在 *N,N*-二甲基甲酰胺中微溶，在乙醚中几乎不溶。比旋度 $[\alpha]_D^{20}$ 为 −32.6° 至 −30.7°（10mg/ml，水）。

根据 NA 在水解神经氨酸-糖蛋白复合物时，形成稳定的趋于平坦的含氧正离子六元环过渡态的假说（图 11-10），应用生物电子等排原理，发现了含有二氢吡喃骨架的扎那米韦。在研究过程中发现，扎那米韦的 C-4 连有一个胍基，有较强的亲水性，口服生物利用度较差，只能静脉注射或吸入给

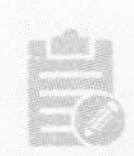

药。在此基础上，采用化学和酶稳定性更好的环己烯骨架替换扎那米韦分子中的二氢吡喃环，并用极性较小的氨基代替高极性的胍基，同时用极性较小的 1- 乙基丙 -1- 氧基替换扎那米韦结构中的极性基团 1,2,3- 三羟基 -1- 丙基；在此基础上设计并合成得到新的 NA 抑制剂 GS4071。唾液酸和 GS4071 与 NA 的相互作用见图 11-11。

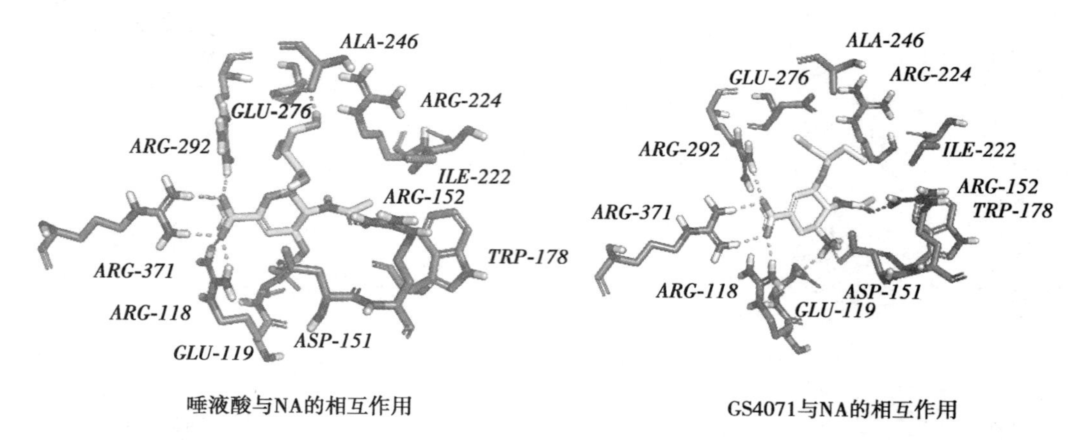

图 11-11 唾液酸、GS4071 与 NA 的相互作用

GS4071 抑制 NA 的活性较强，但口服生物利用度仍不高。将 GS4071 的羧基转化为乙酯得到奥司他韦，口服生物利用度可达 80%。奥司他韦口服后很容易经胃肠道吸收，进入体内后在肝脏经酯酶广泛代谢为活性代谢物 GS4071。奥司他韦是 GS4071 的前药。

本品可选择性地抑制病毒的神经氨酸酶，从而防止病毒颗粒从感染细胞中释放。奥司他韦对甲型和乙型流感病毒的神经氨酸酶均有抑制活性。临床上用于预防和治疗 A 型和 B 型流感病毒导致的流行性感冒，是预防和治疗 H5N1 型禽流感的首选药物。

二、干扰病毒核酸复制的药物（Drugs Interfering with Viral Nucleic Acid Replication）

正常细胞被病毒感染后，成为病毒繁殖的场所，病毒的基因组和蛋白在宿主细胞内大量地合成，从而导致全身性疾病。因此干扰病毒的核酸复制就可以抑制病毒的繁殖，这类药物主要是通过选择性地抑制病毒的转录酶或其他重要酶，如激酶、聚合酶，从而阻断病毒特有的 RNA 和 DNA 的合成。

1. 核苷类　其作用机制是基于代谢拮抗的原理，模拟天然核苷的结构，竞争性地作用于酶活性中心，嵌入正在合成的病毒 DNA 或 RNA 链中，终止 DNA 或 RNA 链的延长，从而抑制病毒复制。由于它们是病毒合成 DNA 或 RNA 的核苷类原料的类似物，因此具有广谱的抗病毒活性，但它们的毒性和副作用也较大。

核苷类抗病毒药按化学结构可分为嘧啶核苷类和嘌呤核苷类。

1959 年合成的碘苷（idoxuridine）是第一个临床有效的抗病毒核苷类化合物，碘苷可以与胸腺嘧啶核苷竞争磷酸化酶，特别是 DNA 聚合酶，抑制病毒合成 DNA 或形成无感染性的 DNA，终止病毒繁殖。碘苷本身无活性，它在体内被细胞和病毒的胸腺嘧啶核苷激酶磷酸化生成三磷酸碘苷，后者是活性形式。所有的核苷类药物都是经过三磷酸化后，才会发挥作用。碘苷对单纯疱疹病毒和牛痘病毒等 DNA 病毒有效，对流感病毒等 RNA 病毒无效。由于骨髓抑制、胃肠道反应等毒副作用较大，且抗病毒谱较窄，目前仅用于滴眼剂。

曲氟尿苷（trifluridine）又名“三氟胸苷”，其结构和作用机制与碘苷相似。曲氟尿苷的水溶性较大，对单纯疱疹病毒（HSV-1 和 HSV-2）作用最强。适用于单纯疱疹性角膜炎、结膜炎及其他疱疹性眼病。

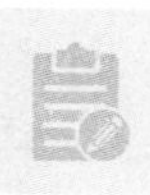

阿糖胞苷（cytarabine）是一种嘧啶核苷类似物，最初用作抗代谢抗肿瘤药物，后来研究发现阿糖

胞苷能阻止脱氧胞嘧啶核苷的形成，抑制病毒 DNA 的合成，和碘苷的作用机制相似。阿糖胞苷进入人体后经激酶磷酸化后转为阿糖胞苷三磷酸及阿糖胞苷二磷酸，前者能强有力地抑制 DNA 聚合酶，进而抑制病毒合成 DNA。临床用于治疗带状疱疹病毒所引起的感染，如带状疱疹性角膜炎。

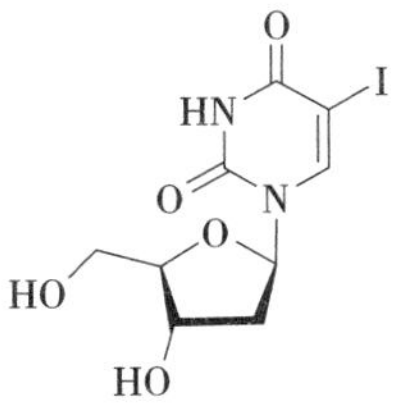

碘苷 idoxuridine 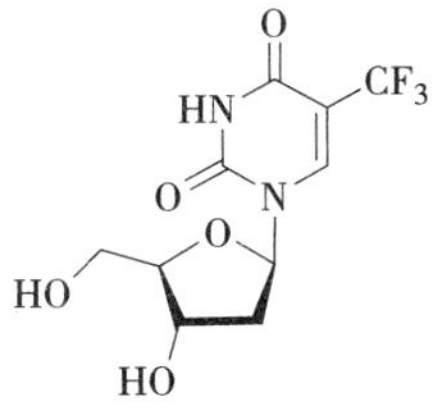　　曲氟尿苷 trifluridine 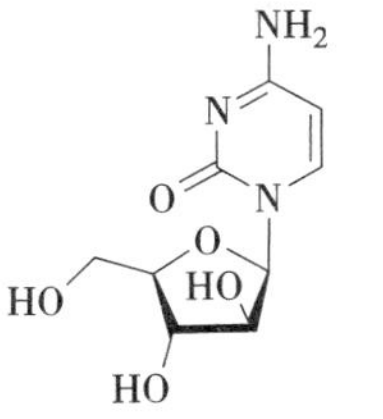　　阿糖胞苷 cytarabine

阿糖腺苷（vidarabine）是嘌呤核苷类抗病毒药。阿糖腺苷是从链霉菌（*Streptomyces antibioticus*）的培养液中提取得到的天然产物，也可以通过全合成制备。阿糖腺苷对 HSV-1 和 HSV-2 均有效，临床上用于治疗单纯疱疹病毒性脑炎和免疫缺陷患者的带状疱疹和水痘感染。本品的单磷酸酯有抑制乙肝病毒复制的作用，可用于治疗病毒性乙型肝炎。

阿糖腺苷经静脉滴注给药，进入体内后迅速被血液中的腺苷脱氨酶脱氨生成阿拉伯糖次黄嘌呤。脱氨产物的抗病毒作用比阿糖腺苷弱。鉴于腺苷类药物在体内易被脱氨酶转化成脱氨化合物而丧失活性，因此，在研究腺苷脱氨酶抑制剂的过程中，发现开环的核苷有较好的抗病毒活性，代表性药物是阿昔洛韦（aciclovir）。

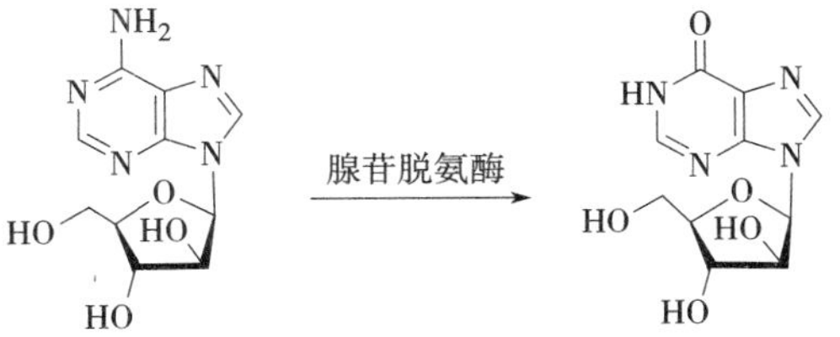

腺苷脱氨酶

阿糖腺苷 vidarabine　　阿拉伯糖次黄嘌呤 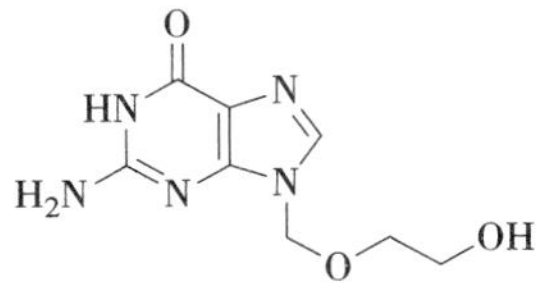　　阿昔洛韦 aciclovir

阿昔洛韦存在水溶性小、口服吸收差、易产生耐药性等缺点，针对这些缺点开发出它的前药地昔洛韦（desciclovir）和伐昔洛韦（valaciclovir）。地昔洛韦在水中溶解度比阿昔洛韦大 18 倍，口服吸收好，不良反应小，进入体内后被黄嘌呤氧化酶转化为阿昔洛韦。伐昔洛韦是阿昔洛韦的缬氨酸酯类前药，口服吸收后在肝内迅速被水解酶水解成阿昔洛韦，继而转化为三磷酸酯而产生抗病毒作用。临床用于治疗水痘带状疱疹，Ⅰ型、Ⅱ型单纯疱疹病毒感染。

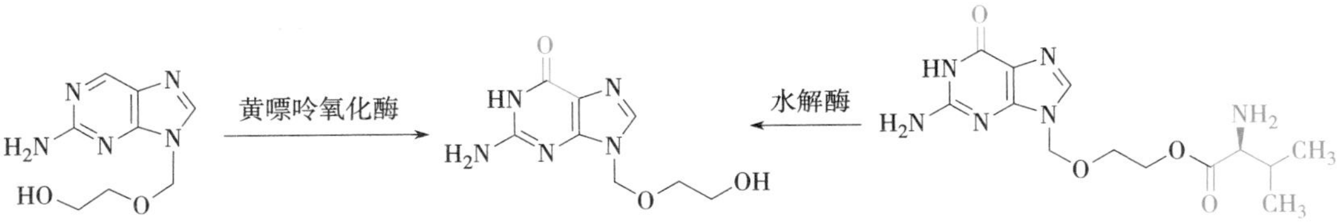

黄嘌呤氧化酶　　水解酶

地昔洛韦 desciclovir　　阿昔洛韦 aciclovir　　伐昔洛韦 valaciclovir

更昔洛韦（ganciclovir）可以看成是具有 C3′-OH 和 C5′-OH 的开环脱氧鸟苷衍生物。其作用机制和阿昔洛韦相似。本品对病毒胸苷激酶的亲和力比阿昔洛韦高，因此对耐阿昔洛韦的单纯疱疹病毒仍然有效。但是更昔洛韦的毒性比较大，临床上主要用于治疗巨细胞病毒引起的严重感染。

喷昔洛韦（penciclovir）是更昔洛韦的电子等排体，抗病毒谱与阿昔洛韦相同。喷昔洛韦在体内转化为三磷酸酯而发挥作用，其三磷酸酯的稳定性高于阿昔洛韦三磷酸酯，且在病毒感染的细胞中的浓度较高。

泛昔洛韦（famciclovir）是喷昔洛韦的前体药物，口服后在胃肠道和肝脏中迅速被代谢为喷昔洛韦，喷昔洛韦的生物利用度可达77%。

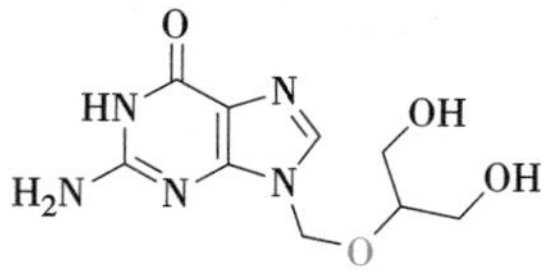

更昔洛韦 ganciclovir 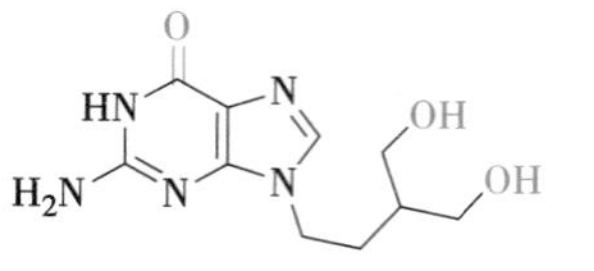　　喷昔洛韦 penciclovir 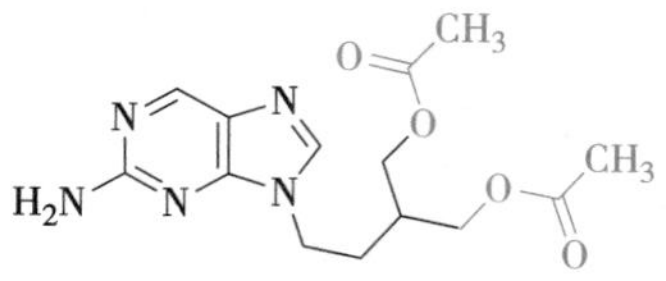　　泛昔洛韦 famciclovir

阿德福韦（adefovir）是腺嘌呤的非环状核苷衍生物，在细胞内分阶段转化为二磷酸酯，通过竞争性抑制逆转录酶和掺入病毒DNA链，进而抑制乙肝病毒DNA的合成。可用于治疗慢性乙型肝炎。

阿德福韦酯（adefovir dipivoxil）是阿德福韦的前体药物，在体内水解为阿德福韦发挥抗病毒作用，于2002年9月由FDA批准在美国上市。阿德福韦酯单次口服后的生物利用度约59%。临床用于治疗肝功能代偿的成年慢性乙型肝炎患者，尤其适合于需长期用药或已发生拉米夫定耐药者。

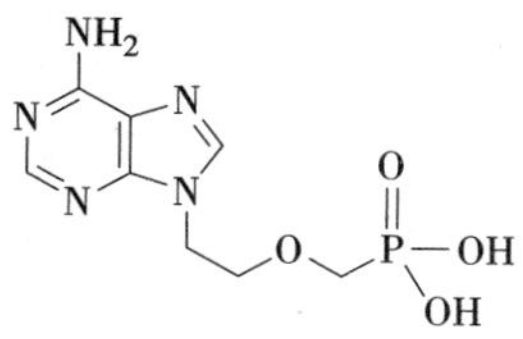

阿德福韦 adefovir 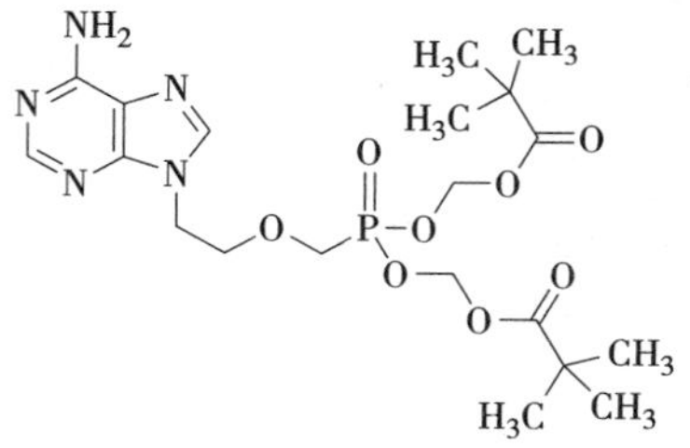　　阿德福韦酯 adefovir dipivoxil

阿昔洛韦 aciclovir

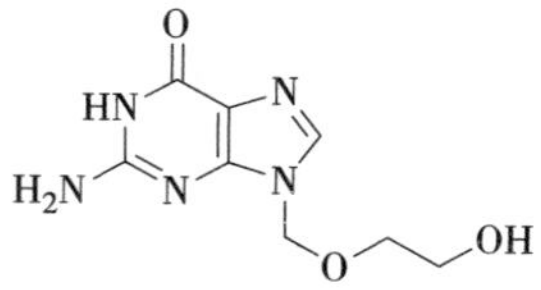

化学名为9-（2-羟乙氧甲基）鸟嘌呤；9-[（2-hydroxyethoxy）methyl]-guanine。

本品为白色结晶粉末。无味，无臭。在冰醋酸或热水中略溶，在乙醚或二氯甲烷中几乎不溶，在氢氧化钠试液中易溶。m.p. 256~257℃。

阿昔洛韦的作用机制独特，主要抑制病毒编码的胸苷激酶和DNA聚合酶，从而能显著地抑制感染细胞中DNA的合成，而不影响非感染细胞的DNA复制。

阿昔洛韦只在感染的细胞中被病毒的胸苷激酶磷酸化为单磷酸或二磷酸核苷（在未感染的细胞中不被细胞胸苷激酶磷酸化），而后在核苷二磷酸激酶作用下转化为三磷酸阿昔洛韦，进而发挥其干扰病毒DNA合成的作用。因此三磷酸阿昔洛韦更多地存在于病毒感染的细胞内，具有较好的细胞选择性。

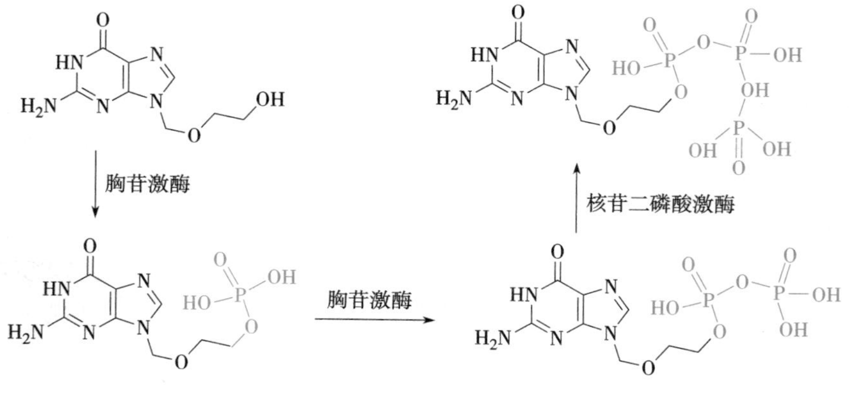

胸苷激酶　　胸苷激酶　　核苷二磷酸激酶

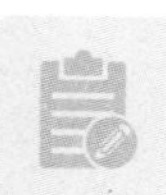

本品除局部给药外，还可口服及静脉注射。口服时，生物利用度较低，只有 15%~20%，大部分以原型自尿排泄；另外有 15% 无活性的 9- 羧甲氧基甲基鸟嘌呤代谢物和少量的 8- 羟基阿昔洛韦。过量阿昔洛韦可使病毒产生耐药性，而这种耐药性源于病毒编码的胸苷激酶的减少，使阿昔洛韦不能被有效激活。

阿昔洛韦的合成是以鸟嘌呤为原料，首先在硫酸氢钠催化下用乙酸酐进行乙酰化，再在硫酸氢钠催化下与 2- 氧杂 -1,4- 丁二醇二乙酸酯反应生成双乙酰阿昔洛韦，最后水解脱去乙酰基制得阿昔洛韦。

本品为广谱抗病毒药，为抗疱疹病毒的首选药物，主要用于疱疹性角膜炎、生殖器疱疹、全身性带状疱疹和疱疹性脑炎治疗，也可用于治疗乙型肝炎。

2. 非核苷类　非核苷类抑制病毒核酸复制的药物主要有利巴韦林（ribavirin）和膦甲酸钠（foscarnet sodium）。膦甲酸钠通过抑制病毒特异性 DNA 聚合酶和逆转录酶，但与核苷类逆转录酶抑制剂阿昔洛韦不同，膦甲酸钠不需要在细胞内转化为三磷酸酯，而是直接结合于病毒 DNA 聚合酶上的焦磷酸结合位点，抑制病毒 DNA 聚合酶。膦甲酸钠可外用或静脉滴注给药，后者主要用于治疗获得性免疫缺陷综合征患者的巨细胞病毒性视网膜炎，也可用于对阿昔洛韦耐药的 HIV 感染患者的单纯疱疹或带状疱疹病毒感染。

利巴韦林 ribavirin　　　　膦甲酸钠 foscarnet sodium

利巴韦林　ribavirin

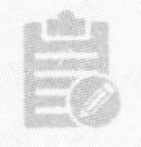

化学名为 1-β-D-呋喃核糖基-1*H*-1,2,4-三氮唑-3-甲酰胺；1-β-D-ribofuranosyl-1*H*-1,2,4-triazole-3-carboxamide。

本品为白色或类白色结晶性粉末；无臭。在水中易溶，在乙醇中微溶，在乙醚或二氯甲烷中不溶。本品有两种晶型：m.p. 166~168℃和 m.p. 174~176℃；两种晶型的生物活性相同。比旋度$[\alpha]_D^{20}$为 −37.0°至 −35.0°（40mg/ml，水）。

从化学结构看，本品可视为单磷酸腺苷（AMP）和单磷酸鸟苷（GMP）生物合成前体氨基咪唑酰氨核苷的结构类似物。X 射线衍射晶体学研究表明，本品与鸟苷的空间结构有很大的相似性，若将本品的酰胺基团旋转后和腺苷的空间结构也有很大的相似性。因此本品易被细胞内的嘌呤核苷激酶磷酸化。利巴韦林 5′-单磷酸可以抑制肌苷 5′-单磷酸（IMP）脱氢酶，从而抑制了 GMP 的生物合成。利巴韦林 5′-三磷酸能够抑制 mRNA 的 5′末端鸟嘌呤化和末端鸟嘌呤残基的 *N*-7 甲基化，并且与 GTP 和 ATP 竞争抑制 RNA 聚合酶。

利巴韦林

氨基咪唑酰氨核苷

鸟苷

腺苷

本品对疱疹病毒、腺病毒和痘病毒等 DNA 病毒敏感；对流感病毒、副流感病毒、麻疹病毒、腮腺炎病毒、呼吸道合胞病毒（respiratory syncytial virus，RSV）、HIV 等 RNA 病毒敏感。

本品口服或吸入给药，吸收迅速而完全。口服后 1~2 小时血药浓度达峰值，生物利用度 45%~65%；在肝内代谢，主要代谢产物为利巴韦林 5′-单磷酸、利巴韦林 5′-二磷酸、利巴韦林 5′-三磷酸和 1,2,4-三氮唑-3-甲酰胺，代谢产物均有显著的抗病毒活性。药物在呼吸道分泌物中的浓度高于血药浓度。本品可透过胎盘，也能进入乳汁，具有致畸和胚胎毒性，故妊娠期妇女禁用。临床用于治疗 RSV 引起的病毒性肺炎与支气管炎、皮肤疱疹病毒感染。

本品的合成是以肌苷为原料，经乙酰化生成 1,2,3,5-*O*-四乙酰-β-D-呋喃核糖，然后在双（对硝基苯基）磷酸酯（BNPP）的催化下与 1,2,4-三氮唑-3-甲酸甲酯熔融缩合得 1-（2,3,5-*O*-三乙酰基-β-D-呋喃核糖基）-1,2,4-三氮唑-3-甲酸甲酯，再经氨解得到利巴韦林。

$\xrightarrow[CaCl_2]{Ac_2O}$ $\xrightarrow[BNPP]{}$ $\xrightarrow[CH_3OH]{NH_3}$

三、抗获得性免疫缺陷综合征药物（Anti-AIDS Drugs）

人类免疫缺陷病毒（human immunodeficiency virus，HIV）是一种能攻击人体免疫系统的病毒。它把人体免疫系统中最重要的 $CD4^{+}T$ 淋巴细胞作为主要攻击目标，大量破坏该细胞，使人体逐渐丧失免疫功能。HIV 属逆转录病毒中的一种。普遍认为，HIV 的感染会导致获得性免疫缺陷综合征（acquired immune deficiency syndrome，AIDS）。由于免疫系统受到破坏，AIDS 患者易于感染各种疾病，并发生恶性肿瘤，病死率较高。

HIV 复制过程大致分为吸附、穿入、脱壳、早期蛋白合成、病毒核酸复制、晚期蛋白质合成、装配、病毒体成熟以及释放等九个环节。从 HIV 的生命周期看，其胞内步骤大致分为逆转录、整合、装配等三个环节，分别由逆转录酶、整合酶和蛋白酶催化完成。而宿主细胞不具有这些酶，是较为理想的药物靶点。自从第一个抗获得性免疫缺陷综合征药物齐多夫定（zidovudine，AZT）上市后，该类药物的研究开发突飞猛进，它们作用于 HIV-1 感染细胞并进行复制的各个阶段，阻止病毒与宿主细胞的结合，阻止病毒 RNA 向 DNA 的逆转录，阻止病毒的包装和释放等，从而达到治疗和缓解疾病的目的。

根据作用靶点不同，抗获得性免疫缺陷综合征药物包括：①逆转录酶抑制剂，其又分为核苷类逆转录酶抑制剂（NRTIs）和非核苷类逆转录酶抑制剂（NNRTIs）；②蛋白酶抑制剂（PIs）；③整合酶抑制剂，又称"整合酶链转移抑制剂（INSTIs）"；④融合抑制剂（FIs），也称为"进入抑制剂（EIs）"；⑤其他抑制剂。

根据治疗策略不同又可分为：①鸡尾酒疗法（HAART）；②固定剂量复合剂（FDC）疗法。

1. 逆转录酶抑制剂（reverse transcriptase inhibitors） HIV 逆转录酶（reverse transcriptase，RT）是 HIV 复制过程中的一个重要酶，在正常情况下，人类细胞中无此酶存在，针对此酶设计合成的逆转录酶抑制剂是抗获得性免疫缺陷综合征药物研究的主要方向之一，逆转录酶抑制剂主要有核苷类和非核苷类。

FDA 批准的抗 HIV 药物（1987—2019 年）**（拓展阅读）**

（1）核苷类：核苷类逆转录酶抑制剂（nucleoside reverse transcriptase inhibitors，NRTIs）是合成 HIV 的 DNA 逆转录酶底物脱氧核苷酸的类似物，在体内转化成活性的三磷酸核苷衍生物，与天然的三磷酸脱氧核苷竞争性地与 RT 结合，抑制 RT 的活性，阻碍病毒的合成。

1964 年齐多夫定作为一个抗肿瘤药首次被合成，后来被证明具有抗鼠逆转录酶活性。1972 年被用于抑制单纯疱疹病毒复制的研究。1984 年发现其对 HIV 有抑制作用。1987 年被批准为第一个抗获得性免疫缺陷综合征药物。

齐多夫定为 2′- 脱氧胸苷（dT）C_3′- 位的羟基被叠氮基取代的类似物，它由一对苏型和赤型异构体组成，由于苏型异构体不能进行磷酸化，因而没有活性。

2′-脱氧胸苷　　赤型齐多夫定　　苏型齐多夫定

对齐多夫定进行结构改造发现了许多新的 NRTIs 药物，改造的部位有碱基、核糖及糖苷键的构型等，其中对核糖的改造居多。针对核糖环的 2′,3′,4′,5′ 位，改造方法大致可分为 3′- 取代、2′,3′- 双去氧、2′,3′- 双去氧双去氢、5′- 取代、C'_3-C'_4 处开环等。NRTIs 药物的构效关系如图 11-12 所示。

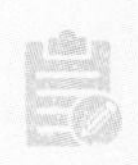

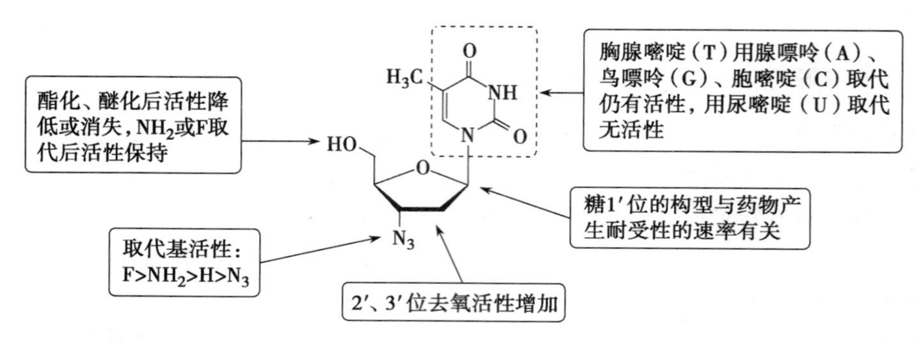

图 11-12 核苷类逆转录酶抑制剂的构效关系

司他夫定（stavudine，d4T）为 2′- 脱氧胸苷引入 2′,3′- 双键的脱水产物。本品对酸稳定，口服吸收良好。其作用机制和 AZT 相似，进入细胞后，在 5′ 位逐步磷酸化，生成三磷酸酯，从而抑制逆转录酶活性，使 DNA 键断裂。本品对 HIV-1 和 HIV-2 有同等抑制作用，对 AZT 耐药的 HIV 病毒株也有抑制作用，且骨髓毒性比 AZT 低 10 倍以上。本品适用于对 AZT 等不能耐受或治疗无效的获得性免疫缺陷综合征的治疗。

司他夫定 stavudine　　扎西他滨 zalcitabine　　拉米夫定 lamivudine

恩曲他滨 emtricitabine　　去羟肌苷 didanosine　　阿巴卡韦 abacavir

扎西他滨（zalcitabine，ddC）作用机制与 AZT 相似，在细胞内转化为有活性的三磷酸代谢物，从而竞争性抑制逆转录酶活性，并可能中止病毒 DNA 的延长。本品和 AZT 联用时，有加合和协同的抗病毒作用。通常本品与 AZT 替换使用或联合使用，可有效抑制病毒的复制和疾病的进展。

拉米夫定（lamivudine，3TC）是扎西他滨糖环上 3′ 位的—CH_2—被电子等排体—S—取代得到的双脱氧硫代胞苷化合物。有 β-D-（+）及 β-L-（–）两种异构体，都具有较强的抗 HIV-1 活性，但其 β-L-（–）异构体对胞苷 - 脱氧胞苷脱氨酶的脱氨基作用有拮抗活性。其作用机制和 AZT 相似，在细胞内生成三磷酸代谢物而发挥作用。3TC 对逆转录酶的亲和力大于人 DNA 聚合酶的亲和力，因而具有选择性作用。3TC 还具有抗 HBV 作用。3TC 的口服吸收良好，生物利用度可达 80%~87%。临床上可单用或与 AZT 合用治疗病情恶化的晚期 HIV 感染患者。3TC 的骨髓抑制及周围神经毒性比其他几个核苷衍生物都小，这可能与其对线粒体 DNA 聚合酶的抑制作用较小有关。但其 β-D-（+）异构体的骨髓毒性比 β-L-（–）异构体高 10 倍。

恩曲他滨（emtricitabine，FTC）是在拉米夫定分子中胞嘧啶的 5 位引入氟原子得到的衍生物，对 HIV 和 HBV 均有较强的抑制作用，和其他抗获得性免疫缺陷综合征药合用具有协同作用。

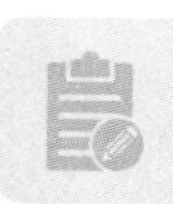

去羟肌苷（didanosine，ddI）是嘌呤核苷类衍生物，进入体内后需转变成三磷酸代谢物而发挥作用。去羟肌苷除本身的作用外，在体内部分去羟肌苷三磷酸酯可转化为去羟肌苷。临床主要用于治疗不能耐受 AZT 或对 AZT 治疗无效的晚期 HIV 感染者。

阿巴卡韦（abacavir）是碳环核苷类药物，常用其硫酸盐，临床上与其他抗 HIV 药物联用治疗 AIDS。阿巴卡韦口服吸收好，生物利用度约 80%，能透过血脑屏障。

齐多夫定　zidovudine

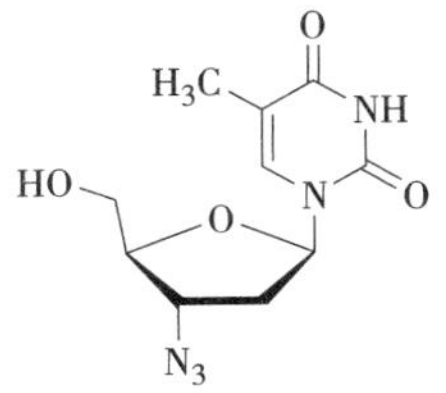

化学名为 1-（3- 叠氮 -2,3- 二脱氧 -β-D- 呋喃核糖基）-5- 甲基嘧啶 -2,4（1*H*,3*H*）- 二酮；1-（3-azide-2,3-dideoxy-β-D-furosyl）-5-methylpyrimidine-2,4（1*H*,3*H*）-dione。又名"叠氮胸苷（azidothymidine）"，缩写"AZT"。

本品为白色至浅黄色结晶性粉末；无臭。在甲醇和二甲基亚砜中易溶，在乙醇中溶解，在水中略溶。m.p. 122~124℃。比旋度 $[\alpha]_D^{20}$ 为 +60.5°至 +63.0°（10mg/ml，乙醇）。

本品在细胞内经胸苷激酶和其他激酶转化为三磷酸齐多夫定（AZTTP）而发挥抗病毒作用。该 AZTTP 通过竞争性抑制逆转录酶并嵌入病毒 DNA 而阻断逆转录病毒 DNA 的合成。AZTTP 对 HIV-1 逆转录酶的亲和力比细胞 DNA 聚合酶高 100 倍，故其抗病毒作用有高度选择性。

本品口服吸收迅速，有首过效应，生物利用度 60%~70%，口服 $t_{1/2}$ 约 1 小时，静脉滴注 $t_{1/2}$ 约 1.1 小时。本品在肝脏中与葡糖醛酸结合而解毒，因此，肝功不良者易引起毒性反应。

齐多夫定的合成是以 2′- 脱氧胸苷为原料，与 2- 氯 -*N,N*- 二乙基 -1,1,2- 三氟乙烷 -1- 胺反应，得到环状中间体，再和叠氮化锂反应制得齐多夫定。

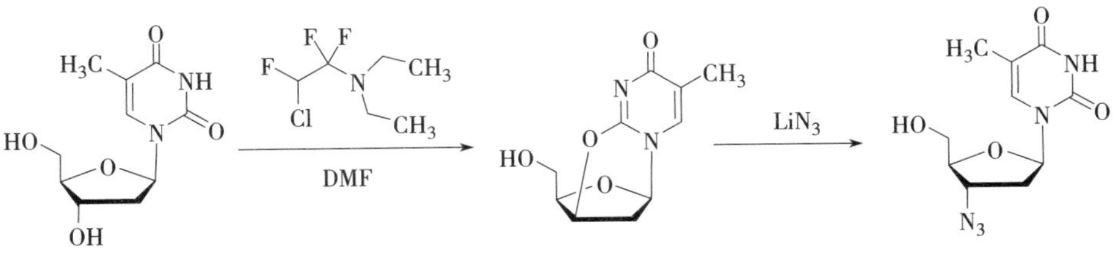

临床上与其他抗逆转录病毒药物联合使用，用于治疗 HIV 感染的成年人和儿童。不良反应主要为骨髓抑制、贫血、白细胞减少和淋巴结肿大。

（2）非核苷类：非核苷类逆转录酶抑制剂的作用机制与齐多夫定等核苷类 RT 抑制剂不同。它们不需要磷酸化活化，直接与病毒 RT 催化活性部位的 P_{66} 疏水区结合，使酶蛋白构象改变而失活，从而抑制 HIV-1 的复制。非核苷类 RT 抑制剂不抑制细胞 DNA 聚合酶，因而毒性小，但容易产生耐药性，故临床上通常不单独使用，而是和核苷类 RT 抑制剂合用，可产生增效作用。临床常用的药物有奈韦拉平（nevirapine，NVP）、依非韦伦（efavirenz）和地拉韦啶（delavirdine）等。

奈韦拉平是专一性的 HIV-1 逆转录酶抑制剂。与核苷类 RT 抑制剂不同，奈韦拉平进入细胞后，不需通过磷酸化来激活，直接与逆转录酶的非底物结合部位结合，从而抑制逆转录酶的活性。临床与其他抗 HIV-1 药物联合用于 HIV-1 感染的治疗，单独用药可预防母婴传播。奈韦拉平在临床使用中最大的问题是快速诱导耐药性，用药 1~2 周内即失去抗病毒作用。

依非韦伦对 HIV-1 的 RT 具有选择性抑制作用，与茚地那韦（indinavir）合用可显著增加 CD4 细胞的数量和减少 HIV-RNA 的量。临床上与其他抗病毒药联合用于治疗 HIV-1 感染的成人、青少年及儿童。与齐多夫定和拉米夫定合用进行 AIDS 鸡尾酒疗法，可降低不良反应，减少患者服药的数量。

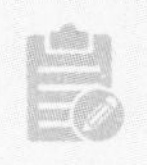

奈韦拉平 nevirapine　　依非韦伦 efavirenz　　地拉韦啶 delavirdine

地拉韦啶（delavirdine）为吲哚衍生物，通过非竞争性抑制 HIV-1 逆转录酶而发挥作用；它与酶结合后，破坏了该酶催化部位的构象，进而抑制 RNA 和 DNA 依赖性的聚合酶的活性。临床上与其他核苷类 RT 抑制剂或蛋白酶抑制剂联合用于治疗进展性 AIDS。

2. 蛋白酶抑制剂（protease inhibitors，PIs）　HIV 蛋白酶是一种逆转录病毒天冬氨酰蛋白酶，在 HIV-1 的生命周期中发挥着重要作用。HIV 生命周期早期会产生多聚蛋白，它可以形成不成熟的病毒粒子；而 HIV-1 蛋白酶可以将多聚蛋白剪切成适当的小蛋白质，这有助于形成成熟的 HIV 病毒，进而感染新的细胞。抑制 HIV 蛋白酶的活性可产生无感染能力的未成熟的子代病毒，从而阻止病毒进行新一轮的感染。

HIV 蛋白酶为含有 99 个氨基酸残基的同质二聚体，其中 Asp25 和 Asp25′ 的羧基参与底物蛋白肽键的裂解过程。在催化过程中，作为底物的多聚蛋白与蛋白酶的 Gly27 和 Gly27′ 的羰基形成一对氢键，Ile50 和 Ile50′ 与水分子的氧原子形成氢键，水分子的两个氢原子与底物的羰基形成另一对氢键。当酶的底物肽键被水解时，被剪切的酰胺的羰基由 sp^2 杂化的平面构型转变成偕二醇的 sp^3 四面体构型的过渡态，而形成的偕二醇的羟基与 Asp25 和 Asp25′ 形成一对氢键（图 11-13）。

图 11-13　HIV 蛋白酶水解病毒蛋白的示意图

HIV 蛋白酶抑制剂（HIV protease inhibitors）大多是基于这种过渡态而设计的，被剪切的羰基碳原子用 sp^3 杂化的含羟基的碳原子取代。HIV 蛋白酶抑制剂主要有三大类型：肽类抑制剂、拟肽类抑制剂和非肽类抑制剂。临床上使用的药物多为拟肽类抑制剂，该类抑制剂模拟了蛋白酶水解肽类化合物的过渡态，但在侧链至少保留一个天然氨基酸。

沙奎那韦（saquinavir）是 1995 年第一个上市的 HIV 蛋白酶抑制剂。它是一种选择性、竞争性、可逆的 HIV-1 和 HIV-2 蛋白酶抑制剂。临床用其甲磺酸盐，口服吸收约 30%，由于首过效应大，生物利用度仅 4%；沙奎那韦主要由 CYP3A4 酶代谢为非活性的单羟基和二羟基化合物。临床上与其他药物合用治疗严重的 HIV 感染。

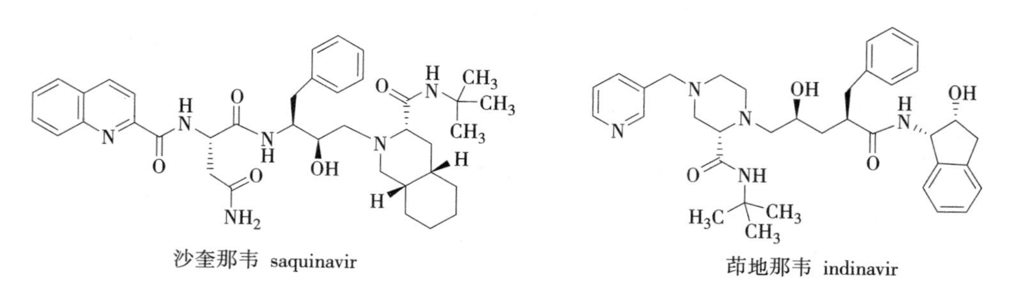

沙奎那韦 saquinavir　　茚地那韦 indinavir

茚地那韦也是一种选择性、竞争性、可逆的 HIV-1 和 HIV-2 蛋白酶抑制剂，其抑制 HIV-1 蛋白酶的活性比 HIV-2 蛋白酶高 10 倍。茚地那韦阻止病毒前体多聚蛋白的裂解并干扰新的病毒颗粒的成熟，延迟了 HIV 在细胞间的蔓延，进而阻止新的感染病灶的发生。临床上和其他抗逆转录病毒药物联合使用，用于治疗成人及儿童 HIV-1 感染。

利托那韦（ritonavir）对 HIV 蛋白酶的抑制作用与茚地那韦类似。利托那韦也是细胞色素 P450 亚家族 CYP3A（主要是同工酶 CYP3A4）的有效抑制剂，低剂量的利托那韦与其他 HIV 蛋白酶抑制剂联用，可增加其他抑制剂的血浆浓度。临床上单独或与抗逆转录病毒的核苷类药物合用治疗晚期或非进行性的获得性免疫缺陷综合征患者。另外，低剂量利托那韦现在主要用作抗病毒药的药代动力学增强剂。

利托那韦 ritonavir

洛匹那韦 lopinavir

洛匹那韦（lopinavir）是一种选择性、竞争性、可逆的 HIV-1 蛋白酶抑制剂，常与利托那韦合用。利托那韦可以抑制 CYP3A4 对洛匹那韦的代谢，增加其血药浓度。临床用于 HIV 感染的治疗，亦可与其他抗逆转录病毒药物联合用于治疗成人和 6 个月以上儿童的 HIV 感染。

安普那韦（amprenavir）的结构中含有对氨基苯磺酰氨基，是一种选择性、竞争性、可逆的 HIV-1 和 HIV-2 蛋白酶抑制剂。临床用于治疗 HIV 感染，但须与其他抗逆转录病毒药物联用。

安普那韦 amprenavir

奈非那韦 nelfinavir

奈非那韦（nelfinavir）是一种选择性、竞争性、可逆的 HIV-1 蛋白酶抑制剂，是第一个临床使用的非肽类 HIV 蛋白酶抑制剂。临床常用其甲磺酸盐，用于治疗 AIDS 患者与 HIV-1 感染患者。

3. 整合酶抑制剂（integrase inhibitors）　整合酶（integrase）是帮助逆转录病毒把携带病毒遗传信息的 DNA 整合到宿主 DNA 的酶。该酶为病毒所特有，含有 288 个氨基酸，由 3 个功能结构域构成，分别为锌结合 N 端结构域（amino-terminal domain）、催化核心结构域（catalytic coredomain）和 DNA 结合 C 端结构域（carboxyterminal domain）。整合酶催化病毒 DNA 与宿主 DNA 的整合过程主要包括两个步骤，即 3′ 端切除反应和链转移反应。首先，整合酶与病毒双链 DNA 形成复合物，在 3′ 末端各切掉两个核苷酸，暴露出 3′ 末端的羟基，随后，含有 HIV-1 遗传信息的双链 DNA 被运送到宿主细胞核内，整合酶切割宿主细胞 DNA 的 5′ 端产生交错切口，将病毒 DNA 的 3′ 端与宿主 DNA 的 5′ 端以共价键连接，由此在整合酶的作用下将病毒基因插入到宿主染色体中，完成整合过程。

HIV 整合酶抑制剂也称 HIV 整合酶链转移反应抑制剂（integrase strand transfer inhibitors，INSTIs），其通过抑制 HIV 整合酶，有效抑制 HIV 在体内复制，同时不伤害正常细胞，因此具有较高的选择性和较低的毒性。

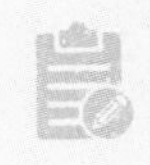

拉替拉韦（raltegravir）是 HIV 整合酶抑制剂，于 2007 年在美国上市。临床常用其钾盐，与其他

抗逆转录病毒药物联合使用，用于治疗 HIV-1 感染。

埃替拉韦（elvitegravir）是第一个喹诺酮类 HIV 整合酶抑制剂，2012 年在美国上市。抗 HIV 作用与拉替拉韦相似，但每日只需口服一次。

多替拉韦（dolutegravir）是 2013 年上市的 HIV 整合酶抑制剂。临床与其他抗逆转录病毒药物联用，被世界卫生组织推荐作为成人及青少年 AIDS 的一线首选治疗方案。

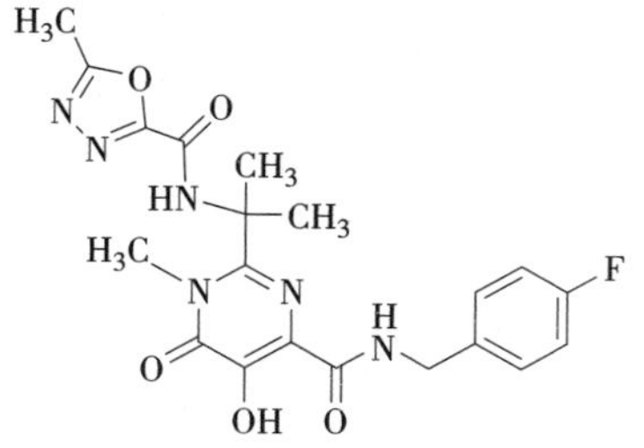

拉替拉韦 raltegravir 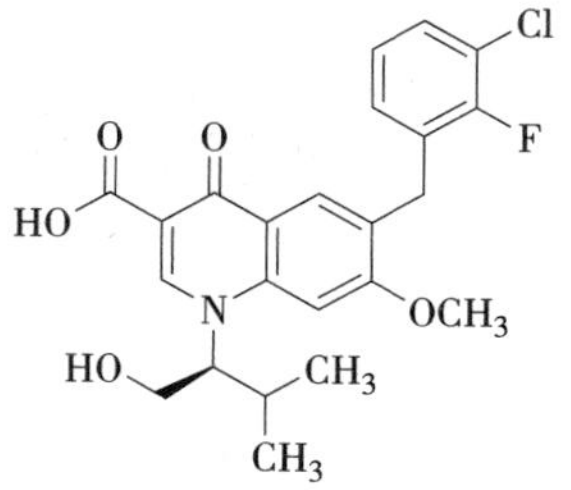　　埃替拉韦 elvitegravir 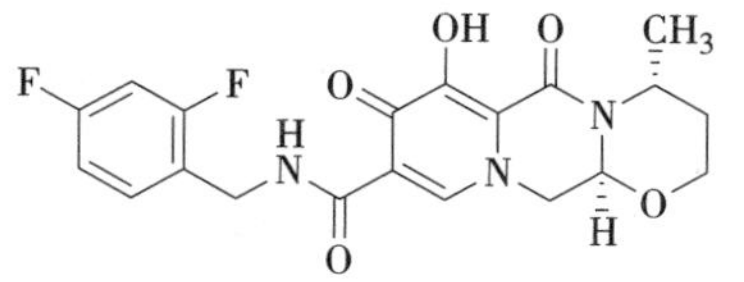　　多替拉韦 dolutegravir

4. 融合抑制剂（fusion inhibitors，FIs） 也称为“进入抑制剂（entry inhibitors，EIs）”，这类药物会干扰 HIV 与宿主细胞（host cell）的结合、融合和进入，从而在初始环节抑制和阻断病毒的传播。

在 HIV 进入细胞过程中，HIV 表面的包膜糖蛋白 gp120 首先与宿主细胞膜上的 CD4 分子结合，使 gp120 构型变化，继而与 CCR5 或 CXCR5 等辅助受体（co-receptor）结合，诱使跨膜亚基 gp41 构型改变，HIV 包膜与细胞膜空间靠近，最终融合（图 11-14）。HIV-1 融合抑制剂以 gp120 或 gp41 亚基为靶点，通过与 gp120 或 gp41 的功能区结合从而抑制其促融合而发挥抗 HIV-1 作用。

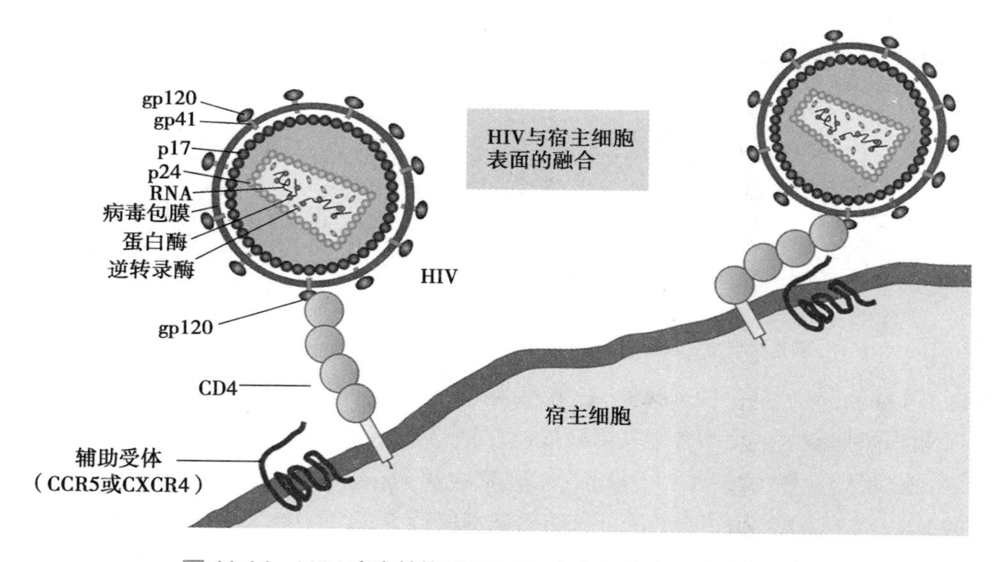

图 11-14 HIV 病毒结构及 HIV 与宿主细胞表面融合示意图

第一个融合抑制剂恩夫韦肽（enfuvirtide）于 2003 年上市，是人工合成的由 36 个氨基酸组成的链状多肽。本品可与 HIV 跨膜糖蛋白 gp41 结合，阻止病毒与人体细胞膜的融合而抑制 HIV-1 的复制。

艾博韦泰（albuvirtide）于 2018 年 5 月在中国上市，由 34 个氨基酸组成的链状多肽，作用机制与恩夫韦肽相似。本品通过与人体白蛋白共价结合，半衰期达 11 天，为长效融合抑制剂，一周注射给药一次，具有强效、广谱抗病毒活性，且耐药屏障高，安全性高。

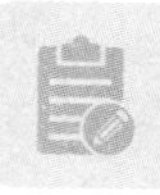

福斯特沙韦（fostemsavir）属于融合抑制剂，可以与 HIV-1 的 gp120 亚基直接结合，阻断 HIV 与宿主 CD4 细胞和其他免疫细胞结合，从而防止病毒感染宿主细胞。福斯特沙韦于 2020 年 7 月在美国

上市，旨在与其他抗病毒药联用，治疗多重耐药的 HIV-1 成人感染者。

马拉韦罗（maraviroc）是 CCR5 受体拮抗剂，在阻止 HIV-1 进入易感细胞中起重要作用，于 2007 年 8 月由美国 FDA 批准上市，对 R5 型 HIV-1 毒株具有较强的抗病毒活性。

福斯特沙韦 fostemsavir　　马拉韦罗 maraviroc

5. 其他抑制剂　可比司他（cobicistat）为 CYP3A 的选择性抑制剂，其本身没有抗 HIV 活性，但能够抑制肝药酶对埃替拉韦的代谢。埃替拉韦与可比司他联用后，能在较低剂量下达到较高的血药浓度，从而提高了对病毒的抑制作用并减少了副作用。可比司他不能单独应用，主要用于鸡尾酒疗法或作为固定剂量复合剂的成分。

可比司他 cobicistat

对于 AIDS 的治疗，除了寻找新型抗 HIV 药物外，治疗策略的研发也是一个重要的研究方向。目前主要有两种不同的治疗策略：一是鸡尾酒疗法，也被称为"高效抗逆转录病毒治疗（highly active antiretroviral therapy，HAART）"，即多种药物组合疗法；二是固定剂量复合剂（fixed-dose combination，FDC），包括两种或更多的活性药物成分，以单一剂型组合在一起，并按固定剂量进行制备。相对于多种药物组合疗法，固定剂量复合剂提高了患者的依从性。

我国在临床上主要采用鸡尾酒疗法，即将作用于 HIV 复制各阶段的多种药物联合应用，可以克服单一用药易产生的耐药性问题。鸡尾酒疗法的临床疗效显著，将 AIDS 从致死性疾病转化为一种可控的慢性疾病，患者的预期寿命达到普通人群相似的水平。但多种药物长期使用，患者的依从性与药物的毒副作用等问题也逐渐呈现。

目前临床使用的 FDC 药物已有二十余种，包括由两种药物成分组成的药物，如拉米夫定 / 齐多夫定、洛匹那韦 / 利托那韦、拉米夫定 / 拉替拉韦等；三种药物成分组合的药物，如阿巴卡韦 / 拉米夫定 / 齐多夫定、拉米夫定 / 奈韦拉平 / 司他夫定等。

随着抗逆转录病毒药物的发展，以及鸡尾酒疗法和固定剂量复合剂的出现，AIDS 已成为一种能够控制的传染性疾病。但目前仍不能治愈。

四、抗丙型肝炎药物（Anti-hepatitis C Virus Drugs）

丙型肝炎简称"丙肝"，是由丙型肝炎病毒（hepatitis C virus，HCV）感染引起的传染性疾病，可引起慢性肝炎、肝硬化和肝癌。丙肝病毒发现于 20 世纪 80 年代，最早称"非甲非乙肝炎"。丙肝影响人数不如乙肝多，而且多数是因为输血引起，在各国血库加强监管后丙肝发病率大幅下降。丙肝病毒

丙型肝炎与2020年度诺贝尔奖（拓展阅读）

是典型的RNA病毒（ribovirus），复制过程不产生DNA，因此理论上可以完全治愈。对于丙肝病毒生命周期（图11-15）和关键病毒成分鉴定的明确，直接促进了针对病毒靶点、专门阻断HCV复制的治疗方法的发展，丙肝药物研发日新月异。

最早上市的药物是广谱抗病毒药利巴韦林和干扰素，这两个药物单方活性都很差，但组合起来可以达到30%~50%的治愈率。遗憾的是这两个药物毒性都很大，且联合使用需要1年左右时间，患者依从性差。随着丙肝生命周期关键酶的发现，大规模筛选优化药物成为可能。其中，NS5B聚合酶直接负责病毒的RNA复制；NS3/4A蛋白酶催化丙肝病毒非结构蛋白水解成熟，为丙肝病毒生命周期所必需；而NS5A蛋白上存在干扰素敏感决定区，对丙肝病毒（HCV）的转录和翻译至关重要。有效针对这些靶点，可以极大地干扰丙肝病毒复制。

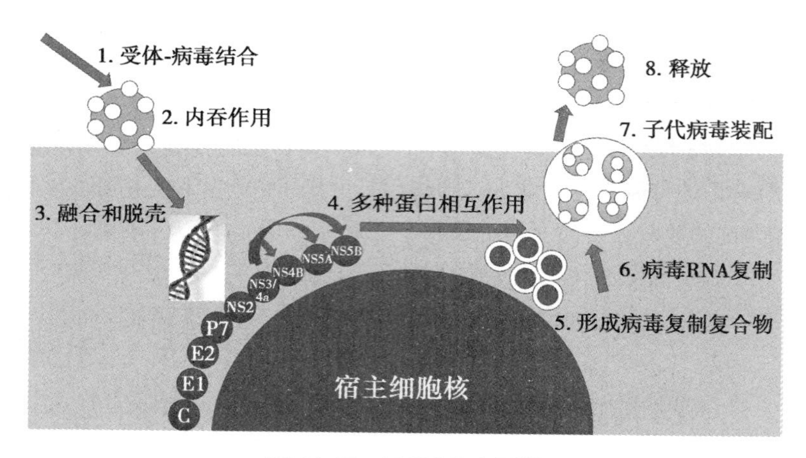

图11-15　HCV生命周期

目前，根据作用靶点，治疗丙型肝炎的直接抗病毒药（direct-acting antiviral drugs，DAA）可分为NS3/4A蛋白酶抑制剂、NS5B聚合酶抑制剂和NS5A抑制剂。

1. NS3/4A蛋白酶抑制剂　2011年，美国FDA批准了第一批蛋白酶抑制剂替拉瑞韦（telaprevir）和波普瑞韦（boceprevir），目前替拉瑞韦已撤市。2013年西美瑞韦（simeprevir）上市。当这些蛋白酶抑制剂与聚乙二醇干扰素和利巴韦林联合使用时，持续病毒应答率高达75%。然而，这种三联疗法与已经使用聚乙二醇干扰素和利巴韦林的患者相比，会出现额外的副作用。这也是这类药物撤市的主要原因。尽管如此，丙型肝炎病毒特异性蛋白酶抑制剂的疗效表明，这种病毒存在弱点，可以通过精心设计和适当使用加以改进。

阿舒瑞韦（asunaprevir）和帕利瑞韦（paritaprevir）均于2014年上市。阿舒瑞韦与达拉他韦联合治疗丙肝病毒基因1b型感染时，既不需要联合干扰素，也不需要联合利巴韦林，不良反应大大减少。

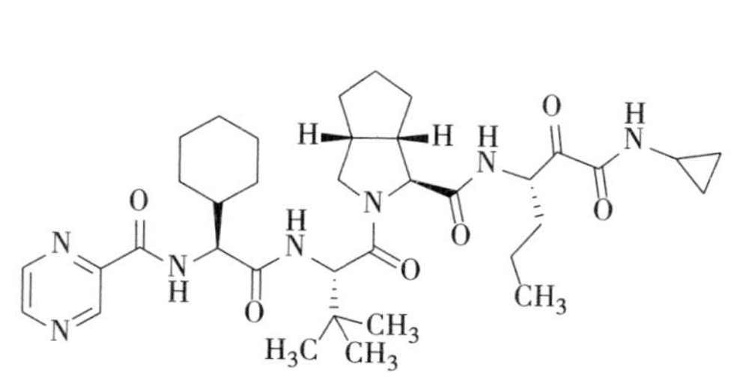

替拉瑞韦　telaprevir

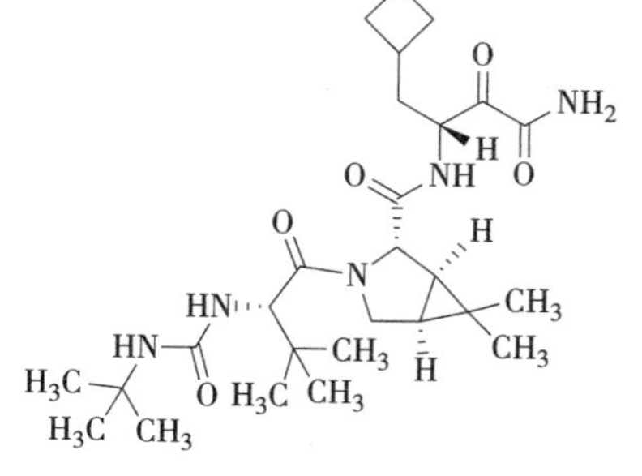

波普瑞韦　boceprevir

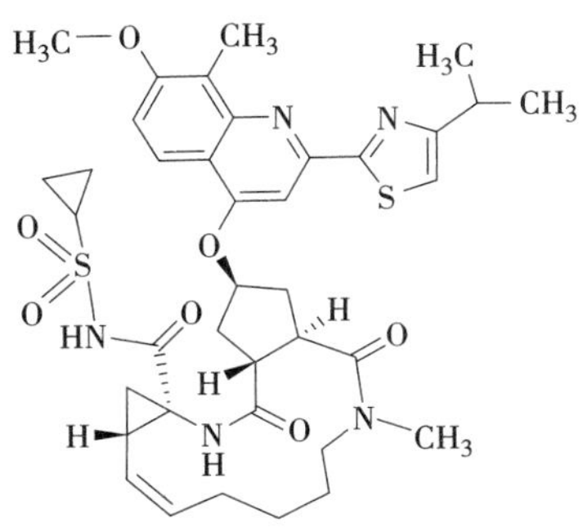

西美瑞韦 simeprevirt 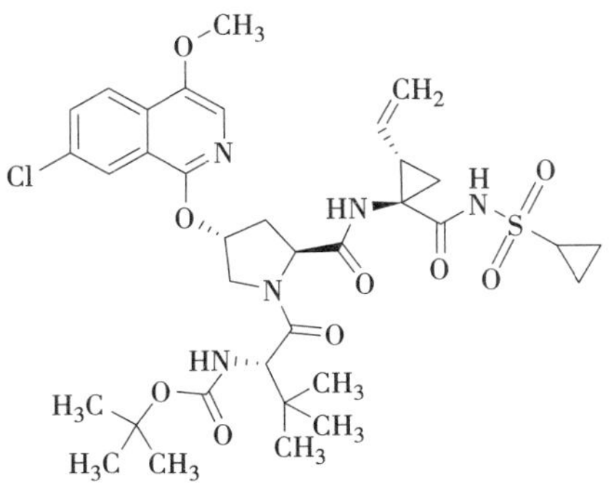　　阿舒瑞韦 asunaprevir 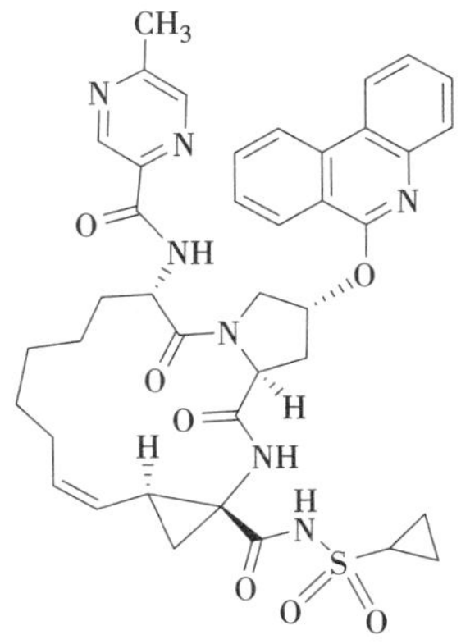　　帕利瑞韦 paritaprevir

2. NS5B 聚合酶抑制剂　近年来，研究者开发效果比较好的 NS5B 聚合酶抑制剂有索磷布韦（sofosbuvir）和达塞布韦（dasabuvir），它们都可以干扰 NS5B 聚合酶的活性。达塞布韦通常与奥比他韦 / 帕利瑞韦 / 利托那韦联合使用，针对丙型肝炎病毒（HCV）1 型。

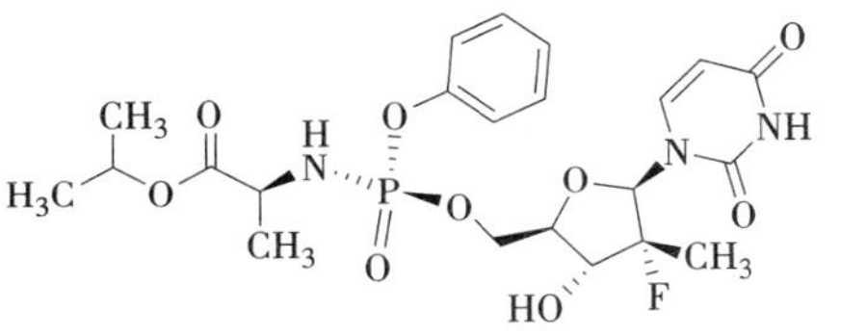

索磷布韦 sofosbuvir 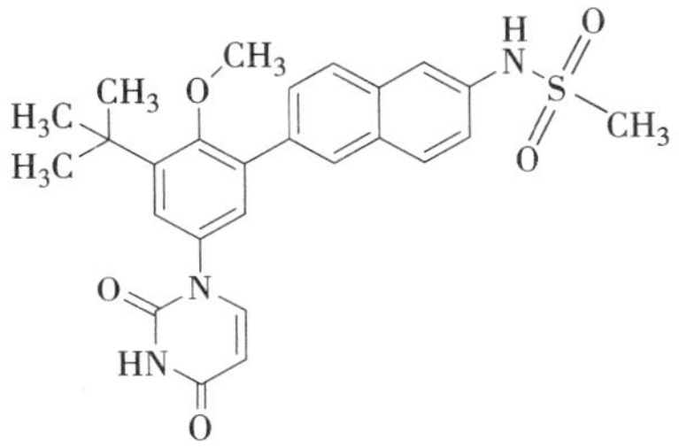　　达塞布韦 dasabuvir

索磷布韦是第一个核苷类聚合酶抑制剂，2013 年首先在美国上市。索磷布韦是核苷酸前药，吸收后在肝脏内先代谢成三磷酸尿嘧啶类似物（尿苷三磷酸类似物），三磷酸尿嘧啶类似物可以掺入到 HCV 的 RNA 链中，与丙肝病毒复制所需的 NS5B 聚合酶发生竞争性结合，终止病毒 RNA 肽链的延伸。为"泛基因型"抗丙肝病毒药，不但对基因 1 型丙肝病毒有抑制作用，对其他基因型的丙肝病毒感染也有效。它无须与干扰素联合应用。

索磷布韦与蛋白酶抑制剂不同，病毒对它不易产生耐药性；即使产生了耐药性，停药后耐药病毒很快消失，可以更换另一种药物联合。此外，索磷布韦可联合用药对以前治疗失败的患者进行再治疗，因此称为"耐药屏障较高"的药物。它不抑制人类的 DNA 和 RNA 聚合酶，也不抑制线粒体 RNA 聚合酶，因此不良反应发生率低，少数患者有轻度疲劳和头痛，适用于所有丙肝病毒感染者，包括获得性免疫缺陷综合征和丙肝病毒共感染者，肝硬化、肝细胞癌和准备肝移植的患者。

3. NS5A 抑制剂　达拉他韦（daclatasvir）是第一个用于临床的 NS5A 抑制剂。它通过直接抑制 HCV 蛋白 NS5A，从而阻止 HCV 病毒 RNA 复制及蛋白质翻译（图 11-16），是目前最有效的 HCV 复制抑制剂之一。研究发现，NS5A 结构域 Ⅰ 的晶体结构是一个二聚体，这个二聚体上有一个凹槽，是病毒复制时 RNA 的结合位点。达拉他韦可以结合在 NS5A 的结构域 Ⅰ 与 RNA 结合点相反的部位，使二聚体凹槽的空间结构发生轻微扭曲，影响了 NS5A 二聚体与病毒 RNA 的精确结合，导致病毒复制终止。在体外试验中，达拉他韦属于泛基因型丙肝病毒 NS5A 抑制剂，因此对各种基因型的丙肝病毒感染都有效。

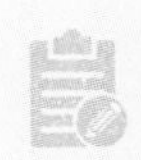

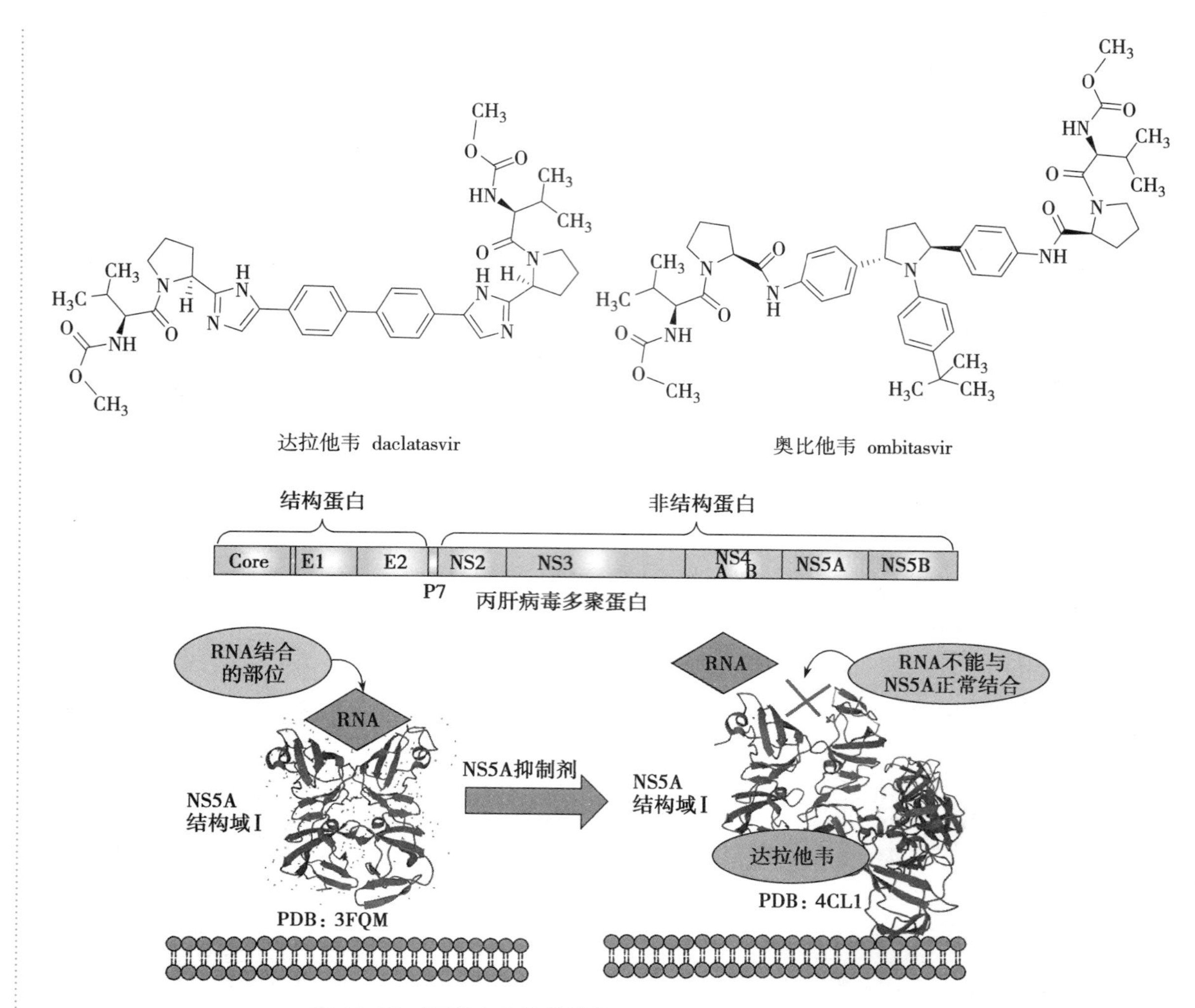

图 11-16 丙肝病毒的非结构蛋白及达拉他韦的作用机制

奥比他韦（ombitasvir）可与帕利瑞韦和达塞布韦组成复方使用。其中，奥比他韦是 NS5A 抑制剂，可以阻止病毒 RNA 的复制和病毒的合成，帕利瑞韦是一种 HCV 的 NS3/4A 蛋白酶抑制剂，可以抑制病毒复制所需的多聚蛋白的解聚，达赛布韦是 NS5B 编码的 RNA 聚合酶，可以抑制病毒基因的复制。

《丙型肝炎防治指南（2022 年版）》（节选）（拓展阅读）

来迪派韦（ledipasvir）为 2014 年上市的 NS5A 抑制剂，可影响病毒复制、组装和分泌。其与索磷布韦组成的固定剂量复合剂片剂用于丙肝病毒基因 1a 型或 1b 型的治疗。来迪派韦 / 索磷布韦的耐受性良好，最常见的副作用是疲劳和头痛。

维帕他韦（velpatasvir）是一种泛基因型 NS5A 抑制剂。2016 年 6 月上市，用于治疗感染基因 1~6 型丙肝病毒的成人患者。索磷布韦和维帕他韦的复方药物为所有 6 种基因型丙肝病毒感染患者提供了一种安全、简便、有效的治疗方法。

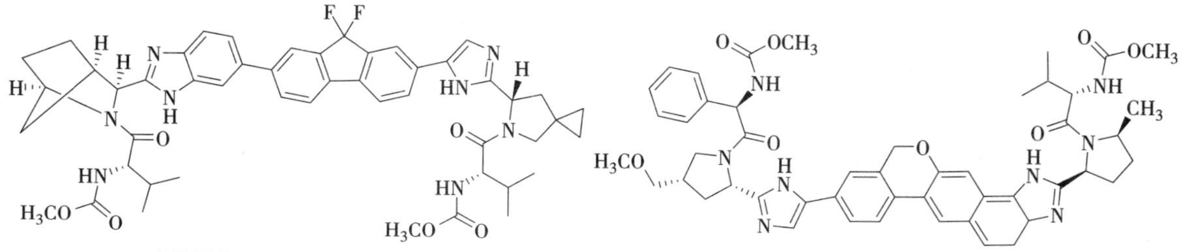

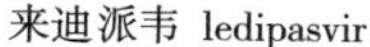
来迪派韦 ledipasvir

维帕他韦 velpatasvir

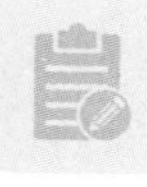

第六节　抗寄生虫药　Antiparasitic Drugs

寄生虫病遍布世界各地。某些寄生虫病可发展成为某一地区的流行病。当寄生虫病流行时，该地区的人民生活和经济等将受到严重的影响。

寄生虫的种类很多，不同寄生虫在形态方面差异较大，小至能引起疟疾和阿米巴痢疾的单核细胞的原虫，大到常见的蛔虫、蛲虫、钩虫、丝虫、鞭虫、绦虫等蠕虫，针对不同的寄生虫可选择不同的抗寄生虫药，本章仅讨论驱肠虫药、抗血吸虫药和抗疟药。

一、驱肠虫药（Anthelmintic Drugs）

左旋咪唑（levamizole）是一种广谱的驱肠虫药，对蛔虫、钩虫及蛲虫均有驱除作用，对丝虫成虫及微丝蚴也表现出较强的作用，是临床上最早使用的驱肠虫药。左旋咪唑也是一种非特异性的免疫调节剂，可使免疫力较低的患者得到恢复，但不会将正常免疫力过度提高。左旋咪唑的驱虫作用机制为选择性地抑制虫体肌肉中的琥珀酸脱氢酶，使虫体肌肉麻痹，失去活动能力，从而随粪便排出体外。左旋咪唑不影响哺乳动物体内的琥珀酸脱氢酶。左旋咪唑的外消旋体称为“四咪唑”，其驱虫活性仅为左旋体的 1/3~1/2，右旋体的毒性较大，故临床上仅使用左旋体。

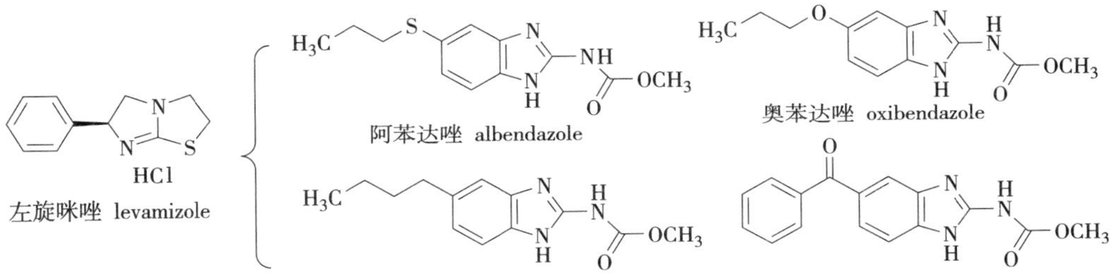

左旋咪唑 levamizole

阿苯达唑 albendazole

奥苯达唑 oxibendazole

帕苯达唑 parbendazole

甲苯达唑 mebendazole

保留左旋咪唑分子中的咪唑环，将氢化噻唑环打开，苯环与咪唑环并合，再经结构修饰得到阿苯达唑（albendazole）、甲苯达唑（mebendazole）、奥苯达唑（oxibendazole）、帕苯达唑（parbendazole）等苯并咪唑类广谱驱肠虫药。其中在临床上广泛使用的是阿苯达唑。

苯并咪唑类驱肠虫药的水溶性较差，在胃肠道中吸收极少，在肠内直接与成虫和虫卵作用，这有利于其发挥抗肠道寄生虫作用。

阿苯达唑　albendazole

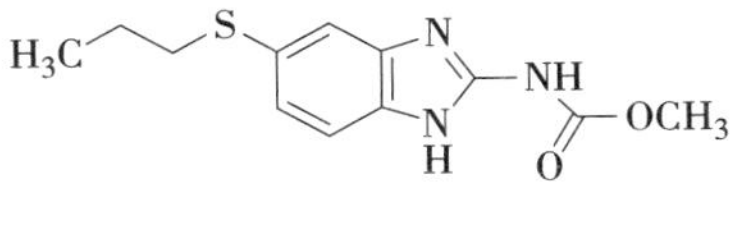

化学名为 *N*-（5- 丙硫基 -1*H*- 苯并咪唑 -2- 基）氨基甲酸甲酯；methyl *N*-（5-propylsulfanyl-1*H*-benzimidazol-2-yl）carbamate。

本品为白色或类白色粉末；无臭。在丙酮或三氯甲烷中微溶，在乙醇中几乎不溶，在水中不溶，在冰醋酸中溶解。m.p. 208~210℃。

阿苯达唑在肝脏经氧化代谢生成氧阿苯达唑（阿苯达唑的亚砜形式），仍具较强的驱虫活性，氧阿苯达唑经进一步氧化生成阿苯达唑砜而失去活性。治疗剂量的阿苯达唑有致畸作用和胚胎毒性，孕妇禁用。

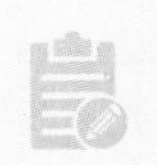

阿苯达唑 → 氧阿苯达唑 → 阿苯达唑砜

二、抗血吸虫药(Antischistosomal Drugs)

血吸虫病是全世界流行最广,危害人民健康最严重的寄生虫病。血吸虫分曼氏血吸虫、埃及血吸虫及日本血吸虫三种。在我国流行的血吸虫病是日本血吸虫引起的。

血吸虫病治疗药可分为锑剂和非锑剂两类,锑剂的毒性较大,现已较少使用。非锑剂药物主要有吡喹酮(praziquantel)、硝硫氰胺(nithiocyanamine)和其衍生物硝硫氰酯(nitroscanate)。

吡喹酮为异喹啉衍生物,具有广谱抗寄生虫作用,对三种血吸虫病均有效,尤其对日本血吸虫的作用突出,具有疗效高、疗程短、代谢快、毒性低的优点。低浓度可刺激血吸虫使其兴奋,较高浓度则引起虫体挛缩进而死亡。它主要通过抑制虫体的糖代谢,影响虫体对葡萄糖的摄入,促进虫体内糖原的分解,使糖原明显减少或消失。吡喹酮有两个手性中心,左旋体的疗效高于消旋体,目前临床上仍使用其外消旋体。

吡喹酮 praziquantel　　硝硫氰胺 nithiocyanamine　　硝硫氰酯 nitroscanate

三、抗疟药(Antimalarial Drugs)

疟疾是一种古老的疾病,特别在南美洲、非洲、南亚和东南亚,是一种严重危害人类身体健康的疾病。很早人们就使用金鸡纳树皮来治疗疟疾。

疟疾是由已经受疟原虫感染的雌性蚊子传染的疾病,引起疟疾的疟原虫为特殊的原生动物,数量达近百种,其中四种可在人体引起疾病。这四种疟原虫为恶性疟原虫(plasmodium falciparum)、间日疟原虫(plasmodium vivax)、三日疟原虫(plasmodium malariae)和卵形疟原虫(plasmodium ovale)。

用于预防和治疗疟疾的药物按其结构可以分为喹啉类、青蒿素类和嘧啶类。

1. 喹啉类抗疟药　喹啉类抗疟药历史悠久、种类较多,在抗疟药中占据重要地位。按其结构可将喹啉类抗疟药进一步分为4-喹啉甲醇类、4-氨基喹啉类和8-氨基喹啉类。

(1)4-喹啉甲醇类:代表药物为奎宁(quinine)。奎宁是从茜草科植物金鸡纳树皮中提取分离出的一种生物碱,早在17世纪人们就利用金鸡纳树皮治疗发热和疟疾,1820年从金鸡纳树皮中提取得到了奎宁。奎宁对各种疟原虫的红细胞内期裂殖体均有较强的杀灭作用,可控制疟疾症状。奎宁能与疟原虫的DNA结合,形成复合物,抑制DNA的复制和RNA的转录,从而抑制原虫的蛋白合成。

奎宁在体内的代谢主要发生在喹啉环的2位,其代谢物抗疟作用很小。因此,将此位置封闭可得到能杀死裂殖体的高效抗疟药甲氟喹(mefloquine),该药有两个手性中心,但四个光学异构体活性均相同,因此临床上使用外消旋体。主要用于预防和治疗对氯喹和多种药物耐药的疟疾。4-喹啉甲醇类抗疟药还有将其他稠环代替喹啉环而得到的本芴醇(benflumetol)和卤泛群(halofantrine),两者都可用于治疗对氯喹耐药的疟原虫感染。

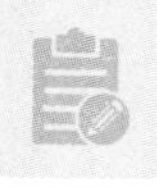

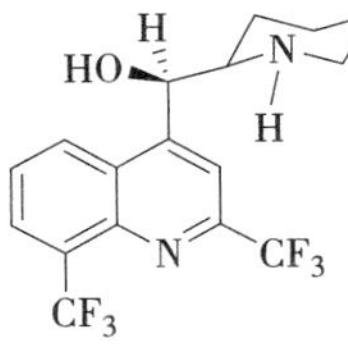

甲氟喹 mefloquine 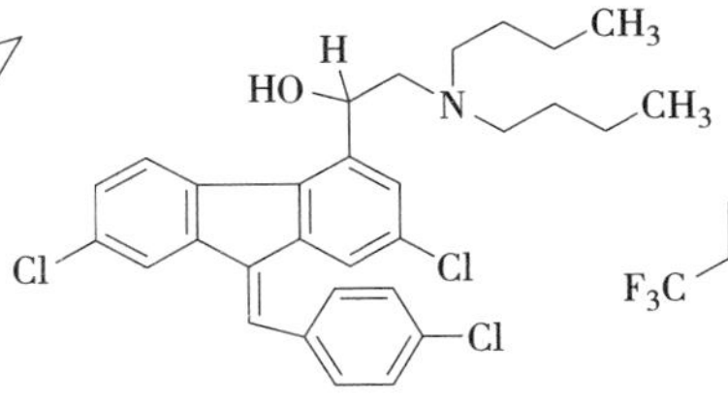　　本芴醇 benflumetol 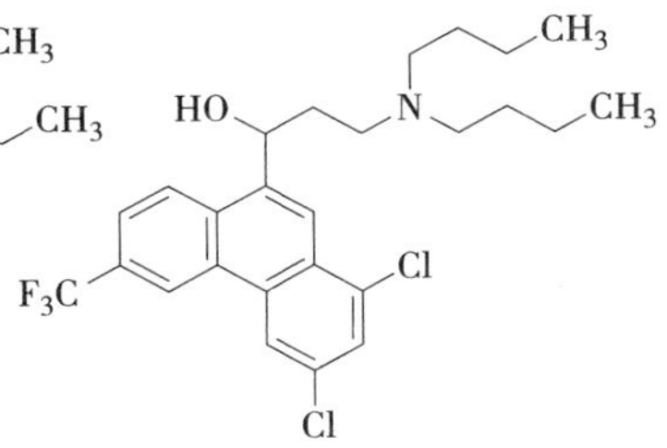　　卤泛群 halofantrine

硫酸奎宁 quinine sulfate

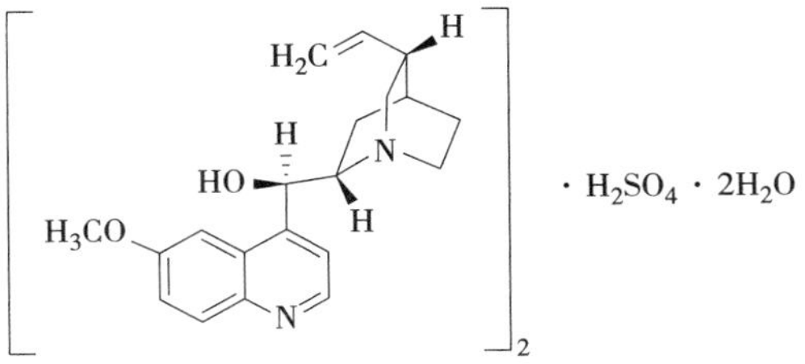

$\cdot H_2SO_4 \cdot 2H_2O$

化学名为（8*S*,9*R*）-6′-甲氧基-脱氧辛可宁-9-醇硫酸盐二水合物;（8*S*,9*R*）-6′-methoxy-deoxy-cinchonan-9-ol sulfate dihydrate。

本品为白色细微的针状结晶;无臭,味微苦。在三氯甲烷-无水乙醇（2∶1）中易溶,在水、乙醇、三氯甲烷或乙醚中微溶。比旋度$[\alpha]_D^{20}$为−244°至−237°（20mg/ml,0.1mol/L盐酸）。

奎宁是从金鸡纳树皮中提取分离得到的一种生物碱,从该植物中还分离得到了奎尼丁（quinidine）、辛可宁（cinchonine）和辛可尼定（cinchonidine）。1945年罗伯特·伯恩斯·伍德沃德（Robert Burns Woodward）和W. E.多尔林（William von Eggers Doering）成功全合成奎宁。

药用有硫酸奎宁和二盐酸奎宁,二盐酸奎宁用于注射液,硫酸奎宁用于片剂。由于治疗剂量和中毒剂量相差不大,安全窗较窄,加之有新的合成药物问世,曾使奎宁等药物退居二线抗疟药。但随着多重耐药疟原虫的出现,使奎宁重返一线抗疟药行列。现奎宁与四环素的复方为十分有效的抗疟药。对于具有多重耐药性的恶性疟原虫,奎宁和克林霉素的复方制剂使用3天后,治愈率高达90%。

奎宁分子由两部分组成,喹啉环4位通过羟基亚甲基与奎宁环2位相连。分子中有四个手性碳,即C-3、C-4、C-8和C-9,其光学异构体之间的活性各不相同。

奎尼丁对氯喹敏感的耐药恶性疟原虫的活性比奎宁大2~3倍,在体内也有类似结果,但奎尼丁比奎宁有更大的心脏不良反应和降血压作用。

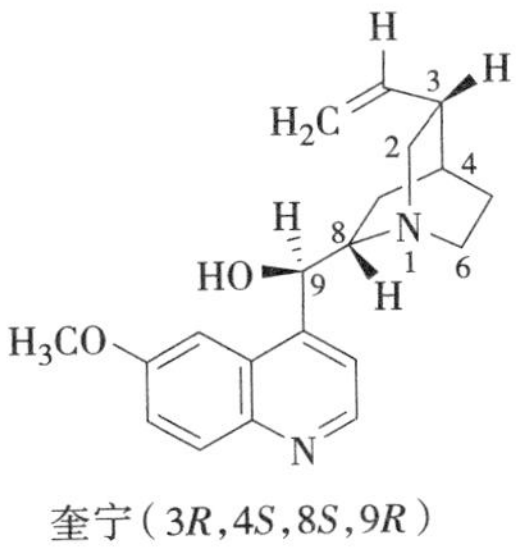

奎宁（3*R*,4*S*,8*S*,9*R*） 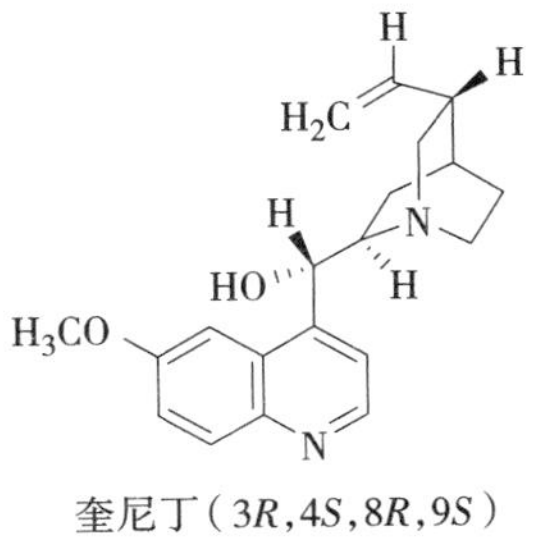　　奎尼丁（3*R*,4*S*,8*R*,9*S*） 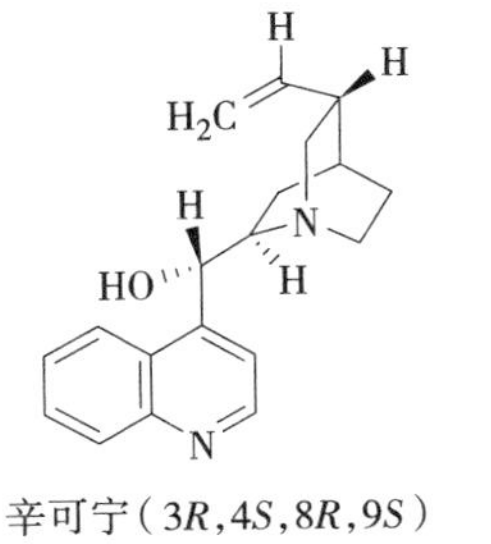　　辛可宁（3*R*,4*S*,8*R*,9*S*） 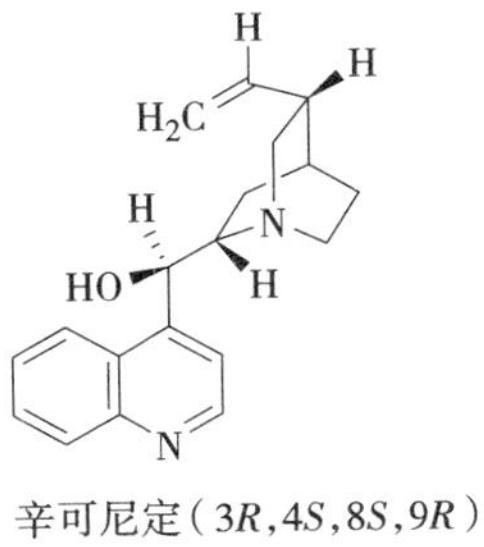　　辛可尼定（3*R*,4*S*,8*S*,9*R*）

奎宁口服后,可被迅速并完全吸收,广泛分布于全身,包括脑脊液中,还可通过胎盘屏障,也可进入乳汁中。其代谢反应主要为喹啉环2位的羟基化,其次是喹啉环6位甲氧基的脱甲基化,未代谢的原型仅占所给药总量的5%~20%。

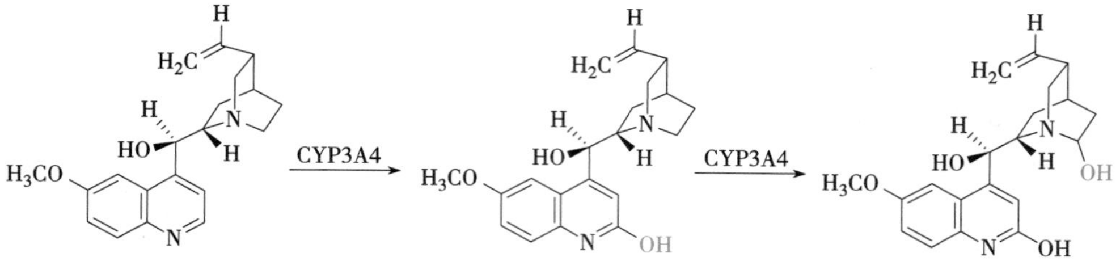

将奎宁的仲醇基与氯甲酸乙酯反应，生成奎宁碳酸乙酯，成为奎宁的前药，称为“优奎宁（euquinine）”，又称“无味奎宁”，但仍保留抗疟作用，口服后在消化道内水解转化为奎宁。适于儿童患者服用。

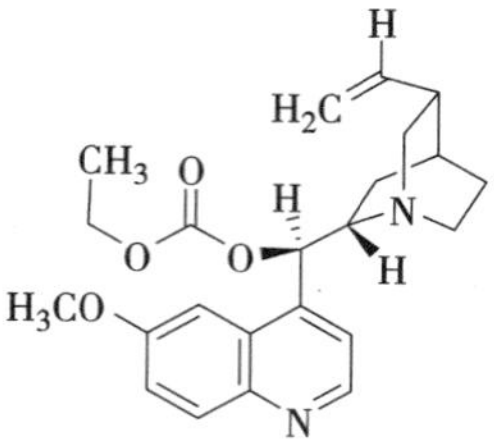

优奎宁 euquinine

奎宁和奎尼丁都是低治疗指数的药物，所引起的毒性反应称为“金鸡纳反应”，主要表现为恶心、呕吐、耳鸣、头痛、视力减弱，听力减弱甚至发生暂时性耳聋。低血糖为使用金鸡纳生物碱的另一个重要症状，其原因为金鸡纳生物碱能刺激胰腺释放胰岛素。

（2）4- 氨基喹啉类：具有氨基侧链的喹啉结构是抗疟药的基本药效基团。在氯喹（chloroquine）分子中喹啉环的 4 位侧链是 4- 二乙氨基 -1- 甲基丁氨基，存在一个叔胺基团和一个仲胺基团，显碱性，可以成盐。

虽然在世界多数地区一部分恶性疟疾原虫对氯喹产生了抗药性，但氯喹至今对三日疟原虫和卵形疟原虫都十分敏感，对间日疟原虫仍保持较高的治疗价值。

将氯喹的脂肪双氨基侧键改成取代氨酚侧链，得到咯萘啶（malaridine），它能有效杀灭裂殖体，抗疟疗效显著，而且对氯喹耐药的疟原虫感染有效。氯喹的另一个衍生物为哌喹（piperaquine），其抗疟作用与氯喹类似，由于口服吸收后贮存于肝，之后缓慢释放进入血液，故作用持久。临床上用于疟疾的治疗，也可用于症状抑制性预防。

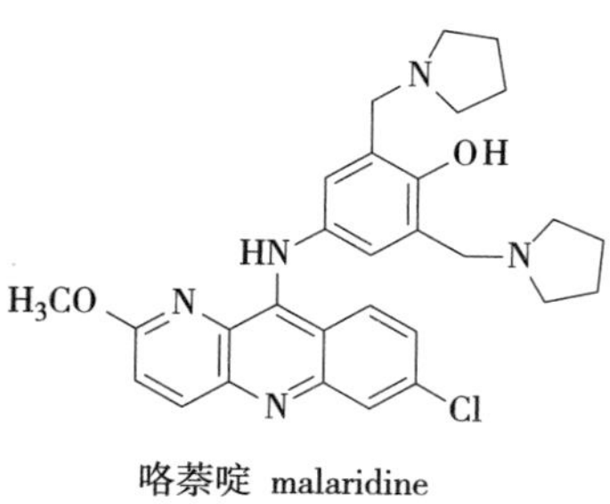

咯萘啶 malaridine

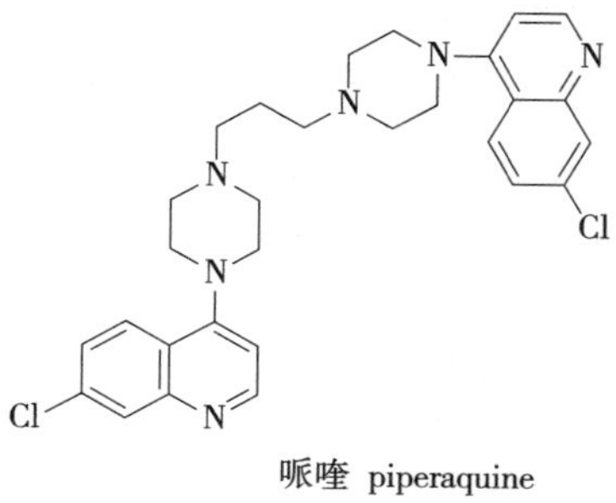

哌喹 piperaquine

磷酸氯喹 chloroquine phosphate

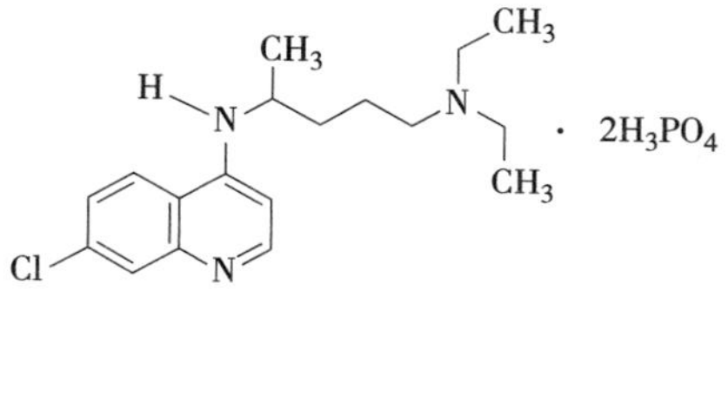

$\cdot 2H_3PO_4$

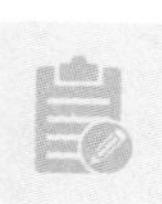

化学名为 N',N'- 二乙基 -N^4-（7- 氯 -4- 喹啉基）-1,4- 戊二胺二磷酸盐；N^4-（7-chloro-4-quinolinyl）-N',N'-diethyl-1,4-pentanediamine diphosphate。

本品为白色结晶性粉末；无臭，味苦；遇光渐变色，水溶液显酸性反应。在水中易溶，在乙醇、三氯甲烷、乙醚中几乎不溶。m.p. 193~196℃，熔融时同时分解。

氯喹能进入疟原虫体，其分子插入 DNA 双螺旋链之间，形成稳定的复合物，从而影响 DNA 复制、RNA 的转录和蛋白质的合成。氯喹及其衍生物在其 4 位和 7 位分别有氨基和氯原子，氨基侧链两个氮原子之间为四个碳原子的碳链，此碳链长度恰与疟原虫体 DNA 双螺旋浅沟之间的距离相适应，使两端 N^+ 与 DNA 两个链上的 PO_4^{3-} 形成离子键，而 7 位 Cl 则与双螺旋中鸟嘌呤上的带正电的氨基产生静电吸引。结果导致药物分子牢固插入 DNA 双螺旋之间，如这两个取代基发生改变，则抗疟作用减弱或消失。另外，氯喹为弱碱性药物，大量进入疟原虫体内，必然使其细胞液的 pH 增大，形成对蛋白质分解酶不利的环境，使疟原虫分解和利用血红蛋白的能力降低，导致必需氨基酸缺乏，也可干扰疟原虫的繁殖。

氯喹口服经肠道吸收迅速而完全，1~2 小时达血药浓度峰值。其在红细胞内的浓度比在血浆内浓度高 10~20 倍，而在有疟原虫的红细胞内浓度又比正常红细胞内高 25 倍，这对于迅速杀灭红细胞内裂殖体十分有利。氯喹与组织蛋白结合力很高，迅速分布于肝、胃、脾、肺等组织内，其浓度约为血浆中的 200~700 倍，并可释放入血液而发挥抗疟作用。

氯喹为消旋体，主要代谢物为去乙基氯喹。去乙基氯喹与氯喹对于敏感的恶性疟原虫效果相当，但对于耐药的恶性疟原虫，代谢物的活性则明显降低。

磷酸氯喹的合成是以 4,7- 二氯喹啉为原料，在苯酚存在的条件下，与 1- 二乙氨基 -4- 氨基戊烷缩合，生成氯喹，在乙醇中与磷酸成盐即得。

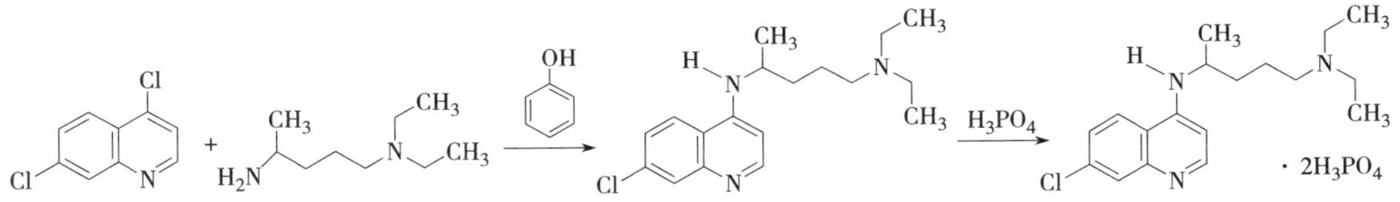

（3）8- 氨基喹啉类：对 8- 氨基喹啉衍生物进行研究时，发现了抗疟作用的帕马喹（pamaquine），但因其抗疟作用弱、毒性强，已被伯氨喹（primaquine）取代，伯氨喹在体内转变为具有较强氧化性能的喹啉醌衍生物，干扰辅酶Ⅱ（NADP）的还原过程，继而破坏疟原虫的糖代谢及氧化过程。

伯氨喹的代谢产物主要有 8-（3- 羧基 -1- 甲基丙氨基）-6- 甲氧基喹啉、5- 羟基伯氨喹和 5- 羟基 -6- 脱甲基伯氨喹。伯氨喹注射时可引起低血压，因此只能口服。临床上用其磷酸盐。

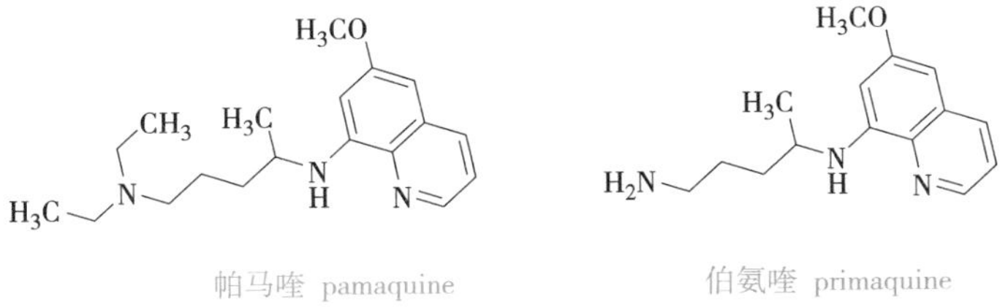

帕马喹 pamaquine　　伯氨喹 primaquine

伯氨喹对间日疟原虫红外期及各型疟原虫配子体有较强的杀虫作用，是根治间日疟疾与阻断各型疟疾传播的有效药物。常与氯喹或乙胺嘧啶合用。

2. 青蒿素类抗疟药　1972 年，我国科学家屠呦呦等从菊科植物黄花蒿（*Artemisia annua* Linn）中首次分离得到青蒿素（artemisinin），后经结构确证为全新的过氧化物倍半萜内酯衍生物，其对疟原虫的红细胞内裂殖体有极高的杀灭作用，包括对氯喹有耐药性的恶性疟原虫感染也有效，是目前用于临床的各种抗疟药中起效最快的一种，但其具有水溶性差、口服活性低、半衰期短等缺点。为

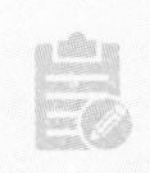

了克服以上缺点，以其为先导化合物，合成了大量衍生物。其中将 C-10 羰基还原得到的双氢青蒿素（dihydroartemisinin），抗疟作用比青蒿素强 1 倍，它也是青蒿素在体内的还原代谢物。双氢青蒿素经醚化后得到蒿甲醚（artemether）和蒿乙醚（arteether），均为 β- 构型。蒿甲醚与青蒿素的抗疟作用相似，蒿乙醚对耐氯喹原虫株的作用比青蒿素强，两者与氯喹均无交叉耐药性。为了提高青蒿素的水溶性，将双氢青蒿素与琥珀酸形成单酯得到青蒿琥酯（artesunate），为 β- 构型，其钠盐水溶液不稳定，可制成粉针剂，临用时配制成水溶液供静脉注射，作用强度与氯喹相当，但起效比氯喹快，适用于脑型疟疾及各种危重疟疾的抢救。鉴于青蒿素及其衍生物在治疗疟疾上的巨大贡献，2015 年屠呦呦获得诺贝尔生理学或医学奖。

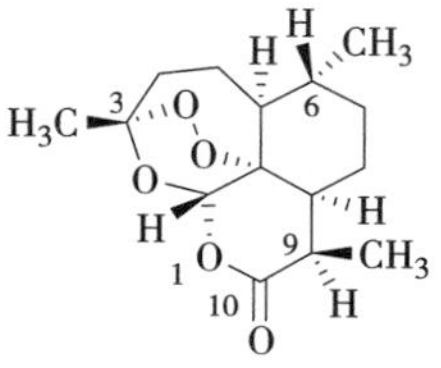

青蒿素 artemisinin 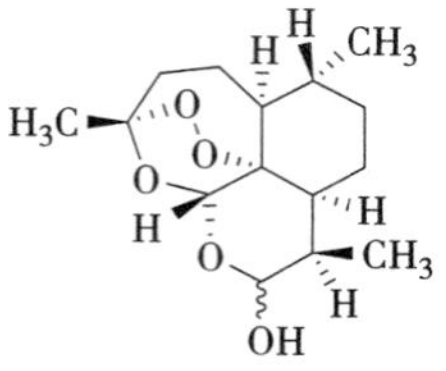　　双氢青蒿素 dihydroartemisinin 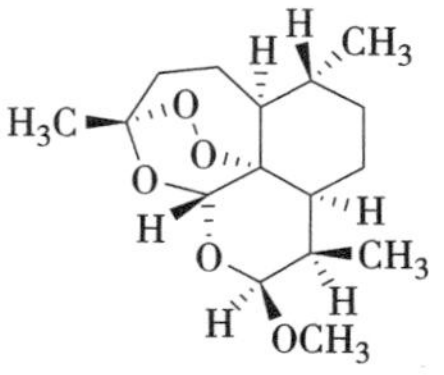　　蒿甲醚 artemether

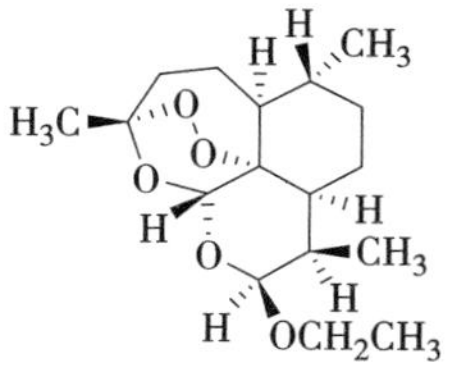

蒿乙醚 arteether 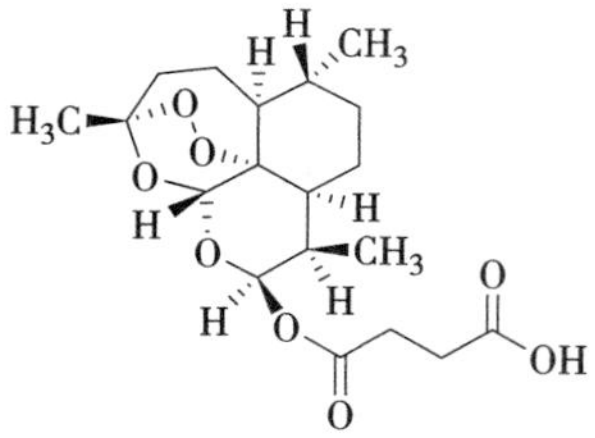　　青蒿琥酯 artesunate

青蒿素及其类似物的构效关系如下。

（1）内过氧化结构为活性必需，脱氧青蒿素（双氧桥被还原为单氧）活性丧失。

（2）缩酮以及 1,2,4- 三氧杂环己烷的 4 位氧原子也是活性必需结构。

（3）疏水基团的存在和过氧化结构的位置对其活性至关重要。在其分子中引入亲水性基团并使其极性增大，则抗疟活性减小。

青蒿琥酯的发现（拓展阅读）

（4）10 位羰基还原为羟基以及羟基成醚保留抗疟活性。

（5）9 位取代基及其立体构型对活性有较大影响，由于对过氧化结构存在立体障碍，当甲基由 *R* 型转为 *S* 型，则抗疟活性降低；同样原因，将六元环变为七元环，由于构型改变，抗疟活性也降低。

青蒿素的抗疟作用与自由基的调节有关。血红蛋白中铁离子与青蒿素反应，通过体内过氧化物的均裂产生自由基。通过自由基重排得到碳自由基，而碳自由基可与特殊的疟原虫蛋白形成共价键，从而发挥抗疟作用。

青蒿素　artemisinin

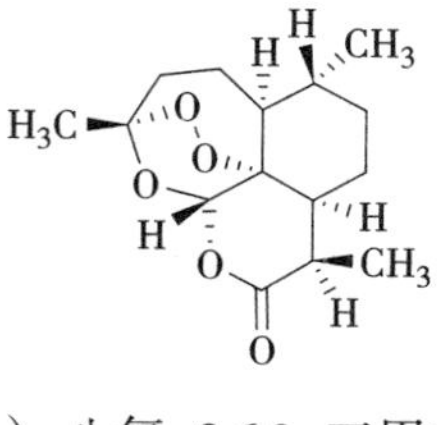

化学名为（3*R*,5a*S*,6*R*,8a*S*,9*R*,12*S*,12a*R*）- 八氢 -3,6,9- 三甲基 -3,12- 氧桥 -12*H*- 吡喃并［4,3-j］-1,2- 苯并二氧杂环庚烷 -10（3*H*）- 酮；（3*R*,5a*S*,6*R*,8a*S*,9*R*,12*S*,12a*R*）-octahydro-3,6,9-trimethyl-3,12-epoxy-

12*H*-pyrano［4,3-j］-1,2-benzodioxepin-10（3*H*）-one。

本品为无色或白色针状结晶；味苦。在丙酮、乙酸乙酯、三氯甲烷及冰醋酸中易溶，在甲醇、乙醇、稀乙醇、乙醚及石油醚中溶解，在水中几乎不溶。m.p. 150~153℃。比旋度$[\alpha]_D^{20}$为+75°至+78°（10mg/ml，无水乙醇）。

青蒿素在体内代谢为二氢青蒿素、脱氧二氢蒿素、3-羟基脱氧二氢青蒿素和9,10-二羟基二氢青蒿素。蒿甲醚在体内经脱*O*-甲基代谢转化为双氢青蒿素。

临床主要用于间日疟、恶性疟的症状控制，以及耐氯喹虫株的治疗，也可用于治疗凶险型恶性疟，如脑型疟疾、黄疸型疟疾等。

3. 嘧啶类抗疟药　乙胺嘧啶（pyrimethamine）是二氢叶酸还原酶的抑制剂，使二氢叶酸不能还原为四氢叶酸，进而影响嘌呤及嘧啶核苷酸的生物合成，最后使核酸合成减少，使细胞核的分裂和疟原虫的繁殖受到抑制。对恶性疟及间日疟原虫红细胞前期有效，常用作病因性预防药。

乙胺嘧啶 pyrimethamine

第十一章
目标测试

（韩维娜）

第十二章

降血糖药、骨质疏松症治疗药物及利尿药 Hypoglycemic Drugs、Drugs Used to Treat Osteoporosis and Diuretics

第一节　降血糖药　Hypoglycemic Drugs

第十二章
教学课件

糖尿病（diabetes mellitus，DM）是一种糖、蛋白和脂肪代谢障碍性疾病，主要表现为高血糖及尿糖。临床上早期多无症状，发展到症状期可出现多尿、多饮、多食、疲乏及消瘦等症状。持续高血糖会导致许多并发症，如失明、心脑血管疾病、肾衰竭等。其发病率有逐年升高的趋势，已经成为危害人类健康的重大疾病之一。

糖尿病主要分为 1 型糖尿病（diabetes mellitus type 1，T1DM）和 2 型糖尿病（diabetes mellitus type 2，T2DM）。1 型糖尿病是由胰岛 β 细胞受损，引起胰岛素分泌水平降低，进而引起高血糖、β- 酮酸中毒及代谢紊乱等症状。1 型糖尿病主要以胰岛素及其类似物通过注射给药的方式进行治疗。2 型糖尿病是一种胰岛素耐受性疾病，约占患者总数的 90%，其病因主要是由于胰岛素抵抗。2 型糖尿病与遗传有关，肥胖及饮食不当亦是引起 2 型糖尿病的主要原因之一。除采用胰岛素及其类似物外，2 型糖尿病主要用口服降血糖药进行治疗，以促使胰岛 β 细胞分泌更多的胰岛素或改善靶细胞对胰岛素的敏感性。根据口服降血糖药的作用机制，可分为胰岛素分泌促进剂、胰岛素增敏剂、α- 葡糖苷酶抑制剂、二肽基肽酶 -4（DPP-4）抑制剂和钠 - 葡萄糖协同转运蛋白 -2 抑制剂等。

一、胰岛素及其类似物（Insulin and Its Analogues）

（一）胰岛素

胰岛素（insulin）是由胰腺 β 细胞受到内源或外源性物质如葡萄糖、乳糖、核糖、精氨酸、胰高血糖素等的刺激而分泌的一种蛋白激素，它在体内起调节血糖、脂肪及蛋白质代谢的作用，对代谢过程具有广泛影响，是治疗糖尿病的有效药物。

胰岛素的化学结构由 51 个氨基酸组成，分成两个肽链：A 链和 B 链。A 链有 21 个氨基酸，B 链有 30 个氨基酸。其中 A7（Cys，半胱氨酸）-B7（Cys）、A20（Cys）-B19（Cys）四个半胱氨酸中的巯基形成两个二硫键，使 A、B 两链连接起来。此外 A 链中 A6（Cys）与 A11（Cys）之间尚存在一个二硫键。人胰岛素原的一级结构见图 12-1。

1926 年，Abel 首次从动物胰脏中提取分离得到了胰岛素结晶；1955 年，牛胰岛素全部氨基酸序列的一级结构被确定；1965 年，胰岛素全合成在我国获得成功。这是我国科学工作者在理论科学研究方面的重大突破，标志着人工合成蛋白质的时代已经开始。

1201
中国成功合成胰岛素（拓展阅读）

不同种类动物的胰岛素分子中的氨基酸种类稍有差异。动物源性的胰岛素中，最重要的是猪胰岛素和牛胰岛素，它们是目前仅有的可以用于糖尿病治疗的动物源性胰岛素。在表 12-1 中可以看出，猪胰岛素和人胰岛素的区别仅在于它们 B 链 C- 端的残基不同。牛胰岛素除了 B 链上 C- 端的单个残基外，A 链的第 8 位和 10 位的残基也与人胰岛素不同。显然，相比之下猪胰岛素比牛胰岛素更接近于人胰岛素。人及动物胰岛素结构差异见表 12-1。

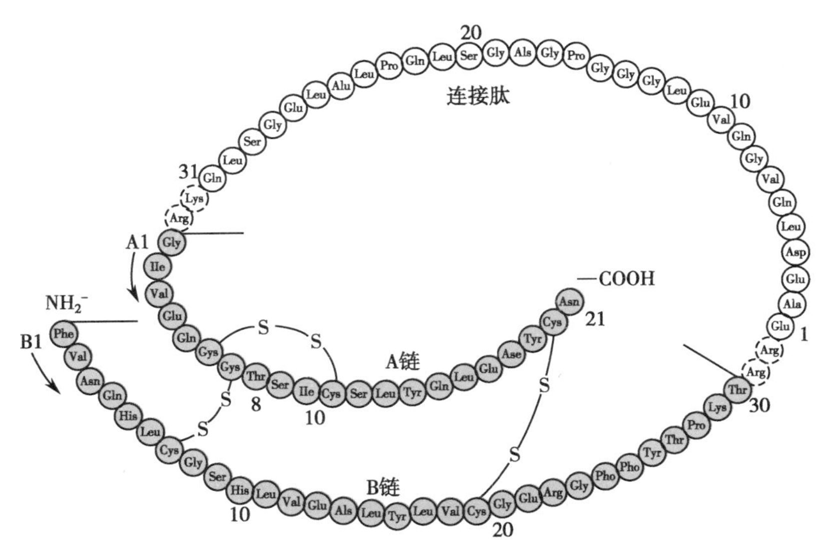

图 12-1　人胰岛素原的一级结构

表 12-1　人及动物胰岛素结构差异

物种	8（A 链）	10（A 链）	30（B 链）
人	Thr（苏氨酸）	Ile（异亮氨酸）	Thr（苏氨酸）
猪	Thr（苏氨酸）	Ile（异亮氨酸）	Ala（丙氨酸）
牛	Ala（丙氨酸）	Val（缬氨酸）	Ala（丙氨酸）

胰岛素在水、乙醇、三氯甲烷或乙醚中几乎不溶，易溶于无机酸或氢氧化钠溶液中。胰岛素具有典型的蛋白质性质，能发生蛋白质的各种特殊反应。等电点在 pH 5.35~5.45，在微酸性环境中（pH 2.5~3.5）稳定。溶液中的胰岛素不稳定，如胰岛素锌溶液在 pH 2~3，4℃时，其 A 链 21 位门冬酰胺发生脱氨反应，反应速度约为每个月 1%~2%。

临床上用得最多的是猪胰岛素。这种胰岛素会使某些患者产生免疫反应及一系列不良反应，如自发性低血糖、耐药性、改变药物动力学方式、加重糖尿病患者的微血管病变、加速患者胰岛功能衰竭和引起过敏反应等。后来发现，这是由于这种产品中常含有来自胰腺中的其他多肽成分（如胰高血糖类、胰多肽、血管肠多肽及胰岛素原等不纯物质）导致了这些不良反应。为此，一些国家的药典（包括《中国药典》）已将上述多肽杂质列为检查项目，允许含量规定在相当低的限度内，如低于 10ppm 的高纯度胰岛素，此时免疫反应已显著减少。另一方面，将猪胰岛素通过酶化学和半合成法，使 B 链 C- 末端的丙氨酸转变成苏氨酸则成为人胰岛素。这方面的研究已获得成功，已实现了工业化生产并有商品上市。现用基因工程方法制备人胰岛素，已成为生产胰岛素的重要手段。

（二）胰岛素类似物

天然胰岛素只有在低浓度下才以单体形式存在，当浓度较高时或当存在锌离子时，则以二聚体或六聚体形式存在。而胰岛素只以单体形式才能穿过毛细血管被吸收，多聚体必须解离后才能被吸收。因此，解离过程成为胰岛素吸收的限速步骤。如果能抑制胰岛素二聚体及多聚体的产生，则能得到速效胰岛素。研究表明，改变或者去除胰岛素 B 链 C 末端 28 位氨基酸对其生物活性影响较小，但可影响其二聚体的形成和解离。因此，现开发的多数胰岛素类似物均是在 B 链 C 末端 28 位氨基酸上置

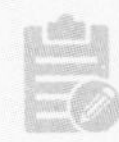

换或增加氨基酸残基，所得到的类似物比天然胰岛素更为速效或长效。主要的胰岛素类似物包括以下几种。

赖脯胰岛素（insulin lispro）：是将人胰岛素B28位上的脯氨酸与B29位上的赖氨酸对换，重组成一种新的人胰岛素类似物，它不像人胰岛素制剂那样易形成六聚体，以单聚体皮下注射后吸收很快，故可在注射后立即进餐，达峰时间为1小时。

门冬胰岛素（insulin aspart）：将胰岛素B28位的脯氨酸替换成门冬氨酸，其生物活性没有改变，但自我聚合能力低于人胰岛素，皮下注射后起效时间10~20分钟，约40分钟达到峰值，作用持续时间3~5小时。

甘精胰岛素（insulin glargine）：将人胰岛素的A21位门冬酰胺换成甘氨酸且在B30位苏氨酸后加两个精氨酸。因其等电点接近7，皮下注射后易产生沉淀，故可形成储库，缓慢释放药物，成为一日一次的超长效制剂。

二、胰岛素分泌促进剂（Promoters of Insulin Secretion）

胰岛素分泌促进剂可促使胰岛β细胞分泌更多的胰岛素以降低血糖水平。胰岛素分泌促进剂按化学结构可以分为磺酰脲类和非磺酰脲类两类。

（一）磺酰脲类

1. 发展史　20世纪40年代，在大量应用磺胺类药物磺胺异丙基噻二唑治疗斑疹伤寒时出现了很多不明原因的死亡病例。进一步研究发现，这是磺胺异丙基噻二唑可刺激胰腺释放胰岛素，引起患者低血糖所致。1955年发现具有抗菌活性的氨磺丁脲（carbutamide）具有更强的降血糖作用，是第一个应用于临床的磺酰脲类降血糖药，但由于不良反应多，尤其对骨髓的毒性大，后被停用。

磺胺异丙基噻二唑　　　　氨磺丁脲（carbutamide）

氨磺丁脲的发现，促进了对磺酰脲类化合物降血糖作用的研究，合成了大量衍生物，发现了不少有效而毒性较低的药物。第一代磺酰脲类药物有：甲苯磺丁脲（tolbutamide）、氯磺丙脲（chlorpropamide）、醋酸己脲（acetohexamide）等；20世纪70年代研制出第二代磺酰脲类降血糖药，如格列本脲（glibenclamide）、格列齐特（gliclazide）、格列吡嗪（glipizide）等，降血糖作用较第一代更强、不良反应更小，口服吸收更快；20世纪80年代出现了第三代口服降血糖药，如格列美脲（glimepiride）等，特别适用于对其他磺酰脲类药物无效的糖尿病患者，用量更小，更安全。临床常用的磺酰脲类降血糖药的化学结构及药动学特征见表12-2。

2. 构效关系及体内代谢　磺酰脲类降血糖药的构效关系见图12-2。

第一代磺酰脲类降血糖药在体内代谢部位主要是磺酰基芳环上的对位取代基R，蛋白结合率和代谢速率的不同导致它们作用时间的差异。如甲苯磺丁脲的分子中R为甲基，在体内易发生氧化生成对羟甲基苯磺丁脲。虽然此代谢物仍保留一定的降血糖活性，但它迅速被进一步氧化成酸而失活，其半衰期仅为4.5~6.5小时。当以卤素代替甲基，得到氯磺丙脲，由于氯原子不易代谢失活，丙基链上的羟化作用相对缓慢，因此氯磺丙脲是一种长效药物，其半衰期长达36小时，作用持续时间可达60小时。只需每日给药一次，同时，由于氯原子不易被氧化，故常以原型从肾脏排出。对位如引入体积较大的取代基如β-芳酰氨基乙基时，活性更强，此即第二代口服降血糖药。其特点是吸收迅速，与血浆蛋白的结合率高，作用强且长效、低毒。其在体内主要经脂环的羟基化而失活。磺酰脲类化合物呈弱酸性，这是其结构中磺酰基对氮原子上孤对电子显著性的离域作用所致。它们的pK_a大约为5.0。

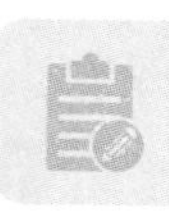

表 12-2　磺酰脲类降血糖药的化学结构及药动学特征

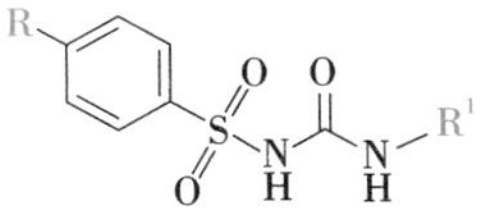

药物	R	R^1	半衰期 /h	作用持续时间 /h	肾清除率 /%
甲苯磺丁脲 tolbutamide	$—CH_3$	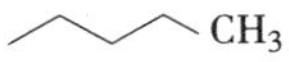 CH_3	4.5~6.5	6~12	100
氯磺丙脲 chlorpropamide	—Cl	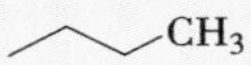 CH_3	36	>60	80~90
醋酸己脲 acetohexamide	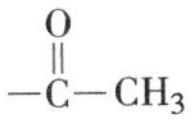 $—C(=O)—CH_3$	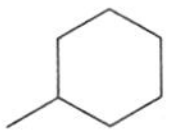	6~8	12~18	60
格列本脲 glibenclamide	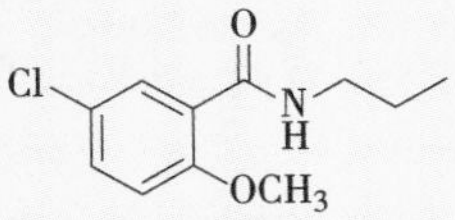 Cl, OCH_3, O, NH	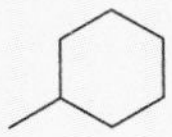	1.5~3.0	>24	50
格列齐特 gliclazide	$—CH_3$	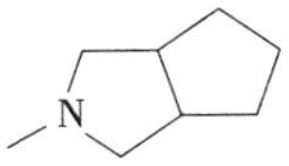 N	10~12	>24	
格列吡嗪 glipizide	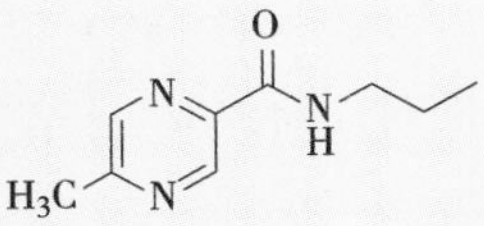 H_3C, N, N, O, NH	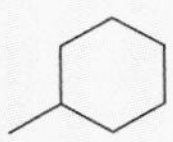	4	>24	68
格列美脲 glimepiride	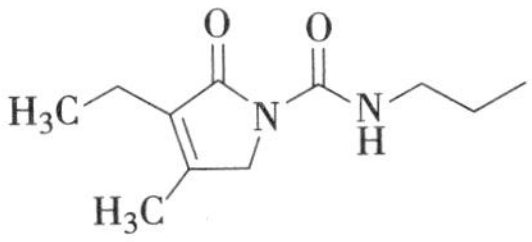 H_3C, H_3C, O, O, N, NH	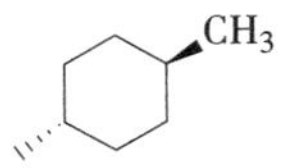 CH_3	2~3	>24	40

通常在芳环对位取代。常为甲基、氨基、乙酰基、卤素等，也可为含有芳（杂）环的取代基。该取代基能影响药物的作用持续时间

应具有一定的体积和亲脂性。可以是链状烷基或环烷基，取代基的碳原子数在3~6时，具有显著的降血糖活性。但当碳原子数超过12时，活性消失

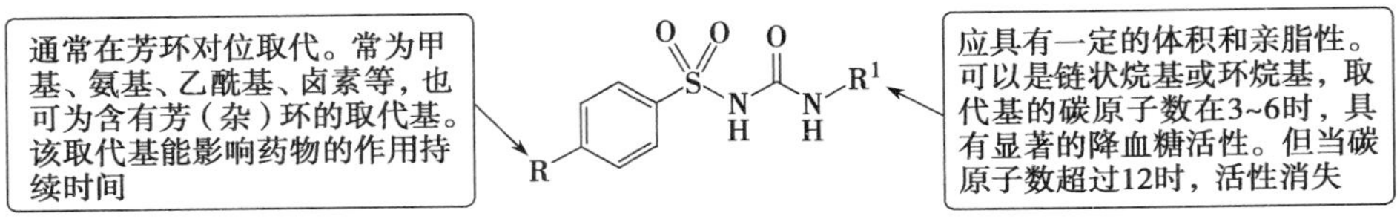

图 12-2　磺酰脲类降血糖药的构效关系

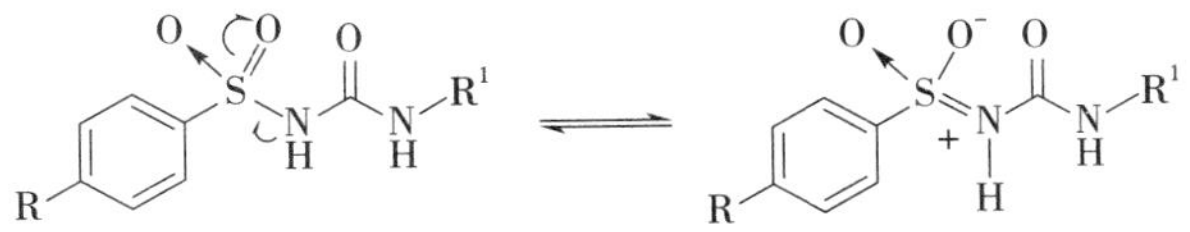

磺酰脲类药物和其他弱酸性药物一样能与蛋白质牢固结合。因此，该类药物会和其他弱酸性药物一起竞争蛋白受体结合位点，如果同服，可能会使游离药物浓度上升。例如，如果患者服用甲苯磺丁脲的同时也服用双香豆素，可延长后者的抗凝血时间，甚至导致出血。因此，应用时，需注意这种药物间的相互作用。

格列美脲的研发和合成路线（拓展阅读）

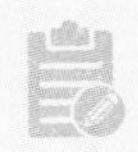

3. 作用机制　该类药物均能选择性地作用于胰腺β细胞,促进胰岛素的分泌。磺酰脲类化合物与胰腺β细胞上的受体结合后,会阻断 ATP 敏感的钾通道;钾通道的阻断会使电压敏感的钙通道开放,而出现钙离子内流;钙离子的流入会导致β细胞分泌胰岛素。药物与受体结合的亲和力与降血糖作用直接相关。不同磺酰脲类化合物介导的胰岛素分泌模式都是相似的,但与葡萄糖介导的胰岛素分泌并不相同。该类药物对胰岛素分泌的影响是随时间而变化的,开始用药时血胰岛素水平会升高,但用药一段时间后血胰岛素就会降至正常水平(格列吡嗪例外,其血胰岛素水平升高可持续两年)。另外,磺酰脲类化合物对肝脏糖异生具有抑制作用。同时,也能增强外源性胰岛素的降血糖作用。

格列本脲　glibenclamide

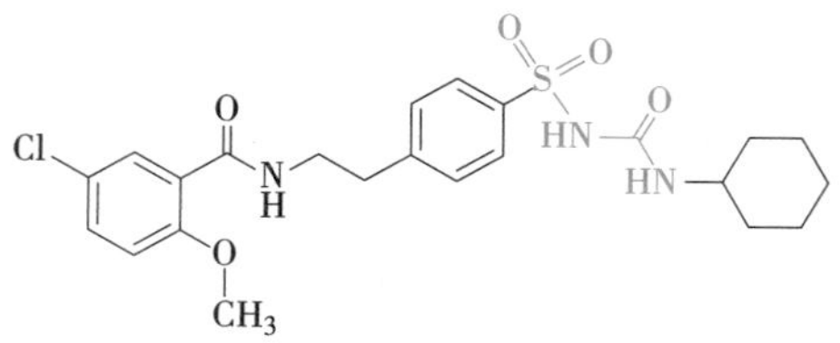

化学名为 *N*-[2-[4-[[[(环己氨基)羰基]氨基]磺酰基]苯基]乙基]-2-甲氧基-5-氯苯甲酰胺;*N*-[2-[4-[[[(cyclohexylamino)carbonyl)]amino]sulfonyl]phenyl]ethyl]-2-methoxy-5-chlorobenzamide。又名"氯磺环己脲"。

本品为白色结晶性粉末;几乎无臭,无味。不溶于水或乙醚,略溶于三氯甲烷,在甲醇或乙醇中微溶。m.p. 170~174℃,熔融时同时分解。

本品在常温、干燥环境中稳定。其酰脲结构在潮湿环境中,可以发生水解反应。

大部分第二代磺酰脲类口服降血糖药的化学结构中,在苯环上磺酰基的对位引入了较大结构的侧链,脲基末端都带有脂环或含氮脂环。这些药物的体内代谢方式与第一代有很大不同,主要发生脂环的氧化。格列本脲代谢后主要生成反式-4′-羟基代谢物,同时伴随生成一些顺式-3′-羟基代谢物。4′-羟基代谢物的活性是原型药的15%。格列本脲的代谢途径见图12-3。

本品为第二代磺酰脲类口服降血糖药的第一个代表药物,于1969年在欧洲首次上市。其作用比甲苯磺丁脲强200倍,对于甲苯磺丁脲无效的患者也能获得较好的疗效。临床用于治疗中、重度2型糖尿病。长期大量地服用格列本脲,最终会造成患者低血糖和肾病。

(二)非磺酰脲类

这类药物和磺酰脲类药物的化学结构虽不同,但有相似的作用机制,亦可刺激胰岛素的分泌。该

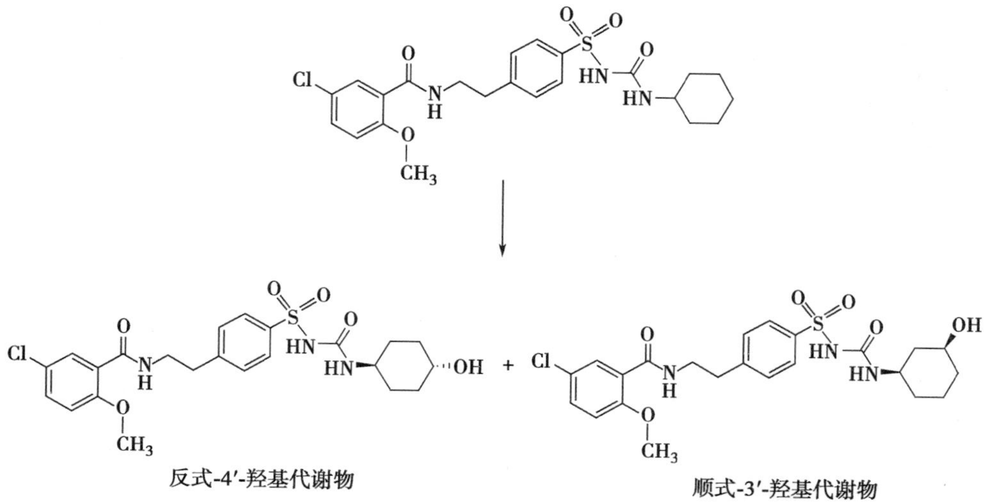

反式-4′-羟基代谢物　　顺式-3′-羟基代谢物

图12-3　格列本脲的代谢途径

类药物在胰腺β细胞上的结合位点与磺酰脲类药物不同。此类药物主要有瑞格列奈（repaglinide）、那格列奈（nateglinide）和米格列奈（mitiglinide）。

瑞格列奈 repaglinide　　那格列奈 nateglinide　　米格列奈 mitiglinide

瑞格列奈是氨甲酰基甲基苯甲酸的衍生物，分子结构中含有一个手性碳原子，其活性有立体选择性，(*S*)-(+)-异构体的活性是(*R*)-(−)-异构体的100倍，临床用其(*S*)-(+)-异构体。该药空腹或进食时服用，均吸收良好，30~60分钟后达血浆峰值浓度，并在肝内快速代谢为非活性物，大部分随胆汁排泄，被称为"膳食葡萄糖调节剂"。临床上主要用于饮食控制、降低体重及运动锻炼不能有效控制高血糖的2型糖尿病。

那格列奈为丙氨酸衍生物，口服吸收快而迅速，血浆清除半衰期约1.5小时。该药对β细胞的作用更迅速，对周围葡萄糖浓度更为敏感，不良反应小。该药可以单独用于经饮食和运动不能有效控制高血糖的2型糖尿病患者；也可用于使用二甲双胍不能有效控制高血糖的2型糖尿病患者，常与二甲双胍联合应用，但不能替代二甲双胍。那格列奈不适用于对磺脲类降血糖药疗效欠佳的2型糖尿病患者。

米格列奈的降血糖作用较瑞格列奈和那格列奈更强，给药后起效更为迅速，作用时间更短。血糖可促进米格列奈刺激胰岛素释放，在有葡萄糖存在时，米格列奈促进胰岛素分泌量比无葡萄糖时约增加50%，临床上主要用于降低餐后高血糖。

三、胰岛素增敏剂（Insulin Sensitizers）

胰岛素抵抗在2型糖尿病的发生、发展中起着重要的作用。大多数2型糖尿病患者存在胰岛素抵抗，从而使胰岛素不能发挥其正常生理功能。胰岛素抵抗的主要原因是，胰岛素抗体与胰岛素结合后妨碍胰岛素的靶部位转运，使得机体对胰岛素的敏感性下降。因此，开发和使用能提高患者对胰岛素敏感性的药物，改善胰岛素抵抗状态，对糖尿病的治疗有着非常重要的意义。该类药物主要有噻唑烷二酮类和双胍类。

（一）噻唑烷二酮类

噻唑烷二酮类（thiazolidinediones，TZD）药物是胰岛素增敏剂的主要类型。与磺酰脲类药物不同，该类药物不刺激胰岛素分泌，而是通过减少胰岛素抵抗起作用。它能增强人体组织对胰岛素的敏感性，增强胰岛素的作用，从而增加肝脏对葡萄糖的摄取，抑制肝糖的输出。其作用靶点为细胞核的过氧化物酶体增殖物激活受体γ（peroxisome proliferators-activated receptor γ，PPARγ）。该类药物主要包括曲格列酮（troglitazone）、罗格列酮（rosiglitazone）和吡格列酮（pioglitazone）等。

曲格列酮 troglitazone

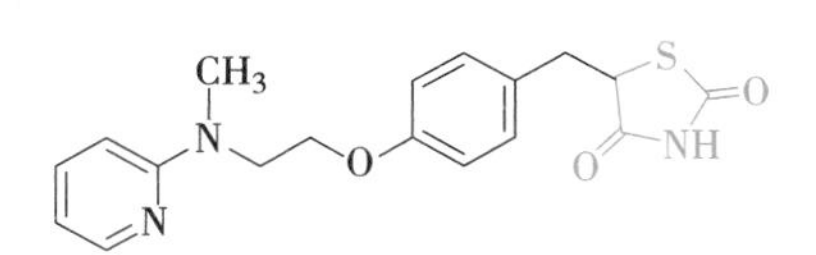

罗格列酮 rosiglitazone

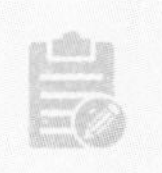

吡格列酮 pioglitazone

曲格列酮的研发、上市及撤市(**拓展阅读**)

马来酸罗格列酮的合成路线(**拓展阅读**)

曲格列酮是 1997 年上市的第一个噻唑烷二酮类胰岛素增敏剂。之后因陆续出现肝损害报告而撤出市场。1999 年,罗格列酮和吡格列酮上市。

罗格列酮的降血糖作用是曲格列酮的 100 倍,是目前临床应用中药效最强的噻唑烷二酮类药物,其马来酸盐可单独或与二甲双胍联合,用于治疗 2 型糖尿病,它不仅能降低血糖,改善胰岛素抵抗,还能降低甘油三酯(TG),提高高密度脂蛋白(HDL)的水平。自 2007 年以来,其潜在的心血管风险报告不断出现,引起了业界的广泛关注,影响了其在临床上的应用。

吡格列酮的降血糖作用与罗格列酮相比无明显差异或稍低,但在降脂方面较好。吡格列酮对心血管系统也有一定的不良反应。因此,我国已经要求在其说明书中增加心血管风险的警告,增加骨折、黄斑水肿等安全性风险信息。

(二)双胍类

双胍类的降血糖机制与磺酰脲类不同,不直接促进胰岛素的分泌,而是抑制肝糖原异生,增加骨骼肌和脂肪组织的葡萄糖氧化和代谢,减少肠道对葡萄糖的吸收。它们能明显改善患者的糖耐量和高胰岛素血症,降低血浆游离脂肪酸和血浆甘油三酯水平。因此,双胍类降血糖药成为肥胖伴胰岛素抵抗的 2 型糖尿病患者的首选药。早在 1918 年人们就发现双胍可以降低动物体内的血糖水平,但由于毒性较大没有临床价值。20 世纪 50 年代,苯乙双胍(phenformin)降血糖作用的发现才使双胍类口服降血糖药开始在临床上广泛应用。

本类药物主要有苯乙双胍和二甲双胍(metformin),前者因可导致乳酸增高,引起乳酸酸中毒,已较少使用。在临床广泛使用的是毒性较低的二甲双胍。

苯乙双胍 phenformin　　二甲双胍 metformin

盐酸二甲双胍 metformin hydrochloride

化学名为 1,1- 二甲基双胍盐酸盐;1,1-dimethylbiguanide hydrochloride。

本品为白色结晶或结晶性粉末,无臭。m.p. 220~225℃。易溶于水,可溶于甲醇,微溶于乙醇,不溶于丙酮、三氯甲烷和乙醚。

二甲双胍具有高于一般脂肪胺的强碱性,其 pK_a 为 12.4。其盐酸盐的 1% 水溶液的 pH 为 6.68,呈近中性。

本品的水溶液加 10% 亚硝基铁氰化钠溶液 - 铁氰化钾试液 –10% 氢氧化钠溶液后,3 分钟内溶液显红色。

本品可由双氰胺和盐酸二甲胺在 130~150℃进行缩合反应制得。

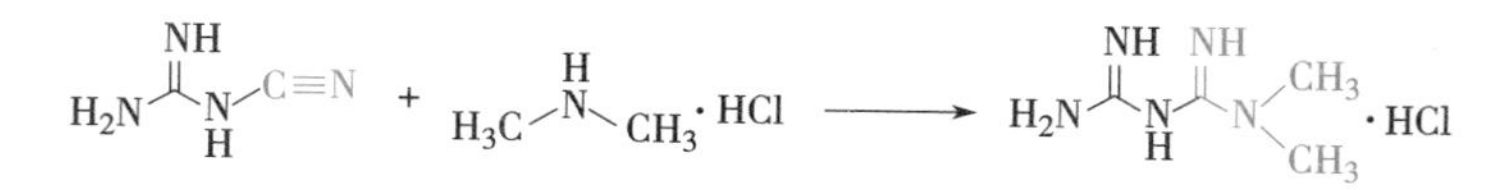

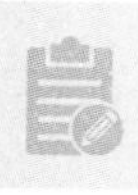

二甲双胍主要在小肠内吸收，吸收快，半衰期短（1.5~2.8 小时），生物利用度约为 60%。与磺酰脲类化合物不同，它并不与蛋白结合，也不被代谢，几乎全部以原型由尿排出，因此肾功能损害者禁用，老年人慎用。

二甲双胍可单独使用或与磺酰脲类联合用药，广泛用于 2 型糖尿病的治疗，特别适用于过度肥胖并对胰岛素耐受的患者，有时会出现体重减轻的现象。本品的降血糖作用虽弱于苯乙双胍，但其不良反应小，罕有乳酸性酸中毒，也不引起低血糖，较为安全。

1205 二甲双胍的其他药效（拓展阅读）

急性不良反应包括腹泻、腹部不适、恶心和畏食。可以通过缓慢地提高给药剂量以及在进餐时服用药物的方法减轻这些不良反应。

四、α- 葡糖苷酶抑制剂（α-Glucosidase Inhibitors）

食物中的碳水化合物需通过 α- 葡糖苷酶的作用水解成葡萄糖才能被吸收。α- 葡糖苷酶抑制剂（α-glucosidase inhibitors）可竞争性地与 α- 葡糖苷酶结合，抑制该酶的活性，可降低餐后血糖，但并不增加胰岛素的分泌。此外，该类药物不抑制蛋白质和脂肪的吸收，故不会引起营养物质的吸收障碍。此类药物对 1 型糖尿病、2 型糖尿病均适用。

本类药物常用的有阿卡波糖（acarbose）、伏格列波糖（voglibose）和米格列醇（miglitol），它们的化学结构均为糖或多糖衍生物。

阿卡波糖 acarbose　　伏格列波糖 voglibose　　米格列醇 miglitol

阿卡波糖是从放线菌属微生物中分离得到的低聚糖，它可通过降低单糖的吸收速率而显著降低餐后的血糖水平，减少甘油三酯的生成及肝糖原的生成。临床用于治疗 1 型糖尿病、2 型糖尿病患者。主要不良反应为胃肠道反应。

1206 米格列醇与 α- 葡糖苷酶蛋白的晶体结构及相互作用分析（拓展阅读）

阿卡波糖为寡糖的结构类似物，其分子结构含有一个 4,6- 双脱氧 -4- 氨基 -D- 葡萄糖结合的不饱和环己糖醇残基，并通过 1-4 糖苷键与两个葡萄糖残基结合。

伏格列波糖为氨基糖类似物，于 1994 年在日本上市。它能降低多聚体物质释放单糖的速度，因而也就可以降低餐后的葡萄糖水平。伏格列波糖还可以将遗传性肥胖大鼠体内的葡萄糖、甘油三酯以及胰岛素维持在一个较低的水平，这表明除了糖尿病之外，该药对诸如肥胖症等也可能有效。

米格列醇为 1- 脱氧野尻霉素（1-deoxynojirimycin）的衍生物，由于具有与葡萄糖相似的结构特点，对哺乳动物的 α- 葡糖苷酶都有抑制活性。米格列醇于 1998 年上市，其治疗效果与阿卡波糖类似。米格列醇口服给药后吸收迅速，但在高剂量下会达到饱和，剂量为 25mg 时可完全吸收，而剂量为 100mg 时只能吸收 50%~70%。服药后 2~3 小时血药浓度达到峰值，在人体内不发生代谢，主要以原型自肾脏排泄。

此类降血糖药能降低餐后血糖，不影响空腹血糖，不增加胰岛素的分泌，且在禁食状态下服用该类药物不会降低血糖，使用安全。主要用于单用磺酰脲类或双胍类餐后血糖控制不理想的患者，或单独用于较轻的餐后高血糖患者。临床上常与磺酰脲类、双胍类或胰岛素联合应用以较好地控制血糖。

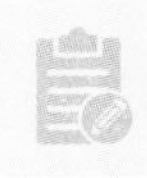

五、二肽基肽酶 -4 抑制剂（Dipeptidyl Peptidase-4 Inhibitors）

二肽基肽酶 -4（dipeptidyl peptidase-4,DPP-4）是以二聚体形式存在的高特异性丝氨酸蛋白酶，由 766 个氨基酸组成，在血浆和许多组织（血管内皮、肝、肾、皮肤、前列腺、淋巴细胞、上皮细胞）中广泛存在。它的天然底物是胰高血糖素样肽 -1（glucagon-like peptide-1,GLP-1）和葡萄糖依赖性促胰岛素多肽（glucose-dependent insulinotropic polypeptide，GIP）。GLP-1 具有多种生理功能，在胰腺可增加葡萄糖依赖的胰岛素分泌、抑制胰高血糖素的分泌，使胰岛 β 细胞增生；在胃肠道可延缓餐后胃排空，从而延缓肠道葡萄糖吸收。GIP 具有促胰岛素分泌功能。DPP-4 能快速降解体内的 GLP-1 和 GIP，使之失活。抑制 DPP-4 的活性可延长内源性 GLP-1 和 GIP 的代谢失活时间，增加糖尿病患者的 GLP-1 水平，使 GLP-1 的促胰岛素分泌作用得到增强，从而发挥降血糖作用。1966 年首次在大鼠肝脏中分离得到 DPP-4，最初主要用于丝氨酸肽酶催化机制的研究。1990 年，DPP-4 作为 2 型糖尿病治疗的新靶点引起关注。2003 年 DPP-4 蛋白的三维结构被解析，成为 DPP-4 抑制剂研究的一个重要里程碑。

DPP-4 抑制剂的发展可分为三个阶段：第一阶段开发的抑制剂对 DPP-4 的抑制作用强，但对 DPP-7、DPP-8 和 DPP-9 等相关蛋白的选择性不高。研究显示，对 DPP-7 的抑制会导致休眠 T 细胞死亡；对大鼠 DPP-8 或 DPP-9 的抑制可能引起秃毛、血小板减少、网状细胞减少、脾增大以及多器官组织病理学改变等，并升高死亡率；对狗 DPP-8 或 DPP-9 的抑制会产生肠胃毒性；对人 DPP-8 或 DPP-9 的抑制会减弱 T 细胞的活性，影响机体免疫功能。因此，新药开发要求化合物对 DPP-4 具有较高的选择性。第二阶段开发的抑制剂对 DPP-4 具有高抑制活性和高选择性，一般对 DPP-8 或 DPP-9 抑制的 IC_{50} 值均在其对 DPP-4 抑制的 1 000 倍以上。第三阶段开发的抑制剂，不仅具有高活性和高选择性，还要求药物的作用时间能持续 24 小时以上。

维格列汀与 DPP-4 蛋白的晶体结构及相互作用分析（拓展阅读）

西格列汀（sitagliptin）是首个上市的 DPP-4 抑制剂，是一个 β- 氨基酸衍生物。磷酸西格列汀（sitagliptin phosphate）于 2006 年 10 月上市，2007 年 3 月磷酸西格列汀与盐酸二甲双胍复方制剂（janumet）上市，主要用于 2 型糖尿病的治疗，疗效显著。西格列汀对 1 型糖尿病和糖尿病酮症酸中毒无效。

维格列汀（vildagliptin）为甘氨酸衍生物，维格列汀及其与二甲双胍的复方制剂，于 2007 年 9 月和 11 月先后获批上市，复方制剂主要用于二甲双胍最大耐受剂量仍不能有效控制血糖水平或现已联合使用维达列汀与二甲双胍治疗的 2 型糖尿病患者。DPP-4 抑制剂的药动学参数见表 12-3。

表 12-3 DPP-4 抑制剂的药动学参数

药物名称	生物利用度 /%	达峰时间 /h	血浆峰浓度 /（$pg \cdot ml^{-1}$）	血浆半衰期 /h	血浆蛋白结合率 /%
西格列汀	87	1~4	54~72	12~12.4	36~38
维格列汀	85	1~2	54~72	1.5~4.5	4~17

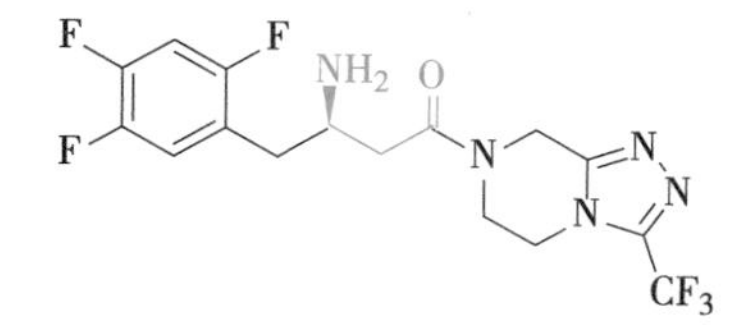

西格列汀 sitagliptin

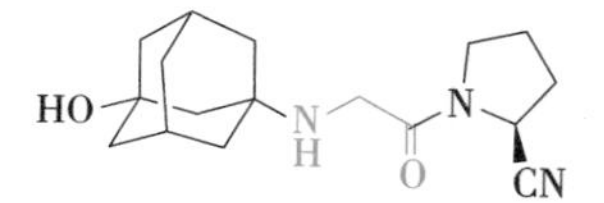

维格列汀 vildagliptin

六、钠 - 葡萄糖协同转运蛋白 -2 抑制剂（Sodium-Glucose Co-Transporter-2 Inhibitors）

钠 - 葡萄糖协同转运蛋白（sodium-glucose co-transporters，SGLT）是一类在小肠黏膜（SGLT-1）和肾近曲小管（SGLT-2 和 SGLT-1）中发现的葡萄糖转运基因家族，其中 SGLT-1 和 SGLT-2 与肾脏葡萄糖吸收密切相关。SGLT-2 是一种低亲和力、高转运能力的转运系统，其在肾脏中特异性的表达，并且在近曲小管对血糖重吸收发挥作用。在正常人体内，SGLT-2 承担了约 90% 的肾脏葡萄糖重吸收量。因此，选择性抑制 SGLT-2 是治疗 2 型糖尿病的新治疗策略，通过抑制肾脏中的血糖重吸收，增加尿糖的排出而达到降低血糖的目的。

第一个 SGLT 抑制剂是从苹果树根皮中分离得到的根皮苷（phlorizin）。根皮苷通过增加肾脏中尿糖的排出，显示出降血糖作用，并可改善胰岛素抵抗作用，但是由于 *O*- 糖苷结构不稳定，其在小肠中易被根皮苷水解酶水解，生物利用度低，因而未被开发为降血糖药。第一个进入临床试验的口服吸收的 SGLT-2 抑制剂是根皮苷的类似物 T-1095，它是一个甲基碳酸酯前药，在小肠内转化为活性体 T-1095A，而 T-1095A 是 SGLT-1 和 SGLT-2 的双重抑制剂，对 SGLT-2 的选择性不高。

根皮苷 phlorizin

T-1095: R=H_3C–O–C(=O)–
T-1095A: R=H

T-1095和T-1095A

后续研究的 *O*- 糖苷类 SGLT 抑制剂如舍格列净（sergliflozin）和瑞格列净（remogliflozin），克服了根皮苷及其类似物选择性差的缺点，但 *O*- 糖苷键的存在使这些药物易被肠道的 β- 葡糖苷酶水解，稳定性较差，最终未能成功上市。

舍格列净 sergliflozin

瑞格列净 remogliflozin

考虑到 *O*- 糖苷的稳定性差，目前被批准上市的 SGLT-2 抑制剂均为稳定性强的 *C*- 糖苷类似物，常用药物包括卡格列净（canagliflozin）、达格列净（dapagliflozin）、恩格列净（empagliflozin）等。

卡格列净 canagliflozin

达格列净 dapagliflozin

恩格列净 empagliflozin

卡格列净于 2013 年上市，是首个临床使用的 SGLT-2 抑制剂。卡格列净具有稳定的 *C*- 糖苷结构，对 SGLT-2 的选择性约是 SGLT-1 的 400 倍，临床用于治疗 2 型糖尿病。

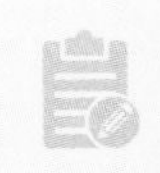

将卡格列净分子中的甲苯基和 4- 氟苯基噻吩基替换成氯苯基和乙氧基苯基得到达格列净，其

恩格列净与钠-葡萄糖协同转运蛋白-2蛋白的电镜结构及相互作用分析（**拓展阅读**）

半衰期较长，与 SGLT-2 的亲和力更高，对 SGLT-2 的选择性是 SGLT-1 的 3 000 倍。临床上达格列净单用或与二甲双胍、吡格列酮、格列美脲、胰岛素等药物联用对 2 型糖尿病患者有显著疗效。在饮食和运动基础上用药，可改善 2 型糖尿病患者的血糖控制。

将达格列净分子中的乙基替换为四氢呋喃-3-基得到恩格列净，其对 SGLT-2 的选择性约是 SGLT-1 的 2 700 倍，降血糖效果显著。临床用于治疗 2 型糖尿病。根据需要可与二甲双胍或磺酰脲类降血糖药联合使用。

另外三个上市的 SGLT-2 抑制剂分别是伊格列净（ipragliflozin）、鲁格列净（luseogliflozin）和托格列净（tofogliflozin），均属于 *C*-糖苷类化合物，由前三个 SGLT-2 抑制剂衍生而来，具有强效和高选择性等特点。

伊格列净　ipragliflozin　　鲁格列净　luseogliflozin　　托格列净　tofogliflozin

SGLT-2 抑制剂治疗 2 型糖尿病可获得多种有益作用，包括降低血糖、体重减轻、血压降低和降低主要不良心血管事件的风险。SCLT-2 抑制剂辅助胰岛素治疗 1 型糖尿病取得了一定的进展，但 SGLT-2 抑制剂治疗会增加糖尿病酮症酸中毒的风险，考虑到获益-风险关系，目前的 SGLT-2 抑制剂均不适用于治疗 1 型糖尿病或糖尿病酮症酸中毒。

第二节　骨质疏松症治疗药物 Drugs Used to Treat Osteoporosis

骨质疏松症（osteoporosis，OP）是以骨组织含量减少及骨折危险性升高为特征的全身骨量改变的疾病。骨质疏松症可分为原发性、继发性和特发性 3 大类，其中原发性骨质疏松症约占骨质疏松症的 90%，它又可分为两型：Ⅰ型为绝经妇女骨质疏松症（postmenopausal osteoporosis），为高转换型，主要原因为雌激素缺乏；Ⅱ型为老年性骨质疏松症（senile osteoporosis），为低转换型，主要原因是年龄的老化。骨质疏松症还可能继发于药物治疗，如糖皮质激素的使用。近年来，随着对其病因、发病机制及分子生物学的深入研究，骨质疏松症的治疗药物研究有了很大进展，骨质疏松症治疗药物主要分为骨吸收抑制剂和骨形成促进剂两大类。

一、骨吸收抑制剂（Inhibitors of Bone Resorption）

这类药物主要是通过抑制破骨细胞形成或抑制破骨细胞的活性，从而抑制骨的吸收来减缓骨钙的丢失。但由于骨质疏松症患者通常都会钙吸收不足，若单独应用此类药物则可能造成低钙血症，因而通常都要求与钙及维生素 D 制剂，特别是活性维生素 D 制剂同时服用。

（一）双膦酸盐类

双膦酸盐类（bisphosphonates）是 20 世纪 80 年代开始应用于临床的新型骨吸收抑制剂，具有直接抑制破骨细胞形成和骨吸收作用。双膦酸盐类药物适用于以骨吸收为主的高转化型骨质疏松症，迄今已开发出十几个品种，按药效学分为三代：第一代有依替膦酸二钠（etidronate disodium）、氯膦酸二钠

(clodronate disodium);第二代有替鲁膦酸二钠(tiludronate disodium)、帕米膦酸二钠(pamidronate disodium);第三代有阿仑膦酸钠(alendronate sodium)、利塞膦酸钠(risedronate sodium)、唑来膦酸(zoledronic acid)等。双膦酸盐类药物主要通过以下途径抑制破骨细胞介导的骨吸收:①抑制破骨前体细胞的分化和募集,从而抑制破骨细胞的形成;②破骨细胞吞噬双膦酸盐,导致破骨细胞凋亡;③附着于骨表面,影响破骨细胞活性;④干扰破骨细胞从基质接收骨吸收信号;⑤通过成骨细胞介导,降低破骨细胞活性。

最早上市的药物是依替膦酸二钠(羟乙膦酸钠),它能增加骨量,但治疗面较窄,抗骨折能力不足。第一代双膦酸盐类药物除抑制骨吸收外,还可以抑制正常钙化(又称"矿化")过程。构效关系研究显示,双膦酸为该类药物的药效团,与双膦酸基团相连的碳原子(C_1)上的甲基可用氨基、烷基或其他取代基取代,C_1 上的羟基通常保留,也可用氯或氢替换,如 C_1 用双烃基取代则活性消失。

利塞膦酸钠研发及合成路线(拓展阅读)

替鲁膦酸二钠和帕米膦酸二钠属于第二代双膦酸盐类,它们的抗骨吸收强度分别是依替膦酸二钠的 10 倍和 100 倍,治疗剂量下不抑制钙化。阿仑膦酸钠、利塞膦酸钠和唑来膦酸属于第三代双膦酸盐类,它们的抗骨吸收强度分别是依替膦酸二钠的 1 000 倍、5 000 倍和 20 000 倍,不但消除了正常骨钙化的抑制作用,而且抗骨吸收疗效增强。

依替膦酸二钠 etidronate disodium　氯膦酸二钠 clodronate disodium　替鲁膦酸二钠 tiludronate disodium　帕米膦酸二钠 pamidronate disodium

阿仑膦酸钠 alendronate sodium　利塞膦酸钠 risedronate sodium　唑来膦酸 zoledronic acid

阿仑膦酸钠　alendronate sodium

$\cdot 3H_2O$

化学名为(4-氨基-1-羟基亚丁基)-1,1-二膦酸单钠盐三水合物;(4-amino-1-hydroxylbutylidene)-1,1-bisphosphonic acid monosodium salt trihydrate。

本品为白色结晶性粉末,在水中略溶,在热水中溶解,在乙醇或丙酮中不溶,在氢氧化钠试液中易溶。

本品为骨吸收抑制药,与骨内羟磷灰石有强亲和力,可抑制破骨细胞的活性,减缓骨吸收,防止骨丢失。同时抗骨吸收的活性强,无骨钙化抑制作用。

本品口服后主要在小肠内吸收,吸收差,生物利用度仅为 0.5%~1%。吸收后的药物 20%~60% 被骨组织迅速摄取,未被吸收的以原型经肾脏排出。

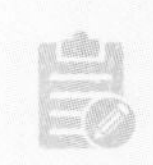

本品的合成是以 4-氨基丁酸为原料,与磷酸和三氯氧磷反应,一步可得到阿仑膦酸,再转换成单

钠盐的三水合物。

$$H_2N\text{-}CH_2CH_2CH_2\text{-}COOH + H_3PO_4 + POCl_3 \longrightarrow H_2N\text{-}CH_2CH_2CH_2\text{-}C(OH)[P(O)(OH)_2]_2 \xrightarrow[H_2O]{NaOH} H_2N\text{-}CH_2CH_2CH_2\text{-}C(OH)[P(O)(OH)(ONa)][P(O)(OH)_2] \cdot 3H_2O$$

本品主要用于治疗绝经后妇女的骨质疏松症。

（二）降钙素

降钙素（calcitonin）是哺乳动物甲状腺中的甲状腺滤泡旁细胞（C-细胞）中分泌的多肽激素，由32个氨基酸组成，分子量约3 600。1967年分离出人降钙素，1968年分离出鲑降钙素，一年后合成成功，1975年开始用于临床。鱼降钙素活性比人降钙素强20~40倍。临床应用制剂为人工合成的鲑降钙素和鳗鱼降钙素。降钙素能够抑制破骨细胞的活性；抑制骨盐溶解，阻止骨内钙释出；改善骨密度，有效缓解疼痛症状；降低骨折的危险性和降低血钙。临床上主要用于治疗老年骨质疏松症，绝经后骨质疏松症，恶性肿瘤骨转移所致的高钙血症。

H-Cys-Ser-Asn-Leu-Ser-Thr-Cys-Val-Leu-Gly-Lys-Leu-Ser-Gln-Glu-Leu-His-Lys-Leu-Gln-Thr-Tyr-Pro-Arg-Thr-Asn-Thr-Gly-Ser-Gly-Thr-Pro-NH_2（Cys^1—Cys^7 二硫键）

鲑降钙素 calcitonin（salmon）

由于种属的不同，降钙素的氨基酸排列有较大的差异，以上降钙素结构式是鲑降钙素的一级结构。各种降钙素的活性有很大差异。鲑降钙素的活性最高，故目前临床应用的大都为鲑降钙素。

来源不同的降钙素的羧基末端均为脯氨酸，而氨基末端为半胱氨酸，且 AA_1 至 AA_7，形成二硫键而成环状，不同种属降钙素32个氨基酸中只有 AA_1、$AA_{3\sim7}$、AA_9、AA_{28} 及 AA_{32} 是完全一致的，其他位置的氨基酸有很大差异。若将羧基末端 AA_{32} 的脯氨酰胺除去之后，留下的31个氨基酸几乎无活性，从而表明降钙素的活性应该是整个分子在起作用。但是在氨基末端如将 $AA_{1\sim7}$ 两个半胱氨酸和二硫键改变为α-氨基辛二酸（ECT），得 $Asu^{1,7}$-鳗鱼降钙素，其活性明显地增加。

$H_2N-CH(CH_2-S-S-CH_2)$: H_2N-CH(CH_2—S—S—CH_2-CH)-CO-Ser-Asn-Leu-Ser-Thr-NH-CH-CO ---

鳗鱼降钙素

H_2N-CH(CH_2—CH_2—CH_2—CH_2-CH)-CO-Ser-Asn-Leu-Ser-Thr-NH-CH-CO ---

$Asu^{1,7}$-鳗鱼降钙素

降钙素采用肌内注射或皮下注射，绝对生物利用度约为70%，喷鼻剂约为它的一半。

（三）雌激素受体调节剂

雌激素（estrogen）缺乏是引起绝经后骨质疏松症的主要病因，目前已被大量临床观察和动物实验所证实，雌激素替代治疗（estrogen replacement therapy，ERT）是治疗绝经后骨质疏松症的有效治疗方案，即给绝经后妇女补充适量雌激素以缓解雌激素缺乏引起的各种绝经后症状的一种疗法。雌激素的作用机制：①抑制骨转换，减少破骨细胞数量且抑制其活性；②直接作用于骨的雌激素受体，影响钙调节激素和骨吸收因子的产生；③促进降钙素分泌而抑制骨吸收，促进肠钙吸收，抑制甲状旁腺激素（PHT）分泌而减少骨吸收；④降低前列腺素 E_2（PGE_2），抑制白介素-1（IL-1）、白介素-6（IL-6）和肿瘤坏死因子（TNF）的释放。传统的激素替代疗法（hormone replacement therapy，HRT）是指雌激素与孕激素合用，加用孕激素的目的是对抗雌激素的子宫内膜增生作用，同时孕激素有抑制骨吸收和促进骨形成的作用。

雷洛昔芬 raloxifene

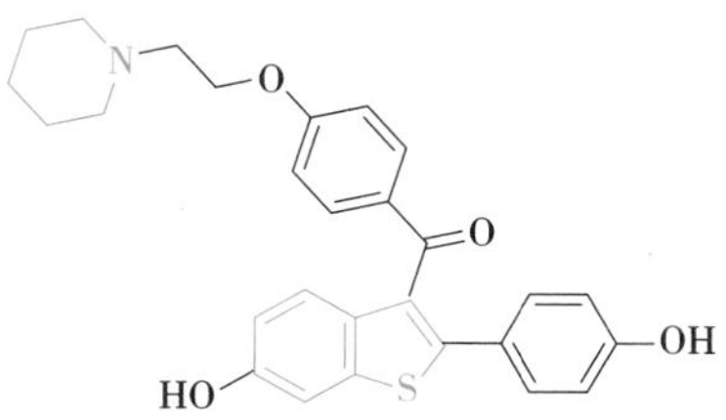

化学名为［6-羟基-2-（4-羟基苯基）苯并［b］噻吩-3-基］［4-［2-（哌啶-1-基）乙氧基］苯基］酮；（6-hydroxy-2-（4-hydroxyphenyl）benzo［b］thiophen-3-yl）（4-（2-（piperidin-1-yl）ethoxy）phenyl）ketone。

白色至黄白色结晶或结晶性粉末，m.p. 250~253℃，易溶于三氯甲烷或二甲基甲酰胺，较易溶于乙腈、丙酮或乙酸乙酯，较难溶于甲醇、无水乙醇或无水乙醚，几乎不溶于水。

雷洛昔芬是第二代选择性雌激素受体调节剂，对卵巢、乳腺雌激素受体均为拮抗作用，但对骨骼的雌激素受体具有激动作用。能够降低椎体骨折的发生率，保持骨量和增加骨矿盐密度。

本品的合成是以3-甲氧基苯硫酚与2-溴-1,1-二乙氧基乙烷为原料，在碳酸钾条件下生成6-甲氧基苯并［b］噻吩，再与三异丙基硼酸酯反应生成6-甲氧基苯并［b］噻吩-2-硼酸，继而与对甲氧基溴苯在碳酸钠条件下反应得到6-甲氧基-2-（4-甲氧基苯基）苯并［b］噻吩，最后与4-（2-（哌啶-1-基）乙氧基）苯甲酰氯在三氯化铝催化下反应得到雷洛昔芬。

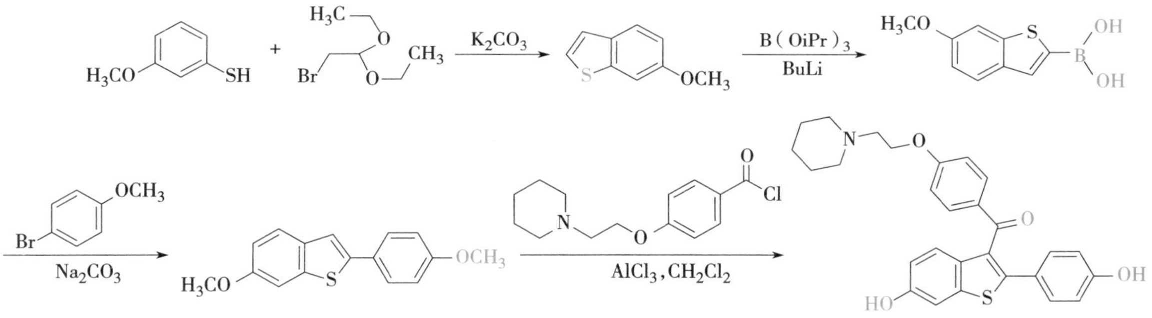

雷洛昔芬口服后约60%被迅速吸收，经肝脏首过效应即被葡糖醛酸化，且不再进一步代谢。半衰期约为27小时。体内雷洛昔芬及其葡糖醛酸结合物主要通过粪便排泄，经尿排出的部分少于6%。

依普黄酮 ipriflavone

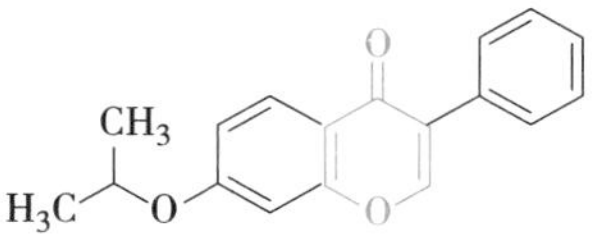

化学名为7-异丙氧基-3-苯基-4*H*-1-苯并吡喃-4-酮；7-（1-methylethoxy）-3-phenyl-4*H*-1-benzopyran-4-one。又名"γ-异丙氧基异黄酮"。

本品是一种异黄酮衍生物，属植物性雌激素类药物，具有雌激素样的抗骨质疏松作用。可直接作用于骨，抑制骨吸收，同时可促进雌激素刺激甲状腺释放降钙素，兼有雌激素和降钙素的某些治疗作用，但无两者的不良反应。作用机制包括：①促进成骨细胞的增殖，促进骨胶原合成和骨基质的钙化，增加骨量；②减少破骨细胞前体细胞的增殖和分化，抑制破骨细胞的活性，降低骨吸收；③通过雌激素样作用增加降钙素的分泌，间接产生抗骨吸收作用。

本品的合成是以间苯二酚为原料，与苯乙酸酰化，再选择性醚化，最后环合得到产物。苯乙酸也可用苯乙腈或苯乙酰氯替代，醚化和环合的单元反应也可改为先环合再醚化。

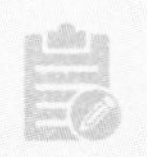

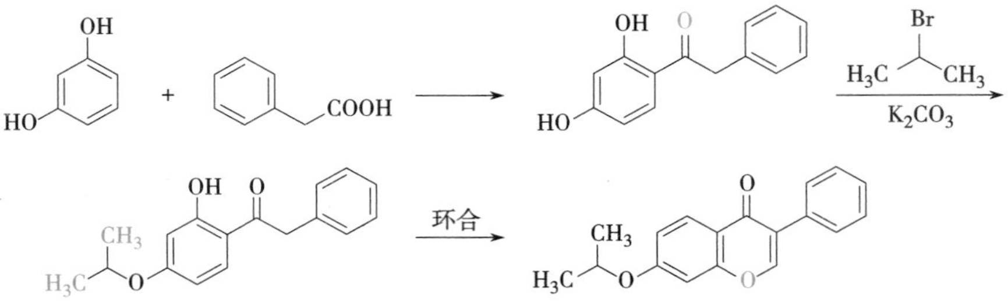

本品口服后约 60% 在小肠吸收，约 1.3 小时后血药浓度达到峰值，半衰期为 9.8 小时，可分布至全身，经肝脏氧化代谢后由肾脏排泄。其中 4 种代谢物具有生物效能。降钙素迄今为止无口服制剂，而依普黄酮为口服剂型，长期用此药治疗更经济，使用更方便。临床用于改善原发性骨质疏松症，提高骨量减少者的骨密度。

二、骨形成促进剂（Promoters of Bone Formation）

此类药物能刺激成骨细胞的活性，使新生骨组织及时钙化成骨，能降低骨脆性，增加骨密度及骨量。此类药物常与钙剂及维生素 D 制剂合用。

（一）甲状旁腺激素

甲状旁腺激素（parathyroid hormone，PTH）是由甲状旁腺细胞分泌的由 84 个氨基酸组成的单链多肽激素，它的主要生理功能是维持血钙平衡，调节机体钙、磷代谢。对于骨骼，PTH 既有成骨作用，又有破骨作用。动物实验证实，间歇性小剂量应用 PTH 可以促进骨形成，使骨量增加；而持续性大剂量应用 PTH 可促进骨吸收，引起骨量丢失。这两种使用方式导致相反结果的原因可能与间歇性注射更接近于 PTH 的生理性脉冲分泌形式有关。PTH（1-34）的通用名称是特立帕肽（teriparatide），它是利用基因工程重组技术合成的人 PTH 衍生物，具有与天然 PTH 的 N 端 34 个氨基酸序列相同的结构，它对 PTH 受体的亲和力与 PTH 相似，激活成骨细胞相同的信号通道，刺激骨形成和骨吸收，同时不存在 C 端肽对骨代谢的不利影响。特立帕肽于 2002 年上市，适用于有骨折高发风险的绝经后妇女骨质疏松症的治疗。

（二）钙剂与维生素 D

钙是骨骼形成所必需的一种微量元素，慢性钙缺乏将导致骨质脱钙和骨折危险性增加。补钙可以短暂升高血清钙浓度，减少骨更新，减少 PTH 的生成并增加骨重构部位的活化。

维生素 D 的主要生理功能是调节钙、磷代谢并促进成骨作用。体内的维生素 D 转化为 1,25- 二羟基维生素 D，可促进肠道黏膜合成钙结合蛋白，使小肠对钙、磷的吸收增加，同时 1,25- 二羟基维生素 D 可控制肾对磷的排出或重吸收，从而维持血浆中钙、磷的正常水平。维生素 D 还具有促进成骨细胞的形成和促进钙在骨质中沉积成磷酸钙、碳酸钙等骨盐的作用，有助于骨骼及牙齿的形成。缺乏维生素 D 时，小肠对钙、磷吸收发生障碍，使血液中钙、磷含量下降。

第三节　利尿药　Diuretics

利尿药（diuretics）是一类能够增加尿液生成率的化合物。利尿药通过增加尿液的流速，从而增加体内电解质（尤其是钠离子和氯离子）和水的排泄，而不会影响蛋白质、维生素、葡萄糖和氨基酸的重吸收。可用于治疗各种原因引起的水肿及高血压。利尿药可单独或联合使用，用于治疗高钙血症、尿崩症、急性高山病、原发性醛固酮增多症及青光眼等疾病。鉴于利尿药可使患者排出过多的体液，消除水肿，可用于治疗慢性充血性心力衰竭并发的水肿、急性肺水肿等疾病。由于可减少血容量，利

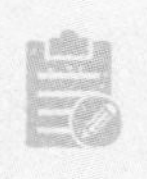

尿药可用于治疗容量依赖性高血压。

利尿药的主要靶器官是肾脏，它通过影响肾单位对钠离子及其他离子的重吸收而发挥其药理作用。每个肾脏大约有一百万个能够独立进行尿生成的肾单位，每个肾单位由肾小球和肾小管组成。肾小球是一团特殊的毛细血管床，肾小管从解剖和功能上又可分为近曲小管、髓袢和远曲小管。尿的生成过程包括肾小球滤过，肾小管与集合管的重吸收与分泌三个过程。肾单位的每个组成部分以不同的方式来完成肾脏的基本功能，因此它们也就成为不同类型的利尿药的作用靶点。肾单位示意图见图 12-4。

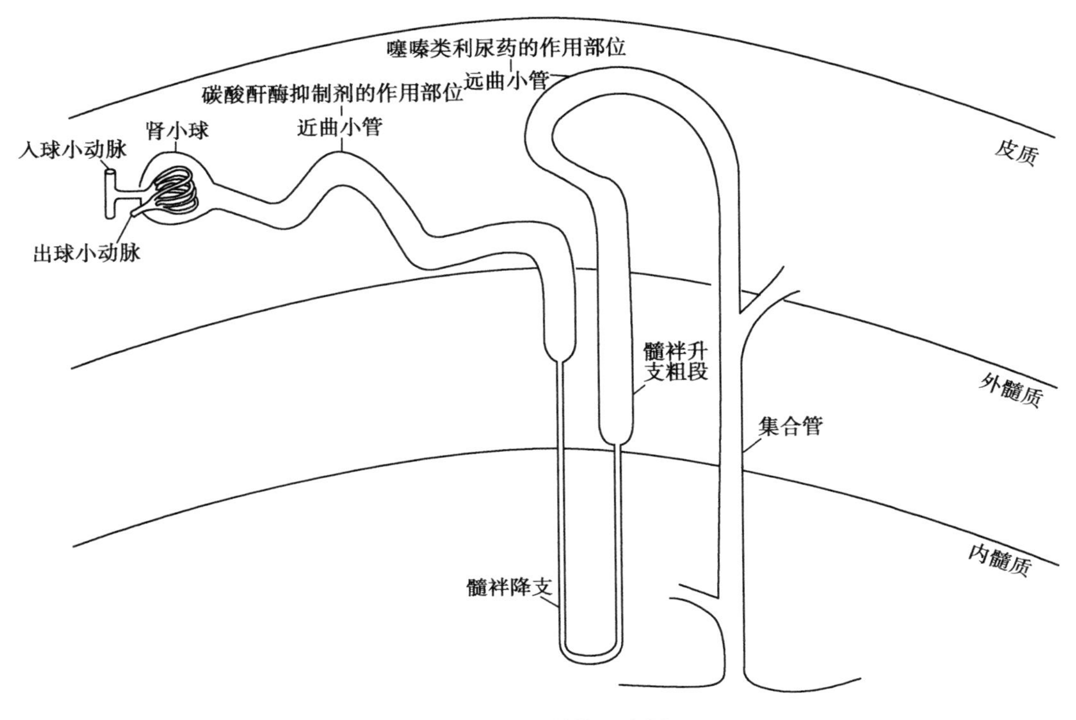

图 12-4　肾单位示意图

利尿药直接作用于肾脏的不同部位，影响肾小管和集合管对 Na^+、Cl^- 等电解质、水的重吸收，促进电解质和水，特别是 Na^+ 的排出，增加肾脏对尿的排泄速度，使尿量增加。利尿药根据作用机制可分为：碳酸酐酶抑制剂、Na^+-Cl^- 协转运抑制剂、Na^+-K^+-$2Cl^-$ 协转运抑制剂、阻断肾小管上皮 Na^+ 通道药物、盐皮质激素受体拮抗剂。各类利尿药作用位点和作用机制见表 12-4。

表 12-4　利尿药作用位点和作用机制

分类	作用位点	作用机制
碳酸酐酶抑制剂	近曲小管	抑制肾脏碳酸酐酶，减少碳酸氢钠的重吸收
Na^+-Cl^- 协转运抑制剂	远曲小管前段和髓袢升支粗段皮质部	抑制 Na^+-Cl^- 协转运，使原尿 Cl^-、Na^+ 重吸收减少
Na^+-K^+-$2Cl^-$ 协转运抑制剂	髓袢升支粗段	抑制 Na^+-K^+-$2Cl^-$ 协转运，增加 Na^+ 排出
阻断肾小管上皮 Na^+ 通道药物	远曲小管和集合管	阻断 Na^+ 的重吸收和 K^+ 的排出
盐皮质激素受体拮抗剂	远曲小管和集合管	竞争性抑制醛固酮和盐皮质激素受体的结合

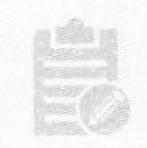

一、碳酸酐酶抑制剂（Carbonic Anhydrase Inhibitors）

碳酸酐酶（carbonic anhydrase，CA）是一种锌金属酶，在体内广泛存在，大量存在于近曲小管的上皮细胞中。碳酸酐酶具有将体内的 CO_2 和 H_2O 合成 H_2CO_3 的作用。H_2CO_3 可离解为 H^+ 和 HCO_3^-，而 H^+ 分泌到肾小管腔与 Na^+ 交换以促进 Na^+ 的重吸收。当碳酸酐酶作用被抑制时，可使 H_2CO_3 的形成减少，使得肾小管内能与 Na^+ 交换的 H^+ 减少，Na^+、HCO_3^- 重吸收减少，结果增加了 Na^+ 的排出量，从而呈现利尿作用。

乙酰唑胺 acetazolamide

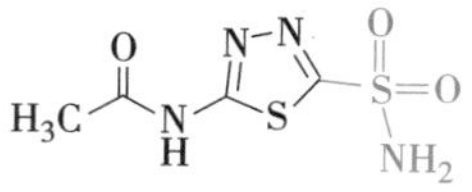

化学名称为 *N*-（5- 氨磺酰基 -1,3,4- 噻二唑 -2- 基）乙酰胺；*N*-（5-sulfamoyl-1,3,4-thiadiazol-2-yl）acetamide。

本品为白色针状结晶或结晶性粉末，m.p. 258~259℃，无臭，味微苦，在沸水中略溶，在水或乙醇中极微溶解，在氨溶液中易溶。本品有弱酸性，pK_a 为 7.2，可形成钠盐并能与重金属盐形成沉淀，如与硫酸铜试液生成蓝绿色沉淀。

本品体外稳定，经体内给药后 24 小时，90%~100% 以原型由肾排泄，作用时间持续 8~12 小时。本品于 1953 年开始用于临床，是第一个口服有效的碳酸酐酶抑制剂。

长时间使用碳酸酐酶抑制剂，尿液碱性增加，体液酸性增加，当机体出现酸中毒时，碳酸酐酶抑制剂就失去了利尿作用，直到体内重新达到酸碱平衡后，才能重新具有利尿作用。因此，乙酰唑胺的利尿作用有限，目前临床上很少单独作为利尿药使用。但因其能使房水生成减少，可降低青光眼患者的眼压，目前主要用于治疗青光眼。

碳酸酐酶抑制剂乙酰唑胺的发现（拓展阅读）

醋甲唑胺（methazolamide）是乙酰唑胺的衍生物，将乙酰唑胺中的活性氢用甲基取代，极性降低，容易进入眼内，降低眼压。

双氯非那胺（dichlorphenamide）的作用较乙酰唑胺缓慢、持久。由于其分子中含有两个氨磺酰基，因此，对碳酸酐酶的抑制作用较强。临床上主要用于治疗原发性青光眼、继发性青光眼急性期和术前控制眼压。

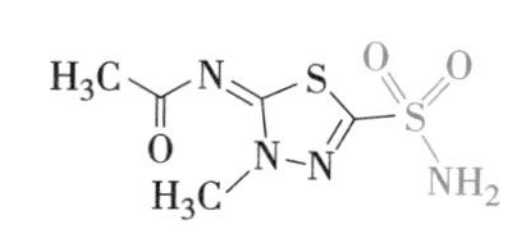

醋甲唑胺 methazolamide

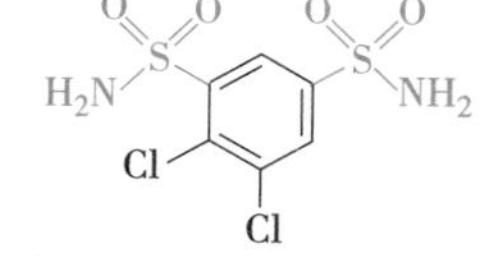

双氯非那胺 dichlorphenamide

二、Na^+-Cl^- 协转运抑制剂（Na^+-Cl^-Cotransport Inhibitors）

本类药物分子中多含噻嗪核，因此又被称为“噻嗪类利尿药”。主要作用于髓袢升支皮质部和远曲小管前段，通过抑制 Na^+-Cl^- 协转运系统，从而使原尿 Cl^-、Na^+ 重吸收减少而发挥利尿作用。也能在一定程度上降低 K^+ 和 HCO_3^- 的重吸收。此类药物也有碳酸酐酶抑制活性，但由于 Cl^- 和 HCO_3^- 排出均衡，不易引起酸碱平衡混乱，为最常用的利尿药和抗高血压药。该类药物不会引起直立性低血压并能增加其他抗高血压药的效能，减少其他抗高血压药的体液潴留等不良反应，也可用于尿崩症的治疗。噻嗪类利尿药的构效关系见图 12-5。

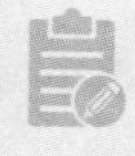

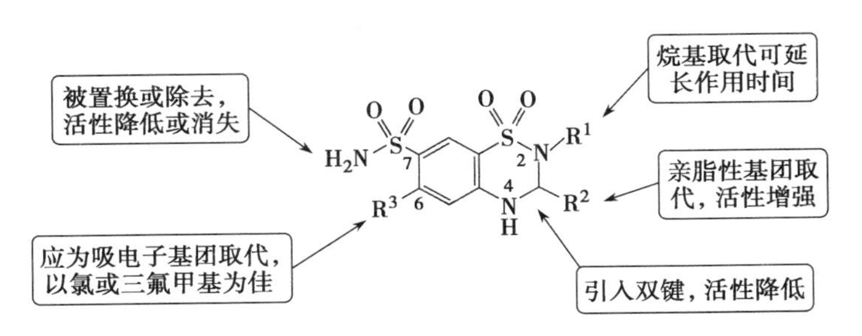

图 12-5　噻嗪类利尿药的构效关系

噻嗪类利尿药是一类弱酸性化合物，在氨磺酰基的强吸电子作用下，2 位的质子（R^1=H）酸性最强，7 位的质子也呈现酸性，但较 2 位弱。这些酸性质子能够形成水溶性盐。该类药物主要有氢氯噻嗪（hydrochlorothiazide）、氢氟噻嗪（hydroflumethiazide）、三氯噻嗪（trichlormethiazide）、苄氟噻嗪（endroflumethiazide）、泊利噻嗪（polythiazide）和甲氯噻嗪（methyclothiazide）等。噻嗪类利尿药化学结构及药理和药动学特性见表 12-5。

表 12-5　噻嗪类利尿药化学结构及药理和药动学特性

药名	R^3	R^2	R^1	相对活性①	碳酸酐酶抑制值	达峰时间 / h	维持时间 / h
氢氯噻嗪	Cl	H	H	0.8	2×10^{-6}	4	6~12
氢氟噻嗪	CF_3	H	H	1.3	2×10^{-4}	3~4	18~24
泊利噻嗪	Cl	$—CH_2SCH_2CF_3$	CH_3	2.0	5×10^{-7}	6	24~48
苄氟噻嗪	CF_3	$—CH_2C_6H_5$	H	1.8	3×10^{-4}	4	6~12
三氯噻嗪	Cl	$CHCl_2$	H	1.7	6×10^{-5}	6	24
甲氯噻嗪	Cl	CH_2Cl	CH_3	1.8	—	6	>24

注：①设标准剂量下美拉鲁利人体产生的利尿作用为 1，其他利尿药与其利尿效能的比值。

氢氯噻嗪　hydrochlorothiazide

化学名为 6- 氯 -3,4- 二氢 -2*H*-1,2,4- 苯并噻二嗪 -7- 磺酰胺 -1,1- 二氧化物；6-chloro-3,4-dihydro-2*H*-1,2,4-benzothiadiazine-7-sulfonamide-1,1-dioxide，又名“双氢克尿噻”。

本品为白色结晶性粉末，无臭，味微苦，在丙酮中溶解，在乙醇中微溶，在水、三氯甲烷或乙醚中不溶。因氨磺酰基的吸电子效应，本品具有酸性，易溶于氢氧化钠试液。

本品固态稳定，室温储存 5 年，未见发生显著降解。对日光、加热稳定，230℃加热 2 小时，仅见颜

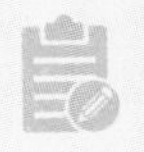

色略变黄色，其他物理性质没有显著变化，但不能在强光下曝晒。本品在碱性溶液中易水解失活，故不宜与碱性药物配伍。

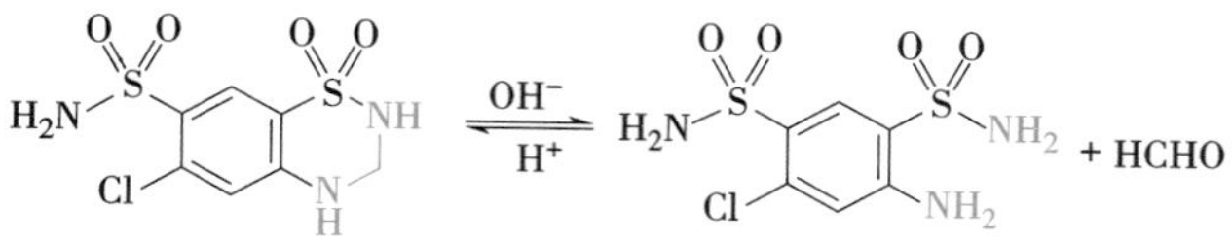

本品的合成是以 3- 氯苯胺与过量的氯磺酸反应，生成 4- 氯 -6- 氨基 - 间苯二磺酰氯，然后在氯化铵水溶液中，通入氨气，至 pH 为 8~9，制得 4- 氯 -6- 氨基 - 间苯二磺酰胺，再与甲醛缩合，即得氢氯噻嗪。

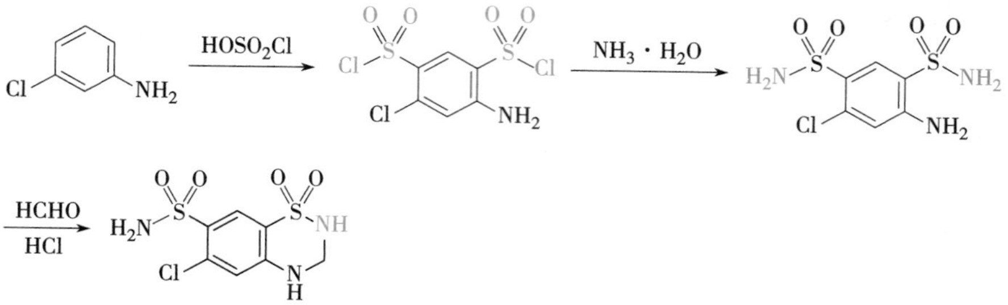

本品口服吸收迅速但不完全，服药后 2 小时即可发生作用，4 小时后作用最大，生物利用度约为 65%，与食物一起服用生物利用度可超过 70%。主要以原型由尿排泄。临床用于治疗多种类型的水肿、高血压、中枢性或肾性尿崩症以及肾石症。大剂量或长期服用时会导致低血钾，通常使用 KCl 来补充钾，或联合使用保钾利尿药（如氨苯蝶啶）阻止低血钾的发生。

噻嗪类利尿药与其他药物的相互作用可归因于他们对体液和电解质平衡的影响。利尿药导致的低钾血症可增加洋地黄苷的毒性，增强竞争性神经肌肉阻滞剂（如阿曲库铵）的活性。利尿药可增强其他抗高血压药的作用，特别是首次使用 α 受体拮抗剂或 ACE 抑制剂时有发生低血压的风险。噻嗪类利尿药与锂盐合用时可导致血锂浓度升高，发生毒性作用，故通常不应将二者合用。

该类抑制剂中非苯并噻嗪类药物主要有美托拉宗（metolazone）和吲达帕胺（indapamide）。美托拉宗是将苯并噻嗪类分子中的砜基用酮基置换的化合物，利尿作用可持续 12~24 小时，临床用于治疗水肿及高血压。吲达帕胺分子中含有极性的苯甲酰胺和非极性甲基吲哚啉结构，它含有氨磺酰苯基但没有噻嗪环。吲达帕胺在胃肠道中迅速被吸收，作用时间可持续 14~18 小时，能够松弛血管平滑肌，临床用于治疗高血压及水和电解质潴留性疾病。

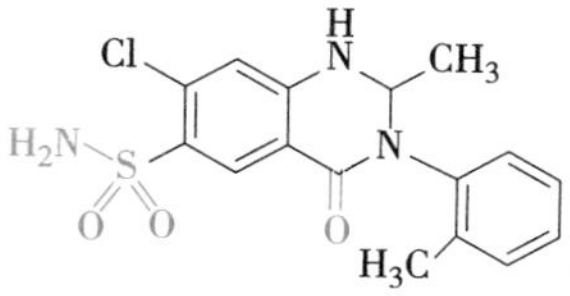

美托拉宗 metolazone

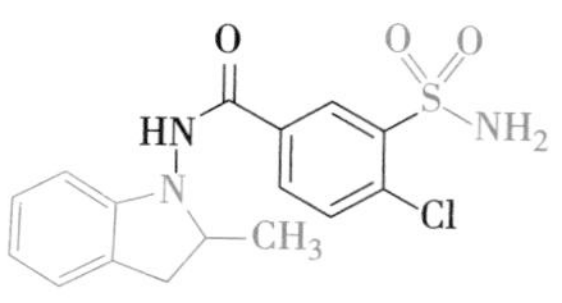

吲达帕胺 indapamide

三、Na^+-K^+-$2Cl^-$ 协转运抑制剂（Na^+-K^+-$2Cl^-$ Cotransport Inhibitors）

此类药物作用于肾髓袢升支粗段，在 Na^+，K^+-ATP 酶的作用下，抑制 Na^+-K^+-$2Cl^-$ 协转运，干扰肾的稀释功能和浓缩功能，作用强而快，所以又被称为“高效能利尿药”。此类药物能增加肾血流量，对电解质平衡有较大影响，主要用于其他利尿药难以奏效而又急需利尿的情况，如急性肾衰竭在早期的无尿症或急性肺水肿。

本类药物按化学结构可分为含磺酰胺结构的利尿药、苯氧乙酸类利尿药和 4- 噻唑啉酮类利尿药。

含磺酰胺结构的利尿药有：呋塞米（furosemide）、布美他尼（bumetanide）、托拉塞米（torasemide）和阿佐塞米（azosemide）。

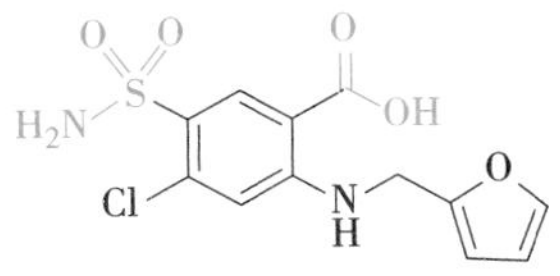

呋塞米 furosemide 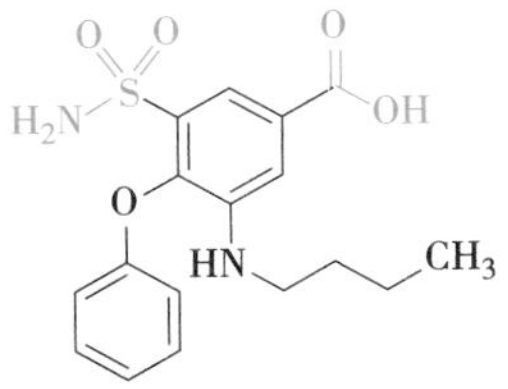　　布美他尼 bumetanide

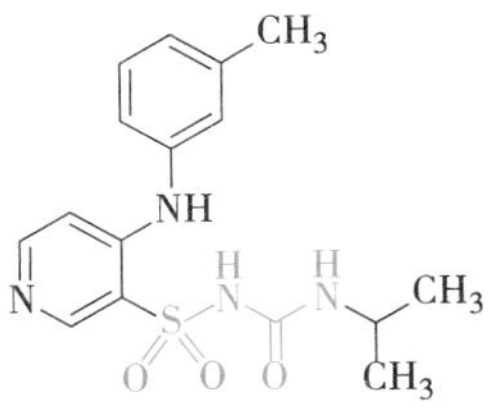

托拉塞米 torasemide 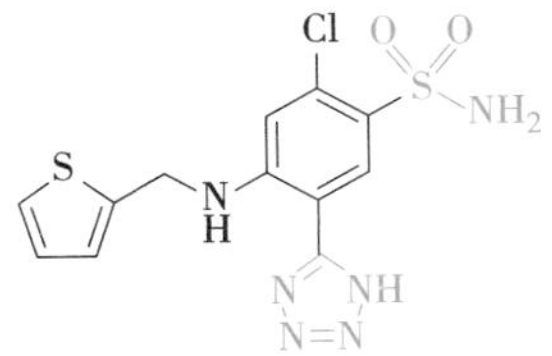　　阿佐塞米 azosemide

呋塞米　furosemide

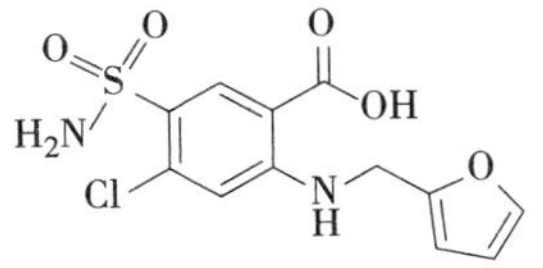

化学名为 2-[（呋喃 -2- 甲基）氨基]-5-（氨磺酰基）-4- 氯苯甲酸；4-chloro-2-((furan-2-ylmethyl)amino)-5-sulfamoylbenzoic acid。又名“呋喃苯胺酸”“速尿”。

本品为白色或类白色的结晶性粉末，无臭，m.p. 206~210℃。本品在丙酮中溶解，在乙醇中略溶，在水中不溶。呋塞米是一个多取代的苯甲酸类化合物，具有酸性，其 pK_a 为 3.9。

本品结构中含有一个游离的羧基，亲水性强，利尿作用起效快，是一种强效利尿药。本品口服给药 1 小时内起效，维持时间 6~8 小时。静脉注射即时起效，可维持 2 小时。与白蛋白的结合率为 91%~99%，生物利用度为 60%~69%。本品剂量的 53.1%~58.8% 以原型排出，17.8%~21.3% 与葡糖醛酸结合。

本品的制备是以 2,4- 二氯苯甲酸为原料，先与氯磺酸进行氯磺化反应，得到 2,4- 二氯 -5- 氯磺酰基苯甲酸，然后用氨水氨解，生成 2,4- 二氯 -5- 氨磺酰基苯甲酸，最后与 2- 氨基甲基呋喃缩合即得到本品。

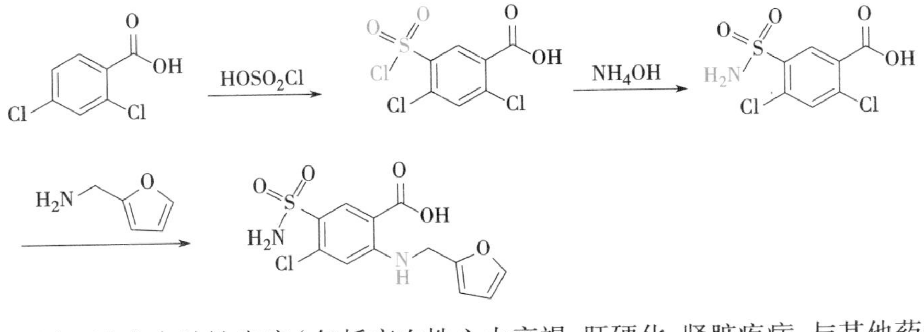

$HOSO_2Cl$　　NH_4OH

临床主要用于治疗水肿性疾病（包括充血性心力衰竭、肝硬化、肾脏疾病，与其他药物合用治疗急性肺水肿和急性脑水肿等）、高血压、高钾血症及高钙血症，还可用于预防急性肾衰竭，缓解急性药物中毒。

布美他尼为高效利尿药，是在对呋塞米结构改造过程中发现的。其分子中苯氧基替代了氯原子，同时将6位氨基移至5位。布美他尼具有高效、速效和低毒的特点，利尿效果为呋塞米的40~60倍。临床上主要作为呋塞米的代用品。用于各种水肿，但是禁用于肝性脑病患者。

托拉塞米的研发及作用特点（拓展阅读）

托拉塞米是1993年上市的利尿药。本品口服吸收迅速，1小时内血药浓度达峰值，生物利用度为76%~92%。血浆蛋白结合率达99%。静脉注射后10分钟出现利尿作用，1小时达高峰，作用维持约6小时。临床用于治疗充血性心力衰竭、肝硬化腹水、肾脏疾病所致的水肿。

阿佐塞米口服吸收差，生物利用度仅为10%。临床用于心源性水肿（充血性心力衰竭）、肾性水肿、肝性水肿。

苯氧乙酸类利尿药有依他尼酸（etacrynic acid）和替尼酸（tienilic acid）。

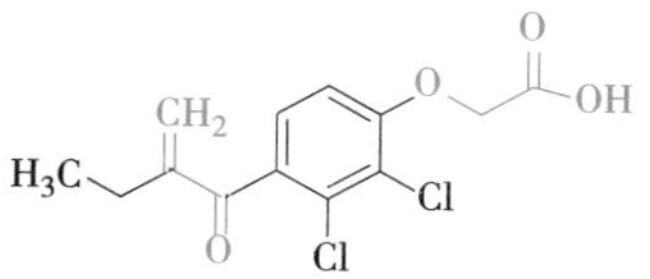

依他尼酸 etacrynic acid 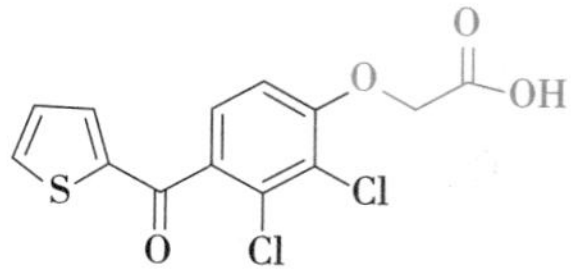　　替尼酸 tienilic acid

依他尼酸的利尿作用强而迅速。因分子中含有α,β-不饱和酮结构，在水溶液中不稳定。加氢氧化钠溶液煮沸，支链上的亚甲基分解产生甲醛，与变色酸钠在硫酸溶液中反应，呈深紫色。临床用于治疗慢性充血性心力衰竭、肝硬化水肿、肺水肿、脑水肿、肾脏性水肿及其他利尿药治疗无效的严重水肿。有注射和口服两种剂型。大剂量静脉注射可出现耳毒性，甚至产生永久性耳聋。

替尼酸为依他尼酸的衍生物，是第一个不升高血浆中尿酸水平的利尿药，并伴有降血压的作用，但有肝毒性。

四、阻断肾小管上皮 Na^+ 通道药物（Drugs of Blocking Renal Tubule Epithelial Sodium Channels）

此类药物作用于远曲小管及集合管，阻断管腔侧的 Na^+ 通道而起到利尿作用。末端远曲小管液中的 Na^+ 能够通过 Na^+ 通道进入细胞内重吸收。阻断 Na^+ 通道，Na^+ 的重吸收减少，远曲小管和集合管驱动 K^+ 分泌的负电位降低，K^+ 的分泌减少，重吸收增加。因此本类药物有排钠保钾作用。代表药物有氨苯蝶啶（triamterene）和阿米洛利（amiloride）。

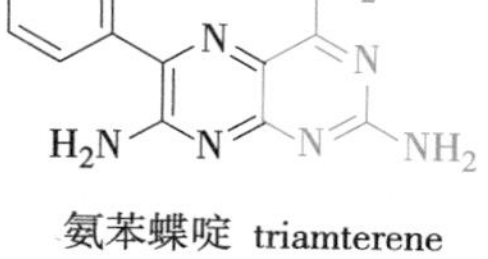

氨苯蝶啶 triamterene 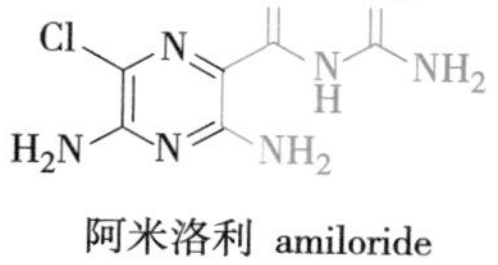　　阿米洛利 amiloride

氨苯蝶啶口服后，70%以上被吸收，在30分钟内显效，2~4小时后达到血药浓度峰值，持续作用时间超过24小时。能够被完全代谢，代谢产物也有利尿活性。本品最严重的不良反应是高钾血症。本品常与氢氯噻嗪联合用药，两种药物导致的不良反应可相互抵消。临床用于治疗充血性心力衰竭、肝硬化腹水、肾病综合征等。

阿米洛利可看作氨苯蝶啶的开环衍生物。口服给药后约50%的药物被吸收，持续时间10~12小时。可用于心力衰竭、肝硬化等引起的水肿及腹水，也有降血压作用。本品会引起高钾血症以及其他

副作用，临床上已少用。

五、盐皮质激素受体拮抗剂（Mineralocorticoid Receptor Antagonists）

肾远曲小管和集合管上皮的胞质含盐皮质激素受体，醛固酮从肾小管基膜进入胞质，与盐皮质激素受体结合，形成复合物进入胞核，与相应的 DNA 片段结合，引起多基因表达。这使原来处于静止状态的 Na^+ 通道及 Na^+ 泵激活，并使线粒体酶活性增加，加速 Na^+ 的转运，加强肾小管腔内的负压，驱动 H^+ 和 K^+ 分泌进管腔。盐皮质激素受体拮抗剂竞争性抑制醛固酮和盐皮质激素受体的结合，而发挥保钾利尿作用。此类药物主要有螺内酯（spironolactone）和依普利酮（eplerenone）。

螺内酯　spironolactone

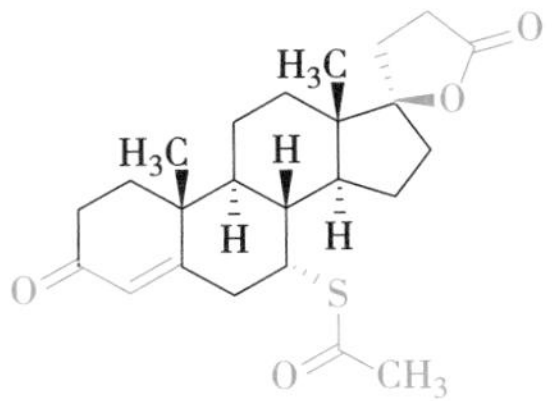

化学名为 17β- 羟基 -3- 氧代 -7α-（乙酰硫基）-17α- 孕甾 -4- 烯 -21- 羧酸 γ- 内酯；7α-acetylthio-17β-hydroxy-3-oxo-17α-pregn-4-ene-21-carboxylic acid γ-lactone。

本品为白色或类白色的细微结晶性粉末，有轻微硫醇臭。在三氯甲烷中极易溶解，在苯或乙酸乙酯中易溶，在乙醇中溶解，在水中不溶。m.p. 203~209℃，熔融时同时分解。有旋光性，比旋度 $[\alpha]_D^{20}$ 为 −37° 至 −33°（10mg/ml，$CHCl_3$）。

本品在空气中稳定，室温放置 7 天未变色。在 46℃下放置 5 年，只有 1% 或更少的坎利酮（canrenone）生成。

本品中加入一定量的浓硫酸，可呈现红色，并有特臭硫化氢气体产生，颜色的产生与硫酸对甾核氧化而形成大的共轭体系有关。

本品口服吸收较好，在肝脏很容易被代谢，脱去乙酰硫基，生成坎利酮（canrenone）。坎利酮为活性代谢物，其内酯环易水解为阴离子形式（坎利酮酸）。坎利酮酸无活性，但其很容易酯化为坎利酮。

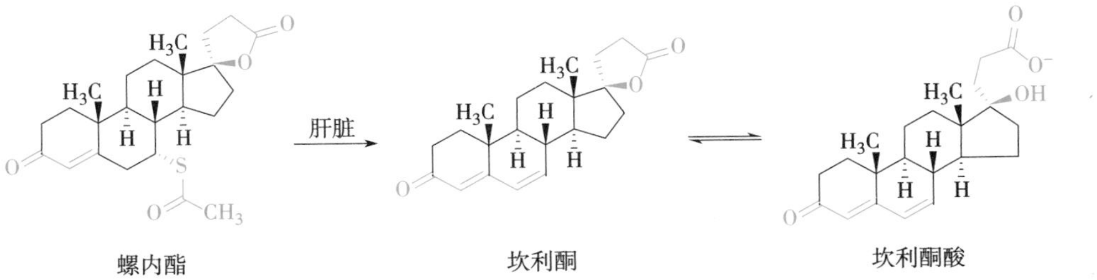

肝脏

螺内酯　　坎利酮　　坎利酮酸

螺内酯是醛固酮的竞争性抑制剂。盐皮质激素受体是一种能结合醛固酮的细胞内蛋白。螺内酯与受体结合而产生竞争性抑制，使 Na^+ 和 Cl^- 及伴随的水的重吸收受阻。

螺内酯属于低效利尿药。一般用于醛固酮增多的顽固性水肿，如肝硬化腹水、肾病、慢性充血性心力衰竭伴水肿。长期服用会引起高钾血症，与氢氯噻嗪联合使用可以克服。此外，该药有抗雌激素作用，长期用药可导致女性多毛症、男性性功能障碍等。

依普利酮是通过在螺内酯分子中 9,11 位之间引入氧桥，7 位用甲氧甲酰基替换乙酰硫基而得到的选择性醛固酮受体拮抗剂。依普利酮于 2002 年上市，其拮抗醛固酮作用较螺内酯强，且对雄激素

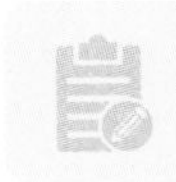

和黄体酮受体的亲和力极低。临床用于治疗原发性高血压及心肌梗死后的心力衰竭。不良反应较少,耐受性好,是螺内酯的良好替代药物。

依普利酮 eplerenone

（徐云根）

第十三章

激素类药物 Hormone Drugs

第十三章
教学课件

激素（hormones）是一类由内分泌腺上皮细胞分泌经血液或淋巴到靶器官作用的化学信使有机化合物。激素是人体内源性的活性物质，一般而言，一种激素只能作用于某一个或某些靶器官或组织的相应受体（即药物作用的靶点），在维持生命、调节性功能、控制生育与发育、调节免疫以及治疗疾病等方面具有明确而且很强的生理作用，并具有高度的选择性。激素的分泌过程由神经系统和内分泌系统双重调节。下丘脑分泌促激素释放激素使腺垂体（又称“垂体前叶”）分泌各种“促激素”，它使靶器官（如性腺、甲状腺）分泌细胞分泌出“真正”起作用的激素。这一分泌作用经过长反馈或短反馈两种机制进行调节（图 13-1）。因此，在体内，激素分泌过多或不足均使机体内分泌活动平衡失调而引起疾病。

迄今为止，在人体内已发现很多种类的激素。除上述激素外，很多细胞因子和神经递质如肾上腺素（adrenaline）及前列腺素（prostaglandin）等都起着激素的作用。它们在起作用的过程中不被消耗，是维持机体正常生命的“催化剂”，自身则通过酶的作用代谢失活。按化学结构激素可分为三类：甾体激素、肽类激素和前列腺素。

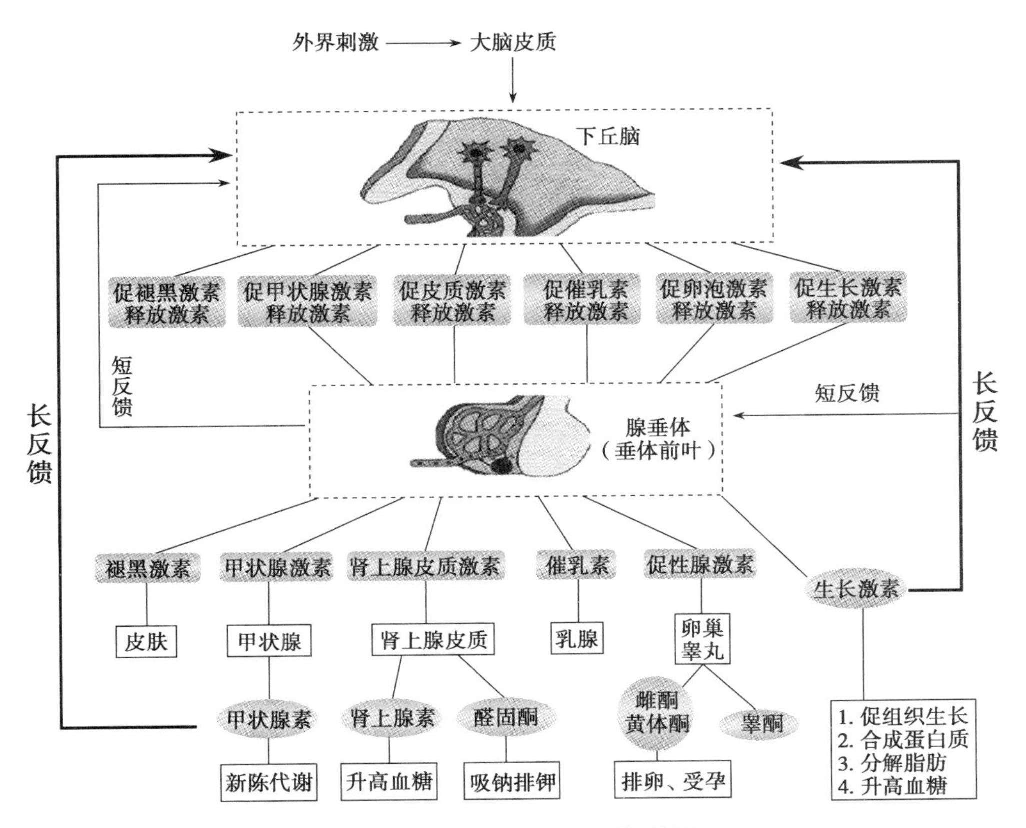

图 13-1 激素的分泌及双重调节图

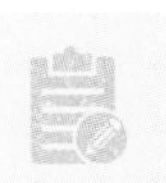

激素类药物（hormone drugs）主要是用于治疗由内分泌失调而引起的疾病的药物。本章主要介绍前列腺素类药物、肽类激素类药物以及甾体激素类药物。

第一节 前列腺素类 Prostaglandins

前列腺素（prostaglandins，PGs）是一类含 20 个碳原子具有五元脂环带有反式两侧链（α 链含 7 个碳原子、ω 链含 8 个碳原子）的一元脂肪酸。根据分子中五元脂环上取代基（主要是羟基及氧）的不同将 PG 分为 A、B、C、D、E、F 等多种类型，用 PGA、PGB……PGE、PGF 等表示；而分子中侧链的双键数，则标在英文大写字母的右下角，例如 PGE 或 PGF 上侧链和下侧链分别有一个双键，则称为 PGE_2 或 PGF_2；再根据五元脂环上 9 位羟基的构象情况，在命名时于数字之后再加上 α、β。常见的前列腺素类化合物，见图 13-2。

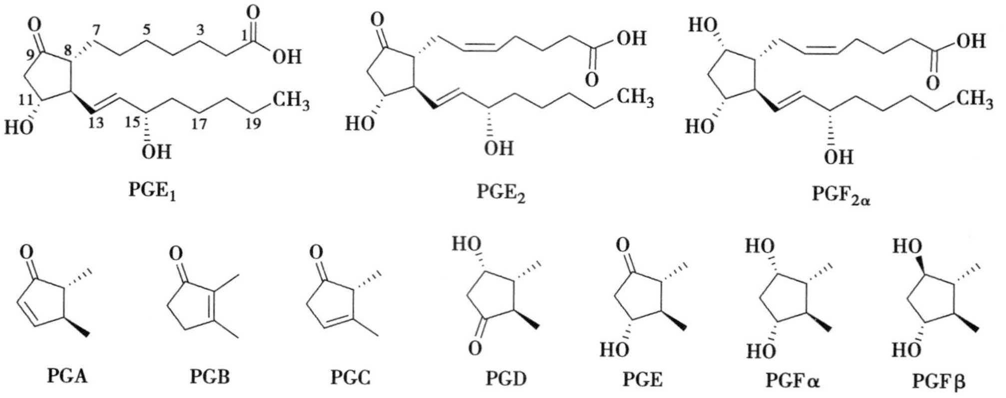

PGE_1 PGE_2 $PGF_{2\alpha}$

PGA PGB PGC PGD PGE PGFα PGFβ

图 13-2 前列腺素的结构与命名

20 世纪 30 年代中期，Goldblatt 发现人体精液中含有一种可引起平滑肌及血管收缩的物质。随后，von Euler 证明此物质是脂溶性化合物。1957 年，Bergstrom 及其瑞典同事分离出 PGF_1 和 $PGF_{2\alpha}$ 两种纯品，并确定了化学结构，接着采用生物合成方法制备成功。经药理学研究和临床实验表明它们具有极强生理活性，认为具有临床应用前景。

1964 年，E. J. Corey 采用全合成法成功制备了 PGs 类药物，这是该类药物研究的重大突破。现在，不但所有天然 PGs 都已能用全合成法制取，还合成出许多具有更好的临床应用范围及效果的 PGs 类似物。现已知，PGE 和 PGF 类衍生物可使妇女子宫强烈收缩，可用于终止妊娠和催产；PGE_1、PGE_2 和 PGA 能抑制胃液的分泌，保护胃壁细胞，可用于治疗胃溃疡、出血性胃炎及肠炎；PGI_2 对血小板功能有多种生理作用，是当前抗血栓类药物研究的重要对象。

PGs 和其他类花生酸是由花生四烯酸（arachidonic acid，AA）氧化代谢产生的。AA 是人体一种必需脂肪酸，化学名为 5,8,11,14- 二十碳四烯酸。在正常情况下，AA 作为大多数细胞膜磷脂基质共轭成分存在，不能被代谢，只有在一些创伤性事件（如组织损伤、毒素暴露或激素刺激）中，刺激磷脂酶 A_2（PLA_2），响应产生释放的游离 AA 可通过环氧合酶（图 13-3）和脂氧化酶两条途径被代谢。经研究发现，环氧合酶途径中的 PGs 与炎症产生有关，其中血栓素 A_2（thromboxane A_2，TXA_2）是促使血小板凝聚形成血栓的原因。这一发现不仅解释了非甾体抗炎药的作用机制，同时也发现了阿司匹林（aspirin）作为预防血栓的新用途。

PGs 除了作为炎症介质外，还可以发挥神经保护作用，其主要作用机制包括：上调具有神经保护作用的热激蛋白和阻断核转录因子 κB 的激活；促进神经生长因子的合成；抑制肿瘤坏死因子 α；增加细胞内的能量供应，减少细胞内自由基的形成；促进轴突生长和阻止神经元死亡；抑制谷氨酸盐的细胞毒性作用，通过减少钙内流而减少神经元损伤；抑制乳酸脱氢酶的释放等。

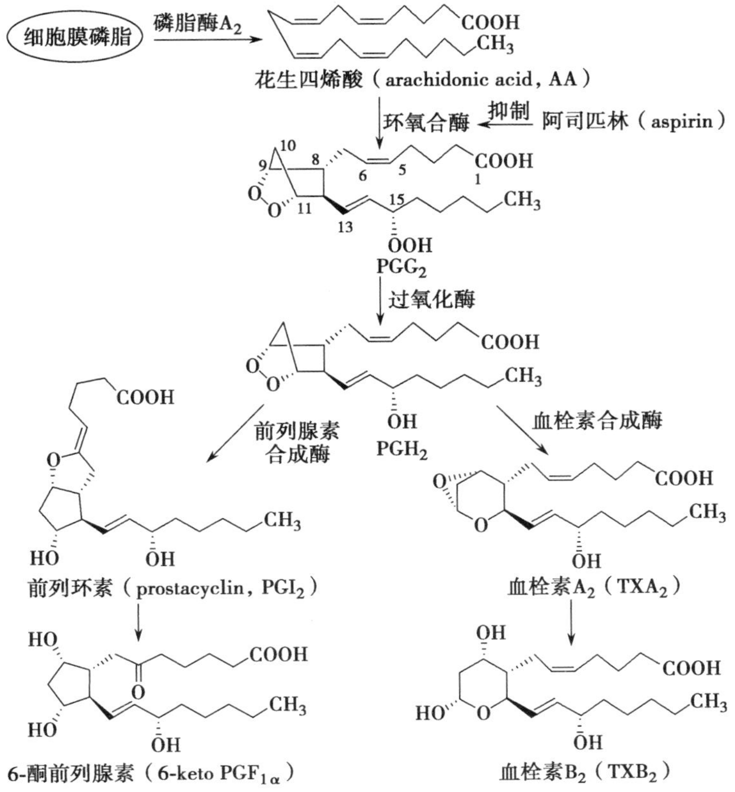

细胞膜磷脂 —磷脂酶A_2→ 花生四烯酸（arachidonic acid，AA）

环氧合酶 ←抑制— 阿司匹林（aspirin）

PGG_2

过氧化酶

PGH_2

前列腺素合成酶

血栓素合成酶

前列环素（prostacyclin，PGI_2）

血栓素A_2（TXA_2）

6-酮前列腺素（6-keto $PGF_{1\alpha}$）

血栓素B_2（TXB_2）

图 13-3 花生四烯酸的环氧合酶代谢途径

常见的 PGs 类药物类型、代表药物及其用途，见表 13-1。

表 13-1 常见的 PGs 类药物

类型	药物名称	药物结构	用途
PGE_1	前列地尔 alprostadil	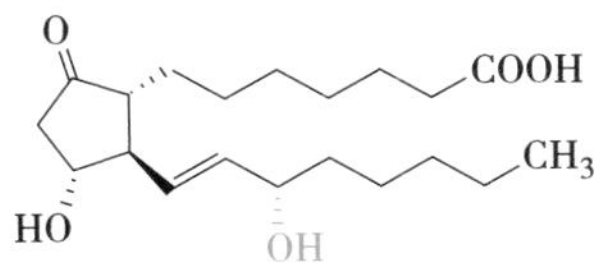	扩张血管，抑制血小板血栓素的合成。用于治疗心绞痛、心肌梗死、脑梗死
PGE_1 衍生物	米索前列醇 misoprostol	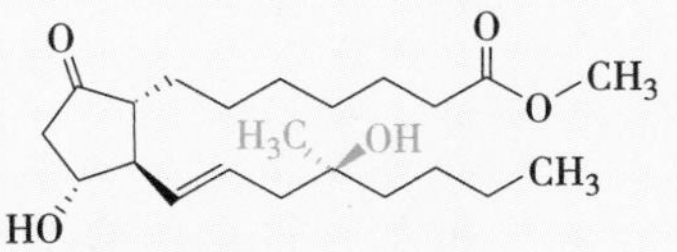	抑制胃酸分泌，保护胃黏膜。用于消化道溃疡和妊娠早期流产
PGE_2	地诺前列酮 dinoprostone	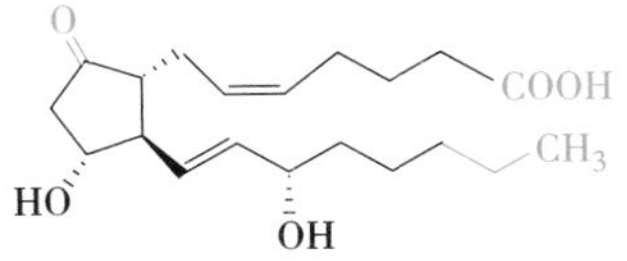	收缩子宫平滑肌，用于妊娠早期流产
$PGF_{2\alpha}$	卡前列素 carboprost	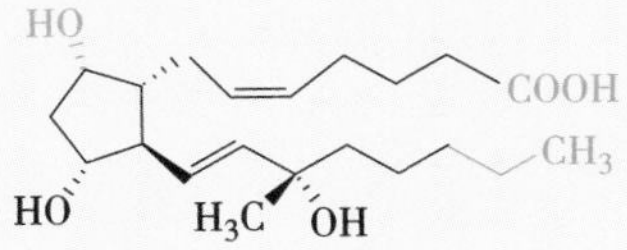	收缩子宫，用于抗早孕、扩宫颈及中期引产

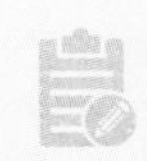

续表

类型	药物名称	药物结构	用途
$PGF_{2\alpha}$ 酯	卡前列甲酯 carboprost methylate	HO, COOCH3, CH3, HO, H3C, OH	收缩子宫平滑肌，用于抗早孕、扩宫颈及中期引产
$PGF_{2\alpha}$ 衍生物	拉坦前列素 latanoprost	HO, O, CH3, O, CH3, HO, OH	用于治疗青光眼
PGI_2	前列环素 prostacyclin	HO, O, O, H, H, CH3, OH, OH	具有抗血小板凝集作用和扩张血管作用，对冠脉有强力扩张作用，用于治疗冠心病、心绞痛、心肌梗死

米索前列醇 misoprostol

化学名为（±）-（13*E*）-11α,16α-二羟基-16-甲基-9-氧前列烷-13-烯-1-酸甲酯；（±）-（13*E*）-11α,16α-dihydroxy-16-methyl-9-oxoprost-13-en-1-oic acid methyl ester。

本品为淡黄色油状物，无臭无味。在二氯甲烷中极易溶解，在甲醇、乙醇或乙酸乙酯中易溶，在水中几乎不溶。

本品为C-16位的外消旋体，其中具有11*R*、16*S*-构型的异构体是药效成分。

11*R*、16*S*-构型　　11*R*、16*R*-构型

本品系PGE_1的类似物，与PGE_1不同的是将C-15羟基移至C-16，同时在C-16引入甲基，增加位阻，可避免15-羟基前列腺素脱氢酶的氧化。这是因为在C-15羟基前列腺素脱氢酶作用下天然PGE_1的C-15羟基被氧化成酮基，进而在Δ^{13}还原酶作用下可使C-13双键还原，再经β-氧化或ω-氧化成代谢产物从尿中排泄（图13-4）。因此，PGE_1的肺和肝首过一次失活达80%，半衰期只有1分钟。

本品在室温下很不稳定，可经差向异构化形成C-8差向异构体（8-epimer）。在酸或碱条件下，C-11α羟基与邻近氢脱水成PGA类衍生物（PGA_1）并可以异构化成PGB类衍生物（PGB_1），见图13-5。

为了增加本品在室温下的稳定性，可将其以分子形式分散于PVP、EC、HPMC等载体中，这种分散系统在室温下是稳定的。

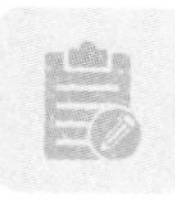

本品口服后，在吸收前或吸收过程中首先水解成米索前列酸，这是其起作用的活性形式，然后再经过β-氧化而失活，见图13-6。

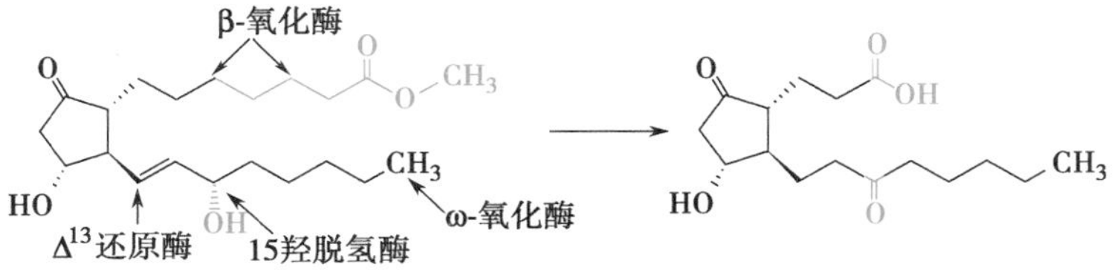

图 13-4 PGE_1 的代谢途径

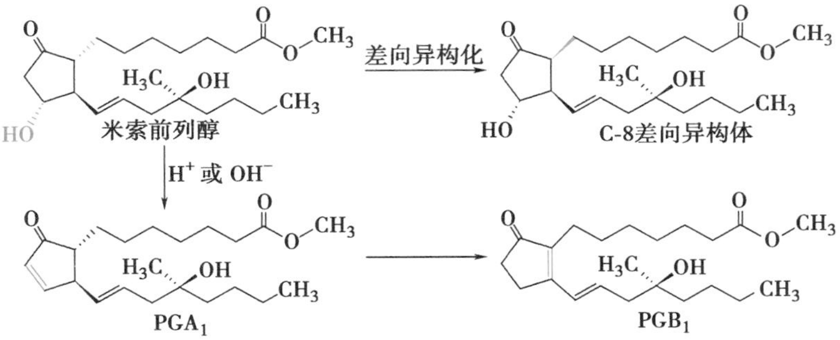

图 13-5 米索前列醇的降解途径

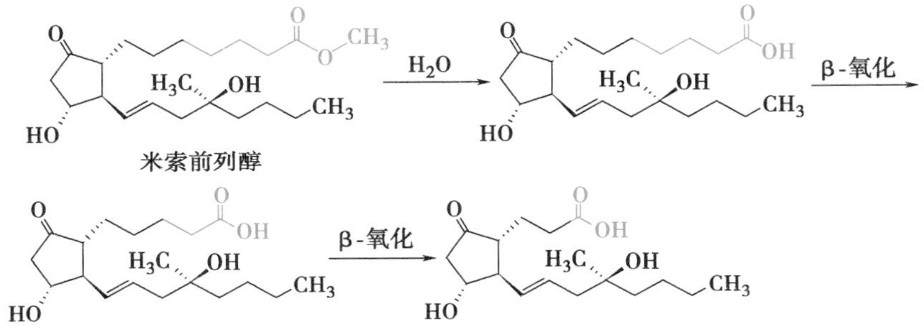

图 13-6 米索前列醇的代谢途径

序贯给药
（拓展阅读）

本品可用于治疗十二指肠溃疡、胃溃疡及由非甾体抗炎药（nonsteroidal anti-inflammatory drugs，NSAID）引起的消化性溃疡。本品与米非司酮序贯合并使用，可用于终止停经 49 天内的早期妊娠。

第二节 肽类激素类 Peptide Hormones

肽类激素是由氨基酸残基通过肽键连接而成的，其主要分泌器官是下丘脑及脑垂体。在其他一些器官（如胃肠道、脑组织、肺以及心脏）中也发现一些内源性肽类激素，但多数处于研究阶段。

最小的肽类激素由三个氨基酸残基组成，如促甲状腺激素释放激素（thyrotropin releasing hormone，TRH），而多数肽类激素可由十个、几十个或乃至上百个氨基酸残基组成。肽类激素按分子量大小分为多肽激素和蛋白质激素，但两者无明显界限。一般认为，分子量大于 5 000 的称为“蛋白质激素”，而分子量小于 1 000 的称为“寡肽激素”。

肽类激素可用动物脏器为原料提取或用全合成法制得，蛋白质激素的获得目前只能依靠天然来源，而 20 个左右氨基酸残基的多肽激素可采用全合成法制得。随着生物技术的发展以及合成技术越来越精细，由于几个或 20~30 个氨基酸残基组成的多肽采用全合成法制备的成本比从脏器中提取更低，其生产性制备工艺已基本成熟，如降钙素可采用合成方法制得。对有些天然来源少，其全合成又十分困难的多肽激素，可采用基因工程技术来生产。

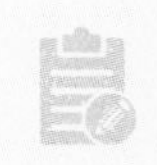

对于多肽激素一级结构式（图 13-7）的描述，按国际惯例将氨基酸从左至右排列，左为氨基末端

（N- 末端），右为羧基末端（C- 末端）。不少多肽激素具有环状结构，它们通过肽键或半胱氨酸的巯基形成二硫键而环合，以环状接头的 N- 末端氨基酸为第一个氨基酸。

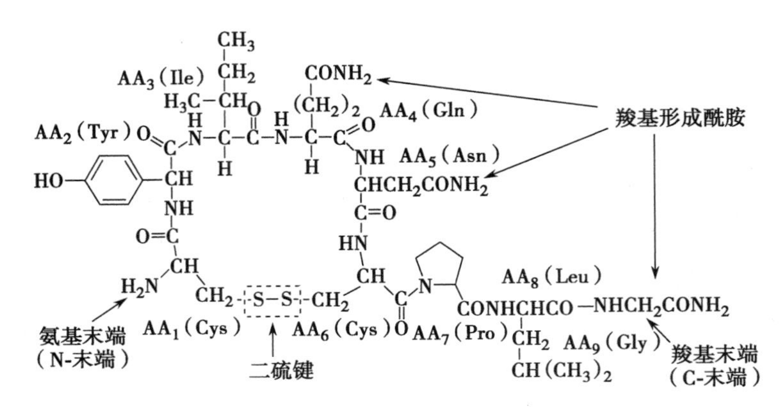

图 13-7 多肽激素的一级结构式

若以多官能基氨基酸残基形成多肽激素，其分子中有自由的氨基和胍基时，整个多肽激素可呈碱性；有自由的羧基时，整个多肽激素可呈酸性；有自由的巯基或酚羟基时，可呈与金属离子螯合的倾向。另外，多肽激素中氨基酸含有苯环（如 Tyr）和杂环（如 Trp，His）等具有紫外吸收基团时，则可用以鉴定。一般而言，组成多肽激素的天然氨基酸是 L- 构型，它们具有旋光性。

多肽纯品在室温下稳定，而在水中稳定性较差。寡肽在水中有一定溶解度，而蛋白质在水中通常不溶，但能形成溶胶，也可通过调节溶液 pH 使其溶解度增加。

多肽激素作为药物在胃肠道中难以吸收，且易受到酶的作用而失活，因此，一般不能作口服药物。常用的多肽激素类药物（peptide hormone drugs）及其用途，见表 13-2。

表 13-2 常见的多肽激素类药物

药物名称	药物结构	用途
胰岛素 insulin	由 51 个氨基酸组成	降血糖作用，用于治疗糖尿病
降钙素 calcitonin	由 32 个氨基酸组成	降低血钙，用于骨质疏松症
绒促性素 chorionic gonadotrophin（CG）	CG 是一种糖蛋白	促性腺激素，用于不孕症、功能性子宫出血、先兆流产及男性性功能减退
戈那瑞林（促黄体激素释放素）gonadorelin（LH-RH，HRF）	5-oxoPro-Glu-His-Trp-Ser-Tyr-Gly-Leu-Arg-Pro-Gly-NH_2	特异性刺激腺垂体释放和合成黄体生成素（LH），大剂量时刺激垂体释放和合成卵泡刺激素（FSH）
缩宫素（催产素）oxytocin	H-Cys-Tyr-Ile-Gln（NH_2）-Asn（NH_2）-Cys-Pro-Leu-Gly-NH_2	收缩子宫，促进排乳，用于引产、产后出血和子宫复原及催乳

续表

药物名称	药物结构	用途
加压素 vasopressin	H-Cys-Tyr-Phe-Glu(NH_2)-Asp(NH_2)-Cys-Pro-Arg-Gly-NH_2（Cys 之间以二硫键相连）	收缩小动脉和毛细血管,升高血压,用于产后出血、消化道出血及尿崩等
促皮质素 corticotropin(ACTH)	由 39 个氨基酸组成	刺激肾上腺皮质合成和分泌氢化可的松
生长激素 somatotropin	由 191 个氨基酸组成	刺激生长,用于内源性生长激素分泌不足的侏儒儿童

降钙素 calcitonin

H—Cys—Ser—Asn—Leu—Ser—Thr—Cys—Val—Leu—Gly—Lys—Leu—Ser—Gln—Glu—Leu—His—Lys—Leu—Gln—Thr—Tyr—Pro—Arg—Thr—Asn—Thr—Gly—Ser—Gly—Thr—Pro—NH_2

（第 1 位与第 7 位 Cys 以 S—S 相连；1、5、10、15、20、25、30 为残基序号）

降钙素(calcitonin)是一种由哺乳动物甲状腺中甲状腺滤泡旁细胞(C- 细胞)分泌的多肽激素。上述是鲑降钙素(salmon calcitonin)的一级结构,是最早上市的降钙素产品。

本品由 14 种 32 个氨基酸残基组成,其中第 1 位及第 7 位两个 Cys 通过二硫键形成环,另外,本品既含有一个酸性氨基酸(Glu),又含有一个碱性氨基酸(Arg)、一个组氨酸(His)及氨基端,故略带碱性。因此,本品在水、稀酸及稀碱中易溶。商品化的降钙素含有 3mmol/L 浓度的盐酸,10% 浓度的醋酸,做成冻干制剂。

本品主要用于治疗高血钙症及骨质疏松症。

1967 年分离出人降钙素,1968 年分离出鲑降钙素,均于一年后合成成功。现在商品应用的降钙素有人降钙素(HCT)、鲑降钙素(SCT)及($Asu^{1,7}$)- 鳗鱼降钙素(ECT)。最常用的人和鲑降钙素均用合成法制得。

降钙素的生物活性,因种属不同有很大差异,以鲑降钙素活性最高,人的降钙素活性最小,见表 13-3。

表 13-3 不同种属降钙素的生物活性差异

种类	活性 /(单位 · mg^{-1})	种类	活性 /(单位 · mg^{-1})
鲑降钙素	4 000~6 000	大鼠降钙素	400
鸡降钙素		绵羊降钙素	100~200
($Asu^{1,7}$)- 鳗鱼降钙素		猪降钙素	
鳗鱼降钙素	2 000~4 000	人降钙素	

注:($Asu^{1,7}$)- 鳗鱼降钙素是一种半合成多肽,用 α- 氨基辛二酸来替代两个 Cys 及其二硫键。

降钙素的构效关系可归纳为:

1. 肽链羧基末端的酰胺是生物活性必需的。

2. C- 端及其中间序列氨基酸残基对降钙素活性的影响。降钙素是保守性较强的肽,氨基酸残基的数量对保持完整的生物活性很有必要。其肽分子中有一定的受体识别部位,与受体的结合区主要在 C- 端 24~32 序列区域。

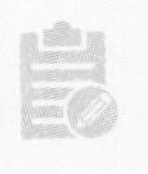

3. N- 端二硫环部分对降钙素生物活性的影响。不同种属的天然降钙素一级序列氨基酸残基有许多差别，但它们都含有一个由 1，7 位 Cys 形成的二硫环。尽管二硫键不是必需的，它可以断开或被另外的键合形式（如 $Asu^{1,7}$ 鳗鱼降钙素中的—CH_2—CH_2—连接）替代，但改变二硫键组成的环状结构可能会对降钙素的生物活性有所影响。一般认为，二硫环只对降钙素起构象限制作用。人降钙素肽的构象柔性较大，二硫环断开后构象柔性更大，因此活性降低；而鲑降钙素肽的构象刚性较大，二硫环断开后对肽构象影响较小。

4. 降钙素的二级结构与生物活性。不同种属降钙素的中间序列氨基酸残基有很大差别。构象研究认为 8~22 序列在脂类溶剂或胞质中形成一个两性 α- 螺旋二级结构，形成该结构的程度虽然与其活性有某些关系，但并不是唯一的活性决定因素。除了两性 α- 螺旋二级结构外，降钙素肽的构象柔性与刚性的程度以及 N- 端与 C- 端序列的远程相互作用也是降钙素的活性影响因素。

综上所述，对于降钙素的研究工作仍有待挖掘，当前只限于对分子进行结构修饰而使其活性不降低，如在第 8 个氨基酸残基上或在羧基末端进行的结构改造，以及碘化物的生成（碘化物在放射性免疫分析领域有着广阔的应用）。也有研究表明，低活性人类降钙素的活性可以通过结构修饰，使其与鲑降钙素这样的一种特殊活性形式更加相似，从而使活性得以改善。

第三节 甾体激素类 Steroid Hormones

甾体激素（steroid hormones）是一类含有甾体母核结构的激素。其母核的基本化学结构是环戊烷并多氢菲（甾烷，gonane），系由三个六元环脂烃（A 环、B 环、C 环）和一个五元脂环（D 环）构成。按药理作用，其可分为性激素（sex hormones）及皮质激素（corticoid）；按化学结构，其可分为雌甾烷（estrane）、雄甾烷（androstane）及孕甾烷（pregnane）三大类，其化学结构如下。

甾烷 gonane　　雌甾烷 estrane　　雄甾烷 androstane　　孕甾烷 pregnane

雌甾烷在 C-13 上连有甲基，称为角甲基，编号为 C-18；雄甾烷及孕甾烷在 C-13 及 C-10 上连有甲基，分别为 C-18、C-19；且孕甾烷在 C-17 上还连有两个碳原子取代基，分别为 C-20 和 C-21。

在甾烷结构中有 6 个手性碳原子（C-5、C-8、C-9、C-10、C-13 和 C-14），应有许多旋光异构体，但是在天然甾体激素中，B 环与 C 环之间总是反式稠合，以“B/C 反”表示；C 环与 D 环之间也几乎都是反式稠合（强心苷元按顺式稠合）；只有 A 环与 B 环之间可以顺式稠合或反式稠合。根据 C-5 位上 H 的构型不同，可分为 5β- 系和 5α- 系两大类。5β- 系即 C-5 上的氢原子与角甲基在环平面同侧，用实线表示，即 A 环与 B 环为顺式稠合，而 5α- 系即 C-5 上的氢原子与角甲基在环平面异侧，用虚线表示，即 A 环与 B 环为反式稠合。

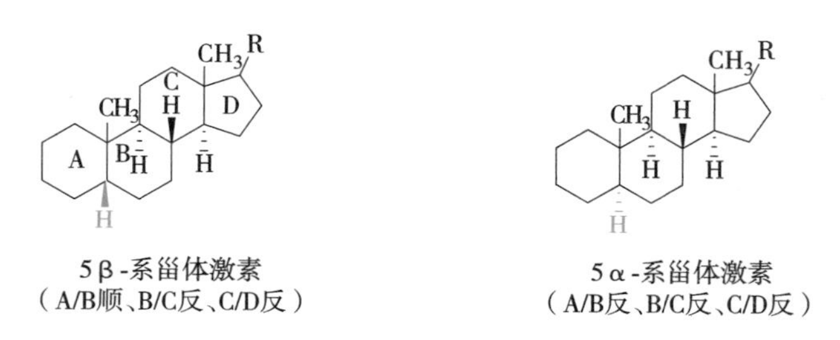

5β-系甾体激素（A/B顺、B/C反、C/D反）　　5α-系甾体激素（A/B反、B/C反、C/D反）

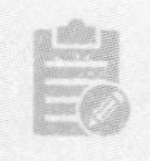

在甾体激素中的 A、B 和 C 三个六元环通常均为椅式构象，D 环为五元环，其构象取决于 D 环上的取代基及其位置。雌甾烷、雄甾烷和孕甾烷的构象式如下。

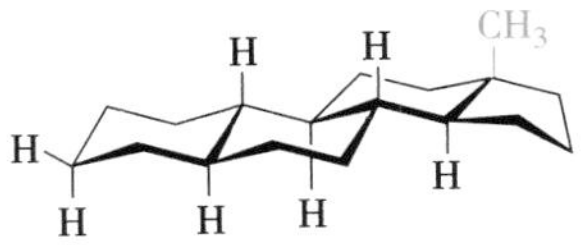

雌甾烷 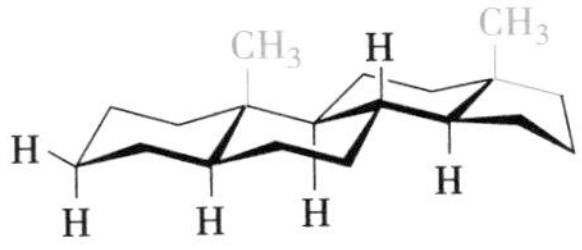　　雄甾烷 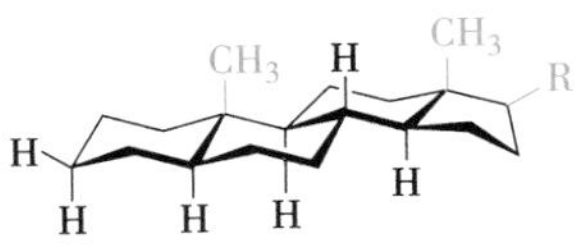　　孕甾烷

甾体激素是一类哺乳动物内分泌系统分泌的内源性物质，它在维持生命、调节性功能、影响机体发育、免疫调节、皮肤疾病治疗及生育控制方面等有着极其重要的医药价值。甾体激素类药物（steroid hormone drugs）的发现与发展也是药物化学学科发展的重要阶段。1932—1939 年，研究人员从腺体中获得雌酮（estrone，1932 年）、雌二醇（estradiol，1932 年）、睾酮（testosterone，1935 年）及皮质酮（corticosterone，1939 年）等的纯品结晶，之后阐明了其化学结构，从此开创了甾体化学和甾体药物化学的新领域。随后，又有许多重大的成就，如发明了以薯蓣皂苷（diosgenin）为原料进行半合成生产甾体激素类药物，使生产规模扩大，成本降低；发现了肾上腺皮质激素治疗风湿性关节炎及其在免疫调节上的重要价值，使甾体药物成为医院中不可缺少的药物。甾体口服避孕药物的研究成功，使人类生育控制达到了新水平。其中 18- 甲基炔诺孕酮用全合成方法制得，从而摆脱了完全依靠天然来源的状况，开创了甾体全合成的新局面。用生物合成法在甾体中引入 11- 氧原子以及皮质激素构效关系的研究，都充实了药物化学的基础及应用内容。

“激素之母”——薯蓣皂苷（拓展阅读）

甾体激素类药物主要是一类用于调节由内分泌系统失调而致疾病的药物。其主要包括七类：甾体雌激素，非甾体雌激素，雄性激素、蛋白同化激素和抗雄性激素，孕激素，甾体避孕药物，孕激素拮抗剂和肾上腺皮质激素。

一、甾体雌激素（Steroidal Estrogens）

雌激素（estrogens）是最早被发现的甾体激素，天然雌激素有雌二醇（estradiol）、雌酮（estrone）及雌三醇（estriol）。其结构特征都是 A 环芳香类甾体化合物，其生理作用为促进雌性动物第二性征的发育和性器官的成熟，还与孕激素一起完成性周期、妊娠、哺乳等。雌激素主要通过与雌激素受体（estrogen receptor，ER；包括 ERα 和 ERβ 两种亚型结构）结合而发挥作用，临床上用于治疗女性性功能疾病、更年期综合征、骨质疏松症，避孕药及对预防放射线、脂质的代谢都有十分重要的作用。

主要甾体雌激素的生物合成（拓展阅读）

雌激素药物（estrogen drugs）可分类为甾体雌激素药物和非甾体雌激素药物两大类。

雌二醇　estradiol

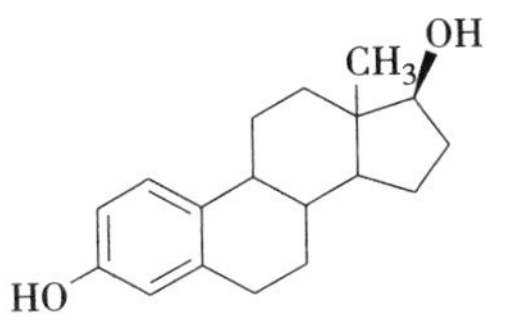

化学名为雌甾 -1,3,5（10）- 三烯 -3,17β- 二醇；（17β）-estra-1,3,5（10）-triene-3,17-diol。

本品为白色或乳白色结晶粉末，有吸湿性。熔点为 175~180℃。在水中不溶，在碱性水溶液中可溶解，在乙醇、三氯甲烷及二氧六环中溶解，在植物油中亦可部分溶解。比旋度 $[\alpha]_D^{20}$ 为 +76° 至 +83°（10mg/ml，乙醇）。

本品口服后在肝及胃肠道中（受微生物降解）迅速失活，故本品口服无效。本品做成霜剂或透皮贴剂通过皮肤吸收，也可通过制成栓剂用于阴道经黏膜吸收。

本品以雌烷为母核，其 A 环为芳香环，因此 C-10 上无甲基取代；具有弱酸性的 C-3 酚羟基，与 C-17 的 β- 羟基保持同平面及 0.855nm 的距离。本品成酯或成醚后活性减弱，在体内经代谢重新成为羟基后再起作用。

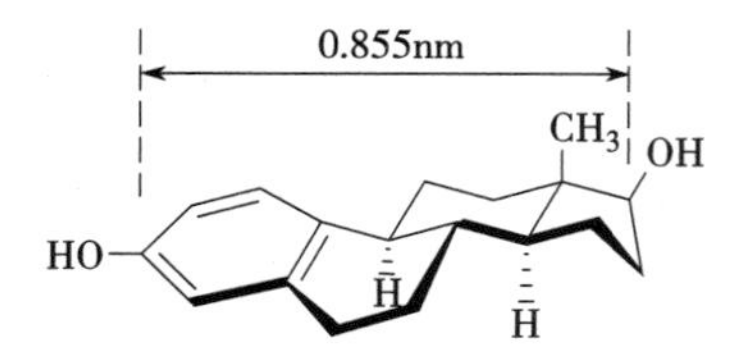

雌二醇与雌激素受体 α 和 β 复合物的晶体结构及相互作用分析（**拓展阅读**）

本品进入靶细胞后，与血浆中的 4s 型雌激素受体（estrogen receptor，ER）结合，形成 E-4s-ER 复合物，经变构化为 E-5s-ER 复合物，此复合物对核的亲和力增加，进入核后与 DNA 上特定的核苷酸序列相互作用，诱导 mRNA 的合成，mRNA 再进一步诱导特异蛋白的合成，这种特异蛋白产生各种各样的生理活性。

本品在体内经羟化代谢得雌三醇（estriol），氧化得雌酮（estrone）。其中，雌二醇的活性最强，雌酮其次，雌三醇最小（活性比是 1∶0.3∶0.1），在酶的作用下三者可互相转化。本品与葡糖醛酸或硫酸酯结合成为水溶性化合物从尿中排出（图 13-8）。

图 13-8 雌二醇的代谢途径

本品的生物合成是由睾酮（testosterone）经芳香化酶（aromatase）（一种细胞色素 P450 的复合酶）将 A 环芳香化而成（图 13-9）。

雌二醇也可从雌酮还原得到。雌酮可通过半合成或全合成法生产，现更多采用 Torgov 全合成法。常用的一条路线如图 13-10。

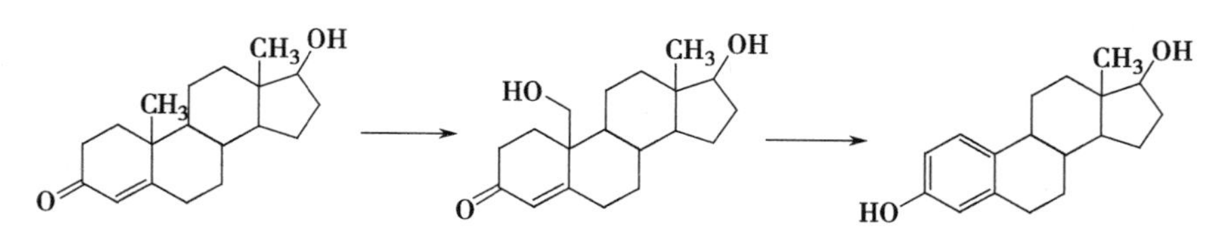

图 13-9 雌二醇的生物合成

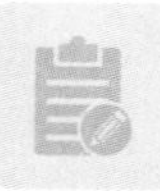

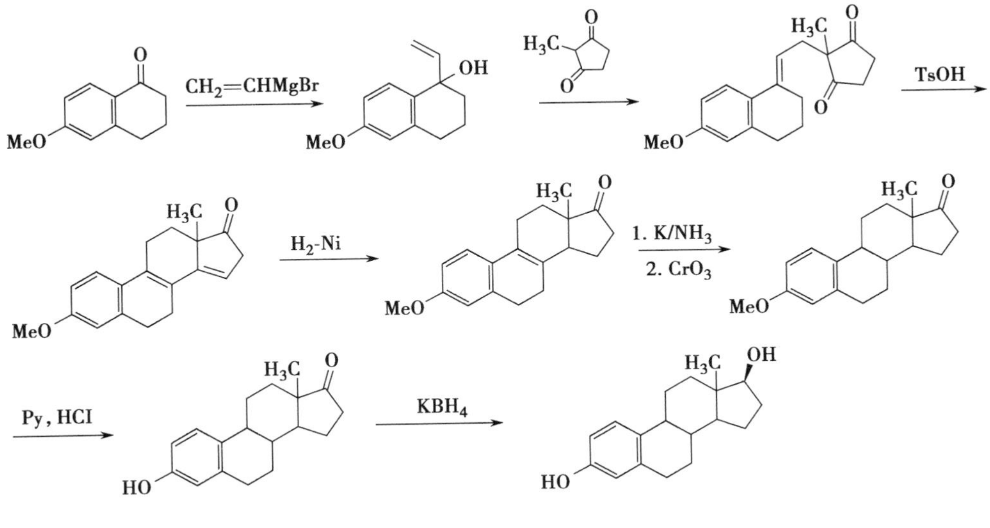

雌酮
estrone

雌二醇
estradiol

图 13-10 雌二醇的化学合成

本品用于治疗卵巢功能不全所引起的疾病。适用于雌激素缺乏所致的潮热、出汗、睡眠障碍、头晕、生殖器萎缩、萎缩性阴道炎、阴道干涩等症状。

本品有极强的生物活性，在 11^{-10}~11^{-8}mol/L 浓度下能对靶器官产生作用。因而，以本品为先导物结构改造的主要目的不是为了提高活性，而是为了使用方便，如能够口服，或长效，或其他的专一用途。本品的结构修饰如下。

1. 雌二醇的炔基化和 / 或醚化　在雌二醇 C-17 的 α 位引入乙炔基得炔雌醇（ethinylestradiol）（图 13-11），其口服活性是雌二醇的 10~20 倍。这可能是由于 C-17α 位引入乙炔基之后，在肝中其 C-17 β- 羟基的硫酸酯化代谢受阻，在胃肠道中也可抵御微生物的降解作用。现已成为口服甾体避孕药中最常用的雌激素组分。

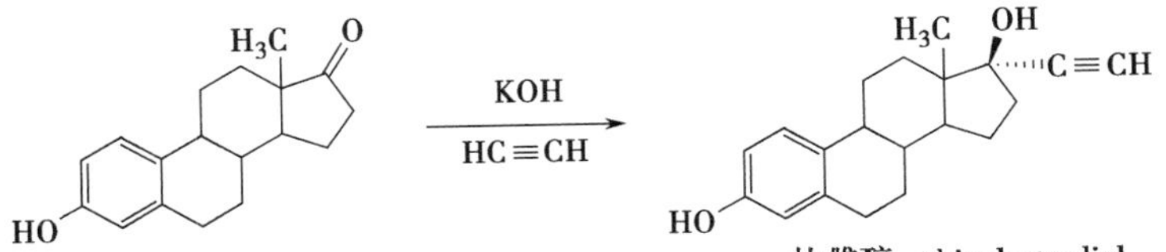

炔雌醇 ethinylestradiol

图 13-11 炔雌醇的合成

进一步将炔雌醇的 3- 羟基醚化如甲醚化，特别是环戊醚化后的产物炔雌醇 -3- 环戊醚（炔雌醚，quinestrol），不但保持了口服活性，醚化产物的脂溶性增大，能在体内脂肪小球中贮存，慢慢降解后离解出 C-3 位羟基化合物而起作用，由于醚键在体内的代谢更加复杂及缓慢，因而它是一种口服及注射长效雌激素。我国开发的一种长效口服雌激素尼尔雌醇（nilestriol），它是乙炔雌三醇的环戊醚，雌激素活性小于炔雌醇。口服一片 5mg 可延效一个月。药物进入体内后缓慢地进行脱烷基化，生成 C-3 位羟基化合物后发挥作用。

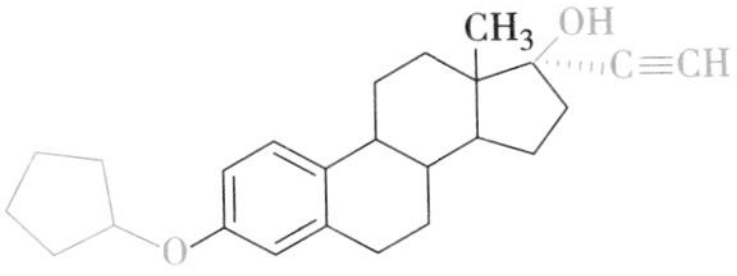

炔雌醚
quinestrol

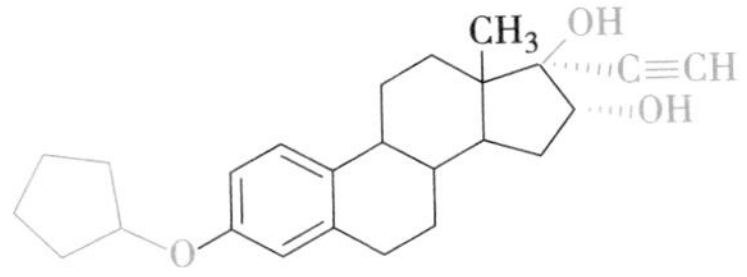

尼尔雌醇
nilestriol

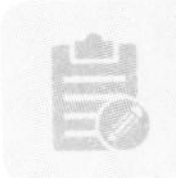

2. 雌二醇的酯化　雌二醇 C-3 位或 C-17β 位羟基的各种酯化产物是最常见的，在体内转化成雌二醇才能发生作用。苯甲酸雌二醇（estradiol benzoate）是 C-3 位的酯化衍生物，戊酸雌二醇（estradiol valerate）是 C-17 位 β 酯化衍生物，在合成时先生成双酯，由于 C-3 位酯相对易水解，可只保留 C-17 位 β 酯。它们能在植物油中溶解制成长效针剂（图 13-12）。

戊酸雌二醇 estradiol valerate　　苯甲酸雌二醇 estradiol benzoate

图 13-12　雌二醇的酯化反应

3. 结合雌激素　结合雌激素（conjugated estrogens，商品名“premarin”）是目前使用较多的一种口服雌激素药物。它是以雌酮硫酸单钠盐（estrone 3-sulfate sodium salt）、马烯雌酮硫酸单钠盐（sodium equilin 3-sulfate）为主要成分（分别占 50%~63% 及 22.5%~32.5%），尚存在少量 17α- 雌二醇、马萘雌酮、马萘雌酚及它们的硫酸酯单钠盐，其他所含少量成分或许是由于天然来源难以分离而夹杂，或在药效学上起协同作用，亦或是因商品化的需要而有意保留。该产品是从孕母马尿中提取制得的，《美国药典》中收载该产品除天然物外尚有其合成代用品。

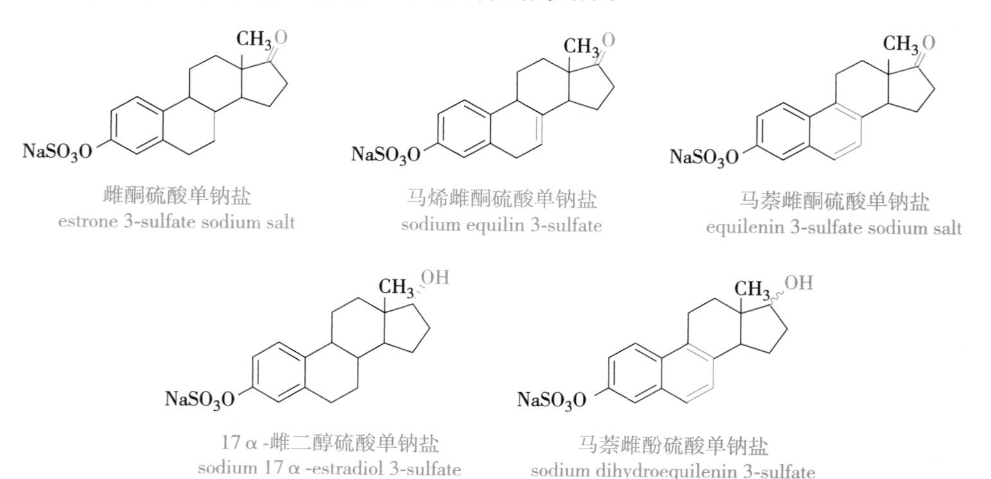

放射性诊断剂 Cerianna 与乳腺癌临床筛查（拓展阅读）

结合雌激素在胃肠道吸收进入体内后再释放出雌酮及马烯雌酮而发挥作用，因而该过程在体内是一个平衡反应。

雌酮硫酸钠在室温下贮存不稳定，在 35℃下两天就会分解。当以氨基丁三醇（Tris）及醋酸钠（NaOAc）作为稳定剂，本产品在 −20℃可以保存两年。

雌二醇活性最强，但口服生物利用度低，而马烯雌酮是弱雌激素物质，因此结合雌激素作为激素替补治疗用药是比较理想的。它们进入体内经硫酸酯化成钠盐后成为水溶性物质而从尿中排泄。因而，结合雌激素实际上是一类代谢产物，是用代谢产物作为药物使用的一种典型实例。

二、非甾体雌激素（Nonsteroidal Estrogens）

非甾体雌激素药物主要是二苯乙烯类化合物，如己烯雌酚等。抗雌激素药物主要是三苯乙烯类化合物，如他莫昔芬等。一些非甾体雌激素结构类型见图 13-13。

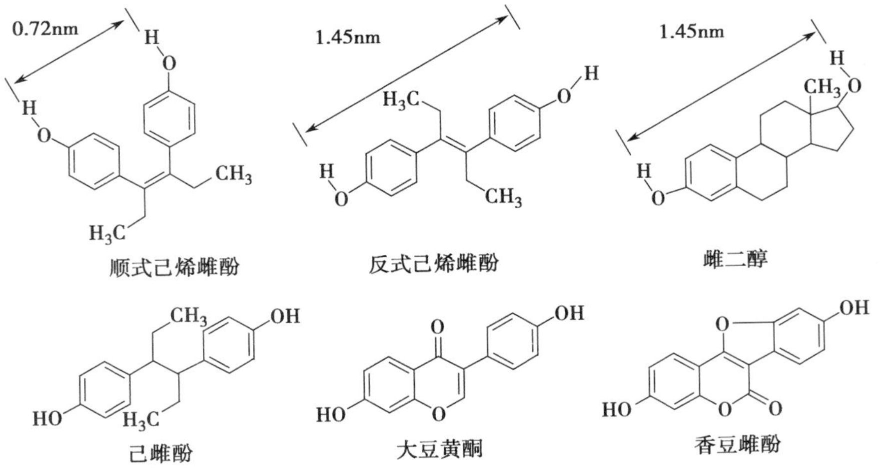

0.72nm　1.45nm　1.45nm

顺式己烯雌酚　反式己烯雌酚　雌二醇

己雌酚　大豆黄酮　香豆雌酚

图 13-13　一些非甾体雌激素的结构类型

己烯雌酚（diethylstilbestrol）是人工合成的非甾体雌性激素。早期，由于从天然植物资源中未发现有 A 环芳香化的甾体来源，从 Δ^4-3- 酮型甾体转化为芳香化 A 环的合成非常复杂，使雌激素的获得变得很困难。人们在寻找结构简化、制备方便的合成代用品过程中，十分幸运地发现了非甾体化合物——己烯雌酚。在新药开发过程中经筛选，至少有 30 多类 1 000 多种非甾体化合物显示有雌激素活性，它们都符合 Schuler（1946 年）提出的雌激素结构活性的基本要求［分子中在一刚性甾体母核两端的富电子基团（—OH、═O、—NH—等）之间的距离应在 1.45nm，而分子宽度应为 0.388nm］。符合这个条件的己烯雌酚是此类非甾体化合物已上市药品中最早而且最典型的代表药物。

己烯雌酚　diethylstilbestrol

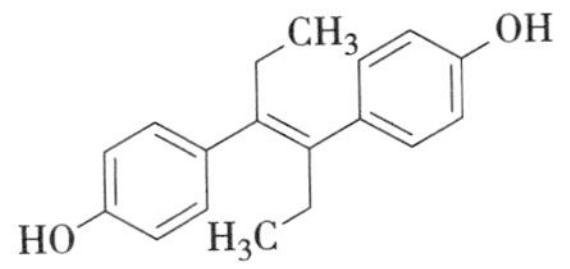

化学名为（1*E*）-4,4′-（1,2- 二乙基 -1,2- 亚乙烯基）双苯酚；（1*E*）-4,4′（-1,2-diethyl-1,2-ethenediyl）bisphenol。

本品为白色结晶性粉末，熔点为 169~172℃（顺式熔点为 79℃）。在乙醇、三氯甲烷、乙醚及脂肪油中溶解，在水中几乎不溶；溶于稀碱溶液。

本品口服吸收快，在肝中代谢很慢。因此本品多制成口服片剂应用，也有将它溶在植物油中制成油针剂。

本品为反式己烯雌酚，其顺式异构体无雌激素活性。分子中两个苯环取代相对对称，含有两个酚羟基，因而与 $FeCl_3$ 能发生呈色反应。

本品的合成是以对甲氧基苯甲醛为原料，经安息香缩合得 2- 羟基 -1,2- 二（4- 甲氧基苯基）乙酮，用锌粉还原得 1,2- 二（4- 甲氧基苯基）乙酮，再经烷基化，加成，引入双乙基，经脱水、脱甲基，得本品（图 13-14）。

2-羟基-1,2-二(4-甲氧基苯基)乙酮

1,2-二(4-甲氧基苯基)乙酮

→ 己烯雌酚

图 13-14 己烯雌酚的化学合成

本品的两个酚羟基是活性官能基,用于制备各种衍生物。目前作为商品的最常用的衍生物是己烯雌酚的钠盐、己烯雌酚二丙酸酯(diethylstilbestrol dipropionate)及己烯雌酚双磷酸酯(diethylstilbestrol diphosphate)等。

本品主要用于补充体内雌激素不足,主要治疗如萎缩性阴道炎、女性性腺发育不良、绝经期综合征、老年性外阴干枯症及阴道炎等。

选择性雌激素受体调节剂(selective estrogen receptor modulators,SERMs)是指能在乳腺或子宫阻断雌激素的作用,又能作为雌激素样分子保持骨密度,降低血浆胆固醇水平,即呈现组织特异性地活化雌激素受体和抑制雌激素受体双重活性的一类化合物。SERMs 的选择性拮抗与激动作用的研究,促进了雌激素亚型的发现和发展,为此可将雌激素受体又分为 ERα 和 ERβ 两种亚型结构。

他莫昔芬的发展历程与临床意义(拓展阅读)

简单的二苯乙烯和三苯乙烯化合物在鼠体内具有弱的雌激素作用,这一发现激发了科学家们的研究兴趣,以期找到更具潜力和作用时间更长的化合物。经过近 20 年的研究,直到 1958 年,发现了雌激素作用的抑制剂 MER-25,由此广泛深入开展了对抗雌激素避孕药的研究,但 MER-25 因毒性和低活性终被淘汰。在寻找更好的化合物的过程中,发现了三苯乙烯衍生物,其中氯米芬(clomifene)是该类药物的先驱,在这一类药物中他莫昔芬(tamoxifen)因无严重的不良反应而被广泛应用于不育症和雌激素受体阳性(ER^+)乳腺癌的治疗。

MER-25

氯米芬 clomifene

他莫昔芬 tamoxifen

枸橼酸他莫昔芬 tamoxifen citrate

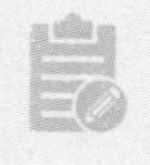

化学名为(Z)-N,N-二甲基-2-[4-(1,2-二苯基-1-丁烯基)苯氧基]-乙胺枸橼酸盐;(Z)-2-[4-(1,2-diphenyl-1-butenyl)phenoxyl]-N,N-dimethyl ethanamine citrate。

本品为白色结晶性粉末，无臭。熔点为 142~148℃（熔融时同时分解）。在甲醇中溶解，在乙醇或丙酮中微溶，在三氯甲烷中极微溶解，在水中几乎不溶，在冰醋酸中易溶。在相对高湿度下易吸湿。

本品为三苯乙烯类化合物，是以己烯雌酚类雌激素为先导物发展出来的抗雌激素药物。分子中具有二苯乙烯的基本结构，其中双键一端碳上增加二甲氨基乙氧苯基，此取代基是很多药物中的结构单元。按几何异构化学命名原则，由于 C-1 上取代苯基立体排列顺序大于苯，而在 C-2 中苯基的序数又大于乙基，故药用品为 *Z* 型几何异构体，*E*- 型异构体的活性小于 *Z*- 型。

本品对紫外光敏感，遇光不稳定，特别是在溶液状态时，光解产物为 *E*- 型异构体和两种异构体环合而成的菲。

本品口服，吸收迅速。口服 20mg 后 6~7.5 小时，在血中达最高浓度，4 天或 4 天后出现血中第二高峰，可能是肝肠循环以及和血清蛋白高度的结合力引起，这使得半衰期大于 7 天。本品在体内被广泛代谢，排泄较慢，其代谢物主要在胆汁中以结合物形式排泄，约占 4/5，尿中排泄较少，约占 1/5。口服 13 天后仍可从粪便中检测得到。本品主要经 CYP 多种酶（图 13-15）去甲基代谢为 *N*- 去甲基他莫昔芬（*N*-desmethyl tamoxifen），经 CYP2D6 酶代谢为 4- 羟基 -*N*- 去甲基他莫昔芬（4-hydroxy-*N*-desmethyl tamoxifen）；经 CYP3A4/5 酶代谢为 *N*，*N*- 二去甲基他莫昔芬（*N*，*N*-didesmethyl tamoxifen），进一步代谢为代谢物 E（MCF 7 细胞生长的弱抑制剂）；经羟基化代谢物有 4- 羟基他莫昔芬（4-hydroxytamoxifen,4-OHT）。其中代谢物 E 为活性代谢物，也是完全的雌激素拮抗剂，与雌激素受体的亲和力比他莫昔芬高，对人体乳腺癌生长的抑制作用是他莫昔芬的 100 倍。

雌二醇、4-羟基他莫昔芬和雷洛昔芬与 ER 结合后的构象 **（拓展阅读）**

CYP3A4/5
CYP1A1
CYP1A2
CYP2C19
CYP2D6
CYP2C9

N-去甲基他莫昔芬

CYP3A4/5

N，*N*-二去甲基他莫昔芬

CYP2D6
CYP3A4
CYP2C9
CYP2B6
CYP2C19

CYP2D6

4-羟基他莫昔芬

CYP3A4
CYP2C19
CYP2D6

4-羟基-*N*-去甲基他莫昔芬

代谢物E

图 13-15 他莫昔芬的主要代谢产物

注：图中黑粗箭头为主要代谢途径，黑色粗体字为主要代谢酶。

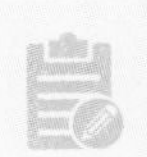

本品的合成是以脱氧安息香为原料，与苯基溴化镁进行 Grignard 反应制得叔醇，在酸催化下进行消除反应得 1∶1 的 *E* 型与 *Z* 型烯混合物，经分步结晶法分离再与枸橼酸成盐得本品（图 13-16）。本品中含有不到 1% 的 *E* 型异构体。

1. PhMgBr
2. HCl，MgOH

EtOH，HCl

枸橼酸他莫昔芬

图 13-16　他莫昔芬的化学合成

本品用于治疗晚期乳腺癌和卵巢癌。对雌激素受体阳性患者效果更好。

本品的构效关系可归纳如图 13-17。

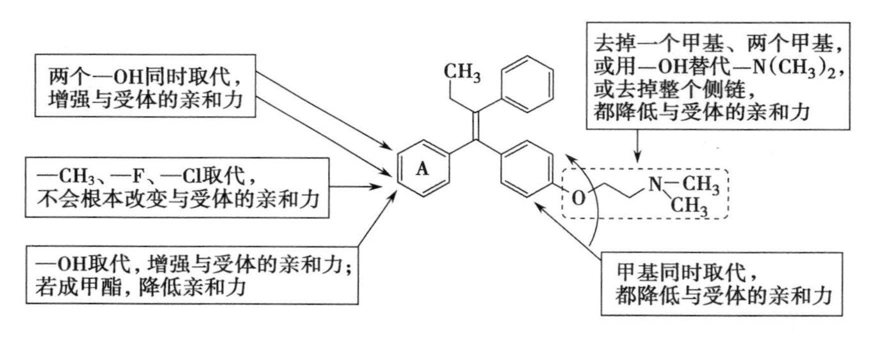

图 13-17　他莫昔芬的构效关系

1. 在相当于甾体母核 A 环的苯环上取代羟基，可增强与受体的亲和力；取代甲基、氟、氢等，不影响与受体的亲和力。

2. 改变或移去二甲氨基乙氧基侧链，降低与受体的亲和力。

3. 在他莫昔芬的乙基侧链上氯代，得托瑞米芬（toremifene），这使它具有更强的抗雌激素活性。在他莫昔芬相当于甾体母核 A 环的 4- 位上引入了碘原子，得艾多昔芬（idoxifene），这阻碍了其代谢的羟基化。另外，本类药物还有米泼昔芬（miproxifene）和屈洛昔芬（droloxifene）等，它们主要用于治疗乳腺癌和骨质疏松。

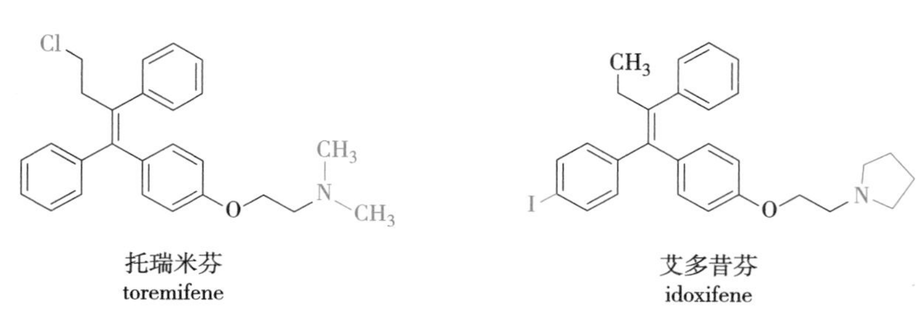

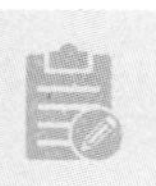

米泼昔芬
miproxifene

屈洛昔芬
droloxifene

4. 为解决三苯乙烯类药物的几何异构问题，人们设想将烯键引入环内，经构效研究发明了苯并噻吩类衍生物雷洛昔芬（raloxifene），该药物可看成三苯乙烯类的刚性类似物，因而没有几何异构的问题。雷洛昔芬在乳腺和子宫细胞中为雌激素受体拮抗剂，而在骨细胞、心血管系统中为雌激素受体激动剂。该药主要用于防治妇女绝经后骨质疏松，但可导致潮红、腿部抽筋、头疼和体重增加等不良反应。

另外，属于此类药物的还有阿佐昔芬（arzoxifene），主要用于防治骨质疏松，同时它还可以降低乳腺癌的发生率。

雷洛昔芬
raloxifene

阿佐昔芬
arzoxifene

选择性雌激素受体下调剂（selective estrogen receptor downregulators，SERDs）是一类新型的具有很强拮抗性能和抑制雌激素受体阳性（ER^+）耐药性乳腺癌细胞增殖的化合物。这类化合物是一类"纯"抗雌激素（完全拮抗剂），它们能通过抑制雌激素受体的配体依赖性转激活功能域的功能，来完全阻断雌二醇的活性，以克服获得性内分泌耐药性乳腺癌的发生。

氟维司群（fulvestrant）和 ICI 164，384 是选择性雌激素受体下调剂的代表药物，其中氟维司群是一个 7α- 烷基的雌二醇类似物，是目前美国 FDA 批准的唯一 SERD，它能够抑制他莫昔芬耐药性雌激素受体阳性（ER^+）乳腺癌细胞生长，目前用于治疗转移性乳腺癌。

氟维司群　fulvestrant

化学名为（7α,17β）-7-［9-（4,4,5,5,5- 五氟戊亚磺酰基）壬烷基］- 雌甾 -1,3,5-（10）- 三烯 -3,17- 二醇；（7α,17β）-7-［9-［（4,4,5,5,5-pentafluoropentyl）sulfinyl］nonyl］estra-1,3,5-（10）-triene-3,17-diol。

本品为白色粉末，可溶于二甲基亚砜：溶解度 >5mg/ml。本品应在 2~8℃温度条件下密封储存。熔点为 104~106℃。

氟维司群的化学结构与雌二醇类似，不同的是，它在 7α 位有一个疏水性长链，可通过占据 ER 并与其相互作用而产生拮抗雌激素作用，并抑制由雌激素刺激产生的基因激活，故影响细胞循环所必需的雌激素相关过程。

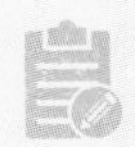

本品用于抗雌激素疗法治疗后无效、病情进展或激素受体呈阳性的绝经后妇女转移性晚期乳腺

1308

芳构化酶抑制剂的结构类型及作用特点（拓展阅读）

1309

靶向雌激素受体的蛋白降解剂——ARV-471（拓展阅读）

癌的治疗。

本品的具体作用机制如下：氟维司群可与雌激素受体（ER）竞争性结合，可拮抗受体，抑制其与雌激素的结合，并激发受体发生形态改变，降低ER浓度而损害肿瘤细胞。本品可下调人体乳腺癌细胞中的ER蛋白，使肿瘤的生长最小化。由于本品不改变已存在的肿瘤ER状态，不影响新的ER产生，因此肿瘤继续被"程序化"为ER阳性，从而可以持续发生治疗作用。值得一提的是，氟维司群与ER的结合力与雌二醇相似，但几乎可以达到他莫昔芬与ER结合力的50~100倍；其抑制肿瘤生长的时间为他莫昔芬的两倍，并能更有效地治疗对他莫昔芬具有耐药性的乳腺癌。

由于氟维司群具有相对较差的口服生物利用度，故其通常以脂类为赋形剂做肌内注射。肌内注射和静脉注射本品后，在体内进行与内源性甾体激素相似的多种途径的生物转化，包括氧化，芳香酶羟化，与葡糖醛酸或硫酸在甾体核的第2、第3和第17位结合，氧化侧链的氧硫基。在已确定的代谢物中大多数无活性或与母体活性相似，并主要从粪便中排出，从肾清除者不到1%，主要代谢酶为CYP3A4。

本品主要不良反应为血清转氨酶升高和心动过缓。该药不通过血脑屏障，不会引起血管舒缩等副作用，也未发现骨周转率替代标志的增加。

三、雄性激素、蛋白同化激素和抗雄性激素（Androgens，Anabolic Hormones and Antiandrogens）

雄性激素通过与雄激素受体（androgen receptor，AR）作用，能促进男性性器官及副性征的发育、成熟，对抗雌激素抑制，抑制子宫内膜生长及卵巢、垂体功能，同时也具有蛋白同化作用，即促进蛋白质合成和骨质形成，刺激骨髓造血功能，以及蛋白质代谢，从而使肌肉增长，体重增加。对雄性激素化学结构进行修饰可得到一些雄性活性很微弱，而蛋白同化活性增强的新化合物——蛋白同化激素。雄性激素活性的结构专一性很强，对睾酮的结构稍加变动（如19去甲基、A环取代、A环并环等修饰）就可使雄性活性降低及蛋白同化活性增加，但很难做到完全去除雄性活性，因此，雄性活性仍是蛋白同化激素的主要副作用。常见的雄性激素及蛋白同化激素药物见表13-4。

表13-4　常见的雄性激素及蛋白同化激素药物

药物名称	药物结构	M	A	M/A	用量
丙酸睾酮 testosterone propionate		1	1	1	20~100mg/周
氯司替勃（4-氯睾酮） clostebol		0.85	0.1	8.5	50mg/d
雄诺龙（氢睾酮） stanolone/androstanolone		2.5	1.53	1.6	50mg/d

续表

药物名称	药物结构	M	A	M/A	用量
屈他雄酮 drostanolone		2	0.5	4	100mg / 月
苯丙酸诺龙[①] nandrolone phenylpropionate		1.5	0.15	10	10~25mg / 月
甲睾酮 methyltestosterone		1	1	1	10~20mg/d
美雄酮 methandienone		2.14	0.57	3.7	5mg/d
羟甲烯龙(康复龙)[①] oxymetholone		4.09	0.39	10.5	5~10mg/d
司坦唑醇[①] stanozolol		30	0.25	120	4~6mg/d
乙雌烯醇(去氧乙诺酮)[①] ethylestrenol		3	0.2	15	2~16mg/d

注:各药物的数据来源于不同资料,活性难以比较,仅供参考。A 为雄性活性;M 为蛋白同化活性;①为蛋白同化激素。

由于前列腺癌具有雄激素依赖性,因此通过控制雄激素水平就能达到治疗前列腺癌的目的。在前列腺治疗中,抗雄性激素药物是十分重要的治疗手段。按作用机制分类,抗雄性激素药物有抑制雄激素生物合成的 5α- 还原酶抑制剂和雄性激素受体拮抗剂两类。在寻找非甾体雄激素受体拮抗剂时,人们发现了一类取代苯胺的衍生物,具有良好的雄激素受体拮抗作用,主要的代表药物有氟他胺(flutamide),尼鲁米特(nilutamide)和比卡鲁胺(bicalutamide)。这些药物本身无激素样活性,但它们能竞争性地拮抗人前列腺中的雄性激素受体对二氢睾酮的利用,导致前列腺组织中雄激素依赖性的 DNA 和蛋白质的生物合成受阻,使得前列腺癌细胞消亡。临床上常与其他药物联合用于治疗前列腺癌。

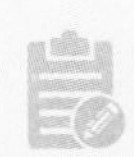

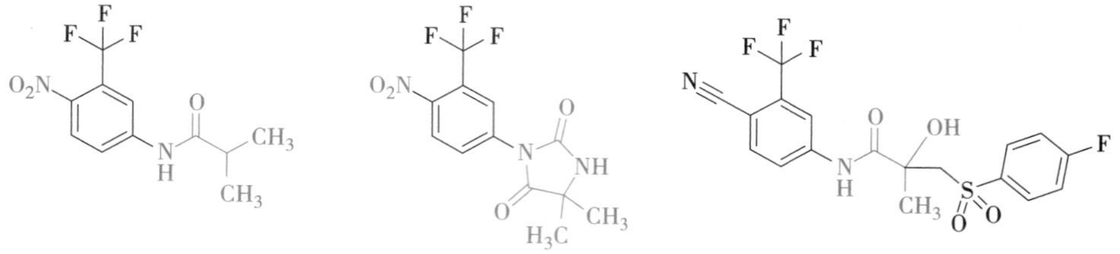

氟他胺 flutamide　　尼鲁米特 nilutamide　　比卡鲁胺 bicalutamide

其中，氟他胺经口服吸收完全，经肝脏 CYP1A 酶代谢生成活性代谢物 2- 羟基氟他胺和水解产物 3- 三氟甲基 -4- 硝基苯胺（图 13-18）。2- 羟基氟他胺对雄激素受体比氟他胺有更强的亲和力，半衰期约 8 小时。

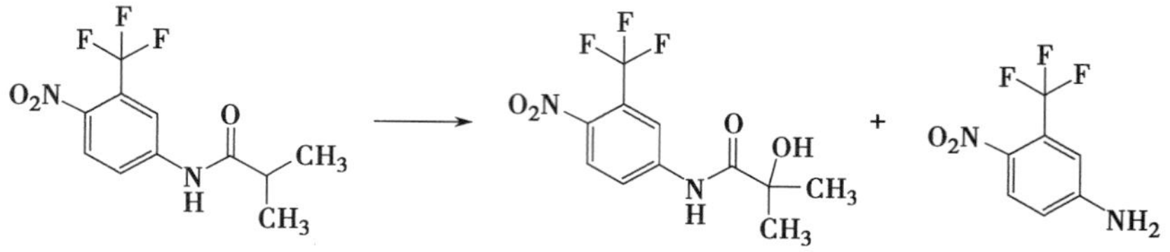

氟他胺 flutamide　　2-羟基氟他胺 2-hydroxyflutamide

图 13-18　氟他胺的体内代谢

尼鲁米特是氟他胺的乙内酰脲类似物，口服给药吸收完全，半衰期达 50 小时，其代谢主要发生在乙内酰脲环和甲基上，经羟基化生成羟甲基中间体，进而氧化生成羧酸而排出。

比卡鲁胺通常以消旋体在临床应用，其中 *R*- 异构体是其活性化合物，对雄性激素受体的亲和力是氟他胺的 4 倍，消除半衰期为 6 天。

丙酸睾酮　testosterone propionate

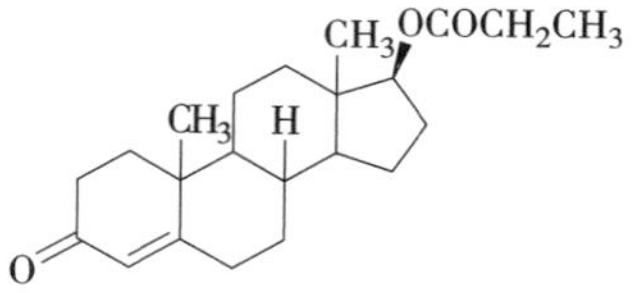

化学名为 17β- 羟基雄甾 -4- 烯 -3- 酮丙酸酯；17β-hydroxyandrost-4-en-3-one propionate。又名“丙酸睾丸素”。

本品为白色或类白色结晶性粉末，熔点为 118~123℃。在三氯甲烷中极易溶解，在甲醇、乙醇或乙醚中易溶，在乙酸乙酯中溶解，在植物油中略溶，在水中不溶。本品的旋光度$[\alpha]_D^{25}$为 +84° 至 +90°（10mg/ml，乙醇）。由于具有 Δ^4-3- 酮的不饱和酮的结构单元，有紫外吸收。

本品是睾酮的丙酸酯化合物。本品分子中不存在易变基团，性质相对较稳定，遇热、光均不易分解，长期密闭存放亦不易分解。

本品制成油溶液肌内注射，有长效作用，进入体内后逐渐水解，释放出睾酮而起作用。其体内代谢如图 13-19 所示。

其中，二氢睾酮是睾酮在体内的活性形式，Δ^4 雄烯二酮活性很小，是睾酮在体内的贮存形式，它不会形成硫酸酯或葡糖醛酸酯而被排出体外。它们的活性比为二氢睾酮∶睾酮∶Δ^4 雄烯二酮＝150∶100∶10。

本品的合成方法是以去氢表雄酮为原料，经 Oppenauer 氧化及 KBH_4 还原，得到睾酮（testosterone）及双氢睾酮的混合物，其中双氢睾酮用 MnO_2 氧化可转化成睾酮，经酯化得本品（图 13-20）。

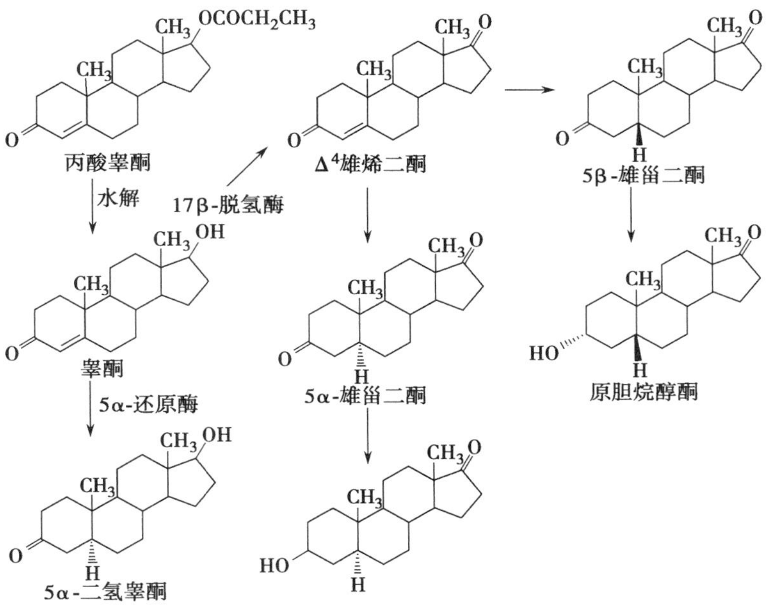

图 13-19　丙酸睾酮的代谢途径

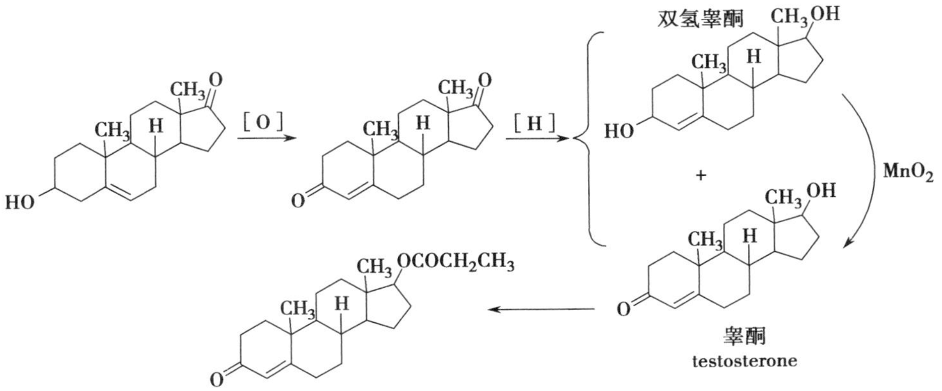

图 13-20　丙酸睾酮的化学合成

本品主要用于无睾症、月经过多、功能性子宫出血、再生障碍贫血、老年骨质疏松等。也可用于绝经前或绝经 5 年以内的晚期癌症，尤其是伴有骨转移者效果较好。还可用于子宫肌癌、卵巢癌、肾癌、多发性骨髓癌等。

为了使用方便和达到长效，现就睾酮的结构修饰如下。

1. 睾酮的有机酸酯化　睾酮的 C-17 位羟基上酯化可得丙酸睾酮、戊酸睾酮（testosterone valerate）、十一酸睾酮（testosterone undecanoate）等，它们可作为长效药物，每周或每月使用一次。十一酸睾酮制成软胶囊可口服。

戊酸睾酮　testosterone valerate

十一酸睾酮　testosterone undecanoate

甲睾酮　methyltestosterone

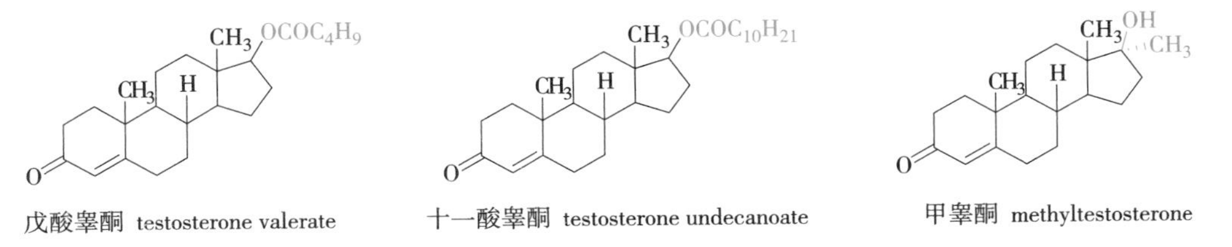

2. 睾酮的甲基化　在睾酮的 C-17 位上甲基化，可以阻止 C-17 位上羟基的氧化，得甲睾酮（methyltestosterone），作为常用的口服雄激素的主要药物，其特点是口服吸收很快，生物利用度好，又

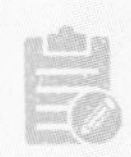

不易在肝内被破坏。不足的是有肝毒性的副作用。

3. 4-氮杂甾类化合物　鉴于5α-还原酶可使睾酮转变为生理活性更强的二氢睾酮（图13-19），后者能促使前列腺增生，引起良性前列腺增生和前列腺癌，以及雄激素源性脱发、痤疮等疾病。经研究发现了一类5α-还原酶抑制剂，第一个用于治疗良性前列腺增生的5α-还原酶抑制剂是非那雄胺（finasteride），系4-氮杂甾类化合物，它是底物睾酮的类似物，可竞争性抑制5α-还原酶，使血清二氢睾酮的浓度降低60%~70%，前列腺中二氢睾酮浓度降低85%~90%，从而导致前列腺上皮细胞凋亡、腺体缩小，并显著降低急性尿潴留的发生，降低患者手术治疗的需求。同时，小剂量（1mg/d）的非那雄胺能促进头发生长，临床上用于治疗雄激素源性脱发。

非那雄胺 finasteride　　度他雄胺 dutasteride

度他雄胺（dutasteride）系一种新的5α-还原酶抑制剂，是非那雄胺的类似物。实验证明，服用度他雄胺2周后，血清二氢睾酮即降低90%，1个月后，尿流率增加，3个月后症状明显改善，前列腺体积缩小。同时，服用本品后可明显降低前列腺癌的发病率。

四、孕激素（Progestins）

孕酮受体与孕酮结合的部分晶体结构（**拓展阅读**）

黄体酮（progesterone）（又称“孕酮激素”“黄体激素”）及17α-羟基黄体酮（17α-hydroxyprogesterone）是天然来源的孕激素。它们与雌激素共同维持女性生殖周期及女性生理特征。目前孕激素主要用于保护妊娠，它与雌激素配伍用作口服避孕药，也用在雌激素替补治疗中，以抵消副作用。

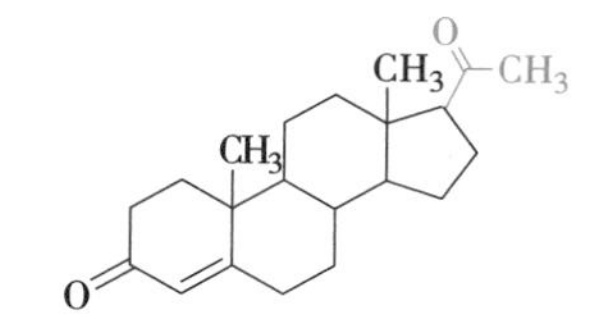

黄体酮 progesterone　　17α-羟基黄体酮 17α-hydroxyprogesterone

黄体酮是最早发现的天然孕激素，1934年首先从孕妇尿中分离出来，一年后确定其化学结构系含21个碳原子的Δ^4-3-酮甾体化合物。从化学结构来看黄体酮与睾酮甾核的Δ^4-3-酮是完全一样，区别仅在于：C-17β位上，前者是乙酰基，后者是羟基。

黄体酮口服无效，在寻找口服孕激素的研究中，第一个成为口服有效药物的不是黄体酮衍生物，而是睾酮（testosterone）衍生物——炔孕酮（ethisterone）；睾酮17α位引入乙炔基后，雄激素活性减弱而显示孕激素活性，且口服有效，长期使用仍有雄激素活性的副作用。不久以后，在研究皮质激素生物合成过程中，发现17α-羟基黄体酮口服无活性，经乙酰化后口服活性增加，虽其口服活性仅有炔诺酮（norethisterone）的1/100，但从此开辟出黄体酮类口服孕激素药物。若用己酸酐进行酰化得己酸羟孕酮（17α-hydroxyprogesterone caproate），为长效孕激素，其油剂注射一次延效1个月。

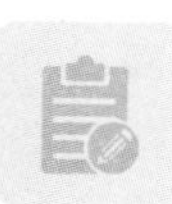

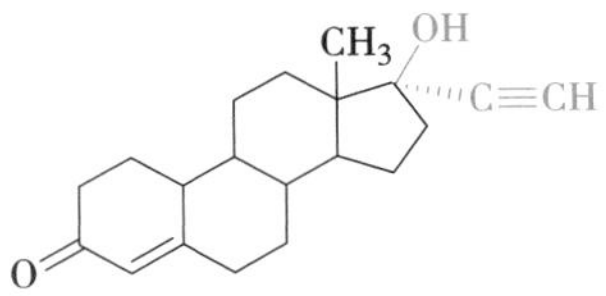

炔诺酮 norethisterone 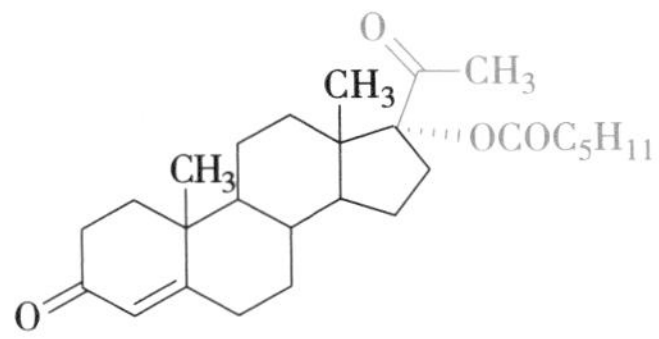　　己酸羟孕酮 hydroxyprogesterone caproate 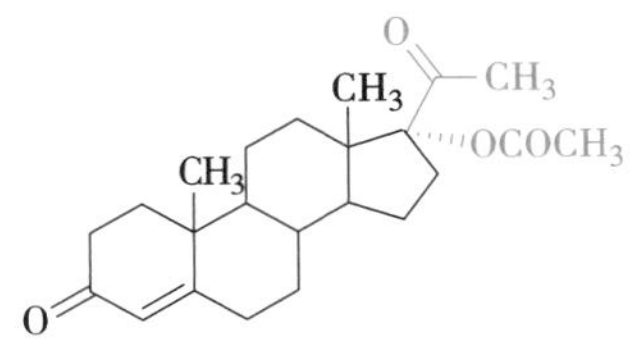　　乙酸羟孕酮 hydroxyprogesterone acetate

在黄体酮的药物代谢研究中发现，孕酮类化合物失活的主要途径是 6 位羟基化，16 位和 17 位氧化，或 3,20 二酮被还原成二醇。其反应如图 13-21。

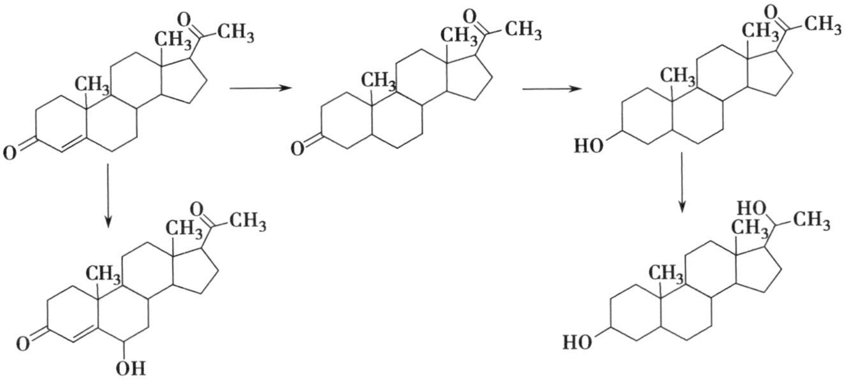

图 13-21　黄体酮的体内代谢

本类药物的结构修饰主要是在 C-6 位和 C-17 位上进行，如用烷基、卤素、双键等进行取代，可得到很多口服有效或者高效的孕激素。17α- 乙酰氧基黄体酮的 6α- 甲基衍生物，即醋酸甲羟孕酮（medroxyprogesterone acetate）；Δ^6-6- 甲基衍生物，即醋酸甲地孕酮（megestrol acetate）；Δ^6-6- 氯衍生物，即醋酸氯地孕酮（chlormadinone acetate）都是强效口服孕激素。这三种药物的活性分别是炔诺酮的 20 倍、12 倍及 50 倍。

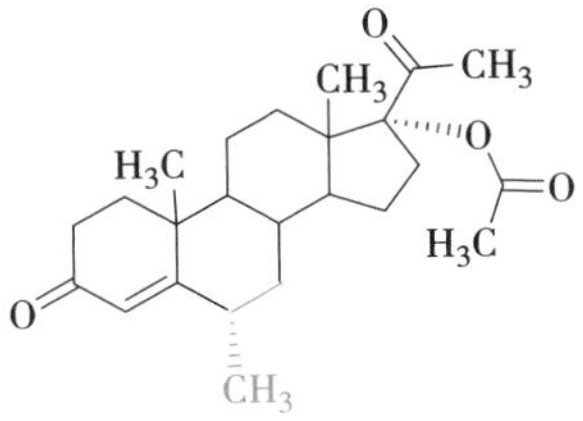

醋酸甲羟孕酮 medroxyprogesterone acetate　　醋酸甲地孕酮 megestrol acetate　　醋酸氯地孕酮 chlormadinone acetate

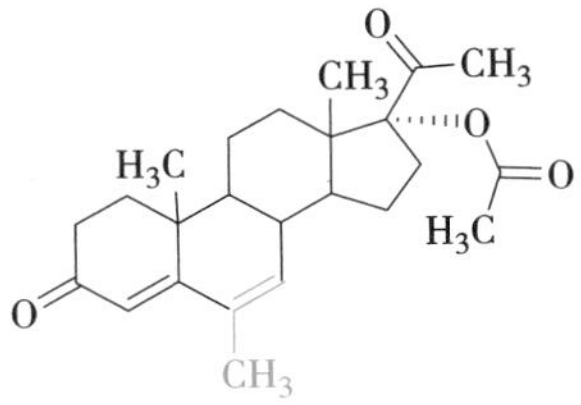

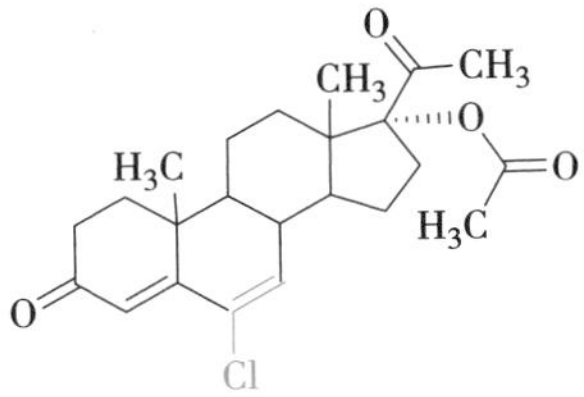

17α- 乙酰氧基孕激素的 6 位取代基对活性的影响，见表 13-5。

表 13-5　17α- 乙酰氧基孕激素的 6 位取代基对活性的影响

药物基本结构	取代基	相对孕激素活性	取代基	相对孕激素活性
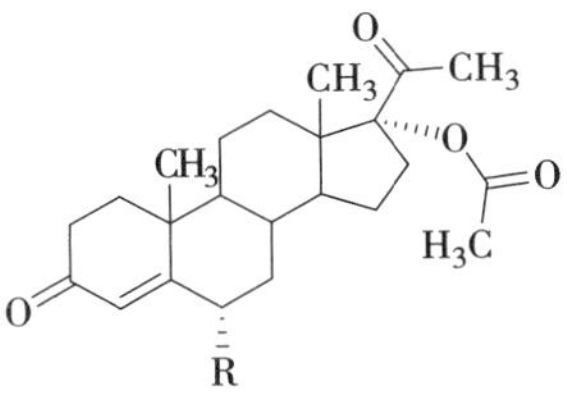 R=H，相对活性 =1	6α-Br	15	Δ^6	300
	6α-F	50	Δ^6-6-CH_3	500
	6α-Cl	60	Δ^6-6-F	900
	6α-CH_3	260	Δ^6-6-Cl	3 500

从表 13-5 中可见，C-6 位取代基通常占据 α 位，为热力学稳定结构。其中几种 Δ^6-6 位取代化合物，呈现出更强的孕激素活性，这是双键及取代基使 6 位氧化代谢速度受到更大的影响所致。

醋酸甲羟孕酮　medroxyprogesterone acetate

化学名为 6α- 甲基 -17α- 羟基孕甾 -4- 烯 -3,20- 二酮 -17- 醋酸酯；6α-methyl-17α-hydroxypregna-4-ene-3,20-dione acetate。

本品为白色或类白色的结晶，熔点为 202~208℃。在三氯甲烷中极易溶解，在丙酮中溶解，在无水乙醇中微溶，在水中不溶。本品的旋光度 $[\alpha]_D^{25}$ 为 +47° 至 +53°（10mg/ml，丙酮）。

本品是 17α- 乙酰氧基黄体酮的 6α- 甲基取代物。

本品口服在胃肠道吸收，在肝内降解。血药峰值越高，药物清除越快。肌内注射后 2~3 天血药浓度达到峰值。肌内注射 150mg 后 6~9 个月血中才检测不到药物，血中醋酸甲羟孕酮水平超过 0.1mg/ml 时，黄体生成素（LH）和雌二醇均受到抑制而抑制排卵。

本品用于月经不调、功能性子宫出血及子宫内膜异位症等，还可用于晚期乳腺癌、子宫内膜癌。

以黄体酮为母体的孕激素的构效关系如图 13-22 所示。

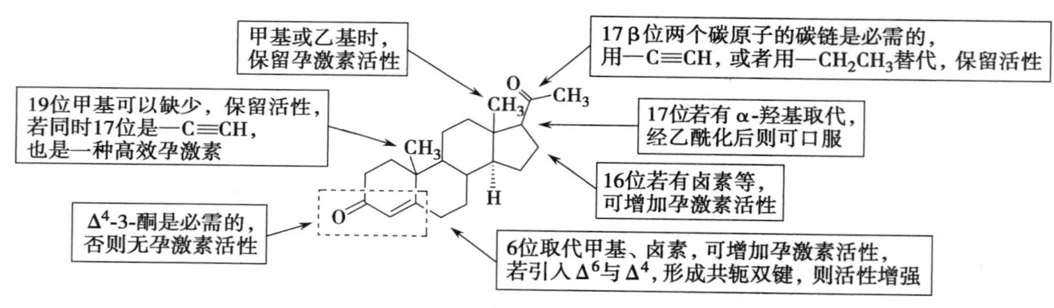

图 13-22　孕激素的构效关系

五、甾体避孕药物（Steroidal Contraceptives）

1956 年 Pincus 率先采用 19- 去甲雄甾烷衍生物异炔诺酮（norethynodrel）作为口服甾体避孕药物，进行临床试验并获得成功。该孕激素在合成过程中，总是混有少量炔雌醇甲醚（通用名为“美雌醇”），临床试验用的是一种混合物。更有趣的是，当纯的异炔诺酮用于临床时，效果反而下降，长期服用后子宫内膜退化。后来人们有意识地在孕激素中加入少量雌激素，结果与最初进行的试验一致。因此，发明了这种复合避孕药物。该发现虽纯属偶然，但后来的生殖生理研究证实，这种复合剂的配伍是合理的。现在，大多数甾体口服避孕药物是孕激素和雌激素的复合物。

中国甾族激素药物工业的奠基人——黄鸣龙（拓展阅读）

甾体口服避孕药物的研究成功开辟出了甾体药物重要的新领域，使甾体药物的使用范围明显地扩大。这是甾体药物划时代的成就，是人类长期追求、探索以及生理学、化学学科发展的结果。

甾体避孕药物按药理作用分为：①抗排卵；②改变宫颈黏液的理化形状；③影响受精卵在输卵管中的运行；④抗着床及抗早孕几种类型。它们以不同剂型及方式使用，主

甾体药物化学家——廖清江（拓展阅读）

要包括：复合避孕药物、单纯孕激素避孕药物（低剂量或缓释剂型）、事后避孕药物等。前文介绍的多数强效和长效孕激素同时也是避孕药物。此部分主要介绍作为避孕药使用的甾体激素类药物。

炔诺酮（norethisterone）是第一个上市的 19- 去甲（19-nor）甾体孕激素，前面已介绍炔孕酮（ethisterone）是睾酮的乙炔化物，具有口服孕激素活性，但它们仍保留有睾酮（testosterone）的 1/10 雄性活性，长期使用有男性化副作用。经进一步结构修饰，将炔孕酮的 19 位甲基除去后即得炔诺酮，发现其孕激素活性增大了 5 倍而雄性活性又小了 1 倍，从而减少了男性化的副作用。

在炔诺酮 C-17 的 β 位羟基上，用乙酸酯化得醋酸炔诺酮（norethisterone acetate），它是炔诺酮的前药；用庚酰氯酯化得庚酸炔诺酮（norethisterone enanthate）（图 13-23），由于在分子中引入了长链脂肪酸酯使其脂溶性增加，制成油剂后注射一针可延效一个月。而炔诺酮本身口服后 0.5~4 小时内即达血药峰值，必须每日口服。

R=—$COCH_3$　醋酸炔诺酮

R=—COC_6H_{13}　庚酸炔诺酮

图 13-23　炔诺酮的酯化反应

将醋酸炔诺酮的 C-3 位酮基还原成醇，再酯化得双醋炔诺醇（ethynodiol diacetate），由于分子中已无雄性激素的 Δ^4-3- 酮特征，因而它的雄性活性更低。醋酸炔诺酮的 C-3 位酮基不经还原，而使成烯醇醚（在 PTS 催化下与环戊醇反应）即醋炔醚（quingestanol acetate），通用名为“醋酸奎孕醇”，进入体内后很慢地分解出 Δ^4-3- 酮，是长效口服避孕药的组成部分。

双醋炔诺醇　etynodiol diacetate　　醋炔醚　quingestanol acetate

异炔诺酮（norethynodrel）是 A 环 $\Delta^{5(10)}$烯炔诺酮类似物，在体内可部分转化为雌激素；醋酸炔诺酮的 3- 位肟化合物醋炔诺酮肟（norethisterone oxime acetate）的活性比炔诺酮大 100 倍。

异炔诺酮　norethyondrel　　醋炔诺酮肟　norethisterone oxime acetate

在炔诺酮 C-18 位上甲基化（相当于 C-13 位的甲基以乙基替代）得左炔诺孕酮（levonorgestrel）。去掉 19 角甲基可提高对芳构化酶的稳定性，孕激素活性是炔诺酮的 100 倍。

上述孕激素类药物虽然疗效肯定，已在临床广泛应用，但因受体选择性不够专一，除具有孕激素活性外，还可与其他甾体激素受体相互作用，具有雄激素、糖皮质激素等活性，导致不良反应的产生。具有雄激素作用的孕激素可部分逆转雌激素、降低低密度脂蛋白（LDL）、升高高密度脂蛋白（HDL）

的作用，削弱雌激素对血管的保护作用，导致脂代谢改变、痤疮和体重增加。脂代谢改变常与心血管疾病的发生率增加相关。因此，为寻找专一性更强、安全性更高的新一代孕激素，在不影响效价的同时最大程度改善口服避孕药和激素补充疗法（HRT）的安全性和耐受性，已成为近年的研究目标。理想的孕激素应在预防内膜增生的同时不抵消雌激素对血管的保护作用。目前已研究开发的孕激素药物主要包括：地诺孕素（dienogest）、屈螺酮（drospirenone）以及19-去甲黄体酮衍生物烯诺孕酮（nestorone）、诺美孕酮（nomegestrol）和曲美孕酮（trimegestone）。

地诺孕素 dienogest　　屈螺酮 drospirenone　　烯诺孕酮 nestorone

诺美孕酮 nomegestrol　　曲美孕酮 trimegestone

左炔诺孕酮 levonorgestrel

化学名为（–）-17α-乙炔基-17β-羟基-18-甲基雌甾-4-烯-3-酮；（–）-17α-ethynyl-17β-hydroxy-18-methylestra-4-en-3-one。

本品为白色或类白色结晶性粉末，无臭、无味。熔点为233~239℃。消旋体，熔点为204~212℃。在三氯甲烷中溶解，在甲醇中微溶，在水中不溶。本品的旋光度$[\alpha]_D^{20}$为–35°至–30°（20mg/ml，$CHCl_3$）。

本品的化学结构特点是A环具有Δ^4-3-酮的特征。除了C-13是乙基取代（即C-18甲基取代）外其他均与炔诺酮的化学结构完全一致。

本品药用左旋异构体，右旋体无效。

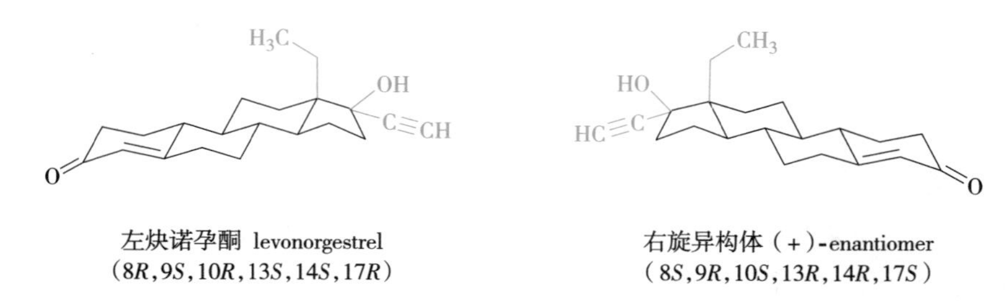

左炔诺孕酮 levonorgestrel（8*R*，9*S*，10*R*，13*S*，14*S*，17*R*）　　右旋异构体（+）-enantiomer（8*S*，9*R*，10*S*，13*R*，14*R*，17*S*）

本品的作用及用途与炔诺酮一样，其作用机制是抑制排卵和阻止受精卵着床，并使宫颈黏液稠度增加，精子穿透阻力增大，从而发挥速效避孕作用。本品抑制排卵的作用强于黄体酮；其孕激素活性亦比炔诺酮强，而抗雌激素活性亦增加，也有一定的雄激素及同化激素化作用。

本品口服吸收完全，生物利用度80%~90%。

本品的合成路线见图 13-24。

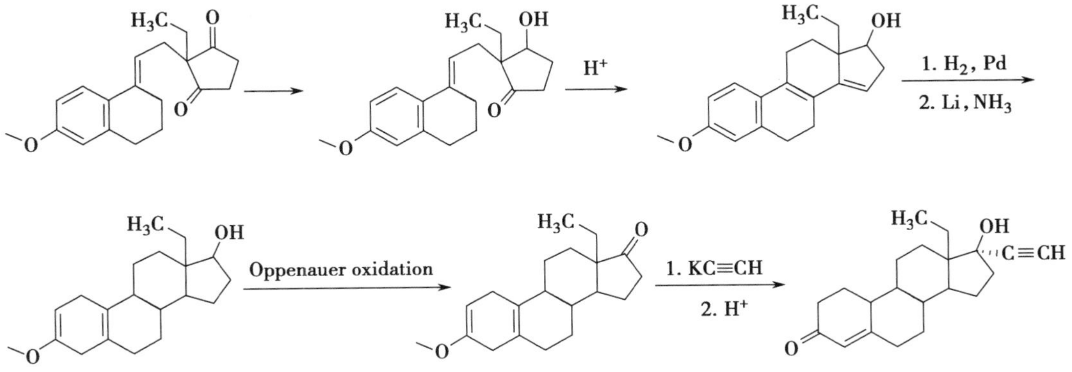

图 13-24　左炔诺孕酮的化学合成

本品用于女性紧急避孕，即在无防护措施或其他避孕方法偶然失误时使用。

六、孕激素拮抗剂（Progestin Antagonists）

孕激素拮抗剂，又称"抗孕激素（antiprogestins）"，系指与孕激素竞争受体并拮抗其活性的化合物。

在 20 世纪 80 年代之前，抗孕激素尚未成为药物，尽管对抗孕激素的活性及构效关系有许多研究，因没有找到恰当的适应证，研究工作停滞不前。1982 年法国 Roussel-Uclaf 公司推出米非司酮（mifepristone）作为抗早孕药物，不但促进了抗孕激素及抗皮质激素药的发展，而且在甾体药物研究历史上起着里程碑的作用。它使得已经变得不甚活跃的甾体药物研究领域重新燃起了期望。

米非司酮的发明与抗雌激素药物的发现是有联系的，他莫昔芬及其他的抗雌激素化合物具有三苯基乙烯基的结构，其结构中的双键不同碳上连接的两个苯环，相当于甾体激素分子中的 A 环和 D 环，如表 13-6 中的非甾体雌激素己烯雌酚。他莫昔芬分子中的第三个苯环所处位置，相当于甾体母核中的 β 侧的 C-11 位，这种结构特点对抗激素作用极为重要。

表 13-6　作用于受体的天然激素、合成激动剂和拮抗剂

类型	激素	合成激动剂	合成拮抗剂
孕激素	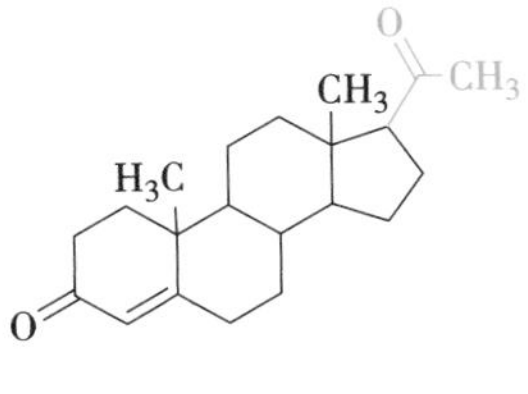 黄体酮 progesterone	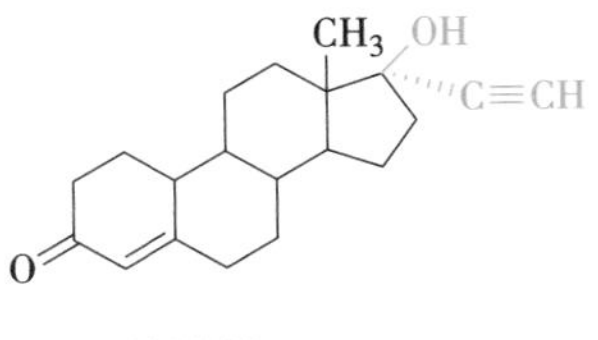 炔诺酮 norethisterone	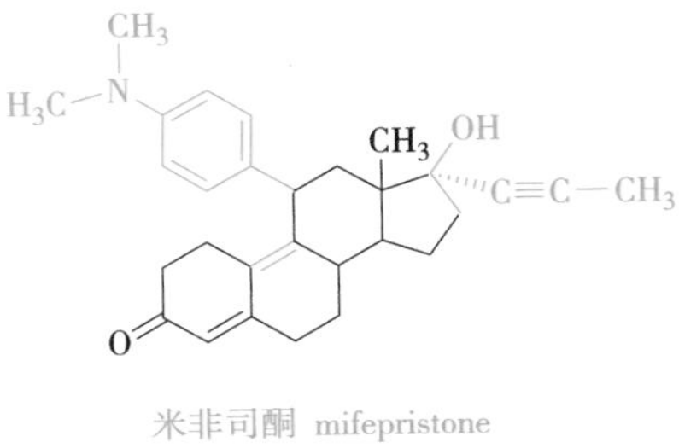 米非司酮 mifepristone
雌激素	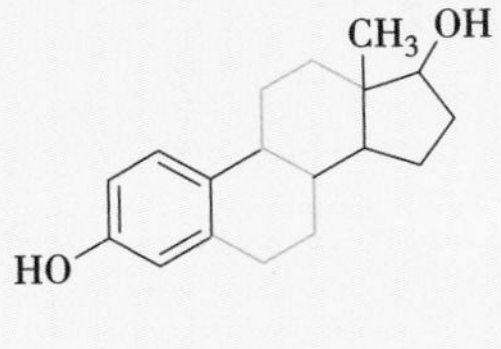 雌二醇 estradiol	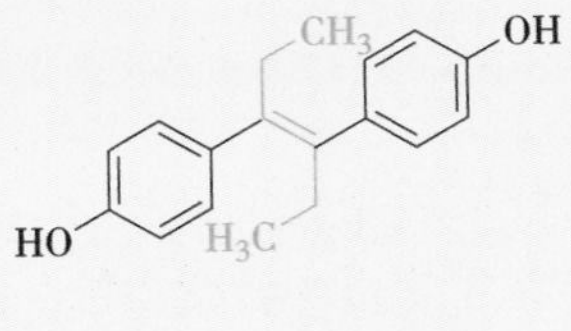 己烯雌酚 diethylstilbestrol	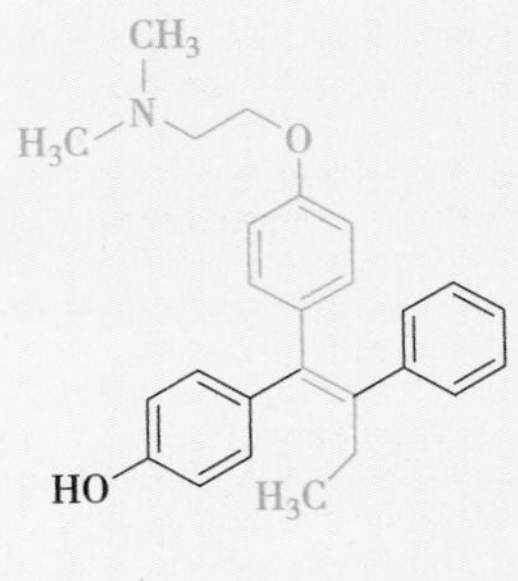 4-羟基他莫昔芬 4-hydroxytamoxifen

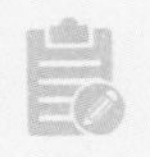

米非司酮是孕激素拮抗剂，因竞争性地作用于孕激素受体（progesterone receptor，PR）和皮质激素受体（glucocorticosteroid receptor，GR），而具有抗孕激素和抗皮质激素的作用，与子宫内膜上孕激素受体的亲和力比黄体酮高出5倍左右，体内作用部位在靶器官，不影响垂体-下丘脑内分泌轴的分泌调节。

抗孕激素作用的靶部位是孕激素受体。目前主要用于抗早孕，也有些抗孕激素药物用于乳腺癌的治疗。

米非司酮 mifepristone

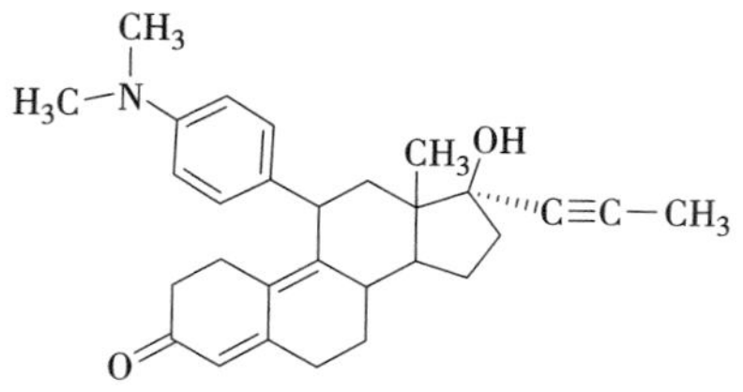

化学名为11β-（4-二甲氨基苯基）-17β-羟基-17α-（1-丙炔基）雌甾-4,9-二烯-3-酮；11β-（4-dimethylaminophenyl）-17β-hydroxy-17α-（1-propynyl）estra-4,9-dien-3-one）。

本品为淡黄色结晶性粉末，熔点为192~196℃。在二氯甲烷或甲醇中易溶，在乙醇或乙酸乙酯中溶解，在水中几乎不溶。本品的旋光度$[\alpha]_D^{20}$为+124°至+129°（5mg/ml，CH_2Cl_2）。

本品的作用是在靶细胞上竞争性结合黄体期和妊娠期的孕激素受体，拮抗孕激素活性，妊娠早期使用可诱发流产，抗早孕时与前列腺素类药物合用对早孕妇女可获得90%~95%的完全流产率。

本品口服吸收迅速，血药浓度达峰时间为0.81~1.50小时，血药峰值分别为0.8mg/L和2.34mg/L，$t_{1/2}$为20~34小时。服药后72小时血药水平仍可维持在0.2mg/L左右。本品有明显首过效应。口服1~2小时后血中代谢产物水平已可超过母体化合物。本品的代谢产物主要有*N*-去甲基化合物、*N*-双去甲基化合物和丙炔醇衍生物。*N*-去甲基化合物为主要代谢产物，具有一定的生物学活性，与黄体酮受体结合力为本品的74.9%，抗早孕作用为本品的1/3，进一步去甲基化形成*N*-双去甲基化合物，见图13-25。

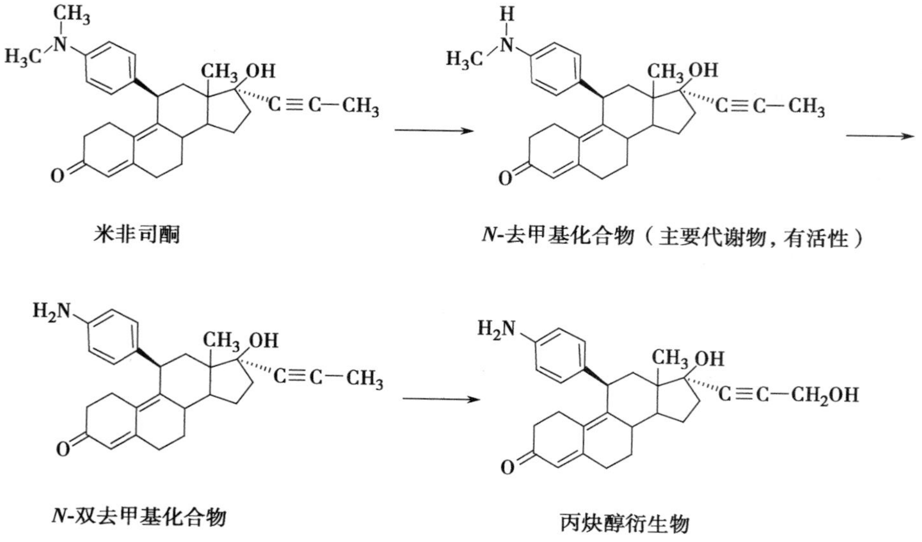

米非司酮

N-去甲基化合物（主要代谢物，有活性）

N-双去甲基化合物

丙炔醇衍生物

图13-25 米非司酮的代谢途径

本品是以炔诺酮为先导化合物经修饰后得到的新型化合物。与炔诺酮相比，其区别有三点：①C-11位增加二甲氨基苯基，这是由孕激素炔诺酮转变为抗孕激素的主要原因；②C-17位由丙炔基代替传统的乙炔基，除了使其保持口服活性外，还因丙炔基而更加稳定；③C-9位和C-10位引入双键，使整个甾体母核共轭性增加。以上的结构特点，使本品比其他常用的甾体抗孕激素药物具有更加

独特的药代动力学性质，呈现出较长的消除半衰期，且血药峰值与剂量无明显关系。

七、肾上腺皮质激素（Adrenocorticoids）

早在 19 世纪中叶，人们已认识到艾迪生病（Addison disease）即肾上腺皮质功能减退症，与肾上腺皮质的功能有关。1927 年 Rogoff 和 Stewart 用肾上腺体提取物静脉注射来治疗患者。后来发现肾上腺皮质激素主要由可的松（cortisone）、氢化可的松（hydrocortisone，cortisol）、皮质酮（corticosterone）、11- 脱氢皮质酮（11-dehydrocorticosterone）及 17α- 羟基 -11- 去氧皮质酮（17α-hydroxy-11-deoxycorticosterone）组成，统称为“天然皮质激素”，具有较高的生物活性。它们均为甾体化合物，具有孕甾烷基本母核和含有 Δ^4-3,20- 二酮、21- 羟基功能基，11- 位含有羟基或氧，17 位含有羟基时视为可的松类化合物，17 位无羟基时为皮质酮类化合物。1953 年又分离出醛固酮（aldosterone）。

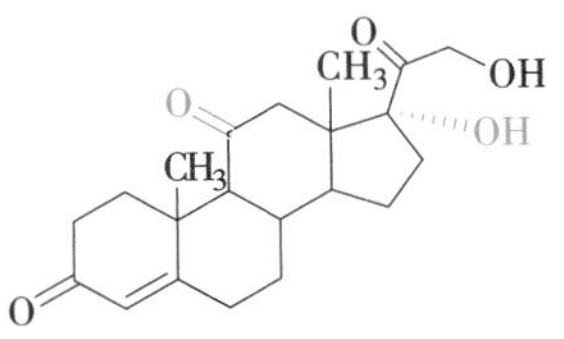

可的松　cortisone

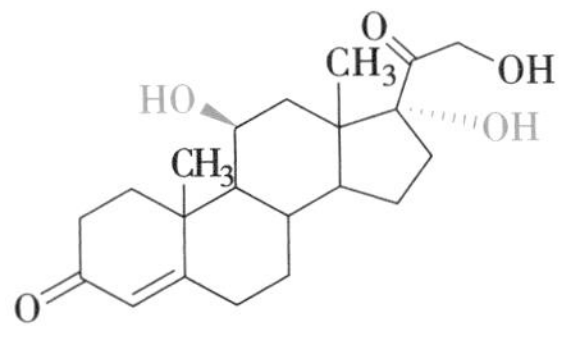

氢化可的松　hydrocortisone

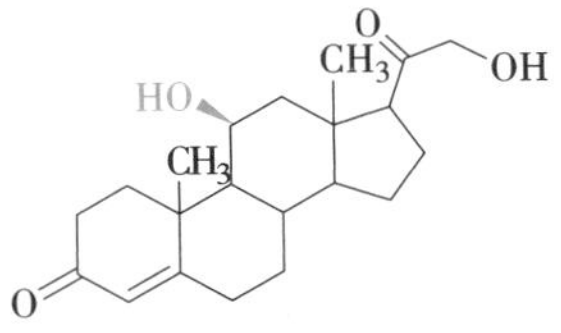

皮质酮　corticosterone

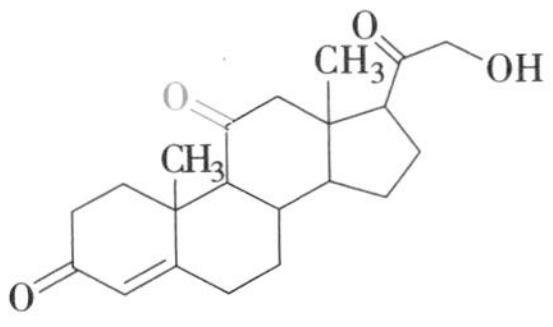

11-脱氢皮质酮
11-dehydrocorticosterone

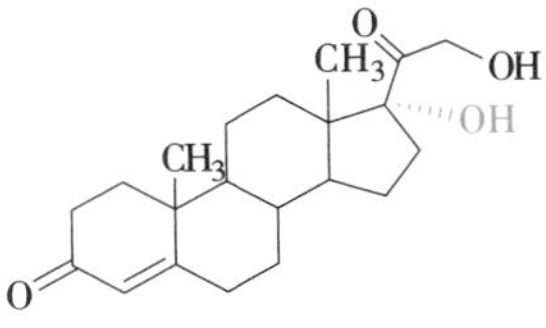

17α-羟基-11-去氧皮质酮
17α-hydroxy-11-deoxycorticosterone

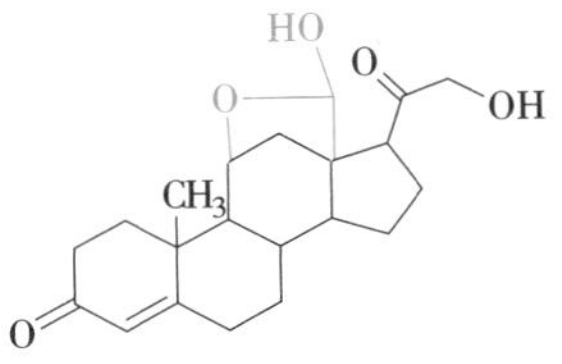

醛固酮　aldosterone

肾上腺皮质激素按生理作用特点可分为盐皮质激素（mineralcorticoid）及糖皮质激素（glucocorticoid）。两者在结构上有明显的区别：通常同时具有 17α- 羟基和 11- 氧（羟基或氧代）的为糖皮质激素；而不同时具有 17α- 羟基和 11- 氧（羟基或氧代）的为盐皮质激素。盐皮质激素如醛固酮及去氧皮质酮，主要调节机体的水、盐代谢和维持电解质平衡，因只限于治疗慢性肾上腺皮质功能不全，临床用途很少，未开发成药物；其代谢拮抗物作为利尿剂使用，如螺内酯。糖皮质激素主要与糖、脂肪、蛋白质的代谢和生长发育等有密切关系，是一类重要药物。但它们仍具有一些影响水、盐代谢的作用，可使钠潴留而发生水肿，这是糖皮质激素的副作用。

为了判断合成的和天然的皮质激素两种活性的大小，实验药理以钠潴留（sodium retention）活力作为盐皮质激素活性大小的指标；以肝糖原沉积作用（liver-glycogen deposition）及抗炎作用（anti-inflammatory）大小作为糖皮质激素活性指标。一些天然皮质激素的生物活性见表 13-7。

表 13-7　天然皮质激素类化合物相对生物活性

化合物	相对活性		
	肝糖原沉积	钠潴留	抗炎
可的松	1.00	1.00	1.00
皮质酮	0.54	2.55	0.03
11- 脱氢皮质酮	0.45	—	0.0
皮质醇	1.55	1.50	1.25
11- 去氧皮质酮	0.0	30	0.0
醛固酮	0.3	600	0.0

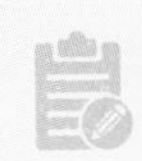

糖皮质激素有极广泛的、效果非常明显的临床用途：治疗肾上腺皮质功能紊乱，自身免疫性疾病如肾病型慢性肾炎、系统性红斑狼疮、类风湿关节炎、变态反应性疾病如支气管哮喘、药物性皮炎、感染性疾病、休克、器官移植的排斥反应、眼科疾病及皮肤病等疾病。钠潴留是皮质激素的主要副作用，此外尚会引起一些并发症，产生皮质激素增多症（库欣综合征），诱发精神病症状、骨质疏松等也是不可忽略的，因而临床使用时普遍比较谨慎。

糖皮质激素化学结构修饰的主要目的集中在如何将糖、盐两种活性分开，以减少副作用。几十年来，经过努力，在甾环上尝试引进各种基团，已经从中找到了活性强、副作用小的有效药物。

氢化可的松 hydrocortisone

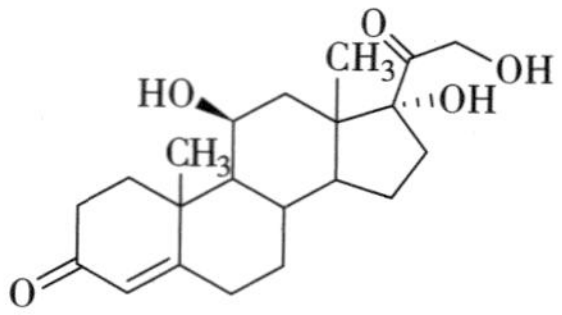

化学名为 11β,17α,21- 三羟基孕甾 -4- 烯 -3,20- 二酮；11β,17α,21-trihydroxypregna-4-ene-3,20-dione。

本品为白色或几乎白色的结晶性粉末，无臭。熔点为 221~222℃。在乙醇、丙酮或二氧六环中略溶，在三氯甲烷中微溶，在乙醚中几乎不溶，在水中不溶。遇光变质。本品的旋光度 $[\alpha]_D^{20}$ 为 +162° 至 +169°（10mg/ml，无水乙醇）。

本品是黄体酮的 11β，17α 及 21 位的三羟基取代物，是皮质激素类药物的基本活性结构。内源性的氢化可的松（也称“皮质醇”）是由胆固醇经 17α- 羟基黄体酮在酶促作用下生物合成形成的。

本品的作用主要是影响糖、蛋白质、脂肪的合成与代谢。其外用的作用机制主要是能防止或抑制被认为是炎症反应的局部发热、发红、肿胀及触痛。在显微镜下观察，它不但可抑制炎症过程的早期表现（水肿、纤维蛋白沉积、毛细血管扩张、白细胞移入发炎区及吞噬活动），而且还抑制其晚期现象（毛细血管增殖、胶原沉积以及更迟出现的瘢痕形成）。

本品进入体内在肝、肌肉及红细胞中代谢。首先经 5β 或 5α 还原酶的催化使 Δ^4 双键还原，进一步在 3α- 或 3β- 酮基还原酶作用下 3- 酮被还原，形成含 5β- 孕甾烷的衍生物，再经葡糖醛酸化或单硫酸酯化成水溶性结合物后从尿及胆汁中排出，见图 13-26。

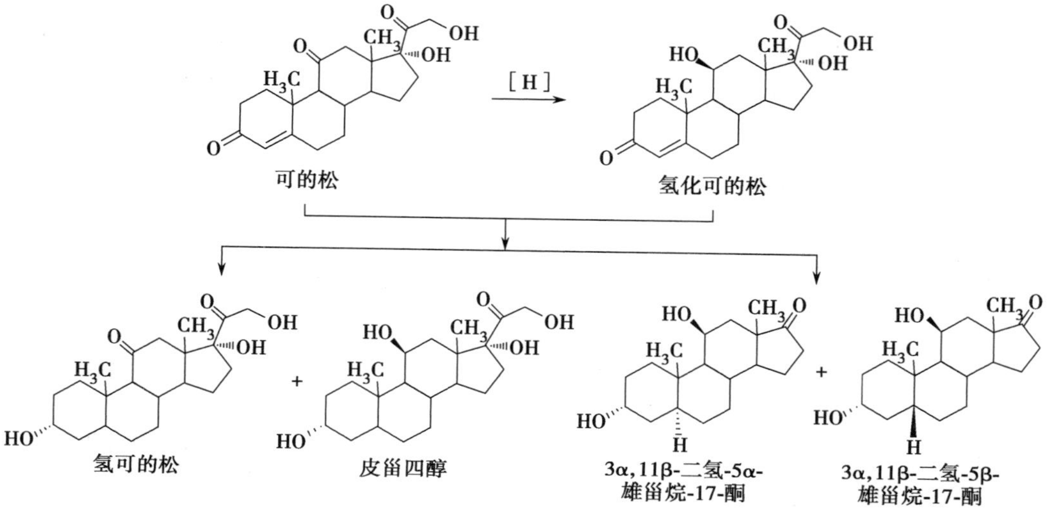

可的松 —[H]→ 氢化可的松

氢可的松 + 皮甾四醇　3α,11β-二氢-5α-雄甾烷-17-酮 + 3α,11β-二氢-5β-雄甾烷-17-酮

图 13-26 可的松和氢化可的松的代谢途径

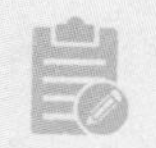

本品用于过敏性皮炎、湿疹、脂溢性皮炎、神经性皮炎、瘙痒症。眼科用于虹膜睫状体炎、角膜炎、上巩膜炎、结膜炎等。

本类药物以氢化可的松为代表药物的构效关系研究可归纳如下（图 13-27）。

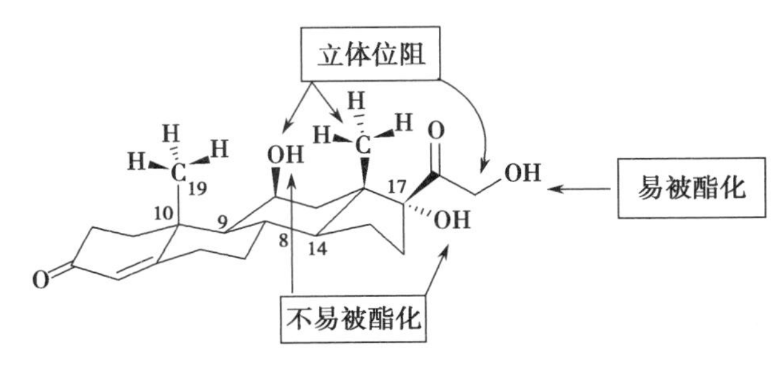

图 13-27　氢化可的松的构效关系图

1. C-21 位的修饰　本品分子中的三个羟基，用常规方法进行酯化时，如与酸酐或酰氯反应时，只有 C-21 羟基能被酯化，C-11 羟基因 C-13 及 C-10 角甲基的位阻、C-17 羟基因侧链的位阻均不易形成酯。

本品与醋酐反应，可得 C-21 位羟基被酯化的前体药物——醋酸氢化可的松（hydrocortisone acetate），其作用时间延长，稳定性增加。

随后，有一系列酯类衍生物问世（表 13-8），C-21 位的酯化修饰不改变糖皮质激素的活性。其中，长碳链脂肪酸酯及二元有机酸的单酯钠及磷酸酯盐，它们均为前药，前者水溶性小，常以口服或局部给药，可延长作用时间，后者可制成水溶液供注射用，如氢化可的松琥珀酸钠、氢化可的松磷酸钠盐，水溶性大，临床上常用于急救情况下的静脉注射或肌内注射给药。

表 13-8　氢化可的松的 C-21 位酯衍生物

药物结构	取代基 R	药物名称	给药途径
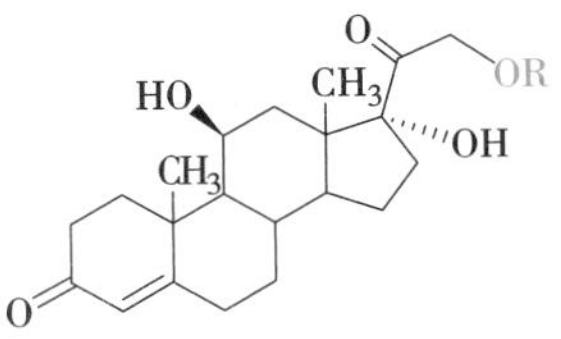	—H	氢化可的松 hydrocortisone	口服或局部
	—$COCH_3$	醋酸氢化可的松 hydrocortisone acetate	
	—$COCH_2CH_2CH_3$	丁酸氢化可的松 hydrocortisone butyrate	
	—$COCH_2CH_2$—(环戊基) 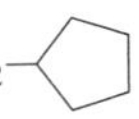	环戊丙酸氢化可的松 hydrocortisone cypionate	
	—$COCH_2N(CH_3)_2 \cdot HCl$	盐酸氢可他酯 hydrocortamate hydrochloride	静脉注射或肌内注射
	—$COCH_2CH_2COO^-Na^+$	氢化可的松琥珀酸钠 hydrocortisone sodium succinate	
	—PO_3Na_2	氢化可的松磷酸钠 hydrocortisone sodium phosphate	

2. C-1 位的修饰　以醋酸氢化可的松为先导化合物，经 C-1 位和 C-2 位脱氢在 A 环引入双键后得到醋酸泼尼松龙（hydroprednisone acetate，别名“醋酸氢化泼尼松”），其抗炎活性比其先导物大 4 倍，而钠潴留作用不变。对这种活性改变的解释是认为 A 环构象从平椅式变成平船式，能提高与受

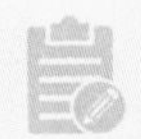

体的亲和力。C-1 位的修饰是对皮质激素甾环母核结构改变的起点，之后，一些强效皮质激素都采用了这一结构修饰手段。

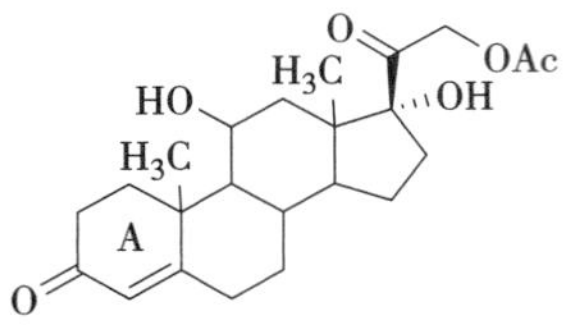

醋酸氢化可的松 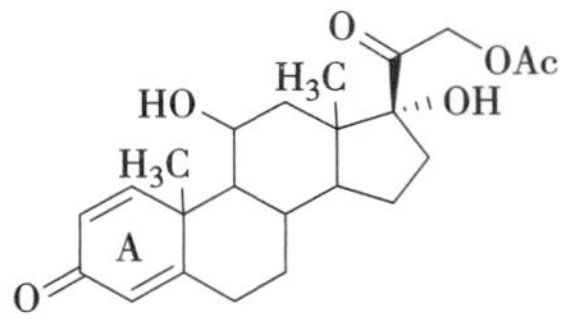　　醋酸泼尼松龙

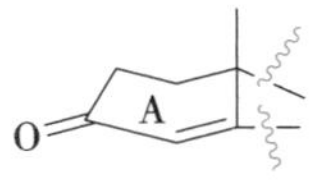

平椅式构象 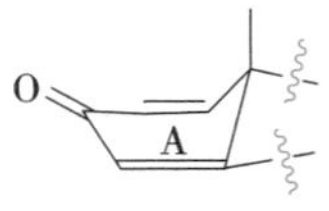　　平船式构象

3. C-6、C-9 或 C-17 位的修饰　有关 C-6、C-9 或 C-17 位的修饰将在醋酸地塞米松中介绍。

醋酸地塞米松　dexamethasone acetate

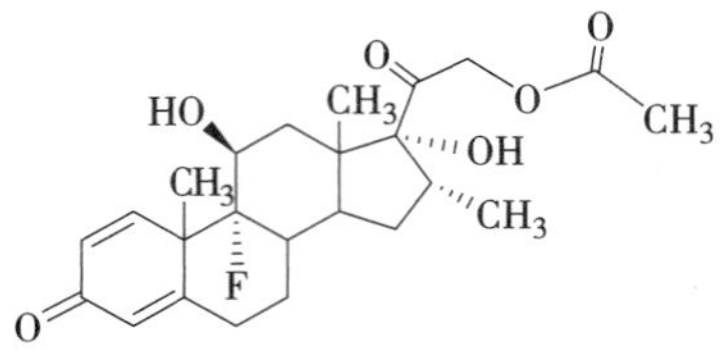

化学名 16α- 甲基 -11β,17α,21- 三羟基 -9α- 氟孕甾 -1,4- 二烯 -3,20- 二酮 -21- 醋酸酯；16α-methyl-11β,17α,21-trihydroxy-9α-fluoropregna-1,4-diene-3,20-dione-21-acetate。

本品为白色或类白色结晶或结晶性粉末，无臭，味微苦。熔点为 223~233℃。在丙酮中易溶，在甲醇或无水乙醇中溶解，在乙醇或三氯甲烷中略溶，在水中不溶。本品的旋光度 $[\alpha]_D^{20}$ 为 +82° 至 +88°（10mg/ml，二氧六环）。

本品的固体在空气中稳定，但需避光保存。其溶液在碱催化下，6~8 分钟内有 50% 的 17α- 酮基醇丢失。本品的稳定性主要受以下几个方面的影响：A 环的 Δ^4-3- 酮在光催化下依实验条件的不同转化成一系列化合物，其中包括 C 环于溶液状态时能被空气氧化，通常这种氧化要求有分子氧的参与并生成水，升高温度能加速氧化反应，自由基引发剂及紫外线能极大地加速这种氧化反应。D 环 C-17 羟基及酮基醇侧链在碱性催化下会互变异构成为羟基醛，对于有氧和无氧的转化都很敏感，其转化过程如图 13-28。

本品的 21- 磷酸钠与亚硫酸氢钠反应，可逆性地生成 A 环 1 位上取代的磺酸盐，这是 α，β- 不饱和酮与亚硫酸的加成反应（图 13-29）。

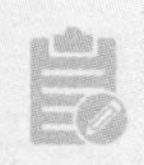

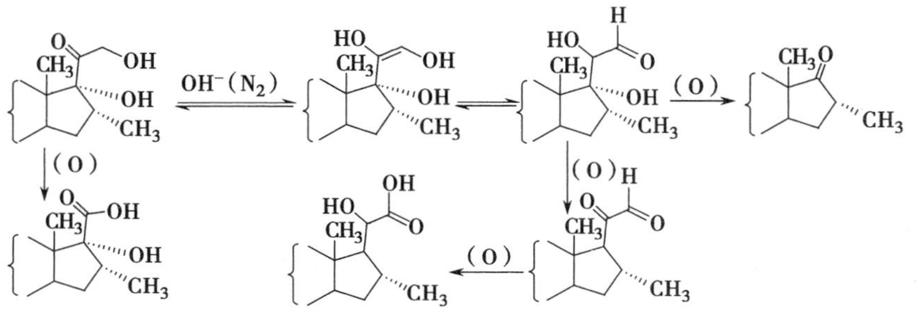

图 13-28　影响醋酸地塞米松稳定性的主要转化过程

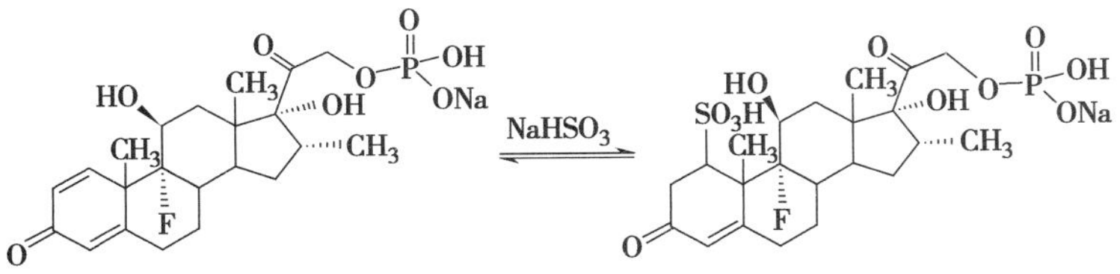

图 13-29　地塞米松 21- 磷酸钠与亚硫酸氢钠的反应

本品口服后 4 小时内有 15% 自尿中排泄，其中 50% 以葡萄糖苷酸形式排泄，50% 以非结合形式排泄。

以 16α- 甲基醋酸氢化可的松为起始原料，经卤化、二氧化硒脱氢作用等，可制得本品（图 13-30）。

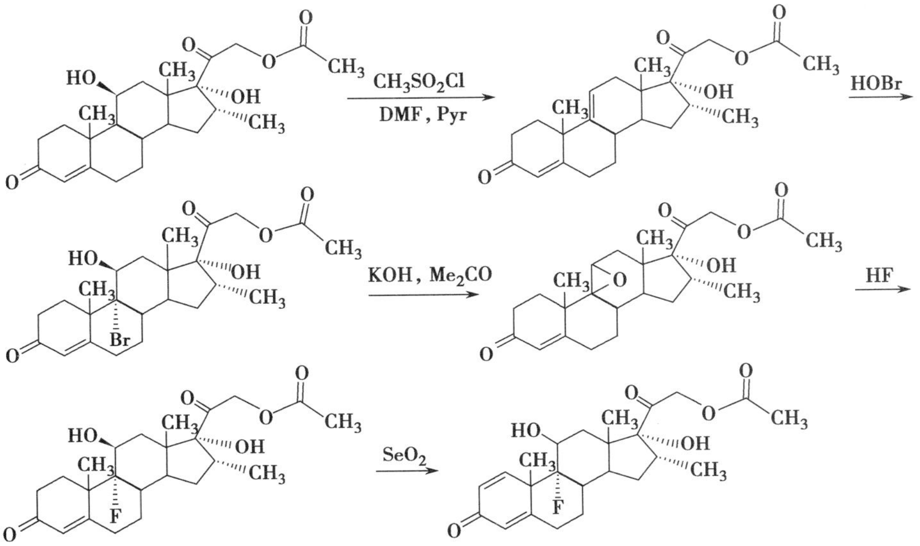

图 13-30　醋酸地塞米松的化学合成

本品的用途很广，如可用于湿疹、神经性皮炎及其他过敏性皮肤病，治疗风湿性关节炎及各种皮肤病等。

本类药物以地塞米松为代表药物的构效关系（图 13-31）可归纳如下。

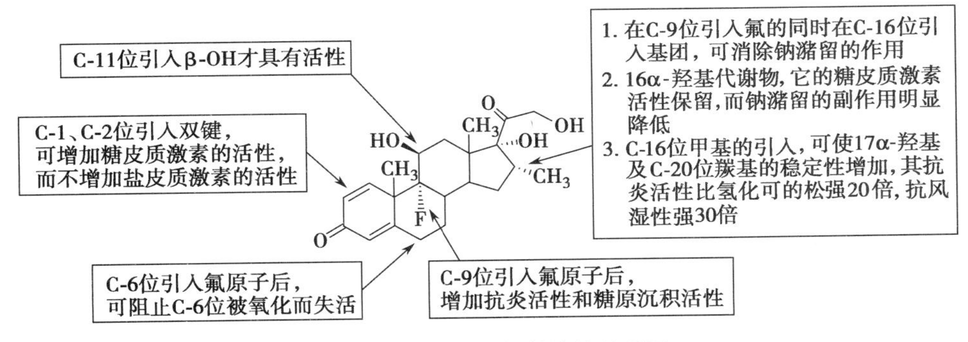

图 13-31　地塞米松的构效关系图

1. 基本结构　本类药物的基本结构含有 21 个碳原子，几乎在可能被取代的位置上都引入了取代基。如 C-1,2 及 C-4,5 的双键，C-3 的酮基，C-9 的氟，C-11β、C-17α 及 C-21 羟基取代。其结构如下：

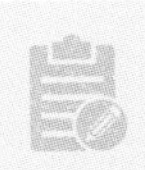

20 酮　21 羟基酯化
11β-羟基
$\Delta^{1,2}$ 双键　17α-羟基
9α-氟　16α-甲基
Δ^{4}-3-酮

2. C-6 位的修饰　在 C-6 位引入氟原子后可阻滞 C-6 氧化失活，如醋酸氟轻松（fluocinonide），其抗炎活性及钠潴留活性均大幅增加，而后者增加得更多，因而只能外用，治疗皮肤过敏症。

3. C-9 位的修饰　当 C-9 位引入氟，并且为 C-9α-氟化物作用最强，抗炎活性和糖原沉积活性比氢化可的松大 10 倍。可由于钠潴留作用增加更多（50 倍），最终它未能成为内用药物，只能作为外用皮肤病治疗药物，然而却鼓励人们去寻找只增加抗炎活性而不增加钠潴留作用的新药。

4. C-16 位的修饰　在 C-9 引入氟的同时在 C-16 上引入基团可消除钠潴留的作用。在患肾上腺癌患者的尿中发现氢化可的松的 16α 羟基代谢产物，它的糖皮质激素活性依旧保留，而钠潴留的副作用明显降低。发现 C-16 甲基的引入使 17α 羟基及 C-20 羰基在血浆中的稳定性（17 位侧链的稳定性）增加，C-16α-甲基为地塞米松；C-16β-甲基为倍他米松，其抗炎活性比氢化可的松大 20 倍、抗风湿活性大 30 倍。详见表 13-9。

表 13-9　糖皮质激素类药物结构与活性的关系

药物名称	C-1~2	C-6	C-9	C-11β	C-16	C-21	抗炎活性	钠潴留活性
醋酸氢化可的松 hydrocortisone acetate	—	—H	—H	—OH	—H	—$COCH_3$	1.0	1.0
曲安奈德（去炎松） triamcinolone acetonide	Δ	—H	α-F	—OH	O R 17 O O 16	—H	6	0
醋酸地塞米松 dexamethasone acetate	Δ	—H	α-F	—OH	α-CH_3	—$COCH_3$	30	0
醋酸氟氢可的松 fludrocortisone acetate	—		α-F	—OH	—H	—$COCH_3$	17	75
倍他米松 betamethasone	Δ	—H	α-F	—OH	β-CH_3	—H	30	0
醋酸氟轻松 fluocinonide	Δ	α-F	α-F	—OH	O R 17 O O 16	—$COCH_3$	40	125

5. C-17 位的修饰 C-17α-羟基可成酯。
6. C-21 位的修饰 C-21-羟基可成酯，如醋酸地塞米松。

第十三章
目标测试

（周海兵）

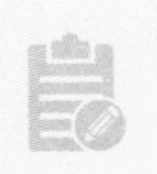

第十四章

维生素 Vitamins

第十四章
教学课件

维生素（vitamins）是一类维持生命正常代谢功能所必需的微量营养物质。绝大多数维生素是酶的辅酶或是辅酶的组成部分，参与机体各种酶促反应，作用于机体的能量转移和代谢调节。人体自身不能合成维生素或合成量很少，因此，人类每天必需摄入一定的量，以维持机体正常的生长、发育以及生殖等生理功能。在正常饮食的情况下，人们不会缺乏维生素。但在不均衡的饮食中，或处于某些疾病以及妊娠等特殊生理情况下，则需补充维生素或用维生素进行治疗。所以，维生素既可以作为日常必需的营养物质，也是维生素缺乏所致疾病的治疗药物，有一些维生素被列入了国家基本药物目录。

天然维生素最初是从一些食物中分离得到的，目前临床使用的维生素药物大都是化学合成及生物合成的代用品及衍生物。迄今为止，人类已发现的维生素达60余种，根据发现的先后，将其命名为维生素A、维生素B、维生素C、维生素D、维生素E等；若根据它们的化学结构、来源或生理功能命名，维生素A称为"视黄醇"，维生素 B_1 称为"盐酸硫胺"，维生素 B_2 称为"核黄素"，维生素C称为"抗坏血酸"等。

由于维生素种类繁多，理化性质和生理功能各异，各维生素间又缺乏类缘关系，通常根据溶解性质将维生素分成脂溶性维生素和水溶性维生素两大类。

第一节 脂溶性维生素 Fat Soluble Vitamins

脂溶性维生素的化学结构中通常有一个较长的脂肪烃链，主要包括维生素A类、维生素D类、维生素E类和维生素K类，它们在食物中与脂类共存，并随脂类食物一同被吸收，能在人体脂肪中储存较长时间。脂溶性维生素排泄较慢，故摄取过多可造成蓄积，甚至引起中毒。

一、维生素A类（Vitamin A）

维生素A（vitamin A）为一组结构相似的多烯类化合物，主要存在于动物来源的食物中，如动物肝脏、奶、奶酪、蛋黄等，在鱼肝油中含量最高；黄色根菜类植物中含维生素A原，如胡萝卜素（carotene），可以转化为维生素A。体内缺乏维生素A类就会产生夜盲症、眼干燥症、角膜软化症及皮肤粗糙等。

最早确定化学结构的维生素A是从鱼肝油中分离得到的，也被称为"视黄醇（retinol）"，为环己烯衍生物，有一条含11个碳原子、4个双键、末端为羟基的不饱和侧链，链上的双键均为反式构型。早期的维生素A均指视黄醇，现命名为维生素 A_1（vitamin A_1）。后来又从淡水鱼鱼肝中分离得到另一种维生素A，较维生素 A_1 的环上多一个双键，即3-脱氢视黄醇，称为"维生素 A_2（vitamin A_2）"，生物活性为视黄醇的30%~40%。

维生素A的发现（拓展阅读）

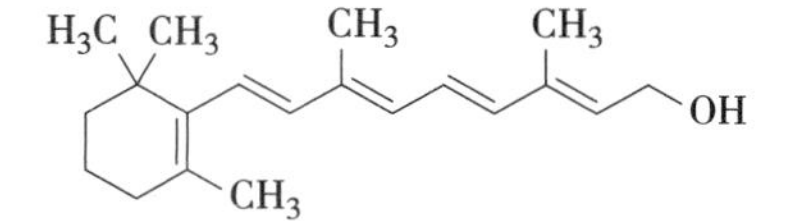

维生素 A_1 vitamin A_1（retinol）

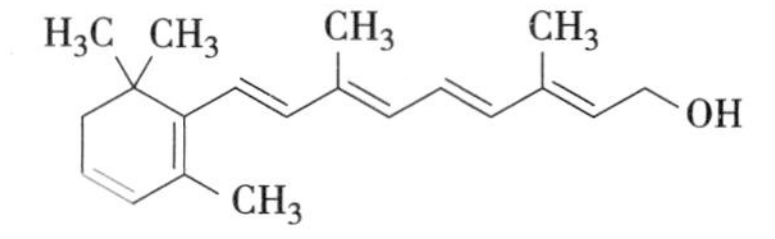

维生素 A_2 vitamin A_2

在植物中至少有 10 种胡萝卜素可转化为维生素 A，主要包括 α- 胡萝卜素、β- 胡萝卜素、γ- 胡萝卜素及玉米黄素等。其中 β- 胡萝卜素是最重要的维生素 A 原，人类营养中约三分之二的维生素 A 来自 β- 胡萝卜素，在小肠中的 β- 胡萝卜素加氧酶作用下，能生成两分子视黄醇。

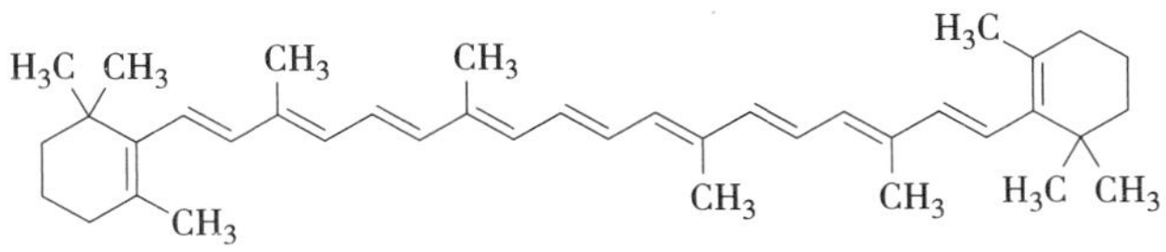

β-胡萝卜素 β-carotene

维生素 A 侧链上有 4 个双键，理论上应有 16 个顺反异构体，但由于立体位阻原因，只有少数位阻较小的异构体能存在，现已发现的有 6 种异构体，除维生素 A 为全反式外，其余 5 种均为混合型异构体。

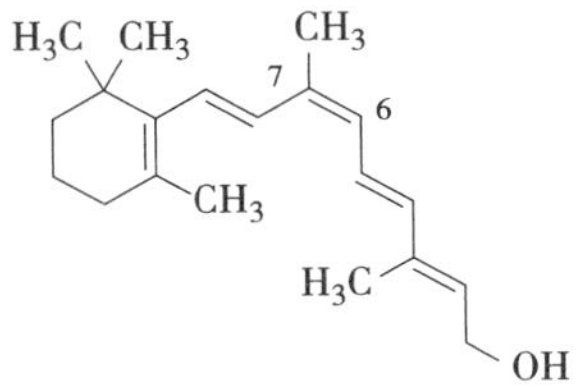

异维生素 Aa
iso-vitamin Aa（6-*cis*-retinol）

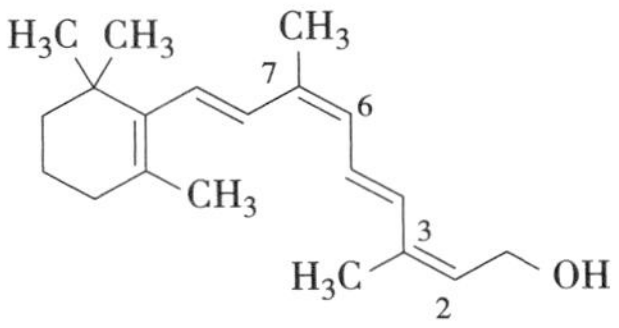

异维生素 Ab
iso-vitamin Ab（2,6-di-*cis*-retinol）

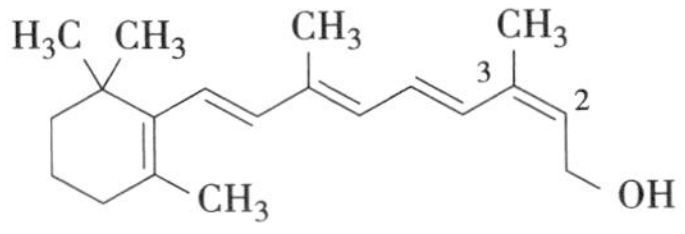

新维生素 Aa
neo-vitamin Aa（2-*cis*-retinol）

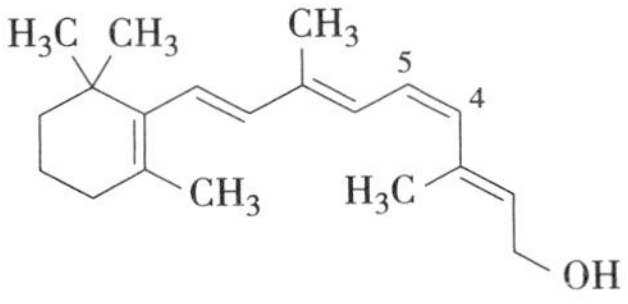

新维生素 Ab
neo-vitamin Ab（4-*cis*-retinol）

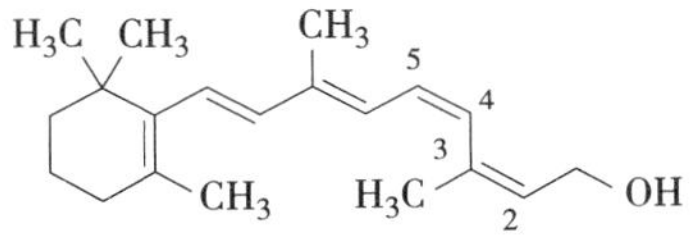

新维生素 Ac
neo-vitamin Ac（2,4-di-*cis*-retinol）

维生素 A 结构中末端烯丙式伯醇易发生氧化代谢，生成维生素 A 的两个活性形式：视黄醛（retinal）及视黄酸（retinoic acid）。视黄醛可以互变异构成 4- 顺式视黄醛（4-*cis*-retinal），它与视蛋白结合生成的视紫红质为感受弱光的视色素，维持弱光下视觉，在视觉的形成和视循环过程中起重要作用，见图 14-1。

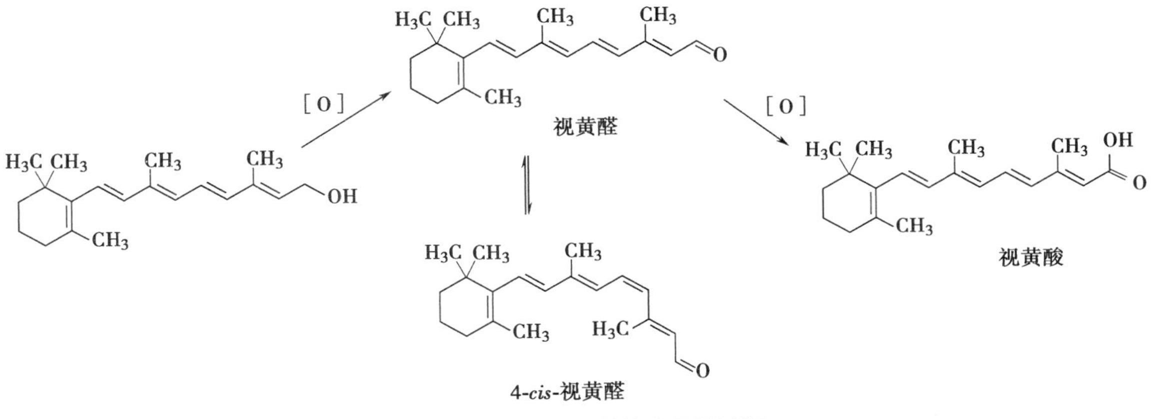

［O］ 视黄醛 ［O］ 视黄酸 4-*cis*-视黄醛

图 14-1 维生素 A 的体内代谢过程

视黄酸，又称“维甲酸”“全反式维甲酸”，通用名为“维 A 酸”。在肝中与葡糖醛酸结合或继续氧化成其他代谢物，随胆汁或尿液排出体外。视黄酸作为维生素 A 的活性代谢产物，能与特定的核受体结合，具有与维生素 A 相似的药理作用，能影响骨骼的生长和上皮组织代谢，有促进上皮细胞分化、角质溶解等作用。视黄酸及其异构体异维生素 A 酸（2-*cis*-retinoic acid），通用名为“异维 A 酸”，

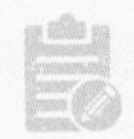

临床还可用于寻常痤疮、扁平苔藓、银屑病的治疗。此外，维 A 酸作为诱导分化剂，可以将恶性早幼粒细胞白血病细胞诱导分化为良性细胞，是目前治疗急性早幼粒细胞白血病的首选药物。

异维生素A酸

维生素 A 的代谢产物与急性早幼粒细胞白血病治疗（拓展阅读）

用于临床的视黄酸类似物还有阿维 A 酯（etretinate）和阿维 A（acitretin），属于芳香环取代环己烯结构的维生素 A 类衍生物，阿维 A 酯在治疗严重银屑病方面效果较好。视黄酸的酰胺衍生物维胺酯（viaminate）和维胺酸［*N*-（4-carboxyphenyl）-retinamide］对宫颈、口腔、食管等癌变有很好的预防效果。

$R=OCH_2CH_3$　阿维 A 酯 etretinate

R=OH　阿维 A acitretin

R=OH　维胺酸 *N*-（4-carboxyphenyl）-retinamide

$R=OCH_2CH_3$　维胺酯 viaminate

维生素 A 的结构有高度特异性，其结构与活性关系见图 14-2。

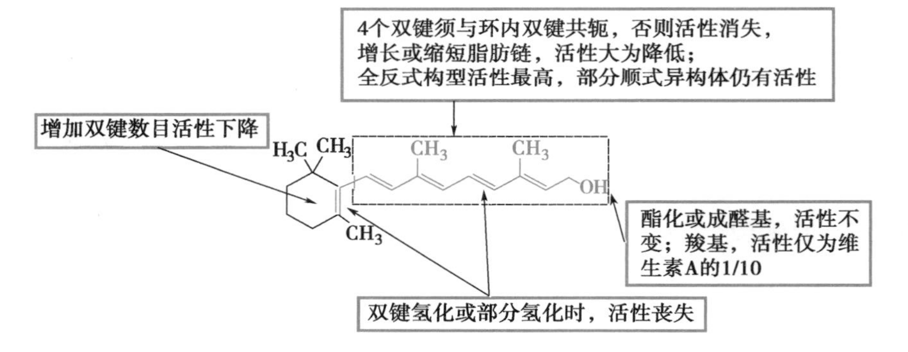

图 14-2　维生素 A 的构效关系

维生素 A 醋酸酯　vitamin A acetate

化学名为（全 *E* 型）-3,7- 二甲基 -9-（2,6,6- 三甲基 -1- 环己烯 -1- 基）-2,4,6,8- 壬四烯 -1- 醇醋酸酯；（all *E*）-3,7-dimethyl-9-（2,6,6-trimethyl-1-cyclohexene-1-yl）-2,4,6,8-nona-tetraene-1-olacetate。又名“视黄醇醋酸酯”，在《中国药典》里收载名为“维生素 A”。

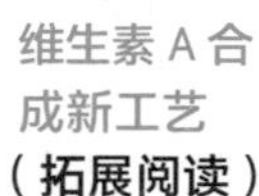

维生素 A 合成新工艺（拓展阅读）

本品为黄色棱形结晶，m.p. 57~60℃。易溶于乙醇、三氯甲烷、乙醚、脂肪和油，不溶于水。

维生素 A 可与三氯化锑反应，呈现深蓝色。此外，维生素 A 还能产生强黄绿色荧光，可用以定性和定量分析。

因维生素 A 为多烯键共轭烯丙型醇结构，很不稳定，易脱水生成碳正离子，最后降解为脱水维生素 A，其活性仅为维生素 A 的 0.4%。成酯后的维生素 A 稳定性提高，并有利于维生素 A 的吸收，提高维生素 A 的生物利用度。因此，临床应用的为维生素 A 醋酸酯或维生素 A 棕榈酸酯（vitamin A palmitate），在体内被酶水解得到维生素 A 后起效。

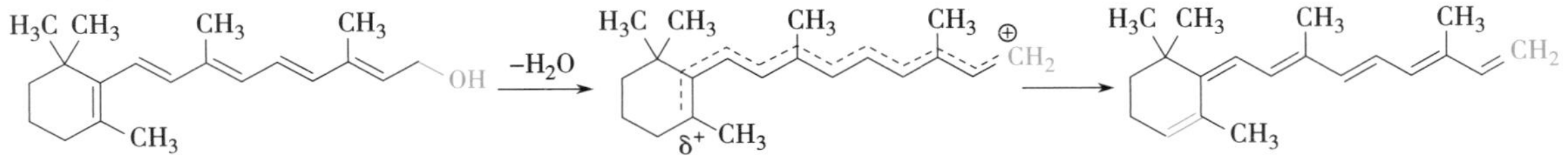

$-H_2O$

脱水维生素A

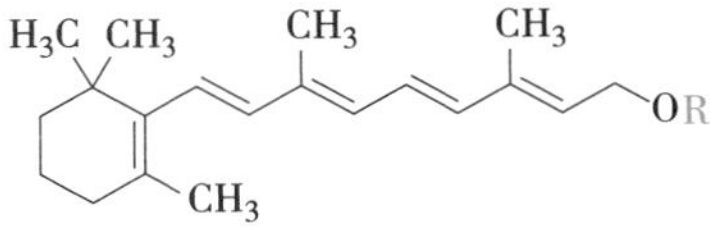

$R=COCH_3$ 维生素 A 醋酸酯 vitamin A acetate

$R=CO(CH_2)_{14}CH_3$ 维生素 A 棕榈酸酯 vitamin A palmitate

维生素 A 醋酸酯含 5 个双键，易被空气氧化，在光照、加热或有金属离子存在时，促进氧化降解。氧化的初级产物为环氧化合物，这些环氧化合物在酸性介质中会发生重排，生成呋喃型氧化物。在无氧、低于 60℃（熔点）情况下，维生素 A 醋酸酯比较稳定，但 70℃以上会产生部分异构的顺式异构体及二聚物。

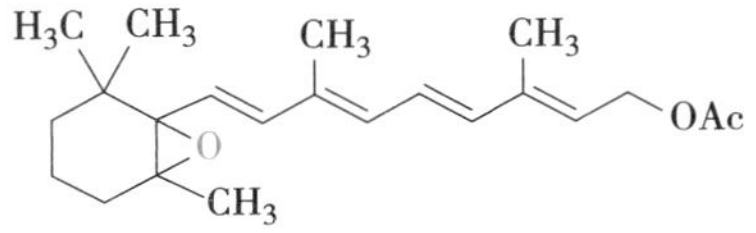

环氧化物

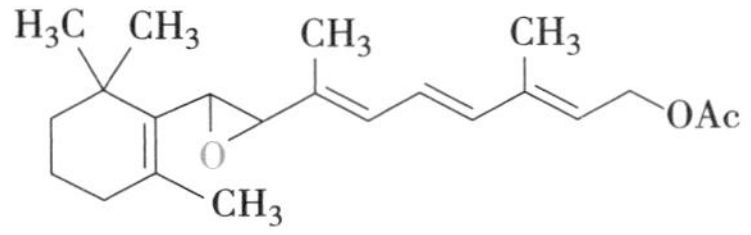

环氧化物

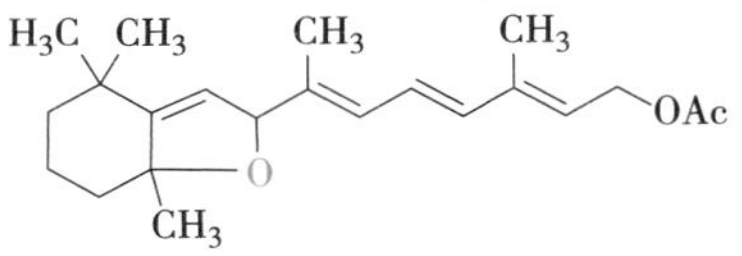

呋喃型氧化物

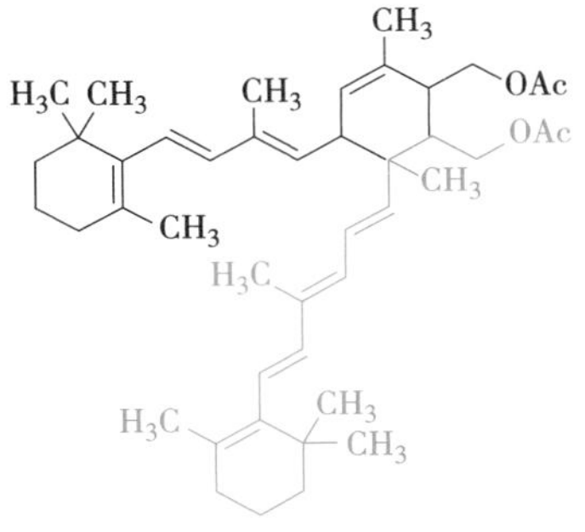

维生素A二聚物

因此，维生素 A 醋酸酯应贮存于铝制容器，充氮气密封置阴凉干燥处保存。也常将维生素 A 醋酸酯溶于含维生素 E 的油中，或加入其他抗氧剂保存。长期贮存也可发生异构化，使活性下降。

维生素 A 是重要的视觉感光物质，当其缺乏时，视紫红质合成受阻，会出现夜盲症。维生素 A 具有诱导控制上皮组织分化和生长的作用，缺乏时上皮组织表面干燥、变厚、屏障性能降低，出现眼干燥症、牙周溢脓等。维生素 A 同时为骨骼生长、维持睾丸和卵巢功能、胚胎发育所必需的物质。维生素 A 醋酸酯可作为上述维生素 A 缺乏症的防治药物，此外它还具有抗氧化作用。但长期过量使用，可引起维生素 A 的蓄积，表现为疲劳、烦躁、精神抑制、呕吐、低热、高血钙、骨和关节痛等。

二、维生素 D 类（Vitamin D）

维生素 D（vitamin D）是一类抗佝偻病维生素的总称，它们都是固醇的开环衍生物，已知的维生素 D 至少有 10 种，以维生素 D_2（vitamin D_2，麦角骨化醇，ergocalciferol）和维生素 D_3（vitamin D_3，胆骨

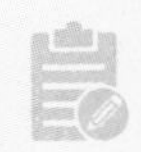

化醇，cholecalciferol）最重要。两者都具有调节机体钙、磷代谢，促进成骨作用的生理功能，生物效价相等，化学结构相似，但前者比后者在侧链上多一个甲基和双键，化学稳定性不如后者。

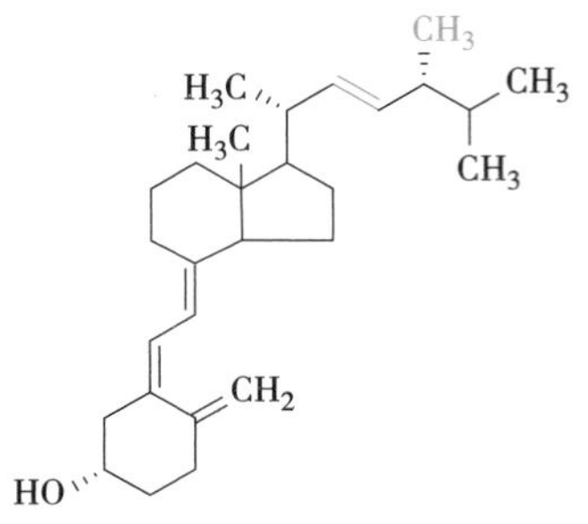

维生素D_2 vitamin D_2
麦角骨化醇 ergocalciferol

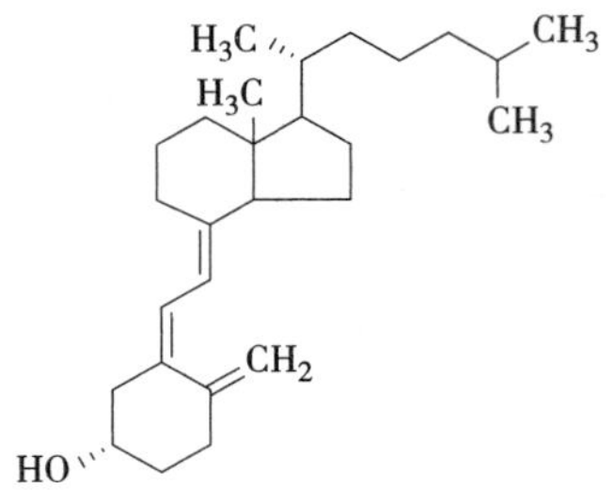

维生素D_3 vitamin D_3
胆骨化醇 cholecalciferol

植物油和酵母中含有不能被人体吸收的麦角固醇（ergosterol），在日光或紫外线的照射下，可转变为能被人体吸收的维生素 D_2，因此，麦角固醇又称为植物来源的维生素 D_2 原。

在肝、奶、蛋黄等食物中含有丰富的维生素 D_3。另外，维生素 D_3 可在人体内由胆固醇（cholesterol）转化而来。在脱氢酶的作用下，胆固醇先转变成 7- 脱氢胆固醇（7-dehydrocholesterol），储存在皮肤，在日光或紫外线照射下，后者 B 环断裂转变为维生素 D_3，7- 脱氢胆固醇也称为动物来源的维生素 D_3 原，所以多晒太阳是预防维生素 D 缺乏的主要方法之一（图 14-3）。

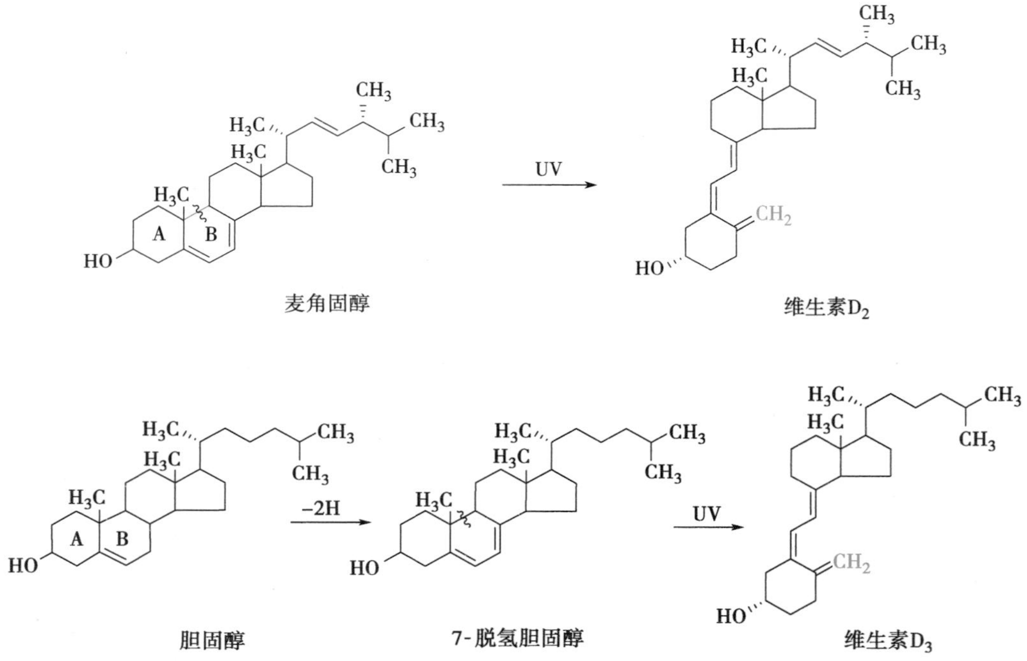

麦角固醇 —UV→ 维生素D_2

胆固醇 —(−2H)→ 7- 脱氢胆固醇 —UV→ 维生素D_3

图 14-3 维生素 D 的光照生物转化

7- 脱氢胆固醇在体内的转化过程如图 14-4 所示：在紫外线照射下，7- 脱氢胆固醇中 C9~C10 间的 C—C 键断裂并重排后得前维生素 D_3，然后在一定温度（如体温）下发生进一步重排，最终形成维生素 D_3。为了防止过分紫外线照射使体内维生素 D_3 过剩，可通过前维生素 D_3 转变为速固醇（tachysterol）和光固醇（lumisterol）的途径来调节，以免因血中维生素 D_3 量过高而形成高钙血症。一般情况下，人体的手臂和面部的皮肤暴露于日光下光照 10 分钟，所合成的维生素 D_3 足够维持机体的需要。

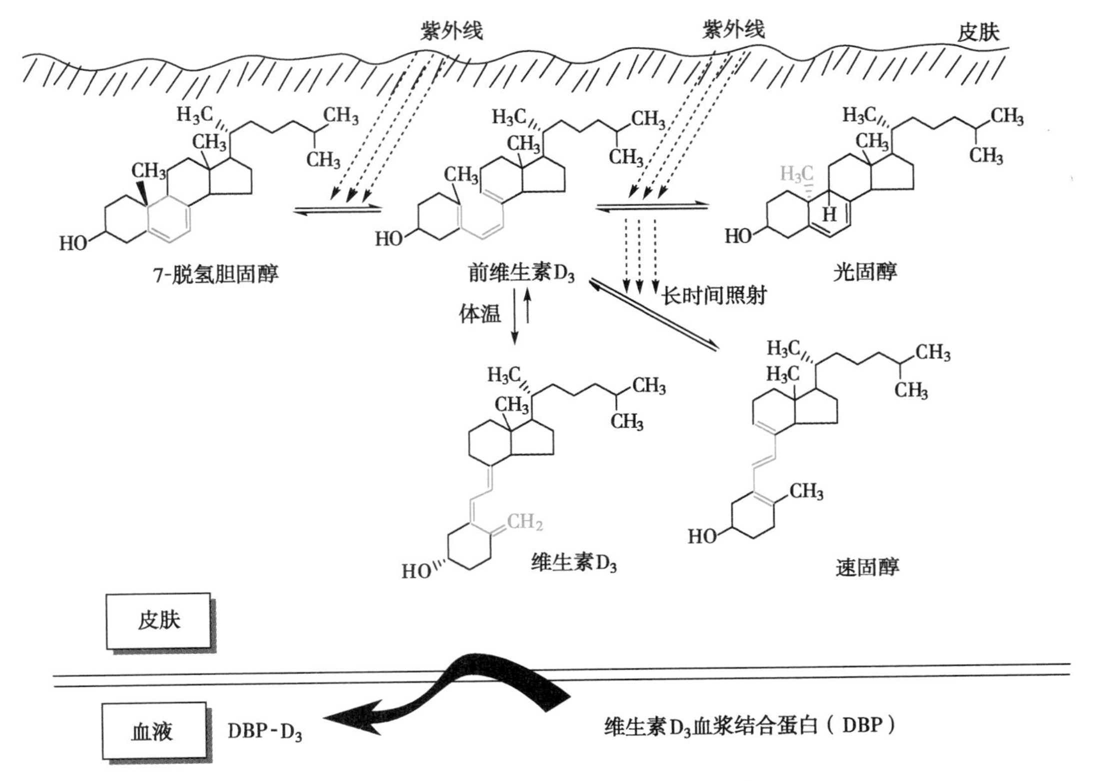

图 14-4　7-脱氢胆固醇在体内的转化过程

维生素 D 的构效关系表明：C-3 位羟基以及 C-17 位的长链是活性必需基团；C-5 和 C-7 位的双键氢化将导致活性消失；C-1α 位和 C-25 位引入羟基活性最高，见图 14-5。

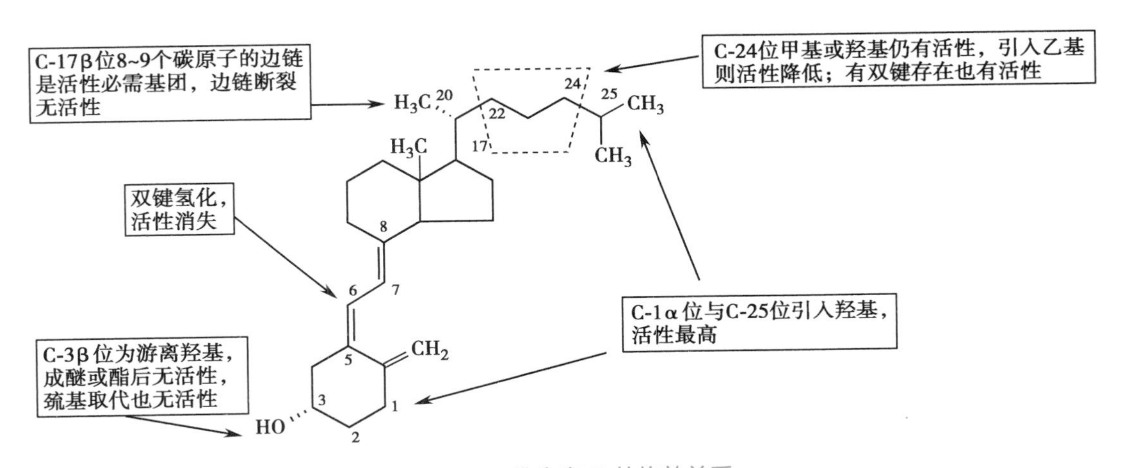

图 14-5　维生素 D 的构效关系

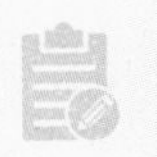

维生素 D_3　vitamin D_3

化学名为（3β,5*Z*,7*E*）-9,10- 开环胆甾 -5,7,10（19）- 三烯 -3β- 醇；（3β,5*Z*,7*E*）-9,10-secocholesta-5,7,10（19）-trien-3β-ol。又名“胆骨化醇（cholecalciferol）”。

本品为无色针状结晶或白色结晶性粉末，m.p. 84~85℃；无臭，无味；遇光或空气均易变质。在植物油中略溶，水中不溶，乙醇、丙酮、三氯甲烷或乙醚中极易溶解。旋光度$[\alpha]_D^{20}$为 +105° 至 +112°。

由于本品为 7- 脱氢胆固醇的开环物，其化学结构中各碳原子序号沿用胆固醇的排序方式。因此，与胆固醇一样，A 环的羟基仍在 C-3*β* 位，C-18 位甲基和 C-17 位侧链在 *β* 位。7- 脱氢胆固醇光照开环后，分子中形成三个共轭的烯键，并发生双键异构重排，原胆固醇的 C-10 位甲基成为亚甲基（图 14-4），C-5 和 C-6 双键为顺式（*Z* 或 *cis*）构型，而 C-7 和 C-8 双键为反式（*E* 或 *trans*）构型。

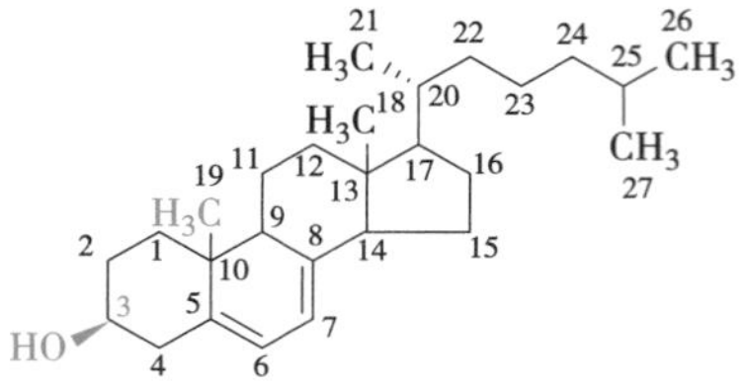

7–脱氢胆固醇 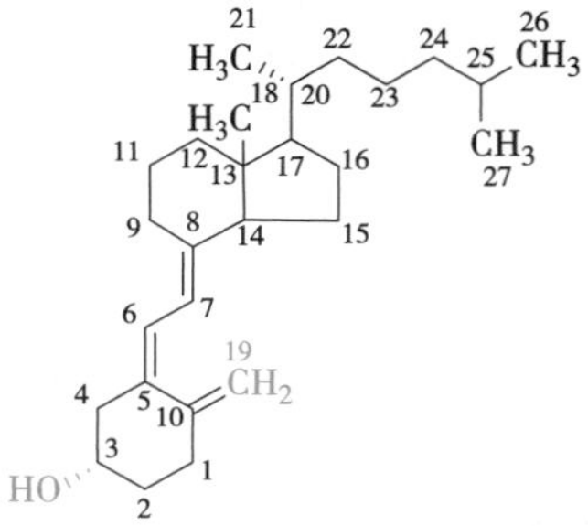　　　　维生素D_3

维生素 D_3 本身并无活性，在体内经过两步氧化代谢过程活化（图 14-6）。第一步在肝内质网上被维生素 D-25- 羟化酶（25-OHase）氧化为 25- 羟基维生素 D_3（骨化二醇，calcifediol），它是维生素 D 在体内循环和存贮的主要形式。第二步在肾的线粒体中被维生素 D 的 1α- 羟化酶（1α-OHase）催化形成 1α,25- 二羟基维生素 D_3（骨化三醇，calcitriol），它才是真正起作用的“活性维生素 D_3”。骨化三醇较维生素 D_3 作用强 5~10 倍，较维生素 D_2 作用强 2~5 倍。

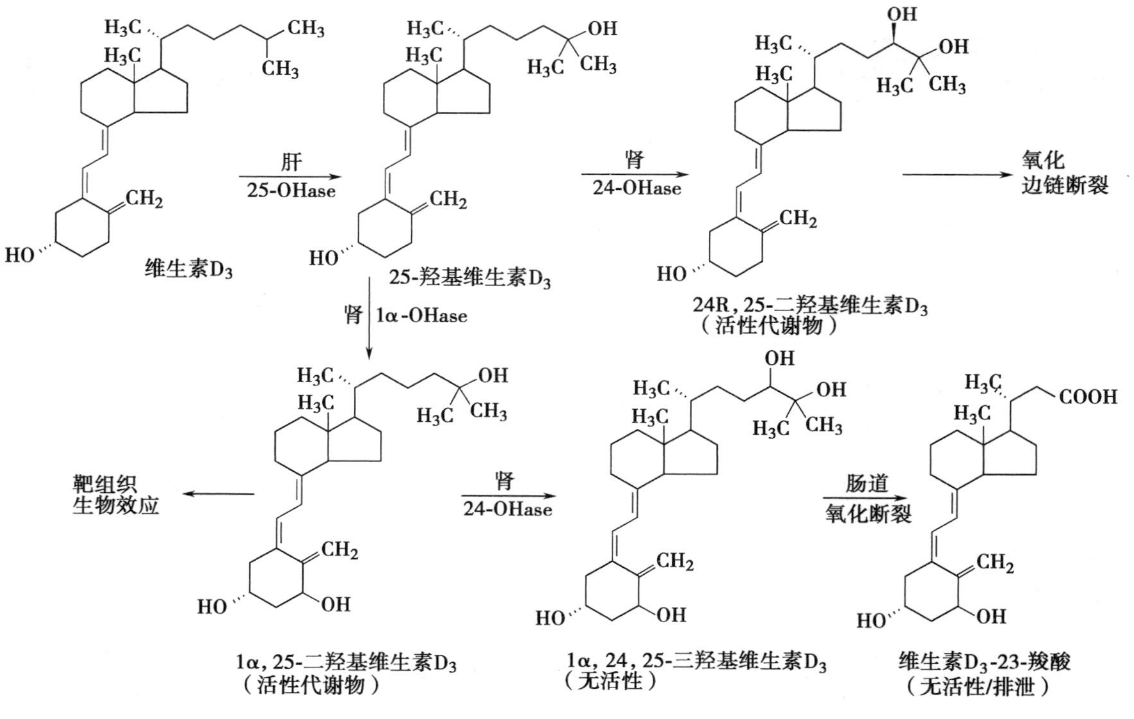

维生素D_3 —肝 25-OHase→ 25-羟基维生素D_3 —肾 24-OHase→ 24R，25-二羟基维生素D_3（活性代谢物）→ 氧化 边链断裂

25-羟基维生素D_3 —肾 1α-OHase→ 1α，25-二羟基维生素D_3（活性代谢物）→ 靶组织 生物效应

1α，25-二羟基维生素D_3 —肾 24-OHase→ 1α，24，25-三羟基维生素D_3（无活性）—肠道 氧化断裂→ 维生素D_3-23-羧酸（无活性/排泄）

图 14-6 维生素 D_3 的体内代谢过程

活性代谢物骨化三醇与靶器官如肠、骨、肾和甲状旁腺中特异性和高亲和力的胞质受体蛋白结合，受体再将激素从胞质转运到细胞核中，诱导钙结合蛋白的合成，促进 Ca^{2+}-ATP 酶的活性，进而

促进 Ca^{2+} 的吸收。早期的研究认为，24*R*,25- 二羟基维生素 D_3［24*R*,25-（OH）$_2$-vitamin D_3］为失活代谢的产物，最近的动物实验与临床试验显示，这一代谢物对膜内骨形成起着关键的作用，也是活性代谢物之一。这些活性代谢物经历进一步的氧化代谢，发生边链的断裂，生成维生素 D_3-23- 羧酸（calcitroic acid）等无活性代谢物排出体外。

一般情况下，儿童及成年人的肝及肾中羟化酶的活性足以转化维生素 D_3 为所需的骨化三醇。然而在老年患者及肾功能障碍患者中，由于 1α- 羟化酶活性低下或丧失，补充的维生素 D_3 就不能转变为活性维生素 D_3。阿法骨化醇（alfacalcidol）是在维生素 D_3 结构中引入 1α- 羟基而得到的，无须 1α- 羟化酶转化，用以补充老人或肾功能障碍患者的维生素 D 缺乏。

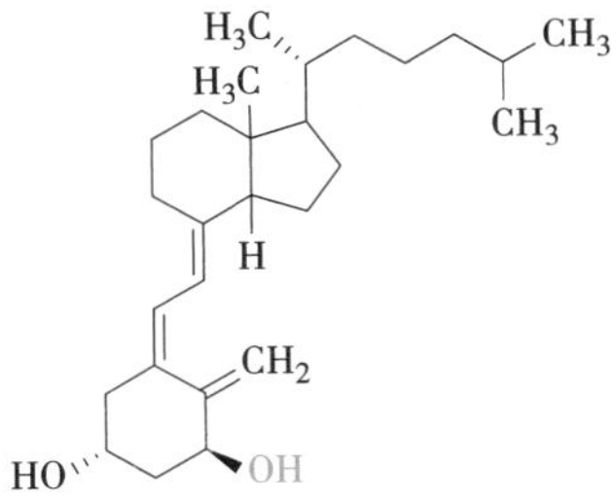

阿法骨化醇 alfacalcidol

维生素 D 促进小肠黏膜对钙磷的吸收，促进肾小管对钙磷的吸收，促进骨代谢，维持血钙、血磷的平衡。膳食中缺乏维生素 D 或缺少日光照射可导致维生素 D 缺乏，缺乏症表现为骨骼疾病，于儿童称为“佝偻病”，于成人称为“骨质软化症”和“骨质疏松症”。一般食物来源的维生素 D 含量较低，但可通过皮肤暴露在阳光或紫外线下，在体内合成。临床上常用维生素 D 防治佝偻病、骨软化症及老年骨质疏松症等。但过量摄入维生素 D 会导致中毒，表现为高钙血症和高钙尿症。

三、维生素 E 类（Vitamin E）

维生素 E（vitamin E）是一类与生育功能有关的脂溶性维生素的统称，它们都是苯并二氢吡喃的衍生物，且苯环上含酚羟基，故这类化合物又称为“生育酚（tocopherol）”。已知的维生素 E 有 8 种，按结构差异分为生育酚和生育三烯酚（tocotrienol）两大类，苯并二氢吡喃衍生物 2 位有一个 16 碳原子饱和长侧链（又称“植基”尾，phytyl tail）的为生育酚；长链的 3′, 7′, 11′ 位上有三个不饱和双键的为生育三烯酚。由于苯并二氢吡喃环上甲基的数目和位置不同，生育酚和生育三烯酚又各有四个类似物，分别为 α 体、β 体、γ 体、δ 体，它们大多存在于植物中，以麦胚油、花生油、玉米油中含量最为丰富（表 14-1）。

表 14-1　天然维生素 E 的类型

类别	化学结构	取代基		维生素 E
		R^1	R^2	
生育酚	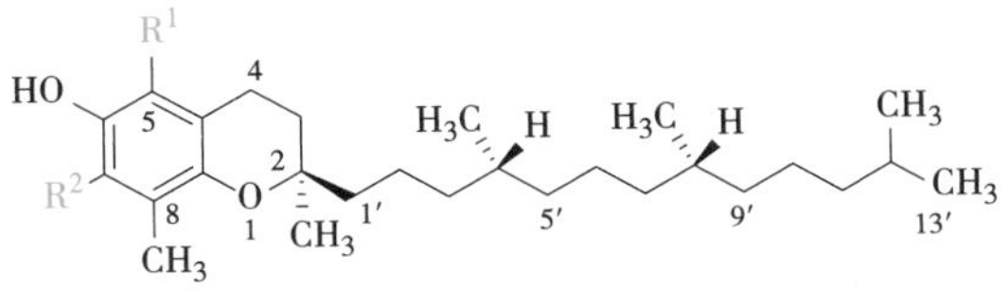	—CH_3	—CH_3	α 体
		—CH_3	—H	β 体
		—H	—CH_3	γ 体
		—H	—H	δ 体
生育三烯酚	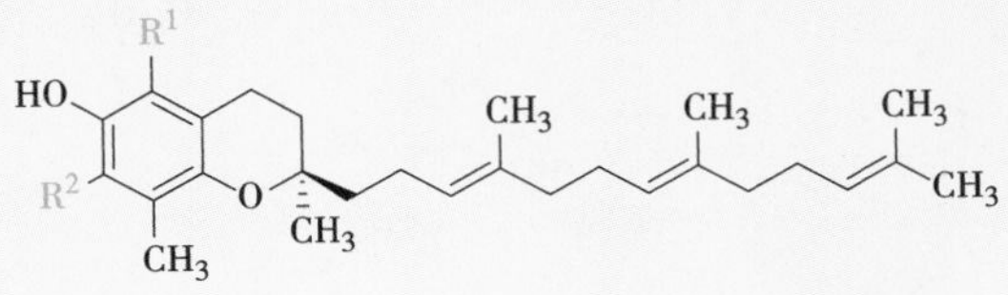	—CH_3	—CH_3	α 体
		—CH_3	—H	β 体
		—H	—CH_3	γ 体
		—H	—H	δ 体

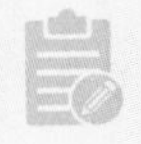

各类似物间的生物活性强弱因苯环上取代的甲基数目多少及位置不同而有所差别，其中 α- 生育酚活性最强，β 体和 γ 体活性约为 α 体的一半，δ- 生育酚活性最小，通常所称的维生素 E 即为 α- 生育酚。天然的 α- 生育酚于 1936 年分离得到，并于 1938 年人工合成成功。

维生素 E 的构效关系研究表明：分子中羟基为活性基团，且必须与杂环氧原子成对位。苯环上甲基数目减少和位置改变，均导致活性降低；缩短或除去分子中的侧链，活性降低或丧失；维生素 E 的立体结构对活性也有影响，人工合成的消旋品仅为天然品维生素 E 活性的 40%。

维生素 E 与动物的生殖功能有关，具有抗不孕作用。维生素 E 的抗氧化作用以及对生物膜的保护、稳定及调控作用综合为抗衰老作用。维生素 E 临床上用于习惯性流产、不孕症及更年期障碍、进行性肌营养不良、间歇性跛行及动脉粥样硬化等的防治。此外，维生素 E 可用于延缓衰老。但是，长期过量服用维生素 E 可产生眩晕、视物模糊，并可导致血小板聚集及血栓形成。

维生素 E 醋酸酯 vitamin E acetate

化学名为（±）-2,5,7,8- 四甲基 -2-（4,8,12- 三甲基十三烷基）-6- 苯并二氢吡喃醇醋酸酯；（±）-3,4-dihydro-2,5,7,8-tetramethyl-2-（4,8,12-trimethyl-tridecyl）-2*H*-1-benzopyran-6-ol acetate）。又名"*dl*-α- 生育酚醋酸酯（*dl*-α-tocopherol acetate）"。《中国药典》称本品为"维生素 E"。

本品为微黄色或黄色透明的黏稠液体，m.p. 2.5~3.5℃，几乎无臭，遇光色渐变深。在无水乙醇、丙酮、三氯甲烷、乙醚或石油醚中易溶，在水中不溶。

本品结构中苯并二氢吡喃环上 2 位碳原子和侧链上的两个碳原子为手性碳，天然来源的本品中，三个手性碳原子均为 *R* 构型，活性最高；人工合成品为消旋体（*dl*），生物活性为天然本品的 40%。维生素 E 醋酸酯具有与 α- 生育酚相似的生物活性。

维生素 E 在无氧环境对热稳定，加热至 200℃也不被破坏，但对氧十分敏感。遇光、空气可被氧化，氧化产物主要为 α- 生育醌（α-tocopherol quinone）及维生素 E 二聚体（dimer）。

α- 生育醌　　　　维生素 E 二聚体

维生素 E 具有较强的还原性，在没有氧的条件下，在酸溶液和碱溶液中回流，水解为消旋的 α- 生育酚。有氧情况下，α- 生育酚一旦生成就能被迅速氧化成醌，这种氧化反应在碱性溶液中进行得更快。维生素 E 具有还原性，与三价铁离子作用时，则维生素 E 被氧化成 α- 生育醌，产生的亚铁离子与 2,2′- 联吡啶作用生成血红色的亚铁络合物，可用于维生素 E 的鉴别。

$+ Fe^{3+} \longrightarrow$ α- 生育醌 $+ Fe^{2+}$

本品的乙醇溶液与硝酸共热，则生成生育红，溶液显橙红色。

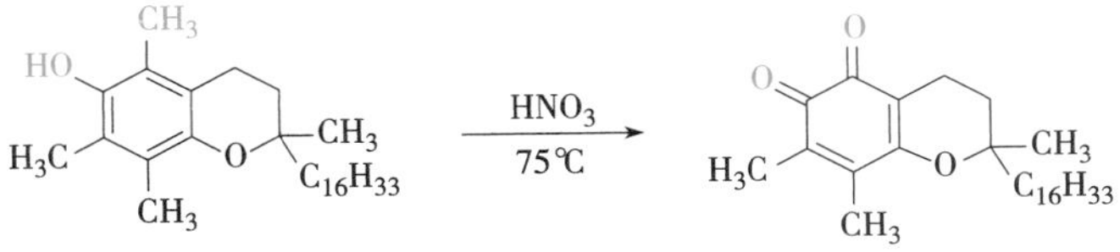

CH_3　HO　H_3C　O　CH_3　$C_{16}H_{33}$　CH_3

$\xrightarrow[75℃]{HNO_3}$

O　O　H_3C　O　CH_3　$C_{16}H_{33}$　CH_3

生育红(橙红色)

维生素 E 的还原性使其成为脂溶性的阻断自由基链式反应抗氧剂，在体内的主要作用为清除脂过氧自由基（ROO·），避免不饱和脂质的过氧化，见图 14-7。

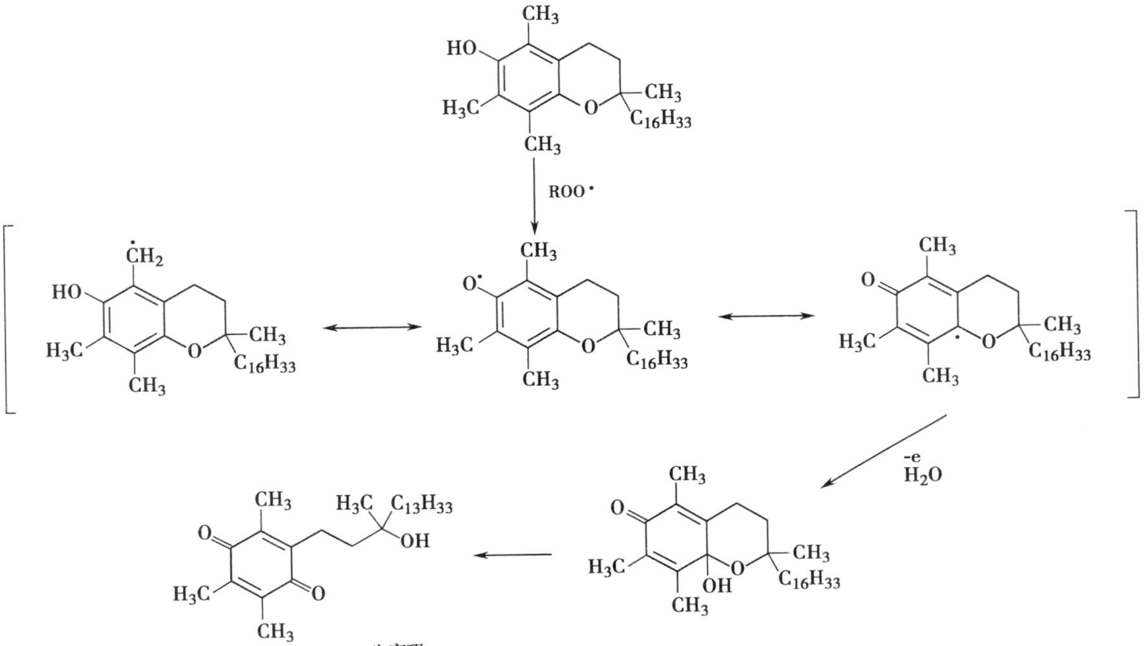

CH_3　HO　H_3C　O　CH_3　$C_{16}H_{33}$　CH_3

ROO·

[$\dot{C}H_2$　HO　H_3C　O　CH_3　$C_{16}H_{33}$　CH_3 ⟷ CH_3　O·　H_3C　O　CH_3　$C_{16}H_{33}$　CH_3 ⟷ CH_3　O　H_3C　·O　CH_3　$C_{16}H_{33}$　CH_3]

-e

H_2O

CH_3　O　H_3C　OH　O　CH_3　$C_{16}H_{33}$　CH_3

⟵

CH_3　H_3C　$C_{13}H_{33}$　O　OH　H_3C　O　CH_3

α-生育醌

图 14-7　α- 生育酚的抗氧化作用机制

维生素 E 与食物中脂肪一同吸收，在体内快速转化成游离的 α- 生育酚，α- 生育酚进一步代谢为醌化合物 α- 生育醌，醌代谢物可被还原成 α- 生育氢醌（α-tocopherol hydroquinone）；在氧化代谢过程中，侧链上进行 ω- 氧化及 β 氧化，发生链断裂，生成所谓的 Simon 代谢物[α- 生育酸（α-tocopheroicacid）、α- 生育内酯（α-tocopheronolactone）、α-CEHC（α-carboxyethyl hydroxyl chromanol）]，它们再与硫酸、葡糖醛酸等结合，排出体外，见图 14-8。

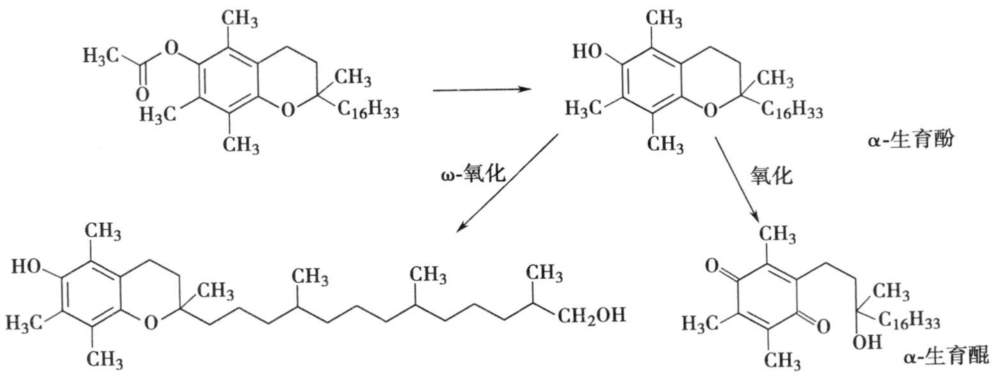

H_3C　O　O　CH_3　H_3C　O　CH_3　$C_{16}H_{33}$　CH_3

⟶

CH_3　HO　H_3C　O　CH_3　$C_{16}H_{33}$　CH_3

α-生育酚

ω-氧化

氧化

CH_3　HO　H_3C　O　CH_3　CH_3　CH_3　CH_3　CH_2OH　CH_3

CH_3　O　H_3C　O　CH_3　$C_{16}H_{33}$　OH　CH_3

α-生育醌

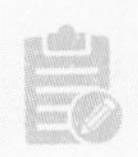

图 14-8　维生素 E 的代谢途径

维生素 K 的发现（拓展阅读）

四、维生素 K 类（Vitamin K）

维生素 K（vitamin K）是具有凝血作用维生素的总称，常见的维生素 K 有维生素 K_1~K_7 等，大致可分为 2- 甲萘醌与 2- 甲萘酚 / 胺两大类，$K_{1\sim3}$ 为 2- 甲萘醌及其衍生物，其中 K_1 和 K_2 的 3 位连接一条不饱和的长链烷基侧链（植基尾）；$K_{4\sim7}$ 为 2- 甲萘酚与胺的衍生物（表 14-2）。

维生素 K_1 的 3 位侧链为含 1 个双键、20 个碳原子的不饱和长链烷烃；维生素 K_2 系列侧链则为含多个双键的不饱和长链烷基，由数个异戊二烯单元构成，通常含 20 个碳原子侧链的称为维生素 K_2（20），30 个碳原子为维生素 K_2（30），35 个碳原子为维生素 K_2（35）等。C-3 位上没有侧链，即 2- 甲萘醌（menadione），为人工合成产物，具有维生素 K 样作用，称为维生素 K_3（vitamin K_3）。维生素 K_3 可与亚硫酸氢钠发生加成反应，制成水溶性的亚硫酸氢钠甲萘醌，亦具维生素 K 的作用。

表 14-2　维生素 K 的结构类型

药物名称	化学结构	R
维生素 K_1	（2-甲基-1,4-萘醌，3 位为 R）	（植基侧链）
维生素 K_2		（异戊二烯侧链，n=2~5）
维生素 K_3		—H

药物名称	化学结构	R^1	R^2
维生素 K_4	（2-甲基萘，1 位为 R^1，4 位为 R^2）	—OH	—OH
维生素 K_5		—OH	$—NH_2$
维生素 K_6		$—NH_2$	$—NH_2$
维生素 K_7		$—NH_2$	—OH

甲萘醌类维生素的生物活性随 C-2、C-3 上取代基不同变化较明显，C-3 侧链含 20~30 个碳原子活性最大；C-2 上甲基变为乙基、烷氧基或氢原子，活性降低；C-2 或 C-3 上有氯原子取代，则成为维生

素 K 阻滞剂。

维生素 K 在肝脏内除参与合成凝血酶原（prothrombin）外，还能促进血浆中凝血因子Ⅶ、Ⅸ、Ⅹ的合成，维生素 K 缺乏或肝功能障碍，将导致凝血酶原及凝血因子减少而引起各类严重的出血症。

维生素 K_1 广泛存在于绿色植物中，故又称"植物甲萘醌（phytonadione）"。维生素 K_2 系列多为微生物的产物，如在腐鱼肉中就含有大量维生素 K_2；人体肠道内的大肠埃希菌亦能合成维生素 K_2 并被吸收利用，所以一般不会引起维生素 K 缺乏。新生儿肠道内无细菌或长期使用广谱抗菌药物，可导致维生素 K 缺乏。

维生素 K_3　vitamin K_3

CH_3　$SO_3Na \cdot 3H_2O$

化学名为 1,2,3,4- 四氢 -2- 甲基 -1,4- 二氧代 -2- 萘磺酸钠盐三水合物；1,2,3,4-tetrahydro-2-methyl-1,4-dioxo-2-naphthalenesulfonic acid sodium trihydrate。又名"亚硫酸氢钠甲萘醌"。

本品为白色结晶性粉末，易吸湿，遇光易变色。易溶于水（1∶2），微溶于乙醇，几乎不溶于乙醚和苯。水溶液对石蕊试纸呈中性。

本品由 2- 甲萘醌与亚硫酸氢钠加成而成，在水溶液中与反应物间存在下列平衡。当与空气中的氧气、酸或碱作用时，亚硫酸氢钠分解，平衡被破坏，2- 甲萘醌从溶液中析出。

CH_3　SO_3Na　⇌　CH_3　+　$NaHSO_3$

光或热加速上述变化。加入氯化钠或焦亚硫酸钠可增加稳定性。将含有焦亚硫酸钠的本品水溶液通入惰性气体长期贮存，不会变黄或生成沉淀，但光照仍会使溶液变色。

本品水溶液在密闭容器中加热 24 小时，有 20%~30% 转变为 1,4- 二羟基 -3- 甲基萘 -2- 磺酸钠，异构化合物的活性仅为本品的 1/10。异构化合物能与邻二氮杂菲试液作用，析出深红色沉淀，此沉淀能溶于丁醇中。

CH_3　SO_3Na　⇌　OH　CH_3　SO_3Na　OH　+　OH　CH_3　OH　+　$NaHSO_3$

为了防止这一异构化反应发生，可将溶液的 pH 调至 2~5，并加亚硫酸氢钠作稳定剂。

本品临床上用于凝血酶原过低症、维生素 K 缺乏症和新生儿出血症的防治。

第二节　水溶性维生素　Water Soluble Vitamins

水溶性维生素主要包括 9 种不同类型的维生素 B 以及维生素 C。与脂溶性维生素不同，水溶性维生素摄取过多并不造成中毒现象，因为人体可以通过尿液及粪便迅速将其排泄。

一、维生素 B 类（Vitamin B）

B 族维生素包括：维生素 B_1（硫胺）、维生素 B_2（核黄素）、烟酸、维生素 B_4（6- 氨基嘌呤）、维生素 B_5（泛酸）、维生素 B_6（吡多辛）、维生素 B_7（生物素）、维生素 B_{12}（氰钴胺）、维生素 Bc（叶酸），它们的化学结构及生理功能不尽相同，归于同一族的理由是最初从同一来源（如肝、酵母、米糠）中分离得

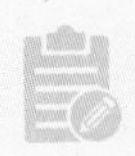

到，在食物中也有相似的分布情况。

1. 维生素 B_1　早在 1880 年，俄国科学家 Lunin 就发现米糠、麦麸和酵母中含有与人体糖代谢有密切关系的物质，1896 年荷兰的 Eijkman 进一步证明此物质的存在，并将其命名为维生素 B_1（vitamin B_1，硫胺，thiamine），到 1926 年才从米糠中分离得到纯品，1935 年确定其化学结构，1936 年 Williams 将其人工合成成功。

维生素 B_1　vitamin B_1

1 N 6 5 + N 3 CH_3 4 2 H_3C 2 N 4 NH_2 S 5 OH 3 1 Cl^- · HCl

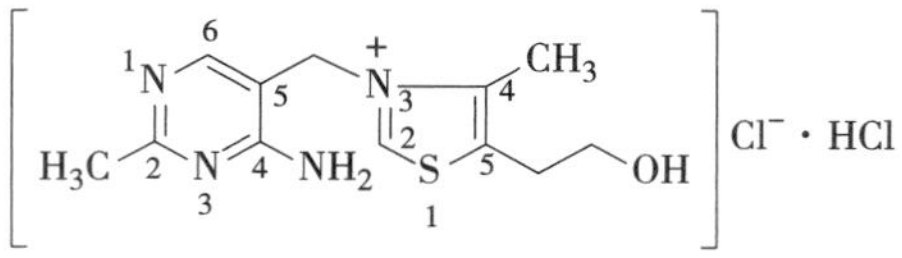

化学名为氯化 4- 甲基 -3-[（2- 甲基 -4- 氨基 -5- 嘧啶基）甲基]-5-（2- 羟基乙基）噻唑鎓盐酸盐；3-[（4-amino-2-methyl-5-pyrimidinyl）methyl]-5-（2-hydroxyethyl）-4-methyl thiazolium chloride hydrochloride。又称"盐酸硫胺（thiamine hydrochloride）"。

盐酸硫胺嘧啶上的氨基以及噻唑上氮正离子均成盐，是一个双盐，本品可称为"氯化硫胺盐酸盐"。市场上还有一种硫胺的硝酸盐，称为"硝酸硫胺"，它是由硝酸阴离子（NO_3^-）与噻唑氮上正离子形成的单盐（嘧啶环上的氨基未成盐），硝酸硫胺一旦进入体内，仍以氯化硫胺盐酸盐的形成存在。盐酸硫胺的水溶性（1g/ml）大于硝酸硫胺（1g/35ml），但硝酸硫胺不易吸潮。

本品为白色结晶或白色结晶性粉末；m.p. 245~250℃（分解）；味苦；气味香。干燥品有吸潮性，置空气中可迅速吸水约 4%。易溶于水，可溶于甘油和乙醇，难溶于丙酮、三氯甲烷、乙醚等有机溶剂。本品 1.0%~1.5% 的水溶液 pH 为 2.8~3.3。

本品在干燥情况下固态稳定，如在密闭容器中长期放置，或于 100℃加热 24 小时，均无明显变化；其水溶液在 pH 升高时稳定性降低，如 pH 为 7 时，100℃加热 1 小时则分解 68%。本品在碱性溶液中迅速开环分解。分解产物脱水形成嘧啶并嘧啶化合物，再与空气中的氧接触或在碱性溶液中被铁氰化钾氧化，生成具有荧光的硫色素（硫胺荧），即失去效用。光照或铜、铁、锰等金属离子的存在，均能加速氧化作用。硫色素溶于异丁醇中，呈蓝色荧光，加酸成酸性，荧光消失，碱化后荧光又显现。分解生成的巯基甲酰胺衍生物，在空气中也可发生自动氧化，转变为二硫化合物（图 14-9）。

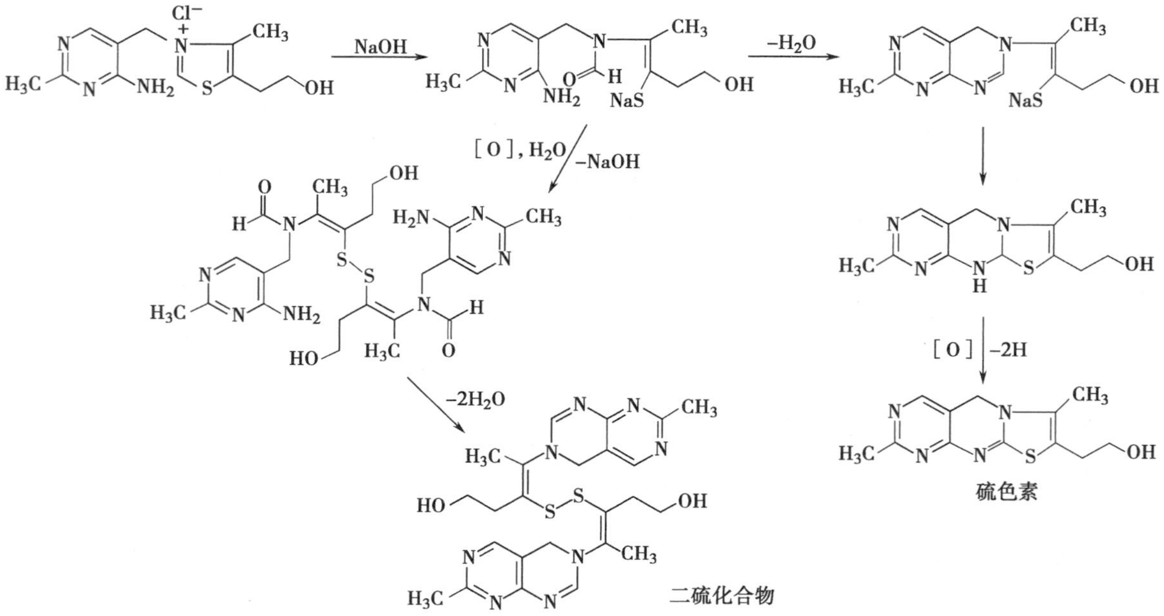

Cl^- N + N CH_3 H_3C N NH_2 S OH

NaOH

N N CH_3 H_3C N O H NH_2 NaS OH

$-H_2O$

N N CH_3 H_3C N N NaS OH

[O]，H_2O/$-NaOH$

O CH_3 OH H N S S H_2N N CH_3 N N H_3C N NH_2 N H HO H_3C O

N N CH_3 H_3C N N H S OH

[O]　$-2H$

$-2H_2O$

N N CH_3 H_3C N N S OH

硫色素

N N CH_3 H_3C N N HO S S OH N N CH_3 H_3C N N

二硫化合物

图 14-9　维生素 B_1 的降解反应

本品水溶液在 pH 5~6 时与亚硫酸氢钠作用发生分解反应，故不能用亚硫酸氢钠作抗氧剂。

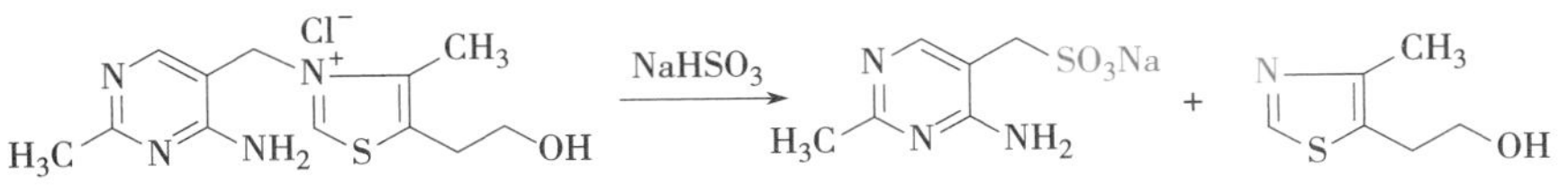

本品在无氧时，主要发生水解反应，不同 pH 水解产物亦不同。

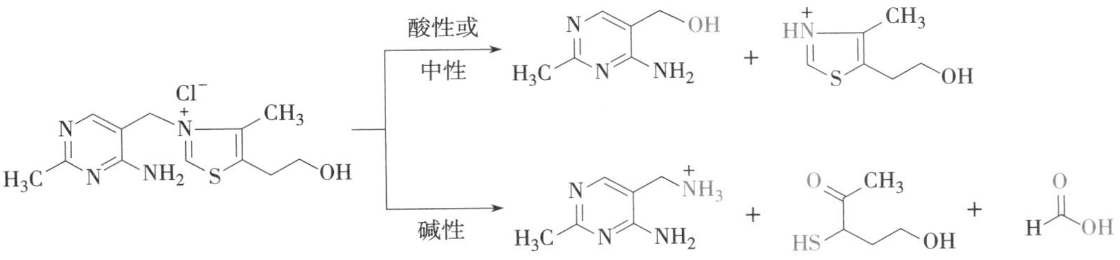

本品给药后，主要以硫胺原型排泄，也有硫胺的嘧啶环和噻唑环分解产物，以及氧化产物，如硫胺二硫化物、硫胺荧和硫酸盐。

本品在体内被吸收后，转变为具有生物活性的硫胺焦磷酸酯（thiamine pyrophosphate，TPP），它是脱羧酶的辅酶并参与体内代谢。TPP 是糖代谢过程中 α- 酮酸脱羧酶的辅酶，参与丙酮酸或 α- 酮戊二酸氧化脱羧反应，丙酮酸的羰基与 TPP 噻唑环 C-2 位结合生成 α- 羟丙酸基 -TPP，再脱去 CO_2 生成羟乙基 -TPP（图 14-10）。

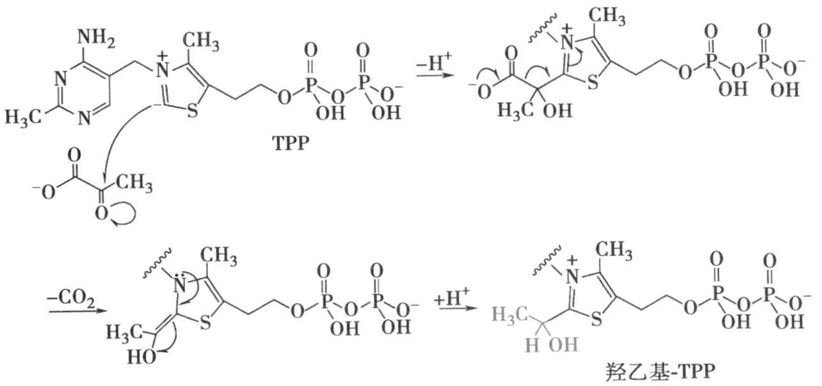

图 14-10　TPP 作为脱羧酶的辅酶参与体内代谢

羟乙基 -TPP 将乙酰基和氢原子通过酶转移到辅基硫辛酰胺的两个硫原子上，生成 *S*- 乙酰基 - 二氢硫辛酰胺，乙酰基再转移到 CoA 的巯基上形成乙酰 CoA 参与三羧酸循环。二氢硫辛酰胺经二氢硫辛酰脱氢酶的催化氧化再生成硫辛酰胺，同时 NAD^+ 被还原成一分子 NADH 继续参加反应，氧化过程最后是 TPP 和硫辛酸的再生（图 14-11）。

本品具有维持糖代谢及神经传导与消化正常的功能。主要用于治疗脚气病、多发性神经炎和胃肠疾病。

本品水溶性大，吸收慢且易被硫胺酶破坏而失效，1952 年发现硫胺与大蒜中挥发性物质大蒜素［allicin，$(CH_2{=}CHCH_2S)_2O$］反应得优硫胺（丙舒硫胺，prosultiamine），由水溶性变成脂溶性，仍具有维生素 B_1 作用。优硫胺与维生素 B_1 比较，S 原子与 2 位 C 原子之间的键被打开，结构的其余部分并未改变，但是开环后的优硫胺易透过生物膜，在肠壁吸收更快，血液和组织中硫胺浓度较高，较维生素 B_1 作用更持久。受此启发，人们开发了很多硫胺开环的衍生物，如呋喃硫胺（fursultiamine）、奥托硫胺（辛硫胺，octotiamine）和西托硫胺（cetotiamine），并用于临床。

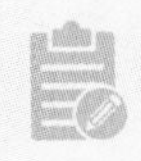

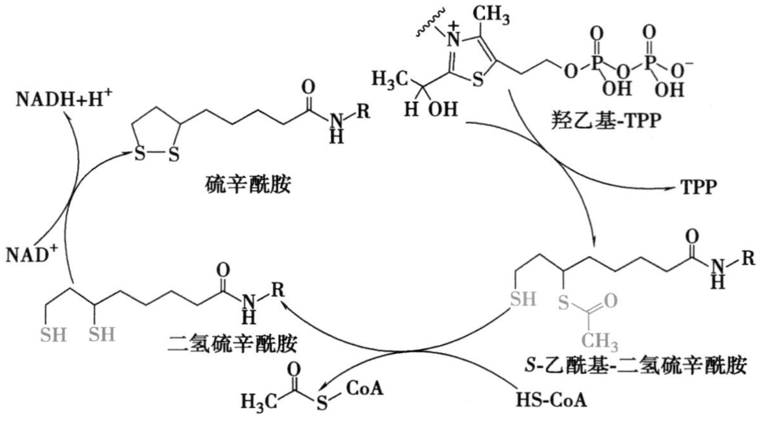

图 14-11 CoA 乙酰化过程中羟乙基的传递

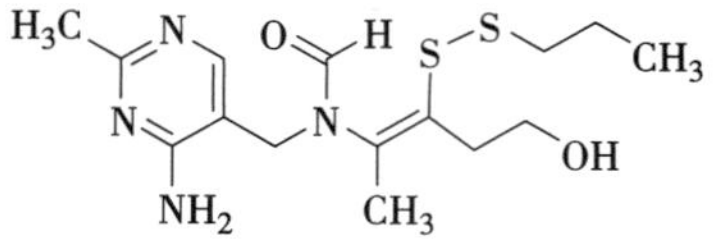

优硫胺 prosultiamine

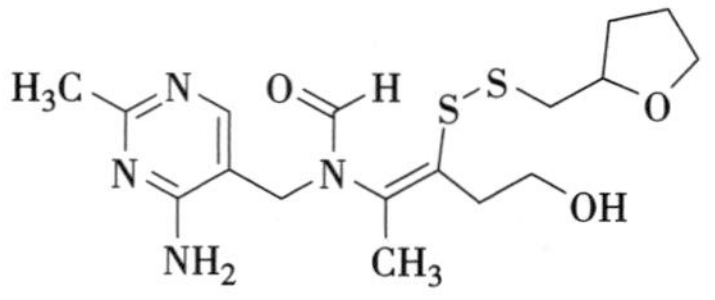

呋喃硫胺 fursultiamine

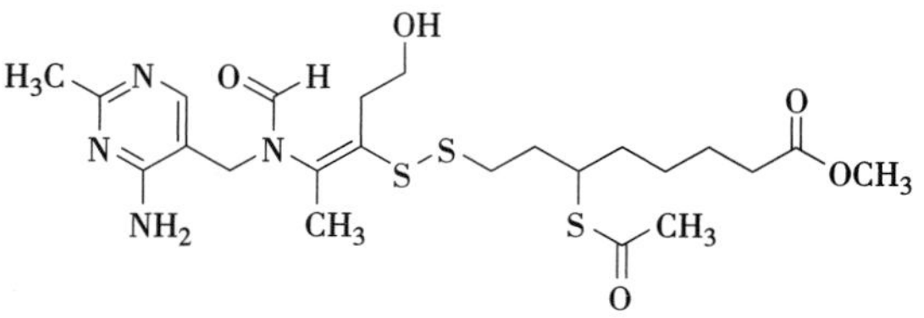

奥托硫胺 octotiamine

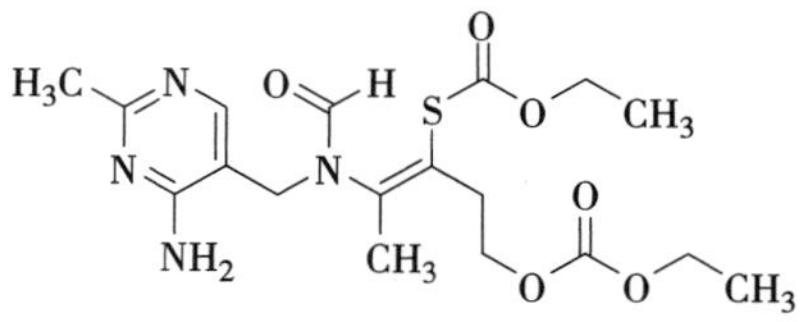

西托硫胺 cetotiamine

2. 维生素 B_2 维生素 B_2（vitamin B_2，核黄素，riboflavin）是一种与机体氧化、还原过程有关的物质，它主要有传递氢原子或电子的功能。维生素 B_2 分布较广，青菜、蛋、乳、肝脏中含量较多，现可用微生物合成或化学合成方法制取。

维生素 B_2 vitamin B_2

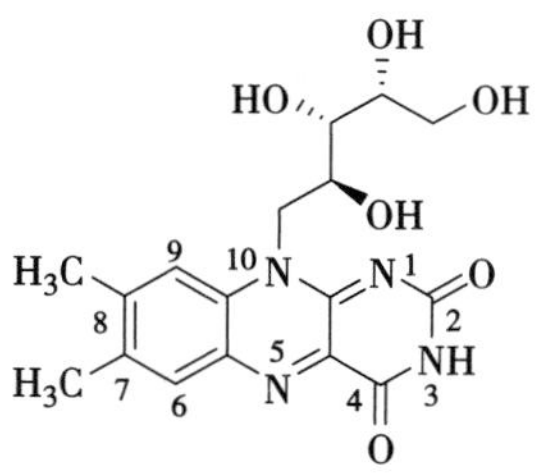

化学名为 7,8- 二甲基 -10-［（2*S*,3*S*,4*R*）-2,3,4,5- 四羟基戊基］-3,10- 二氢苯并蝶啶 -2,4- 二酮；7,8-diethyl-10-［（2*S*,3*S*,4*R*）-2,3,4,5-tetrahydroxypentyl］-3,10-dihydrobenzopteridine-2,4-dione。又名“核黄素（riboflavin）”。

本品为橙黄色结晶性粉末；微臭，味微苦。m.p. 280℃（分解）。极微溶于水，几乎不溶于乙醇及三氯甲烷，不溶于丙酮、乙醚和苯。饱和水溶液 pH 为 6。本品与硼砂形成分子化合物（$C_{17}H_{19}O_6N_4$-$Na_2B_4O_7 \cdot 10H_2O$），溶解度增大；烟酰胺亦能增大本品溶解度，常作为助溶剂，1ml 含烟酰胺 200mg 的溶液可溶解本品 5mg。

本品由黄素（flavin，二甲基异咯嗪，即二甲基苯并蝶啶 -2,4- 二酮）与核糖醇两部分组成，结构中

存在特有的黄素环系统，因而具有特殊的光谱性质及光不稳定性。本品见光极易分解，分解速度随温度升高和 pH 变化而加速。在碱性溶液中会分解为感光黄素（lumiflavin，光化黄），但在酸性或中性溶液中则分解为光化色素（lumichrome，蓝色荧光素）。此外，在酸性或碱性溶液中还生成微量的核黄素 -10- 乙酸（flavine-10-acetic acid）。

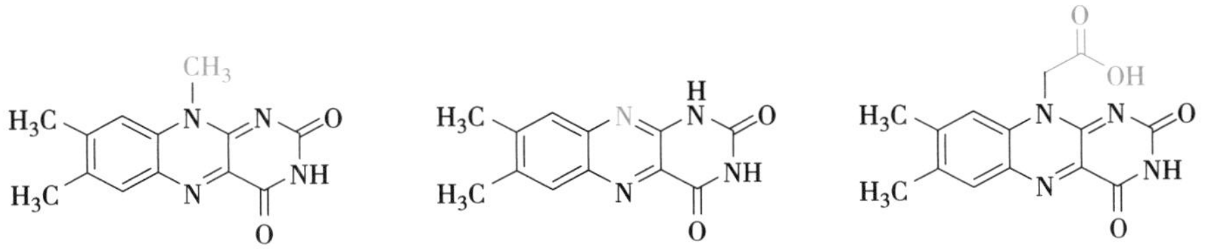

感光黄素 lumiflavin　光化色素 lumichrome　核黄素 -10- 乙酸 flavine-10-acetic acid

本品为两性化合物，K_a=6.3 × 10^{-12}，K_b=0.5 × 10^{-12}，可溶于酸和碱。本品水溶液为非解离型，呈黄绿色荧光。荧光在 pH 6~7 时最强，在酸或碱中本品解离，荧光即消失。旋光度$[\alpha]_D^{25}$为 −140° 至 −120°（c=0.125，0.1mol/L NaOH）。本品在无机酸水溶液中较稳定，但在碱性溶液中极易变质，如在 1% 氢氧化钠中一昼夜即完全分解。

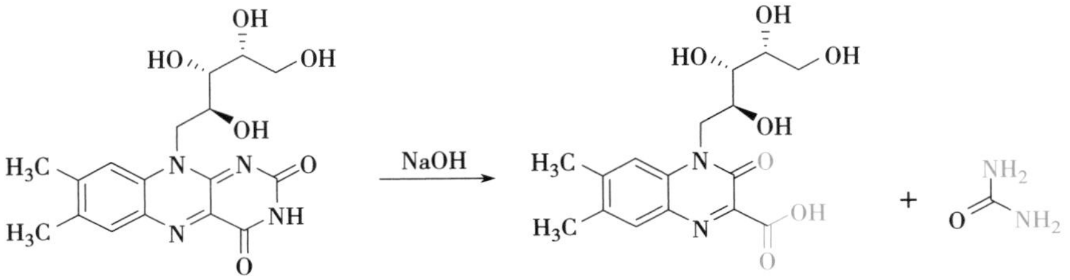

本品干燥时性质稳定，在密闭容器中室温下避光放置 5 年，无明显变化。耐热性较好，120℃加热 6 小时，仅有轻微分解。对大多数氧化剂（如 H_2O_2）稳定，但可被铬酸和高锰酸钾氧化。

本品异咯嗪母核中 N-1 和 N-5 间存在共轭双键系统，易发生还原反应，遇连二亚硫酸钠等强还原剂可生成不具荧光的二氢核黄素。

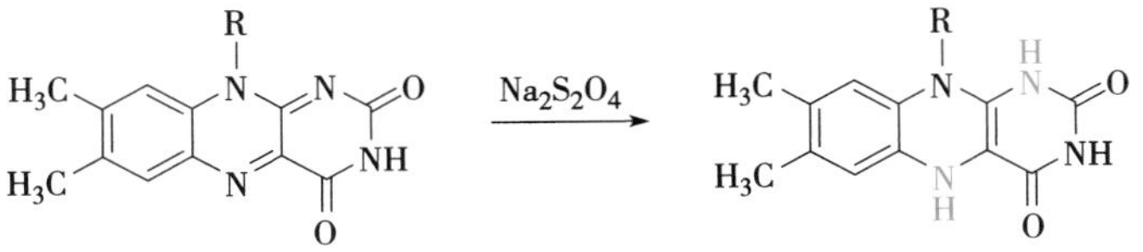

本品在体内经磷酸化转化为黄素单核苷酸（flavin mononucleotide，FMN）和黄素腺嘌呤二核苷酸（flavin adenine dinucleotide，FAD）才有生物活性。

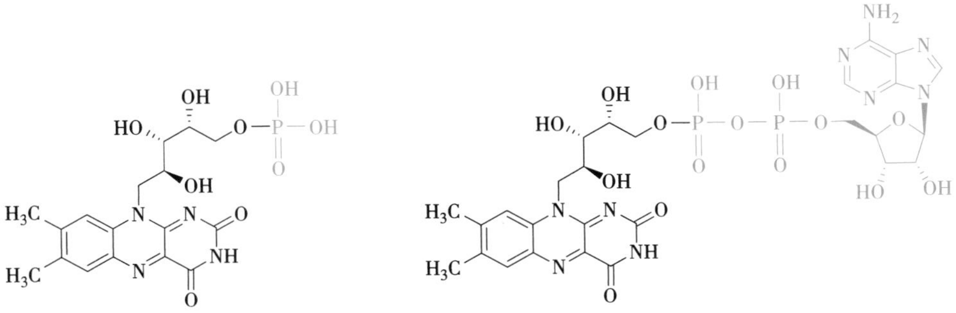

黄素单核苷酸 flavin mononucleotide　黄素腺嘌呤二核苷酸 flavin adenine dinucleotide

FMN 和 FAD 存在氧化和还原两种状态，在体内氧化还原过程反应中起到传递氢原子和电子的作用，是体内氧化过程中重要的黄素辅基。

FMN 或 FAD（氧化态） FMNH•或 FADH•（semihydroquinone） $FMNH_2$ 或 $FADH_2$（还原态）

本品的结构专属性很强，除去异咯嗪环上的两个甲基所得化合物具有毒性，*N*-10 上的侧链若不是核糖基，则无活性。

本品的伯醇基可与脂肪酸成酯制成前药，它们在体内缓慢释放出游离的核黄素，发挥长效作用，如核黄素月桂酸酯（riboflavin laurate），一次肌内注射可维持有效血药浓度 60~90 天。

核黄素月桂酸酯 riboflavin laurate

本品广泛存在于动植物中，在米糠、肝、酵母和蛋黄中含量最丰富，在绿色植物和多数微生物体内是通过生物合成获得的。人体缺乏维生素 B_2 时，组织呼吸减弱、代谢强度降低，主要症状为口角炎、舌炎、结膜炎和视物模糊。临床上本品可用于因其缺乏所致各种黏膜及皮肤炎症。

3. 生物素 生物素（biotin）又称维生素 B_7、维生素 H 和辅酶 R，也是水溶性 B 类维生素之一。1936 年，Koegl 等首次从蛋黄中分离得到了纯的生物素。1939 年，Gyoergy 等又分别从牛肝和浓牛奶中获得了生物素。1941 年，Vigneaud 等确定了生物素的分子式为 $C_{10}H_{16}N_2O_3S$，一年后，完成了它的结构式确定。1947 年，Harris 首次完成了生物素的全合成。20 世纪 60 年代初，通过 X 射线衍射法测定了生物素的绝对构型。生物素分子中含有 3 个手性碳原子，共有 8 个立体异构体，Ronald 等将它们合成并分离出来。8 个立体异构体中只有全顺式的 *D*-（+）- 生物素才具有生理活性。

生物素广泛分布于动植物的组织中，如存在于肝、肾、蛋黄、酵母和奶中，也存在于植物的种子、花粉、糖蜜、菌类、新鲜蔬菜和水果中。可以说，所有生物的生长都需要它。人类缺乏生物素会引起皮炎、食欲减退、恶心、呕吐、脱发、贫血、血中胆固醇增多、情绪抑郁、体重减轻等症状。

生物素 biotin

化学名为 5-［（3α*S*,4*S*,6α*R*）］-2- 氧代 -1,3,3α,4,6,6α- 六氢噻吩并［3,4-*d*］咪唑 -4- 基戊酸；5-［（3α*S*,4*S*,6α*R*）-2-oxo-1,3,3α,4,6,6α-hexahydrothieno［3,4-*d*］imidazol-4-yl］pentanoic acid。

本品为白色结晶状粉末或无色晶体，在水中和乙醇中微溶，在丙酮中不溶，溶于稀碱。m.p. 232~233℃，旋光度$[\alpha]_D^{20}$为 +91°（*c*=1.0，0.1mol/L NaOH）。

本品由两个五元环（咪唑啉环和氢化噻吩环）顺式稠合而成，因含脲的结构单元，存在烯醇化的互变异构，烯醇式为体内的活性形式。

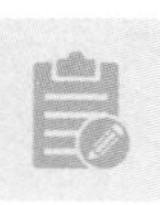

酮式　　烯醇式

天然生物素的生物合成是以乙酰辅酶、半胱氨酸、氨甲酰磷酸为原料经一系列生化反应过程而得到，为 D(+)构型。人工合成的生物素为 D/L 的消旋体，L- 生物素没有活性。

本品固体对空气和温度都稳定；其溶液在中等酸度或中性条件下能稳定存放几个月；碱性条件下稳定性稍差。本品的水溶液呈酸性，易于霉菌成长。将本品的水溶液加热再冷却，滴加溴水可使溴水褪色，可作鉴别。

Br_2/H_2O

本品是酶的辅基，其作用机制是通过其羧基与酶活性中心的赖氨酸残基的 ε- 氨基共价结合成为一种化合物 ε- 生物素赖氨酸，称为"生物胞素"。在羧化作用时，脲环上的 N 原子可与羧酸基结合，参与体内传递羧基以及固定 CO_2 的羧化反应，它对糖、脂肪、蛋白质和核酸等代谢有重要意义。

赖氨酸残基

生物胞素

在脂肪酸合成过程中，生物素作为乙酰辅酶 A 羧基酶的成分起作用（图 14-12）。在葡萄糖合成过程中，作为丙酮酸激酶的成分起作用。生物素还在氨甲酰酶转移、嘌呤合成、糖代谢、色氨酸分解中起作用，并与其他维生素发生作用。

碳酸

磷酸碳酸酐
phosphoric-carbonic acid anhydride

丙二酸单酰辅酶A $^{-}OCOCH_2CO\text{-}CoA$
malonyl-CoA

$CH_3CO\text{-}CoA$

图 14-12 生物素的作用机制

4. 其他维生素 B 类　烟酸（nicotinic acid），其本身及结构改造物烟酰胺（维生素 B_3、维生素 PP，nicotinamide）均促进细胞新陈代谢，临床上多用于防治粗糙病，烟酸还有扩张血管和降低血脂的作用，而烟酰胺并无此类作用。

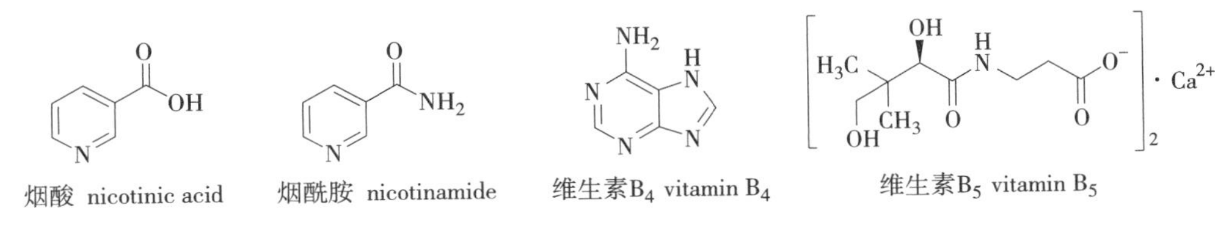

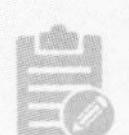

维生素 B_4（vitamin B_4）又称“6- 氨基嘌呤（6-aminopurine）”或“腺嘌呤（adenine）”，具有刺激白细胞增生的作用，可用于各种原因引起的白细胞减少症。维生素 B_5（vitamin B_5）是泛酸的钙盐，药用其右旋体，左旋体无效，故称“右旋泛酸钙（calcium D-pantothenate）”。维生素 B_5 为辅酶 A 的组成成分，它对蛋白质、脂肪和糖类的代谢起着重要的作用，可用于维生素 B 缺乏引起的疾病及周围神经炎，现多作为营养辅助药。

维生素 B_6 包括吡多辛（pyridoxine）、吡多醛（pyridoxal）、吡多胺（pyridoxamine），最早分离出来的是吡多辛，因此将其作为维生素 B_6 代表，临床用其盐酸盐。维生素 B_6 广泛存在于肝、鱼类、肉类谷物、蔬菜等动植物中，是具有辅酶作用的一类维生素，临床上可用于治疗妊娠呕吐、放射性呕吐、异烟肼中毒、脂溢性皮炎及粗糙病等。

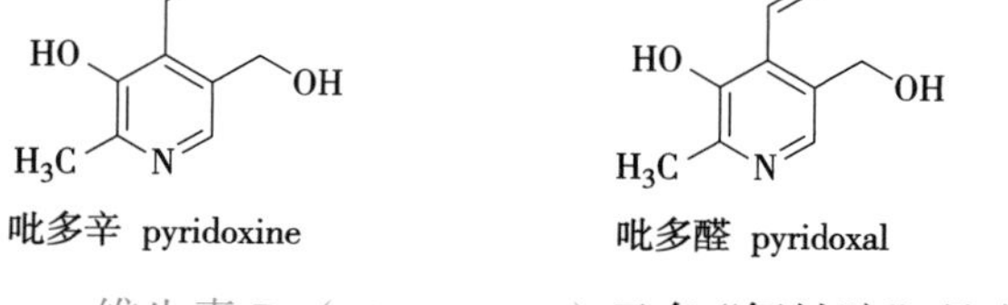
吡多辛 pyridoxine　　吡多醛 pyridoxal

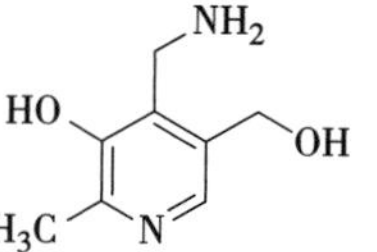
吡多胺 pyridoxamine

维生素 B_6 合成新工艺（拓展阅读）

维生素 B_{12}（vitamin B_{12}），又名“氰钴胺”，是由苯并咪唑核苷酸与咕啉（corrin）环系形成的钴内络盐，维生素 B_{12} 主要存在于肝、蛋、乳及细菌发酵液中，因其在脂质及糖代谢中起重要作用，并能促进骨髓造血功能，临床可用于治疗恶性贫血、巨幼细胞贫血及坐骨神经痛、三叉神经痛、神经炎等。

维生素B_{12} vitamin B_{12}

维生素 Bc（叶酸） vitamin Bc（folic acid）

维生素 Bc（vitamin Bc）又名“叶酸（folic acid）”或“维生素 M（vitamin M）”，1941 年 Williams 从菠菜中提取出纯品，1948 年 Waller 等确定其结构，进行全合成。叶酸是蝶啶（pteridine）衍生物，主要参与体内氨基酸及核酸的合成，与维生素 B_{12} 一起促进红细胞的生成。

二、维生素 C 类（Vitamin C）

维生素 C（vitamin C）又名“抗坏血酸（ascorbic acid）”，是一类含有六个碳原子的酸性多羟基化合物。维生素 C 分子结构中有两个手性碳原子，故有四个异构体，包括 L-(+)- 抗坏血酸、D-(−)- 抗坏血酸、D-(−)- 异抗坏血酸、L-(+)- 异抗坏血酸，这 4 个异构体的活性差别较大，以 L-(+)- 抗坏血酸的活性最高，D-(−)- 异抗坏血酸的活性仅为 L-(+)- 抗坏血酸活性的 1/20，D-(−)- 抗坏血酸和 L-(+)- 异抗坏血酸几乎无效，故习惯将 L-(+)- 抗坏血酸称为“维生素 C”。

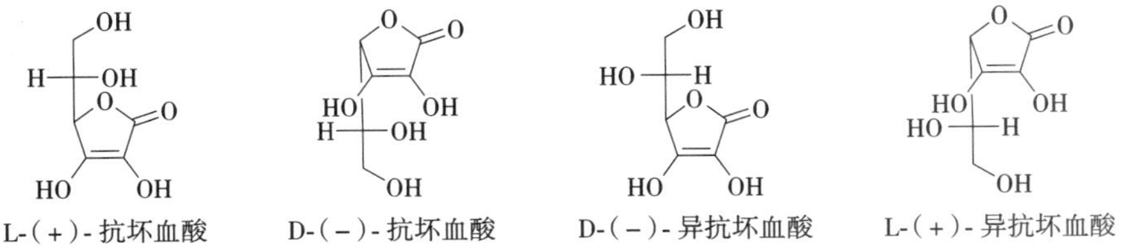

L-(+)-抗坏血酸　D-(-)-抗坏血酸　D-(-)-异抗坏血酸　L-(+)-异抗坏血酸

维生素C广泛存在于新鲜水果及绿叶蔬菜中，尤以番茄、橘子、鲜枣、山楂、刺梨及辣椒等含量丰富。维生素C为胶原和细胞间质合成所必需的，若摄入不足可致维生素C缺乏病（又称“坏血病”）。维生素C在生物氧化和还原过程中起重要作用，参与氨基酸代谢、神经递质的合成、胶原蛋白和组织细胞间质的合成。可降低毛细血管通透性，降低血脂，增加机体抵御疾病能力，并具有一定解毒功能和抗组胺作用。

维生素C的发现（拓展阅读）

维生素C　vitamin C

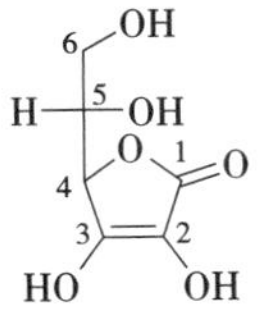

化学名为L-(+)-苏型-2,3,4,5,6-五羟基-2-己烯酸-4-内酯；L-(+)-threo-2,3,4,5,6-pentahydroxy-2-hexenoic acid-4-lactone。又名“L-抗坏血酸（L-ascorbic acid）”。

本品为白色结晶或结晶性粉末；无臭，味酸；久置色渐变微黄。本品在水中易溶，在乙醇中略溶，在三氯甲烷或乙醚中不溶。m.p. 190~192℃。旋光度$[\alpha]_D^{20}$为+20.5°至+21.5°。

本品分子中含有连二烯醇结构，由于两个烯醇羟基极易游离，释放出H^+，虽不含羧基，水溶液仍显酸性。但C-2上的羟基可以与C-1的羰基形成分子内氢键，故酸性较C-3上的羟基弱。C-3上的羟基可与碳酸氢钠或稀氢氧化钠溶液反应，生成C-3烯醇钠盐。

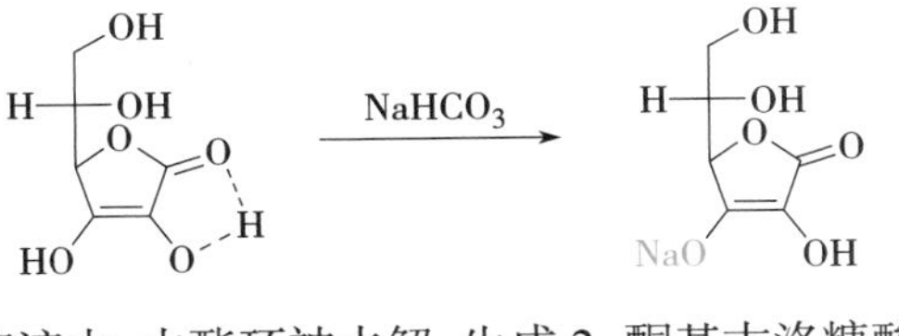

$NaHCO_3$

但在强碱如浓氢氧化钠溶液中，内酯环被水解，生成2-酮基古洛糖酸钠盐。

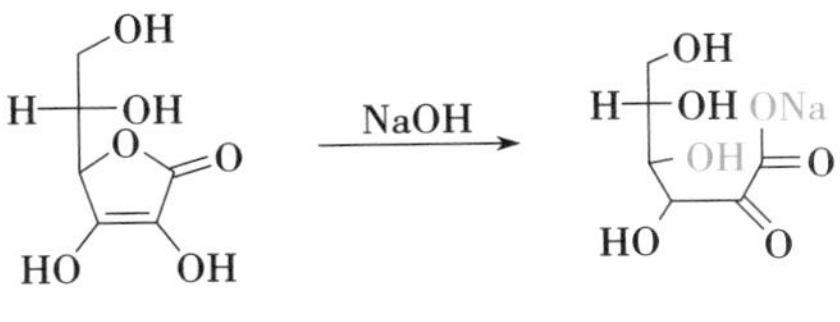

NaOH

本品干燥固体较稳定，但遇光及湿气，色渐变黄，故应避光、密闭保存。本品在水溶液中可发生互变异构，主要以烯醇式存在，酮式很少。两种酮式异构体中，2-酮式较3-酮式稳定，能分离出来，3-酮式极不稳定，易变成烯醇式结构。

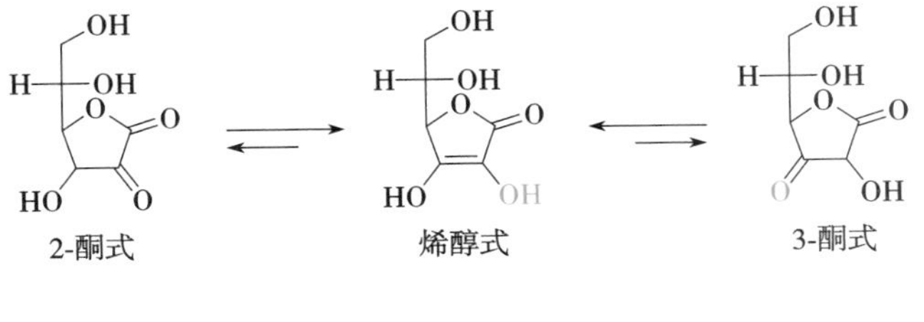

2-酮式　烯醇式　3-酮式

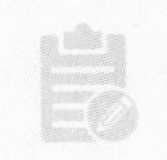

由于分子中存在特殊的烯醇结构，维生素 C 容易释放出 H 原子而呈现强还原性。在水溶液中易被空气中的氧所氧化，生成去氢抗坏血酸（dehydroascorbic acid）。后者有同等的生物学活性，两者间可以相互转化，故维生素 C 有氧化态（去氢抗坏血酸）和还原态（抗坏血酸）两种形式。去氢抗坏血酸在氢碘酸、硫化氢等还原剂的作用下，又可逆转为维生素 C。维生素 C 的氧化速度受金属离子催化的影响，催化作用顺序为 $Cu^{2+}>Cr^{3+}>Mn^{2+}>Zn^{2+}>Fe^{3+}$。

[O]
[H]

本品在酸性条件下即可被碘氧化，故可用碘量法测含量。

$+ I_2 \xrightarrow{CH_3COOH}$ + HI

另外，硝酸银、氯化铁、碱性酒石酸铜、碘、碘酸盐及 2,6- 二氯靛酚也能氧化维生素 C 成为去氢抗坏血酸。维生素 C 水溶液中加入硝酸银试液，即产生银的黑色沉淀；若加入 2,6- 二氯靛酚试液少许，溶液的颜色由红色变为无色。以上反应可以用于维生素 C 的鉴别。

$\xrightarrow{AgNO_3}$ + Ag↓

红色　　　无色

维生素 C 被氧化为去氢抗坏血酸后，分子中的共轭体系被破坏，更易水解，生成 2,3- 二酮古洛糖酸（2,3-diketogulonic acid），进一步氧化为苏糖酸（threonic acid）和草酸而失活。

$\xrightarrow{OH^-, H_2O}$ $\xrightarrow{[O]}$

去氢抗坏血酸 dehydroascorbic acid　2,3-二酮古洛糖酸 2,3-diketogulonic acid　苏糖酸 threonic acid　草酸 oxalic acid

去氢抗坏血酸在无氧条件下容易发生脱水和水解反应。在酸性介质中受质子催化，反应速度比在碱性介质中快，进而脱羧生成呋喃甲醛（糠醛），呋喃甲醛易于聚合而呈现黄色斑点，这是本品在生产贮存过程中变色的主要原因。空气、光线、热和金属离子都可加速反应的进行。所以本品应密闭避光贮存，配制注射液时应使用 CO_2 饱和的注射用水，pH 控制在 5.0~6.0，并加入 EDTA 等络合剂及焦亚硫酸钠或半胱氨酸等抗氧剂作为稳定剂。为了提高维生素 C 的稳定性，可制成磷酸酯以利于贮存和制剂。

呋喃甲醛

维生素 C 在体内首先被氧化成 2,3- 二酮古洛糖酸，再被进一步的氧化、分解、代谢，见图 14-13。

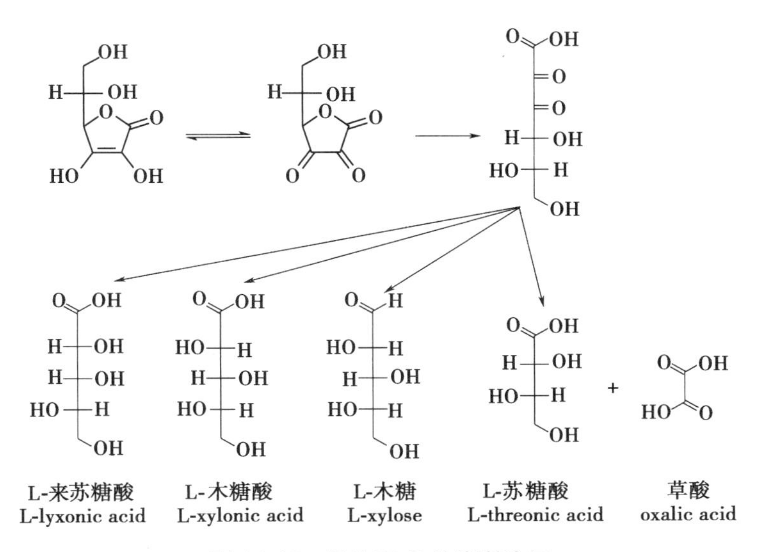

图 14-13　维生素 C 的代谢途径

早期维生素 C 的合成是以 D- 葡萄糖为原料经催化氢化等 6 步反应制得，现已利用微生物氧化方法，以 D- 山梨醇为原料经两步发酵，得 2- 酮 - 古洛糖酸，再烯醇化、内酯化即得维生素 C，优点是合成路线短，缺点是两步生物氧化，反应体积大。

[O] 黑醋酸菌　[O] 假单胞菌　内酯化 烯醇化

D-山梨醇　2-酮-古洛糖酸

本品临床用于预防和治疗维生素 C 缺乏症，也用于尿的酸化、高铁血红蛋白症和许多其他疾病，也广泛用作制药和食品工业的抗氧剂和添加剂。

第十四章
目标测试

（江　程）

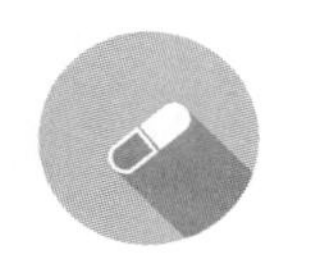

参考文献

[1] 国家药典委员会 . 中华人民共和国药典：2020 年版 . 二部 . 北京：中国医药科技出版社，2020.

[2] 陈新谦，金有豫，汤光 . 陈新谦新编药物学 . 18 版 . 北京：人民卫生出版社，2018.

[3] 郭宗儒 . 药物化学总论 . 4 版 . 北京：科学出版社，2019.

[4] 尤启冬 . 药物化学 . 8 版 . 北京：人民卫生出版社，2016.

[5] LEMKE T L, WILLIAMS D A, ROCHE V F, et al. Foye's Principles of Medicinal Chemistry. 7th ed. Philadelphia: Lippincott Williams & Wilkins, 2013.

[6] 斯威曼 . 马丁代尔药物大典：第 37 版 . 李大魁，金有豫，汤光，等译 . 北京：化学工业出版社，2013.

[7] 邸力，克恩斯 . 类药性：概念、结构设计与方法：第 2 版 . 白仁仁，译 . 北京：化学工业出版社，2021.

[8] PATRICK G L. An Introduction to Medicinal Chemistry. Oxford: Oxford University Press, 2018.

[9] BEALE J M, BLOCK J H. Organic Medicinal and Pharmaceutical Chemistry. 12th ed. Philadelphia: Lippincott Williams &Wilkins, 2011.

[10] FLEG J L, ARONOW W S, FRISHMAN W H. Cardiovascular drug therapy in the elderly: benefits and challenges. Nat Rev Cardiol, 2011, 8(1): 13-28.

[11] STRAND D S, KIM D, PEURA D A. 25 Years of Proton Pump Inhibitors: A Comprehensive Review. Gut Liver, 2017, 11(1): 27-37.

[12] RAYAR A M, LAGARDE N, FERROUD C, et al. Update on COX-2 Selective Inhibitors: Chemical Classification, Side Effects and their Use in Cancers and Neuronal Diseases. Curr Top Med Chem, 2017, 17(26): 2935-2956.

[13] LU X, YU L, ZHANG Z, et al. Targeting EGFR(L858R/T790M) and EGFR(L858R/T790M/C797S) resistance mutations in NSCLC: Current developments in medicinal chemistry. Med Res Rev, 2018, 38(5): 1550-1581.

[14] MCCLURE J J, LI X, CHOU C J. Advances and Challenges of HDAC Inhibitors in Cancer Therapeutics. Adv Cancer Res, 2018, 138: 183-211.

[15] COHEN P, CROSS D, JÄNNE P A. Kinase drug discovery 20 years after imatinib: progress and future directions. Nat Rev Drug Discov, 2021, 20(7): 551-569.

[16] MACLEAN R C, SAN MILLAN A. The evolution of antibiotic resistance. Science, 2019, 365(6458): 1082-1083.

[17] STADLER MARC, DERSCH PETRA. How to overcome the antibiotic crisis. Braunschweig: Springer International Publishing AG, 2016.

[18] JIA Y, ZHAO L. The antibacterial activity of fluoroquinolone derivatives: an update(2018-2021). Eur J Med Chem, 2021, 224: 113741.

[19] DOWARAH J, SINGH V P. Anti-diabetic drugs recent approaches and advancements. Bioorg Med Chem, 2020, 28(5): 115263.

[20] 谭仁祥 . 甾体化学 . 北京：化学工业出版社，2009.

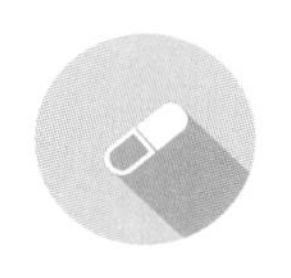

中英文对照索引

A

B

E

F

G

H

K

L

M

T

X

Y